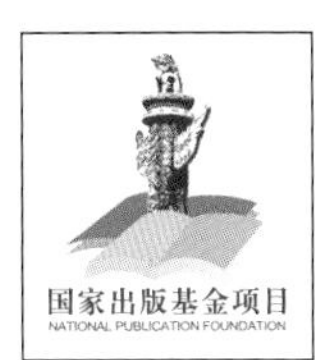

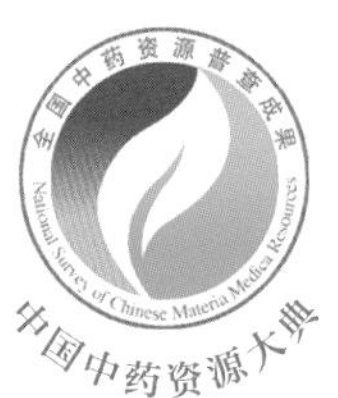

"十三五"国家重点图书出版规划项目
国家新闻出版改革发展项目
国家出版基金项目

Study on Medicinal Materials of Animal-Derivative of

Chinese Pharmacopoeia

中国药典

动物药材研究

第一册

■ 主 编 李军德 陈仕江 黄璐琦

海峡出版发行集团 | 福建科学技术出版社
THE STRAITS PUBLISHING & DISTRIBUTING GROUP | FUJIAN SCIENCE & TECHNOLOGY PUBLISHING HOUSE

图书在版编目（CIP）数据

中国药典动物药材研究 / 李军德，陈仕江，黄璐琦主编. —福州：福建科学技术出版社，2021. 11
（中国中药资源大典）
ISBN 978-7-5335-5910-6

Ⅰ. ①中… Ⅱ. ①李… ②陈… ③黄… Ⅲ. ①动物药–研究 Ⅳ. ①R282. 74

中国版本图书馆CIP数据核字（2019）第091285号

书　　名 **中国药典动物药材研究**
中国中药资源大典
主　　编 李军德　陈仕江　黄璐琦
出版发行 福建科学技术出版社
社　　址 福州市东水路76号（邮编350001）
网　　址 www.fjstp.com
经　　销 福建新华发行（集团）有限责任公司
印　　刷 福州德安彩色印刷有限公司
开　　本 889毫米 × 1194毫米　1/16
印　　张 52.25
插　　页 8
图　　文 836码
版　　次 2021年11月第1版
印　　次 2021年11月第1次印刷
书　　号 ISBN 978-7-5335-5910-6
定　　价 580.00元（全二册）

编委会

主　编　李军德　陈仕江　黄璐琦

副主编　张　恬　鲁增辉　李　原　高　波

编　委（以姓氏笔画为序，标*号者为常务编委）

卫秋阳　　重庆市中药研究院
王　荣　　安徽华润金蟾药业股份有限公司
王宏洁　　中国中医科学院中药研究所
邓小书　　重庆市中药研究院
石　萍　　重庆市中药研究院
叶杨玉　　中国中医科学院中药资源中心
司　南　　中国中医科学院中药研究所
边宝林*　中国中医科学院中药研究所
邢康康　　重庆市中药研究院
刘　逊　　苏州卫生职业技术学院
齐晓妍　　中国农业科学院特产研究所
孙佳明　　长春中医药大学
苏　岩　　重庆市中药研究院
李　原*　江苏龙丰堂淹城中医诊疗中心
李　峰*　辽宁中医药大学
李　颖　　中国中医科学院中药资源中心
李亚军　　安徽华润金蟾药业股份有限公司
李军德*　中国中医科学院中药资源中心
李春义*　长春科技学院
李新龙　　中国中医科学院中医临床基础医学研究所
杨　艳　　安徽华润金蟾药业股份有限公司
何丽云*　中国中医科学院中医临床基础医学研究所
汪胜松　　安徽省祁门蛇伤研究所

张　恬 *　中国中医科学院中药资源中心
张月云 *　广西壮族自治区药用植物园
张德利　重庆市中药研究院
陈仕江 *　重庆市中药研究院
国锦琳　成都中医药大学
罗　川 *　安徽华润金蟾药业股份有限公司
罗昌树　重庆市中药研究院
金　艳 *　中国中医科学院中药资源中心
赵　晶　沈阳市食品药品检验所
赵　群 *　皖西学院
赵海平 *　青岛农业大学
赵海誉 *　中国中医科学院中药研究所
贺元川　重庆市中药研究院
贺宗毅　重庆市中药研究院
袁　媛 *　中国中医科学院中药资源中心
袁铭君　中国中医科学院中药资源中心
徐　莉 *　长春中医药大学
高　波 *　安徽华润金蟾药业股份有限公司
涂永勤　重庆市中药研究院
黄　勇　广西中医药大学
黄璐琦 *　中国中医科学院
龚兴成　北京中医药大学
梁爱华 *　中国中医科学院中药研究所
隋　晶　普利博澳（海南）有限公司
蒋　超　中国中医科学院中药资源中心
鲁增辉 *　重庆市中药研究院
游华建　重庆市中药研究院
赖　仞 *　中国科学院昆明动物研究所
詹志来 *　中国中医科学院中药资源中心
谭发银　重庆市中药研究院

自序

PREFACE

动物药材是我国医药学不可或缺的重要组成部分，应用历史悠久，具有活性强、疗效佳、显效快、多名贵等特点。自神农尝百草以来，动物药材深受历代医药学家推崇。医药学家认为，动物药材补之则为“血肉有情之品”，攻之则有“虫蚁搜剔之能”，因此，益气血、疗虚损无不常用之，愈顽疾、起沉疴无不仰赖之。所谓凡上工者，皆善用动物药材也。

与植物药材相比，动物药材研究起步较晚，其研究深度与广度也明显滞后于植物药材。在动物药材研发方面，科学工作者虽然做了大量创新性工作，取得了可喜成就，如活麝取香、体外培育牛黄等；但仍存在一些薄弱环节，如资源逐渐稀少，药效物质基础不清，利用率不高，研究力量与投入不足等，这些都影响了动物药材的开发与应用。知识不系统、资料缺乏是其重要原因之一。

我们虽才疏学浅，然立编撰之志，邀约同道之人，历经数个春夏秋冬，以《中华人民共和国药典》（以下简称《中国药典》）2020年版一部、四部收载的105味动物药材为纲，集现代研究之大成，尽作者探究之拙见，始成《中国药典动物药材研究》之初稿，并经北京、重庆等数次编审会议，乃成《中国药典动物药材研究》之终稿，为第四次全国中药资源普查之专题篇。

对国家法定动物药材现代研究成果进行一次大总结，是一项工作量大且极其艰辛的工作，尤其《中国药典》2020年版四部收载动物药材之“倒挂”品种资料甚少，但全体编撰者发扬艰苦奋斗、团结协作的精神，付出了大量心血和精力，完成此书编撰并付梓成书，深感欣慰。

限于我们水平和经验，书中必然存在一些不足或差错，恳请国内外相关领域专家、学者及其他读者不吝赐教，提出批评与建议，以便日臻完善。

因篇幅限制，部分品种如人工牛黄、九香虫、土鳖虫、鹿角、鹿茸、蛤蚧、蟾酥、熊胆粉等参考文献未能全部列出，在此对相关作者表示由衷的歉意及感谢。若相关单位或个人有异议，请与我们联系。

2021 年 9 月 30 日于北京

凡例

GENERAL NOTICES

一、品种范围

收录《中国药典》2020 年版一部、四部收载的 105 味动物药材，其中编号 1 ~ 51 为一部品种，52 ~ 105 为四部品种。

二、总体架构

全书由 3 部分组成。第一部分“总论”：详细介绍了动物药材发展简史与特点，动物药材分子鉴定、化学成分、安全性研究，动物药材质量评价、临床应用，有毒药用动物研究以及动物药材新产品研发等内容。第二部分“各论”：为本书核心内容，按药材名笔画排序，分述每味动物药材现代研究进展。第三部分“附录”和“索引”：包括《中国药典》2020 年版一部、四部所载药用动物保护状态，世界自然保护联盟濒危物种红色名录极危、濒危和易危标准，动物药材鉴别常用名词术语，常用名词术语英中文对照，动物药材中文名笔画索引，动物药材拉丁名索引，药用动物中文名笔画索引，药用动物拉丁学名索引。

三、品种正文

1. 正文条目　正文中每味动物药材下列有：① 药材名；② 药典沿革；③ 本草考证；④ 药材来源；⑤ 性味归经；⑥ 功能主治；⑦ 道地主产；⑧资源研究；⑨化学成分；⑩ 鉴别研究；⑪ 分子生药；⑫ 炮制研究；⑬ 制剂研究；⑭ 药理作用；⑮ 现代临床；⑯ 编者评述等。第 ① ~ ⑦ 和 ⑯ 为各味药材必备条目，第⑧ ~ ⑮ 可根据各药材研究情况从略。

2. 参考文献　第⑧ ~ ⑮ 条目所引用文献以近 20 年来国内外公开发表的文献为主，按正文中引用文献出现的先后顺序进行编号，附在每味药材正文之后。引用文献截至2020年6月30日。

四、条目与要求

1. 药材名 为药材正名，以《中国药典》2020年版为准，其后数字表示该药材在《中国药典》2020年版中的部数和页码，如“乌梢蛇1·80”表示乌梢蛇收载于《中国药典》2020年版一部第80页。

2. 药典沿革 主要记述我国历版药典对该药材各项规定的变化情况。

3. 本草考证 根据历代本草或重要著作有关该药材的入药描述、记载，厘清其历史药用品种或品种变迁，以正本清源。

4. 药材来源 主要记述该药材基原动物的科名、中文名、拉丁学名、入药部位以及药材采收和产地初加工，以《中国药典》2020年版为依据。在动物药材的采收加工过程中，提倡以人道的方法处死动物，即实施安死术，正文中不再一一说明。

5. 性味归经、功能主治 主要以《中国药典》2020年版为依据。

6. 道地主产 主要记述该药材道地产区或主产区、采收时期及质量评价。

7. 资源研究 主要记述该药材基原动物的资源情况以及资源保护技术等研究进展。

8. 化学成分 主要记述该药材所含主要成分、有效成分和/或质量标志物，以及其他成分。

9. 鉴别研究 主要介绍该药材成分鉴别、含量测定方法与技术的研究进展。

10. 分子生药 重点记述该药材分子鉴别和/或相关功能基因、结构基因的研究进展。

11. 炮制研究 记述该药材现代炮制技术与方法，以及炮制机制、效应研究等内容。

12. 制剂研究 记述该饮片或含有该饮片的中药复方制剂的工艺、质量标准（定性和含量测定）研究等内容。

13. 药理作用 重点介绍该药材、饮片或有效成分（部位）药理研究成果，包括药效学、作用机制和/或毒副作用。

14. 现代临床 重点介绍该饮片现代临床研究与应用，主要为单味药用法及其小复方在临床上的应用。

15. 编者评述 在分析该药材研究现状基础上，聚焦重点问题，结合生产、临床实际，提出该药材未来研究、开发的重点与方向。

目录

CONTENTS

总论

General Introduction

各 论
Monographs

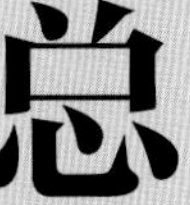
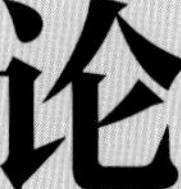

General Introduction

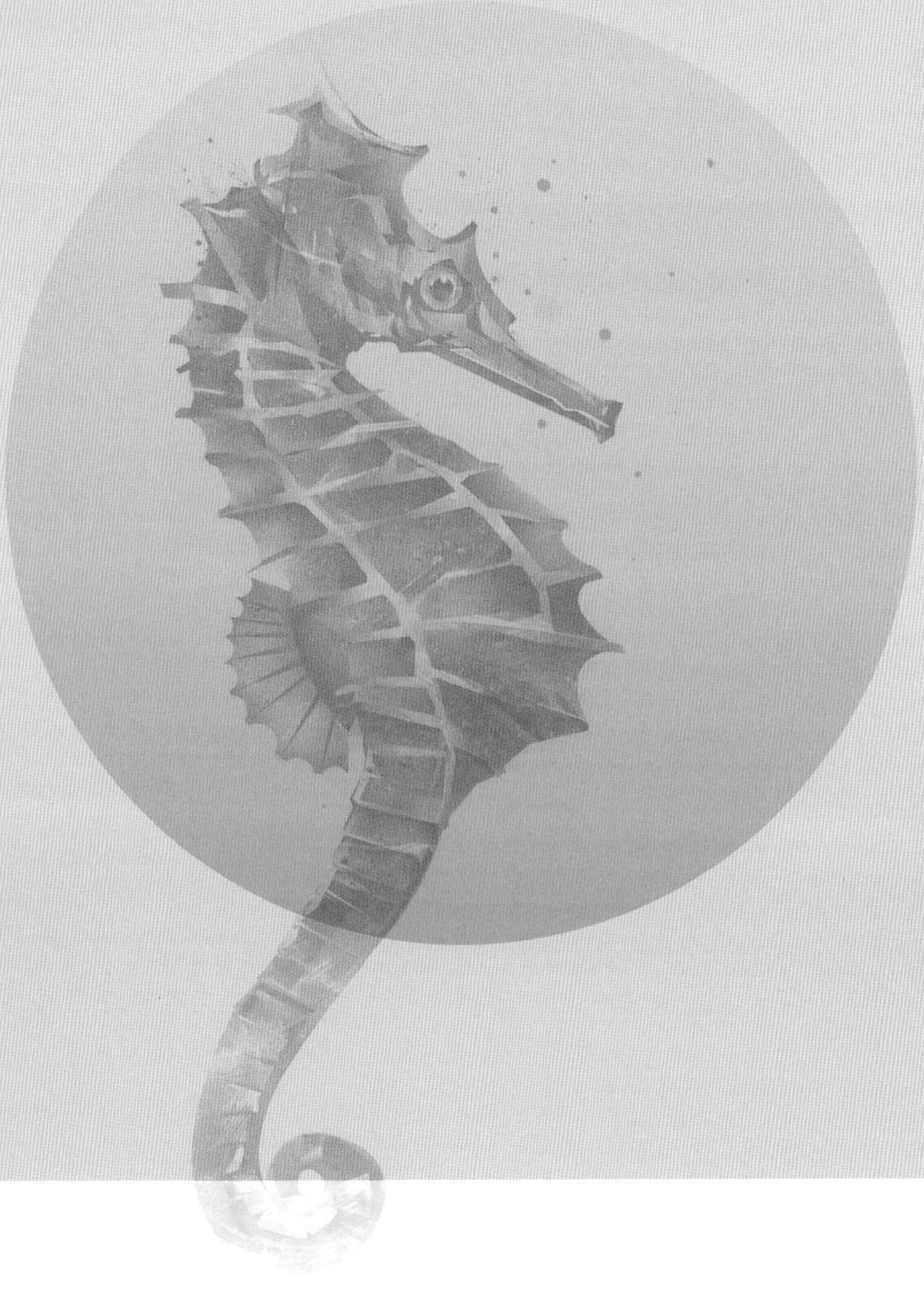

一、动物药材发展简史与特点

（一）概念与简史

全世界被定名的动物约有200万种，我国动物约有30万种，其中药用动物2341种（《中国药用动物志》第2版，2013年）。药用动物（medicinal animals，MA）是指在中医药理论指导下，其全体、局部或分泌物等入药，用以防治疾病的动物。动物药材（medicinal materials of animal-derivative，MMAD）是指在中医药理论指导下，适时采收（集）药用动物和/或一定药用部位后，经一般产地加工而成的原药材。

20世纪90年代以前，动物药材与动物药概念一致，随着我国经济社会的发展，动物药概念的内涵发生了变化，逐渐演变成特指用于防治家畜家禽、观赏动物、各种经济动物或野生动物的药物。因此，为了不引起混淆和歧义，对于来源于动物的中药材，均称之为“动物药材”，以此与“动物药”相区别。

动物药材是中医药学不可或缺的重要组成部分。早在3000多年前，我国就开始利用蜜蜂；珍珠、牡蛎的养殖也最早见于中国，距今已有2000多年历史。我国古代名著《诗经》一书中，就有鸟、兽、鱼、虫共计约160味动物药材，有许多既可食用，又可药用。春秋战国时期的《山海经》有河罗之鱼食之已痈、青耕之鸟可以御疫的记载，并收载动物药材65味。汉代的《神农本草经》收载动物药材67味，其中，鹿茸、麝香、牛黄等现今仍在使用。据不完全统计，在我国古代11万首处方中，含犀角的有2366首，含牛黄的有1846首，含穿山甲的有616首，含麝香的有527首，含熊胆的有396首，含羚羊角的有157首。

中华人民共和国成立以后，随着科学技术的不断进步，药用动物暨动物药材研究、开发与合理利用得以迅速发展。有关专著相继问世，如1976年林吕何的《广西药用动物》，1979～1983年中国药用动物志编写协作组的《中国药用动物志》第一册、第二册，1981年邓明鲁、高士贤的《中国动物药》，1996年高士贤等的《中国动物药志》，2002年伍汉霖的《中国有毒及药用鱼类新志》，2007年邓明鲁等的《中国动物药资源》，2013年李军德等的《中国药用动物志》第2版，2014李军德等的《中国药用动物原色图典》，2016年黄璐琦等的《中国药用动物DNA条形码研究》和2017年李军德的《常用动物药材识别图鉴》。科研人员还利用现代生物学和药学技术，开展了动物药材真伪优劣鉴别研究，在保证药材质量、扩大药源、寻找替代品等方面取得了较大成就。如分子生药学的建立，水牛角替代犀角，塞隆骨、狗骨替代虎骨，珍珠层替代珍珠，羊角替代羚羊角，以及灵猫香、麝鼠香的研发，新阿胶（猪皮胶）的运用等。

在活性成分方面，从蟾酥中分离出近30种蟾毒配基，其中脂蟾毒配基兼有升压、强心、兴奋呼吸等作用；从胆汁中发现的鹅去氧胆酸、熊去氧胆酸具有溶解胆结石作用；从斑蝥等昆虫中提取的斑蝥素有抑制癌细胞分裂作用，其半合成品与羟基斑蝥胺作用类似，但毒性却比斑蝥素小等。动物药材广泛应用于内、外、妇、儿、五官、皮肤等各科，尤其对于一些顽固性疑难杂症的防治，动物药材往往有显著的疗效。

动物药材属于血肉有情之品，大多具有滋补养生等保健功效。大力发展、应用动物药材，对实施“治未病”工程、增强人民体质和建设健康中国都具有十分重要的意义。

（二）特点与入药部位及功效

■ 1. 动物药材特点

动物药材具有“五性”。

（1）显效性：在临床上其剂量小、活性强、显效快。

（2）资源性：我国幅员辽阔，地理和气候条件十分复杂，蕴藏着较丰富的动物资源。

（3）群众性：中医药在我国有着数千年的应用历史，有着广泛的群众基础和丰富的动物药材采集经验。

（4）特需性：目前许多疑难杂症（如癌症等）都寄希望于动物药材，在研究开发抗癌新药中，有30多种动物药材及其活性成分被列为研究对象。

（5）广适性：从中医药理论分析，动物药材的应用较之植物药材，具有两个显著的特征，一是因属血肉有情之品，多可补益人体之精血阴阳，此类动物药材以禽兽为主，如乌鸡、鹿茸等；二是其性善行攻窜，故可活血化瘀、舒筋活络、豁痰开窍、以毒攻毒，此类动物药材以低等动物为主，如水蛭、虻虫、蜈蚣、全蝎、乌梢蛇等。

■ 2. 入药部位

（1）全身入药：全蝎、蜈蚣、斑蝥、金钱白花蛇、海马、土鳖虫、九香虫等。

（2）器官入药：獭肝、海狗肾等。

（3）组织入药：鸡内金、刺猬皮、鳖甲、海螵蛸等。

（4）衍生物入药：鹿茸、羚羊角、水牛角等。

（5）分泌物入药：麝香、蟾酥、虫白蜡、蜂乳等。

（6）排泄物入药：五灵脂、白丁香、望月砂等。

（7）病理产物入药：牛黄、珍珠、冬虫夏草、僵蚕、马宝等。

（8）动物熬制品入药：阿胶、鹿角胶、鳖甲胶等。

■ 3. 传统功效

根据中医药理论，动物药材具有十八大功效（见表1-1）。根据现代医药学理论，动物药材在神经系统（如羚羊角、全蝎、牛黄等）、心血管系统（如麝香、蟾酥、鹿茸、蜂乳等）、血液及造血系统（如阿胶、鹿茸、五倍子等）、呼吸系统（如蛤蚧、地龙等）以及微生物感染（如蜈蚣、蜂房、蝉蜕等）等诸多疑难病症的治疗方面有较广泛的应用。

表1-1　动物药材十八大功效

序号	功效	举例
1	解表	蝉蜕、蛇蜕等
2	润下	蜂蜜
3	清热	熊胆粉、水牛角（浓缩粉）、甲香、猪胆汁（粉）、紫草茸等
4	健脾利尿	东风螺、蛔蝈、蟋蟀、鲫鱼、鲤鱼、草鱼、鳙鱼等
5	祛风除湿	蚕沙、蕲蛇、乌梢蛇、金钱白花蛇、黑蚂蚁等
6	开窍	麝香、麝鼠香等
7	安神	牡蛎、珍珠、龙骨等
8	平肝息风	羚羊角、牛黄、石决明、蜈蚣、全蝎、地龙、僵蚕等
9	理气	九香虫、刺猬皮等
10	化瘀止痛	地鳖虫、水蛭、虻虫、五灵脂等
11	止血	血余炭等
12	补益	鹿茸、阿胶、海马、海龙、哈蟆油、乌鸡、龟甲、鳖甲、冬虫夏草、狗鞭等
13	收敛	五倍子、桑螵蛸、海螵蛸等
14	生肌	象皮、虫白蜡等
15	消导	鸡内金
16	明目	望月砂、鲤鱼胆等
17	化痰止咳平喘	蛤壳、浮海石、瓦楞子、海胆、猪蹄甲等
18	攻毒杀虫止痒	蟾酥、斑蝥、蜂房、蟾皮等

二、动物药材分子鉴定研究

DNA分子作为遗传信息的直接载体，不受外在形态、发育阶段、取样部位和生境差异的影响，为动物药材鉴定提供了有力的技术支持。动物药材多以原粉（如羚羊角粉、熊胆粉、纯蛇粉等）、原药（如麝香、鹿茸等）或其加工品（如阿胶、鹿角胶、龟甲胶等）入药，DNA保存相对完整，适合使用分子手段进行真伪鉴定、纯度检测与质量评价。DNA分子标记技术主要包括RFLP、RAPD、AP-PCR、DNA条形码以及基因芯片技术等，进而创立了分子生药学新学科，为动物药材鉴定带来了蓬勃生机，呈现出良好的发展前景。

（一）基于特异性引物PCR的分子鉴定方法

通过对正、伪品药材的DNA片段序列进行研究，找出差异位点，设计出正品药材的特异性引物（或设计扩增长度具有差异的引物）进行PCR扩增，从而产生特异性条带用于鉴别药材正、伪品。特异性引物设计所依据的DNA序列，可来自通用条形码序列（如COⅠ、Cyt b等）、功能基因、重复序列（如SINE等）或DNA扩增指纹图谱的差异条带测序结果（如RAPD-SCAR等）。《中国药典》2010年版收载的蕲蛇、乌梢蛇的PCR分子鉴别，即是根据蛇类药材Cyt b基因片段设计的特异性鉴别引物，使用蕲蛇特异性引物进行PCR扩增后经凝胶电泳，仅蕲蛇获得约230 bp的特异性条带，伪混品均无条带；使用乌梢蛇引物进行扩增，仅乌梢蛇正品获得约330 bp的特异性条带。2010年赵静雪等报道，根据金钱白花蛇及其混伪品Cyt b基因序列差异，设计了一对专属性特异引物，对13批正品白花蛇药材和20批伪品药材进行PCR扩增，正品可产生约550 bp的条带，伪品均无条带。2009年王学勇等报道，通过比较正品鹿茸基原物种梅花鹿、马鹿及其8种近缘物种麋鹿、驯鹿、水鹿、海南坡鹿、豚鹿、驼鹿、黇鹿、鬣鹿的Cyt b基因序列差异，设计了一对位点特异性引物，对正品鹿茸药材及其混淆药材进行了PCR鉴定，所有正品均为阳性，伪品无扩增。2011年吕品等报道，从基于驴、马、猪、牛的短散在重复序列（SINE）差异开发了一对驴特异性PCR引物用于阿胶鉴别，仅驴皮胶能产生约80 bp大小的条带，马皮胶、猪皮胶或牛皮胶均无扩增。1999年刘中权等报道，通过比较龟甲原动物乌龟及其18种伪混品12S基因序列，设计了一对龟甲特异性PCR引物扩增乌龟及其他18种龟的DNA模板，正品乌龟均可获得180 bp的特异性条带，伪混品无条带。基于同样的方式，特异性PCR技术也用于哈蟆油（2002年Xuegan等报道）、鳖甲（2001年刘忠权等报道）、阿胶（2014年Kumeta等报道）、冬虫夏草（2012年马骏等、2014年徐红等报道）、蛤蚧（2001年Liu等报道）等动物药材的分子鉴定。

（二）基于DNA测序技术的分子鉴定方法

DNA是遗传信息的直接载体，物种差异会直接反映在DNA上，通过对物种DNA序列进行测定，经序列比对、聚类分析或遗传距离分析等可以对生药正伪品进行鉴别。2013年廖婧等报道，收集了蕲蛇、乌梢蛇、金钱白花蛇等23种药用蛇类，使用通用引物对其COⅠ片段进行扩增、测序，并经序列分析，通过构建分子系统树发现，23种药用蛇类可聚类为与分科相一致的3个类群，而各物种均形成相对独立的分支，从而对蛇类生药进行鉴别。2013年徐云玲等报道，对水蛭基原物种日本医蛭（*Hirudo nipponia*）、宽体金线蛭（*Whitmania pigra*）、尖细金线蛭（*Whitmania acranulate*）和相近物种菲牛蛭（*Poecilobdella manillensis*）、光润金线蛭（*Whitmania laevis*）及八目石蛭（*Erpobdella octoculata*）的COⅠ、12S和16S基因进行扩增、测序并构建分子系统树，发现每种水蛭均形成独立分支，单系群的支持值均≥82，说明COⅠ、12S和16S基因具有种间特异性，可用于6种水蛭的分类鉴别。2013年严丹等报道，对赛加羚羊、马鹿、梅花鹿、山羊、水牛等10个物种的角类DNA进行了提取，扩增并测定其COⅠ序列，构建分子系统树，结果表明各物种均形成独立的分支。

三、动物药材化学成分研究

古代医家在漫长临床实践中逐渐认识到动物药材多具补益作用，认为气血非血肉有情之品难以速生。然而动物药材化学成分研究较之植物药材而言整体不足，动物药材主要成分大多为蛋白质、多糖、核酸等大分子物质，其分离、纯化及结构鉴定均较困难，影响了动物药材的研究、发展与应用。

从化学成分来看，生物体的重要特征在于基本都含有被称作生物分子的蛋白质、核酸、糖、脂质、维生素等有机物和无机物，这些成分在各种生物中有着相同的结构模式和功能。如一切生物的遗传物质都是DNA和RNA，生命体内起催化作用的酶都是各种蛋白质，脂质（磷脂为主）是构成细胞膜的主要成分等，都说明生物界在化学成分上存在高度同一性。

从药用部位来看，体型较大药用动物主要取其一定部位经过一定加工而成药材，如角（水牛角、羚羊角、鹿角等）、皮（刺猬皮、蟾皮、阿胶、黄明胶等）、甲（穿山甲、鳖甲、龟甲、玳瑁等）、骨（龙骨、龙齿、豹骨、鹿骨、狗骨等）、分泌物（熊胆汁、牛胆汁、猪胆汁、蛇胆汁等）以及毛（血余炭）、阴茎（狗鞭）等。占其体重比例最大的肉体大多不入药，只取其活性较强的部位加以利用。而小型动物如地鳖、水蛭、全蝎、虻虫、鼠妇、银环蛇幼蛇等皆全体入药。这类动物大多能够通过分泌特殊成分来达到自我防护及捕猎的目的，往往活性较强。这恰恰是中医药学通过大量生产与临床实践筛选的过程。

我们对动物药材化学成分研究进行了整理归纳，按照不同结构类型介绍如下。

（一）氨基酸、多肽、蛋白质类成分

蛋白质（protein）是生命的物质基础，为有机大分子，是构成细胞的基本有机物，生命活动的主要承担者。它由氨基酸按一定顺序结合形成一条多肽链，再由一条或一条以上的多肽链按照特定方式结合而成的高分子化合物。氨基酸、肽、蛋白质类成分是动物药材普遍共有的最主要成分。

■ 1. 氨基酸类

蛋白质由于分子量大难以直接被人体吸收，因此必须经过胃肠道消化，分解成氨基酸才能被人体利用，用以合成自身所需的蛋白质。营养学上将氨基酸分为必需氨基酸和非必需氨基酸两类。必需氨基酸指的是人体自身不能合成或合成速度不能满足人体需要，必须从食物中摄取的氨基酸，包括赖氨酸、蛋氨酸、亮氨酸、异亮氨酸、苏氨酸、缬氨酸、色氨酸、苯丙氨酸。大多数动物药材均含有氨基酸，部分是在炮制过程中由蛋白质水解而形成的，为普遍成分。

■ 2. 多肽类

多肽是氨基酸以肽键连接在一起而形成的化合物，也是蛋白质水解的中间产物。由两个氨基酸分子脱水缩合而成的化合物叫作二肽，同理类推为三肽、四肽、五肽等。通常由三个或三个以上氨基酸分子脱水缩合而成的化合物称为多肽。

多肽是涉及各种细胞功能的生物活性物质，几乎所有的细胞都能合成多肽，所有细胞又受多肽调节。因此，多肽类成分具有很高的生物学活性，在较低剂量和浓度下即可表现出显著的高活性。例如在人体中已发现的活性多肽就有1000多种，仅脑中就存在近40种，它们在生物体内的浓度很低，血液中一般仅有$1 \times 10^{-12} \sim 1 \times 10^{-9}$mol/L，但生理活性非常强，在神经、内分泌、生殖、消化等系统中发挥着不可或缺的生理调节作用。

鉴于多肽生物活性高，一些肽在人体的生长发育、细胞分化、大脑活动、肿瘤病变、免疫防御、生殖控制、抗衰防老及分子进化等方面又具有极其特殊的功能，多肽类药物的研发成为近年生命科学的一大热门领域。

令人惊叹的是，我国古代医家很早就认识到了这一点，并将动物药材中所含的活性肽类物质运用于医疗实践。早在秦汉时期的《神农本草经》就记载水蛭具有“主逐恶血，瘀血，月闭，破血瘕，积聚，无子，利水道，又堕胎”之功效，主要作用于血病。其后陶弘景在《本草经集注》中写道：“今复有数种，此用马蜞，得啮人腹中有血者，仍干为佳。山蚑及诸小者皆不用”，明确提出生长在水中并能够吸人血的水蛭方可入药。水蛭在吸血过程中释放抗凝成分，古人借用此以治疗血瘀等病症。

水蛭含丰富的水蛭素，为水蛭及其唾液腺中已提取出的多种活性成分中活性最显著且研究最充分的一种成分。水蛭素是由65～66个氨基酸组成的多肽，对凝血酶有极强的抑制作用，是迄今为止所发现的最强的凝血酶天然特异抑制剂。

常用中药全蝎，其主要活性成分亦为多肽。据估计，蝎毒腺中大约有10万种不同生物活性的多肽，已发现的不到300种，如Na^+通道毒素、K^+通道毒素、Cl^-通道毒素、Ca^{2+}通道毒素等。

其他多种蛇、蜘蛛、蜂等动物所分泌的毒性成分大多亦为多肽类成分。这类成分将为抗凝、抗肿瘤等新药的开发提供广阔的空间。

■ 3. 角蛋白类

角蛋白主要存在于发、毛、鳞、羽、甲、蹄、角、爪、喙及其他表皮结构中。由于角蛋白含有较多胱氨酸，故二硫键特别多，在蛋白质肽链中起交联作用，因此角蛋白化学性质特别稳定，有较高的机械强度。角类药材（如水牛角、羚羊角等）其主要成分为角蛋白，具有活性强、疗效显著、副作用小等特点，应用较为广泛。

角蛋白因其特殊的化学稳定性，大多是不能直接被人体组织吸收利用的硬蛋白，须经高温、高压、酸、碱或酶等处理，变成短肽或游离氨基酸才能被利用。龟甲、鳖甲、猪蹄甲等均须经炮制后方可使用，其目的就是让所含角蛋白通过高温使其长链断裂，生成肽类或氨基酸等，便于吸收利用。

■ 4. 胶原蛋白类

胶原蛋白是一种纤维状蛋白质。几乎存在于所有器官中，尤其在皮肤、韧带、血管、软骨、骨骼、牙齿、肌肉、指甲和毛发等中含量丰富。畜禽动物组织是人们获取天然胶原蛋白及其胶原肽的主要途径。根据它们在体内的分布和功能特点，可以将胶原分成间质型胶原、基底膜胶原和细胞外周胶原。间质型胶原蛋白分子占整个机体胶原的绝大部分，包括Ⅰ、Ⅱ、Ⅲ型胶原蛋白分子，Ⅰ型胶原蛋白主要分布于皮肤、肌腱等组织，也是水产品加工废弃物（皮、骨和鳞）含量最多的蛋白质。

常用胶类药材如阿胶、鹿角胶、龟甲胶、鳖甲胶等，其主要成分为胶原蛋白及其水解产物，还含氨基酸、微量元素等。

胶原蛋白独特的三股超螺旋结构，性质十分稳定，一般的加工温度及短时间加热都不能使其分解，从而造成其消化吸收较困难，不易被人体充分利用。因此胶类中药大多需要经过较长时间的熬制过程，以促进其水解，胶原蛋白分子经水解后主要形成相对分子量较小的胶原多肽，水解后其吸收利用率可以大大提高，且可以促进食品中的其他蛋白质吸收。

（二）多糖类成分

多糖广泛存在于植物、微生物、动物等有机体中。多糖及糖复合物在生物体中不仅作为能量资源和构成材料，更重要的是它存在于一切细胞膜结构中，参与生命现象中细胞的各种活动，具有多种多样生物学功能。在动物机体内的一些内源性多糖被证明具有多种生物活性。

常用药材蝉蜕、土鳖虫等动物外壳中的主要成分为甲壳素，为一种含氮多糖物质，又称甲壳质、几丁质、壳蛋白、壳多糖、明角质等，是自然界第二大丰富的生物聚合物，分布十分广泛，为许多低等动物特别是节肢动物（如虾、蟹、昆虫等）外壳的重要成分，虾壳含15%～30%，蟹壳含15%～20%。甲壳素也是低等植物菌类细胞膜的组成部分，地衣，绿藻、酵母、水母及乌贼体内也有。由于其良好的生物相容性和几乎无毒副反应，已被广泛地应用在药物辅料方面，如赋型剂、包衣材料、化妆品基质、包埋剂和药物传递系统的载体等，临床上还用于防止手术后粘连和创口愈合。

（三）钙类物质

常用的贝壳类动物药材，如瓦楞子、石决明、牡蛎、蛤壳等，主要含碳酸钙，高达80%以上。动物骨骼如海螵蛸，主要成分也为碳酸钙。而龙骨等大型动物的骨骼，则主要含有磷酸钙类成分。

（四）甾体结构类成分

甾体，是广泛存在于自然界中的一类天然化学成分，包括植物甾醇类、胆汁酸类化合物、C_{21}甾类化合物、昆虫变态激素、强心苷类、甾体皂苷、甾体生物碱、蟾毒配基等。甾体化合物在结构上有一共同点，即具有环戊烷多氢菲的基本骨架结构。此外，在环戊烷多氢菲母核上通常带有2个（C-10、C-13）角甲基和1个（C-17）含有不同碳原子数的侧链或含氧基团，如羟基、羰基等（见图1-1）。

■ 1.胆汁酸类

常用药材有牛黄、熊胆粉、猪胆汁、牛胆汁、羊胆等，主要成分为胆汁酸盐、胆色素、胆固

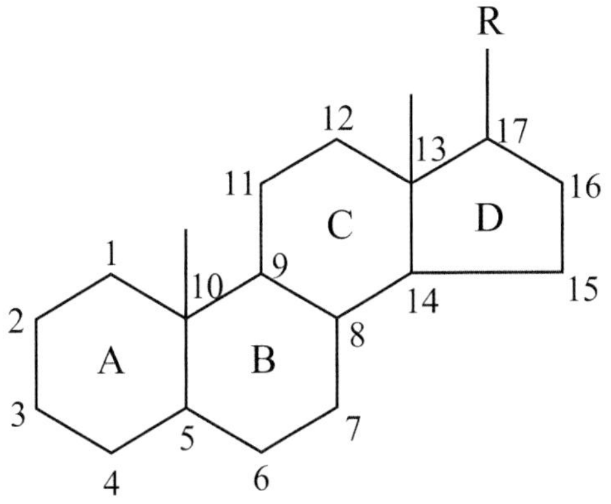

图 1-1 甾体母核

醇、磷脂、脂肪酸以及胆汁中的各种电解质和酶等。如熊胆粉中所含胆汁酸类化合物有胆酸、鹅去氧胆酸、熊去氧胆酸、去氧胆酸、牛磺熊去氧胆酸、牛磺鹅去氧胆酸等，是其利胆、保肝、镇静、抗惊厥、抗炎、抑菌及溶解结石的主要活性成分。

其中鹅去氧胆酸能降低胆汁内胆固醇的饱和度，脂类恢复微胶粒状态，胆固醇就处于不饱和状态，从而使结石中的胆固醇溶解、脱落。大剂量（每日10 ~ 15 mg/kg）的鹅去氧胆酸可以抑制胆固醇的合成，并增加胆石症患者胆汁的分泌，但其中的胆盐和磷脂分泌量维持不变。不过剂量较大时，腹泻发生率高，对肝脏有一定毒性。

熊去氧胆酸为熊胆汁中的主要化学成分，是鹅去氧胆酸的差向立体异构体，其溶石作用、疗效与鹅去氧胆酸相似，但疗程短、剂量小。熊去氧胆酸在体内与牛磺酸结合存在于胆汁中，是一种亲水性胆酸，为一种胆固醇结石溶解剂。熊去氧胆酸能减少肝脏胆固醇的合成，降低胆汁中胆固醇的饱和度，促进胆汁酸的分泌，增加胆固醇在胆汁中的溶解度，使胆固醇结石溶解或防止结石形成；可增加胆汁分泌量，松弛胆管口括约肌，产生利胆作用，有利于结石的排出。

■ 2. 强心苷类

蟾酥为此类药材的代表。蟾酥为蟾蜍耳后腺及表皮腺体的分泌物，白色乳状液体或浅黄色浆液，主要成分有蟾蜍二烯羟酸内酯类（强心苷类），具有较好的Na^+/K^+-ATP酶抑制活性及抗肿瘤活性。正因其为Na^+/K^+-ATP酶专属抑制剂，具有与地高辛极为类似的甾体骨架，因而有显著的心脏毒性，如导致心律失常、传导阻滞、心功能障碍等毒副反应，严重者甚至死亡，必须特别予以重视和注意。

■ 3. 性激素类

常用药材如鹿茸、哈蟆油、狗鞭等，主要含有睾酮、雌二醇、孕酮等类固醇类成分，为其补肾壮阳的主要物质基础之一。

（五）小分子活性成分

不少动物药材中含有各具特点的小分子成分，大多活性较强，是发挥其功效的主要物质，这类成分结构类型广泛，包括萜、酮、酚、酸、生物碱等。如蝉蜕中分离得到乙酰多巴胺二聚体，土鳖虫中报道的生物碱类，斑蝥中的斑蝥素，蜈蚣中的蜈蚣素甲、蜈蚣素乙等，全蝎中的组胺类等，各自具有较强而特殊的生物活性。

（六）核苷酸、核酸类

核酸是由许多核苷酸聚合成的生物大分子化合物，为生命的最基本物质之一。核酸广泛存在于所有动植物细胞、微生物体内，生物体内的核酸常与蛋白质结合形成核蛋白。不同的核酸，其化学组成、核苷酸排列顺序等不同。根据化学组成不同，核酸可分为核糖核酸（简称RNA）和脱氧核糖核酸（简称DNA）。DNA是储存、复制和传递遗传信息的主要物质基础。RNA在蛋白质合成过程中起着重要作用。

核酸同蛋白质一样，也是生物大分子。核酸分子量很大，一般是几十万至几百万。核酸水解后得到许多核苷酸。实验证明，核苷酸是组成核酸的基本单位，即组成核酸分子的单体。一个核苷酸分子是由一分子含氮的碱基、一分子五碳糖和一分子磷酸组成的。根据五碳糖的不同可以将核苷酸分为脱氧核糖核苷酸和核糖核苷酸。

核酸不仅是基本的遗传物质，而且在蛋白质的生物合成上也占重要地位，因而在生长、遗传、变异等一系列重大生命现象中起决定性的作用。

（七）脂类

脂类是生命有机体需要的重要营养素之一，是动物药材普遍含有的成分。它与蛋白质、碳水化合物是产能的三大营养素，在供给机体能量方面起着重要作用。脂类也是机体细胞组织的组成成分，如细胞膜、神经髓鞘都必须有脂类参与。

（八）微量元素

微量元素是指生物体内含量小于0.01%的元素，也是大多数动物药材含有的成分。其中维持生命正常活动不可缺少，且必须通过食物摄取的微量元素称为必需微量元素。生物体内所需的必需微量元素有铁、铜、锰、锌、碘、硒、钴、氟、铬、钼、锡、钒、镍、硅等。

四、动物药材安全性研究

（一）概述

药物安全性与生命息息相关。安全、有效和质量可控是所有药物必备的三个基本要素，其中安全放在首位，中药也不例外。自古以来，中医药界对中药的毒性有广义和狭义之分。从广义上，认为“毒”即是药，凡治病之药皆为毒药。“毒”指的是药物的偏性，药物之所以能够祛邪疗疾，是因为具有某种偏性。这种观点体现在我国古代医疗和本草书籍中。张景岳云：“药以治病，因毒为能，所谓毒药，是以气味之有偏也……是凡可辟邪安正者，均可称为毒药，故曰毒药攻邪也。”《神农本草经》记载：“药有酸、咸、甘、苦、辛五味，又有寒、热、温、凉四气及有毒、无毒。”从狭义上，认为“毒”是指药的毒副作用，即药物对机体产生的不良影响或损害，造成脏器功能障碍或结构损伤，甚至死亡。《诸病源候论》曰：“凡药物云有毒及大毒者，皆能变乱，于人为害，亦能杀人。”

《中国药典》2020年版将中药毒性分为大毒、有毒、小毒、无毒四个等级。“大毒”者使用小剂量即可发生毒副反应，且症状发生快而重，可能引起主要脏器的严重损害，甚至造成死亡。“有毒”者使用较大剂量出现毒副反应，症状发生较慢，但中毒症状较重，甚者导致脏器损害，如用量过大时可造成死亡。“小毒”者则使用大剂量或蓄积到一定程度方出现毒副反应，症状较轻，一般不易造成死亡。“无毒”者一般不发生毒副反应，用超大剂量或蓄积到相当程度才出现毒副反应。《中国药典》2020年版一部、四部共收载动物药材105味，牡蛎、阿胶、鸡内金、蜂蜜、蕲蛇等5味被列入原卫生部2002年印发的《既是食品又是药品的物品名单》。而有毒品种只有8味。其中，大毒品种1味（斑蝥），有毒品种5味（蕲蛇、全蝎、蜈蚣、蟾酥、金钱白花蛇），小毒品种2味（水蛭、土鳖虫）。

（二）动物药材不良反应

动物药材化学成分比较复杂，除了普遍含有蛋白质、氨基酸、脂肪酸、核酸等大分子物质外，还含有其特有的高生物活性成分，如蟾酥含有蟾蜍甾二烯类、蟾毒色胺类、甾醇类等成分，全蝎含有蝎毒类成分，斑蝥含有斑蝥素及其衍生物，水蛭含有水蛭素，地龙含有蚓激酶，牛黄含有胆汁酸和牛磺酸，麝香含有麝香酮等。有些成分不仅可产生药效作用，也可产生毒性即不良反应。因此，在临床中使用动物类中药时应严格控制适应证、用药剂量和用药时间。

■ 1. 全身中毒反应

一些动物药材所含的成分具有较强的毒性作用，如斑蝥含有斑蝥素，全蝎含有蝎毒素，蟾酥含有蟾毒配基类成分，蜈蚣含有组织胺样物质和溶血蛋白等。当含有毒素的动物类中药被超剂量服用时，有可能造成不同程度的全身中毒反应，如发热、腹痛、恶心、呕吐、头痛、头晕等。严重时可导致抽搐、意识模糊、呼吸和循环系统障碍，甚至休克、死亡[1-6]。有些有毒的动物药材甚至有外用引起严重中毒或死亡的报道[6-8]。

■ 2. 过敏和刺激反应

动物药材的过敏反应相对比较常见。有毒动物药材、无毒动物药材的部分品种都有可能发生皮疹、皮肤或黏膜红斑、水肿、瘙痒等过敏反应。严重者可能发生剥脱性皮炎、呼吸困难、血压下降、休克等[6-14]。斑蝥和蟾酥均对皮肤、黏膜有较强的刺激作用。斑蝥可引起皮肤、黏膜显著的发泡反应[1，6]；蟾酥也可引起皮肤、黏膜红肿等刺激反应[6]。另外，动物药材对消化系统的刺激可引起恶心、呕吐、腹泻等[6]。

■ 3. 肝肾毒性

有些有毒的动物药材可引起肝、肾损伤。蟾酥、蜈蚣等均有引起肝脏损伤的报道[6, 15-16]，可引起黄疸，血液丙氨酸氨基转移酶（ALT）、天门冬氨酸氨基转移酶（AST）升高等。斑蝥、蜈蚣、全蝎过量可损伤肾脏，致少尿、蛋白尿、肾衰竭等[1, 6, 17]。

■ 4. 心脏毒性和呼吸系统毒性

蟾酥含有的蟾毒配基类成分与强心苷类的作用类似，安全窗较窄，过量时可引起心脏毒性，导致心率加快、心律失常、传导阻滞等，甚至可引起心脏停搏[6]。蜈蚣、斑蝥过量可引起气促、呼吸困难、喉头水肿、窒息、呼吸抑制等呼吸系统症状[1, 5]。有的动物药材还可引起烦躁、意识不清、嗜睡、抽搐、痉挛等神经系统反应[1, 5, 18]。

■ 5. 妊娠禁忌

有的动物药材妊娠期不宜使用。《中国药典》2020年版将斑蝥、全蝎、蜈蚣、土鳖虫、水蛭、麝香列为孕妇禁用药，而蟾酥、牛黄、人工牛黄为孕妇慎用药。

（三）动物药材临床前安全性研究

动物药材安全性基础研究比较薄弱，绝大多数品种没有开展过系统的安全性研究，只有极少数品种开展过急性毒性或者亚急性毒性研究。

■ 1. 含有毒动物药材新药的安全性评价

为了加强医疗用毒性药品的管理，防止中毒或死亡事故的发生，国务院于1988年12月27日颁布了《医疗用毒性药品管理办法》（国务院令第23号），将28种有毒中药纳入《医疗用毒性药品管理办法》管理名单，斑蝥、青娘虫、红娘虫、蟾酥等4种动物药材名列其中。这些毒性剧烈的动物药材（或饮片）的生产、经营和使用必须接受严格管理。这份管理名单与《中国药典》的规定有出入。在《中国药典》2020年版中，蟾酥被规定为有毒品种，而非大毒品种，然而仍需按照《医疗用毒性药品管理办法》进行严格管理。

含有毒动物药材新药的安全性评价要求可参见2007年原国家食品药品监督管理总局公布的《药品注册管理办法》中的相关规定。如果所研制中药复方新药处方中含有有毒的中药，则要采用两种动物（啮齿类和非啮齿类）进行急性毒性实验和长期毒性实验。在进行常规的长期毒性实验的基础上，还需要针对不同种类有毒中药的可能毒性，增加相关的研究内容或评价指标。例如，蟾酥是具有心脏毒性的动物药材，含有蟾酥的中药复方除了要开展常规安全性实验内容外，尚需增加心脏毒性评价内容，必要时对相关的毒性机制进行探索性研究。蜈蚣、全蝎具有潜在的肝脏和肾脏毒性，在长期毒性实验中除了常规的肝、肾毒性检测指标外，尚需增加其他更敏感的肝、肾毒性的检测指标，必要时对肝、肾毒性机制进行研究。斑蝥可导致强烈的全身毒性，包括神经毒性和其他多系统毒性，对于含斑蝥的中药复方的毒理学研究需要增加更多的实验内容，包括与神经系统有关的行为学检测、神经递质检测以及其他神经系统的检测等，以提供更为全面的安全性评价。对含有毒动物药材新药进行长期毒性实验时，有必要进行伴随毒物代谢动力学研究，了解毒性成分在体内的暴露、蓄积特征及其与毒性反应、毒性靶器官的相关性。当含有毒动物药材新药拟用于育龄人群并可能对生殖系统产生影响的，如避孕药、性激素、治疗性功能障碍药、促精子生成药、保胎药或有细胞毒作用等的新药，应进行生殖毒性和遗传毒性研究。处方中含有孕妇禁用或慎用的动物药材，且为妊娠期和哺乳期妇女用药的口服制剂，应进行生殖毒性研究。当含有有毒动物药材的新药在长期毒性实验中发现有细胞毒作用，或者对某些脏器组织生长有异常促进作用，或致突变实验结果为阳性的，则要开展致癌实验。

如果所研究的新药是由含有毒动物药材的有效组分或单体成分制备的，则需要进行全套的安全性评价。同时，需要进行药物代谢动力学、毒物代谢动力学研究，必要时进行毒性机制研究。

■ 2. 有效组分或单体成分新药的安全性评价

根据2007年原国家食品药品监督管理总局发布的《药品注册管理办法》中附件1《中药、天然药物注册分类及申报资料要求》，以动物药材组分制备的新药，其安全评价内容一般应包括单次给药（需开展2种动物的急性毒性试验）、反复给药的毒性试验（需进行啮齿类和非啮齿类2种动物长期毒性试验），遗传毒性试验（组合试验），生殖毒性试验（3个阶段）以及安全药理研究等。另外，还应该研究有效组分之间的相互作用及其对毒性的影响。对于局部或黏膜用药、注射剂，应进行过敏、刺激、光毒或溶血实验等。遗传毒性实验结果为阳性者，应增加致癌实验。采用动物药材组分制备的新药，药物代谢动力学和毒物代谢动力学实验可以作为选项，开展药物代谢/毒物代谢研究对于阐释毒理学研究结果和设计合理的临床用药方案有帮助。除了常规的安全性评价项目之外，应根据组分中药的特点，设计一些针对性的安全性评价实验或检测指标。另外，根据药物特点在免疫毒性、造血系统毒性、内分泌毒性等方面应开展更为系统的评价。

■ 3. 含动物药材注射剂品种及其不良反应

我国已经上市的含动物药材的注射剂品种有华蟾素注射液、艾迪注射液、醒脑静注射液、痰热清注射液、清开灵注射液、心脉隆注射液、疏血通注射液、复方骨肽注射液、地龙注射液、穿山龙注射液、羚羊角注射液、鹿茸精注射液、蟾酥注射液、得力生注射液、注射用脑心康、复方麝香注射液、复方蛤青注射液等17种。有不少是临床常用品种，如华蟾素注射液、艾迪注射液、醒脑静注射液、痰热清注射液、清开灵注射液、心脉隆注射液、疏血通注射液等，均在临床上广泛应用，分别用于治疗肿瘤、心肌缺血、血栓性疾病、感染性疾病等。

中药注射剂的主要不良反应有过敏样反应、刺激反应、热原反应等。其中，过敏样反应由于容易造成严重后果，因而受到广泛关注。过敏样反应主要表现为皮肤症状（如皮肤瘙痒、皮疹、风团或皮肤红肿等）、胃肠道症状（如腹痛、腹泻、恶心、呕吐等）、心血管症状（如心悸、心律不齐、血压下降等）、呼吸系统症状（如胸闷、憋闷、声音嘶哑等）、其他症状（如头晕、面色发白、冷汗、寒战、发热等），严重者可出现呼吸困难、休克或死亡[19]。传统免疫学观点认为，急性过敏样反应主要是Ⅰ型过敏反应。然而目前研究发现，中药注射剂可能是以类过敏反应为主，而不一定是真正的过敏反应。因此，含动物药材注射剂的安全性评价，除了以往常规的安全性评价内容外，应重视过敏反应和类过敏反应的研究[20-21]。

（四）问题与展望

动物药材无论是有毒品种还是无毒品种，只有少数进行过初步的急性毒性研究，绝大多数没有开展过系统的临床前和临床安全性研究，其毒性性质、靶器官、毒性剂量和用药时间关系、毒性机制等均不清楚。动物药材安全性现代研究亟待加强，以提供充分安全性信息，为临床安全用药提供科学依据。

“以毒攻毒”是中药防治疾病特色之一。自古以来，有毒动物药材被广泛用于临床，以治疗一些疑难杂症和急重症。如蜈蚣、全蝎用于息风镇痉、通络止痛、攻毒散结，蟾酥用于解毒、止痛、开窍醒神，斑蝥用于破血逐瘀、散结消癥、攻毒蚀疮等。近年来在临床用药或者新药研发中，人们对有毒动物药材谈之色变。企业、研发机构担心审评部门对含有毒动物药材的新药审批过于严苛，因此，对含有毒动物药材新药的研发热情不高，这势必影响有毒动物药材的合理开发与利用，致使中医丢失“血肉有情之品”和“以毒攻毒”的特色。不可否认的是，在长期临床实践中，中医药已经积累了许多弥足珍贵的减毒理论与方法，如炮制减毒、配伍减毒在古今生产中广泛应用。历代有不少基于“以毒攻毒”理论创制的特药、名方在临床上发挥着独特作用，应进一步挖掘、继承，并发展有毒中药的减毒增效理论和技术，加强有毒动物药材的合理开发与利用。

五、动物药材质量评价

动物药材因来源复杂、基础研究较为薄弱，致使长期以来，动物药材使用中一些品种较混乱、药材质量良莠不齐，临床应用及生产企业面临较为严重的质量挑战。运用现代科学技术，建立一套简便、快速、行之有效的动物药材品种鉴定与质量评价体系，是摆在我们面前的一个重要而急需解决的课题。

中药材品质理论指出，中药材品质评价研究在经历了“传统的中药材品种评价”与“以有效或指标性成分定量评价”2个阶段后，正向着集品种鉴定、质量控制及有害物质检测于一体的综合性、系统性方向发展[22]。基于中药材品质理论，进行动物药材质量评价，就是建立动物药材的品种鉴定、质量评价及安全性检测的一个综合性、系统性研究体系（见图1-2）。

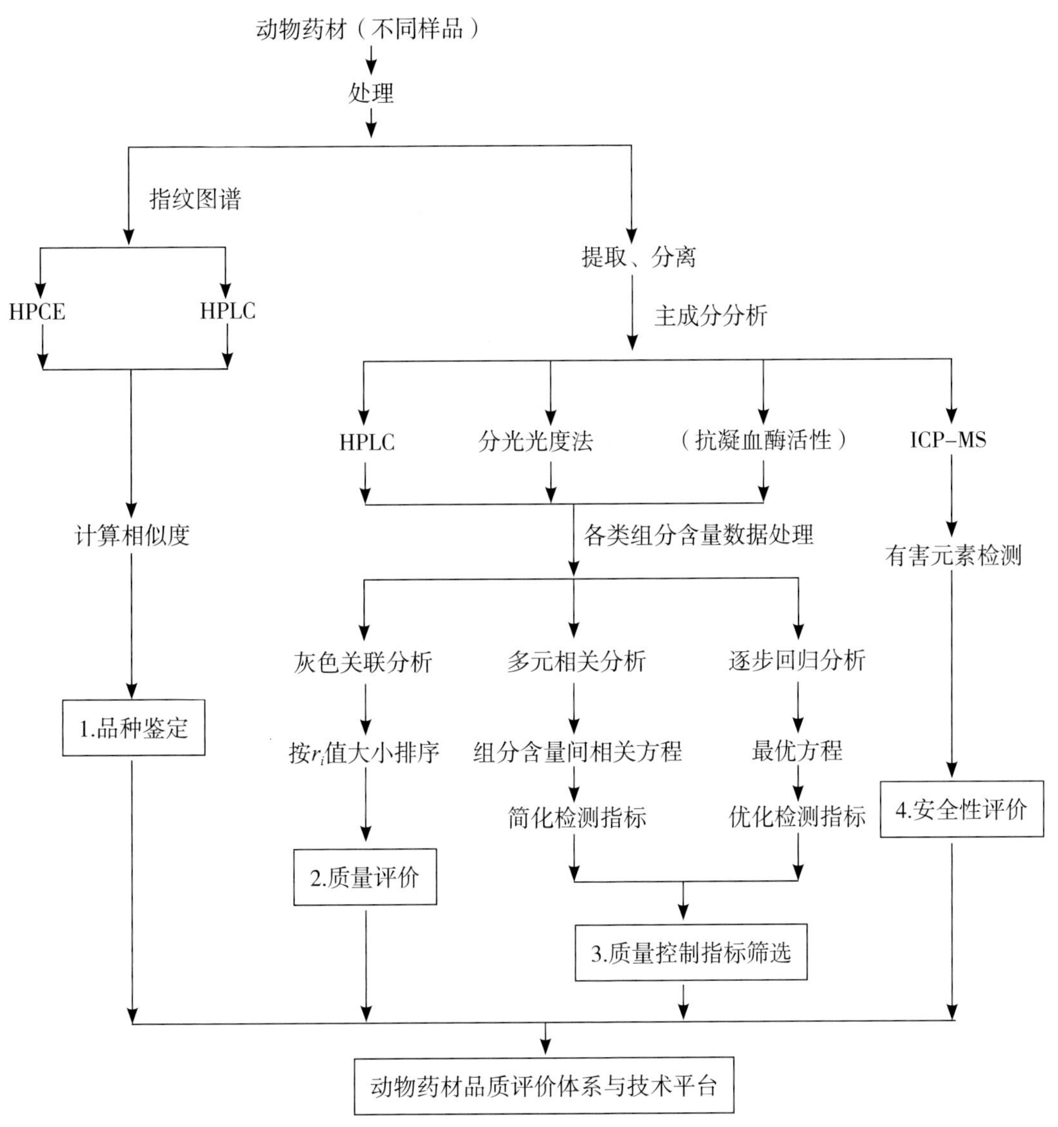

图 1-2　动物药材质量评价技术路线图

（一）基于动物药材分类的研究对象选择

在进行动物药材质量评价研究工作时，对于动物药材的选择，既要考虑动物药材的临床实用性，也应兼顾其原动物的分类属性，以17味具有代表性的动物药材为例，每味药材收集不少于10份不同地区的药材商品，具体如下。

1. 环节动物类药材

地龙、水蛭。其中，地龙包括广地龙、沪地龙2种商品规格；水蛭包括水蛭、蚂蟥2种商品规格。

2. 节肢动物类药材

全蝎、蜈蚣、土鳖虫、九香虫、僵蚕。

■ 3. 两栖动物类药材

哈蟆油、蟾酥。哈蟆油药材包括养殖于林下和养殖于稻田的2种规格。

■ 4. 爬行动物类药材

蛤蚧、乌梢蛇、金钱白花蛇、蕲蛇。

■ 5. 哺乳动物类药材

阿胶、鹿茸、鹿角、羚羊角。鹿茸包括冻干粉及不同等级饮片；羚羊角包括整枝、饮片及羚羊角粉。

（二）基于指纹图谱的动物药材品种鉴定研究

中药指纹图谱因具有系统性、特征性和稳定性特点，而被作为一种综合的、宏观的及可量化的鉴别手段，广泛用于中药材和中成药的真伪鉴别、原料药材、半成品和成品质量的均一性和稳定性评价。目前，用于中药指纹图谱研究的方法主要包括色谱法、光谱法、X-射线衍射法、DNA分子标记等，并以色谱法为主。针对动物药材主要采用高效毛细管电泳法（HPCE）与高效液相色谱法（HPLC），对所选择的动物药材商品进行品种鉴别研究。

■ 1. 动物药材高效毛细管电泳指纹图谱

高效毛细管电泳法（HPCE）因具有色谱柱不易污染、柱效高、分析运行成本较低（电泳介质多为缓冲盐）、水溶性样品的“指纹”特征性强（适于含极性成分较多的中药汤剂、注射剂）、应用广泛（除可分析小分子酸、碱、盐及中性分子外，还可分析生物大分子如核酸、多肽和蛋白质以及手性分子等）等优势，更适合于动物药材指纹图谱分析研究[23]。

依据所研究动物药材成分特点，以高效毛细管电泳指纹图谱，分别对地龙、水蛭、全蝎、蜈蚣、土鳖虫、九香虫、僵蚕、蟾酥、蛤蚧、乌梢蛇、金钱白花蛇、蕲蛇、鹿角、羚羊角等14味药材进行品种鉴定研究，分别以其与对照药材或对照指纹图谱的相似度，评价各药材商品品种的一致性或相似性。

■ 2. 动物药材高效液相色谱指纹图谱

高效液相色谱法（HPLC）是目前研究中药材应用最为广泛的色谱学方法之一，也是中药材指纹图谱研究最常用方法。考虑到动物药材所含成分的特殊性，对蛋白质含量较高的药材，将其所含蛋白质成分经水解可得到大量的氨基酸类组分，用于指纹图谱的分析，则可得到更多的色谱峰信息。对哈蟆油、阿胶、鹿茸等药材进行氨基酸类成分的高效液相色谱指纹图谱测定，依与对照药材或对照指纹图谱的相似度，评价各药材商品品种的一致性或相似性。

■ 3. 应用实例

（1）土鳖虫药材商品的HPCE指纹图谱[24]93-96鉴别实例：土鳖虫为鳖蠊科昆虫地鳖*Eupolyphaga sinensis* Walker或冀地鳖*Steleophaga plancyi*（Boleny）的雌虫干燥体。目前从中药材市场上收集的土鳖虫药材中未发现冀地鳖。为评价2种土鳖虫品质差异，对从市场上收集到的10 批次土鳖虫药材商品，进行了高效毛细管电泳指纹图谱的鉴别研究，以确定其药材来源。

1）实验材料：10份土鳖虫药材商品，经李峰教授鉴定（见表1-2）。

表1-2 土鳖虫药材商品来源及采购地区

样品编号	来 源	采购地区
1#	地 鳖 *Eupolyphaga sinensis* Walker	山西（太原）
2#		安徽（亳州）
3#		辽宁（沈阳）
4#		四川（成都）
5#		河北（安国）
6#		北 京
7#		江苏（南京）
8#		河南（开封）
9#		黑龙江（哈尔滨）
10#		吉林（辽源）

2）仪器与电泳条件：美国 Agilent 3D 毛细管电泳仪，DAD 检测器，Agilent 化学工作站；未涂层石英毛细管柱（直径 75 μm，郑州应诺高科有限公司）；毛细管柱为 40 cm × 75 μm，缓冲溶液为 20 mmol/L硼砂，pH 9.44，分离电压 13 kV，柱温 25 ℃，检测波长 265 nm，压力进样，压力 30 mbar，时间 3 s。进样前，毛细管分别以 1 mol/L 氢氧化钠溶液、水冲洗 5 min，以运行缓冲液冲洗 10 min，静置平衡 2 min。

3）对照药材、对照品：地鳖（*Eupolyphaga sinensis* Walker，中国药品生物制品检定所，批号 121533-200702），冀地鳖［*Steleophaga plancyi*（Boleny），中国药品生物制品检定所，批号 121489-200602］；尿嘧啶（uracil）Sigma-U0750，纯度 99%。

4）指纹图谱测定：将各供试品溶液，以及对照品、对照药材溶液，按上述电泳条件进行测试，分别得到对照品尿嘧啶HPCE色谱图、土鳖虫各样品HPCE色谱图（以3#样品为例）及两种对照药材的HPCE色谱图（图1-3至图1-6），以及各色谱峰的迁移时间及峰面积（见表1-3、表1-4）。

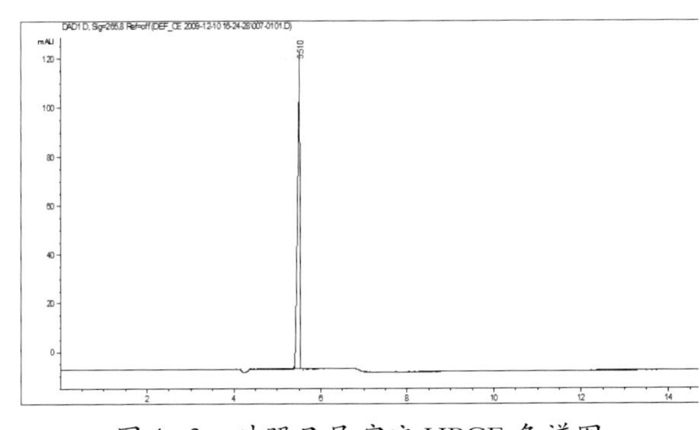

图 1-3 对照品尿嘧啶 HPCE 色谱图

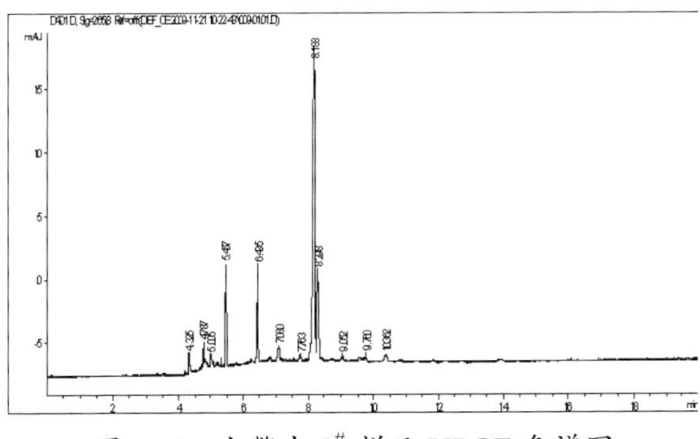

图 1-4 土鳖虫 3# 样品 HPCE 色谱图

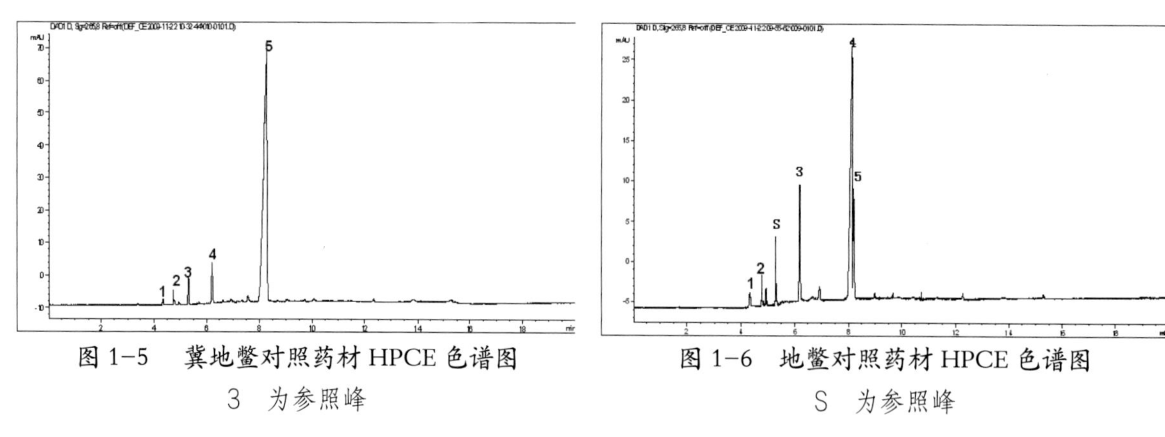

图 1-5　冀地鳖对照药材 HPCE 色谱图
3　为参照峰

图 1-6　地鳖对照药材 HPCE 色谱图
S　为参照峰

表1-3　冀地鳖对照药材HPCE峰位及峰面积

峰位 *t*	4.352	4.768	5.309	6.204	8.269
峰面积 *As*	5.6	9.1	22.8	30.5	677.4

表1-4　地鳖对照药材HPCE峰位及峰面积

峰位 *t*	4.336	4.76	5.293	6.189	8.107	8.191
峰面积 *As*	6.2	6.7	19.5	32.4	141.9	38.2

5）参照物峰的确定：对比图 1-3、图1-4 中对照品尿嘧啶的迁移时间，确定S峰为尿嘧啶（迁移时间为5.293 min，峰面积 19.5），在供试液中加入对照品溶液进样分析，电泳峰增益结果进一步证实了结论正确，故选定 S 为参照物峰，以此标定各样品共有峰的相对迁移时间及相对峰面积。

6）指纹图谱共有模式建立：将所得色谱图导入“中药色谱指纹图谱相似度评价系统（2004A）”软件，经多点校正，色谱峰自动匹配，得到土鳖虫HPCE指纹图谱共有模式（见图1-7）。选取的6 个共有峰（编号为1、2、S、3、4、5），作为构建指纹图谱的特征峰；各样品相对迁移时间和相对峰面积构成了其指纹图谱特征（见表 1-5、表1-6）。

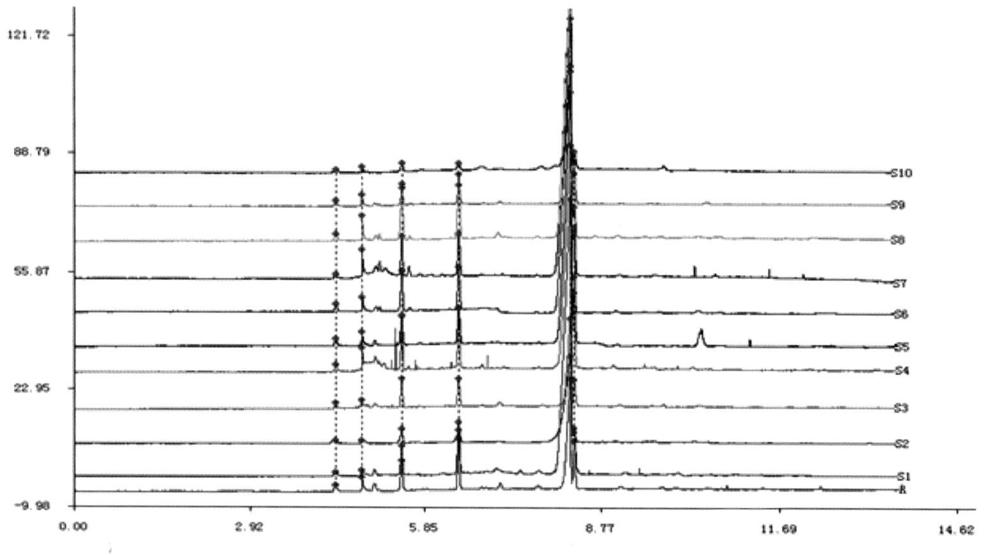

图 1-7　土鳖虫药材商品 HPCE 指纹图谱共有模式

表 1-5　土鳖虫药材商品HPCE指纹图谱共有峰相对迁移时间

样品编号	共有峰编号					
	1	2	S	3	4	5
1#	0.786	0.869	1	1.183	1.530	1.538
2#	0.806	0.881	1	1.166	1.456	1.473
3#	0.791	0.876	1	1.177	1.498	1.518
4#	0.800	0.876	1	1.167	1.482	1.493
5#	0.793	0.878	1	1.176	1.516	1.525
6#	0.795	0.875	1	1.176	1.528	1.536
7#	0.796	0.874	1	1.175	1.519	1.526
8#	0.796	0.876	1	1.176	1.530	1.538
9#	0.798	0.883	1	1.178	1.517	1.533
10#	0.802	0.886	1	1.176	1.516	1.534
均值	0.796	0.877	0	1.175	1.509	1.521
RSD（%）	0.70	0.57	0	0.42	1.6	1.4

表 1-6　土鳖虫药材商品HPCE指纹图谱共有峰相对峰面积

样品编号	共有峰编号					
	1	2	S	3	4	5
1#	0.267	0.272	1	2.160	20.96	1.646
2#	0.450	0.275	1	1.064	19.62	0.936
3#	0.230	0.471	1	1.155	21.81	1.342
4#	0.236	0.094	1	1.406	18.74	1.744
5#	0.286	0.306	1	1.379	23.44	1.621
6#	0.221	0.239	1	1.200	24.00	0.319
7#	0.132	0.620	1	1.307	21.19	1.202
8#	0.163	0.218	1	1.308	13.25	1.120
9#	0.321	0.343	1	1.246	19.07	2.164
10#	0.574	0.368	1	0.956	21.88	2.794

7）相似度计算：比较各样品与对照药材的HPCE指纹图谱，发现所有样品的指纹图谱均与地鳖对照药材的一致，故将所测得的各样品HPCE色谱图及地鳖对照药材的指纹图谱导入“中药色谱指纹图谱相似度评价系统（2004B）”软件进行相似度计算，将各样品的色谱图与土鳖虫对照药材的指纹图谱进行比较，计算出 10 批次土鳖虫药材商品与对照药材的相似

度（见表 1–7）。

表1–7 土鳖虫药材商品HPCE指纹图谱相似度

样品编号	相似度	样品编号	相似度
1#	0.962	6#	0.950
2#	0.966	7#	0.958
3#	0.997	8#	0.975
4#	0.987	9#	0.982
5#	0.963	10#	0.970

由表1–7可知，各土鳖虫药材商品相对于地鳖对照药材的相似度均在0.9以上。按照《中药材指纹图谱的技术要求》，相似度大于0.9的样品，即可认为是同一品种的原则，收集到的10份土鳖虫药材商品品种一致，均为地鳖*Eupolyphaga sinensis* Walker。

图1–5、图1–6及表1–3、表1–4显示，比较冀地鳖与地鳖对照药材的HPCE图谱发现，二者前4个色谱峰的迁移时间基本一致，仅最后一个色谱峰有所变化，地鳖分为2个峰，而冀地鳖此峰未分开。从整体上看，土鳖虫2个品种的对照药材色谱图无明显差异。因此，传统中医以地鳖与冀地鳖同等入药使用是合理的。

分析表明土鳖虫药材中含有尿嘧啶。尿嘧啶作为核苷类成分的组成部分[25]，也是生物细胞维持生命的重要物质，具有较强的生物活性。故选择尿嘧啶作为土鳖虫指纹图谱的参照峰S，标定各样品共有峰的相对迁移时间及相对峰面积。

比较磷酸盐和硼酸盐2种缓冲体系发现，后者基线平稳，重现性较好；又比较硼砂和硼砂–硼酸缓冲体系，发现采用硼砂获得的指纹信息更多，因此选择硼砂为背景电解质溶液。比较浓度分别为10 mmol/L、20 mmol/L、30 mmol/L、40 mmol/L的硼砂缓冲液，以20 mmol/L的分离效果最佳。

考察电压在10～18 kV时对分离效果的影响，发现随着分离电压的增加，迁移时间缩短，柱效提高。但电压在15 kV以上时，由于焦耳热的影响，柱效降低，经比较选择分离电压13 kV。

有关土鳖虫药材指纹图谱的研究，已有其氨基酸类成分的指纹图谱研究[25]，但未能对其品种进行有效区分。而利用土鳖虫水溶性成分的HPCE指纹图谱，有效地对市场上土鳖虫药材的品种进行了确认，为该药材品种鉴定建立了新的方法。

（2）哈蟆油药材商品HPLC 指纹图谱[24]145–150鉴别实例：哈蟆油为蛙科动物中国林蛙*Rana temporaria chensinensis* David 雌性输卵管。哈蟆油原动物蛙类品种（变异）较多，市场上因生境不同分为“林下”和“稻田”2种规格，可见哈蟆油药材商品的品种、质量较为复杂。为区别2种生境下哈蟆油药材商品的差异性，选择了不同地区的“林下”和“稻田” 2种规格的蛤蟆油药材各13份，进行其品种鉴别研究。

1）实验材料：26 份哈蟆油药材商品均购自产地（见表1–8），为蛙科动物中国林蛙*Rana temporaria chensinensis* David 雌性输卵管。

表 1-8　哈蟆油药材商品生境与产地

样品编号	生境	样品编号	生境	产地
1#	林下	1-1#	稻田	吉林（延吉）
2#	林下	2-1#	稻田	吉林（蛟河）
3#	林下	3-1#	稻田	吉林（白山）
4#	林下	4-1#	稻田	吉林（临江）
5#	林下	5-1#	稻田	吉林（东丰）
6#	林下	6-1#	稻田	吉林（靖宇）
7#	林下	7-1#	稻田	辽宁（桓仁）
8#	林下	8-1#	稻田	辽宁（新宾）
9#	林下	9-1#	稻田	辽宁（西丰）
10#	林下	10-1#	稻田	黑龙江（鸡西）
11#	林下	11-1#	稻田	黑龙江（七台河）
12#	林下	12-1#	稻田	黑龙江（佳木斯）
13#	林下	13-1#	稻田	黑龙江（牡丹江）

2）仪器与色谱条件：P230II 依利特氨基酸自动分析仪；UV230 II 紫外检测器；P230 II 高压横流泵；ZW II 色谱柱温箱；EC2006 色谱数据处理工作站（大连依利特分析仪有限公司）；色谱柱为依利特公司氨基酸分析专用的ODS 柱。柱温 27℃；采用二元梯度分析（见表1-9）；流动相总流量为 1.2 ml/min；检测波长 360 nm。

表1-9　梯度洗脱曲条件

序号	时间 /min	流动相 A / %	流动相 B / %
1	0	16	84
2	0.3	16	84
3	4	31	69
4	9.5	36	64
5	17	58	45
6	28	65	35
7	34	100	0
8	36	100	0
9	38	16	84

3）对照品：ELITE-AAK 氨基酸对照品（18 种氨基酸）（大连依利特分析仪有限公司）。

4）衍生化试剂：2,4-二硝基氟苯（大连依利特分析仪有限公司）。

5）对照药材：哈蟆油（中国药品生物制品检定所，批号：121484-200501）。

6）指纹图谱测定：分别量取氨基酸对照品、阴性对照品及哈蟆油样品的各衍生化溶液，按色谱测定条件进行测定，得到对照品、阴性对照品以及哈蟆油对照药材的高效液相色谱图（见图1-8至图1-10）。

7）色谱峰确认：由图1-10可见，哈蟆油对照药材氨基酸类成分 HPLC 指纹图谱的 20个共有峰，经与氨基酸对照品、阴性对照品色谱图对比，确定 a、b 峰为衍生试剂峰，其余 18 个峰为已知对照氨基酸的色谱峰（峰号1～18）。

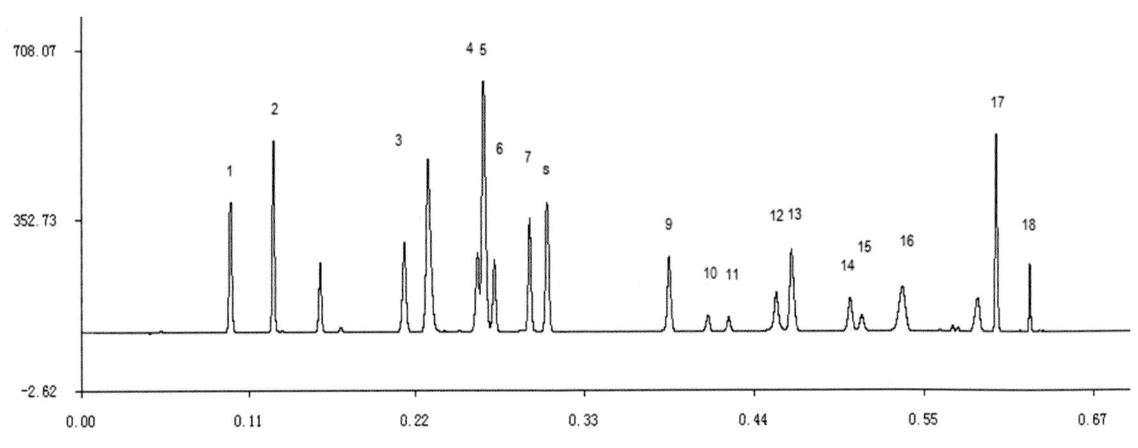

图 1-8　氨基酸对照品 HPLC 色谱图

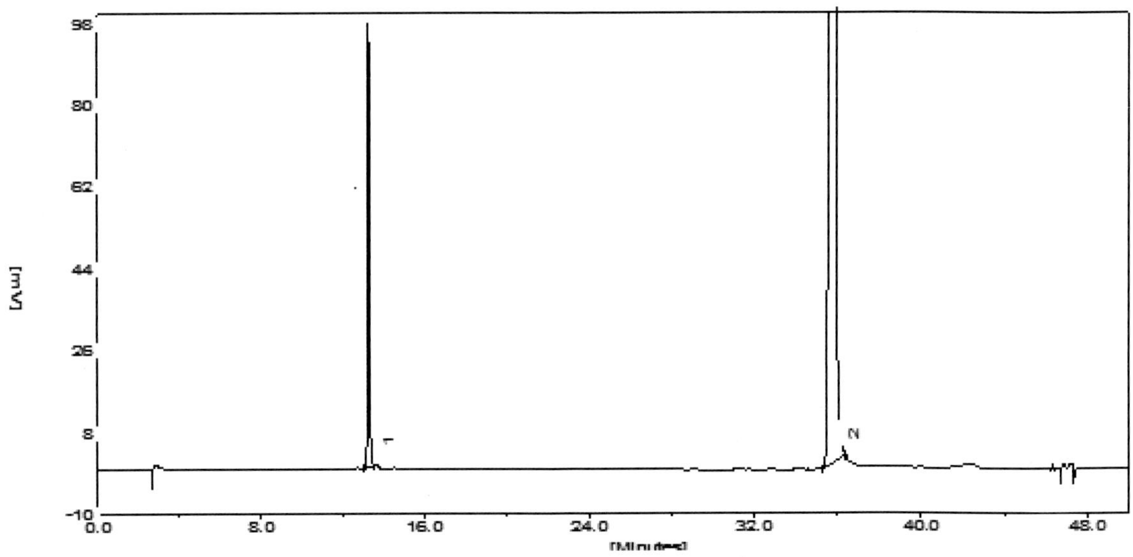

图 1-9　阴性对照品 HPLC 色谱图

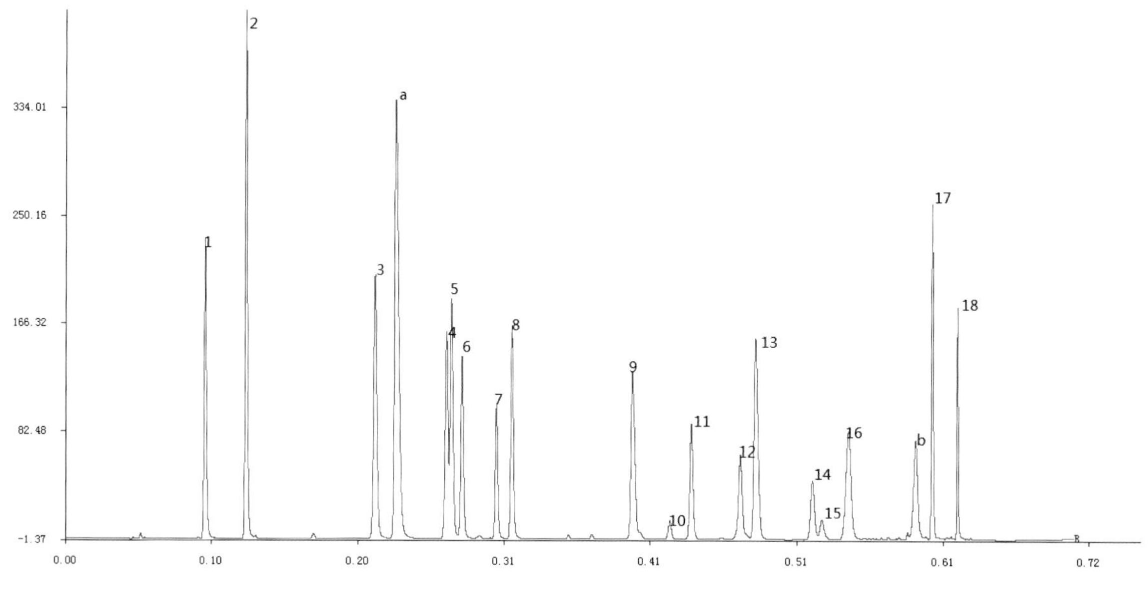

图 1-10　哈蟆油对照药材 HPLC 色谱图

8）指纹图谱共有模式建立：将所得各样品的 HPLC 色谱图导入“中药色谱指纹图谱相似度评价系统（2004A）”软件，经多点校正，色谱峰自动匹配，得到哈蟆油药材商品HPLC指纹图谱共有模式（见图 1-11），选取 20 个共有峰，作为构建指纹图谱的特征峰；以 8# 色谱（丙氨酸）为参比峰，各样品色谱峰与参比峰的相对峰面积、相对保留时间构成了指纹图谱特征（见表1-10至表1-13）。

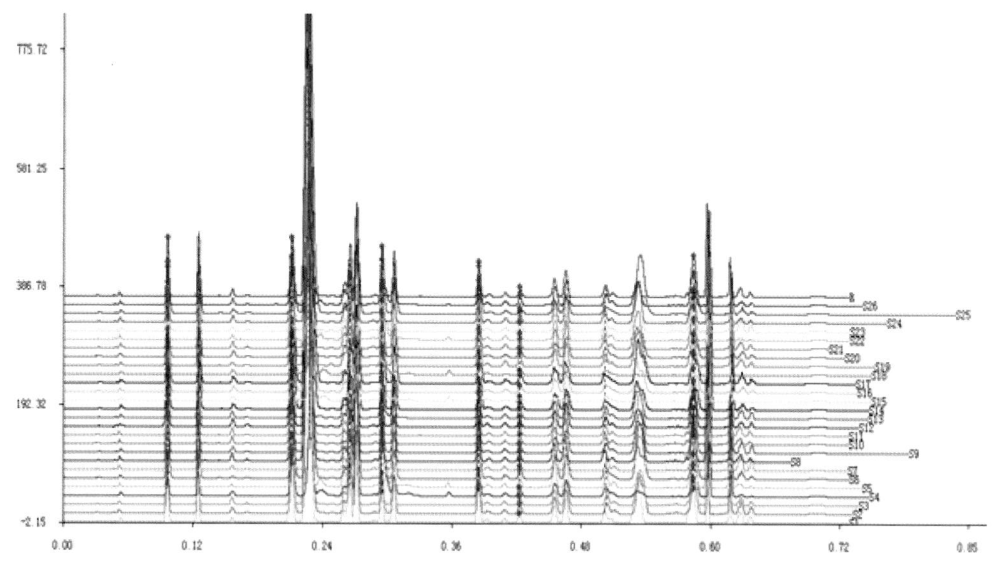

图 1-11　哈蟆油药材商品 HPLC 指纹图谱共有模式

9）相似度计算：将所得各样品的 HPLC 色谱图与对照药材指纹图谱导入“中药色谱指纹图谱相似度评价系统（2004B）”软件进行相似度计算，将各样品的色谱图与哈蟆油对照药材的指纹图谱进行比较，计算 26 批次哈蟆油药材商品与对照药材的相似度（见表1-14）。

表1-10　林下哈蟆油药材商品HPLC指纹图谱共有峰的相对峰面积

氨基酸种类	样品编号												
	1#	2#	3#	4#	5#	6#	7#	8#	9#	10#	11#	12#	13#
天冬氨酸	1.109	1.081	1.130	1.003	1.084	1.095	1.102	2.091	0.554	1.123	1.093	1.133	1.158
谷氨酸	1.057	1.017	1.035	1.015	1.043	1.070	1.021	1.515	0.757	1.096	1.095	0.920	1.142
丝氨酸	1.848	1.715	1.992	2.627	1.749	1.748	1.737	1.919	2.798	1.895	1.846	1.843	1.979
精氨酸	0.260	0.361	0.383	0.787	0.386	0.386	0.393	0.334	0.400	0.102	0	0.384	0.386
甘氨酸	1.441	1.424	1.171	2.734	1.373	1.368	1.377	2.050	2.257	0.906	0.871	1.443	1.202
苏氨酸	2.296	2.109	2.523	5.591	2.192	2.194	2.190	3.929	3.949	2.106	2.069	2.223	2.516
脯氨酸	0.785	0.763	0.986	4.427	0.791	0.749	0.737	1.193	1.543	0.854	1.141	0.814	0.818
丙氨酸	1	1	1	1	1	1	1	1	1	1	1	1	1
缬氨酸	0.853	0.811	0.909	1.791	0.854	0.860	0.891	1.235	1.464	0.939	0.879	0.874	0.953
蛋氨酸	0.116	0.119	0.127	0.213	0.108	0.108	0.116	0.158	0.204	0.131	0.127	0.123	0.127
半胱氨酸	0.257	0.241	0.296	0.803	0.248	0.242	0.229	0.490	0.453	0.251	0.255	0.235	0.257
异亮氨酸	0.551	0.507	0.547	1.472	0.548	0.539	0.564	1.085	0.917	0.589	0.520	0.517	0.605
亮氨酸	0.804	0.764	0.813	1.539	0.782	0.795	0.795	1.206	1.138	0.825	0.774	0.757	0.849
色氨酸	0.378	0.368	0.388	0.974	0.326	0.313	0.328	0.855	0.713	0.399	0.379	0.356	0.408
苯丙氨酸	0.139	0.142	0.163	0.402	0.134	0.147	0.138	1.835	0.284	0.157	0.151	0.140	0.144
组氨酸	2.189	1.910	2.217	1.840	2.312	1.783	2.111	0.938	0.734	2.300	0.877	1.112	2.604
赖氨酸	1.399	1.344	1.463	2.379	1.398	1.369	1.412	1.938	1.890	1.461	1.396	1.135	1.495
酪氨酸	0.506	0.430	0.567	0.819	0.465	0.405	0.406	0.707	0.607	0.508	0.461	0.333	0.528

表1-11　稻田哈蟆油药材商品HPLC指纹图谱共有峰的相对峰面积

氨基酸种类	样品编号												
	1-1#	2-1#	3-1#	4-1#	5-1#	6-1#	7-1#	8-1#	9-1#	10-1#	11-1#	12-1#	13-1#
天冬氨酸	0.643	1.634	0.774	1.176	0.616	1.149	1.922	14.98	107.7	2.804	1.199	0.969	2.293
谷氨酸	0.902	1.399	0.869	1.189	0.782	1.105	1.843	14.39	105.5	2.745	1.164	1.399	2.297
丝氨酸	3.107	1.551	1.703	1.812	2.286	1.829	3.003	22.75	167.3	4.438	1.985	3.983	3.816
精氨酸	0.837	0.378	0.371	0.411	0.492	0.407	0.415	3.162	22.99	0.563	0.235	0.644	0.443
甘氨酸	2.603	2.010	1.153	1.356	1.479	1.372	1.686	12.93	99.07	1.247	1.390	3.466	1.282
苏氨酸	4.782	2.825	2.189	2.380	2.983	2.313	2.272	19.32	92.48	2.627	1.212	7.868	4.861
脯氨酸	5.411	1.385	1.726	0.848	2.585	0.845	0.799	6.494	31.83	0.836	0.447	5.993	0.864
丙氨酸	1	1	1	1	1	1	1	1	1	1	1	1	1
缬氨酸	1.780	0.930	0.829	1.006	1.129	0.929	1.532	11.31	86.12	2.350	0.997	2.690	1.884
蛋氨酸	0.320	0.176	0.115	0.124	0.175	0.132	0.211	1.715	11.85	0.300	0.138	0.396	0.203
半胱氨酸	0.452	0.341	0.214	0.255	0.220	0.246	0.404	2.152	21.95	0.551	0.261	1.454	0.537
异亮氨酸	1.243	0.589	0.577	0.642	0.869	0.596	1.003	8.156	56.84	1.594	0.648	1.365	1.119
亮氨酸	1.2255	0.782	0.732	0.828	0.986	0.801	1.352	10.50	76.37	1.973	0.849	1.234	1.619
色氨酸	1.086	0.421	0.349	0.413	0.494	0.399	0.908	7.091	51.53	1.344	0.593	2.691	1.021
苯丙氨酸	0.433	0.162	0.140	0.157	0.226	0.159	2.845	18.30	137.4	2.894	1.353	0.211	2.553
组氨酸	0.280	2.237	1.236	2.298	0.836	2.116	1.683	9.336	79.83	1.771	0.794	0.117	1.718
赖氨酸	1.522	2.569	1.300	1.525	1.784	1.459	1.063	19.24	136.8	1.690	1.516	0.590	2.967
酪氨酸	0.799	0.480	0.353	0.386	0.444	0.439	0.818	5.519	38.39	1.006	0.440	1.337	0.899

表1-12　林下哈蟆油药材商品HPLC指纹图谱共有峰的相对保留时间

氨基酸种类	样品编号												
	1#	2#	3#	4#	5#	6#	7#	8#	9#	10#	11#	12#	13#
天冬氨酸	0.316	0.316	0.316	0.319	0.316	0.317	0.319	0.315	0.316	0.315	0.316	0.313	0.316
谷氨酸	0.409	0.409	0.409	0.410	0.410	0.410	0.411	0.408	0.408	0.409	0.409	0.408	0.409
丝氨酸	0.692	0.691	0.693	0.695	0.694	0.692	0.692	0.689	0.690	0.688	0.689	0.688	0.689
精氨酸	0.849	0.849	0.849	0.851	0.851	0.850	0.850	0.847	0.846	0.846	0.846	0.846	0.849
甘氨酸	0.866	0.866	0.866	0.867	0.867	0.867	0.867	0.864	0.863	0.863	0.864	0.864	0.864
苏氨酸	0.886	0.886	0.886	0.886	0.887	0.886	0.886	0.884	0.884	0.886	0.885	0.885	0.885
脯氨酸	0.963	0.963	0.964	0.964	0.964	0.963	0.963	0.963	0.962	0.963	0.964	0.963	0.963
丙氨酸	1	1	1	1	1	1	1	1	1	1	1	1	1
缬氨酸	1.260	1.261	1.260	1.259	1.256	1.257	1.257	1.259	1.260	1.260	1.259	1.259	1.259
蛋氨酸	1.340	1.341	1.340	1.339	1.335	1.336	1.336	1.339	1.339	1.339	1.338	1.338	1.337
半胱氨酸	1.387	1.387	1.385	1.384	1.379	1.380	1.380	1.383	1.383	1.383	1.382	1.381	1.380
异亮氨酸	1.490	1.491	1.490	1.488	1.482	1.484	1.483	1.487	1.488	1.489	1.488	1.487	1.487
亮氨酸	1.525	1.526	1.525	1.523	1.517	1.518	1.518	1.521	1.556	1.524	1.523	1.522	1.521
色氨酸	1.647	1.647	1.646	1.644	1.637	1.638	1.638	1.641	1.642	1.643	1.642	1.641	1.640
苯丙氨酸	1.669	1.669	1.668	1.666	1.669	1.672	1.673	1.683	1.661	1.6304	1.661	1.660	1.659
组氨酸	1.744	1.744	1.744	1.747	1.742	1.744	1.746	1.740	1.739	1.739	1.738	1.738	1.744
赖氨酸	1.947	1.946	1.945	1.943	1.942	1.945	1.946	1.956	1.958	1.956	1.954	1.955	1.954
酪氨酸	2.013	2.012	2.011	2.009	2.010	2.014	2.015	2.025	2.027	2.025	2.022	2.023	2.022

表1-13　稻田哈蟆油药材商品HPLC指纹图谱共有峰的相对保留时间

氨基酸种类	样品编号												
	1-1#	2-1#	3-1#	4-1#	5-1#	6-1#	7-1#	8-1#	9-1#	10-1#	11-1#	12-1#	13-1#
天冬氨酸	0.316	0.315	0.314	0.312	0.315	0.316	0.315	0.315	0.311	0.315	0.314	0.315	0.311
谷氨酸	0.409	0.409	0.408	0.408	0.409	0.409	0.408	0.408	0.406	0.408	0.408	0.408	0.408
丝氨酸	0.691	0.689	0.689	0.690	0.691	0.690	0.686	0.686	0.684	0.686	0.687	0.688	0.683
精氨酸	0.850	0.850	0.848	0.851	0.849	0.849	0.846	0.846	0.860	0.846	0.846	0.846	0.842
甘氨酸	0.864	0.864	0.864	0.865	0.864	0.864	0.863	0.863	0.866	0.862	0.862	0.862	0.859
苏氨酸	0.885	0.885	0.885	0.886	0.886	0.886	0.883	0.883	0.881	0.884	0.884	0.885	0.885
脯氨酸	0.964	0.963	0.964	0.964	0.964	0.964	0.969	0.969	0.966	0.968	0.968	0.969	0.963
丙氨酸	1	1	1	1	1	1	1	1	1	1	1	1	1
缬氨酸	1.259	1.259	1.260	1.257	1.258	1.258	1.259	1.259	1.259	1.260	1.260	1.261	1.255
蛋氨酸	1.337	1.338	1.339	1.336	1.337	1.336	1.338	1.339	1.339	1.339	1.339	1.339	1.331
半胱氨酸	1.381	1.381	1.381	1.377	1.378	1.378	1.383	1.384	1.382	1.382	1.383	1.383	1.377
异亮氨酸	1.487	1.487	1.489	1.484	1.486	1.485	1.486	1.486	1.487	1.487	1.488	1.489	1.482
亮氨酸	1.522	1.522	1.524	1.518	1.520	1.519	1.520	1.520	1.521	1.52	1.523	1.524	1.517
色氨酸	1.640	1.641	1.642	1.637	1.638	1.637	1.640	1.652	1.640	1.641	1.642	1.642	1.635
苯丙氨酸	1.660	1.660	1.660	1.656	1.657	1.657	1.743	1.74	1.737	1.739	1.740	1.740	1.732
组氨酸	1.741	1.741	1.741	1.741	1.741	1.740	1.760	1.763	1.752	1.754	1.754	1.755	1.744
赖氨酸	1.953	1.952	1.956	1.952	1.954	1.954	1.963	1.960	1.961	1.965	1.965	1.966	1.955
酪氨酸	2.021	2.021	2.024	2.021	2.024	2.024	1.485	2.030	2.031	2.033	2.034	2.034	2.024

表1-14　哈蟆油药材商品HPCE指纹图谱相似度

样品编号	相似度	样品编号	相似度
1#	0.980	1-1#	0.988
2#	0.991	2-1#	0.700
3#	0.994	3-1#	0.986
4#	0.726	4-1#	0.988
5#	0.644	5-1#	0.700
6#	0.989	6-1#	0.978
7#	0.965	7-1#	0.971
8#	0.993	8-1#	0.985
9#	0.975	9-1#	0.728
10#	0.995	10-1#	0.980
11#	0.994	11-1#	0.984
12#	0.993	12-1#	0.987
13#	0.903	13-1#	0.771

表1-14中相似度值显示，26份哈蟆油药材商品中，有20份样品与对照药材的相似度值均大于 0.9，即所收集的 26 份哈蟆油药材商品中，有20份与对照药材的品种一致，原动物为中国林蛙 *Rana temporaria chensinensis* David；6 份与对照药材的相似度值小于0.9 的样品，表明其与对照药材品种不一致。这种差异是养殖过程中发生了品种变异，或者为其他亚种，有待一进步研究。

在 6 份与对照药材品种不一致的样品中，林下产的哈蟆油有2份（均来自吉林），稻田产的有 4 份（吉林 2 份，辽宁、黑龙江各1份）。稻田产的哈蟆油品种变异较林下产的多，这与目前药材市场上认为的林下哈蟆油质优于稻田哈蟆油相吻合。

研究表明，中国林蛙可分为4个亚种，即中国林蛙指名亚种*Rana chensinensis chensinensis*、中国林蛙兰州亚种*Rana chensinensis lanzhouensis*、中国林蛙康定亚种*Rana chensinensis kangdingensis*、中国林蛙长白山亚种*Rana chensinensis changbaishanensis*。其中，中国林蛙长白山亚种主要分布于长白山脉及附近。6 份研究样品与哈蟆油对照药材品种不同，为上述哪个亚种有待进一步研究。

（三）基于化学分析的动物药材主成分含量测定

主成分分析首先是分析各类药材商品中的化学成分[26]，如核苷类、多胺类、水溶性蛋白质及水解氨基酸类、总多糖、总磷脂及磷脂类等。其次对哈蟆油、金钱白花蛇、阿胶、鹿角、羚羊角等药材中的胆固醇，哈蟆油药材中的1-甲基海因、雌二醇，蟾酥药材中的华蟾酥毒基、脂蟾毒配基、5-羟色胺，水蛭药材中的抗凝血酶活性等进行分析测定。各类成分的分析方法如下。

（1）反相高效液相色谱法：测定核苷类、多胺类、1-甲基海因、雌二醇、华蟾酥毒基、脂蟾毒配基、5-羟色胺。

（2）正相高效液相色谱法：测定磷脂组分（磷脂酰胆碱、鞘磷脂）、胆固醇。

（3）柱前衍生化-高效液相色谱法（氨基酸分析仪）：测定水解氨基酸。

（4）分光光度法：考马斯亮蓝显色测定水溶性蛋白质，钼蓝显色测定总磷脂，苯酚显色测定总多糖。

（5）滴定法：测定水蛭抗凝血酶活性。

（四）基于灰色关联度模型的动物药材质量评价

动物药材各类化学成分含量间关系具有不确定性，需建立一种可用于分析与表达不明确因素间相互关系的方法与模型。灰色关联分析法恰好满足这种分析要求，通过建立灰色关联度模型，以相对关联度r_i值大小，作为质量排序的依据，进行各药材商品的质量评价。

1. 灰色关联分析法简介

灰色关联分析是灰色理论[27]的基本内容，其基本思想是根据曲线间相似程度来判断因素间的关联程度。灰色关联度描述了系统发展过程中，因素间相对变化的情况，即变化大小、方向与速度的相关性。如果两者在发展过程中，相对变化趋势存在相关性，则可用一定的关联度来表示两者之间的关系。根据序列之间的关联度的大小，可以定量判断2个序列之间的关联程度，而且，应用关联矩阵还可进行多因素情况下的优势分析。它与传统的相似性分析方法相比[28]，具有简单、直观和计算量小的优点。同时，它对样本量的大小没有过高的要求，不需要典型的分布规律（这一特点尤其适用于动物药材），而且其定量分析的结果与定性分析的结果一般能够吻合。所以，在对存在不确定性知识的灰色系统进行分析时，它具有不可比拟的优越性能。也正是灰色系统理论对不完备信息的处理能力，以及它能够充分利用现有数据，简单、客观地进行综合评价的特点，使它广泛应用于经济评价、项目评估、投资决策、环境检测、人员考核及机械加工的过程控制与质量评价等领域。而中药材尤其是动物药材恰恰符合灰色体系的特点。关于灰色关联分析中的关联度计算方法有很多，本研究采用的是以相对关联度为测度的计算方法，因为该方法是在一定数量的样品和一定数量的指标数据建立的数据集中，通过计算样品与最优和最差序列的相对关联度，来构建质量评价模型，更适合于动物药材商品这样多序列间的相关分析。

2. 灰色关联度模型的建立与质量评价

参考序列的选择：设有n个中药样品，每个样品有m项评价指标，这样组成了评价单元序列$\{X_{ik}\}$，i=1，2，3，…，n；k=1，2，3，…，m。用灰色关联度作为评价测度，首先必须选择参考序列。设最优参考序列和最差参考序列分别为$\{X_{sk}\}$和$\{X_{tk}\}$，k=1，2，3，…，m。最优参考序列的各项指标是n个样品对应指标的最大值，即：

$$\{X_{sk}\} = \max_{1\leqslant i\leqslant n}\{X_{ik}\}$$

最差参考序列的各项指标则是n个样品对应指标的最小值，即：

$$\{X_{tk}\} = \min_{1\leqslant i\leqslant n}\{X_{ik}\}$$

原始数据规格化处理：评价指标间通常存在测度单位不统一的问题，因此需要对原始数据进行处理。

$$Y_{ik}=X_{ik}/X_k \quad (1)$$

Y_{ik}为规格化处理后的数据；X_{ik}为原始数据；X_k为n个中药样品第k个指标的均值。

计算关联系数：

相对于最优参考序列，关联系数：

$$\xi_{k(s)}^{i}=\frac{\Delta_{\min}+\rho\,\Delta_{\max}}{|Y_{ik}-Y_{sk}|+\rho\,\Delta_{\max}} \quad (2)$$

$$\Delta_{\min}=\min|Y_{ik}-Y_{sk}|,\Delta_{\max}=\max|Y_{ik}-Y_{sk}|(i=1,2,\cdots,n;k=1,2,\cdots,m)$$

相对于最差参考序列，关联系数：

$$\xi_{k(t)}^{i}=\frac{\Delta_{\min}+\rho\,\Delta_{\max}}{|Y_{ik}-Y_{sk}|+\rho\,\Delta_{\max}} \quad (3)$$

$$\Delta_{\min}=\min|Y_{ik}-Y_{tk}|,\Delta_{\max}=\max|Y_{ik}-Y_{tk}|(i=1,2,\cdots,n;k=1,2,\cdots,m)$$

ρ为分辨系数，一般取值0.5。

计算关联度：

相对于最优参考序列，关联度：

$$r_{i(s)}=\frac{1}{m}\sum_{k=1}^{m}\xi_{k(s)}^{i} \quad (4)$$

相对于最差参考序列，关联度：

$$r_{i(t)}=\frac{1}{m}\sum_{k=1}^{m}\xi_{k(t)}^{i} \quad (5)$$

定义并计算相对关联度：由关联度的定义可知$r_{i(s)}$愈大，表明评价单元序列与最优参考序列的关联程度愈甚，评价单元愈佳。$r_{i(t)}$意义正好相反，$r_{i(t)}$愈小，评价单元愈佳。理想的最佳评价单元应该是该评价单元与最优参考序列关联程度最大而同时与最差参考序列的关联程度最小。可定义评价单元序列$\{X_{ik}\}$同时相对于最优参考序列$\{X_{sk}\}$和最差参考序列$\{X_{tk}\}$的相对关联度为：

$$r_i=\frac{r_{i(s)}}{r_{i(s)}+r_{i(t)}}(i=1,2,\cdots,n) \quad (6)$$

显然r_i愈大，评价单元愈佳。因此根据各评价单元相对于关联度的大小，可给出评价单元的优劣排序。因此，最终可得到药材质量优劣评价结果（一般以0.5作为其质量优劣的判别界限）。

3. 应用实例

基于灰色关联度质量评价模型的鹿鞭药材质量评价[29]。

1）实验材料：鹿鞭药材商品（见表1-15）。

表1-15　不同品种、产地鹿鞭药材样品的来源及规格

样品编号	来　源	产地及规格
1#	马鹿 *Cervus elaphus* Linnaeus	陕西咸阳鹿场（干燥品）
2#	马鹿 *Cervus elaphus* Linnaeus	内蒙古赤峰马鹿场（干燥品）
3#	梅花鹿 *Cervus nippon* Temminck	辽宁桓仁铧尖鹿场（新鲜品）
4#	梅花鹿 *Cervus nippon* Temminck	辽宁西丰鹿场（新鲜品）
5#	梅花鹿 *Cervus nippon* Temminck	吉林省农科院鹿场（新鲜品）
6#	梅花鹿 *Cervus nippon* Temminck	四川省药材公司鹿场（干燥品）
7#	梅花鹿 *Cervus nippon* Temminck	陕西咸阳鹿场（干燥品）
8#	梅花鹿 *Cervus nippon* Temminck	广州市药材公司市售（马来西亚进口干燥品）
9#	梅花鹿 *Cervus nippon* Temminck	黑龙江大兴安岭野生（干燥品）

2）样品数据集的建立：以主成分含量测定得到的不同样品中6种主要成分的含量[30]为分析对象，建立鹿鞭药材的灰色关联度质量评价模型数据集（见表1-16）。

表1-16　不同品种、产地鹿鞭药材中6种主要成分含量

成分	评价单元序列										参考序列	
	样品1	样品2	样品3	样品4	样品5	样品6	样品7	样品8	样品9	平均值	最优	最差
I	1.54	1.389	1.298	4.645	3.053	7.148	2.975	1.308	1.196	2.728	7.148	1.196
II	74.78	66.38	55.14	184.96	125.81	236.05	90.37	60.42	50.67	104.953	236.05	50.67
III	0.933	0.376	1.419	1.563	1.620	1.746	0.993	0.303	0.653	1.067	1.746	0.303
IV	10.11	8.15	18.79	18.33	18.55	12.72	18.17	12.55	18.90	15.141	18.90	8.15
V	46.86	101.5	69.74	64.34	45.12	170.3	65.74	34.34	28.39	69.592	170.30	28.39
VI	20.26	21.61	52.77	61.63	41.85	52.8	32.44	43.25	19.44	38.45	61.63	19.44

注：I为鹿鞭中5种核苷类成分总含量（单位mg/g）；II为鹿鞭中雄性激素含量（单位ng/g）；III为鹿鞭中总磷脂含量（单位%）；IV为鹿鞭中总多糖含量（单位%）；V为鹿鞭中总多胺含量（单位μg/g）；VI为鹿鞭中18种氨基酸总含量（单位%）。表1-17至表1-21同。

3）灰色关联度模型建立：将集中的样品数据，按灰色关联度模型计算公式（1），进行原始数据规格化处理（见表1-17），分别确定其与最优、最差参考序列差值（见表1-18、表1-19）；分别按公式（2）、（3）、（4）、（5）计算各药材商品相对于最优、最差参考序列的关联系数与关联度（见表1-20、表1-21）；根据相对关联度的定义，由公式（6）计算各药材商品的相对关

联度，并对r_i值进行大小排序（见表1-22）。

表1-17　原始数据规格化

项目	样品 1	样品 2	样品 3	样品 4	样品 5	样品 6	样品 7	样品 8	样品 9	最优	最差
Ⅰ	0.565	0.509	0.476	1.703	1.119	2.620	1.091	0.479	0.438	2.620	0.438
Ⅱ	0.713	0.632	0.525	1.762	1.199	2.249	0.861	0.576	0.483	2.249	0.483
Ⅲ	0.874	0.352	1.329	1.465	1.518	1.636	0.931	0.284	0.612	1.636	0.284
Ⅳ	0.668	0.538	1.241	1.211	1.225	0.840	1.200	0.829	1.248	1.248	0.538
Ⅴ	0.673	1.459	1.002	0.925	0.649	2.447	0.945	0.493	0.408	2.447	0.408
Ⅵ	0.527	0.562	1.372	1.603	1.088	1.373	0.844	1.125	0.506	1.603	0.506

表1-18　评价单元序列相对最优参考序列差值

项目	样品 1	样品 2	样品 3	样品 4	样品 5	样品 6	样品 7	样品 8	样品 9
Ⅰ	2.055	2.111	2.144	0.917	1.501	0	1.529	2.141	2.182
Ⅱ	1.777	1.858	1.965	0.728	1.291	0	1.388	1.673	1.766
Ⅲ	0.762	1.284	0.307	0.171	0.118	0	0.705	1.352	1.024
Ⅳ	0.580	0.710	0.007	0.037	0.023	0.408	0.048	0.419	0
Ⅴ	1.774	0.988	1.445	1.522	1.798	0	1.502	1.954	2.039
Ⅵ	1.076	1.041	0.231	0	0.515	0.230	0.759	0.478	1.097

表1-19　评价单元序列相对最差参考序列差值

项目	样品 1	样品 2	样品 3	样品 4	样品 5	样品 6	样品 7	样品 8	样品 9
Ⅰ	0.127	0.071	0.038	1.265	0.681	2.182	0.653	0.041	0
Ⅱ	0.230	0.149	0.042	1.279	0.716	1.766	0.378	0.096	0
Ⅲ	0.590	0.068	1.045	1.181	1.234	1.352	0.647	0	0.328
Ⅳ	0.130	0	0.703	0.673	0.687	0.302	0.662	0.291	0.710
Ⅴ	0.265	1.051	0.594	0.517	0.241	2.039	0.537	0.085	0
Ⅵ	0.021	0.056	0.866	1.097	0.582	0.867	0.338	0.619	0

表1-20　评价单元序列相对于最优参考序列的关联系数与关联度

项目	样品 1	样品 2	样品 3	样品 4	样品 5	样品 6	样品 7	样品 8	样品 9
Ⅰ	0.5215	0.5576	0.3355	0.4535	0.3842	1.0000	0.3543	0.4638	0.3333
Ⅱ	0.5732	0.6059	0.3553	0.5111	0.4210	1.0000	0.3775	0.5429	0.3819

续表

项目	样品 1	样品 2	样品 3	样品 4	样品 5	样品 6	样品 7	样品 8	样品 9
III	0.8983	0.7546	0.7825	0.8165	0.9066	1.0000	0.5529	0.6149	0.5158
IV	1.0000	1.0000	1.0000	0.9536	1.0000	0.3333	1.0000	1.0000	1.0000
V	0.5738	0.8639	0.4287	0.3333	0.3419	1.0000	0.3585	0.4925	0.3486
VI	0.7642	0.8421	0.8281	1.0000	0.6521	0.4700	0.5333	0.9619	0.4986
关联度	0.7218	0.7707	0.6217	0.6780	0.6176	0.8006	0.5294	0.6793	0.5130

表1-21 评价单元序列相对于最差参考序列的关联系数与关联度

项目	样品 1	样品 2	样品 3	样品 4	样品 5	样品 6	样品 7	样品 8	样品 9
I	0.5915	0.8810	1.0000	0.6072	0.6610	0.4256	0.6799	0.8830	1.0000
II	0.4234	0.7791	0.9929	0.6028	0.6437	0.4876	0.9436	0.7633	1.0000
III	0.2125	0.8854	0.3587	0.6353	0.4635	0.5702	0.6840	1.0000	0.5197
IV	0.5848	1.0000	0.4574	0.8811	0.6580	1.0000	0.6737	0.5154	0.3333
V	0.3862	0.3333	0.5020	1.0000	1.0000	0.4450	0.7707	0.7845	1.0000
VI	1.0000	0.9037	0.4037	0.6659	0.7156	0.7114	1.0000	0.3333	1.0000
关联度	0.5331	0.7971	0.6191	0.7321	0.6903	0.6066	0.7920	0.7133	0.8088

表1-22 鹿鞭各样品相对关联度与质量优劣排序

项目	样品 1	样品 2	样品 3	样品 4	样品 5	样品 6	样品 7	样品 8	样品 9
r_i	0.569	0.484	0.492	0.501	0.472	0.575	0.401	0.488	0.388
质量排序	2	6	4	3	7	1	8	5	9

4）质量评价：由表1-22可见，在9个鹿鞭药材样品中，以四川、辽宁西丰梅花鹿鞭，陕西咸阳马鹿鞭的质量较好，这与传统鹿鞭的产地及目前药材市场经营的品种相符合。9个鹿鞭药材样品中野生梅花鹿鞭的质量最差，可能由于野生品种的生存条件被破坏所致。

（五）基于多元相关分析与逐步回归分析的动物药材质量控制指标筛选

动物药材由于有效成分不够明确或指标性成分较多，从质量评价的角度讲，检测指标越多其质量控制越全面；但从实际可操作性来看，则是检测指标越少越利于实际应用。为能有效而简便地控制动物药材商品质量，在对动物药材商品主成分分析的基础上，采用多元相关分析数学模型，通过建立动物药材中主成分间的关系线性方程，探讨各药材商品中主成分间的相互关系，从而达到对其质量控制指标的简化；同时，采用逐步回归分析的数学模型，通过建立同类成分中多个检测指标对其总量影响的最优关系方程，寻找出对总量影响最显著的因素，进而实现其质量控制指标的优化，以其达到既能较全面地评价动物药材商品质量，同时又能使动物药材商品质量控制指标达到最简化与最优化。

1. 动物药材质量控制指标的简化

研究中所涉及动物药材的质量控制指标，少则五六种（类），多的有十余种（类）。为有效地对其检测指标进行简化，根据传统中药的用药特点，分别选择动物药材中某类或某种成分含量为主要因素（如水蛭药材选择其抗凝血酶活性），即为因变量；其他成分为次要因素，即为自变量。通过采用多元相关分析的数学模型建立各药材主要成分含量与其他类成分含量间的多元线性关系方程，并通过各类成分与主要成分含量的正负相关性，筛选出各动物药材质量控制中必须检测的指标，从而达到简化检测指标的目的。

样品数据集建立：将各动物药材商品中主成分含量分析结果组成样品数据集，依据各药材成分有效性特点，分别选择某一类成分含量或活性（如水蛭的抗凝血酶活性）为因变量Y，其余各类成分含量为自变量，分别为X_1，X_2，X_3，…，X_n。

统计分析方法：应用国际通用的SAS或SPSS统计分析系统及统计分析软件，对各动物药材商品的样品数据集中的数据分别进行多元相关分析，由分析结果中的统计量F值，判断各主成分间是否具有较强的相关性；再进行多元回归分析，建立各主成分间的多元关系方程：

$$Y=\mathrm{A}X_1+\mathrm{B}X_2+\mathrm{C}X_3+\mathrm{D}X_4+\cdots+\mathrm{N}X_n+k$$

方程中每个自变量X的系数A，B，C，D，…，N的正、负，分别表明与因变量Y呈正、负相关性。因变量与自变量呈正相关，则表明因变量可标示该自变量的变化，即理论上可简化该自变量的检测，而以因变量来替代；相反，因变量与自变量呈负相关，则表明因变量不能够标示该自变量的变化，也就是说不能以因变量来替代该自变量的检测，即该自变量为必须检测的指标[31]。

2. 水蛭药材质量控制指标简化实例

1）实验材料：不同品种与地区的水蛭药材商品（见表1-23）。

表1-23　水蛭药材商品来源及地区

样品编号	来 源	采购地区	
1# ~ 10#	柳叶蚂蟥 *Whitmania acranulata* Whitman	6# 河南（郑州）	
	蚂 蟥 *Whitmania pigra* Whitman	1# 湖北（武汉）	7# 陕西（西安）
		2# 北京	8# 重庆
		3# 江苏（南京）	9# 云南（昆明）
		4# 江西（九江）	10# 山东（济南）
		5# 辽宁（沈阳）	
11# ~ 20#	水 蛭 *Hirudo nipponica* Whitman	11# 安徽（亳州）	16# 黑龙江（哈尔滨）
		12# 吉林（长春）	17# 山西（太原）
		13## 河南（郑州）	18# 四川（成都）
		14# 辽宁（沈阳）	19# 河北（安国）
		15# 辽宁（大连）炮制品	20# 江苏（南京）

2）样品数据集建立：以蚂蟥、水蛭药材商品中6种主要成分活性与含量[32]分析结果组成样品数据集，依据水蛭药材的功效，分别设其中抗凝血酶活性为因变量Y，Y'；总核苷、腐胺、水溶性蛋白、总磷脂、总多糖含量为自变量，分别为X_1、X_2、X_3、X_4、X_5，X_1'、X_2'、X_3'、X_4'、X_5'（见表1-24、表1-25）。

表1-24　蚂蟥药材商品中6种质量控制指标

样品编号	Y	X_1	X_2	X_3	X_4	X_5
1#	40	1.719	101.62	0.434	1.903	0.556
2#	48	2.178	124.56	0.423	1.108	0.618
3#	38	4.153	98.63	0.476	1.226	0.138
4#	32	2.104	51.36	0.458	1.623	0.143
5#	38	2.401	93.39	0.458	0.818	0.236
6#	40	4.141	95.35	0.587	1.466	0.563
7#	36	2.146	117.26	0.296	1.160	0.209
8#	30	1.846	122.90	0.897	0.867	0.187
9#	34	2.570	104.21	0.428	1.380	0.434
10#	32	4.157	98.48	0.773	1.612	0.254

表1-25　水蛭药材商品中6种质量控制指标

样品编号	Y	X_1	X_2	X_3	X_4	X_5
11#	38	3.503	59.97	0.778	1.180	0.201
12#	48	3.498	73.72	0.511	1.128	0.268
13#	50	2.315	44.18	0.447	1.054	0.536
14#	52	1.410	70.53	0.861	1.221	0.276
15#	42	1.542	79.24	0.301	0.760	0.274
16#	48	1.963	33.19	0.180	0.745	0.688
17#	44	1.757	19.53	0.290	0.590	0.342
18#	40	1.883	104.46	0.273	0.567	0.516
19#	52	2.557	90.59	0.373	0.910	0.360
20#	48	1.633	106.31	0.267	0.597	0.156

3）统计分析方法：应用SPSS 10.0统计分析系统，对表1-24、表1-25中的数据分别进行多元相关分析。

4）多元回归分析结果：分别以蚂蟥、水蛭的抗凝血酶活性为因变量Y，Y'；蚂蟥、水蛭药材的其他类成分含量分别为自变量X_1、X_2、X_3、X_4、X_5，X_1'、X_2'、X_3'、X_4'、X_5'，进行多元相关分析，分别得到蚂蟥、水蛭各质量控制指标间相关方程。

蚂蟥药材各质量控制指标间相关方程：

$$Y=-1.070X_1+0.001679X_2-13.023X_3-5.297X_4+20.755X_5+40.552 \quad (A)$$

由统计量F值，$F=0.95$，$F_{界}=0.55$分析，因为F大于$F_{界}$，所以方程具有统计学意义，因变量Y与各自变量X_1、X_2、X_3、X_4、X_5有较强的相关性。方程（A）反映了各自变量与因变量的相互关系，即因变量Y与自变量X_1、X_3、X_4呈负相关，与自变量X_2、X_5呈正相关。即蚂蟥药材中抗凝血酶活性与腐胺、总多糖含量呈正相关，与总核苷、总磷脂、水溶性蛋白的含量呈负相关。因此，通过相关方程，理论上可以减少与蚂蟥药材中抗凝血酶活性呈正相关的指标检测（即腐胺、总多糖的含量）。

水蛭药材各质量控制指标间相关方程：

$$Y'=-4.692X_1'+0.01557X_2'-27.901X_3'+34.144X_4'-3.788X_5'+38.922 \quad (B)$$

由统计量F值，$F=0.85$，$F_{界}=0.35$分析，因为F大于$F_{界}$，所以方程具有统计学意义，即因变量Y'与各自变量X_1'、X_2'、X_3'、X_4'、X_5'有较强的相关性。由方程（B）可见，因变量Y'与自变量X_1'、X_3'、X_5'呈负相关，与自变量X_2'、X_4'呈正相关。即水蛭药材中抗凝血酶活性与腐胺、总磷脂含量呈正相关，与总核苷、总多糖、水溶性蛋白的含量呈负相关。因此，通过相关方程，理论上可以减少与水蛭药材中抗凝血酶活性呈正相关的指标检测（即腐胺、总磷脂的含量）。

5）水蛭质量控制指标简化结果：由于蚂蟥与水蛭各主成分间的关系方程不同，故水蛭药材商品的质量控制应将蚂蟥与水蛭区别对待。即蚂蟥药材商品中最简化质量控制指标为抗凝血酶活性、总核苷、水溶性蛋白、总磷脂的含量，水蛭药材商品中最简化质量控制指标为抗凝血酶活性、总核苷、水溶性蛋白、总多糖的含量。

■ 3. 动物药材质量控制指标的优化

动物药材中有些成分，如各种核苷类成分、氨基酸类成分中又有众多的组分。为使动物药材质量控制的检测成本降低、检测方法简化，筛选出各类组分中对其总含量影响最显著的因素，并以此作为这类成分的质量控制指标，既可减少检测成本、简化测定方法，又可减低测定的误差。为此，引入逐步回归数学模型，通过对所检测的动物药材中的核苷类成分、氨基酸类成分的筛选，分别寻找出对总核苷含量、总氨基酸含量影响最显著的因素（即最能代表该类成分含量的组分），并以这些组分作为这两类成分的检测指标，使核苷类成分、氨基酸类成分的检测指标得到优化。

样品数据集建立：将待优化的组分含量分析结果组成样品数据集，设其总量为因变量Y，各组分含量为自变量，分别为X_1，X_2，X_3，…，X_n。

统计分析方法：应用国际通用的SAS或SPSS统计分析系统及统计分析软件，对各样品的数据集中的数据进行逐步回归分析，得到最优回归方程：

$$y=ax_n'+bx_n''+\cdots+k$$

其中，X_n'、X_n''分别标示对总量影响最显著的组分种类。根据各组分的统计量F值大小，进一步判断各组分对总量影响的差异程度，从而确定该类成分检测的最优指标（组分种类）。

4. 阿胶药材氨基酸类成分检测指标优化实例

在对阿胶药材中氨基酸类成分分析中，由于其总氨基酸含量是由其中的多种氨基酸类成分含量决定的。因此，为优化其氨基酸类成分的检测指标，就阿胶药材中所检测的16种氨基酸类成分含量对其总氨基酸含量的影响程度进行统计学筛选，以得到最优的关系方程，即对其总氨基酸含量影响最显著的指标。

1）实验材料：不同地区的阿胶药材商品（见表1-26）。

2）样品数据集的建立：采用柱前衍生化后高效液相色谱法，检测各样品中水解氨基酸的种类及含量（见表1-27）[33]。设总氨基酸类成分的含量为因变量Y，16种氨基酸组分的含量分别为自变量X_1，X_2，X_3，…，X_{16}，组成样品数据集。

表1-26　阿胶药材商品来源及规格

样品编号	来源	规格	批号
1#	山东东阿阿胶股份有限公司	250 g/盒	110346
2#	湖北华光制药有限责任公司	250 g/盒	100919
3#	辽宁营口宏升药业有限公司	约 14.5 g/块	20050916
4#	黑龙江神树制药有限公司	250 g/盒	20100501
5#	河北永丰药业有限公司	250 g/盒	20091007
6#	新疆喀什天龙阿胶有限责任公司	250 g/盒	20090602
7#	山东东滕阿胶有限公司	250 g/盒	201002012
8#	河北石家庄华鹏药业有限公司	250 g/盒	100118
9#	河南濮阳市第三药业有限公司	250 g/盒	20100218
10#	河南辅仁堂制药有限公司	250 g/盒	20110204
11#	山东阳谷古阿井阿胶厂	250 g/盒	20100503
12#	山东福胶集团东阿镇阿胶有限公司	250 g/盒	20100503
13#	河北安国（散装）	约 0.65 g/粒	—

表1-27　阿胶药材商品中的氨基酸含量（n=3）

单位：%

氨基酸种类	编号													
	1#	2#	3#	4#	5#	6#	7#	8#	9#	10#	11#	12#	13#	平均
天冬氨酸	4.08	2.09	4.09	4.41	5.71	4.77	1.83	3.78	5.14	4.93	5.37	5.10	4.47	4.29
谷氨酸	7.77	3.95	7.79	8.32	10.80	9.13	2.98	5.72	9.60	9.07	9.88	9.65	8.63	7.95
丝氨酸	2.94	1.90	2.83	2.40	3.31	2.79	0.70	1.06	2.95	2.77	2.67	3.21	2.72	2.48
精氨酸	5.40	2.69	5.54	6.07	7.62	6.31	2.61	6.08	6.91	6.61	7.54	6.91	6.21	5.88
甘氨酸	17.01	9.20	17.21	19.40	24.76	22.09	8.61	19.95	22.76	21.29	23.89	22.16	21.02	19.18
苏氨酸 *	1.40	0.66	1.37	1.38	1.94	1.53	0.52	1.09	1.66	1.56	1.67	1.64	1.27	1.36
脯氨酸	9.54	4.32	9.31	10.44	13.50	11.90	4.12	11.51	12.14	11.50	12.69	10.51	9.91	10.11
丙氨酸	6.15	3.34	6.12	6.97	8.92	7.95	3.22	8.14	8.25	7.74	8.60	7.97	7.52	6.99
缬氨酸 *	2.05	0.87	1.93	1.86	2.52	2.12	0.83	2.00	2.18	2.11	2.24	2.23	1.85	1.91
甲硫氨酸 *	0.55	0.38	0.60	0.79	1.17	0.81	0.36	0.74	1.07	1.08	1.05	1.04	0.61	0.79
半胱氨酸	—	—	—	—	—	—	—	—	—	—	—	—	—	—
异亮氨酸 *	1.08	0.57	1.09	1.18	1.64	1.21	0.53	1.28	1.39	1.38	1.46	1.57	1.29	1.20
亮氨酸 *	2.34	1.03	2.21	2.19	2.94	2.36	1.00	2.38	2.53	2.53	2.62	2.60	2.06	2.21
色氨酸 *	—	—	—	—	—	—	—	—	—	—	—	—	—	—
苯丙氨酸 *	1.44	0.65	1.37	1.40	1.89	1.48	0.61	1.46	1.61	1.57	1.69	1.64	1.33	1.40
组氨酸	0.53	0.22	0.60	0.50	0.75	0.54	0.18	0.48	0.61	0.62	0.63	0.66	0.27	0.51
赖氨酸 *	3.49	1.65	3.55	3.57	4.52	4.07	1.63	3.65	3.70	3.59	3.99	4.30	3.72	3.49
酪氨酸	1.04	0.45	0.97	0.98	1.43	0.54	0.41	0.92	1.08	1.05	1.06	1.38	0.55	0.91
T	66.79	33.97	66.59	71.85	93.42	79.60	30.14	70.23	83.58	79.40	87.07	82.56	73.43	70.66
E	12.34	5.81	12.12	12.36	16.62	13.57	5.48	12.60	14.14	13.81	14.72	15.01	12.12	12.36

T：为氨基酸总量，E：为必需氨基酸总量，*：为人体必需氨基酸。

3）统计分析方法：应用 SPSS 统计软件对表 1-27 中数据进行逐步回归分析、多元回归分析显示，以Y为因变量，X_1，X_2，X_3，…，X_{16}为自变量进行逐步回归分析，得到最优方程如下：

$$Y=1.0604X_2+1.756X_3+8.559X_6+4.103X_8+3.655X_9+0.284$$

逐步回归结果表明，在 16 个自变量中，仅X_2、X_3、X_6、X_8、X_9对Y有显著影响，最终进入最优方程（而其他自变量对 Y 影响不显著，被剔除），其标准回归系数分别为 0.183、0.147、0.200、0.401、0.097，表明5个具有主要影响的因素中，以 X_6、X_8对Y影响最显著。即阿胶药材中甘氨酸、脯氨酸的含量对其总氨基酸含量影响最显著。故甘氨酸、脯氨酸为阿胶药材中氨基酸类成分检测的最优指标（与《中国药典》2020年版规定的阿胶药材氨基酸检测指标吻合[34]197-198）。

（六）基于外源性有害物质检测的动物药材安全性评价

无机元素铜、汞、铅、砷、镉，被认为是中药材中的5种外源性有害元素。有害元素作为中药材中一类重要的外源性有害物质，其含量已被严格限定。《中国药典》2020年版[34]89对一般中药材中这5种有害元素的含量限定分别为：铅不得过5 mg/kg，镉不得过1.0 mg/kg，砷含量不得过2 mg/kg，汞含量不得过0.2 mg/kg，铜含量不得过 20 mg/kg。分析动物药材中5种有害元素的含量，并以《中国药典》对中药材有害元素的限量要求作为动物药材商品中有害元素含量超标与否的标准，以评价动物类药材使用的安全性。

有关重金属及有害元素的检测方法，主要包括样品的前处理与检测两个主要过程。

1. 样品的前处理方法

样品前处理方法依检测方法的不同，处理方法也不同。如采用原子吸收分光光度法检测，通常前处理采用灼烧灰化法；如采用原子荧光法检测，应采用还原剂还原与消化的方法；如采用电感耦合等离子体质谱法（ICP-MS），一般则采用微波消解的方法。

2. 有害元素检测方法

目前用于5种有害元素检测的方法，主要有原子吸收分光光度法、原子荧光法、ICP-MS等。

（1）原子吸收分光光度法：其原理是样品处理后，导入原子吸收分光光度计中，依据所测元素经原子化以后的吸收共振线，分别测定它们的吸收度，再根据其浓度与吸收度的线性关系计算出其含量。该方法多用于有害元素铜、镉的测定。

（2）原子荧光法：包括冷原子荧光法和火焰原子荧光法。其原理是在还原剂作用下，使待测元素被还原成具有荧光的物质后进行测定。采用双道无色散原子荧光仪，和断续流动进样、氩氢焰原子化技术，测定经消化处理的样品中的元素含量。该方法具有进样体积小、灵敏度高等优点，为测定中药材中铅、汞、砷含量的一种方法。

（3）ICP-MS法：是无机痕量分析技术之一，其特点是它可以进行多元素并行分析，且干扰少、精密度高、线性范围宽、分析速度快，样品前处理方法简便，现多配以微波消解法处理样品，使其更具快速、简便、消解完全等优势。微波消解是较为理想的中药材前处理方法，与电感耦合等离子体质谱法结合，已成为中药材中微量金属元素检测的有效的手段之一。

3. 地龙药材中5种有害元素测定实例[32]

1）实验材料：不同品种与地区的地龙药材（见表1-28）。

表1-28　地龙药材商品来源及采购地区

样品编号	来 源	采购地区	
1# ~ 10#	沪地龙 *Pheretima vulgaris* Chen *Pheretima pectinifera* Michaelsen *Pheretima guillelmi*（Michaelsen）	1# 黑龙江（哈尔滨）	6# 四川（成都）
		2# 上海	7# 广西（南宁）
		3# 江西（九江）	8# 山东（青岛）
		4# 安徽（亳州）	9# 浙江（杭州）
		5# 重庆	10# 福建（福州）
11# ~ 20#	广地龙 *Pheretima aspergillum*（E. Perrier）	11# 山东（济南）	16# 山东（青岛）
		12# 湖北（武汉）	17# 海南（海口）
		13# 内蒙古（赤峰）	18# 重庆
		14# 北京	19# 辽宁（大连）
		15# 江苏（徐州）	20# 广东（广州）

2）仪器：Agilent ICP-MS（7500a）电感耦合等离子体质谱仪（U.S.A.）；雾化器为Babington高盐雾化器；雾化室为古英一体化，2.5 mm中心通道；样品锥为镍材质锥；新仪MDS-6型温压双控微波消解/萃取仪（上海新仪微波化学科技有限公司），包括微波炉、聚四氟乙烯-四氟乙烯（PTFE-TFE）高压消解罐及固定装置（配有可编程温度/压力-时间监控功能，可以在消解过程中监测压力和温度）；Milli-Q 纯水处理系统（美国 MILLIPORE 公司）；微量移液器（法国吉尔森公司）。

3）检测条件与检出限：检测条件包括微波消解仪测定工作条件（见表1-29）、ICP-MS测定工作条件（见表1-30）。根据测定检出限的方法，在优化的实验条件下，取7次平行测定试剂空白溶液的结果，以及3次平行测定一定浓度各元素标准溶液的结果，得到方法的检出限汞为 2.1 μg/L，铜为 8.9 μg/L，铅为 0.14 μg/L，镉为 0.01 μg/L，砷为 0.03 μg/L。

表1-29　微波消解仪测定工作条件

步 骤	压力 /MPa	时间 /min	功率 /W
1	0.3	4	600
2	0.6	4	600
3	1.0	4	600
4	1.5	10	600

表1-30　ICP-MS测定工作条件

RF 功率	1300 W
等离子体流速	15.0 L/min
载气流速	1.13 L/min
采样深度	8.2 mm
雾化室温度	2℃
分析时间 / 质量	0.3
重复次数	3

4）对照品及标准溶液：金属铜（99.99%），金属镉（99.99%），金属铅（99.99%），三氧化二砷、二氧化汞（优级纯）；标准溶液由 5 μg/ml 多元素储备液（均由相应的高纯或光谱纯金属或氧化物配制）用 5% 硝酸稀释而成。系列标准溶液浓度为 0 ng/ml、2 ng/ml、10 ng/ml、30 ng/ml、50 ng/ml、100 ng/ml、200 ng/ml。

5）标准曲线绘制：在优化的实验条件下，采集空白及标准溶液系列，绘制标准曲线（见图1-12至表1-16），各元素相关系数r均大于0.996，并计算回归方程（见表1-31）。

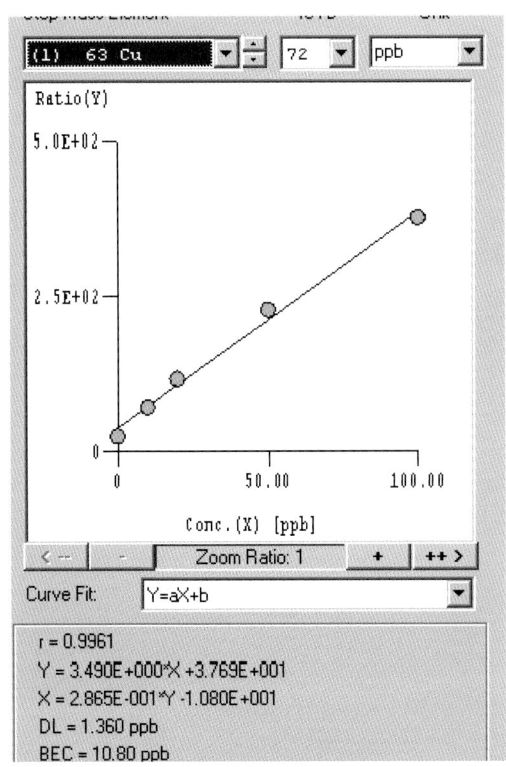

图 1-12　铜标准曲线

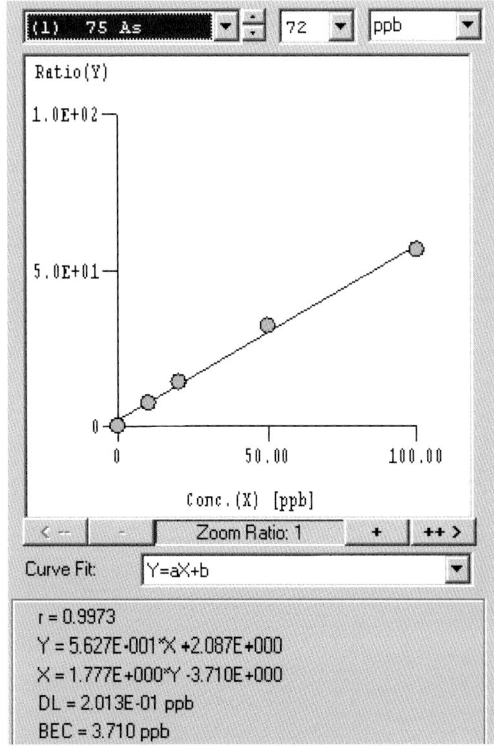

图 1-13　砷标准曲线

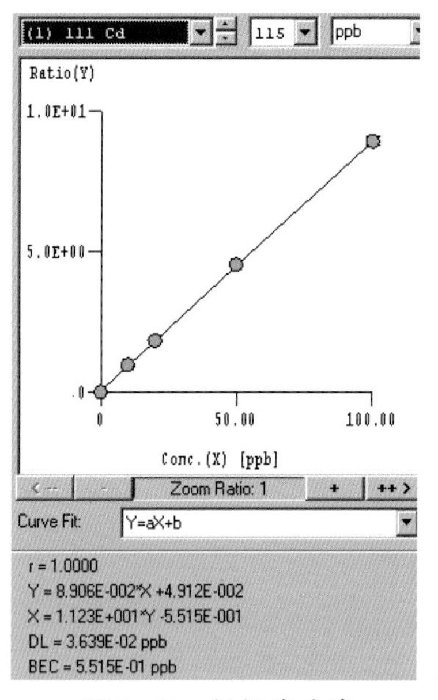

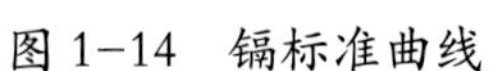

图 1-14　镉标准曲线

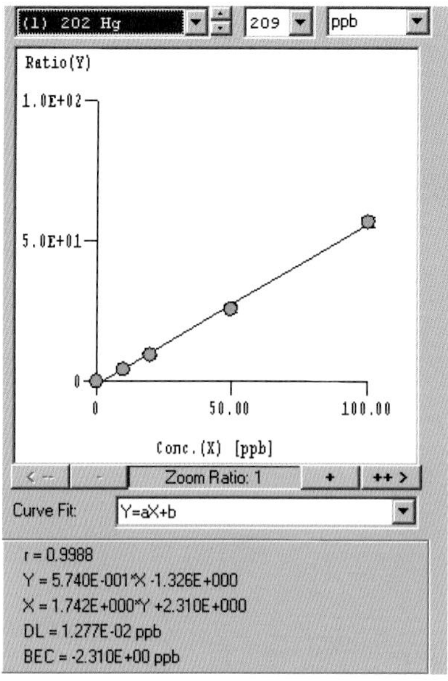

图 1-15　汞标准曲线

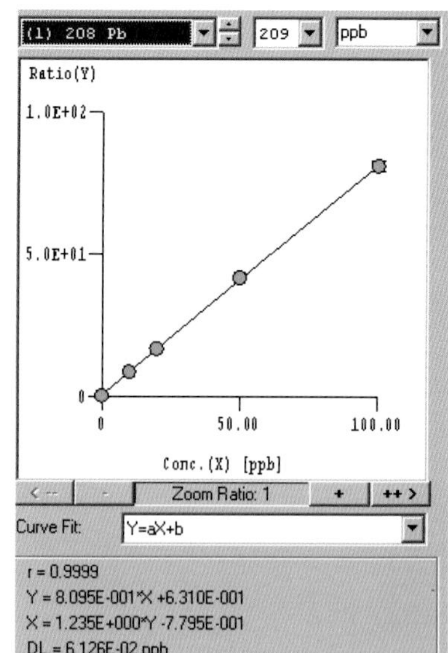

图 1-16　铅标准曲线

表1-31　5种有害元素回归方程表

元素种类	回归方程	r
铜	$Y = 3.490X + 37.69$	0.9961
汞	$Y = 0.574X - 1.326$	0.9988
铅	$Y = 0.8095X + 0.631$	0.9999
砷	$Y = 0.5627X + 2.087$	0.9973
镉	$Y = 0.08906X + 0.04912$	1.0000

6）样品检测结果：对表1-28 中 20 份地龙药材（沪地龙、广地龙各 10 份）样品的铜、汞、铅、砷、镉等 5 种有害元素含量进行检测，结果见表1-32。

表1-32　地龙药材商品中 5 种有害元素含量

单位：mg/kg

样品编号	元素种类含量及与标准对比				
	砷（≤ 2.0）	汞（≤ 0.2）	铅（≤ 5.0）	镉（≤ 0.3）	铜（≤ 20）
1#	10.60	0.6645	6.624	1.468	89.42
2#	3.351	1.215	4.144	0.8564	141.6
3#	5.462	0.6242	6.106	1.128	171.4
4#	5.505	0.8732	0.8778	5.514	216.3
5#	8.762	0.7626	7.124	1.136	152.1
6#	7.924	0.3828	4.675	0.6706	102.8

续表

样品编号	元素种类含量及与标准对比				
	砷（≤2.0）	汞（≤0.2）	铅（≤5.0）	镉（≤0.3）	铜（≤20）
7#	3.327	0.5803	5.404	0.7539	113.2
8#	4.027	0.8951	6.444	0.7735	117.3
9#	3.827	1.343	2.503	0.5766	141.3
10#	4.524	0.7311	5.484	1.700	154.4
11#	8.497	0.4785	3.473	2.091	114.5
12#	5.414	0.5840	4.485	1.486	104.5
13#	7.326	0.6081	10.43	2.482	129.6
14#	4.015	1.190	6.951	2.418	102.2
15#	7.125	0.5115	9.513	1.234	169.3
16#	5.841	0.7245	2.437	1.427	125.2
17#	3.329	0.4251	3.852	0.6151	125.1
18#	4.845	0.6220	5.827	1.373	115.2
19#	6.464	1.641	2.292	1.518	142.9
20#	3.875	0.4946	1.941	1.168	111.7

由表 1–32 可见，20 份不同品种与地区的地龙药材商品中，5 种有害元素含量总量均超出《中国药典》2020年版对地龙药材中重金属总量的限量（30 mg/kg）标准[34]127，同时，也超出《中国药典》2020年版对中药材中5种有害元素分别的限量标准。提示地龙药材使用中应注意对其外源性有害物质的检测，以确保其临床使用的安全性。

地龙药材的外源性有害元素超标，可能与其生长环境的土壤污染有关。即在地龙的养殖中，也应注意其土壤有害元素的监测。

此外，对所研究的水蛭（包括水蛭、蚂蟥）、全蝎、蜈蚣、土鳖虫、九香虫、僵蚕，哈蟆油（包括林下和稻田）、蟾酥、蛤蚧、乌梢蛇、金钱白花蛇、蕲蛇、阿胶、鹿茸、鹿角、羚羊角等16味动物药材的205份商品中有害元素种类及含量的检测结果显示，水蛭大部分样品除了铅、汞外，镉、砷等有害元素含量都超出《中国药典》2020年版对水蛭药材有害元素规定限量[34]86（铅不得过10 mg/kg，镉不得过1 mg/kg，砷不得过5 mg/kg，汞不得过1 mg/kg）；其余动物药材，按《中国药典》2020年版中对5种有害元素铜、汞、铅、砷、镉的限量要求，蟾酥（1份）5 种有害元素含量均超标；蕲蛇、羚羊角、哈蟆油（稻田）中汞，阿胶、蟾酥等中的铅，金钱白花蛇、阿胶中的铜，九香虫、蟾酥等中的镉，个别样品含量超标。因此，为确保动物药材临床使用安全，外源性有害元素的监控十分必要。

六、动物药材临床应用

动物药材临床应用广泛，具体总结如下。

1. 益精髓，强筋骨，疗虚证

动物药材富含蛋白质、核酸、脂肪酸、氨基酸、维生素、微量元素等营养成分，并且不同的动物还含有特定的生物活性成分，具有较好的滋补作用。自古以来，多用于各种虚证。

鹿茸除了含有丰富的磷脂、氨基酸、蛋白质、脂肪酸以及钙、磷、镁等成分外，还含有雌酮、雌二醇、睾酮等激素类成分，具有补肾阳、益精血、强筋骨、调冲任、托疮毒等功效，常用于肾阳不足、精血亏虚、阳痿滑精、宫冷不孕、羸瘦、神疲、畏寒、眩晕、耳鸣、耳聋、腰脊冷痛、筋骨痿软、崩漏带下、阴疽不敛等[35]。

冬虫夏草含有18种氨基酸（包括天冬氨酸、苏氨酸、丝氨酸、甘氨酸、脯氨酸、丙氨酸、半胱氨酸、缬氨酸、蛋氨酸、亮氨酸、酪氨酸、苯丙氨酸、赖氨酸、组氨酸、精氨酸、异亮氨酸、谷氨酸、色氨酸等）、肽类（如环胞菌类的环状缩羧肽、非核糖体肽 cicadpeptins Ⅰ和Ⅱ等）、脂肪酸类、核苷和碱基类（如腺嘌呤、腺苷、胞嘧啶、胞苷、鸟嘌呤、鸟苷、尿嘧啶、尿苷等）、虫草素（3' -deoxyadenosin，cordycepin）、虫草酸和甾醇、虫草多糖、无机元素类（磷、钾、镁、铁、钙）、维生素类（维生素B_1、维生素B_2、维生素B_{12}、维生素 C、烟酸和烟酰胺等）、多胺类及其他成分（腐胺、精胺、亚精胺、尸胺以及类精脒等）[36]，具有补肾益肺、止血化痰的功效，用于肾虚精亏、阳痿遗精、腰膝酸痛、久咳虚喘、劳嗽咯血等。自古以来，冬虫夏草就一直作为一种名贵滋补中药使用。现代研究证明冬虫夏草具有调节免疫、抗肺损伤和肝损伤、抗氧化、抗衰老等作用，用于肿瘤、免疫低下、糖尿病肾病、肾纤维化等[37]。

龟甲和鳖甲是传统的滋阴中药，主要含有胶原蛋白、17种氨基酸（包括天冬氨酸、苏氨酸、丝氨酸、甘氨酸、谷氨酸、脯氨酸、丙氨酸、缬氨酸、蛋氨酸、亮氨酸、酪氨酸、苯丙氨酸、赖氨酸、组氨酸、精氨酸、异亮氨酸、色氨酸等）、无机元素（锶、锌、铜、钙、镁、铁、锰、钾、钠、磷）、脂肪酸、维生素等成分，具有滋阴潜阳、益肾强骨、养血补心、固经止崩的功能，用于阴虚潮热、骨蒸盗汗、血虚萎黄、头晕目眩、虚风内动、筋骨痿软、心虚健忘、崩漏经多等。现代药理学研究表明，龟甲滋阴功效主要与其调节能量代谢、降低耗氧量、增强免疫、补血、抗衰老等作用有关；其补肾功效主要与其健骨、促进发育、保护神经系统等作用有关[38-39]。

阿胶是传统的补血剂，含有胶原蛋白、多种氨基酸等成分，具有补血滋阴、润燥、止血等功效，用于血虚萎黄、眩晕心悸、肌痿无力、心烦不眠、虚风内动、肺燥咳嗽、劳嗽咯血、吐血尿血、便血崩漏、妊娠胎漏等。药理研究证明阿胶具有明显的生血作用，在血虚情况下，可刺激骨髓细胞生成，促进血小板、白细胞、红细胞新生，促进血红蛋白生成，调节免疫功能；还可扩张血管，降低血管通透性，改善微循环，促进内毒素诱发的血压降低和微循环障碍的恢复；提高机体耐缺氧能力和抗疲劳能力，通过调节钙、磷代谢改善骨质疏松状态以及增强记忆等[40]。

■ 2. 攻毒祛邪，散结消癥，疗肿瘤

有些动物药材虽然有一定毒性，但由于具有较强的生物活性，对某些疑难顽症、重病显示了其独特的疗效。斑蝥在《神农本草经》中列为下品，以后历代本草均有记载。《中国药典》2020年版记载其辛热、有大毒，具有破血逐瘀、散结消癥、攻毒蚀疮等功效，用于癥瘕、经闭、顽癣、瘰疬、赘疣、痈疽不溃、恶疮死肌等。斑蝥主要含有斑蝥素及斑蝥素衍生物（如去甲斑蝥素、斑蝥酸钠等）、脂肪酸（以油酸、硬脂酸、亚油酸为主）、环-（*R*-脯氨酸-*R*-亮氨酸）、环-（*S*-脯氨酸-*R*-亮氨酸）、环-（D-脯氨酸-L-酪氨酸）、吲哚-3-醛、吲哚乙酸、戊内酰胺、4-hydroxyphthalid等成分[41-42]。现代研究表明，斑蝥素为抗癌有效成分，可用于治疗白血病、结肠癌、肝癌、膀胱癌、乳腺癌等[43]。在临床上采用斑蝥与其他中药组成的复方治疗多种肿瘤[44]。斑蝥有发泡、刺激毛发生长的作用。临床上采用斑蝥酊剂治疗斑秃，显示有较好的疗效，副作用轻微[45]。全蝎、蜈蚣、蟾酥均为有毒的动物药材。全蝎含有蝎毒、核苷类等活性成分，蜈蚣含有糖肽类、类组胺物质等活性成分，蟾酥含有毒配基类活性成分。这些品种均具有攻毒散结、抗肿瘤的功效。含有上述动物药材的复方在临床上被用于治疗各种肿瘤，能有效防治乳腺癌、肺癌、胃癌、宫颈癌、直肠癌、食管癌、恶性淋巴瘤、白血病等，并可有效缓解癌性疼痛[46-51]。金龙胶囊由鲜壁虎、鲜金钱白花蛇、鲜蕲蛇三味鲜动物药材组方而成，其功能为破瘀散结、解郁通络，用于原发性肝癌血瘀郁结证，症见右胁下积块、胸胁疼痛、神疲乏力、腹胀、纳差等[52]。目前，金龙胶囊除治疗肝癌外，在治疗大肠癌、肺癌、胃癌方面也有应用报道。

■ 3. 破血逐瘀，活血通络，疗血瘀

动物药材自古以来就被广泛用于治疗血瘀证，自汉代起创立了以虫类药为主的抵当汤（丸）、大黄䗪虫丸等治疗血瘀证的名方。大黄䗪虫丸出自汉代张仲景《金匮要略》，并被我国历版药典收载。该方重用多种动物药材包括䗪虫、虻虫、水蛭、蛴螬，以奏破血逐瘀、化瘀去积、通经消癥之效，用于瘀血内停所致的癥瘕、闭经，症见腹部肿块、肌肤甲错、面色黯黑、潮热羸瘦、经闭不行等。抵当汤出自张仲景《伤寒论》，该方重用水蛭、虻虫，并配伍大黄、桃仁，为破血峻剂，有攻逐蓄血之功，主治太阳蓄血证。下焦蓄血所致的少腹硬满，及妇女经闭、痛经、少腹硬满拒按者均用抵当汤奏效[53]。王清任在《医林改错》中，对血瘀证有着独特的见解，记载血瘀证50种，创方20余首，用地龙、穿山甲、五灵脂、䗪虫、麝香等活血化瘀虫类药配伍的逐瘀血方剂9首，其中用麝香的通窍活血汤，用五灵脂的膈下逐淤汤、身痛逐瘀汤、少腹逐瘀汤，用地龙的补阳还五汤等，一直被临床广泛应用[54]。

■ 4. 平肝潜阳，息风止痉，疗抽搐惊风

平肝潜阳的动物药材常用的有石决明、珍珠母、牡蛎等；息风止痉的动物药材常用的有全蝎、地龙、僵蚕、羚羊角、牛黄等。全蝎具有息风镇痉、通络止痛的功效，用于肝风内动、痉挛抽搐、小儿惊风、中风口㖞、半身不遂、破伤风、偏正头痛等症。现代研究表明其具有抗癫痫、抗凝、抗血栓、镇痛等作用[55]。羚羊角具有平肝息风、清肝明目、散血解毒的功效，用于肝风内动、惊痫抽搐、妊娠子痫、高热痉厥、癫痫发狂、头痛眩晕、目赤翳障、温毒发斑、痈肿疮毒

等。牛黄具有清心、豁痰、开窍、凉肝、息风、解毒等功效，用于热病神昏、中风痰迷、惊痫抽搐、癫痫发狂、咽喉肿痛、口舌生疮、痈肿疔疮等。很多用于小儿发热惊厥的药物含有动物药材，例如《中国药典》2020年版收录的中成药七珍丸以炒僵蚕、全蝎、人工麝香3味动物药材为主药，配以朱砂、雄黄、胆南星、天竺黄、巴豆霜、寒食曲等中药，具有定惊豁痰的功效，用于治疗小儿急惊风。小儿至宝丸含有的4味动物药材（炒僵蚕、蝉蜕、全蝎、人工牛黄）、小儿百寿丸含有的2味动物药材（炒僵蚕、人工牛黄）、小儿惊风散含有的2味动物药材（全蝎、炒僵蚕）、小儿解热丸的6味动物药材（全蝎、炒僵蚕、蜈蚣、珍珠、人工麝香、人工牛黄），均有息风镇惊、解热的功效。

■ 5. 止咳平喘，抗炎，抗过敏

动物药材在过敏性疾病尤其在哮喘的治疗上有独特疗效。例如，地龙、僵蚕、蝉蜕、全蝎、壁虎等均有祛风通络、止哮平喘的功效，可宣散肺热、疏风化痰、止痉平喘；煅牡蛎、海螵蛸等具有益气补肾、固本抑痰、减少哮喘复发的作用[56]。

七、有毒药用动物研究

（一）有毒药用动物和动物毒素

■ 1. 有毒药用动物

有毒动物对人类的伤害在世界各地普遍发生，而且时常危及人类生命。很多有毒动物对人畜产生毒害的原因是其毒腺中分泌的具有特种生物学活性的各种毒素。这些毒素通过不同的生理学和生物化学机制破坏人体的正常功能，这些机制包括阻断神经传导、造成肌肉收缩异常、导致循环系统功能紊乱，以及激发严重过敏反应等。随着现代科学技术特别是生物化学与分子生物学理论和方法的发展，大量对动物多肽毒素在分子水平的研究揭示动物多肽毒素是现代创新药物的宝贵资源。最常见和熟知的产毒动物包括刺胞动物门的水母、海葵和水螅，软体动物门的芋螺，环节动物门的水蛭，节肢动物门的蜘蛛、蝎子、蜈蚣、蜜蜂、胡蜂、蚂蚁、蜱类和虻，棘皮动物门的海胆和海星，脊椎动物门中的有毒鱼类、蛇类、蜥蜴以及哺乳动物鸭嘴兽、吸血蝙蝠和灵长类动物懒猴等。中国是一个地域辽阔，气候和植被高度多样化的国度，为开展产毒动物研究提供了丰富的资源。传统中医使用的有毒药用动物在临床中的长期实践和成功应用，成为现代药物开发的宝贵经验和资源。

■ 2. 动物毒素

动物毒素是有毒动物分泌的毒液中，结构和功能丰富多样的蛋白和多肽。动物来源的多肽毒素具有如下特性。

（1）高活力：自然界亿万年的“加速进化”赋予动物毒素高活力。动物毒素作用于通道和受体的半数有效剂量达到皮摩尔水平，较其他类型活性物质高$10^3 \sim 10^6$倍。

（2）高结构多样性：在协同进化驱动下，多数动物毒素具有多拷贝基因和高进化速率，从而呈现出惊人的分子多样性。如每种蜘蛛毒液至少含有300种活性多肽，每种蝎子毒液至少含有100种以上的活性多肽。

（3）高专一性：高度的结构多样性决定了动物毒素的高专一性。它们能有效区分膜通道、受体以及转运体分子，是研究和识别膜通道、受体以及转运体分子的最有效的工具。

（4）高趋同进化：作为动物毒素的主要来源，有毒动物有多种类群，且这些类群的有毒动物在分类学地位上有显著的差异，但由于自然选择的作用，这些不同类群的有毒动物采取了类同的生物学生存策略。趋同的生存策略表明其策略的有效性。其策略的物质基础是最完美的活性分子组合。这些活性分子的作用方式是无懈可击的，因而动物毒素活性分子群可以说是来自“上帝”的药方。

（5）高药物命中率：不同来源的化合物产生新药的概率不同。代谢产物类化合物成药率小于0.3%；人工合成化合物成药率小于0.001%；而动物毒素多肽中产生新药的概率大于1%，至少是代谢产物类化合物的3倍或者人工合成化合物的1000倍以上。例如，目前只有不到600种的蜘蛛毒素多肽被研究，但在不到10年时间内，这600种毒素多肽中就有10种以上应用于临床。目前已经产生了多个多肽类药物大品种，如胰岛素、红细胞生成素、生长因子、血凝酶、干扰素等。

（6）高未开发比例：传统的新药研发主要还是集中于化合物。由于技术和资源量等原因，天然活性多肽作为一类特殊的药物研发资源现在还没有受到足够重视，导致90%以上的天然活性多肽还未被研究和利用。如全球超过1000万种的蜘蛛毒素多肽中被研究的只有不到600种。

■ 3. 以有毒动物生存策略为指导的药物研发

自然选择的进化造就了人类精巧的身体构造，产生了极为复杂的适应性机制。人类各种生理过程其实是一种平衡。血液中同时存在促凝和抗凝的成分，通过精妙的调控机制使正常生理过程中促凝和抗凝处于平衡态。当这一平衡被打破时，如意外受伤造成出血，机体即会启动促凝机制使血液凝固，防止失血过多。这种平衡态也存在于神经、免疫等系统中，当这些平衡被遗传、外界影响等因素打破，超出机体调控的范围时，就会导致疾病，如血栓、癌症、感染、疼痛、糖尿病、自身免疫性疾病等。

有毒动物在数亿年的进化过程中，为了捕食、防御等目的，产生了特异性的可以作用于人类机体的各种毒素。这些毒素能够打破机体的平衡，让猎物或者捕食者在极短时间内“生病”，引起血液凝固、疼痛、神经麻痹等，从而使得有毒动物可以成功捕食或者逃脱被捕食得以生存。在利用动物毒素开发药物的过程中，应遵循以动物毒素药理学功能使机体维持或者重建平衡的原理。例如有毒动物利用多肽毒素阻断或抑制被捕食动物的离子通道，通过麻醉作用来达到捕食目的，运用此原理所开发的治疗慢性疼痛的药物能够阻断或者抑制疼痛相关的离子通道。因很多疼痛的产生是由于疼痛相关的离子通道过敏或者过度激活，在一些疾病的治疗过程中也会利用通道或者受体的脱敏，即通道接触到可激活通道的毒素后，会在一定程度上失去对毒素的敏感性。因此在利用动物毒素开发药物时，必须对疾病机制和动物毒素结构与功能这两方面有深入的理解，利用动物毒素抑制或者激活机体本身的调控机制。另外，可以利用动物毒素本身的“毒性”来帮助机体清除外界影响，例如利用抗菌肽消灭病原微生物，利用肿瘤细胞特异的多肽抑制肿瘤细胞生长。

（二）有毒药用动物物质基础和药理机制

1.蛇毒

蛇属于爬行纲、有鳞目、蛇亚目。蛇类在世界上分布极为广泛，除南、北极外，世界各地均有蛇类分布，其种属随地域、气候、环境而各异。已知世界上现有蛇类3000余种，其中有毒蛇 600 余种，而对人类有致命威胁的毒蛇约有200种。蛇毒是天然毒素中成分最为复杂的一种毒液，每一种蛇毒都含有超过100种不同的毒性或非毒性蛋白质和多肽，以及其他非蛋白毒素、碳水化合物、脂类、核苷、生物胺类及金属离子等。蛇毒是具有多种药理和毒理作用的毒素分子的混合物，主要分为血液毒素和神经毒素。按照结构、作用靶点和毒理活性，蛇毒中主要包含神经毒、细胞毒、蛋白酶抑制剂、磷脂酶A_2、去整合素、心房利钠尿肽、血管生成因子、舒缓激肽增强肽、神经生长因子、免疫抑制剂眼镜蛇毒因子（CVF）、凝集素、C型凝集素、丝氨酸蛋白酶、金属蛋白酶、富半胱氨酸蛇毒蛋白（CRVP）和其他酶类（主要包含氨基酸氧化酶、透明质酸酶、5′-核苷酶、胆碱酯酶等）。其中很多成分已经成为药物或者具有成药潜力。

（1）神经毒与镇痛：蛇毒神经毒可以和神经肌肉接头处的乙酰胆碱受体结合，阻断神经信号的传递。根据分子量大小和二硫键的数目，可以把突触后神经毒素分为2种类型，即短链神经毒素和长链神经毒素。短链神经毒素由60～62个氨基酸残基组成，含有4对链内二硫键；长链神经毒素则由66～74个氨基酸残基组成，含5对链内二硫键。这类毒素作用于运动终板，与终板上的胆碱受体结合，产生神经肌肉传导阻断，使骨骼肌不能兴奋而呈现迟缓性麻痹。例如，以眼镜蛇神经毒为原料药研发的镇痛药物，可用于晚期癌症疼痛、手术后疼痛及其他原因所致的中、重度疼痛。

（2）去整合素与血栓：蛇毒去整合素蛋白（disintegrin）家族一般具有分子量低、半胱氨酸丰富、含RGD结构等特点。它们能与配基竞争结合细胞表面的整合素受体，干扰整合素的正常功能而呈现出多方面的生物学活性，如抑制血小板聚集、抑制肿瘤转移和诱导细胞凋亡等。去整合素能与血小板表面的静息或活化状态的整合素 αⅡbβ3 结合，从而干扰 αⅡbβ3与其配基纤维蛋白原的有效接触，抑制多种激动剂诱导的血小板聚集。

（3）抗菌肽与感染：抗菌肽（cathelicidin）是一类具有抗菌活性的小肽。它们最早在哺乳动物中发现，在天然免疫中具有重要的作用。蛇毒中的抗菌肽具有广谱的抗菌活性，特别对革兰氏阴性菌。与人源的抗菌肽相比，眼镜王蛇的抗菌肽溶血活性较低，而且其抗菌活性不受金属离子及黏蛋白的影响。以动物来源的抗菌肽cathelicidin-BF为模板，采用以碱性氨基酸替换中性氨基酸来提高抗菌活性，在分子结构的亲水面插入一个疏水氨基酸以降低溶血活性的策略，运用计算机模拟和功能筛选结合的方法，设计合成了抗临床耐药白色念珠菌的优良新型抗菌肽。

（4）神经生长因子与神经修复：蛇毒中含有一类和人源神经生长因子（NGF）β链结构类似

的神经生长因子。蛇毒神经生长因子对于人们认知该类生长因子起到了极为重要的推动作用。通过对鼠唾液腺中纯化NGF和蛇毒中纯化NGF及抗蛇毒NGF抗体的应用，证明了NGF的性质并大大促进了细胞生长调控的后续研究。Stanley Cohen和Levi-Montalcini因此共同获得了1986年诺贝尔生理学或医学奖。与人源NGF相比，它的稳定性和活性相对较高。另外，它还可以防止棉酚造成的雄性小鼠不育。

（5）CVF与器官移植：CVF可以和血浆因子B结合，从而被血浆因子切割成CVF Bb和CVF Ba。Bb是一个C3/C5 转化酶，可以激活补体替代途径，消耗补体C3。目前已知的CVF主要来自眼镜蛇亚科物种。补体的活化是器官移植后急性排斥反应的主要原因。由于CVF能够清除补体，CVF被用作器官移植急性排斥机制研究的工具，并应用于抑制急性排斥反应研究。

（6）蛋白酶与血栓：目前分离纯化得到的具有抗血栓作用的蛇毒蛋白酶大致可分为3类：类凝血酶（凝血酶样酶）、纤溶酶和纤溶酶原激活物。蛇毒类凝血酶（snake venom thrombin-like enzymes，SVTLEs）在体内不具有激活凝血因子XIII的作用，生成的纤维蛋白为可溶性的非交联单体，容易被网状内皮系统吞噬，或被纤维蛋白溶解系统清除或降解，因此在机体内表现出抗凝和降纤功能。蛇毒纤溶酶主要作用于纤维蛋白原的Aα-链或Bβ-链。蛇毒纤溶酶原激活物主要是通过激活纤溶酶原使其转变成纤溶酶，从而间接发挥溶解纤维蛋白的作用。

（7）血管紧张素酶抑制剂：研究人员发现巴西毒蛇*Bothrops jararaca*毒液中一个名为teprotide的九肽对血管紧张素转化酶具有特异的抑制作用，进而产生降压作用。以它为模板合成了一系列羧基链烷醇和巯基链烷醇的脯氨酸酯。它们均显示了良好的ACE抑制活性。

（8）心房利钠尿肽：心房利钠尿肽（ANP）的主要生理功能是促进水钠排泄、扩张血管、调节血管张力和血压，还可调节孕激素分泌及肾素、血管升压素、内皮素的释放。蛇毒是外源性利钠尿肽的重要来源，最早的蛇毒心房利钠尿肽于1992年分离自绿曼巴蛇*Dendroaspis angusticeps*蛇毒，被命名为DNP。

■ 2. 两栖动物毒素

我国两栖动物的药用历史悠久。明代李时珍《本草纲目》中记载的药用两栖类动物有9种，《中国药用动物医药文献库》中收录的药用两栖动物达30多种。蟾酥、哈蟆油、羌活鱼等传统中药在国内外享有盛誉。以蟾酥配成的中药，如天蟾丸、六神丸等可治疗多种疾病。两栖动物的皮肤是其生存的重要器官，它担负着许多生理功能，如呼吸、水分调节、温度控制、排泄、繁殖、抵抗微生物、防御天敌等。两栖动物的皮肤分泌物中的活性成分在这些功能中起到了非常重要的作用，其中一些成分具有重要的药用前景。两栖类动物皮肤含有丰富的腺体，主要包括分泌腺和黏液腺，皮肤腺体分泌物是两栖类动物生物化学物质的一个主要来源。两栖类动物皮肤分泌液中有四大类生物化学成分，它们是生物胺、蟾蜍配基、生物碱和蛋白多肽。其中蛋白多肽主要包括黏蛋白、三叶因子、孔道形成毒素类似蛋白、白蛋白、蛋白酶抑制剂、神经营养因子、抗菌肽、抗氧化肽、缓激肽、缓激肽增强肽和缓激肽拮抗肽、铃蟾肽、雨蛙肽、蛙啡肽、趋化性蛙多肽类、爪蟾肽、爪蟾钙调素基因相关肽等，许多两栖类动物皮肤活性肽与哺乳动物激素或神经递质有关。它们的功能是多种多样的，包括抗菌、抗氧化、免疫调节、代谢调节等。

（1）抗菌肽与感染：在两栖类动物的皮肤分泌物中，抗菌肽是所有多肽中数量和种类最多的。到目前为止，已经有超过1900种两栖动物皮肤抗菌肽被发现，它们来自28个属的178种两栖动物。这些抗菌肽分别属于100多个家族。

（2）抗氧化肽：滇蛙皮肤具有极强的氧化自由基清除能力，从滇蛙皮肤分泌液中发现了11个家族的抗氧化多肽。这些抗氧化多肽是由15～30个氨基酸组成的小肽。在体外，它们可以在几秒内清除绝大部分氧化自由基，比目前常用的抗氧化添加剂二叔丁对甲酚（BHT）具有快得多的自由基清除速度。

（3）蛙皮凝集素作为药物输送载体：由于凝集素专一的糖或者糖蛋白结合特性，它们可作为药物靶向输送载体。从无指盘臭蛙皮肤中识别了一个小分子质量的凝集素odorranalectin。在小鼠模型中，静脉注射后，odorranalectin主要结合到肝脏、脾脏和肺脏等器官。由于其分子质量小且只含有一对二硫键，因此具有药物靶向输送载体的潜力。

（4）伤口修复肽：两栖动物，特别是有尾目两栖动物具有非同寻常的创伤修复能力。从红瘰疣螈皮肤中鉴定出了一条强效的皮肤修复肽tylotoin，从无指盘臭蛙皮肤中鉴定了一条强效促皮肤创伤修复肽AH90，均表现出强烈的促创伤愈合活性。

（5）神经毒素类似肽：从华西雨蛙皮肤分泌液中发现了基因编码的神经毒，被命名为anntoxin。当然，这些被认为是神经毒素的物质究竟是作为典型的毒素对抗捕食者存在，还是调节其自身的生理功能，有待进一步研究。其在镇痛方面的运用还需深入研究。

■ 3. 节肢动物分泌物

（1）吸血蜱：蜱虫属于寄螨目、蜱总科。成虫在躯体背面有壳质化较强的盾板，通称为硬蜱，属硬蜱科；无盾板者，通称为软蜱，属软蜱科。我国已记录的硬蜱科约100种，软蜱科10种。蜱是许多脊椎动物体表的暂时性寄生虫，是一些人兽共患病的传播媒介和储存宿主。蜱是仅次于蚊子的第二大类病原传播媒介，同时它们还是动物种间病原传播的最主要的节肢动物。为了能顺利地完成其饱血的过程，蜱利用各种抗凝血因子（anticoagulant），如血管舒张因子、血小板凝集抑制剂及凝血酶抑制剂等来克服宿主的血液凝集反应。除此之外，蜱还有一套有效的机制来克服宿主的防御反应。到目前为止，已发现蜱能够产生前列腺素、抗凝因子、免疫抑制剂、抗炎症蛋白和抗菌肽等来克服宿主的防御反应，同时保持血液的清洁，并抑制其在蜱肠道中的凝集。从中华硬蜱神经节中分离出的2种神经肽a和b为首次得到的蜱类神经肽。

（2）虻虫：虻虫又叫蜚虻、牛虻、牛蚊子、绿头猛钻、牛苍蝇、瞎虻虫、瞎蚂蜂、瞎蠓、牛魔蚊、牛蝇子、瞎眼蠓，具有破血通经、逐瘀消癥的功效，可用于血瘀经闭、产后恶露不尽、干血痨、少腹蓄血、癥瘕积块、跌打伤痛、痈肿、喉痹。在长期的与宿主相互作用的进化过程中，吸血节肢动物唾液腺形成了一系列有助于适应吸血生存的活性物质，如血管舒张因子、抗凝因子和免疫抑制剂。虻虫作为重要的抗血栓传统中药在中国已被广泛接受和应用。从姚虻（*Tabanus yao*）唾液腺中获得了新型抗血小板聚集因子、新型免疫抑制剂多肽、凝血酶抑制剂、抗凝血的丝氨基酸蛋白酶、纤维蛋白原水解酶、三个家族的抗菌肽、透明质酸酶、血管舒张因子、抗氧化的金属硫蛋白等九大类生物活性物质，这些活性物质主要作用于宿主的心血管系统和免疫系统，发挥抗血液凝固、抗血栓和抗免疫排斥反应等作用。

（3）蝎子：我国已记载的蝎包括5科（钳蝎科、豚蝎科、真蝎科、半蝎科和蝎科）12属54种。中药全蝎是钳蝎科动物东亚钳蝎的全体。中医认为全蝎能祛风止痉、通络止痛、攻毒散结，用于小儿惊风、抽搐痉挛、中风口喎、半身不遂、破伤风、风湿顽痹、偏正头痛、牙痛、耳聋、痈肿疮毒、瘰疬痰核、毒蛇蛟伤、烧伤、顽癣风疹。蝎毒素是蝎毒腺分泌的防御性成分，大量的研究证明蝎毒液中包含了成千上万种多肽毒素，表明蝎多肽毒素具有极大的多样性。其主要组分为蛋白质类与非蛋白质类。其中，蛋白质类主要由20～80个氨基酸的多种毒性小肽（2～9 kDa）组成，可以选择性地与动物可兴奋细胞膜上的钠、钾、钙、氯离子通道结合，影响离子通道的状态，成为研究离子通道生理作用和功能定位的重要工具之一。其中蝎氯毒素（chlorotoxin）可阻断小电导氯离子通道，抑制神经胶质瘤侵袭与转移。

（4）蜘蛛：蜘蛛是地球上最古老的生物之一。根据化石研究，蜘蛛由大约4亿年前的泥盆纪的蛛形纲祖先进化而来。它们广泛分布于地球上几乎所有的生态环境中，从热带原始森林到西伯利亚和格陵兰岛，从低矮的海岸线到靠近珠穆朗玛峰的雪地上都能发现蜘蛛的存在。已鉴定的蜘蛛物种为45388种，分为114个科。明代李时珍的《本草纲目》中曾记载以蜘蛛入药治疗疮肿、疟疾、蜂蝎蜇伤等。蜘蛛在进化过程中的成功，主要得益于它们的两大能力。一是能产生迅速麻痹或杀死其猎物与竞争对手的毒液，二是编织高效的捕食猎物的蛛网。我国目前已鉴定的蜘蛛物种有4282种。根据目前对多种蜘蛛毒液多肽毒素组学和毒腺转录组学的研究结果，按照蜘蛛多肽毒素分子多样性的规模和特征，即每一种蜘蛛的毒腺分泌200～300种不同序列的多肽毒素分子，且不同物种间几乎没有序列完全相同的毒素分子，由此推算我国的蜘蛛资源中的不同多肽毒素有100万种以上，是我国最大的动物多肽毒素资源。蜘蛛毒液中的毒素可作用于靶细胞膜上的各种离子通道，如钾离子、钙离子、钠离子、酸敏感通道等。由于蜘蛛毒素成分具有多样性和多功能性，蜘蛛毒素已经在分子药理学、神经生物学和分子毒理学等领域有着广泛应用。大多数蜘蛛多肽毒素富含二硫键，形成稳定的空间结构。部分蜘蛛多肽毒素不但对特定的离子通道类型具有选择性，而且对通道亚型也有一定的选择性。这种潜在的高靶标亲和力和选择性使蜘蛛多肽毒素成为开发新颖的先导药物的理想天然来源。国际上已有多种蜘蛛多肽毒素作为先导分子，被用于开发治疗多种疾病的药物，如心血管疾病、慢性疼痛、炎症及性功能障碍等。

（5）蜈蚣：蜈蚣又名吴公、天龙、千足虫、百脚等，其药用始载于《神农本草经》。在中国蜈蚣作为传统中药治疗疾病已有千年历史，如治疗中风偏瘫、癫痫、破伤风、百日咳、结核病、烧伤烫伤和急性心脏病等疾病。现代药理学研究证明蜈蚣还具有抗肿瘤、止痉、抗真菌和治疗糖尿病的效用。少棘巨蜈蚣*Scolopendra subspinipes mutilans* L. Koch在我国有着悠久的使用历史，分布于浙、苏、鄂、湘、川等地；多棘蜈蚣属地方用品种，分布于桂、粤、鄂等地；墨江蜈蚣分布于滇；模棘蜈蚣分布于台、川；马氏蜈蚣分布于西藏；哈氏蜈蚣分布于两广。蜈蚣毒液含有大量的多肽类物质，这些多肽物质在蜈蚣捕食和防御过程中发挥重要作用，它们包括神经毒素、心脏毒素、细胞毒素、抗凝血肽、抗菌肽等多种多肽。其他的成分还有组胺、脂质、5-羟色胺、多糖等。利用蛋白测序、毒腺cDNA文库和质谱分析，在蜈蚣毒液中发现了大量神经毒素，有可能作用于钠离子、钾离子和钙离子等通道。从少棘巨蜈蚣中识别了一个专一的钠离子通道1.7亚型（$Na_V1.7$）抑制剂多肽μ-SLPTX-Ssm6a。小鼠镇痛动物模型研究表明，μ-SLPTX-Ssm6a具有比吗啡更强的镇痛作用。从少棘巨蜈蚣中鉴定到另一种多肽神经毒素RhTx，能诱导野生型小鼠产生剧烈的急性疼痛。RhTx和基于RhTx的衍生物，可能会开启一条崭新的控制痛觉感受器的途径。

（6）胡蜂：胡蜂隶属膜翅目（Hymenoptera）胡蜂总科（Vespoidea），发生于第三纪的中新纪，是一类益多害少的资源昆虫。胡蜂分为独居性、社会性和亚社会性3种类型。蜂毒是一种透明的液体，具有特殊的芳香气息，味苦，呈酸性反应，pH为5.0～5.5，比重为1.1313，在常温下很快挥发至原毒液重量的30%～40%。每一种蜂毒中包含了100种以上的活性成分。通过对胡蜂科（Vespidae）的毒素成分的研究发现，其主要组成为三大类：胺类（组胺、5-羟色胺、多巴胺、去甲肾上腺素等）、多肽类（抗菌肽、肥大细胞脱粒肽、缓激肽等）、酶类（蛋白酶、磷脂酶、透明质酸酶等）。蜂毒疗法是由民间蜂蜇治疗关节炎的方法与中医经络学理论相结合发展而成的一种针、药、灸复合疗法，它具有针、药、灸三者结合的复杂疗效。蜂毒中的多肽具有抗炎作用，能降低毛细血管的通透性，抑制白细胞移动；能抑制前列腺素的合成。蜂毒还能刺激垂体-肾上腺系统，使皮质激素释放增加而产生抗炎作用；能调节人体免疫系统，提高人体抗病能力。临床常用于风湿性和类风湿关节炎。神经痛蜂毒溶血肽能够提高疼痛阈，具有较强的镇痛作用。蜂毒中的磷脂酶具有降压作用。虽然蜂毒来源丰富，临床应用前景广，但还需注意进一步研究不同有效成分的毒理。改善提纯技术，对蜂毒有效成分进行提纯分离，研究其有效成分的衍生物也具有重要意义。

（7）斑蝥：斑蝥属鞘翅目芫菁科甲虫之一，可分泌出一种刺激性物质，称斑蝥素（cantharidin）。斑蝥素主要从斑蝥属（*Mylabris*）昆虫和欧洲的西班牙芫菁（*Lytta vesicatoria*）收集而来。含斑蝥素的动物不只斑蝥一种，还有红娘子、青娘子、葛上亭长、地胆等动物。斑蝥素为无色无味发亮结晶，是斑蝥酸的内酐，其化学成分为单萜烯类。去甲斑蝥素是人工合成的斑蝥素衍生物，为斑蝥素经水解去二甲基后的产物。斑蝥素促进肿瘤细胞凋亡还与斑蝥素是蛋白磷酸酶抑制剂有关。蛋白磷酸酶2A（PP2A）可使抑癌蛋白p53 去磷酸化失活，抑制细胞凋亡，促进肿瘤生长。斑蝥素钠还有升白作用，能减轻放、化疗对骨髓造血系统的毒性，改善患者一般状况。斑蝥还能用于癥积、经闭等。斑蝥辛散而入血分，能破血瘀、消癥散结、通经。此外，斑蝥也可用于痈疽恶疮、顽癣等。对斑蝥类药物的研究方面，应该是开发斑蝥素的新衍生物，既要发挥其抗肿瘤作用，又能最大可能地降低毒性。

■ 4. 水蛭唾液腺分泌物

我国药用蛭记载最早见于《神农本草经》，谓其味咸、平，能逐恶血、瘀血，利水道，主治月闭、血瘕积聚、无子。药典记载：水蛭味咸、苦，性平，有小毒，归肝经。在中医中，水蛭以炮制的水蛭全虫入药。入药水蛭多为吸血蛭。吸血蛭是一种吸血的环节动物，为了成功地从宿主吸血，进化出了各种抗凝血分子抵抗宿主的凝血机制。吸血蛭类动物唾液中含有组胺、5-羟色胺、甾类激素、甾类调节剂、酶类、蛋白抑制剂和抗菌成分，这些成分具有抗凝、增加血液循环、溶栓、血管舒张、抗炎和抑菌的功能。吸血蛭多肽多为蛋白酶抑制剂，主要包括kazal

型、kunitz型和非典型的丝氨酸蛋白酶抑制剂。这些抑制剂许多都作用于凝血系统，例如凝血酶（thrombin）抑制剂，凝血因子Ⅹa、Ⅺa抑制剂。有些成分可以抑制血小板聚集，从而达到抗凝作用。水蛭唾液腺分泌的主要抗凝血物质水蛭素及其修饰物已经开发成临床药物。虽然已开发生产了水蛭注射液、水蛭冻干粉2种剂型的中成药，但临床上大部分水蛭还是以饮片入处方中配伍应用为主。

5. 芋螺毒素

芋螺是珊瑚礁生物群的一个组成部分，遍及世界各暖海区，全世界约有500种。我国沿海芋螺一共记录81种，绝大多数见于西沙群岛、海南岛南部及台湾，为典型热带种类，仅少数分布到海南岛北部及广西和广东大陆沿岸，个别延伸到东海。不同标本在外形、色泽、花纹等方面有明显差异，常以这些特征命名。根据芋螺的食性可将芋螺分为3类：食鱼芋螺、食螺芋螺、食虫芋螺，其中以食鱼芋螺的毒性最大，食螺芋螺次之。全世界有5万多种芋螺毒素，它是一个极其丰富的天然肽库，其相对分子质量小，结构新颖，对离子通道、膜受体具有高度选择性和亲和力，因而具有广阔的应用前景和潜在的开发价值。芋螺毒素的作用靶点主要包括配体门控离子通道（乙酰胆碱受体、NMDA受体等）、电压门控离子通道（钠、钾、钙等离子通道）以及G蛋白偶联受体等。其中，很多作用靶点直接与疼痛有关，还有些靶点通过介导其他受体或离子通道而间接影响疼痛的响应及传导。

6. 蜥蜴毒液

早在19世纪，生活在北美大陆西南部的毒蜥属（*Heloderma*）蜥蜴已被认识到是产毒物种。人被毒蜥属蜥蜴咬伤可引起一系列复杂的症状，包括极度疼痛、急性局部肿胀、恶心、发热、低血压及凝血障碍。蜥蜴的毒液中含有多种不同的蛋白质和多肽，包括透明质酸酶、磷脂酶A_2、激肽释放酶样蛋白酶、helokinestatin、helofensin，以及包括激动肽（exendin）在内的生物活性肽。艾塞那肽（exenatide）是大毒蜥唾液腺分泌物中的类胰高血糖素样肽-1（GLP-1）物质毒蜥激动肽-4（exendin-4）的人工合成物。研究者在原肽的基础上进行了各种结构改造及对肽链的修饰，以提高产量、增加稳定性和生物活性以及便于制剂。Exenatide及其类似物的应用领域将不断拓展到治疗肥胖、心血管疾病和预防阿尔茨海默病等疾病。

7. 海葵毒素

海葵（actiniaria）是一种长在水中的食肉动物。它属于刺胞动物，六放珊瑚亚纲的一目，是一种构造非常简单的动物。虽然海葵看上去很像花朵，但其实是捕食性动物，它的几十条触手上都有一种特殊的刺细胞，能释放毒素。海葵神经毒素主要作用于细胞膜上的钠、钾等离子通道，通过改变通道活性而起到特定生物活性。部分海葵多肽类神经毒素具有增强心肌收缩力的活性，这类多肽与神经和肌肉的快速电压依赖性钠离子通道结合，可引起钠离子通道开放而导致心肌收缩力增强，它们的强心作用不受利血平及α、β-肾上腺受体阻断剂的影响。海葵*Stichodactyla helianthus*中的神经毒素ShK是一种强烈的$K_V1.3$通道阻断剂，而$K_V1.3$离子通道在由T和B淋巴细胞引起的自身免疫紊乱中起到很重要的作用。

（三）有毒动物毒素药物研发热点

1. 上市药物

目前约有60种肽类药物上市，2010年的销售额约为130亿美元。此外还有数十种动物毒素来源药物处于临床阶段。最早开发为药物的动物毒素是从南美矛头蝮中分离的一个血管紧张素转化酶抑制剂。在此基础上，1971年合成了舒缓激肽增强三肽。1981年，经过结构改造成功研发出可口服的卡托普利，成为治疗高血压的常规药物。卡托普利的成功极大鼓舞了从动物毒素中开发其他药物。同一时期，国内也开发了一些酶类毒素药物，来源于尖吻蝮和蛇岛蝮的“去纤酶”等也成功地应用于临床。但除蛇毒来源的酶类被用于血栓的治疗外，非酶类药物的研发进展很缓慢。直到1998年才研发出了作用于血小板膜糖蛋白（GP）IIb/IIIa受体的药物依替巴肽（eptifibatide）和替罗非班（tirofiban）。它们可以抑制血小板聚集，从而防止血液凝固。依替巴肽和替罗非班的结构都是模拟蛇毒来源的含有“精氨酸（R）-甘氨酸（G）-天冬氨酸（D）”三肽序列的去整合素多肽。在临床中，它们被用于冠心病的治疗和预防。芋螺多肽毒素具有结构丰富、功能多样的特点。于2004年被美国食品药品监督管理局（FDA）许可上市的齐考诺肽（ziconotide），用于治疗多种慢性疼痛。它特异性地作用于钙离子通道2.2亚型，可阻断沿着脊髓传导的痛觉信号。此外来源于水蛭唾液腺用于治疗血栓的水蛭素（hirudin）和来源于蜥蜴唾液腺的用于治疗糖尿病的GPL-1也是成功案例。水蛭素为特异性的凝血酶抑制剂，而GPL-1能够抑制胰高血糖素受体。国内在20世纪80年代克痛宁注射液研制的基础上，开发了眼镜蛇毒素来源的口服镇痛药克洛曲片。

2. 临床阶段药物

自20世纪80年代以来，有多种动物毒素来源的多肽进行了临床试验。其中一些因为疗效和副作用等已经退出临床试验。在齐考诺肽之后，研究开发了很多的芋螺毒素。例如ω-conotoxin CVID在临床试验中因为副作用而失败。另外一个芋螺毒素α-conotoxin Vc1.1，在临床试验中证明疗效不高；这可能也与它自身复杂的作用机制有关。最早鉴定出它是一个乙酰胆碱受体抑制剂，而之后的研究发现它通过作用于GABA-B受体引起钙离子电流下降而抑制疼痛。Xen2174是合成的芋螺毒素χ-conopeptide Mr1A的类似物，它可以抑制神经元吸收肾上腺素而在动物实验中有很好的镇痛效果。在临床试验中发现它具有剂量依赖的毒性。从蝎子来源的蝎氯毒素（chlorotoxin）可以抑制氯离子通道，而且还可以抑制基质金属蛋白酶，具有用于治疗胶质瘤的潜力，也可以用于其他治疗药物锚定肿瘤细胞。

虽然有很多毒素药物退出了临床试验， 但是还有很多不断进入临床。蛇毒来源的心房利钠尿肽类似物DNP与人源C-型心房利钠尿肽结合成的新结构分子CD-NP，可以激活心房利钠尿肽受体A和B。它在慢性心力衰竭病人中的临床药物代谢动力学、药效学、安全性、耐受性试验已经完成，具有较好的效果。海葵毒素来源的合成多肽ShK-186是一种钾离子通道抑制剂，已经完成Ⅰ期临床试验。它可以通过抑制K_V1.3离子通道来治疗T细胞自身免疫性疾病，如多发性硬化等。河豚毒素（tetrodotoxin，TTX）可以抑制多种钠离子通道亚型，它作为治疗晚期癌症药物，Ⅰ期临床试验已经结束，初期结果显示它能够明显减轻病人的疼痛反应。另外一个眼镜蛇来源的神经毒cobratoxin经过修饰减毒后可以刺激T细胞的细胞因子分泌，已经完成多发性硬化、运动神经元疾病、病毒感染等临床试验。

■ 3.更多的候选分子

还有更多的动物毒素在进行临床前研发。人们对芋螺毒素的热情毫无减退。2012年报道了98个很有希望的芋螺毒素，它们分别为神经或者心脏保护性的芋螺多肽。其中包括作用于NMDA受体的conantokin以及其他一些钾离子通道抑制剂。还有一些芋螺毒素作用于钠离子通道和其他受体，如乙酰胆碱受体、神经紧张素受体、去甲肾上腺素受体、5-羟色胺受体等。例如μ-conotoxin因具有持续镇痛的作用，被选进入临床开发。

其他动物如蜘蛛、蛇、蝎子、蜜蜂、马蜂来源的毒素，也都被证明对疾病治疗有效，其作用多体现在镇痛和癫痫治疗方面。例如蜘蛛来源的PcTx1可以抑制酸敏感离子通道1a（ASIC1a），可以用于镇痛药物的开发。来源于澳大利亚蛇类的毒素被用于止血，预防失血、内出血、心力衰竭等治疗药物的开发。蛇毒来源的毒素也具有镇痛效果，例如眼镜王蛇来源的毒素prohanin虽然是一个乙酰胆碱受体抑制剂，但是不会引起肌肉麻痹，它可能作用于一氧化氮相关途径。美洲响尾蛇来源的14肽crotalphine作用于阿片受体，其作用机制还包括一氧化氮途径。2012年在黑色曼巴蛇中发现了可以镇痛的多肽，这个多肽是三指环毒素家族（three-finger toxin family）的新成员，这一成分被命名为mambalgin，可以抑制外周和中枢的酸敏感离子通道，在多个疼痛模型中证明有效。另外一个具有运用前景的多肽是来源于蜈蚣的具有47个氨基酸的$Na_V1.7$抑制剂μ-SLPTX-Ssm6a。它对$Na_V1.7$具有高度选择性，对其他离子通道没有作用或作用很弱。通过小鼠镇痛动物模型研究表明，μ-SLPTX-Ssm6a具有比吗啡更强的镇痛作用。

湖南师范大学与北京大学未名生物工程公司合作研究的N型钙通道阻滞剂HWAP-I作为具有很强镇痛作用的国家一类新药，已完成临床前研究，获得进入临床试验批文。军事医学科学院从芋螺中发现的专一作用于N型钙通道阻滞剂SO-3，镇痛活性高于临床药物MVIIA。2011年上海大学相关实验室针对东亚钳蝎多肽毒素的系统动物疼痛或镇痛行为学模型研究，表明我国蝎毒中含有多种致痛、镇痛或致癫痫、抗癫痫的作用于钠或钾通道的活性成分。中国科学院昆明动物研究所发现超过1000种抗菌肽，其中来源于金环蛇毒和蛙皮肤的抗菌肽被国际同行评价为最具潜力的抗感染候选药物。从传统药材虻虫中识别了大量的活性物质，这些活性物质主要作用于宿主的心血管系统和免疫系统，发挥抗血液凝固、抗血栓和抗免疫排斥反应等作用；从蛙类皮肤中识别了20种抗氧化多肽，这些多肽具有强大和快速的氧化自由基清除能力，由这些多肽组成的抗氧化体系被称为“第三套抗氧化系统”。从两栖动物皮肤中发现多个具有促进皮肤伤口愈合的多肽，细胞和动物模型研究表明，它们可以促进细胞的迁移和黏附，促进皮肤损伤动物模型皮肤愈合。它们通过激活NF-κB和c-Jun细胞信号通路而导致转化生长因子（TGF-β）的表达上调，进而再通过活化TGF-β的下游Smads通路而发挥一系列的细胞效应。该类小肽能促进内源性促创伤愈合因子TGF-β1的表达而不产生促有丝分裂活性。从少棘蜈蚣毒液中分离得到一个多肽，可以调控疼痛相关的TRPV1通道。同样来源于少棘蜈蚣的一个$K_V1.3$离子通道抑制剂κ-SLPTX-Ssm4a 专一结合在$K_V1.3$通道上，能够有效抑制T细胞的增殖，但对T细胞没有杀伤性。另外，它可以有效抑制肿瘤坏死因子（TNF-α）、白细胞介素-2（IL-2）、白细胞介素-23（IL-23）等许多与牛皮癣发病相关的细胞因子表达量。

（四）发展趋势

总体来说，大分子多肽蛋白药物开发的成功率要高于小分子化合物。此类药物退出临床的主要原因为无效（30%）、毒性（30%）、商业原因（20%），成功率为10%左右。从动物毒素药物开发的成功和失败当中，应该注意以下问题。

■ 1. 毒素分子挖掘和功能评价技术

由于动物毒素的有效成分大多数是多肽和蛋白类，而多肽与蛋白质的生物活性容易受到破坏，因此需要比较温和与低温的提取与分离纯化环境，对整个提取与分离纯化过程需要比较苛刻的管理与操作，才可能保证动物毒素有效成分的功能与活性不被破坏。在对动物毒素的有效成分进行功能识别时，需要选择合适、更为敏感的细胞模型与动物模型。整合多种生物信息学技术、结构测定技术、蛋白质组学技术、电生理技术、分子生物学技术、细胞生物学技术、动物行为学和动物模型，并注重技术创新。

■ 2. 有效性和毒性验证模型

虽然基因组学和其他现代技术的发展迅速，但是目前还不能非常有效地证明单一作用靶点能决定疾病的进程。运用系统性的生物学功能分析往往可以正确反映疾病的病理学。为了提高有效性，在动物毒素药物开发中必须兼顾高通量筛选和系统性评估。不同物种的同一生理过程中的关键靶点可能是不同的，在采用动物模型评价毒性和药效时，应该摸索合适的动物模型。尽量采用和人类较为接近的树鼩、猕猴等动物模型。

■ 3. 以毒素分子为工具进行人类重大疾病机制的研究

自然界上亿年的“加速进化选择”赋予了动物毒素高活力、高专一性和多样性。它们可以作用于人体的多种器官和组织。它们的分子结构和很多人类分子具有同源性。促进动物毒素的多样性与结构特征、非膜蛋白分子靶点和细胞膜通道及受体的选择性、动物毒素与膜通道及受体相互作用、动物毒素应用基础等研究，形成后基因组时代以动物毒素功能为基础，以解析重大疾病发病机制、发现新药物作用靶点和创制动物毒素药物为导向的创新药物研发网络体系和平台，才能为毒素药物研发提供强有力的理论和技术支撑。

■ 4. 中国特有有毒动物类资源的调查、保护

加强有毒动物及其生存环境的保护，对资源量较少的种类应设立专门的自然保护区。对有毒动物的生态习性、繁殖规律、资源量和可更新能力进行调查研究。建立养殖基地，开展对珍稀、濒危有毒动物的人工养殖、放养等。在资源调查的基础上，建立和完善动物毒素资源库（毒素基因文库、多肽毒素组学库、有毒动物种质资源库等）与数据库。同时要注意知识产权的保护。这些工作对有毒动物伤害的防治与有毒动物资源的保护、新品种药材开发和可持续利用有着深远的意义。

■ 5. 动物毒素药物开发的未来

许多动物毒素是高效、专一的酶，是离子通道和受体的抑制剂或激活剂，是解析人类重大疾

病机制的工具和治疗人类疾病的优秀先导药物分子，有巨大的临床应用潜力。但是在毒素多肽药物开发中有一些制约因素，如半衰期短、稳定性差、给药方式特殊、口服生物利用度低等，因此有必要对它们进行优化，突破上述局限。利用动物毒素的生物活性治疗人类疾病仍然面临挑战，但是很多功能筛选、优化和设计方法已经证实可行。相信随着这些技术手段的发展以及对人类重大疾病机制认识的加深，我们可以筛选、优化和设计出更加优秀的酶、通道和受体靶向分子，生产能克服临床使用局限性的优良药物。

八、动物药材新产品研发

（一）产品研发现状

1. 含动物类中药成方制剂

《中国药典》2020年版一部收载中成药制剂1592种，其中含动物类中药的达507种，占总制剂数的31.80%（见表1–33）。

表1–33 《中国药典》2020年版一部含动物类中药成方制剂品种

编号	药材名称	药用部位	制剂数量	制剂数量占比 /%	网上查询数量	网上查询数量占比 /%
1	人工牛黄	合成体	69	13.61	97	6.41
2	人工麝香	合成体	67	13.21	39	2.58
3	地龙	全体	50	9.86	3	0.20
4	珍珠	贝壳	34	6.71	29	1.92
5	水牛角浓缩粉	角	36	7.10	5	0.33
6	土鳖虫	全体	33	6.51	0	0.00
7	珍珠母	贝壳	34	6.71	0	0.00
8	僵蚕	全体	36	7.10	0	0.00
9	全蝎	全体	34	6.71	0	0.00
10	蝉蜕	蜕壳	37	7.30	0	0.00
11	阿胶	驴皮胶	36	7.10	106	7.01
12	牡蛎	贝壳	29	5.72	7	0.46
13	天然牛黄	胆结石	23	4.54	0	0.00
14	海螵蛸	内壳	24	4.73	0	0.00
15	鹿茸	幼角	19	3.75	12	0.79

续表

编号	药材名称	药用部位	制剂数量	制剂数量占比 /%	网上查询数量	网上查询数量占比 /%
16	水蛭	全体	25	4.93	0	0.00
17	羚羊角	角	17	3.35	6	0.40
18	鸡内金	胃内壁	6	1.18	3	0.20
19	蜈蚣	全体	20	3.94	1	0.07
20	龟甲	背腹甲	9	1.78	3	0.20
21	熊胆粉	胆汁	13	2.56	5	0.33
22	蟾酥	分泌液	12	2.37	6	0.40
23	麝香	香囊分泌物	11	2.17	0	0.00
24	水牛角	角	10	1.97	2	0.13
25	猪去氧胆酸	提取物	8	1.58	1	0.07
26	珍珠层粉	贝壳	12	2.37	2	0.13
27	鳖甲	背甲	4	0.79	6	0.40
28	鹿角胶	骨化角	8	1.58	2	0.13
29	蛇胆汁	胆汁	8	1.58	3	0.20
30	鹿角霜	骨化角	9	1.78	0	0.00
31	五倍子	虫瘿	8	1.58	1	0.07
32	醋龟甲	背腹甲	14	2.76	0	0.00
33	乌梢蛇	全体	8	1.58	0	0.00
34	鹿角	骨化角	8	1.58	2	0.13
35	猪胆汁粉	提取物	23	4.54	0	0.00
36	羚羊角粉	角	6	1.18	0	0.00
37	蛤蚧	全体	5	0.99	15	0.99
38	蛤壳	贝壳	6	1.18	0	0.00
39	金钱白花蛇	全体	4	0.79	1	0.07
40	血余炭	人发	3	0.59	0	0.00
41	龟甲胶	背腹甲	3	0.59	2	0.13
42	蕲蛇	全体	3	0.59	3	0.20
43	乌鸡	全体	3	0.59	19	1.26
44	山羊角	角	3	0.59	0	0.00
45	雄蚕蛾	全体	1	0.20	0	0.00
46	石决明	贝壳	7	1.38	0	0.00

续表

编号	药材名称	药用部位	制剂数量	制剂数量占比 /%	网上查询数量	网上查询数量占比 /%
47	琥珀	化石	3	0.59	28	1.85
48	阿胶珠	驴皮胶	2	0.39	0	0.00
49	狗鞭	阴茎和睾丸	2	0.39	0	0.00
50	海马	全体	2	0.39	10	0.66
51	虻虫	全体	2	0.39	0	0.00
52	牛胆汁	胆汁	2	0.39	0	0.00
53	桑螵蛸	卵鞘	2	0.39	0	0.00
54	蛇胆	全胆囊	1	0.20	28	1.85
55	羊骨	骨	2	0.39	0	0.00
56	制蟾酥	分泌液	2	0.39	0	0.00
57	斑蝥	全体	2	0.39	13	0.86
58	醋鸡内金	胃内壁	2	0.39	0	0.00
59	醋山甲	鳞甲	2	0.39	0	0.00
60	干蟾	全体	1	0.39	0	0.00
61	鹿心粉	心	2	0.39	0	0.00
62	牛胆粉	胆	1	0.20	0	0.00
63	蛇蜕	皮膜	2	0.39	0	0.00
64	体外培育牛黄	全体	2	0.39	3	0.20
65	羊胆	胆	2	0.39	1	0.07
66	炙鸡骨	骨	1	0.20	0	0.00
67	龙骨	化石	14	2.76	3	0.20
68	鳖甲胶	背甲	1	0.20	1	0.07
69	刺猬皮	外皮	1	0.20	0	0.00
70	鹅胆粉	胆汁	1	0.20	0	0.00
71	蜂房	巢	1	0.20	0	0.00
72	胡蜂	全体	1	0.20	0	0.00
73	酒蕲蛇	全体	1	0.20	0	0.00
74	鹿血	血	1	0.20	0	0.00
75	鹿尾	尾	1	0.20	2	0.13
76	麻雀	全体	1	0.20	0	0.00
77	牛角尖粉	角	1	0.20	0	0.00

续表

编号	药材名称	药用部位	制剂数量	制剂数量占比 /%	网上查询数量	网上查询数量占比 /%
78	牛乳	乳	2	0.39	0	0.00
79	牛髓	髓	1	0.20	0	0.00
80	牛心粉	心	1	0.20	0	0.00
81	螃蟹	全体	1	0.20	1	0.07
82	全鹿干	皮、肉、骨、血	1	0.20	0	0.00
83	蛇肉	肉	2	0.39	0	0.00
84	瓦楞子	贝壳	1	0.20	0	0.00
85	羊肝	肝	0	0.00	4	0.26
86	羊肉	肉	1	0.20	0	0.00
87	猪脊髓	脊髓	1	0.20	0	0.00
88	蜂蜜	蜜	1	0.20	2	0.13
89	蜂蜡	分泌物	1	0.20	2	0.13
90	蜂胶	胶状物	1	0.20	4	0.26
91	五灵脂	粪	15	2.96	0	0.00
92	猪骨	骨	1	0.20	0	0.00
93	猪血	血	1	0.20	0	0.00
94	炒鸡内金	胃内壁	13	2.56	0	0.00
95	醋鳖甲	背甲	6	1.18	0	0.00
96	煅石决明	贝壳	5	0.99	0	0.00

注：①“制剂数量”指药典中含动物药材制剂的数量；“制剂数量占比”指药典中含动物药材制剂的数量占药典制剂总数的百分比；“网上查询数量”指国家药品监督管理局网上查询的药品数量；“网上查询数量占比”指国家药品监督管理局网上查询的药品数量占药品总数的百分比。②牛黄和麝香所查数据分别计入人工牛黄和人工麝香项下。

通过对国家药品监督管理局网站（https：//www.nmpa.gov.cn/）上查询药品数据的统计分析发现，动物药材使用频次以人工麝香、人工牛黄、珍珠和阿胶为最高[57]，约占所有动物药材使用频次的56%，这些动物药材占据药品开发优势地位，主要是由其疗效显著、难以替代的特点所决定。仅以人工麝香为例，探究因濒危导致用药断缺，又经研发成功代用品使众多经典名药恢复生产与使用的过程，可供其他同类药材研发参考。

1988年原麝*Moschus moschiferus* Linnaeus、林麝*Moschus berezovskii* Flerov、马麝*Moschus sifanicus* Przewalski被国务院列入首批《国家重点保护野生动物名录》（二级），2003 年又被调整为国家一级重点保护野生动物，禁止使用天然麝香。但数百种中成药都含有麝香，包括安宫牛黄丸、局方至宝散、西黄丸、紫雪丹、大活络丹、苏合香丸、六神丸等国宝级中成药。麝香原料匮乏而难以组方制药，无法缓解重症难症临床用药的实际需要，国家决定立项人工麝香研究。

2016年1月8日，2015年度国家科技进步奖正式出炉，“人工麝香研制及其产业化”项目获得国家科学技术进步奖一等奖。历经约30个春秋，人工麝香研制成功，业内普遍认为，其在科研、药用、生态、环保、经济等多个方面的独特价值[58]，几乎可以与屠呦呦研究员获诺贝尔生理学或医学奖的青蒿素相媲美，与“青蒿素研制及其产业化”项目一样，“人工麝香研制及其产业化”项目代表了我国中药研发的最高水平。青蒿素与人工麝香的研发成功，是深入发掘祖国中医药宝库精华，充分发挥中医药独特优势，并以中医药理论为指导，与现代科学技术相结合的充分体现，是中药资源原创性创新典范，为中药现代化探索出了一条新路径。

非《中国药典》收载动物药材美洲大蠊是近年来开发成功的典型品种。以美洲大蠊为原料的“中药大品种康复新液系统创新及产业化关键技术研究应用”于2017年4月获四川省科学技术进步奖一等奖。早在 2009 年，四川好医生攀西药业有限责任公司就建立了国内首个美洲大蠊良好农业规范（GAP）认证工厂化养殖基地，首次进行了美洲大蠊全基因组和转录组研究，实现了中成药原料药100%来源于规范化、标准化生产；建立了从美洲大蠊原药材、饮片至中成药康复新液的全面质量控制系统，提高了康复新液质量控制水平；并采用网络药理学方法，首次对康复新液药效机制进行研究，初步阐明康复新液的作用机制；首次全面系统评价康复新液针对人体腔道黏膜创面的疗效和安全性，为康复新液在人体腔道黏膜创面治疗的临床研究和应用提供了依据。以美洲大蠊为原料研制的现代中药，广泛用于治疗胃及十二指肠溃疡、溃疡性结肠炎、口腔溃疡及烧烫伤等创面病症。尤其在各种创面的修复上，疗效显著[59]。

目前，该公司科研团队正在开展美洲大蠊抗癌、抗过敏、促进毛发生长等研发工作。

■ 2. 含动物药材保健食品

保健食品自20世纪80年代兴起，经历30年发展，已经成为一新兴产业，并被广大消费者熟知和推崇。该产业每年以30%的速度发展，2015年全国保健品年产值已高达5000亿元。中药保健食品在保健品产业中具有独特优势，中药资源丰富，风味独特，可做保健酒、饮料、糕点等，安全性强，功能确实[60]。动物药材是保健食品中一类非常重要的原料。以《中国药典》2020年版具体动物药材名称为关键词，在国家市场监督管理局网站（http：//www.samr.goo.cn/）查询获得批准上市的保健食品数据并进行统计分析（见表1–34）。

表1–34 《中国药典》2020年版含有动物药材保健食品批准情况

编号	药材名称	药用部位	保健食品批准数量	是否属药食同源品种	是否列入可用于保健食品的物品名单
1	蜂胶	胶状物	532	—	是
2	阿胶	驴皮胶	241	是	—
3	珍珠	贝壳	315	—	是
4	鹿茸	幼角	283	—	—

续表

编号	药材名称	药用部位	保健食品批准数量	是否属药食同源品种	是否列入可用于保健食品的物品名单
5	乌鸡	全体	40	—	—
6	珍珠母	贝壳	18	—	—
7	血余炭	人发	0	—	—
8	牡蛎	贝壳	92	是	—
9	牛乳	乳	15	—	—
10	蜂蜜	蜜	439	是	—
11	海马	全体	17	—	—
12	蛇胆	全胆囊	3	—	—
13	蛤蚧	全体	32	—	是
14	鹿茸血	血	6	—	—
15	鹿尾	尾	8	—	—
16	狗鞭	阴茎和睾丸	4	—	—
17	地龙	全体	8	—	—
18	鹿角	骨化角	9	—	—
19	全蝎	全体	6	—	—
20	蕲蛇	全体	1	—	—
21	熊胆粉	胆汁	2	—	—
22	雄蚕蛾	全体	5	—	—

从表1-34可知，应用频次排在前 5 位的动物药材占所有含动物药材保健食品的81.19%，可见这5种动物药材的重要性。随着我国大健康产业战略的实施，有关法律法规和政策的制定与出台，对含有动物药材的保健食品的发展起到至关重要的作用。

我国已获批准含有动物药材的保健食品产品总数为2076个，仅占已批准的国产保健食品的11.68%（总数为17774个），总体技术含量不高，产品功能相对集中，同质现象严重，原料使用和产品剂型分布不均，亟待加强基础性研究，提高研发水平。其产品功能主要集中在免疫调节、抗疲劳、调节血脂、改善骨质疏松、改善胃肠道功能、延缓衰老、营养补充（补充维生素等）。

我国目前保健食品功能的审评主要是根据国家卫生健康委员会认定的保健食品功能学评价检验机构所出具的检验报告，仅凭动物实验和或人体试食试验结果来判定是否具有声称的保健功能。保健功能作用机制不明确，缺乏深入的基础研究资料。因此，经常发生消费者抱着很大期望选用保健食品却达不到预期效果现象。

■ 3. 含动物药材化妆品

以《中国药典》2020年版具体动物药材名称为关键词，在国家药品监督管理局网站

（https：//www.nmpa.goo.cn/）查询获得批准的化妆品数据并进行统计分析（见表1-35）。

表1-35 《中国药典》2020年版含有动物药材化妆品批准情况

编号	药材名称	药用部位	药品监督管理局网上查询化妆品数量
1	珍珠	贝壳	393
2	蜂蜜	蜜	16
3	蜂胶	胶状物	3
4	牛乳	乳	0
5	鹿茸	幼角	3
6	珍珠母	贝壳	0
7	海马	全体	0
8	珍珠层粉	贝壳	1
9	五倍子	虫瘿	1

应用频次最高的2种为珍珠、蜂蜜。珍珠以其美白、抗衰老的特性深受消费者青睐，而蜂蜜则是大多数化妆品的天然基质，故应用频次极高。其他应用频次较低的动物药材获得化妆品批件多数已经过期，为历史批件，也表明其开发的潜力较低。

（二）产品研发方向

加强动物药材基础研究，注重功能因子功能性和安全性研究、功能因子作用机制的研究，逐步揭示动物药材活性成分。通过设计整合药用动物资源，系统解决国人健康问题，遵循国人体质加强相关研究原则，构建以用户为中心模式，着力开展含动物药材新药、保健食品、化妆品等新产品研发。新产品研发应以中医药理论和现代研究成果为基础，注重药用动物资源保护，根据动物生存策略，积极开发具有特定功能和特色的新产品。

近年来，围绕动物药材新产品开发进行了大量工作，应用了许多新技术、新成果，显示出通过延伸产业链提升产品附加值已成为动物药材产业转型的重要举措。动物药材的产品研发，还需进一步提高科技创新能力，坚持走自主创新道路，创新动物药材研发模式，研发出更多的动物药材精品，努力使21世纪成为动物药材世纪。

参考文献

[1] 金海燕. 斑蝥中毒42例及救治[J]. 药物不良反应杂志，2002，4(5)：318-319.
[2] 覃伟生. 一起食用斑蝥中毒事件的调查报告[J]. 应用预防医学，2014，20(1)：64.
[3] 邱赛红，丁雯雯. 全蝎内服所致不良反应及原因分析[J]. 湖南中医杂志，2013，29

（1）：142-143.
[4] 韩丹春，许军. 全蝎中毒性脑病一例[J]. 山东医药，1989，29（5）：37.
[5] 肖贻纯. 蜈蚣、全蝎致神经中毒1例[J]. 中国中药杂志，1996，21（10）：634.
[6] 白宇明，郝近大. 常用动物药中药饮片的不良反应分析[J]. 中国医院药学杂志，2010，30（20）：1799-1801.
[7] 魏征岩. 蟾酥外用中毒死亡一例报告[J]. 中原医刊，1987，14（3）：16.
[8] 彭平建. 炮制水蛭出现不良反应6例[J]. 中国中药杂志，1996，21（10）：634.
[9] 吴玉. 蜈蚣致皮肤过敏1例[J]. 中国误诊学杂志，2008，8（18）：4380.
[10] 尤菊松. 蜈蚣粉过敏1例报告[J]. 四川中医，1991，10（6）：40.
[11] 张洪斌. 全蝎致过敏1例报告[J]. 山东中医杂志，1987，20（2）：19.
[12] 仝征军. 中药地龙过敏致休克1例[J]. 河北中西医结合杂志，1996，5（2）：50.
[13] 王福义，翟丽绪. 口服中药全蝎致全身剥脱性皮炎1例[J]. 时珍国医国药，1999，10（2）：123.
[14] 孙卫东，赵志谦. 全蝎过敏至大疱性表皮坏死松解症死亡1例[J]. 中国中药杂志，1997，22（4）：252.
[15] 孙学高，孙晓兵. 蜈蚣带头足用致中毒性肝炎1例报告[J]. 新中医，2003，35（7）：39.
[16] 雷力力，荆洪英，张立志. 蝎毒康口服液致肝损害[J]. 药物不良反应杂志，2007，9（6）：442.
[17] 荆晓江. 饮用毒蝎泡酒致肾损害1例[J]. 中国实用内科杂志，2004，24（9）：571.
[18] 刘桂珍，林泽毅. 服过量全蝎煎剂致新生儿呼吸抑制报告[J]. 中国中药杂志，1992，17（3）：185.
[19] 张頔，屈哲，霍桂桃，等. 中药注射剂诱发过敏性反应的临床前安全性评价[J]. 药物评价研究，2013，36（4）：241-244.
[20] 梁爱华，易艳，张宇实，等. 中药注射剂的类过敏反应及其风险防控[J]. 中国药学杂志，2015，50（15）：1301-1308.
[21] 韩佳寅，易艳，梁爱华，等. 药物过敏和类过敏临床前评价要求概述[J]. 中国中药杂志，2015，40（14）：2685-2689.
[22] 万德光. 中药品种品质与药效[M]. 上海：上海科学技术出版社，2007：54-68.
[23] 王成芳，李峰. HPCE技术在中药指纹图谱研究的应用进展[J]. 中华中医药学刊，2009，27（7）：1481-1483.
[24] 李峰，张振秋. 动物类药材品质评价研究[M]. 沈阳：辽宁科学技术出版社，2014.
[25] 蔡萍，万丹，肖娟，等. 土鳖虫超微粉体中游离氨基酸的测定及指纹图谱研究[J]. 中成药，2011，33（10）：1645-1648.
[26] 张豁中，温玉麟. 动物活性成分化学[M]. 天津：天津科学技术出版社，1995：27.
[27] 邓聚龙. 灰色理论基础[M]. 武汉：华中科技大学出版社，2002：122-154.

[28] 杨纶标，高英仪．模糊数学原理及应用［M］．广州：华南理工大学出版社，2001：115-125.
[29] 李峰，张振秋，康廷国．灰关联度法评价鹿鞭药材质量研究［J］．中药材，2008，31（2）：189-192.
[30] 李峰．鹿鞭生药学研究［D］．沈阳：辽宁中医学院，2004.
[31] 李峰，姜鸿，康廷国．鹿鞭商品药材中核苷类成分分析［J］．中成药，2009，31（8）：1254-1257.
[32] 丁冠华．动物药材质量评价模式研究（Ⅲ）水蛭、地龙药材商品质量评价［D］．沈阳：辽宁中医学院，2010.
[33] 于源．阿胶药材商品品质评价研究［D］．沈阳：辽宁中医学院，2014.
[34] 国家药典委员会．中华人民共和国药典：一部［M］．2020年版．北京：中国医药科技出版社，2020.
[35] 胡太超，刘玉敏，陶荣珊，等．鹿茸的化学成分及药理作用研究概述［J］．经济动物学报，2015，19（3）：156-162.
[36] 王征，刘建利．冬虫夏草化学成分研究进展［J］．中草药，2009，40（7）：1157-1160.
[37] 王林萍，余意，冯成强．冬虫夏草活性成分及药理作用研究进展［J］．中国中医药信息杂志，2014，21（7）：132-136.
[38] 余建清．龟甲化学、药理研究进展［J］．中医药信息，1992，10（6）：43-44.
[39] 余新建，陈素红，吕圭源．龟甲胶、龟甲"滋阴补肾"药效相关研究概况［J］．当代医学，2009，15（10）：15-17.
[40] 王文君．中药阿胶的临床应用及其药理研究［J］．内蒙古中医药，2007，26（10）：104.
[41] 张建辉，陈建伟，武露凌，等．南方大斑蝥酸水解-丙酮提取物化学成分的GC-MS分析［J］．中国药房，2009，20（30）：2358-2360.
[42] 刘沁，陈建伟，武露凌，等．斑蝥炮制前后脂肪酸成分的GC-MS分析［J］．中国药房，2011，22（19）：1788-1789.
[43] 曾瑶波，刘晓玲，李创军，等．斑蝥化学成分及体外抗肿瘤活性研究［J］．中国中药杂志，2016，41（5）：859-863.
[44] 魏方超，杜娟，未宁宁，等．斑蝥素及其衍生物的研究现状与应用［J］．现代生物医学进展，2012，12（8）：1586-1589.
[45] 罗水平．斑蝥酊治疗斑秃的有效性和安全性研究［J］．新中医，2012，44（7）：90-91.
[46] 杨晓慧，李雁．中药蜈蚣抗肿瘤作用的研究进展［J］．中成药，2017，39（2）：373-377.
[47] 钟毅，周红，伍耀衡，等．刘伟胜教授运用全蝎、蜈蚣治疗恶性肿瘤经验［J］．新中医，2001，33（7）：7-8.
[48] 刘玉清，洪澜，吴宏美，等．全蝎治疗恶性肿瘤的临床研究［J］．热带医学杂志，2003，3（4）：484-488.

[49] 章红燕，何福根，王奇. 全蝎抗肿瘤作用机制及临床应用研究进展［J］. 中国药业，2013，22（1）：95-96.

[50] 孟洪霞，李慧，张爱霞. 全蝎治疗晚期癌症疼痛42例［J］. 时珍国医国药，2000，11（5）：449-450.

[51] 江云，东林勇，邓显之. 虫类药物在临床中的应用［J］. 华西医学，2014，29（2）：391-395.

[52] 彭勇，谭芳. 鲜药研究的回顾与展望［J］. 首都医药，2013，14（5）：45-46.

[53] 王引弟. 张智龙应用抵挡汤临床经验举隅［J］. 中国中医药信息杂志，2011，18（5）：87-88.

[54] 高想，朱良春. 虫类药的应用历史与展望［J］. 中华中医药杂志，2010，25（6）：807-809.

[55] 史磊，张天锡，杜聪颖，等. 中药全蝎活性成分、药理作用及临床应用研究进展［J］. 辽宁中医药大学学报，2015，17（4）：89-91.

[56] 李香玉，王永吉，王烈. 王烈教授善用动物药治疗小儿哮喘经验［J］. 中国中西医结合儿科学，2013，5（3）：204-205.

[57] 刘冠群，吴哲，张娇，等. 山西药用动物应用现状及问题对策探讨［J］. 中国中医药信息杂志，2020，27（11）：10-16.

[58] 朱蔚. 科技攻关与市场转化密切结合的创新典范：人工麝香研制与产业化的成功之路［J］. 中国现代中药，2016，18（1）：1-2.

[59] 高阳阳，耿福能，陈思敏，等. 美洲大蠊的有效成分及相关药理学研究进展［J］. 中国实验方剂学杂志，2021，27（4）：240-250.

[60] 江蕾. 中药保健食品的优势及发展方向［J］. 现代养生，2019（18）：154-155.

各论

Monographs

Study on Medicinal Materials of Animal-Derivative of Chinese Pharmacopoeia

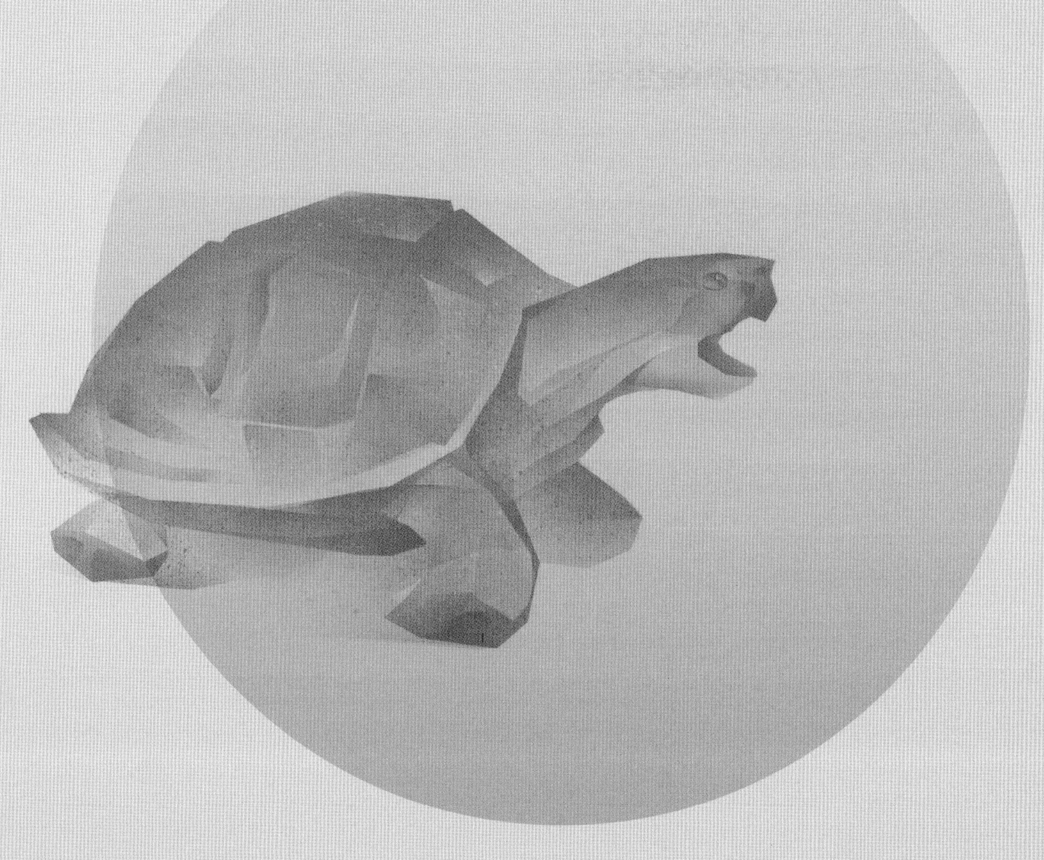

1 人工牛黄 | Rengong Niuhuang

1·5

BOVIS CALCULUS ARTIFACTUS

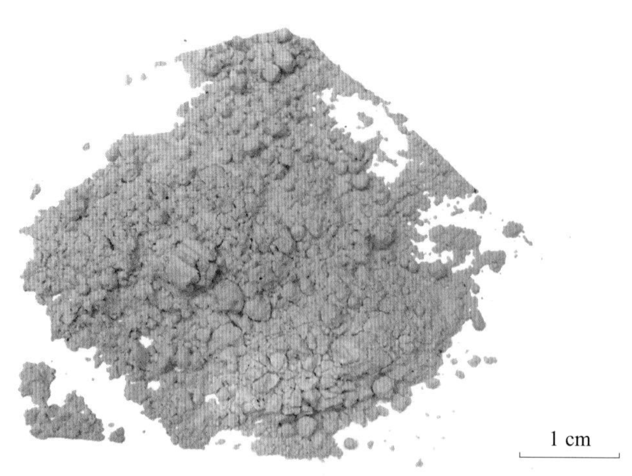

图 2-1-1　人工牛黄

【药典沿革】首载于2005年版一部第4页，分别从来源、性状、鉴别、检查、含量测定、功能与主治、用法与用量、贮藏8个指标对其进行规定，其为牛胆粉、胆酸、猪去氧胆酸、牛磺酸、胆红素、胆固醇、微量元素等制成。2010年版一部第5页，分别从来源、性状、鉴别、检查、含量测定、性味与归经、功能与主治、用法与用量、注意、贮藏10个指标对其进行规定，在2005年版基础上增加了"性味与归经""注意"项。2015年版一部第5页、2020年版一部第5页均有相同规定。

【本草考证】人工牛黄是近年来为缓解天然牛黄不足而研发的新成果，用于替代天然牛黄，未有本草记载。

【药材来源】由牛胆粉、胆酸、猪去氧胆酸、牛磺酸、胆红素、胆固醇、微量元素等加工制成。

【性味归经】甘，凉。归心、肝经。

【功能主治】清热解毒，化痰定惊。用于痰热谵狂，神昏不语，小儿急惊风，咽喉肿痛，口舌生疮，痈肿疔疮。

【道地主产】人工牛黄不受基原动物分布区以及自然因素的影响。目前，生产企业较多。

【资源研究】生产企业较多，资源较为丰富。

【化学成分】人工牛黄是天然牛黄的替代品，含有胆红素、胆绿素、胆固醇、猪去氧胆酸、胆酸、去氧胆酸、牛磺胆酸钠等多种化学成分[1-3]。其中，胆红素是人工牛黄的主要成分，是评价人工牛黄优劣的重要依据[4]。

【鉴别研究】**1.胆汁酸**

（1）薄层扫描法：双波长薄层扫描法（TLCS）测定蒙成药菊花七味胶囊（乌达巴拉-7）中胆酸的含量，线性范围为1.07～5.34 μg，回归方程为$Y=10073.7X-2$，

r=0.9991，平均回收率为99.1%，精密度和重复性均良好[5]。以单波长λ=380 nm为扫描波长，乙酸-硫酸-醋酐（10∶1∶1）为显色剂，对牛黄十三味丸（给旺-13）、红花清肝十三味丸（古日古木-13）两种中蒙成药中胆酸的含量进行了定量研究，平均回收率分别为99.3%、98.5%，相对标准［偏］差（RSD）分别为1.29%、2.27%[6]。用甲醇超声处理，残渣加20%氢氧化钠溶液加热回流，以正己烷-乙酸乙酯-醋酸-甲酸（6∶32∶1∶1）为展开剂，10%磷钼酸乙醇溶液显色，测定蒙成药三臣丸（图喜木勒-3）中胆酸的含量，平均回收率为98.27%（RSD为2.1%），该方法简便、结果准确、重现性好[7]。以异辛烷-乙酸乙酯-冰醋酸（5∶5∶1）为展开剂，测定中成药新雪颗粒中胆酸的含量，平均回收率为97.30%（RSD为2.36%），该方法灵敏度高、分析速度快、重现性好，符合分析要求[8]。

（2）高效液相色谱法：以甲醇-水（75∶25）为流动相，采用末端吸收检测波长λ=210 nm，对牛黄的甲醇提取液直接进样分析测定，一次进样能分离游离型胆酸、去氧胆酸、鹅去氧胆酸及结合型甘氨胆酸，方法简便易行，其中回收率为96.6%，RSD为2.67%[9]。反相高效液相色谱-蒸发光散射检测法同时测定人工牛黄中多组分含量，采用Waters Nova-pak C_{18}色谱柱，以甲醇-水-冰醋酸（80∶20∶0.01）为流动相，蒸发光散射检测器（ELSD）的漂移管温度为105℃，雾化气体（N_2）流速：2.05 SLPM，该法分析简便、结果准确[10]。HPLC-ELSD法测定牛黄蛇胆川贝液中胆酸含量，方法简便，获得的结果较为满意[11]。

（3）胶束毛细管电泳法：胶束电动毛细管电泳法（MECC）对清开灵注射液中有效成分去氧胆酸、胆酸等进行定量检测，其含量分别为0.760 g/L和0.980 g/L，得到了满意的分离效果[12]。

2. 胆红素

（1）分光光度法：利用Cu^{2+}在碱性条件下催化氧化胆红素并与其氧化产物胆绿素形成蓝色配合物的原理，建立了流动注射分光光度法测定人工牛黄中胆红素，线性范围50～150 μg/ml（r=0.9999），回收率99.7%（RSD=1.7%）[13]。

（2）高效液相色谱法：Agilent C_{18}（4.6 mm × 250 mm，5 μm）色谱柱，甲醇-三氯甲烷-0.1%磷酸溶液（88∶6∶6）为流动相，检测波长449 nm，流速1.0 ml/min，胆红素在6.72～53.76 μg/ml与峰面积呈良好的线性关系，回归方程A=9.918X-16.54，r=0.9982。平均回收率为100.3%（n=6），结果可靠，重现性好[14]。HPLC测定复方氨酚烷胺颗粒中人工牛黄的含量，采用色谱柱SHIMADZU C_{18}色谱柱（4.6 mm × 250 mm，5um），甲醇-三氯甲烷-1%磷酸溶液（80∶14∶6）为流动相，检测波长449 nm，流速1.0 ml/min，胆红素在2.50～17.5 μg/ml内呈良好的线性关系（r=0.9997），平均回收率100.4%，RSD为1.3%（n=9），重复性试验RSD为0.15%（n=9），稳定性也较好，结果满意[15]。对进口牛黄、国产牛黄、人工牛黄和培育牛黄中的胆红素进行测定，胆红素进样0.214～1.926 μg的线性关系良好，精密度试验RSD为2.55%，加样回收率为100.7%[16]。

【制剂研究】 采用HPLC/ELSD/DAD测定清开灵注射液中9种成分的含量，利用HPLC-ELSD测定注射液中胆酸、熊去氧胆酸和猪去氧胆酸3种胆酸的含量，该方法精密度好，重复性和准确性高，可作为清开灵注射液的质量控制方法[17]。用MECC测定人工牛黄及其制剂中3种胆汁酸的含量，采用40 mmol磷酸盐及十二烷基硫酸钠（pH值为9.0），检测波长200 nm，在11 min内测定人工牛黄及4种制剂中胆酸、猪去氧胆酸和鹅去氧胆酸3种胆汁酸的含量，整体回收率在98%～102%，方法准确，为牛黄及其制剂的质量控制提供了依据[18]。以CE测定人工牛黄中胆酸含量，胆酸检测浓度在60.6～970.0 μg/ml范围内线性关系良好（r=0.9980），平均回收率为98%～102%（RSD＜5%），该方法快速、简捷、准确、重现性好，可控制人工牛黄的质量[19]。

【药理作用】 **1. 催眠及解热作用**

通过研究天然牛黄、培育牛黄、人工牛黄经灌胃或腹腔注射对小鼠自发活动的作用，表明 3 种牛黄均有显著的抑制作用[20]。人工牛黄对伤寒及副伤寒甲乙三联苗所致家兔发热具有解热作用[21]。

2. 心肌细胞保护

有效成分牛磺酸能调节由高Ca^{2+}或低Ca^{2+}导致的培育心肌细胞的异常搏动，可使之恢复正常，可缓解由缺氧所致的心肌细胞Ca^{2+}超载与细胞内外Na^{+}紊乱，对缺氧心肌具有良好的保护作用[22]。

3. 降血压作用

以人工牛黄为主要成分的牛黄降压丸对实验性高血压的具有较好的降压作用[23]。

4. 抗炎、调节免疫力

研究表明牛黄复方水煎剂对醋酸致小鼠腹腔毛细血管通透性增强、对二甲苯致小鼠耳郭肿胀及角叉菜胶致大鼠足趾肿胀等急性炎症均有良好的抑制作用[24]。牛黄中所含的牛磺酸可使单核吞噬细胞的吞噬功能增强，对免疫功能亦有一定的促进作用，且可增强小鼠体液免疫能力。牛黄中熊去氧胆酸能够使胆管上皮的人类白细胞抗原表达受到抑制，且能促使淋巴细胞功能恢复正常，促使原发性肝硬化患者淋巴细胞恢复自然杀伤的能力[25]。

【现代临床】 印氏用小儿牛黄清心散治疗小儿急性上呼吸道感染，治疗组患儿总有效率达96%，对照组为71%，治疗组疗效明显优于对照组[26]。焦氏用牛黄益智胶囊治疗脑动脉硬化症患者60例，治疗组总有效率为76.67%，对照组总有效率为56.67%[27]。李氏等用牛黄上清胶囊治疗细菌性角膜炎82例，治疗组痊愈率为80.95%，对照组痊愈率为55.00%，内服牛黄上清胶囊及局部点眼治疗细菌性角膜炎的疗效明显优于单纯局部点眼[28]。童氏等用牛黄解毒片与蜂蜜混合外敷治疗静脉留置针所致静脉炎80例，实验组总有效率为95%，对照组总有效率为75.5%，实验组取得了良好的临床治疗效果[29]。苍氏用牛黄降压片治疗高血压病，总有效率为80%[30]。刘氏等用牛黄解毒片治疗真菌性阴道炎122例，总有效率达87.5%[31]。

【编者评述】 人工牛黄制备方法较多，工艺差异较大，导致人工牛黄质量不稳定。例如不同产地、不同批次人工牛黄中胆红素异构体相对含量有所不同。这势必影响药物疗效以及用药安全。人工牛黄毕竟不等同于天然牛黄，其临床疗效与天然牛黄亦有差异，需继续开展人工牛黄配方及工艺优化研究，建立其有效的药效学评价方法。

参考文献

［1］顾俘云，王燕生．人胆红素结石与牛黄、人工牛黄的主要成分及其含量的比较［J］．中国人民解放军军医进修学院学报，1988（3）：282.

［2］郑笑为，吕扬．4种人工牛黄的X衍射Fourier谱分析［J］．中成药，2000，22（5）：371-373.

［3］曹流，孙冶，曹澜．人工牛黄中胆红素含量测定的影响因素［J］．中国卫生工程学，2005，4（2）：91-92.

［4］黄海萍，谭桂山．人工牛黄中胆红素研究进展［J］．中国药事，2005，19（2）：114-116.

［5］王玉华，赵国丁，钟乃庚，等．薄层扫描法测定蒙成药乌达巴拉-7中胆酸的含量［J］．时珍国医国药，2008，19（1）：128-130.

［6］郝美玲，乌云娜．2种蒙成药中胆酸的薄层扫描含量测定［J］．中国中药杂志，1996，21（9）：546-547.

［7］孙田喜，莫日根高娃，哈斯高娃．薄层扫描法测定蒙成药三臣丸中胆酸的含量［J］．内蒙古民族大学学报，2003，18（3）：229-231.

［8］刘军，邓祝玲．新雪颗粒中胆酸的含量测定［J］．中药材，2001，24（11）：15-16.

［9］范广平，朱静建，王智华．25个牛黄样品胆汁酸的多组分含量研究［J］．中成药，1996，18（5）：39-41.

［10］冯芳，马永建，陈明，等．反相高效液相色谱-蒸发光散射检测法同时测定人工牛黄中多组分含量［J］．药学学报，2000，35（3）：216-219.

［11］杨乐，姚令文．HPLC-ELSD法测定牛黄蛇胆川贝液中胆酸含量的研究［J］．江西中医药，2008，39（4）：66.

［12］杨更亮，宋秀荣，张红医，等．用胶束毛细管电泳法测定清开灵注射液中的有效成分［J］．河北大学学报，1998，18（4）：359-362.

［13］吴韶铭．人工牛黄中胆红素的流动注射分光光度法测定［J］．中国医药工业杂志，2000，31（9）：407-408.

［14］范存霞，孙广友，赵小丽，等．HPLC测定氨金黄敏颗粒中胆红素含量［J］．中国现代中

药，2009，11（12）：36-37.

［15］于如海，马月英. HPLC测定复方氨酚烷胺颗粒中人工牛黄的含量［J］. 中国现代应用药学，2009，26（10）：852-854.

［16］朱孝芸. 牛黄中胆红素的HPLC测定法［J］. 中成药，1994，16（7）：41-42.

［17］YAN S，LUO G，WANG Y，et al. Simultaneous determination of nine components in Qingkailing injection by HPLC/ELSD/DAD and its application to the quality control［J］. J Pharm Biomed Anal，2006，40（4）：889-895.

［18］HU Z，HE L C，ZHANG J，et al. Determination of three bile acids in artificial Calculus Bovis and its medicinal preparations by micellar electrokinetic capillary electrophoresis［J］. Journal of Chromatography B，2006，837（1-2）：11-17.

［19］郑建新，邹登峰. 毛细管电泳法测定人工牛黄中胆酸的含量［J］. 中国药房，2006，17（23）：1817-1818.

［20］袁惠南. 培植牛黄药理作用的研究［J］. 中国中药杂志，1991，16（2）：105-108.

［21］郭淑民，苏燕生，王汝娟. 牛齿根与牛黄的解热及镇静作用比较［J］. 中草药，1996，27（10）：603-605.

［22］SCHAFFER S W，SOLODUSHKO V，KAKHNIASHVILI D. Beneficial effect of taurine depletion on osmotic sodium and calcium loading during chemical hypoxia［J］. American Journal of Physiology Cell Physiology，2002，282（5）： 1113-1120.

［23］王再谟，傅荣周，唐章全. 现代中药临床应用［M］. 北京：人民卫生出版社，2005.

［24］刘明洁，图雅，王洪涛，等. 牛黄复方水煎剂的抗炎作用研究［J］. 中国老年学，2009，29（9）：1067-1069.

［25］刘丽萍，贺承山. 熊去氧胆酸治疗肝脏疾病的作用机制和临床应用进展［J］. 解放军药学学报，2004，20（4）：283-286.

［26］印芳颖，张小飞，钟英杰，等. 小儿牛黄清心散治疗小儿急性上呼吸道感染的临床观察［J］. 现代中西医结合杂志，2012，20（5）：497-498.

［27］焦立红，孙文格，邢筱华. 牛黄益智胶囊的制备及临床应用［J］. 中国药业，2008，3（15）：45.

［28］李良长，欧阳丽. 牛黄上清胶囊治疗细菌性角膜炎临床观察［J］. 湖北中医杂志，2010，7（7）：10-20.

［29］童蓉，段缓，贾杨阳，等. 中成药外敷治疗静脉留置针所致静脉炎的临床观察［J］. 中华全科医学，2010，2（2）：160-161.

［30］苍伟，王颖，唐巍. 牛黄降压片治疗高血压病50例疗效观察［J］. 中外医疗，2011（4）：129.

［31］刘宪鸣. 牛黄解毒片治疗霉菌性阴道炎112例［J］. 中国中医药科技，2005，12（3）：196-197.

2 九香虫 | Jiuxiangchong

1 · 11

ASPONGOPUS

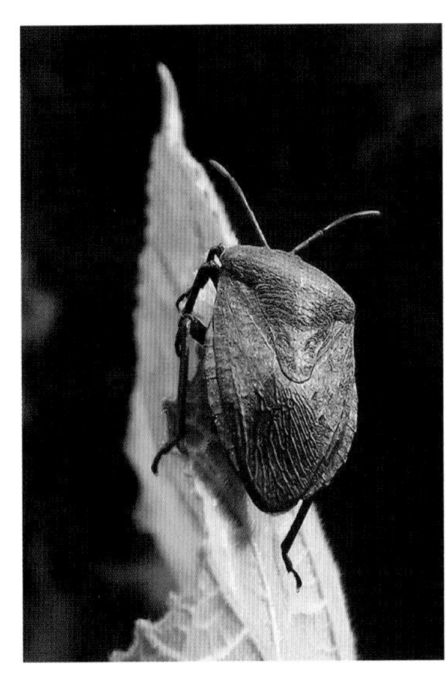
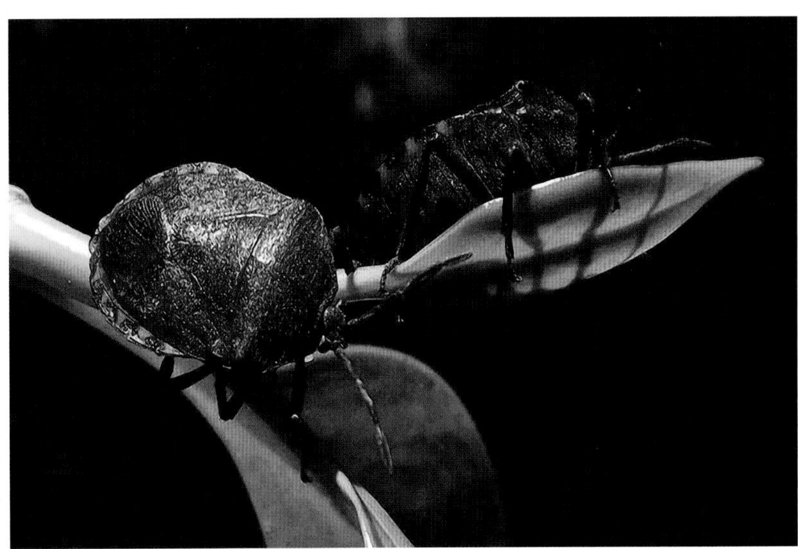

图 2-2-1 九香虫

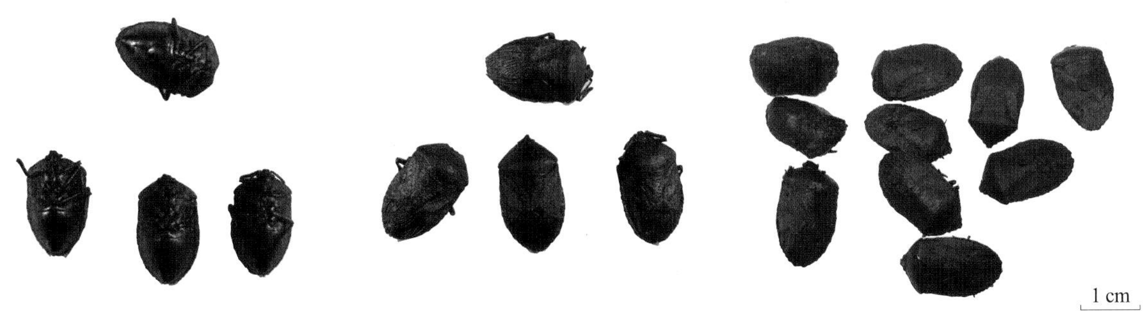

图 2-2-2 九香虫药材及饮片

【药典沿革】 首载于1963年版一部第5页，分别从来源、鉴别、炮炙、性味、功能、主治、用法与用量、贮藏8个指标对其进行规定，其来源为蝽科昆虫九香虫*Aspongopus chinensis* Dallas的干燥全体。1977年版一部第15页，分别从来源、性状、炮制、性味、功能与主治、用法与用量、贮藏7个指标对其进行了规定，将1963年版中“鉴别”项下内容归于该版“性状”项中，“鉴别”项内容缺失，更改“炮炙”为“炮制”，合并了“功能”“主治”项。1985年版一部第6页、1990年版一部第6页、1995年版一部第7页，其规定与1977年版相同，只是增补了归经并与性味合并。2000年版一部第9页、2005年版一部第9页，在1995年版基础上，增加了“检查”和“浸出物”项，并对各指标有所修改和提升。2010年版一部第10页和2015年版一部第11页，将九香虫分为药材和饮片进行描述，药材描述从性状、鉴别、检查、浸出物4个指标进行了规定，饮片描述从炮制、性状、鉴别、检查、浸出物、性味与归经、功能与主治、用法与用量、贮藏9个指标进行了规定，在2005年版基础上增加了“鉴别”

项。2020年版一部第11页，其规定与2015年版基本相同，只是在“检查”项下增补了“水分”和“黄曲霉毒素”指标。

【本草考证】 本品始载于《本草纲目》，曰：“九香虫产贵州永宁卫赤水河中，大小如小指头，状如水黾，身青黑色……咸温无毒，主膈脘滞气，脾肾亏损，壮元阳。”《本草新编》载：“九香虫味甘辛，气微温，入肝肾经，……虫中之至佳者，……以扶衰弱最宜，……亦兴阳之物……”综上形态、习性及功效记述，与今之药材所用九香虫相符。

【药材来源】 蝽科昆虫九香虫*Aspongopus chinensis* Dallas的干燥体。11月至次年3月前捕捉，置适宜容器内，用酒少许将其闷死，取出阴干；或置沸水中烫死，取出，干燥。

【性味归经】 咸，温；归肝、脾、肾经。

【功能主治】 理气止痛，温中助阳。用于胃寒胀痛，肝胃气痛，肾虚阳痿，腰膝酸痛。

【道地主产】 广西、云南、贵州、四川、重庆等。野生或养殖，11月至次年3月前捕捉。以全体椭圆形、紫黑色带铜色光泽者为佳。

【资源研究】 **1. 品种**

九香虫为蝽科昆虫九香虫的干燥全体。广泛分布于江西、安徽、江苏、浙江、湖南、湖北、贵州、四川、云南、广东、广西、福建等省区。近些年来，由于杀虫药剂的大量使用，杀灭了成虫和若虫，单靠野生采集，不能满足中药材的需求，人工养殖九香虫成为趋势。目前，人工养殖方式有室内笼养或田间笼养[1]。

2. 生物学特性

全体椭圆形，一般紫黑色，带铜色光泽。头部狭尖，略呈三角形，头侧叶长于中叶。复眼突出，卵圆形，位于近基部两侧；单眼1对，橙黄色。喙较短，触角5节，第五节黄红色，其余各节均为黑褐色；第一节较粗，圆筒形，其余4节较细长而扁，第2节长于第3节。前胸背板及小盾片均具不规则横皱纹。前胸背板前狭后宽，前缘凹进，后缘略拱出，中部横直，侧角显著，表面密布细刻点，并杂有黑皱纹，前方两侧各有一相当大的眉形区，色泽幽暗，仅中部具刻点。小盾片大，末端钝圆，翅2对，前翅为半鞘翅，棕红色，翅末1/3为膜质，膜片黄褐色，纵脉很密。将翅除去后，可见背部橙红色，有节，近边缘处有1 mm宽的边。足3对，后足最长，跗节3节。腹面密布细刻及皱纹，后胸腹板近前缘区有2个臭孔，位于后足基前外侧，能由此放出臭气。雄虫第9节为生殖节，其端缘弧形，中央为弓凸[2]。

卵初产时乳白色，后逐渐加深为灰白色，中央部分为暗红色；圆柱形，长1.18 ~ 1.28 mm，宽1.08 ~ 1.18 mm，高1.16 ~ 1.25 mm。卵一般一周即可孵化，孵化时若虫从卵的正上方破壳而出。若虫共 5 龄。1 龄若虫刚孵化时为红色，后逐渐加深为暗红色，再到黑色；体长约2.2 mm，宽约1.8 mm，头部梯形，胸部宽大，腹部侧缘具黄白色小斑。2 龄若虫长约4.5 mm，宽约2.4 mm；与 1 龄老虫相似，但在头、胸背面出现微皱，胸部和腹部有金边包围。3 龄若虫长约5.5 mm，宽约3.5 mm；与 2 龄若虫相似，但后足胫节基半部为淡黄色，端半部为黑褐色。4 龄若虫长约7.0 mm，宽约5.0 mm；腹部背面墨绿色，微隆起。5 龄若虫长约12.0 mm，宽约8.0 mm，与4龄相似；头、胸部具有细微颗粒状粉末物质，且有金属光泽，腹部背面分节更加明显。成虫，长16.5 ~ 21.0 mm，宽 9.5 ~ 12.0 mm；似六边形，紫黑色，偶见铜褐色，具有油性光泽。触角 5 节，第二节长于第三节，第五节通常为橘黄色，少见暗红色。前胸背板及小盾片具横皱，似波纹状；前胸背板前端直斜向下，后端微向上隆起；小盾片前端平直，两侧凹陷，末端钝圆；腹部正面（翅下）橘黄色，侧缘每节中间具横点（背面与正面均具有此横点），腹部下方中央深红色。足紫黑，雌虫后足胫节内侧有一椭圆形灰乳白色凹陷，约 2/5 胫节长[3]。

3. 饲养管理

九香虫一般采用小笼和田间网罩的方式养殖。九香虫以成虫越冬，10月至11月上旬陆续进入冬眠。这时在养殖笼内要设置越冬场所。即在笼、网罩内放置石板或水泥板，板与地面之间留有空隙，让成虫在空隙中越冬。地面要保持湿润，既不可干燥，又不能积水。如过于干燥，应洒水保湿，并在四周开好排水沟。板上可铺放稻草保温。九香虫对各种农药均较敏感，应注意防止养殖场周围的农药污染[4]。

4. 饲料

九香虫寄主植物主要为葫芦科植物，如南瓜、冬瓜、丝瓜等。九香虫以寄主植物的汁液为食[5]。对寄主植物应加强管理，常中耕、除草、松土，增施肥料，勤浇水，使其生长茂盛，汁液充足。

5. 病虫害防治

应经常保持养殖场地清洁卫生。成虫冬眠出蛰前，对养殖场用1% ~ 2%甲醛溶液进行一次彻底消毒。九香虫的主要天敌为蚂蚁和蜘蛛。在笼、网罩内发现有蜘蛛，可人工捕捉；发现蚂蚁，应立即找出蚂蚁穴加以堵塞，并在笼、网罩周围撒石灰，或用猪骨等食物引诱蚂蚁[6]聚食集中杀灭。另外在选择养殖场地时，要避开蚁穴场所。

【化学成分】 主要成分为蛋白质、脂肪酸、矿物质、维生素等。

1. 蛋白质

蛋白质占九香虫干重的44.3%，由丝氨酸、苏氨酸、脯氨酸、精氨酸、酪氨酸、天冬氨酸、甘氨酸、苯丙氨酸、胱氨酸、甲硫氨酸、组氨酸、谷氨酸、赖氨酸、亮氨酸、丙氨酸、异亮氨酸、缬氨酸以及色氨酸等组成。其中，含量较多的氨基酸是丝氨酸（20.4%）、苏氨酸（15.5%），而8种人体必需氨基酸含量占氨基酸总量的29.9%[7]。

2. 脂肪酸

九香虫体内油脂中含有脂肪酸（FA）的种类较多，共有12种，分别为软脂油酸、软脂酸、油酸、二十二酸、芥酸、二十四酸、亚油酸、豆蔻酸、花生酸、十四碳-烯酸、硬脂酸、二十二碳二烯酸。其中，含量较多的为软脂油酸、软脂酸和油酸，这3种含量达总油脂的68.6%；有6种不饱和脂肪酸，其含量占总油脂的57.1%，且有一些是人体不能合成的必需脂肪酸[7-8]。

3. 矿物质

药材中含钙、锰、铁、铜、锌等人体所必需的常量和微量元素，镁、钾、磷、锌、铁等元素含量最为丰富[9]。

4. 维生素

含有人体必不可少的维生素A、E、B_1、B_2，其中维生素A含量较高，达到214.4 mg/kg[7]。

5. 核苷类

药材中含尿嘧啶、黄嘌呤和次黄嘌呤，其含量分别为0.0312 mg/g、0.0089 mg/g、0.0123 mg/g[10]。

【鉴别研究】1. 性状鉴别

九香虫与其伪品小皱蝽的前翅均为半鞘翅，其基部革质，端部膜质，但二者在前翅膜质部分的翅脉特征有差异，九香虫前翅膜质部分的翅脉平行，有时有分叉，而小皱蝽前翅膜质部分的翅脉呈网格状分布。该差异在性状上体现在药材背面观的翅部脉纹，用肉眼即可识别[11]。

2. 成分鉴别

有相关学者采用聚丙烯酰胺凝胶电泳（PAGE）对九香虫及其伪品小皱蝽进行了鉴别。研究结果显示，二者有不同的电泳图谱。九香虫的电泳谱带数共13条，其中一级带4条，二级带6条，三级带3条。应用PAGE对5种动物类药材中可溶性蛋白进行电泳分析，以浓缩胶缓冲液研磨法制备样品，3000 r/min离心15 min，分取上清液，7.5%分离胶、2.5%浓缩胶，3 mA的电流条件下，得九香虫在R_f值0.30处有一条谱带。按常规制备试剂和凝胶，分离胶浓度为7.5%，浓缩胶浓度为2.5%。取药材1 g，冰箱冷冻1 h，加4 ml电极缓冲液，研成匀浆状，3000 r/min离心15 min，上清液加入等体积40%蔗糖溶液。吸取40 μl上样于凝胶管中，加溴酚蓝指示剂1滴，以电极缓冲液充满。电泳开始，电流控制在每管1 mA，样品进入分离胶后，加大到每管3 mA，待指示剂行至末端0.5 cm时，停止电泳（电泳时间为4 h）。取出胶条，在12.5%三氯醋酸溶液中固定30 min，浸入染色液（0.5 g考马斯亮蓝R250，溶于乙醇溶液90 ml，加冰醋酸至400 ml），染色过夜。胶条用水冲洗表面染料，用脱色液［冰醋酸-甲醇（38：125）］脱色至清晰。得九香虫可溶性蛋白电泳图，二级带1条，泳动率为0.30%[12]。

3. 含量测定

（1）黄酮类化合物：采用索氏提取仪提取九香虫中黄酮类化合物，用分光光度法测定含量。准确称取九香虫粉末2份，分别用滤纸包裹后置于索氏抽提器中，在70℃恒温水浴锅中石油醚回流4 h，滤纸包裹放入瓷盘中，置于55℃电热恒温真空干燥箱中挥去石油醚；经脱脂并挥去石油醚的滤纸包裹，各自放于索氏抽提器中，用70%乙醇溶液作溶剂，在70℃的恒温水浴锅中回流3 h，抽提液过滤；滤液用旋转蒸发器挥去乙醇至小体积，然后用70%乙醇溶液定容至250 ml，即得供试样品提取液。样品提取液经显色反应后，测定其吸光值，利用芦丁标准曲线及数据处理可测得黄酮含量。九香虫药材中总黄酮含量为11.22 mg/g[13]。

（2）亚油酸：采用高效液相色谱-蒸发光散射检测（HPLC-ELSD）法测定，色谱柱为Prevail-C_{18}（4.6 mm×250.0 mm，5 μm），流动相为乙腈-甲醇（95：5），梯度洗脱，流速为0.8 ml/min，漂移管温度50℃，载气为N_2，体积流量1.2 L/min，柱温35℃；进样10 μl。精密称取样品粗粉0.25 g，置于具塞试管中，加入石油醚5 ml，超声提取20 min，取上清液，重复3次后合并，减压浓缩至无明显醚味，加入少许甲醇溶解，转移至25 ml量瓶中，加甲醇至刻度，摇匀，即得供试品溶液。亚油酸在0.14～0.45 mg/ml范围内线性关系良好（r=0.999）。不同批次九香虫亚油酸含量差异较大，九香虫药材中亚油酸含量为0.72%～4.66%[14]。

（3）"臭气"挥发性成分：采用GC-MS法测定，色谱柱为Agilent AB-5MS（30 m×0.25 mm×0.25 μm）；程序升温45℃保持2 min，以每分钟5℃升至280℃，保持2 min；气化室温度250℃；载气为高纯He，流速1.0 ml/min；进样量1 μl；分流比20：1。质谱条件为离子源温度230℃，四级杆温度150℃；电离方式为EI，电子能量70 eV；溶剂延迟3 min；质量扫描范围20～450 amu。对收集的九香虫臭气进行检测鉴定，总共鉴定出12种成分，其中含量相对较高的有十三烷、反-2-己烯醛、3，4-二甲基-2-己烯，共占总量的97.68%。十三烷为九香虫臭气的主要挥发性成分，占挥发性成分总量的65.956%[15]。

【分子生药】 九香虫在外形上与黑腹兜蝽极其相似，一直困扰着昆虫分类学家。采用DNA条形编码技术对九香虫和黑腹兜蝽进行种间差异及分类研究，获得九香虫和黑腹兜蝽线粒体COI部分序列，分析序列组成及差异，并经计算得出两种物种间的遗传距离为0.043。这一结果支持九香虫与黑腹兜蝽为两个种的分类观点[16]。

【制剂研究】 **1. 工艺研究**

（1）超声波辅助提取技术：以乙醇为溶剂，以超声波作为提取辅助设备，通过单因子试验确定影响黄酮化合物提取的主要因素及其最佳水平范围，通过正交试验确定其最优提取条件，最优工艺条件是料液比1：30，提取时间30 min，乙醇浓度70%，提取温度60℃。在最优工艺条件下测得九香虫药材中黄酮类化合物的含量为17.1 mg/g。影响超声波辅助提取九香虫黄酮化合物的因素按主次依次为料液比、提取时间、醇浓度、提取温度[17]。

（2）石油醚溶剂回流提取：采用石油醚回流法，以正交试验设计探讨温度、提取次数、提取时间、料液比等因素对九香虫脂肪油提取率的影响。结果表明，提取温度影响最小，选择提取次数、提取时间、料液比 3 个因素进行正交试验研究。九香虫脂肪油最优工艺条件为提取3次、每次1.5 h、料液比为1：8，在此条件下九香虫的脂肪油提取率可达38.25%[18]。

（3）超临界CO_2流体萃取技术：采用超临界CO_2流体萃取技术，考察萃取压力、萃取温度、萃取时间对九香虫脂肪油得率的影响。结果表明超临界CO_2萃取中药九香虫脂肪油的最佳工艺条件为温度45℃，压力30 MPa，静态萃取10 min，动态萃取1 h。在此条件下中药九香虫脂肪油的得率为39.44%[19]。

2.质量标准研究

（1）脂肪油薄层鉴别：取九香虫药材粉末0.2 g，20 ml石油醚超声20 min，过滤，残渣5ml石油醚洗涤3次，合并滤液，水浴挥至小体积，石油醚定容至10ml作为供试液。另取油酸为对照品，加石油醚制成每毫升含5 mg的溶液，作为对照溶液。吸取上述溶液各2 μl，分别点于同一硅胶G薄层板上，以石油醚（60～90℃）-乙醚-冰醋酸（36：9：0.9）为展开剂，展缸预饱和20 min，取出，晾干，碘熏至显色清晰[20]。

（2）氨基酸薄层鉴别：取1g药材，20 ml蒸馏水超声提取20 min，过滤，残渣5ml水洗涤3次，滤液水浴蒸干，甲醇定容至2 ml量瓶，静置，取上清液作氨基酸薄层点样用，点样量5 μl；展开系统为正丁醇-冰醋酸-水（4：1：1），展距10～11 cm，二次展开；显色剂为2%茚三酮乙醇液，105℃烘约5 min。显示出清晰的氨基酸薄层斑点[21]。

（3）显微鉴定：粉末棕红色，有特殊香气。经脱脂后的粉末呈棕黄至灰黄色。体壁碎片黄棕色或深棕色体壁碎片，多见，无纹理或具饰纹，有的呈深棕色至红棕色，散布圆形小孔洞；有时可见体壁碎片上的毛窝下多环状肌纤维，少见；鱼鳞状突起型体壁碎片，多见，常呈黄色至棕黄色，表面常有黄色毛窝散在，毛窝较小，直径14～54 μm；另一种棕黄色碎片上具网格状纹理，浅黄色凹窝的中央有短刚毛着生；少数碎片浅黄色，密布疣状或短刺状突起。横纹肌纤维多见，成束或单个，多碎断呈薄片状，淡黄色、棕黄色或无色透明，有细密横纹，明暗相间呈波状纹理，有时呈垂直交错排列。刚毛分粗细两种，粗刚毛，常见，为棕黄色或深棕黄色，长70～160（～220）μm，中部直径10～40 μm，基部直径10～34 μm，基部膨大处直径14～42 μm，多平直或略弯曲，先端稍尖或钝圆，颜色有的稍淡，表面具纵直纹理，接近基部常先稍膨大，后缢缩，有较发达的髓腔，约占其基部直径的1/3，或不具髓腔，刚毛易断裂，常见不规则断裂痕，多自基部断裂，另有极少数粗刚毛非常粗大，呈牛角状弯曲；细刚毛，常见，淡黄色、棕黄色或无色，长60～140（～450）μm，中部直径4.5～14 μm，先端较尖锐，色稍淡，基部渐宽，多自基部断裂，表面纹理多不明显或具细密纵向纹理，多具细髓腔。复眼碎片少见，表面观为正六边形、圆形或类圆形。翅碎片少见，黄色至黄棕色，具多环状纹理的毛窝，毛窝颜色略淡于周围颜色，多为单个散在，偶见2～3个聚在一起，直径20～43（～74）μm。气管碎片偶见，气管壁碎片淡棕色，具棕色螺旋丝，排列成栅栏状，丝间有淡灰色小斑点。有时可见散落的脂肪油滴[22]。

【药理作用】**1. 抗菌作用**

体外实验证实九香虫对革兰阴性菌（伤寒杆菌、甲型副伤寒杆菌和福氏痢疾杆菌）和革兰阳性菌（金黄色葡萄球菌）均有较强的抗菌作用。用凝胶过滤法从血淋巴蛋白分离提纯获得一种小分子肽，分子量为1 ~ 14.4 kDa。该小分子蛋白对大肠杆菌和金黄色葡萄球菌都有抑菌作用，与血淋巴对这两种细菌的抗菌性一致，表明其是九香虫血淋巴中具抗菌作用的主要物质之一。获得一种九香虫抗菌肽CcAMP1，由17个氨基酸残基组成，分子量为1997.37 Da，带1个正电荷，表面有 5个疏水氨基酸。对人工合成的CcAMP1进行抗菌活性检测表明，该抗菌肽与九香虫血淋巴一样对金黄色葡萄球菌等革兰阳性菌和大肠杆菌等革兰阴性菌都有较好的抗菌活性，且对革兰阴性菌的抗菌活性更强[23]。

2. 抗肿瘤作用

通过血清药理学方法，香龙散（半夏、天龙、九香虫、白术等组成）复方可诱导人胃癌细胞（HS-746T）的凋亡，主要作用于癌细胞的DNA复制期，且香龙散含药血清诱导的人胃癌细胞凋亡与药物浓度无直接关系，而无含药血清培养液对人胃癌细胞无诱导凋亡作用，这可能是香龙散抗肿瘤的分子机制之一。扶正攻坚汤是经临床多年应用对肿瘤有良效的经验方，该方由生黄芪、白术、当归、莪术、九香虫、血竭等组成。该方对小鼠S180肉瘤及肝癌实体瘤有明显的抑制作用，经统计学处理，其大、中剂量组能使艾氏腹水癌小鼠生命延长。宋文涛等利用蚕豆根尖微核技术，测定美洲大蠊和九香虫混合成分对环磷酰胺所诱导突变的抑制作用。结果显示美洲大蠊和九香虫混合成分能有效抑制蚕豆根尖细胞微核率的升高，具有很好的抑制突变作用，这为进一步研究美洲大蠊和九香虫混合成分的抗肿瘤作用及其机制提供了依据[24]。采用CCK-8法检测九香虫血淋巴对人乳腺癌MCF-7细胞的抑制作用，结果表明九香虫血淋巴能够显著抑制人乳腺癌MCF-7细胞的生长，且对MCF-7的抑制率呈时间、剂量依赖关系，为中药治疗肿瘤提供参考依据[25]。侯晓晖等采用冷浸法获得九香虫的三氯甲烷浸提物。分析三氯甲烷浸提物对两种癌细胞体外增殖的抑制作用。结果表明九香虫三氯甲烷浸提物能够抑制SGC-7901细胞和Hep G2细胞的体外增殖并呈明显的剂量依赖性，IC_{50}分别为1193.52 μg/ml和964.34 μg/ml。流式细胞术分析表明，三氯甲烷浸提物作用后Hep G2细胞的S期和G_2/M期细胞比例明显降低，G_0/G_1期细胞比例明显升高[26]。刘川燕等以石油醚和甲醇为溶剂，采用连续回流提取法得到九香虫有效成分，探讨九香虫的石油醚和甲醇粗提有效成分对胃癌细胞SGC7901的影响。结果表明用石油醚和甲醇粗提的九香虫有效成分均能抑制SGC7901细胞体外增殖，且呈明显的剂量依赖性。石油醚组和甲醇组IC_{50}分别为52.3 μg/ml、168.8 μg/ml，2种方式获得的粗提物作用于SGC7901细胞后，S期细胞比例升高（$P<0.05$）[27]。

3. 对生殖损伤的修复作用

何志全等利用九香虫探讨了其对大鼠生殖损伤修复的影响。结果表明九香虫修复干预后，睾丸组织结构得到了明显改善，生精小管管腔逐渐变小，基膜逐渐完整，生精上皮细胞层次增多，各级生精细胞排列相对有序，细胞界限逐渐清晰，可推断九香虫具有修复损伤雄性大鼠生殖系统的作用，其机制可能是通过抑制自由基引发的脂质过氧化作用而实现。也有学者利用九香虫对慢性锰中毒的雄性SD大鼠生殖系统损伤进行干预，结果发现九香虫能够修复慢性锰中毒大鼠生殖功能的损伤。这一保护作用可能与其抗氧化作用有关[28]。

4. 促进有效成分转化的作用

王晓玲等在紫芝培养基中添加适量的九香虫，能显著提高紫芝的胞内多糖和胞外三萜类物质的产量。研究发现，在紫芝培养基中添加5%的九香虫，紫芝胞内多糖的产量由原来的75.17 mg/g菌体提高到105.01 mg/g菌体；胞外多糖由原来的24.58 mg/100 ml提高到28.09 mg/100 ml。胞外三萜类物质的含量由原来的132.6 mg/L提高到157.1 mg/L[29]。

【现代临床】 将九香虫挤出的腹腔内容物涂布于血管瘤表面，每日 3 次，连用数日，擦药后皮肤由原红色、暗红色变成黄色，血管瘤面积逐渐缩小，直至消失，恢复正常肤色，不留痕迹，最短治愈时间7天，最长1个月，未见复发。将九香虫用于治疗口腔溃疡，取九香虫6只，香油60 g 。用法：将香油烧开，再将九香虫炸至焦黑后捞出弃之。待油凉后装入瓶内备用。用时将香油涂于溃疡处，每日2～3次，效果确切。利用九香虫治疗胃脘滞痛、胸膈胀满，具体组方为九香虫30 g，陈皮20 g，砂仁10 g，人参10 g，共研细末。每日1次，每服20 g，饭后温开水冲服。以九香虫为主药，佐以理气之品，治疗肝胃气痛经常发作者，收效颇捷。采用疏肝止痛汤（白芍、延胡索、丹参、益母草、郁金、九香虫等）治疗青春期痛经68例，总有效率94.1%。采用温经拈痛胶囊（肉桂、九香虫、小茴香、当归、五灵脂、香附、延胡索、冰片）治疗寒凝血瘀型痛经60例，效果显著。用九香虫汤（九香虫5 g，枸杞子12 g，淫羊藿10 g）治疗阳痿。临床报道治愈肾虚不育症总有效率91%。利用九香虫为主治疗性神经衰弱46例，有效者43例，总有效率为93.5%。从肝治心方（人参、柴胡、白芍、姜黄、熊胆、白芥子、九香虫）有较好的促血管生成作用，并能明显减弱实验性心肌梗死的左心室恶性重构，改善心脏功能，通过上调缺血心肌血管内皮生长因子、Ang1蛋白的表达可能是其重要作用机制。胃宁汤（九香虫、陈皮、半夏、茯苓、厚朴、砂仁等）治疗慢性胃炎68例，总有效率为97.05%。采用温养散结汤（苏梗、九香虫、香椿花、鸡内金各10 g，木香、三棱各6 g，莪术15 g，太子参、生麦芽各30 g）治疗慢性萎缩性胃炎168例，总有效率为72.02%。采用生脉陷胸汤（白参、九香虫、麦冬、法半夏、五味子、桂枝、黄连、瓜蒌、薤 白、丹参、葛根、白芍、炙甘草）治疗冠心病不稳定型心绞痛（气阴两虚兼痰热瘀滞型）疗效显著。

【编者评述】 九香虫为传统药材，分布较广，产量较丰，功效确切。在临床上多用于治疗阳痿、遗精等。九香虫属高脂肪、高蛋白类动物药材，化学成分复杂，《中国药典》中未明确其标志性成分或有效成分，单纯以稀乙醇溶液作溶剂检查九香虫醇溶性浸出物含量的方法，以及浸出物不得少于10%限量标准的规定值得商榷。临床上九香虫制剂以汤剂、丸剂为主，现代新型制剂缺乏。应加强九香虫化学成分、新制剂、药效学，特别是对含九香虫经典方乌龙丸（《摄生众妙方》）等化学成分、药效学、作用机制等的研究。

参考文献

[1] 郭玉红，张庆林. 药食昆虫九香虫的生物学及开发利用研究进展[J]. 时珍国医国药，2015（3）：692-693.

[2] 姚银花. 九香虫的生物学特性及其应用价值[J]. 黔东南民族师范高等专科学校学报，2006（6）：48-49.

[3] 魏超，舒国周，罗会嵩，等. 九香虫的形态特征和生物学特性[J]. 山地农业生物学报，2015（4）：26-30.

[4] 陆善旦. 九香虫养殖技术[J]. 农村新技术，2009（5）：22-23.

[5] 肖铁光，陈永年，游兰韶，等. 九香虫的研究[J]. 昆虫学报，1998（4）：431-434.

[6] 沈鹏，赵秀兰，程登发，等. 红火蚁入侵对本地蚂蚁多样性的影响[J]. 西南师范大学学报（自然科学版），2007（2）：93-97.

[7] 刘伦沛，郁建平. 九香虫的营养成分分析与评价[J]. 食品科学，2008（2）：406-410.

[8] 涂爱国，刘宇文，殷红妹. 气相色谱-质谱联用分析九香虫脂肪油的化学成分[J]. 江西中医药，2012（11）：66-67.

[9] 李俐，李晓飞. 贵州九香虫营养成分分析[J]. 昆虫知识，2010（4）：748-751.

[10] 刘丽芳，金蓉鸾，徐国钧. HPLC法测定10种动物药中尿嘧啶、黄嘌呤、次黄嘌呤、脲苷的含量[J]. 中国中药杂志，1999（2）：9-12，60.

[11] 高源，陈建伟. 九香虫与伪品小皱蝽的性状和显微鉴别[J]. 南京中医药大学学报，2010（3）：226-227，249.

[12] 周新蓓，欧阳荣. 常用中药饮片质量检验[M]. 长沙：湖南科学技术出版社，2006，627-627.

[13] 刘伦沛. 九香虫黄酮类化合物的提取及含量测定[J]. 凯里学院学报，2011（6）：53-56.

[14] 王新雨，郑晓媚，谭晓梅. HPLC-ELSD法同时测定九香虫中的亚油酸、油酸及软脂酸[J]. 中成药，2015（7）：1522-1525.

[15] 侯晓晖，李晓飞，孙廷. 九香虫“臭气”挥发性成分的GC-MS分析［J］. 广东农业科学，2012（18）：133-134.

[16] 郭建军，谢家楠. 基于DNA条形编码技术的九香虫与黑腹兜蝽的分子鉴定［J］. 贵州农业科学，2012（11）：124-125，128.

[17] 刘伦沛. 超声波辅助提取九香虫黄酮化合物的工艺研究［J］. 食品工业，2012（5）：43-47.

[18] 李会芳，杨景娇. 正交设计优化九香虫脂肪油的提取工艺［J］. 山西中医学院学报，2013（1）：30-32.

[19] 李会芳，许剑侠，杜俊明. 正交设计优化九香虫脂肪油超临界CO_2萃取工艺［J］. 山西中医学院学报，2015（2）：30-32.

[20] 张颖，陈建伟，高源. 九香虫资源鉴定、化学、药理与药食应用研究［J］. 亚太传统医药，2009（9）：44-47.

[21] 高源. 九香虫品质评价及药效学初步研究［D］. 南京：南京中医药大学，2010.

[22] 肖培根. 新编中药志：第四卷［M］. 北京：化学工业出版社，2002：298-301.

[23] 李尚伟，赵柏松，杜娟. 九香虫抗菌肽CcAMP1的分离纯化和抗菌活性检测［J］. 昆虫学报，2015（6）：610-616.

[24] 任青华，于洪琴，李晓冰，等. 扶正攻坚汤抗肿瘤的实验研究［J］. 中国中西医结合杂志，1995（S1）：259-260.

[25] 杨佳琪，檀军，曹米兰，等. CCK-8法检测九香虫血淋巴对人乳腺癌MCF-7细胞增殖的抑制作用［J］. 环境昆虫学报，2017（1）：193-197，220.

[26] 侯晓晖，孙廷，李晓飞. 九香虫三氯甲烷浸提物对两种癌细胞增殖和周期的影响［J］. 中成药，2012（12）：2278-2281.

[27] 刘川燕，张莉，侯晓晖，等. 九香虫的石油醚及甲醇粗提物对SGC7901细胞增殖和细胞周期的影响［J］. 山东医药，2014（6）：32-34.

[28] 何志全，孙志诚，张莉，等. 九香虫对大鼠生殖损伤的修复机制探讨［J］. 中成药，2016（4）：924-927.

[29] 王晓玲. 九香虫对紫芝发酵生产紫芝多糖和紫芝三萜的影响研究［D］. 长沙：中南林学院，2005.

3 土鳖虫（䗪虫）| Tubiechong

1 · 19

EUPOLYPHAGA STELEOPHAGA

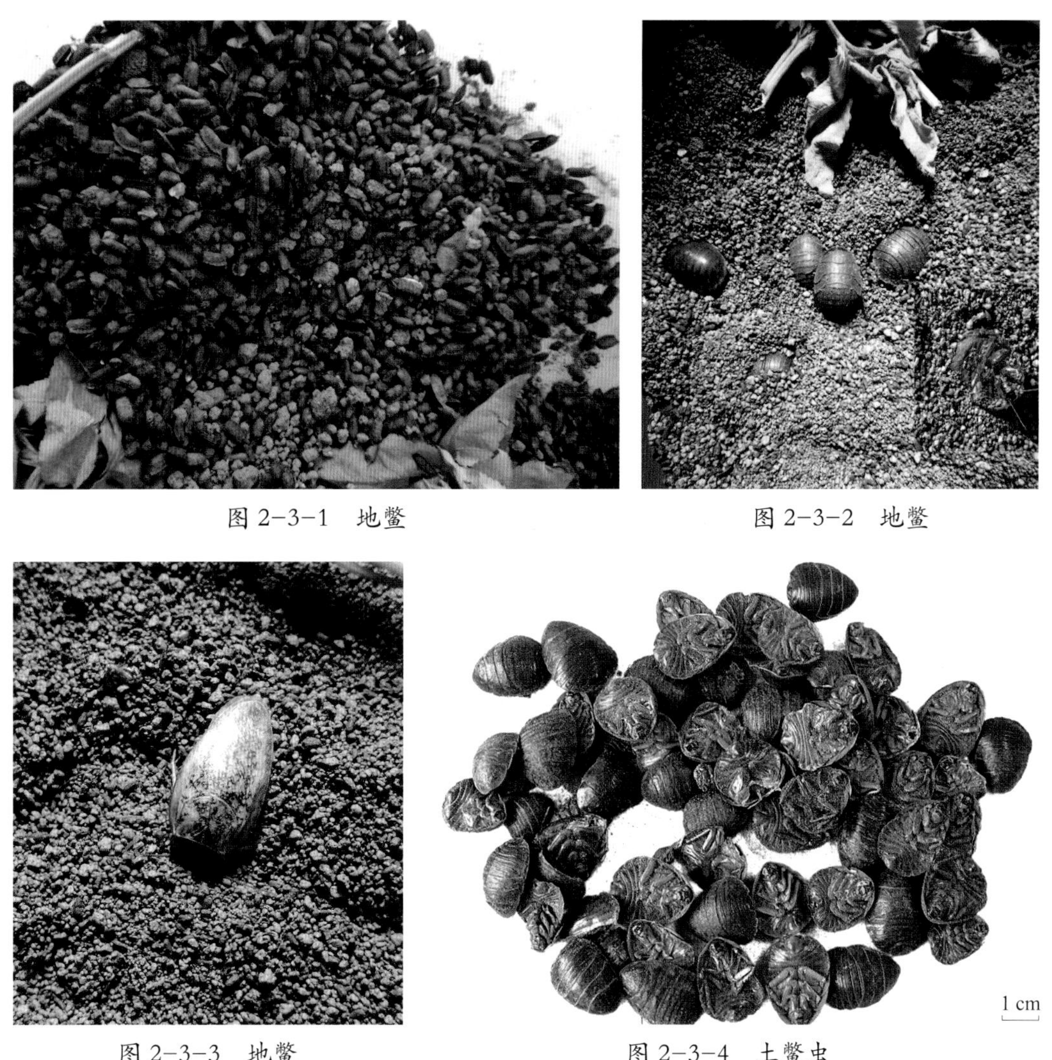

图 2-3-1　地鳖

图 2-3-2　地鳖

图 2-3-3　地鳖

图 2-3-4　土鳖虫

【药典沿革】 首载于1963年版一部第11页，分别从来源、鉴别、炮炙、性味、功能、主治、用法与用量、注意、贮藏9个指标对其进行规定。规定其来源为鳖蠊科昆虫地鳖*Eupolyphaga sinensis* Walker的雌虫干燥全体。1977年版一部第28页，分别从来源、性状、性味、功能与主治、用法与用量、注意、贮藏7个指标对其进行规定，其来源为鳖蠊科昆虫地鳖*Eupolyphaga sinensis* Walker或冀地鳖*Steleophaga plancyi*（Boleny）的雌虫干燥体。并将1963年版中"鉴别"项下内容归于该版"性状"项中，合并"功能""主治"项，"鉴别"和"炮制"项内容缺失。1985年版一部第12页和1990年版一部第13页，其规定与1977年版基本相同，只是增补了归经，并与性味合并。1995年版一部第14页，在1990年版基础上，增加了"鉴别"项。2000年版一部第16页、2005年版一部第15页、2010年版一部第18页和2015年版一部第19页，均在1995年版基础上，增加了"检查""浸出物"项，并对各项内容有所修改和提升。2020年版一部第19页其规定与2015年版基本相同，只是在“检查”项下增加了“黄曲霉毒素”指标。

【本草考证】 始载于《神农本草经》。《名医别录》载：“生河东川泽及沙中，人家墙壁下土中湿处，十月暴干。”《本草经集注》曰：“形扁如鳖，故名土鳖，而有甲（此处谓‘有甲’应是指胸、腹背板而言）不能飞，小有臭气，今人家亦有之。”《新修本草》云：“此物好生鼠壤土中及屋壁下，状似鼠妇，而大者寸余，形小似鳖，无甲，但有鳞也。”综上形态、习性记述，与今之药材所用土鳖虫基本相符。

【药材来源】 鳖蠊科昆虫地鳖*Eupolyphaga sinensis* Walker或冀地鳖*Steleophaga plancyi*（Boleny）的雌虫干燥体。捕捉后，置沸水中烫死，晒干或烘干。

【性味归经】 咸，寒；有小毒。归肝经。

【功能主治】 破血逐瘀，续筋接骨。用于跌打损伤，筋伤骨折，血瘀经闭，产后瘀阻腹痛，癥瘕痞块。

【道地主产】 河北、河南、山东、北京等。野生或养殖，野生5～9月捕捉，养殖10～11月捕捉。体肥，质轻，大小均匀，色紫褐，有光泽。

【资源研究】 **1.品种**

《中国药典》2020年版一部规定，药用土鳖虫（䗪虫）的基原动物为地鳖*Eupolyphaga sinensis* Walker和冀地鳖*Steleophaga plancyi*（Boleny），分别主产于北京、山东等地和黄河以北省区市。另外，地方药用土鳖虫（䗪虫）有4种，分别为云南真地鳖*Eupolyphaga limbata*（kirby），主产于云南、宁夏、甘肃、青海、四川、贵州、西藏等地；西藏真地鳖*Eupolyphaga thibetana*（Chopard），主产于西藏；珠穆朗玛地鳖*Eupolyphaga everestiana* Chopard，主产于珠穆朗玛地区；金边土鳖*Opisthoplatia orientalis* Burmister，主产于浙江、福建、台湾、广东、海南等地。除金边土鳖为雌雄同型均无翅外，其余均为雄有翅、雌无翅的雌雄异型，以冀地鳖体较大，称为大土元。现各地人工饲养的土鳖虫品种主要为地鳖，适于家庭个体养殖[1]。

2.生物学特性

地鳖雌性内生殖系统位于消化道的背面、侧面及腹面，包括1对由中胚层起源的卵巢和侧输卵管，侧输卵管直接连通于生殖腔，开口于第7腹节处腹板后缘产卵瓣的基部。生殖腔中上方连有一椭圆形受精囊，左右两侧各有一团不规则叶状雌性附腺。其雄性内生殖系统由精巢、输精管、贮精囊、射精管、雄性附腺组成，位于后消化道背面、侧面、腹面[2]。卵发育起点温度为13.2℃，有效积温为807.51℃/d，有效积温预测式为$N=(807.51 \pm 69.73)/[T-(13.20 \pm 1.36)]$。1～3月龄地鳖的产卵能力较强，饱满、无破损、形状规则的卵块孵化较好。卵各发育阶段，卵块和卵粒的形态变化较明显，以此可确立卵发育分级标准[3]。

地鳖低龄若虫与成虫消化道结构相同，具有胃盲囊和马氏管；嗉囊、中肠和后肠分别占消化道总长的比例与中龄若虫相同，具有消化食物的能力。一龄若虫取食饲养土中的腐殖质和配合饲料，孵化后的若虫应及时喂食以满足营养需要[5]。

3. 饲养管理

温度（33 ± 0.5）℃、含水量25%、菜园土/锯木屑26∶1（W/W）为地鳖卵鞘、6龄若虫及雄成虫的最优养殖条件。在食料充足条件下，有饲养基质［在饲养盆内，加入绝对含水量为15%的稻饼土（经高温灭菌）］、无饲养基质（不加入任何饲养基质，仅用黑色棉布盖住避光，定期于棉布上喷水保湿）对地鳖生长发育无明显影响。无基质饲养条件下，其生长、繁育期大龄若虫和成虫存活率较高，雌性成虫月产卵数也相对较高[5]。

4. 饲料

可用正常发酵产气45日以上的自然风干沼渣作为地鳖饲料。饲料配制方法为：60%沼渣，10%烂碎草、树叶，10%瓜果皮、菜叶，20%细沙土混合拌匀，再加水拌和，干湿度以手捏能成团、掷地能散为佳[6]。

选择45～60日龄的地鳖幼虫300 g，随机分为3组，每组100 g。在地鳖生活土配方等条件相同的情况下，实验1组饲喂麦麸，实验2组饲喂发酵料（主要成分为豆腐渣和有益微生物），实验3组饲喂麦麸、发酵料（各占50%），实验期为2.5个月，投料量根据其需要而定，每15 d左右称重1次。结果证明，实验3组的饲料配比最有利于土鳖虫的生长发育，实验1组次之，实验2组较差。证明麦麸、发酵料（各占50%）的饲料配方，对地鳖幼虫增重效果明显。

5. 病害防治

在饲养地鳖之前，取生石灰1份、硫黄2份、水14份，混合后煮1 h，过滤取药液，均匀地喷洒在饲养土上，经1周后将饲养土放进饲养池，以预防螨虫对地鳖的危害。如发生螨害，可用30%三氯杀螨砜或20%螨卵脂粉剂，用1∶400倍稀释液拌入池内饲养土，每立方米饲养土用三氯杀螨砜50 g即可杀死幼螨和卵，或用乐果乳剂2000倍液喷洒池面，每隔5～7 d喷1次，连续喷3次，也有杀螨效果。凡使用药剂治螨，应注意池内地鳖安全，尽量不用或少用药剂为好。

【化学成分】 主要活性成分见于地鳖，偶见于冀地鳖和金边土鳖。含有多种活性蛋白质（酶）、糖蛋白、多肽、氨基酸、尿嘧啶、尿囊素、次黄嘌呤、脂肪酸、矿物质、生物碱和脂溶性维生素等。

1. 蛋白质（酶）、多肽、氨基酸

地鳖药材蛋白质含量高达61.69%[7]。从其鲜虫体中分离纯化得到具有抗肿瘤活性之单链蛋白质EPS72，分子量约为72 kDa，得率约为0.25%。从其药材水浸醇沉提取物获得具有溶栓活性蛋白，其含量为88.9%，分子量约为38018 Da，效价为313 U/mg，比活力为352 U/mg；药材仿生酶（人工胃液、胃蛋白酶）解液中获得分子量分布在3211～3547 Da，含量约95.7%的多肽[8]；药材水浸提取获得纤溶活性蛋白，其相对分子量为22.8 kDa，产率为9.7%，产物活性为1153 U/mg。某种土鳖虫含有几乎包含了构成蛋白质的所有氨基酸，其中8种人体必需氨基酸（包括婴儿必需的组氨酸）占氨基酸总量的34.5%，含量最高的6种氨基酸依次为甘氨酸、谷氨酸、天冬氨酸、酪氨酸、精氨酸和赖氨酸。

2. 脂肪酸

某种土鳖虫含有月桂酸、肉豆蔻酸、十四烯酸、棕榈酸、棕榈油酸、十六碳二烯酸、硬脂酸、油酸、亚油酸、花生酸、花生烯酸和山嵛酸，其中不饱和脂肪酸占脂肪酸总量的75%，亚油酸含量占不饱和脂肪酸的28.5%。

3. 矿物质

地鳖药材含有钠、铝、镁、钾、钙、锰、铁、铜、锌、铬、镍、砷、镉、铅等无机元素[9]。

4. 生物碱

地鳖药材含有甾体类生物碱1种，氨基酸衍生物类生物碱3种，哌啶类生物碱2种，其他类生物碱8种。

5. 脂溶性维生素

某种土鳖虫含有4种脂溶性维生素A、D、E、K，其中维生素E含量较高，每100 g鲜品含量达到12.5 mg。

【鉴别研究】**1. 成分鉴别**

（1）蛋白质组分析：采用SELDI-TOF技术对地鳖、冀地鳖分子量在1500 ~ 13000 Da水溶性蛋白质进行分析，共计显示20个肽分子量峰，其水溶性肽成分数量较少，4000 Da以下无峰出现，4500 ~ 5000 Da检测到4个分子量峰，5200 ~ 5400 Da检测到5个分子量峰，8000 ~ 8600 Da检测到4个分子量峰，11000 ~ 12000 Da检测到7个分子量峰。形成的土鳖虫水溶性蛋白质/肽分子量指纹图谱（PMF），可作为土鳖虫鉴定和数字化质控标准。

（2）高效毛细管电泳法：采用高效毛细管电泳法，通过“中药指纹图谱相似度评价系统（2004A）”软件，对市售10批土鳖虫药材超声水提液进行指纹鉴别图谱研究。条件为：未涂层石英毛细管柱（40 cm × 75 μm），20 mmol/L硼砂（pH 9.44）缓冲液，柱温25℃，分离电压13 kV，检测波长265 nm。结果显示，共有6个峰构成土鳖虫药材指纹图谱特征峰，相对于地鳖对照药材的相似度均在0.95以上，按照“中药材指纹图谱技术要求”，相似度在0.9以上的样品，即可判定为同一品种，故10批市售土鳖虫均为地鳖。

2. 含量测定（单一成分）

（1）尿嘧啶：采用HPLC（高效液相）法测定，色谱柱为Extend-C_{18}（4.6 mm × 250 mm，5 μm），流动相为0.05 mol/L磷酸氢二铵水溶液，检测波长为254 nm，流速为0.4 ml/min，柱温为25℃。精密称定土鳖虫（物种未确定）细粉（过80

目）约1.0 g，置具塞锥形瓶中，加入25 ml水，称定质量，超声提取30 min，放至室温，再称质量，补足减失质量，滤过，离心，吸取滤液过0.45 μm微孔滤膜，备用。尿嘧啶在0.028～0.168 μg，加样回收率为101.64%，RSD为2.39%，土鳖虫尿嘧啶含量为0.2941～0.3099 mg/g。

（2）尿囊素：采用HPLC（高效液相）法测定，色谱柱为Agilent ODS-C_{18}（4.0 mm×250.0 mm，5 μm），流动相为乙腈-0.1%醋酸，梯度洗脱，流速为1.0 ml/min，柱温为30℃。称取供试药材（地鳖*Eupolyphaga sinensis* Walker）细粉约0.5 g，加入甲醇25 ml，超声处理（功率250 W，频率40 kHz）45 min，过滤；滤液挥干，残渣用5 ml乙醚洗涤，弃去乙醚；残渣挥干乙醚后，用0.02 mol/L 盐酸溶液5 ml分2～3次溶解，并转移至10 ml容量瓶中，加0.6 moL/L 氢氧化钠溶液 2 ml，于85℃水浴中水解60 min，再加1 mg/ml的2, 4-二硝基苯肼2 ml，继续于85℃反应20 min；待溶液冷却至室温后加0.02 mol/L 盐酸溶液至刻度，摇匀。检测波长为360 nm。不同产地土鳖虫中尿囊素含量差异较大。尿囊素在0.2～2.0 μg范围内线性关系良好（r=0.9999），平均回收率为97.42%（RSD=4.5%，n=5）。地鳖药材尿囊素含量为0.47～0.9 mg/g。

（3）次黄嘌呤：采用HPLC（高效液相）法测定，色谱柱为Hypeersil C_{18} BDS柱（4.6 mm×250 mm，5 μm），流动相为0.05 mol/L磷酸氢二铵水溶液。流速为0.4 ml/min，柱温为25℃。取样品约1 g，精密称定，置具塞锥形瓶中，加入25 ml水，称质量，超声提取30 min，放至室温，再称质量，补足减失质量，滤过，离心，吸取滤液过0.45 μm微孔滤膜，备用。检测波长为254 nm。地鳖次黄嘌呤含量为0.15～0.25 mg/g，冀地鳖次黄嘌呤含量为0.06～0.52 mg/g。

【分子生药】**1. 纤溶酶溶栓蛋白机制**

根据地鳖纤溶酶成熟肽编码序列，利用生物信息学方法，对地鳖虫纤溶酶进行结构分析，用Biosun软件的同源模建技术模拟其三维结构。利用GOLDKEY软件对其纤溶酶氨基酸序列进行分析，结果显示，地鳖纤溶酶活性中心是组氨酸、丝氨酸和天冬氨酸3个氨基酸残基，位于球蛋白中心凹穴处，底物结合部位是丝氨酸、天冬氨酸和甘氨酸，该类酶水解纤维蛋白的机制是催化精氨酸-赖氨酸之间的肽键水解[10]。

2. 纤溶活性蛋白基因克隆

对地鳖纤溶活性蛋白（ESTL）基因进行克隆。首先通过保守区引物扩增出一条大小为450 bp的片段，3′ RACE法扩增到一条620 bp的3′端片段，5′RACE法扩增到一条800 bp的5′端片段。最后通过拼接得到ESTL的cDNA序列，全长932 bp，开放阅读框含762个碱基，编码254个氨基酸。序列在NCBI的登录号为：基因JN662341，蛋白AE55298。蛋白序列的前30个氨基酸为信号肽序列，成熟肽序列含224个氨基酸，预测分子量为22.4 kDa，等电点为8.9。利用SWISS-MODEL工作平台对ESTL进行相似性建模，ESTL的三维结构由一个PDB号为1pq7的结构为基础建立起来。ESTL具有典型的丝氨酸蛋白酶的三元活性中心，包括整个ESTL的三维结构可分为上下2个区，每个区各包含1个α螺旋和6个β折叠。2个区的中间由3条无规卷曲连接，并形成一个有柔性的代谢中心。

3. 纤溶酶表达

根据已报道的多种动物纤溶酶基因cDNA序列设计引物，用RT-PCR和3' RACE法克隆得到土鳖虫纤溶酶编码区序列，将该序列克隆进入大肠杆菌和毕赤酵母进行表达。序列分析表明，所克隆纤溶酶编码区序列长672 bp，共编码224个氨基酸残基，起始氨基酸序列为IVGG，与多种动物纤溶酶一致。将此cDNA序列在大肠杆菌和毕赤酵母中进行表达，前者获得没有活性的表达蛋白，后者获得具有纤溶活性的重组表达蛋白，为进一步研究其功能奠定了基础[11]。

【制剂研究】 **1. 工艺研究**

（1）超临界二氧化碳萃取技术：取地鳖样品200 g左右及2：1（g：ml）夹带剂无水乙醇，萃取压力18 MPa、温度55℃、时间90 min为最佳工艺参数组合，地鳖虫活性物质萃取量最大能达62.50 mg/g，影响萃取量三因素主次关系依次为压力、温度、时间。

（2）醇提工艺：取被提取土鳖虫（地鳖、冀地鳖混合）原料，加6倍量60%乙醇溶液浸泡1 h后，回流提取2次，第1次3 h，第2次2.5 h，其浸膏得率为59.86%。此为最佳醇提工艺。

（3）多肽制备工艺：取土鳖虫药材洗净称重，加入双倍量pH值为8.0的PBS匀浆，纱布过滤，7500 r/min离心15 min，取上清液，按照土鳖虫：酶=100：1比例加入木瓜蛋白酶混匀，置恒温水浴锅温度55℃，酶解3.5 h，然后95℃灭活酶15 min，高速离心15 min，取上清液即得多肽液，冻干备用。所获得土鳖虫多肽能显著延长小鼠凝血酶时间（TT）和活化部分凝血酶时间（APTT）[12-13]。

（4）仿生酶解法：取土鳖虫药材细粉，在37℃人工胃液（固液比1：20）温浴30 min。再加入2.0%（酶底比）胃蛋白酶酶解3 h，残渣转入45℃人工肠液，加入4%（酶底比）胰蛋白酶酶解2 h，再置恒温水浴锅85℃灭活酶15 min，冷却至室温，以4200 r/min离心15 min，取上清液水浴挥干即得土鳖虫提取物[14]。该工艺条件简单、稳定。

（5）最佳提取工艺：土鳖虫药材粉碎成粗粉，分别采用水煎煮、匀浆法、醇回流法进行处理，采用PBS平皿法检测其纤溶活性，即用游标卡尺测出溶圈直径（mm）计算溶圈面积，土鳖虫水匀浆液纤溶活性远优于水煎煮及醇回流液；分子量在3～100 kDa部分优于分子量在100 kDa以上及3 kDa以下部分。

2. 质量标准研究

（1）氨基酸：取1 g土鳖虫药材粉末，加50%的甲醇溶液50 ml，超声处理30 min，滤过，滤液蒸干，残渣加1 ml甲醇使溶解，作为供试品溶液。取精氨酸、甘氨酸、缬氨酸、苯丙氨酸对照品，加甲醇制成0.5 mg/ml的混合溶液，作为对照品溶液。吸取供试品溶液和对照品溶液各5 μl，分别点于同一硅胶G薄层板上。以正丁醇–冰醋酸–水（3∶1∶1）为展开剂，展开，取出，晾干，喷以茚三酮试液，在105℃加热直至出现清晰的斑点。供试品色谱中，在与对照品色谱相应的位置上，显相同颜色的斑点[15]。

（2）鳖甲煎丸中土鳖虫显微鉴定：取地鳖药材完整虫体及鳖甲煎丸制剂，碾磨粉碎，过80目筛。各取粉末少许至载玻片上，滴加水合氯醛试液，小心盖上盖玻片并赶走气泡后置显微镜下观察。土鳖虫虫体粗短，刚毛长50～250 μm，直径2～35 μm，呈红棕色或棕黄色，顶端锐尖或钝圆，基部稍缢缩，毛根颜色稍浅，外壁大多光滑，多歪向一侧；髓腔内具不规则横隔，有的有黑棕色物断续填充。而细长刚毛长160～700 μm，直径5～25 μm，呈浅黄色或无色透明，顶端钝圆；髓腔极细，有的可见断续的棕绿色物。虫体体壁碎片特征为：红棕色或棕黄色，纹理不明显或隐约现波状纹理，大多光滑。明带较暗带宽。偶见密布粗刺状突起的足部碎片。鳖甲煎丸中土鳖虫刚毛特征为：红棕色或棕黄色，顶端锐尖或钝圆，外壁大多光滑，长50～250 μm，直径2～35 μm。体壁碎片特征为：红棕色，光滑，明带交暗带宽[16]。

【药理作用】**1. 对心血管系统影响**

（1）抗凝血作用：

1）提取物：土鳖虫提取液（水煎煮）在家兔体内、外均能使血浆白陶土部分凝血酶时间（KPTT）、凝血酶原时间（PT）、凝血酶时间（TT）延长，其作用随土鳖虫提取液浓度的增加而增强，且抗凝活性不依赖于抗凝血酶Ⅲ（AT–Ⅲ），推测土鳖虫水提液直接对凝血酶发挥作用。冀地鳖水提液（浸泡液）给大鼠灌胃7日后测定凝血和纤溶指标，在抗凝血方面未能表现出明显作用；在纤溶方面，表现出明显血浆纤溶酶原（PLG）活性提高和纤溶酶原激活剂（t–PA）活性提高；促进纤溶酶原活性的成分为非水溶性物质，而促进纤溶酶原激活物的成分存在于水提物中，可知，土鳖虫抗血栓作用主要在于促进纤溶功能，而不在于抗凝血。采用凝血酶直接滴定法检测地鳖鲜、干品水提液（浸泡液）抗凝血酶活性，其鲜、干水提液抗凝血活性均很强，与日本医蛭相当，且地鳖虫干燥后其抗凝活性变化不大[17]。土鳖虫链激酶0.25 mg/kg、0.5 mg/kg、1.0 mg/kg能明显延长小鼠凝血时间、大鼠凝血酶原时间，降低大鼠血纤维蛋白原含量，增加血凝块溶解率，延长大鼠颈动脉血栓形成的时间，缩短大鼠体外血栓长度，减轻血栓的湿重及干重[18]。

2）多肽：采用木瓜蛋白酶对地鳖进行酶解制得的土鳖虫多肽能显著延长小鼠血浆TT和活化部分凝血酶时间（APTT），对PT无明显影响[28]。土鳖虫（物种未确定）多肽F2–2（胃蛋白酶酶解产物精制）于体外具有延长家兔血浆APTT、PT、TT，降低纤维蛋白原（FIB）含量、降低血小板聚集率、延长凝血启动时间并降低最大凝固程度以及增加大鼠离体血管环张力的作用。大鼠皮下注射肾上腺素5天造成急性血瘀证模型后，对模型大鼠灌胃给药F2-2，9 d后检测各指标。与模型组相比，灌胃给药后的大鼠PT、APTT 均延长，FIB含量降低，血小板聚集率与血液最大凝固程度下降，TT 则无差异[19]。对土鳖虫不同提取方法其抗凝作用研究显示，冷浸法抗凝活性明显优于煎煮法和冻融法，其抗凝活性不受pH值影响，经酸碱处理后TT无明显变化（P>0.05）；土鳖虫提取液TT与冻融次数无关（P>0.05）。而仿生酶解法得膏率最大，总肽含量最高，抗凝血酶活性最强。因此，仿生酶解法、冷浸法最优，酸碱法和反复冻融法影响其抗凝活性[20]。

（2）对血栓作用：小鼠灌胃给药新鲜土鳖虫提取的纤溶活性蛋白（EFP）后，取血浆测定KPTT、TT和PT，测定组织型t-PA和其抑制物PAI的活性；用角叉菜胶诱发小鼠体内血栓形成，测量其尾部血栓形成的长度，结果显示，纤溶活性蛋白能够显著延长小鼠TT，使t-PA活性增强，同时抑制PAI活性，显著抑制角叉菜胶所致小鼠尾部血栓形成[21]。将土鳖虫的壳、头、胸、腹4部分，分别采用反复冻融法提取成分并进行抗栓活性研究，结果显示，头、腹部提取物具有抗血栓活性，腹部提取物活性较高，高于全虫提取物，其成分为糖蛋白，头部活性较小；壳、胸2部分提取物无活性。

（3）调节血脂作用：选用健康雌性肉兔150只，随机分为空白对照组、模型对照组和高、中、低剂量组，土鳖虫粉（60目，品种不详）3个剂量组分别按照0.45 g/kg、0.30 g/kg和0.15 g/kg给药量饲喂高脂血症家兔，并于造模结束时，给药第10天、第20天、第30天空腹称重，心脏采血，检测血清胆固醇、甘油三酯、低密度脂蛋白、高密度脂蛋白含量，宰杀后取其肝脏并称重，计算肝脏指数。高、中、低剂量土鳖虫粉均能不同程度降低血清胆固醇、甘油三酯、低密度脂蛋白含量和肝脏指数，并升高血清高密度脂蛋白的含量，与模型组比，高、中剂量组差异显著（$P<0.05$），低剂量组差异不显著。说明土鳖虫粉对高脂血症家兔具有调节和降低血脂水平的作用，最适剂量为0.30 g/kg[22]。采用类似试验方法，探讨土鳖虫（品种不详）提取物对高脂血症大鼠的作用，得到了类似效果[23]。

（4）保护血管内皮作用：为了考察土鳖虫抗凝活性组分对过氧化氢损伤的人脐静脉内皮细胞（HUVEC）的保护作用。通过细胞存活率（MTT）法确定给药剂量；建立HUVEC细胞损伤模型，测定不同培养时间下细胞培养液中乳酸脱氢酶（LDH）漏出率，以及超氧化物歧化酶（SOD）、丙二醛（MDA）、谷胱甘肽过氧化物酶（GSH-Px）、一氧化氮（NO）含量。试验结果与空白组比较，H_2O_2（1.0 mmol/L）损伤2 h可导致细胞存活率降低，模型组SOD、GSH-Px含量显著降低，细胞分泌NO水平降低，LDH漏出率升高，生成MDA增多。与模型组比较，土鳖虫抗凝活性组分在250 ~ 4000 mg/L浓度范围内能使LDH漏出率降低，显著升高SOD、GSH-Px含量，抑制MDA生成，表明土鳖虫抗凝活性组分可在一定程度保护血管内皮细胞[24]。

此外，土鳖虫水提液各剂量组均不同程度地减少循环内皮细胞（CEC），调整脂质代谢，抗脂质过氧化反应，维持一氧化氮（NO）与内皮素（ET）比值（NO/ET）平衡，保护内皮细胞，可能对防治动脉粥样硬化有益。

（5）抗缺氧缺血作用：土鳖虫（冀地鳖）提取液能明显延长脑缺血缺氧小鼠存活时间，对脑缺血再灌注小鼠脑组织SOD活性增强，GSH含量升高，而MDA含量却降低，一氧化碳合酶（NOS）活性下降，NO生成减少，表明土鳖虫提取液对脑缺血再灌注损伤具有一定的保护作用。其机制可能与抗氧化和抑制自由基NO的生成有关[25]。土鳖虫生物碱可延长心电消失时间，可使小鼠增加耗氧致缺氧的存活时间延长，并可明显对抗垂体后叶素引起的大鼠急性心肌缺血心电图ST-T改变，使心肌缺血得以纠正。土鳖虫水提液能推迟心脏轻、中、重度缺氧发生的时间，推迟缺氧后呼吸停止时间，能够增强心脑组织耐缺氧能力。这些作用可能与减少心脑耗氧、改善心脑组织对氧的利用有关，还可能提高了心脑组织对缺血的耐受力有关。

2. 活血化瘀作用

给肌内注射地塞米松0.5 mg/kg加肾上腺素0.84 mg/kg建立的“阴虚火旺”慢性瘀血大鼠分别灌服地鳖口服液5 mg/kg、10 mg/kg，检测结果显示，地鳖口服液能提高“阴虚火旺”血瘀大鼠红细胞C_{3b}受体花环率和红细胞肿瘤花环率，降低血清ACA-IgG、ACA-IgA及ACA-IgM的水平，降低血浆D-二聚体含量，增加脾脏质量。表明地鳖口服液有提高“阴虚火旺”慢性血瘀模型大鼠免疫功能的作用[26]。此外，土鳖虫多肽还能明显降低血瘀家兔血黏度、抑制血小板聚集和体外血栓形成[27]。

3. 抗肿瘤作用

（1）抗肿瘤活性：从土鳖虫体内提取出纤溶活性蛋白并检测出其对肿瘤细胞（人食管癌细胞株Eca109和人宫颈癌细胞株HeLa）的增殖抑制率与剂量和时间密切相关；随着土鳖虫纤溶活性蛋白浓度的增加，G_1期细胞数量明显减少，G_2/M期的细胞数量有所增加。说明土鳖虫纤溶活性蛋白具有体外抑制肿瘤细胞的作用。通过灌胃和皮下注射法观察地鳖纤溶活性蛋白对H22荷瘤小鼠的抑瘤效果。结果显示，EFP灌胃组和注射组抑瘤率分别为32.35%和42.16%，平均瘤重均明显小于模型对照组，差异有显著性。因此认为EFP具有明显的抑瘤活性[28]。邹氏认为土鳖虫抗肿瘤的有效成分为脂溶性脂肪酸，并将其制备成脂肪乳剂型，观察其对S180荷瘤小鼠移植瘤生长的影响，结果发现土鳖虫乳剂各剂量组均有抑制肿瘤生长的作用，并呈剂量相关性，说明土鳖虫抗肿瘤有效成分在体内也有一定抑瘤作用。采用MTT法测定土鳖虫蛋白质在体外能显著抑制人舌癌细胞Tea-8113的增殖，药物浓度0.0902 g/ml，药物作用72 h抑制率最高，达到92.96%，并呈现明显的药物剂量依赖关系。说明土鳖虫蛋白质有较强的体外抗肿瘤活性[29]。韩氏用新鲜雌性土鳖虫（品种不详）水提物经乙醇沉淀，Sevag法除蛋白，DEAE-50纤维素离子交换层析柱等方法分离纯化后，得到糖蛋白组分，用糖蛋白组分分别对HeLa细胞和食管癌Eca109细胞进行体外药物敏感性实验。结果显示，氯化钠洗脱浓度为0.4 mol/L时的洗脱峰组分在低浓度（<10 mg/L）水平对以上2种肿瘤细胞均有明显抑制作用。而孙氏采用MTT法对比分析了全蝎、蜈蚣、土鳖虫、水蛭等4种肝经中药材的水提物对人肝癌Hep G2细胞株增殖抑制作用的差别。结果为全蝎、蜈蚣、水蛭水提物具有显著抑制Hep G2细胞增殖作用，呈明显的量效关系，土鳖虫水提物作用不明显，各药物的IC50（被测量拮抗剂的半抑制浓度）分别为全蝎7.02 mg/ml、蜈蚣3.07 mg/ml、水蛭9.83 mg/ml，土鳖虫433.57 mg/ml。说明全蝎、蜈蚣、水蛭提取物均能有效抑制人肝癌Hep G2细胞增殖，其中蜈蚣作用最强，而土鳖虫提取物抑制作用不明显[30]。李氏研究结果显示，土鳖虫多肽溶液对H22 肿瘤小鼠的抑瘤率为46.79%，脾脏系数和胸腺系数均较模型对照组升高（$P<0.05$）；土鳖虫多肽能使肿瘤小鼠肝脏丙二醛（MDA）水平降低和超氧化物歧化酶（SOD）活性升高，与模型组比较有差异（$P<0.05$）。表明土鳖虫多肽溶液对H22 肿瘤小鼠有抗肿瘤作用[31]。

（2）抗消化道肿瘤作用：张氏研究发现土鳖虫含药血清可明显抑制肝癌Hep G2细胞体外增殖，20%土鳖虫含药血清作用72 h后抑制率高达56.728%，抑制率呈浓度依赖关系。流式细胞仪检测细胞凋亡发现肝癌Hep G2细胞以坏死居多，细胞周期多阻滞于G_0 ~ G_1期，S期细胞所占比例减少。证实土鳖虫含药血清对肝癌Hep G2细胞的增殖有明显抑制作用，并且初步判定土鳖虫是通过阻断肝癌Hep G2细胞的细胞周期循环和诱导细胞坏死实现抗肿瘤作用的。还证实土鳖虫乳剂作为一种新型抗肿瘤中药制剂，经过动物体内代谢后所得血清与常用化疗药物5–氟尿嘧啶（5–FU）、顺铂（DDP）有明显的协同作用[32]。胡氏等研究发现重楼及土鳖虫提取物能抑制人肝癌SMMC–7721细胞的增殖，并呈浓度和剂量依赖性。可见重楼、土鳖虫提取物联合用药可产生协同作用，两者联合应用在抗肿瘤治疗中具有合理性[33]。邹氏等研究土鳖虫水提物和醇提物对人胃低分化腺癌BGC–823细胞增殖的抑制作用。结果显示，土鳖虫水提物不能抑制体外培养的肿瘤细胞，而醇提物能显著抑制人胃低分化腺癌BGC–823细胞增殖，药物作用48 h时抑制率最高，并有较好的剂量依赖关系[34]。

（3）含土鳖虫的复方中药治疗肿瘤研究：朱氏等将70只SD大鼠随机分为正常对照组、模型组、大黄䗪虫小剂量组、大黄䗪虫中剂量组、大黄䗪虫大剂量组、大黄䗪虫丸组、桂枝茯苓胶囊组，采用雌孕激素负荷法建立大鼠子宫肌瘤模型，放射免疫法测定各组大鼠血清雌激素（E）水平，免疫组化观察大鼠子宫平滑肌细胞雌激素受体（ER）的表达。结果发现，与模型组相比，各治疗组血清E含量及子宫ER均下降（$P<0.05$），大黄䗪虫可降低血清中E水平，抑制平滑肌细胞ER的表达。大黄䗪虫对药通过调节E、ER抑制子宫肌瘤生长[35]。郭氏用五虫散胶囊配合化疗、介入

治疗晚期消化道肿瘤患者取得一定疗效。治疗组在应用化疗或介入治疗同时，给予五虫散胶囊（斑蝥6 g、全蝎、蜈蚣、蟾酥、土鳖虫各150 g）口服，每次1 g，每日2次，1个月为1个疗程，连续使用2个疗程后评价疗效。结果显示，治疗组的生活质量和生存时间都较对照组提高，差异有统计学意义（$P<0.05$）。

4. 抗突变作用

陈氏等采用Ames试验平板掺入法对中华真地鳖抗突变功能做了初步研究，结果表明中华真地鳖具有较明显的抗突变能力，特别表现出抗移码型基因突变能力。这也为中华真地鳖用于抗肿瘤治疗提供了实验依据。

5. 抑制血管生成作用

血管生成是指从已存在的血管周围生成毛细血管的过程。多种肿瘤的生成、转移、复发以及预后均与肿瘤血管的生成密切相关，抑制肿瘤血管生成就能够阻止肿瘤的生长和转移。李氏等研究了土鳖虫对血管生成抑制作用。结果表明，MTT法测得地鳖虫纤溶活性蛋白可抑制大鼠心室肌微血管内皮细胞（MVEC细胞）增殖，增殖抑制率达46%；EFP可诱导MVEC细胞凋亡，且成剂量依赖关系；EFP可干扰MVEC的细胞周期，出现S期和G_2/M期阻滞；用鸡胚尿囊膜实验观察到EFP剂量为每个鸡胚0.06 mg即可抑制鸡胚尿囊膜血管生成，最高抑制率可达35.8%。说明地鳖虫纤溶活性蛋白组分具有抑制血管生成的作用[36]。

6. 促进骨折创伤愈合作用

罗氏用含地鳖的饲料饲喂手术致实验性骨折家兔，发现中华真地鳖可促进骨折家兔血管的形成，改善局部血液循环，增加成骨细胞的活性和数量，促进破骨细胞数量的增加，加速钙盐沉积和骨痂增长，从而促进骨损伤的愈合。冯氏等[37]还从分子水平探讨了中华真地鳖促进骨损伤愈合的机制：用中华真地鳖灌胃雄性SD大鼠，采血制备的含药血清有促进体外培养成骨细胞中成骨相关基因Cbfal的表达作用，而Cbfal作为成骨细胞特异性转录因子和成骨细胞分化调节因子，可进一步调控细胞形成部分成骨性标志物——骨碱性磷酸酶、骨钙素、骨桥蛋白等，从而促进骨损伤的愈合。

7. 其他作用

地鳖己烷提取物对D-半乳糖胺致大鼠肝损伤有保护作用。其水煎提取物和超临界CO_2萃取物都有一定镇痛、消炎、抗凝血作用，但后者相对于前者在药效方面有较大的潜力。其水煎剂还可通过对人多囊肾病囊肿衬里上皮细胞增殖的抑制作用而阻滞或延缓囊肿的发生与发展[38]。

【现代临床】 赖氏运用下瘀血汤（大黄、桃仁、土鳖虫）随证加减治疗子宫肌瘤、痛经、卵巢囊肿、慢性盆腔炎等妇科疾病取得较好效果[39]。张氏[40]将40例急性闭合性软组织损伤患者随机分为2组，试验组采用土鳖虫水提物内服和双氯芬酸二乙胺乳胶剂（扶他林软膏）外用；对照组单用扶他林软膏外用，连续治疗7 d，进行疼痛、压痛、肿胀、功能活动比较。结果显示，试验组有效率为95.00%，其中治愈2例，显效9例，有效8例，无效1例；对照组有效率为65.00%，其中治愈1例，显效1例，有效11例，无效7例。表明土鳖虫水提物对急性闭合性软组织损伤主要临床症状、体征有明显缓解作用，且不良反应少。

【编者评述】 土鳖虫为传统虫类中药，资源丰富，疗效明确。在肿瘤防治方面多取其活血化瘀、消瘕破坚之效。蛋白组分被认为是土鳖虫抗肿瘤有效组分，含土鳖虫的复方制剂在临床上有着较显著疗效。未来应进一步开展土鳖虫复方制剂之药学、临床、药理作用等研究，开展含土鳖虫的经典名方如大黄䗪虫丸、下瘀血汤、抵当汤等二次开发。

参考文献

[1] 蒋三俊. 药用地鳖虫种类及其螨害的防治［J］. 特种经济动植物，2001，4：9.

[2] 金涛，吴振廷，童振峰，等. 中华真地鳖的生殖系统［J］. 昆虫知识，2006，43（4）：553-557.

[3] 金涛，吴振廷，唐庆峰，等. 中华真地鳖雌虫产卵习性及其卵的发育［J］. 昆虫知识，2007，44（1）：97-101.

[4] 唐庆峰，金涛，吴振廷，等. 中华真地鳖低龄若虫消化道结构及取食习性［J］. 昆虫知识，2004，41（6）：575-577.

[5] 金涛，吴振廷，吴磊，等. 无土壤基质饲养中华真地鳖［J］. 昆虫知识，2007，44（6）：916-919.

[6] 刁北信. 沼渣养殖土鳖虫技术［J］. 农业知识（科学养殖），2007，9：31.

[7] 上官海燕，吕佩惠，盛振华，等. 土鳖虫质量优化前后主要成分的分析［J］. 齐鲁药事，2009，28（1）：26-27.

[8] 张晓丽，李坤. 土鳖虫多肽的分离纯化及溶栓活性［J］. 中国实验方剂学杂志，2013，19（14）：53-55.

[9] 刘燕，聂黎行，郭颖，等. 土鳖虫药材无机元素的测定及其药用质量考察［J］. 中国药事，2012，26（7）：734-736.

[10] 余磊，韩雅莉. 地鳖虫纤溶酶的三维结构模拟与序列分析［J］. 湖北农业科学，2014，53（5）：1185-1188.

[11] 李兴暖，何巍，周裔春，等. 土鳖虫纤溶酶编码区序列的克隆与表达［J］. 中国中药杂志，2010，35（15）：1925-1930.

[12] 秦仲君，李兴暖，何巍，等. 土鳖虫多肽的制备工艺及抗凝血的作用研究［J］. 安徽农业科学，2012，40（16）：8910-8934.

[13] 刘丹，李兴暖，秦仲君，等. 土鳖虫多肽的制备及免疫调节作用研究［J］. 中药材，2012，35（9）：1382-1385.

[14] 黄镇林，曹唯仪，何亮颖，等. 仿生酶解法提取土鳖虫的工艺研究［J］. 中医药信息，2013，30（2）：20-24.

[15] 水彩红，曹红. 土鳖虫药材质量标准的提高［J］. 中国医药指南，2014，12（12）：69-70.

[16] 邵燕，辛俐华，孙金霞，等. 鳖甲煎丸中3种昆虫药刚毛及体壁碎片的显微鉴别研究［J］. 中成药，2012，34（12）：2358-2361.

[17] 李友宾，张健，段金廒，等. 土鳖虫与日本医蛭提取物抗凝血酶活性的比较研究［J］. 时珍国医国药，2006，17（3）：350-351.

[18] 王征，陈晓光，吴岩. 土鳖虫溶栓酶抗凝血及抗血栓作用的实验研究［J］. 中国实验诊断学，2007，11（9）：1143-1145.

[19] 黄镇林，何亮颖，王宏涛，等. 土鳖虫活性组分F2-2 体内抗凝药效实验［J］. 世界科学技术—中医药现代化，2014，16（6）：1359-1363.

[20] 高鹏. 土鳖虫不同工艺提取物抗凝作用的比较研究［J］. 时珍国医国药，2012，23（7）：1816-1817.

[21] 李兴暖，韩雅莉. 土鳖虫纤溶活性蛋白抗小鼠血栓形成作用研究［J］. 中药药理与临床，2008，24（5）：44-46.

[22] 白秀娟，王慧，苏双良，等. 土鳖虫粉对高脂血症家兔肝脏指数及血脂的影响［J］. 东北农业大学学报，2014，45（5）：87-91.

[23] 王征，陈晓光，吴岩. 土鳖虫提取物对高脂血症大鼠的降脂作用［J］. 中国实用医药，2009，4（33）：3-4.

[24] 杜清华，曹唯仪，王宏涛，等. 土鳖虫活性组分对过氧化氢损伤血管内皮细胞的保护作用［J］. 中医药信息，2014，31（3）：10-14.

[25] 贺卫和，曾嵘，成细华. 土鳖虫提取液对脑缺血再灌注损伤的保护作用［J］. 中药药理与临床，2008，24（4）：43-44.

[26] 杨耀芳，王赛前，封美佳，等. 土鳖虫对血瘀大鼠红细胞CR1活性及抗心磷脂抗体水平的影响［J］. 细胞与分子免疫学杂志，2005，21（1）：53-56.

[27] 周瑞玲，陈玉兴，曾晓会，等. 土鳖虫多肽对家兔血瘀模型的影响［J］. 中国实验方剂学杂志，2005，11（6）：51-52.

[28] 韩雅莉，郭桅，李兴暖，等. 地鳖纤溶活性蛋白对H22荷瘤小鼠的抑瘤作用［J］. 中国药理学通报，2009，25（7）：900-903.

[29] 张东梅，李穗品，黄雅莉. 地鳖虫活性蛋白对人舌痛细胞Tea-8113的抑制作用［J］. 时珍国医国药，2009，20（4）：778-779.

[30] 孙婧，田雪飞. 四味归肝经虫类中药对肝癌Hep G2细胞增殖抑制作用对比研究［J］. 中国中医药现代远程教育，2010，8（16）：161-162.

[31] 李兴暖，于欢，秦仲君，等. 土鳖虫多肽溶液抗肿瘤作用研究［J］. 中国中医药咨讯，2011，3（8）：49-50.

[32] 张徵，邹玺，魏嘉，等. 土鳖虫含药血清与化疗药物联合对人肝癌细胞增殖的影响［J］. 中西医结合肝病杂志，2007，17（6）：361-363.

[33] 胡文静，钱晓萍，邹玺，等. 重楼、土鳖虫对人肝癌SMMC-7721细胞增殖抑制的协同作用［J］. 南京中医药大学学报，2007. 23（4）：234-237.

[34] 邹玺，刘宝瑞，等. 土鳖虫提取液对人胃低分化腺癌细胞BGC-823的抑制作用［J］. 时珍国医国药，2006，17（9）：1695-1696.

[35] 朱丽红，严维娜，胡婷婷. 大黄䗪虫对药对雌孕激素负荷大鼠子宫肌瘤模型雌激素及其受体的影响［J］. 辽宁中医杂志，2008，35（11）：1765-1766.

[36] 李兴暖，韩雅莉. 地鳖虫纤溶活性蛋白组分抑制血管的生成［J］. 动物学报，2007，53（1）：135-142，200.

[37] 冯伟，傅文，魏义勇，等. 单味中药对成骨相关基因表达的影响［J］. 中医正骨，2004，16（3）：6-8.

[38] 徐成钢，梅长林，赵海丹. 土鳖虫水煎剂对人多囊肾病囊肿衬里上皮细胞增殖的影响［J］. 第二军医大学学报，2002，23（2）：200-202.

[39] 赖海燕，宋曦. 下瘀血汤治疗妇科疾病临证举隅［J］. 河北中医，2012，34（1）：54-55.

[40] 张鹏，桑勉，李德魁，等. 土鳖虫水提物治疗急性闭合性软组织损伤临床研究［J］. 河南中医学院学报，2012，27（10）：10-12.

4 五倍子 | Wubeizi

1 · 68

GALLA CHINENSIS

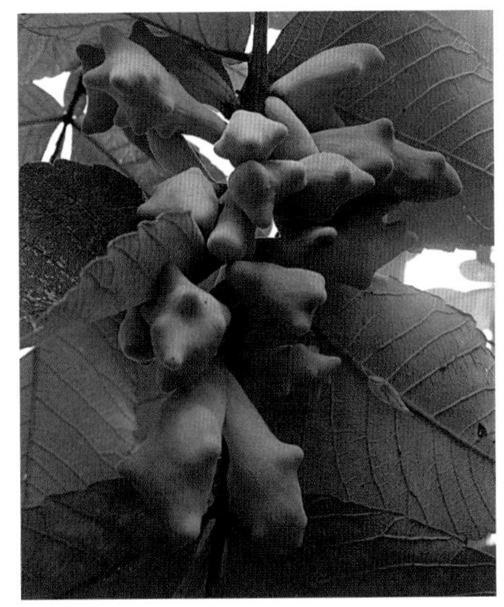

图 2-4-1　鲜五倍子（角倍）

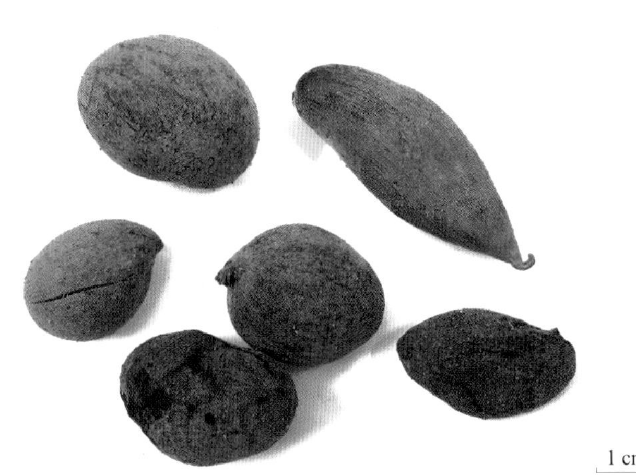

图 2-4-2　五倍子（肚倍）

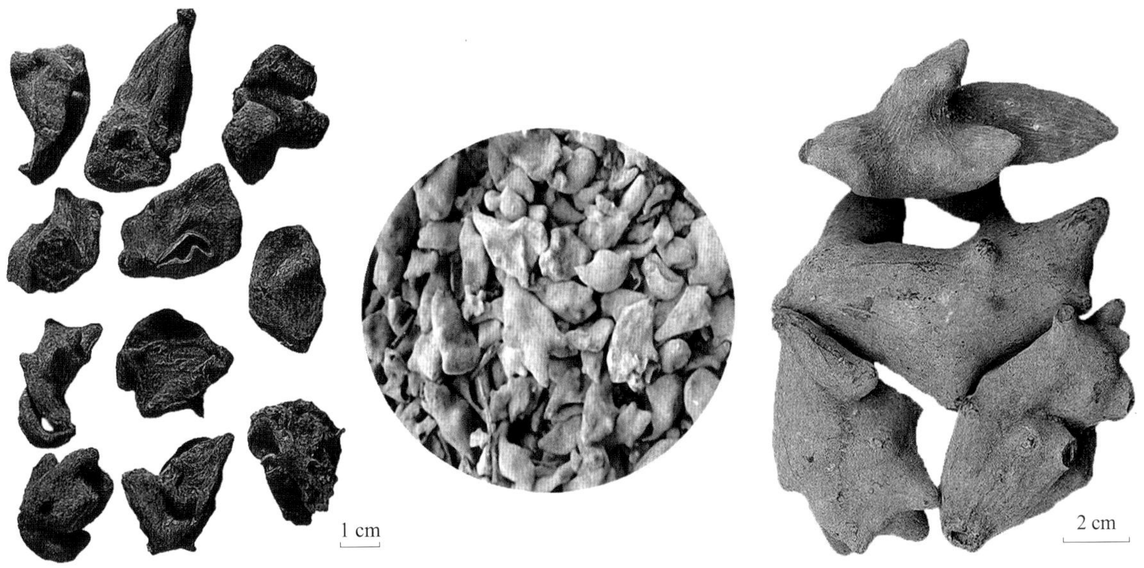

图 2-4-3　五倍子（角倍）

【药典沿革】 首载于1963年版一部第40页，分别从来源、鉴别、炮炙、性味、功能、主治、用法与用量、贮藏8个指标对其进行规定。规定其来源为漆树科植物盐肤木*Rhus chinensis* Mill. 或青麸杨*Rhus potaninii* Maxim. 叶上的干燥虫瘿，均由五倍子蚜虫寄生而形成。1977年版一部第91页，分别从来源、性状、鉴别、炮制、性味、功能与主治、用法与用量、贮藏8个指标对其进行规定，将1963年版中“鉴别”项下内容归于该版的“性状”项中，另增加了“鉴别”项内容，更改“炮炙”为“炮制”，合并“功能”“主治”项。1985年版一部第49页，分别从来源、性状、鉴别、炮制、性味与归经、功能与主治、用法与用量、贮藏8个指标对其进行规定，其来源为漆树科植物盐肤木*Rhus chinensis* Mill.、青麸杨*Rhus potaninii* Maxim.或红麸杨*Rhus punjabensis* Stew. var. *sinica*（Diels） Rehd. et Wils.叶上的干燥虫瘿，主要由五倍子蚜*Melaphis chinensis* （Bell）Baker寄生而形成，增补了归经并与“性味”合并。1990年版一部第51页规定与1985年版基本相同。1995年版一部第52页、2000年版一部第49页，其规定与1990版基本相同，增补了“含量测定”项。2005年版一部第45页，其规定与2000年版基本相同，增补了“检查”项。2010年版一部第62页、2015年版一部第67页和2020年版一部第68页，均在2005年版基础上，增加了对“饮片”内容的规定，共计8个指标。其中2020年版在“饮片”中增加了“性状”项。

【本草考证】 本品入药始载于《本草拾遗》，载：“治肠虚泄痢，热汤服。”《日华子本草》载：“治中蛊毒、毒药，消酒毒。”《开宝本草》载“五倍子形似文蛤”，且曰其异名为“文蛤、百虫仓”，言其“疗齿宣疳，肺脏风毒流溢皮肤，作风湿癣疥痒脓水，五痔下血不止，小儿面鼻疳疮”。《本草纲目》列于虫部第三十九卷，李时珍曰：“五倍子，宋《开宝本草》收入草部，《嘉祐本草》移入木部，虽知生于肤木之上，而不知其乃虫所造也。……此木生丛林处者，五六月有小虫如蚁，食其汁，老则遗种，结小球于叶间，……初起甚小，渐渐长坚，其大如拳，或小如菱，形状圆长不等。初时青绿，久则细黄，缀于枝叶，宛若结成。其壳坚脆，其中空虚，有细虫如蠛蠓。山人霜降前采收，蒸杀货之。否则虫必穿坏，而壳薄且腐矣。皮工造为百药煎，以染皂色，大为时用。”现今市售五倍子分角倍与肚倍两种，其寄主前者为盐肤木，后者为青麸杨与红麸杨。

【药材来源】 漆树科植物盐肤木*Rhus chinensis* Mill.、青麸杨*Rhus potaninii* Maxim.或红麸杨*Rhus punjabensis* Stew. var. *sinica*（Diels） Rehd. et Wils.叶上的虫瘿，主要由五倍子蚜*Melaphis chinensis* （Bell）Baker寄生而形成。秋季采摘，置沸水中略煮或蒸至表面呈灰色，杀死蚜虫，取出，干燥。按外形不同，分为“角倍”和“肚倍”。

【性味归经】 酸、涩，寒。归肺、大肠、肾经。

【功能主治】 敛肺降火，涩肠止泻，敛汗，止血，收湿敛疮。用于肺虚久咳，肺热痰嗽，久泻久痢，自汗盗汗，消渴，便血痔血，外伤出血，痈肿疮毒，皮肤湿烂。

【道地主产】 贵州、云南、四川、重庆、湖南、湖北等。野生或人工养殖。

【资源研究】 **1. 品种**

五倍子蚜寄生在漆树科盐肤木属3种植物复叶上形成的虫瘿统称为五倍子[1-2]。五倍子蚜属于昆虫纲半翅目蚜总科蚜科五节根蚜族，包括6属12种，仅在北美（美国和加拿大）分布一个单种属，其余5属11种分布在东亚地区（中国、朝鲜、日本），主产于贵州、四川、重庆、湖北、湖南、云南、陕西。现产区有人工繁殖五倍子的基地。

2. 生物学特性

对角倍蚜干母的发生期、数量变化、趋光行为及秋迁蚜生殖能力进行研究，表明干母发生期分别为4月19日至22日、3月31日至4月4日和4月7日至10日，与原产地峨眉山市川主乡荷叶村相比较，保存于昆明实验室和地下室的虫袋，干母发生期分别提前了19、12 d，但发生节律没有明显差异；干母发生期持续4～5 d，发生期中间的1～2 d发生量占总量的70%以上；干母发生时间集中在10：00～16：00，发生量占日发生总量的80%以上；干母对直射自然光或灯光有明显趋性。秋迁蚜密度、单头产若蚜量和怀卵量分别为每立方厘米（387.7 ± 52.3）头、（26.4 ± 3.8）头、（27.6 ± 4.2）头，与体积为（5.4 ± 0.3）cm^3的小倍子相比分别增加了46.7%、24.5%和23.8%。在冬寄主藓类存在的条件下，秋迁蚜产若蚜的时间更为集中，持续时间缩短。14：00和18：00迁飞的秋迁蚜，迁飞后即开始产若蚜，并在4 h达到高峰，持续时间分别为30 h、28 h，而8：00迁飞的秋迁蚜，迁飞2 h后开始产若蚜，16 h后才达到高峰，持续时间为36 h[3]。通过温室栽培和接种实验，以接种角倍蚜形成虫瘿的盐肤木和未接种角倍蚜的盐肤木为实验材料，测定和分析虫瘿对盐肤木光合特性和不同组织氮含量的影响。结果表明虫瘿对盐肤木的光合作用形成扰动，与对照植株相比较：①有虫瘿复叶的最大净光合速率升高，其中虫瘿初期、中期和后期分别升高14.49%、32.17%和42.01%；虫瘿还引起无虫瘿复叶最大净光合速率升高，但中期以后下降到正常水平。②虫瘿中期有虫瘿复叶的光饱和点升高，无虫瘿复叶光饱和点下降；虫瘿初期和中期有虫瘿复叶的光补偿点升高，无虫瘿复叶光补偿点下降。③虫瘿初期引起有虫瘿复叶及邻近无虫瘿复叶暗呼吸速率升高，但中期和后期影响不显著。虫瘿对盐肤木光合作用的扰动程度与小叶的位置和虫瘿生长时期密切相关。同时，虫瘿改变了盐肤木叶片氮含量分布，其中虫瘿外壁、有虫瘿复叶和无虫瘿复叶的氮含量分别为1.13%、1.98%和2.14%，这可能是营养物质从无虫瘿复叶流向有虫瘿复叶，并最终流向虫瘿，满足虫瘿和瘿内蚜虫生长需求的原因[4]。春迁蚜的迁飞活动与天气条件密切相关。在迁飞期内，当日平均气温≥9 ℃、最高气温≥13 ℃、平均相对湿度≤80%，春迁蚜开始迁飞；当日平均气温≥15 ℃、最高气温≥22 ℃、日照时数≥7 h、平均相对湿度≤65%，春迁蚜大量迁飞。在迁飞初期和中期，春迁蚜迁飞数随气温升高而增加。当天气条件适宜时，春迁蚜日迁飞数量的变化为单峰型，前期和末期低，中期高。当迁飞期内遭遇激烈降温，日迁飞数量波动较大，呈双峰或多峰型，同时迁飞期延长，迁飞率和单位面积迁飞量下降。相关分析与主成分分析结果显示，春迁蚜日迁飞数与平均气温、日最高气温和日照时数呈极显著正相关（$P<0.001$），与平均相对湿度、最小相对湿度呈显著负相关（$P<0.05$），与日最低气温和降水量相关性不显著（$P>0.1$），表明温度和湿度是影响春迁蚜迁飞的关键因子，日照次之[5]。

3. 人工养殖

（1）盐肤木的栽培：盐肤木是五倍子蚜虫的主要寄生木，其栽培方法有两种：

①种子育苗移栽：用40～50℃温水加入草木灰调成糊状，搓洗盐肤木种子。然后用清水掺入10%浓度的石灰水搅拌均匀，将种子放入，浸泡3～5 d后摊放在簸箕上，盖上草帘，每天淋1次水，待种子露白后播种。时间一般在3～4月，每亩（1亩=667 m^2）用种量12 kg。种子均匀撒在苗床上，加细沙覆盖种子，其厚度以不见种子为宜。再用稻草或松针、谷壳盖上，然后喷洒清粪水，至湿透苗床为止。幼苗出土前经常浇水，保持苗床湿润。幼苗大量出土后，在阴天揭去覆盖物炼苗，以培育健壮苗木，提高移栽成活率。②压根繁殖，将老盐肤木的根挖出，切成33 cm长一段，将切好的树根栽下，根露出地面10～13 cm。此法成活率高，生长快，2～3年可以成林。

（2）提灯藓的培植：提灯藓是五倍子的越冬寄主，多分布在阴暗潮湿的沟边路旁。人工培植提灯藓以选择地下水源充足、背阳面北的地方为好。春季将采集的提灯藓植入整理好的地里。栽后保持湿润，天旱时注意浇水，并经常清理表面的落叶等杂物。一般情况下，每亩盐肤木林有1～3 m^2的提灯藓即可[6]。

（3）接种倍蚜：在倍子爆裂前的半个月，即10月份左右，采回一些种倍，放置在容器中，始终保持容器内的相对湿度在 90%左右，任其自然爆裂放蚜，再把蚜虫收集起来，置于阴暗处的提灯藓上越冬，翌年春天，蚜虫会自行飞到倍树上寄生繁殖。放置蚜虫的时间以晴天下午为好。因为初生的越冬若蚜最忌接触水，所以，前期可在苔藓上覆盖一些稻草，以防止雨水的侵袭，直至蚜虫分泌白蜡后，揭去稻草。

（4）春迁蚜和性蚜的人工保护：春季，越冬倍蚜羽化为有翅的春季迁移蚜，从苔藓上飞到倍树（盐肤木、青麸杨、红麸杨等）上，开始繁殖性蚜（雌蚜和雄蚜）。性蚜交配后，产下无翅的干母。由于春季春雨多以及害虫危害，必须人工保存性蚜。在树上收集春迁蚜，放入有缝通气的硬纸盒或木盒中，置于黑暗中，让其在盒内交配产生干母（约需1个月）后，将纸盒或木盒悬挂在正在发芽的倍树枝上，让干母自行爬出上树。

（5）种倍的调运和越冬幼蚜的保护：种倍的保护或运输的成败，取决于容器的保湿和通气的好坏。容器湿度一定要保持在90%左右。越冬幼蚜上树后要避免雨水直接侵袭。可在接种早期用稻草遮盖，在阳光直射的地方可用塑料布搭棚，以保护初期越冬幼蚜，待幼蚜形成腊球后，揭去覆盖物任其自然越冬[7]。

4. 饲料

在产区要进行封山育林以保护盐肤木，并且要摘除顶芽，以防止树木徒长，使树形矮化，便于采摘和管理。此外，要使倍蚜能够顺利越冬，必须要有生长良好的提灯藓供倍蚜越冬生活。目前，我国五倍子产区已发现3种适合倍蚜寄生的提灯藓，分别为皱叶提灯藓、尖叶提灯藓和圆叶提灯藓。其最适的繁殖季节为3～5月和 9～11月，可采用孢子繁殖或营养繁殖[8]。

5. 病虫害防治

（1）宽肩象：是青麸杨主要蛀干性害虫，发现后应及时清除林间虫害致死树，集中烧毁。在幼虫期将侵入孔的新鲜排泄物掏出后插入药签，根据孔洞大小决定药签用量，最后用泥土封口。

（2）缀叶丛螟：以取食漆树科植物的叶片为生，危害严重。可采用灯光诱杀成虫。亦可采用25%灭幼脲Ⅲ号1000倍液喷雾防治。

（3）蓟马：是盐肤木刺吸式害虫，以刺吸叶、嫩枝等幼嫩组织汁液，造成嫩梢、叶片卷曲枯萎、生长缓慢，叶片提前脱落。防治措施为早春清除林间的枯枝落叶，集中烧毁。成虫期，应用蓝色粘虫板诱杀成虫。

（4）银杏大蚕蛾：是盐肤木食叶害虫。幼虫取食叶片成缺刻或食光叶片。结倍后，采用细菌毒蛋白（Bt毒蛋白）、白僵菌（高孢粉120～150 g/hm^2）等进行生物防治。

（5）黑斑病：危害肚倍的叶、倍子等，影响倍子质量。病原菌在枝梢或芽内越冬。翌春借风雨传播，从气孔、皮孔及伤口侵入，引起叶、倍子或嫩枝染病。可通过营林措施，调整倍林密度，形成通风透光的倍林结构进行防治。

（6）膏药病：主要危害青麸杨枝干，常发生在较阴湿、林分密闭度大的倍林内，影响倍林产量。病菌在枝干上形成膏药状病斑。每年春季4～5月和秋季10～11月是该病的主要发生期。病菌孢子靠风和蚧壳虫传播。发现后可用刀刮除病斑，然后涂抹药剂。同时调整倍林密度，形成通风透光的倍林生长环境。

（7）丛枝病：是盐肤木主要病害，严重影响倍林产量。枝条受害后，因顶芽生长受到抑制而刺激侧芽提前萌发小枝，不仅生长缓慢，且其顶芽不久也受到病原物的抑制，而刺激其侧芽再萌发成小枝，如此反复进行，使枝条呈丛生状。主要采取人工措施，剪除病枝，集中烧毁或深埋进行防治[9]。

【化学成分】 其主要化学成分为鞣质、没食子酰葡萄糖、没食子酸、月桂酸、肉豆蔻酸、蛋白质、脂肪酸等成分。

1. 鞣质

以干制五倍子为原料，采用正交试验法建立五倍子鞣质的提取工艺。实验结果表明，以100%丙酮为提取溶剂、温度50℃、pH 2.0、时间10 min为五倍子鞣质的最佳提取条件，采用乙酸乙酯萃取的鞣质最终得率较高，且鞣质纯度达到了89.15%[10]。采用Folin-Denis可见分光光度法精确快速测定五倍子中鞣质含量，结果表明鞣质浓度在0.002～0.010 mg/ml范围内，吸光度和鞣质浓度具有良好的线性关系，加标回收率为97.8%～101.8%，相对标准偏差（RSD）<0.5%，鞣质平均含量为82.0%[11]。

2. 没食子酸

采用毛细管区带电泳法测定五倍子中没食子酸的含量。在20 mmol/L 硼砂缓冲溶液的条件下，实现了被测组分的有效分离。测得五倍子中没食子酸的含量为45.08 mg/g[12]。

3. 脂肪酸

建立气相色谱法同时测定五倍子油中月桂酸、肉豆蔻酸及棕榈酸3种主要脂肪酸含量，结果表明月桂酸含量为28.09%～37.02%，肉豆蔻酸含量为16.86%～24.35%，棕榈酸含量为7.3%～8.34%[13]。

【鉴别研究】**1. 成分鉴别**

（1）聚酰胺薄膜色谱鉴别：取五倍子药材，研细，称取0.5 g置试管中，加70%乙醇5 ml，温水中浸渍10 min，时时振摇，滤过，取滤液作为供试品溶液。对照药材溶液和对照品溶液按上述方法制备。然后分别点于同一聚酰胺薄膜上，以50%乙醇为展开剂，展开，取出，晾干，喷1%三氯化铁乙醇溶液。结果显示斑点圆整，蓝色鲜艳，无拖尾式长条，易于观察[14]。

（2）薄层色谱法：采用薄层色谱法（TLC）对五倍子药材进行鉴别。取五倍子药材0.5 g，研细，加甲醇5 ml，超声处理15 min，滤过，滤液作为供试品溶液。再取没食子酸对照品，加甲醇制成每1 ml含1 mg的溶液，作为对照品溶液。按相应量取缺五倍子的阴性样品1.6 g，按供试品溶液的制备方法制成阴性对照品溶液。照TLC吸取上述溶液各2 μl，分别点于同一硅胶GF_{254}薄层板上，以环己烷-甲酸乙酯-甲酸（10：10：1）为展开剂，展开，取出，晾干，置紫外光灯（254 nm）下检视，供试品溶液色谱中，在与对照药材溶液和对照品溶液色谱相应位置上显相同颜色的荧光斑点，斑点清晰，阴性对照无干扰[15]。

2. 含量测定（单一成分）

（1）鞣质：采用热回流法提取五倍子中的总鞣质，用络合滴定法测定其总鞣质的含量，即用双层干滤纸抽滤，弃去初滤液，抽滤3次，续滤液备用。精密吸取25 ml续滤液于500 ml锥形瓶中，加蒸馏水300 ml、pH 10的氨-氯化铵缓冲液25 ml、铬黑T指示剂少许，用0.05 mol/L乙二胺四乙酸二钠（EDTA-2Na）滴定至溶液由紫红色变为纯蓝色，记录消耗EDTA-2Na标准溶液的体积数。同时做空白对照实验。测得五倍子药材中鞣质含量为34.57%[16]。

（2）没食子酸：采用毛细管区带电泳法测定了五倍子中没食子酸的含量。准确地称取1.0818 g 五倍子粉末，加入20 ml 双蒸水，60℃温度下提取3 h，过滤、洗涤并定容至 25 ml 溶液，此溶液再稀释8倍，即为五倍子样品溶液。电泳测定条件为20 mmol/L硼砂溶液，电压20 kV，紫外检测波长为270 nm。在选定的条件下运行样品溶液，测得五倍子中没食子酸含量为45.08 mg/g[12]。

【分子生药】从40条随机扩增多态性DNA（RAPD）中筛选了13条和9条，分别对11种倍蚜和角倍蚜4个地理种群的DNA进行PCR扩增和分析。结果表明，倍蚜的遗传距离在不同属之间为0.4828±0.1708，不同种之间为0.2520±0.1780，不同亚种之间为

0.1472±0.0764，聚类分析反映了倍蚜属间、种间的亲缘关系及其远近程度，与形态分类结果基本一致；圆角倍蚜属与其他3个属的差异明显，可能是倍蚜中较早分化的类群。角倍蚜不同种群间的遗传距离为0.0759±0.0302，种群间具有丰富的DNA序列多态性并出现了一定程度的遗传分化[17]。测定了中国10个不同地域角倍蚜132个个体的线粒体DNA细胞色素b（mtDNA Cyt b）基因部分序列，比较其同源性，计算核苷酸组成及其变异指数，分析其种群遗传变异及遗传结构，并构建不同单倍型之间的网络和聚类图。在测得的432bp Cyt b基因序列中有41个核苷酸位点存在变异（占所测核苷酸序列的9.5%），胸腺嘧啶（T）、胞嘧啶（C）、腺嘌呤（A）、鸟嘌呤（A）4种核苷酸的组成分别为45.5%、14.4%、31.5%和8.6%，具有较高的A＋T含量（77.0%）；132个角倍蚜个体共产生31个单倍型，其中单倍型M1～M4为主体单倍型，各单倍型在种群间分布不平衡，单倍型多样度平均为0.825±0.022。角倍蚜种群内各序列平均核苷酸差异数为2.227，核苷酸多样度为0.0052±0.0006，遗传多态性不高。分子方差（AMOVA）分析显示角倍蚜种群内的遗传变异（76.5%）高于种群间的遗传变异（23.5%），群体间遗传分化指数（FST）统计结果表明我国角倍蚜种群间存在一定程度的遗传分化。基于单倍型的系统树和网络关系图显示，除个别单倍型外，所有各种群的单倍型在系统聚类树中基本表现出一种平行式的分布格局，即单倍型并没有按地理分布形成明显的簇群，M1～M4可能为原始单倍型[18]。使用mtDNA COI 基因对五倍子蚜10个种共19个个体进行系统发育分析，结果显示五倍子蚜类群形成3个聚类簇，但置信度较低；并使用基因库（GenBank）的叶绿体DNA TrnL-F对第一寄主盐肤木构建系统发育树，与五倍子蚜进行对比，结果显示五倍子蚜与第一寄主之间具有显著的协同进化关系[19]。通过分子生物学技术手段，对五倍子蚜一新种mtDNA部分基因序列进行测定，共测得新种蚜虫和13种（含3个亚种）五倍子蚜mtDNA COⅠ、tRNA＋COⅡ和Cyt b部分基因序列，长度分别为1535 bp、643 bp和433 bp，共计2633 bp。用软件DNAMAN分别分析14个五倍子蚜种单一基因和联合基因的同源性，结果显示与形态学鉴定一致的结果，未知倍花蚜与圆角倍蚜属的倍花蚜和红倍花蚜的同源性最高。用邻接法（NJ）分别构建COⅠ、tRNA＋COⅡ和Cyt b三者的联合基因和单一基因分子发育系统关系。结果显示，每个单一基因和联合基因对五倍子蚜的聚类关系，除了个别五倍子蚜外，总体是一致的。新种除了在tRNA＋COⅡ基因构建的NJ树中与倍花蚜聚在一起，红倍花蚜独立成为一支外，其他基因构建的树中，新种和倍花蚜、红倍花蚜三者都聚在一起。总之分子聚类关系与形态学研究得到的结果一致，新种与圆角倍蚜属的倍花蚜和红倍花蚜的亲缘关系较近，应属于圆角倍蚜属，定名为郑氏倍花蚜，较准确地确定了其生物分类学地位[20]。建立黄连木五倍子致倍蚜基因组DNA提取和RAPD-PCR的技术体系，并对13个黄连木五倍子蚜虫无性系的 DNA多态性进行分析，结果表明，黄连木五倍子形态多样，不同形状倍子的致倍蚜尽管形态特征非常相似，但在DNA分子水平上仍然存在差异，9个引物共扩增出32条带，多态性带百分率达65.6%，任意2个无性系间的RAPD谱带均不相同。无性系间的遗传相似性指数SI变化范围为0.222～0.968，第9号无性系与其他各无性系的亲缘关系较远，SI值为0.222～0.400；其他12个无性系两两间的遗传相似性指数均大于0.58。致倍蚜的分子遗传聚类结果与倍子形态分类存在差异[21]。

【制剂研究】**1. 工艺研究**

（1）最佳提取工艺：采用水浴加热浸提法，以没食子酸和浸出物得率为指标，在单因素试验基础上，选择提取次数、提取时间、液料比和提取温度为考察因素，采用Box-Behnken试验设计原理确定五倍子总鞣质的最佳提取工艺。结果显示，最佳提取工艺为加10.4倍量水于62℃水浴提取2次，每次125 min，没食子酸和浸出物得率分别为55.67%、65.11%，与理论预测值的相对偏差分别为3.30%、0.35%。结果表明，响应面法优选的五倍子总鞣质提取工艺方法简单、提取效率高、可预测性良好[22]。以鞣质水解后没食子酸提取率为指标，用高效液相色谱法进行含量测定，采用$L_9(3^4)$正交设计试验，对药材粒度、提取溶剂倍量、提取时间和提取次数等因素进行考察，以确定最佳提取工艺。结果表明，用10倍量水，提取3次，每次9 h的方法可以获得较高的鞣质提取率。优选得到的鞣质提取工艺鞣质提取率较高且稳定可行[23]。以五倍子为原料，单宁酶酶制剂为酶源，研究酶解温度、酶浓度、酶促反应时间以及酶促反应体系pH对单宁酶降解五倍子制备没食子酸得率的影响，再通过响应曲面法优化单宁酶降解五倍子制备没食子酸的工艺参数。结果表明，对没食子酸得率影响较大的因素依次为酶浓度、酶促反应时间、酶促反应体系pH以及酶解温度，最优工艺技术参数为酶浓度16.26 U/g，酶促反应时间5.88 h，酶促反应体系pH 5.78，酶解温度40.70℃。在该参数条件下，没食子酸的得率为59.32%[24]。以五倍子不同品种为原料，对提取溶剂、溶剂的用量、提取次数进行考察，采用正交试验方法确定最佳提取工艺并进行中试生产，再运用紫外-可见分光光度法确定该工艺对后续生产的主要产物单宁酸品质的影响。结果显示，以溶剂回流提取法为手段，提取溶剂选取植物油抽提溶剂，以料液比1∶14提取2次，每次提取时间6 h，物料粉碎粒度为65目，提取温度70℃，对后续生产中单宁酸品质无影响，产品质量稳定，工艺可靠[25]。以五倍子中鞣质水解成没食子酸的转移率以及干浸膏得率为评价指标，用高效液相色谱法测定含量，采用$L_9(3^4)$正交试验，对煎煮次数、煎煮时间、加水倍量等因素进行考察，以确定最佳提取工艺。结果表明，用10倍量的水，提取2次，每次2 h的方法可以提高五倍子中没食子酸的提取率[26]。

（2）超声辅助提取工艺：五倍子单宁具有抗氧化、抗突变、抗肿瘤等多种生物活性。为了研究五倍子中单宁的超声波辅助提取工艺，以盐酸体积分数、乙醇体积分数、超声温度、料液比作为考察因素，在单因素试验基础上采用$L_9(3^4)$正交试验设计，对单宁的提取工艺进行优化。结果表明，在盐酸体积分数为1.0%、乙醇体积分数为50%、超声温度为40℃、料液比为1：30（m：V）的条件下，提取效果最佳。该工艺条件下，单宁的提取率为10.97%[27]。采用超声辅助法提取了五倍子中的单宁酸。以二次回归正交旋转组合试验设计优化了单宁酸的提取工艺。结果表明，最佳提取工艺条件为液料比10.97 g/g，超声浸提温度55.44℃，超声浸提时间25.63 min。在最佳工艺条件下，单宁酸的得率最高可达到85.2%[28]。采用超声波法提取五倍子单宁酸，根据Box-Behnken试验设计原理，以响应面分析法优化提取工艺条件。结果表明，五倍子单宁酸的最佳提取工艺条件为乙醇体积分数48%，料液比1：23（*m*/*V*，g/ml），提取温度59℃和提取时间29 min，在此条件下单宁酸提取率达7.32%[29]。采用正交试验优化超声微波协同提取没食子酸的工艺条件。结果表明，没食子酸的最佳提取工艺为以4 mol/L的盐酸为提取剂，料液比为1：30，微波功率为230 W，提取时间为810 s。结果表明，超声微波协同提取法提取时间短、提取率高，具有广阔的应用前景[30]。

2. 质量标准研究

（1）没食子酸含量测定：取五倍子粉末（过4号筛）约0.5 g，精密称定，加入4 mol/ml盐酸溶液50 ml，水浴中加热水解 3.5 h，放冷，滤过。精密量取续滤液1 ml于100 ml容量瓶中，加50%甲醇至刻度，摇匀，即得。色谱柱为Alltima C_{18}（4.6 mm × 250 mm，5 μm），以甲醇-水-磷酸（15：85：0.085）为流动相，流速1.0 ml/min，检测波长为 270 nm，柱温为30℃，理论塔板数按没食子酸峰计算应不低于3000，进样量为10 μl。共测定10批五倍子药材，没食子酸的含量在 51.43% ~ 60.25%[31]。取五倍子粉末（过2号筛）适量，加流动相超声处理15 min，每1ml含生药 0.001g，滤过，作为供试品溶液；色谱柱为Diamonsil TM C_{18}（200 mm × 4.6 mm，5 μm），流动相为乙腈-0.5% 磷酸溶液（3：97），检测波长为 270 nm，流速为1.0 ml/min，柱温35℃，塔板数按没食子酸峰计算为7000以上。结果表明，不同产地的五倍子中没食子酸含量差异较大，介于1.88% ~ 7.05%[32]。

（2）显微鉴定：五倍子的显微特征较明显，横切面组织结构非腺毛众多且明显，非腺毛壁厚，经染色后显淡红色，显示其略微木质化。大型树脂道与维管束伴生且位于维管束上侧，导管群位于维管束木质部，经染色处理后呈深紫红色，显示其木质化明显；粉末中非腺毛及树脂道碎片明显且数量较多，具螺纹导管及草酸钙簇晶，但数量较少。以上特征可作为显微鉴别五倍子药材的依据[33]。

【药理作用】**1. 抗菌作用**

许颖等人进行了五倍子对白色念珠菌生物膜影响的体外研究，结果表明，48 h细胞代谢水平最高，细胞活力以及耐药性随着培养时间的延长而增强[34]。有学者采用五倍子的提取物对肠产毒性大肠埃希菌（ETEC）的抑菌活性及由ETEC肠内毒素引起的腹泻进行研究，结果表明，在小鼠肠道实验中，五倍子提取物表现出极强的抗腹泻作用，能够抑制肠内毒素与神经节苷脂的结合，降低ETEC肠内毒素对肠道的损伤，从而起到抗腹泻作用，提示五倍子及其中的化合物没食子酸可能成为治疗由ETEC引起的腹泻的有效药物。有研究采用五倍子为研究对象，在体外对6种常见致龋菌的抑制作用进行研究，结果表明，五倍子中的多酚类化合物对6种致龋菌均有不同程度的抑制作用，其中对变异链球菌ATCC25175的抑制效果最为明显。同时多例临床抑菌实验表明，五倍子对肠球菌、金黄色葡萄球菌、大肠埃希菌、铜绿假单胞菌等多种常见致病菌具有抑制作用，具有极大的临床应用价值。进行五倍子对表皮葡萄球菌的抗菌作用及用药后细胞形态学变化进行研究，发现五倍子体外对ESBLs大肠埃希菌、铜绿假单胞菌、变形链球菌均有不同的抑制作用，其中对铜绿假单胞菌的生物膜具有清除作用。五倍子也对耐万古霉素肠球菌具有体外抗菌活性，MIC_{90}值为0.105，为耐药菌株抑菌化合物的发现提供了基础[35]。

2. 抗病毒作用

有关学者对五倍子散治疗带状疱疹进行了研究，表明在体外，五倍子对疱疹病毒有较强的灭活作用。同时发现五倍子能够沉淀蛋白质，促进皮肤溃疡面收敛，出血现象减轻，并有轻微的麻醉镇痛作用。此外五倍子具有的抑菌作用能够防止创面感染，避免由于反复感染引起的并发症[36]。采用硅胶、ODS、Toyopearl HW-40（s）、制备型HPLC等多种色谱技术和波谱学方法，结合物理化学性质，从五倍子的95%乙醇提取物中分离并鉴定了7个化合物，分别为benzoic acid,3,4-dihydroxy-5-［（3,4,5-trihydroxybenzoyl）oxy］-5-ethoxycarbonyl-2,3-dihydroxyphenyl ester（1）、trigallic acid（2）、1,2,3,4,6-penta-O-galloyl-β-D-glucose（3）、莽草酸（4）、没食子酸（5）、没食子酸甲酯（6）、没食子酸乙酯（7）。其中，化合物1为新化合物，化合物2为首次从该属植物中分离得到。对五倍子中分离得到的单体化合物进行体外抗HSV-1、RSV A strain、RSV Long strain病毒活性测试，化合物3表现出显著的抗病毒活性，其IC_{50}分别为13.3 mmol/L、3.3 mmol/L和3.3 mmol/L。使用复方五倍子粉剂进行体外抗HSV-2的研究，以免疫荧光法检测药物的抗病毒作用，结果表明，该药对HSV-2的有效抑制浓度为200 μg/ml，灭活浓度为500 μg/ml，有效抑制浓度的阿昔洛韦相当，提示复方五倍子粉可作为一种新的治疗由HSV-2感染引致阴道炎的药物。

3. 清除自由基和抗氧化作用

通过对五倍子的研究发现，五倍子乙醇提取物具有较强的抗氧化作用。采用普鲁士蓝法，通过与维生素C的对照，对其还原力进行测定，结果显示在相同浓度下，五倍子乙醇提取物的还原能力强于维生素C；同时对清除DPPH自由基能力进行测定，结果显示五倍子乙醇提取物的DPPH自由基清除率为89.17%；采用邻苯三酚法，对清除超氧阴离子能力进行测定，通过与维生素C的对比，表明其清除能力高于维生素C；采用亚甲基蓝法（MB），对五倍子清除羟自由基的能力进行测定，结果显示，五倍子对羟自由基的清除效果略低于维生素C，其清除能力与五倍子浓度成正相关；采用过氧化值（POV）法对其抗脂质过氧化效果进行测定，通过与维生素E进行对比，可知五倍子具有良好的抗脂质过氧化作用。对逐级萃取后的五倍子各组分进行抗氧化研究，结果表明五倍子具有较强的DPPH自由基清除能力。

4. 其他作用

五倍子在肛肠疾病中有一定的治疗作用。五倍子中的鞣质能够凝固蛋白，保护黏膜，促进血液的凝固，从而消除内痔的各种症状，起到了治疗的效果。以四氧嘧啶致家兔高血糖模型对五倍子的降血糖有效部位进行筛选，发现石油酸部位为降血糖的有效部位。进一步的分析表明，该部位的主要成分为五倍子油。研究发现五倍子细辛酊能够治疗早泄，该药中的五倍子和细辛可起到局部麻醉的作用，而五倍子中含有的鞣质，能使皮肤、黏膜干燥，收敛止泄，两药合用能降低阴茎皮肤的敏感性，从而起到治疗早泄的作用。

【现代临床】 在新生儿腹泻病例相关治疗研究中发现，在常规治疗的基础上配合五倍子膏及按摩进行治疗，疗效显著；观察单纯性肾囊肿100例，在B超定位下经皮肾穿刺，抽净肾囊肿内液体后将白矾、五倍子注射液注入肾囊肿内，定期观察囊肿大小变化，以确定其疗效，结果表明总治愈率为94%，6例无效，全组病例未出现出血或感染等并发症；用五倍子粉外敷治疗褥疮32例，结果全部治愈；采用大黄五倍子膏配合西药治疗带状疱疹，效果较单用西药组好；用女贞子五倍子止血散治疗肛门手术术终时出血52例，出血均得到缓解，术后疗效显示均在2 min内出血停止，其止血效果优于明胶海绵；用五倍子治疗尿布皮炎68例，取得满意疗效；五倍子涂膜剂治疗小儿鞘膜积液25例，取得满意疗效；运用以五倍子为主配制的洗剂治疗各种痔疮有疗效；以五倍子敷脐治疗盗汗28例，效果良好；内镜下喷洒复方五倍子液治疗消化性溃疡出血，联用奥美拉唑，收效显著；以五倍子散治疗口疮126例，疗效显著；五倍子粉剂治疗复发性口腔溃疡有一定的疗效；采用中药五倍子提取物治疗牙周疾病，对照组40例采用常规的西药进行治疗。分别于治疗前后检查患者的牙龈指数及牙齿松动度，并且观察两组患者治疗2周后疗效，以及随访4～8周后，患者的复发情况，结果表明，经积极治疗后，两组患者的牙龈指数及牙齿松动情况均有好转，但观察组显著优于对照组，两组相比，观察组采用五倍子治疗后，显效24例，有效16例，无效1例，总有效率为97.56%，而对照组显效13例，有效17例，无效10例，总有效率为75.00%，两组相比差异具有统计学意义（$P<0.05$）。且随访4～8周后，观察组复发1例，复发率为2.44%，而对照组复发11例，复发率为27.50%，两组相比差异具有统计学意义（$P<0.05$）。由此表明五倍子在辅助治疗牙周疾病上有着显著的效果，对牙周各种致病菌均有较好的抑制作用，且安全性高，值得临床推荐使用；利用五倍子治疗宫颈柱状上皮异位128例，取得了良好的治疗效果，总有效率达97.6%。

【编者评述】我国五倍子产量大，分布广，人工繁殖技术相当成熟，利于大规模开发生产。五倍子作为传统中药材具有许多经典组方，为现代医药工作者提供了借鉴。目前，对五倍子分子系统学及遗传多态性、临床应用、化学成分和药理等方面的研究较深入，但广泛应用于临床的七味解毒活血膏、万灵筋骨膏、庆余辟瘟丹、消痔灵片等中成药，它们的物质基础和作用机制还有待进一步研究。

参考文献

[1] 张广学，乔格侠，钟铁森，等. 中国动物志：昆虫纲　第十四卷［M］. 北京：科学出版社，1999，256-272.

[2] 张广学，钟铁森. 中国经济昆虫志［M］. 北京：科学出版社，1983，65-68.

[3] 唐翊峰，杨子祥，马琳，等. 角倍蚜干母发生期和数量变化及秋迁蚜生殖能力［J］. 林业科学研究，2014（3）：393-399.

[4] 李杨，杨子祥，陈晓鸣，等. 角倍蚜虫瘿对盐肤木光合特性和总氮含量的影响［J］. 生态学报，2013（21）：6876-6884.

[5] 李杨，杨子祥，陈晓鸣，等. 大棚模拟条件下角倍蚜春季迁飞数量动态及其与气象因子的关系［J］. 生态学报，2013（9）：2825-2834.

[6] 龙可. 五倍子人工培殖技术［J］. 特种经济动植物，2003（12）：11.

[7] 胡福生. 五倍子蚜养殖技术［J］. 中国林副特产，1998（4）：24.

[8] 王旭，温宇婧. 五倍子人工繁殖方法［J］. 特种经济动植物，2011（2）：32-33.

[9] 查玉平，陈京元，王义勋，等. 湖北五倍子主要病虫害防治技术［J］. 湖北林业科技，2016（1）：89-90.

[10] 帅益武，尤玉如，袁海娜. 五倍子中鞣质的提取、分离纯化研究［J］. 食品科技，2007（6）：125-128.

[11] 耿娜娜，李学英，顾丁，等. Folin-Denis分光光度法测定五倍子中单宁酸的含量［J］. 安徽农业科学，2013（29）：11848-11850，11915.

[12] 张清华，余章学，张晓萍，等. 毛细管区带电泳法测定五倍子中没食子酸的含量［J］. 黑龙江科技信息，2013（20）：125.

[13] 蒲旭峰，雷绍荣，侯世祥. 用气相色谱法同时测定五倍子油中3种主要脂肪酸含量的研究［J］. 中国药学杂志，2005（20）：65-67.

[14] 刘萍，吴玉华. 五倍子的聚酰胺薄膜色谱鉴别［J］. 陕西中医，2003（10）：939.

[15] 李煜明，李韶英，王倩. 薄层色谱法鉴别外用紫金锭中的五倍子和千金子［J］. 中国药业，2009（2）：27.

[16] 格根塔娜，罗素琴，塔娜. 五倍子、桂皮、石榴皮中总鞣质的提取和氨基酸含量测定［J］.

内蒙古石油化工，2015（6）：11-13.

[17] 杨子祥，陈晓鸣，冯颖，等. 倍蚜种间亲缘关系及角倍蚜种群分化的RAPD分析［J］. 林业科学，2007（7）：44-50.

[18] 李继变，任竹梅. 角倍蚜mtDNA Cyt b基因遗传多样性分析［J］. 复旦学报（自然科学版），2009（5）：680-686.

[19] 任竹梅. 五倍子蚜与寄主植物DNA序列系统发育关系及其协同进化［J］. 山西大学学报（自然科学版），2009（4）：614-620.

[20] 杨晋英. 五倍子蚜一新种的形态学及分子鉴定［D］. 太原：山西大学，2012.

[21] 舒常庆，皮利民，刘慧春，等. 黄连木五倍子蚜虫无性系的DNA多态性分析［J］. 华中农业大学学报，2006（1）：90-93.

[22] 陈丹妮，秦昆明，陈林伟，等. 响应面法优化五倍子总鞣质的提取工艺［J］. 中国实验方剂学杂志，2015（14）：20-24.

[23] 杜瑞莲，杨中林. 五倍子中鞣质提取工艺研究［J］. 中成药，2008（6）：839-841.

[24] 邵元元，熊硕，秦昱，等. 单宁酶降解五倍子制备没食子酸的工艺优化［J］. 食品与机械，2014（2）：162-166.

[25] 龚力民，张楚晗，汪兰，等. 五倍子及五倍子倍花中油脂的提取工艺研究［J］. 湖南中医药大学学报，2013（9）：51-54.

[26] 郑玲英，刘芳菊，王跃生，等. 正交设计优选五倍子提取工艺研究［J］. 江西中医药，2013（5）：58-59.

[27] 李倩云，张双灵，周国燕. 超声波辅助提取五倍子中单宁的工艺优化［J］. 食品与机械，2015（1）：171-174.

[28] 姜创，吴桐，刘军海. 超声辅助法提取五倍子中单宁酸的工艺研究［J］. 食品与发酵科技，2009（2）：11-13.

[29] 王红，李永霞，吕佳飞，等. 响应面法优化五倍子单宁酸的超声波提取工艺［J］. 湖北农业科学，2011（15）：3169-3172.

[30] 李红然，李文明，付大友，等. 超声微波协同萃取五倍子中没食子酸工艺优化［J］. 安徽农业科学，2011（8）：4494-4495.

[31] 韩双，席先蓉，黄平. 贵州不同地区五倍子中没食子酸含量测定与品质评价［J］. 中国中医药信息杂志，2009（5）：52-53.

[32] 侯惠婵，梁前，卢迅聪. 五倍子、没食子中没食子酸的含量测定［J］. 中国药品标准，2005（3）：38-39.

[33] 冯淑萍，王晓娟，薛妮娜. 五倍子生药学研究［J］. 现代中药研究与实践，2008（5）：24-26.

[34] 许颖，李福明. 中药五倍子对白色念珠菌生物膜影响的体外研究［J］. 黑龙江医药科学，2008（4）：1-2.

[35] 杨烨建，柳益群，张劲丰，等. 黄连和五倍子对耐万古霉素肠球菌的体外抗菌活性[J]. 南方医科大学学报，2008(5)：819-820.

[36] 孙刚，孙能军. 五倍子散治疗带状疱疹[J]. 中国中医急症，2001(4)：244.

5 瓦楞子 | Walengzi

1 · 72

ARCAE CONCHA

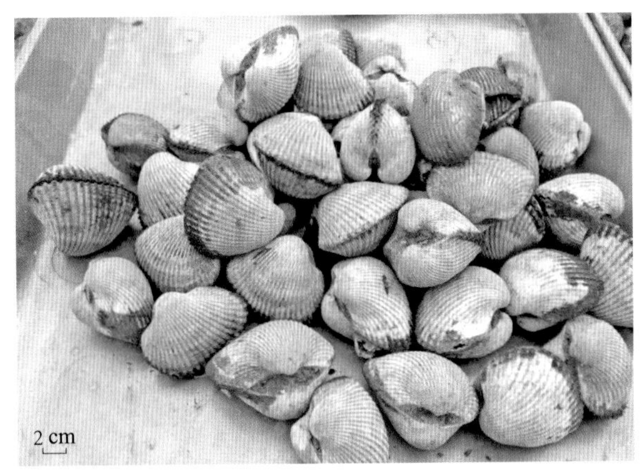
图 2-5-1 魁蚶

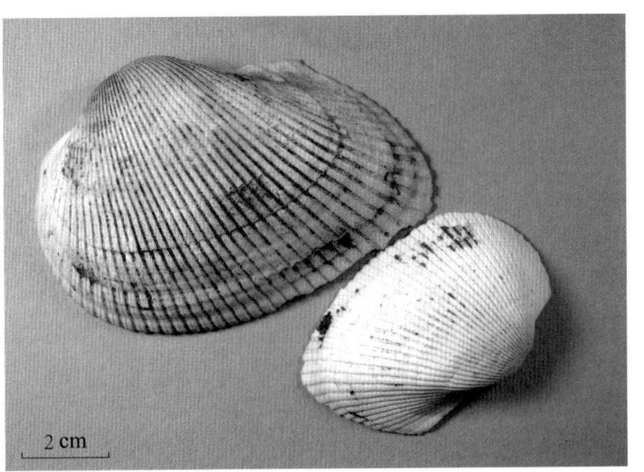
图 2-5-2 瓦楞子药材（魁蚶）

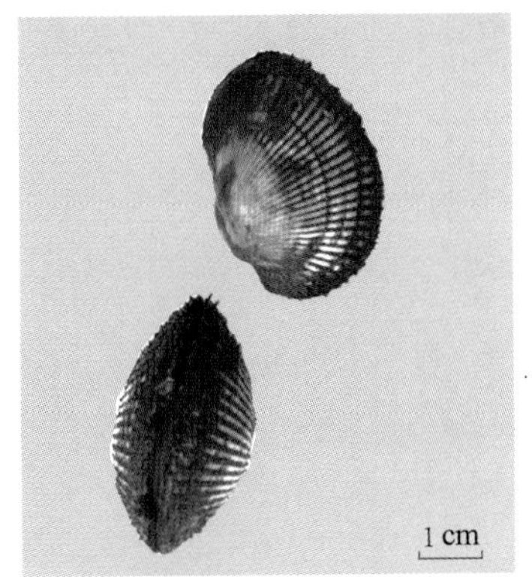
图 2-5-3 毛蚶

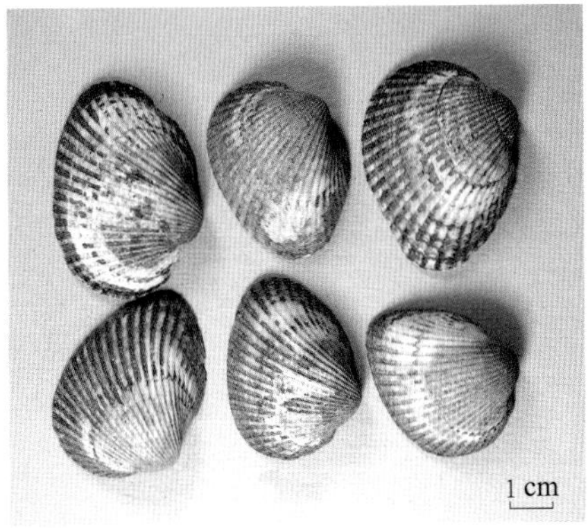
图 2-5-4 瓦楞子药材（毛蚶）

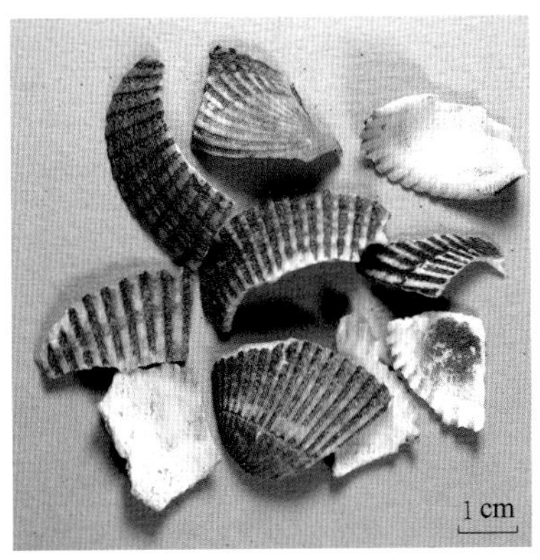
图 2-5-5 瓦楞子饮片（毛蚶）

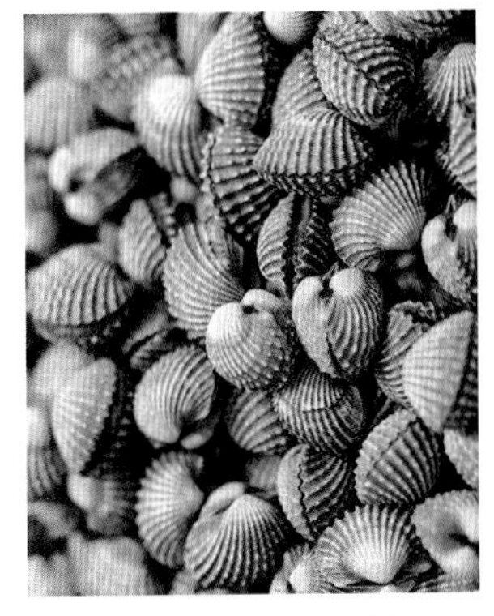
图 2-5-6 泥蚶

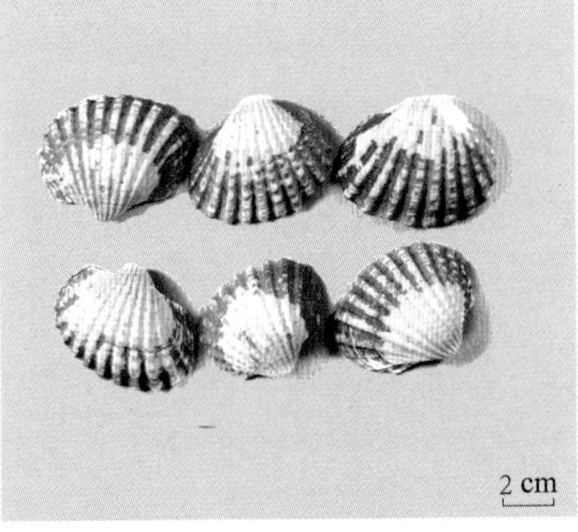
图 2-5-7 瓦楞子药材（泥蚶）

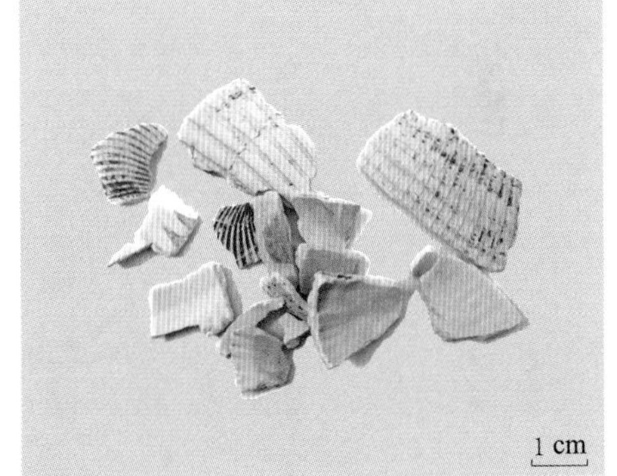
图 2-5-8 瓦楞子饮片（泥蚶）

【药典沿革】 首载于1963年版一部第46页，分别从来源、鉴别、炮炙、性味、功能、主治、用法与用量、贮藏8个指标对其进行规定，其来源为蚶科动物魁蚶*Arca inflata* Reeve、泥蚶 *Arca granosa* L.或毛蚶*Arca subcrenata* Lischke的贝壳。1977年版一部第94页，分别从来源、性状、炮制、性味、功能与主治、用法与用量、贮藏7个指标对其进行规定，合并了“功能”“主治”项，更改“炮炙”为“炮制”，并从该版开始至

2020年版，均规定其来源为蚶科动物毛蚶*Arca subcrenata* Lischke、泥蚶*Arca granosa* Linnaeus或魁蚶*Arca inflata* Reeve的贝壳。1985年版一部第45页、1990年版一部第48页、1995年版一部第49页、2000年版一部第51页、2005年版一部第47页，其规定与1977年版基本相同，只是增补了归经并与性味合并。2010年版一部第65页、2015年版一部第70页、2020年版一部第72页均在2005年版基础上，将“炮制”“性味与归经”“功能与主治”“用法与用量”“贮藏”项归在饮片下。2020年版在2015年版的基础上，药材中增补了“鉴别”和“含量测定”项，饮片下增补了“性状”和“含量测定”项。

【本草考证】 瓦楞子原名魁蛤，“魁蛤”一词最早出现于《名医别录》，列为上品，载：“魁蛤，生东海。正圆，两头空，表有文，采无时。味甘，平，无毒。”《本草经集注》又载：“形似纺軠，小狭长，处有纵横文理，云是老蝙蝠化为，用之至少。”并把魁蛤归进介类。《本草拾遗》载：“蚶生海中，壳如瓦屋。”故有“瓦屋子”的别名。《蜀本草》载：“形圆者，似大腹槟榔，两头有孔，今出莱州。”《本草纲目》中将魁蛤与蚶合为一条，载：“甘、咸，平，无毒。”“瓦楞子”一名始载于《本草备要》，曰：“瓦楞子，即蚶壳。”根据以上本草所述考证，其主流品种与今之药用者相符。

【药材来源】 蚶科动物毛蚶*Arca subcrenata* Lischke、泥蚶*Arca granosa* Linnaeus或魁蚶*Arca inflata* Reeve的贝壳。秋、冬至次年春捕捞，洗净，置沸水中略煮，去肉，干燥。

【性味归经】 咸，平。归肺、胃、肝经。

【功能主治】 消痰化瘀，软坚散结，制酸止痛。用于顽痰胶结，黏稠难咯，瘿瘤，瘰疬，癥瘕痞块，胃痛泛酸。

【道地主产】 山东、浙江、福建、广东、河北、辽宁等沿海地区。

【资源研究】

1. 品种

瓦楞子来源为毛蚶*Arca subcrenata* Lischke、泥蚶*Arca granosa* Linnaeus或魁蚶*Arca inflata* Reeve的贝壳。现有文献报道以毛蚶为主，在中国北起鸭绿江，南至广西均有分布，以莱州湾、渤海湾、辽东湾、海州湾等浅水区资源尤为丰富。但近年来受过度捕捞及环境污染等因素影响，毛蚶资源日益匮乏。

2. 生物学特性

毛蚶雌雄异体，2龄贝性腺开始成熟，其繁殖期大多在7～9月份，繁殖季节产卵主要集中在两次产卵高峰期内，每个高峰持续2～3 d，两次高峰相隔15～20 d。卵在海水中受精孵化，幼虫在海水中浮游，以担轮幼虫期进入D形幼虫，在150 μm时壳顶开始明显大于壳高，近长卵形；壳长达220 μm以后出现“眼点”，即进入附着变态生活。整个浮游期需16～17 d，幼虫结束浮游生活后，以足丝附着在砂粒、贝壳、海藻等固体物上[1]。

3. 人工养殖

浅海养殖毛蚶应选择泥沙质海底，底势开阔平坦，底栖藻类丰富，水质清新的海区。苗种放养季节以春秋两季为宜，密度一般为每平方米20 ~ 60粒，苗种规格1.2 cm以上。幼虫以每毫升10 ~ 12个为宜，初期以金藻、角毛藻混合投喂，中后期以角毛藻和小球藻混合投喂。

4. 病害及敌害防治

毛蚶鳃丝上发现一种海洋缘毛类纤毛虫及一种名为*Trichodina scapharcae*的车轮虫，前者经鉴定为壶形虫属一新种，并定名为陈氏壶形虫[2]。毛蚶的主要敌害生物是海星以及虾蟹类等，其主要防治措施是养殖区内及周围下蟹流网以捕捉海蟹，并以鱼肉和蛤子为诱饵来诱捕海星。

【化学成分】 主含碳酸钙。报道以毛蚶为主，毛蚶出肉率较高，其蛋白质含量高达61.7%，氨基酸的总含量为513.4 mg/g，且富含人体所需的必需氨基酸。另外，含有丰富的钠、钾、钙、镁等常量元素及铁、铝、锌、锶、锰等微量元素[3]。

【药理作用】 瓦楞子具有体外抗氧化活性[4]，对乙醇损伤的胃黏膜具有保护作用[5]。

【现代临床】 瓦楞子能破血、消痰滞而软坚散结，是临床上常用化瘀散结要药之一。黄氏以单味中药瓦楞子治疗冻疮，不论是冻疮初起还是已溃烂流脓水，用其细末外擦之，一般2 ~ 6次即愈，疗效显著[6]。刘氏运用瓦楞子膏治疗43例小面积烧伤患者，将瓦楞子研磨制备成稀膏状敷于创面或直接涂抹创面，总有效率达98%以上，具有止痛、抗感染、促进创面上皮化的作用[7]。金氏运用复方瓦甘散（瓦楞子、甘草、草豆蔻、延胡索）对胃溃疡及十二指肠溃疡治疗4周，结果显示诸多症状均有不同程度的改善，总有效率达87.4%[8]。杨氏对108例眼底出血患者在西医常规治疗的基础上，加服化瘀散结汤（丹参、三七、当归、川芎、赤芍、瓦楞子、牡蛎、山楂等），结果显示，该疗法对眼底出血有较好的疗效，且能明显改善患者的血液流变学，消除或减轻视网膜水肿及渗出[9]。

【编者评述】 瓦楞子作为一味传统介类中药，临床治疗中多取其消痰化瘀、软坚散结之效。碳酸钙组分被认为是瓦楞子等贝壳类中药的有效组分，有制酸止痛之功效。目前，有关双壳贝类抗菌物质研究是近年来研究的热点，应加强其活性物质、药理等研究。

参考文献

[1] 陈建华，阎斌伦，高焕．毛蚶生物学特性及其研究进展［J］．河北渔业，2006，9：24-25，49.

[2] 徐奎栋，宋微波．毛蚶鳃表寄生纤毛虫一新种——陈氏壶形虫的形态学［J］．中国水产科学，1998，5（3）：13-17.

[3] 孙同秋，韩松，鞠东，等. 渤海南部毛蚶营养成分分析及评价［J］. 齐鲁渔业，2009，26（8）：10-12.

[4] 林芳花，郑爱娥，李燕秋，等. 海马等8种海洋中药体外抗氧化活性的比较［J］. 安徽农业科学，2015，43（29）：73-74.

[5] 李莉，龚晓娟，杨以阜，等. 5个制酸类中药对乙醇大鼠胃溃疡模型溃疡指数、NO的影响［J］. 湖北中医杂志，2012，34（12）：3-5.

[6] 黄旺根，徐锦池. 瓦楞子散治冻疮［J］. 时珍国药研究，1996，7（5）：332.

[7] 刘永萍，蒋建刚. 瓦楞子膏治疗小面积烧伤的临床观察［J］. 时珍国医国药，2013，24（6）：1455-1456.

[8] 金建立. 复方瓦甘散治疗胃溃疡及十二指肠溃疡207例［J］. 四川中医，2010，28（5）：88-89.

[9] 杨建华，喻谦，廖丽. 化瘀散结法治疗眼底出血疗效观察［J］. 长春中医药大学学报，2012，28（2）：337-338.

6 牛 黄 | Niuhuang

1 · 72

BOVIS CALCULUS

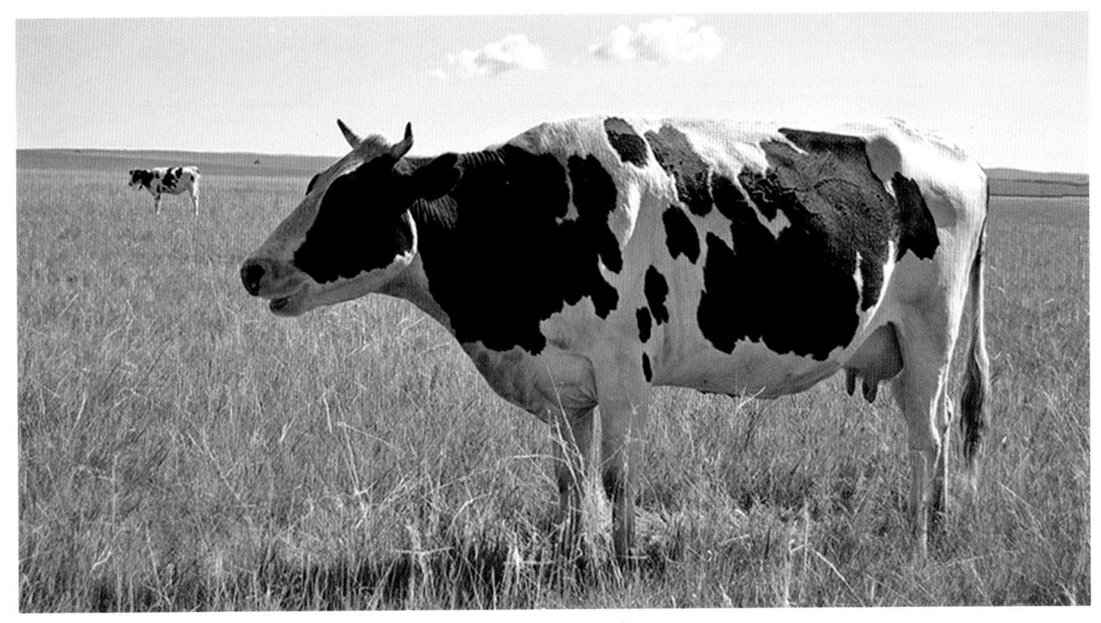

图 2-6-1 牛

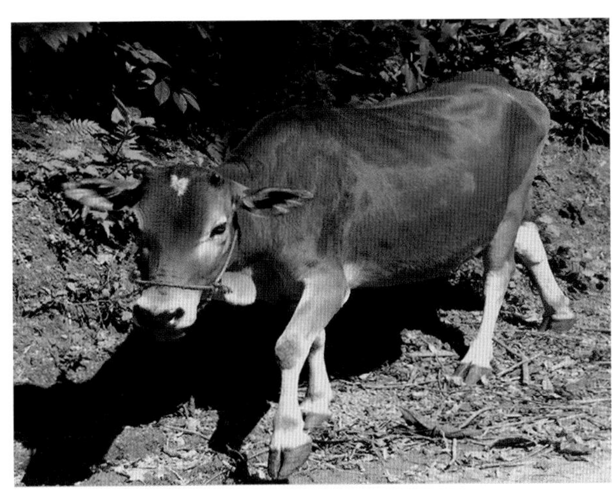

图 2-6-2 牛

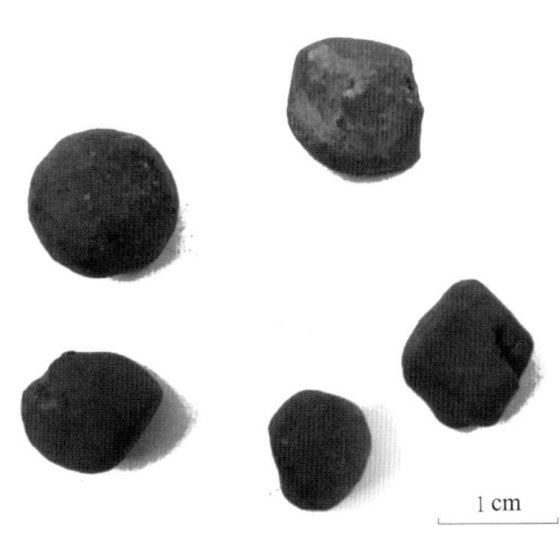

图 2-6-3 天然牛黄

【药典沿革】 首载于1963年版一部第52页，分别从来源、鉴别、性味、功能、主治、用法与用量、贮藏7个指标对其进行规定，其来源为洞角科动物牛*Bos taurus domesticus* L.的胆囊中的结石。1977年版一部第103页，分别从来源、性状、鉴别、检查、性味、功能与主治、用法与用量、贮藏8个指标对其进行了规定，增补了"性状""检查"项，合并了"功能""主治"项，用法用量规定为"0.15～0.35 g"，并从该版开始至2020年版，均规定其来源为牛科动物牛*Bos taurus domesticus* Gmelin干燥的胆结石。1985年版一部第53页，其规定基本与1977年版相同，只是增补了归经并与性味合并。1990年版一部第56页在1985年版的基础上增补了"含量测定"，规定了胆酸及胆红素的测定方法。此后1995年版一部第56页、2000年版一部第52页、2005年版一部第48页基本与1990年版相同，仅在测量项目和方法上做了增减和改进。2010年版一部第65页、2015年版一部第70页、2020年版一部第72页均在2005年版基础上增补了“注意”项，共计10个指标。

【本草考证】 始载于《神农本草经》，列为上品，载：“牛黄乃百草之精华，为世之神物，诸药莫及。”《名医别录》载：“生晋地，于牛得之，即阴干，百日，使时燥，无令见日月光。”《本草经集注》云：“旧云神牛出入鸣吼者有之，伺其出角上，以盆水承而吐之，即堕落水中。今人多皆就胆中得之。多出梁、益。一子如鸡子黄大，相重迭。”《新修本草》载：“牛黄，今出莱州、密州、淄州、青州、嶲州、戎州。牛有黄者，必多吼唤，喝迫而得之，谓之生黄，最佳。黄有三种：散黄粒如麻豆；慢黄若鸡卵中黄糊，在肝胆；圆黄为块，形有大小，并在肝胆中。多生于犊特牛，其吴牛未闻有黄也。”《吴普本草》曰：“牛黄，无毒。牛出入呻者有之，夜光走角中，牛死入胆中，如鸡子黄。”《本草图经》云：“牛黄，出晋地平泽，今出登、莱州，他处或有，不甚佳。凡牛有黄者，毛皮光泽，眼如血色，时复鸣吼，又好照水，人以盆水承之，伺其吐出，乃喝迫，即堕水中。既得之，阴干百日。一子如鸡子黄大，其重迭可揭折，轻虚而氛香者佳。然此物多伪，今人试之，皆揩摩手甲上，以透甲黄者为真。又云：此有四种，喝迫而得者名生黄；其杀死而在角中得者名角中黄；心中剥得者名心黄，初在心中如浆汁，取得便投水中，沾水乃硬，如碎蒺藜或皂荚子是也；肝胆中得之者名肝黄。”李时珍《本草纲目》对牛黄的认识，已接近近代科学观点，他认为：“牛之黄，牛之病也。故有黄之牛，多病而易死。”还认为“诸兽皆有黄，人之病黄者亦然。因其病在心及肝胆之间，凝结成黄。故亦能治心及肝胆之病。正如人之淋石，复能治淋也”。综上所述，其与今之药材所用牛黄基本相符。

【药材来源】 牛科动物牛*Bos taurus domesticus* Gmelin的干燥胆结石。宰牛时，如发现有牛黄，即滤去胆汁，将牛黄取出，除去外部薄膜，阴干。

【性味归经】 甘，凉。归心、肝经。

【功能主治】 清心，豁痰，开窍，凉肝，息风，解毒。用于热病神昏，中风痰迷，惊痫抽搐，癫痫发狂，咽喉肿痛，口舌生疮，痈肿疔疮。

【道地主产】 天然牛黄产地较多，几乎各地都产。主产于我国的陕西、甘肃、青海、西藏、四川、重庆、江苏、安徽、上海、河北、河南、内蒙古、辽宁、吉林、黑龙江、广西等地。一般说来，东北、西北及西南产量较大，商品天然牛黄有“东黄”“西黄”“京牛黄”以及“进口牛黄”之分。产于东北三省者，一般称为“东黄”；产于西北诸省及自治区者，一般称为“西黄”；产于天津、北京、河北等地者，一般称为“京牛黄”；“进口牛黄”多产于乌拉圭、加拿大、玻利维亚和印度等地，前者习称为“金山牛黄”，后者习称为“印度牛黄”。天然牛黄商品规格还分为“胆黄”和“管黄”，在胆囊中产生的称“胆黄”，在胆管中产生的称“管黄”。一般认为国产天然牛黄优于进口天然牛黄，“胆黄”优于“管黄”。

【资源研究】 牛黄系我国传统中药，因其疗效明确而被广泛应用。天然牛黄形成年限较长，来源匮乏，自然形成率仅万分之一，价格甚至超过黄金，难以满足临床治疗需求，因而寻求天然牛黄的替代品成为研究人员的研发思路。经过几十年的发展，我国先后开发了人工牛黄、培植牛黄、体外培育牛黄等天然牛黄替代品，以期解决自然资源短缺问题。

【化学成分】 天然牛黄含有的化学成分较多，主要有胆汁酸、胆红素、无机元素、氨基酸等。

1. 胆汁酸

天然牛黄中，胆汁酸类分为游离胆汁酸和结合胆汁酸。其中，游离胆汁酸主要为胆酸、去氧胆酸、少量的鹅去氧胆酸以及熊去氧胆酸；结合胆汁酸主要为牛磺胆酸、甘氨胆酸及少量的牛磺去氧胆酸、甘氨去氧胆酸等[1-2]。

2. 胆红素

关于天然牛黄中胆红素的存在形式，有多种说法。有研究表明，天然牛黄中含胆红素，包括胆红素单体、胆红素钙以及胆红素酯[3]。但是采用重氮化试剂显色法测定天然牛黄中胆红素的含量，测得总胆红素含量在50%以上，应用高效液相色谱法（HPLC）观察胆红素并没有以与单或双葡萄糖醛酸结合形式存在[4]。纸层析法试验表明天然牛黄中存在胆红素钠和胆红素钙，不存在胆红素单体[5]。因此，目前一般认为天然牛黄中的胆红素是以钙盐的形式存在。

3. 无机元素

应用扫描电镜X射线能谱仪定量测定牛黄样品的微量元素，表明天然牛黄中含有钠、钾、钙、镁、锌、铁、铜、磷、氯、硫等多种元素[6]。采用电感耦合氩等离子体直读光谱仪测定牛黄中无机元素的含量，结果也表明天然牛黄中存在钴、铬、铜、钒、锰、钛、锌、镍、铅、钯、氯、镧、锂、钼、钪、锶、钇、铝、铁、钙、镁、钾、钠、磷等元素，特别是钙和锌元素含量较高。人工培植牛黄与天然牛黄的元素含量差异甚大，尤以钙、锌两种元素的差异为甚[7]。

4. 氨基酸

天然牛黄含有丙氨酸、甘氨酸、天冬氨酸、精氨酸、亮氨酸、异亮氨酸、苏氨酸、甲硫氨酸、苏氨酸、丝氨酸、谷氨酸、缬氨酸、酪氨酸、苯丙氨酸、赖氨酸、组氨酸、脯氨酸、胱氨酸、牛磺酸[8]。研究表明天然牛黄中的氨基酸主要是以结合的蛋白形式存在，其中甘氨酸占34.61%，谷氨酸占7.98%，而苏氨酸、缬氨酸、亮氨酸、异亮氨酸、赖氨酸、苯丙氨酸及甲硫氨酸占总量的20.25%[9-10]。

【药理作用】 **1. 对中枢神经系统的作用**

通过给小鼠灌胃或腹腔注射天然牛黄、培育牛黄、人工合成牛黄，研究其对小鼠自发活动的影响，结果表明 3 种牛黄均有显著的抑制作用；培植牛黄与天然牛黄给药，对咖啡因所致的小鼠惊厥发生率无明显的影响，但均可延后小鼠出现惊厥的潜伏时间，在等剂量下2种牛黄的作用也相似[11]。天然牛黄对中枢神经系统具有镇静作用，可对抗由吗啡、樟脑和印防己毒素等引起的小鼠中枢兴奋症状，并可增强水合氯醛、乌拉坦、吗啡的镇静作用；对小鼠自发活动有显著的抑制作用而降低小鼠协调运动功能[2]。抗惊厥作用表现为可对抗咖啡因、可卡因等所致的小鼠惊厥或延长惊厥潜伏期，降低惊厥或癫痫强度，减少发作次数，其中对戊四氮所致惊厥的效果最强。此外，天然牛黄对毒毛花苷G、印防己毒素、一氧化氮、低钙和光诱发等多种因素所致的惊厥或癫痫也有较强的抑制作用[12]。天然牛黄对伤寒-副伤寒甲、乙三联菌苗所致家兔体温升高或对酵母所致大鼠发热有明显的解热作用，约2 h体温下降至正常。对由热刺激、电刺激、醋酸所致小鼠疼痛也均有显著的抑制作用，可显著降低醋酸所致小鼠扭体反应次数[2]。

2. 抗氧化作用

天然牛黄可通过抑制脂质过氧化、清除自由基和还原型谷胱甘肽对抗间二硝基苯或正己烷所致氧化作用，在防御氧化毒性方面发挥重要作用，对生物大分子和细胞膜结构、功能起保护作用，是机体抵抗脂质过氧化、清除自由基的一种天然抗氧化剂[13-14]。另有文献报道，游离胆红素具有抗氧化、灭活胃肠道消化酶作用[2]，是牛黄发挥许多重要药理作用不可缺少的成分。胃肠道细菌的易位及其代谢产物的渗透在许多危重病症如创伤、休克、烧伤、败血症、阻塞性黄疸、胰腺炎和多器官功能衰竭中起关键性作用，而消化酶通过破坏胃肠道屏障加速这一过程。游离胆红素能够灭活胰蛋白酶、糜蛋白酶等胰酶，因此，能够对胃肠道起保护作用。游离胆红素含量的高低已经成为评价牛黄质量的重要参数。

3. 抗炎及对免疫系统的影响

天然牛黄在各个阶段均具有明显的抗炎作用，对小白鼠棉球肉芽肿的增生，以及灌胃给药对巴豆油致小鼠耳肿胀、角叉菜胶致大鼠足肿胀、胸膜炎模型的炎症均有极显著的抑制作用[15]。另外，牛黄及胆酸钙对豚鼠组胺休克及小鼠肾上腺素休克有保护作用。熊去氧胆酸可抑制胆管上皮的人类白细胞抗原表达，促使原发性胆汁性肝硬化患者的淋巴细胞恢复自然杀伤能力，促使淋巴细胞功能恢复正常[16]。牛磺鹅去氧胆酸能提高小鼠外周血中吞噬细胞的吞噬功能、血清溶菌酶含量，促进溶血素形成以及抑制迟发型变态反应，在增强机体非特异性免疫和特异性免疫功能方面发挥着重要作用[17]。

4. 对心血管及血液系统的影响

天然牛黄在心血管方面的作用有降压、抗心律失常、抑制内皮损伤所致血管平滑肌细胞的增生、降血脂、抑制血小板凝集和血栓形成[15]。家兔灌胃牛黄可引起红细胞显著增加。牛黄对血液系统作用的物质基础可能是牛磺酸，牛磺酸体外实验能明显抑制腺苷二磷酸（ADP）、花生四烯酸（AA）及胶原诱导的血小板聚集。牛磺酸对 AA 诱导血小板生成血栓素A2无明显的影响，但能抑制胶原诱导血栓素A2的生成，抑制内源性AA 释放进而抑制血栓素A2生成可能是其抗血小板聚集的机制之一。此外，牛磺酸（10～50 mmol/L）对大鼠红细胞膜有明显的稳定作用，且呈量效关系。静脉注射牛黄可降低麻醉大鼠和猫的血压，增强普萘洛尔、低钙所致心衰模型心脏的心肌收缩力，减慢离体蟾蜍心脏的心率。离体兔耳灌流实验证明牛黄有扩张血管作用，牛黄对豚鼠冠状血管有收缩作用[2]。Schaffer等[18]的实验证实，牛磺酸可拮抗缺氧导致的心肌细胞Ca^{2+}超载及细胞内外Na^{+}紊乱，对缺氧心肌具有明显的保护作用。

5. 对消化系统的影响

天然牛黄的解痉作用，是去氧胆酸和胆酸等各种成分的综合作用，但主要为去氧胆酸作用。牛黄水浸液分离出的平滑肌收缩性成分SMC有乙酰胆碱样作用，能够收缩消化系平滑肌，而且对乙酰胆碱、氯化钡引起的大鼠肠平滑肌的兴奋有一定的抑制作用。牛黄有很好的利胆保肝作用，熊去氧胆酸能显著增加正常大鼠胆汁流量，促进胆汁胆红素、胆汁总胆汁酸的分泌，降低胆汁胆固醇的含量；能显著降低血清胆红素、血清总胆汁酸、血清胆固醇水平； 对胆汁及血清磷脂水平影响不明显[19]。牛黄可对抗乙炔雌二醇诱导的肝内胆汁淤积对肝细胞的损伤，有稳定肝细胞膜的作用，可维护肝脏正常的结构和功能，从而使天门冬氨酸氨基转移酶（AST）、丙氨酸氨基转移酶（ALT）、碱性磷酸酶（ALP）恢复到正常[20]。

6. 对呼吸系统的影响

动物实验证明，天然牛黄有兴奋呼吸作用。小鼠氨雾引咳法证明，胆酸和脱氧胆酸均有明显镇咳效应。豚鼠药物喷雾致痉实验结果表明，胆酸、胆酸钠、鹅脱氧胆酸钠皆有一定的平喘效果。在离体豚鼠肺灌流实验中，胆酸钠能直接扩张支气管，作用缓慢而持久，又能对抗组胺和毛果芸香碱引起的支气管痉挛。给兔静脉注射胆酸钠能延长肺牵张反射时间，提示对呼吸中枢有抑制作用[2]。

7. 对内分泌和代谢性疾病的作用

动物实验显示牛磺熊去氧胆酸（TUDCA）可以减轻肥胖导致的代谢紊乱，包括糖耐量异常、胰岛素抵抗、高胰岛素血症以及血压异常[21]。TUDCA 可以通过阻断肿瘤坏死因子α（TNF-α）对脂滴包被蛋白的作用而抑制脂肪分解，其作用机制可能与调节内质网功能、减少相应应激元件、改善胰岛素抵抗、提高胰岛素敏感性有关；牛黄可改善血脂异常小鼠高密度脂蛋白（HDL）功能，包括促进胆固醇代谢、抗氧化、抗凋亡、抗黏附和内皮保护作用[22]。

8. 抗肿瘤作用

大量的实验研究证实，天然牛黄抗肿瘤的机制大致从诱导肿瘤细胞凋亡和抗氧化清除活性氧及自由基等方面起作用。牛黄的主要药用成分之一是胆红素，具有抗氧化、清除活性氧及自由基的重要生理功能[2]。在苯乙烯对人肝癌细胞株Hep G2细胞所致的遗传物质损伤的基础上，观察胆红素和天然牛黄的保护作用，结果提示苯乙烯入体后经肝脏代谢氧化为氧化苯乙烯，此氧化物具有亲核性，可同体内细胞生物大分子形成共价结合，有引起染色体畸变的毒性机制，可以引起肝细胞DNA损伤，而10 mmol/L 的浓度（为生理浓度）时无论是胆红素还是牛黄均具有拮抗作用，反映了胆红素和牛黄具有自由基清除作用[23]。牛磺胆酸可降低尿激酶型纤溶酶原活化剂受体表达，抑制肝癌细胞Hep G2 转移，还可诱导白血病细胞凋亡，推测是其治疗急性白血病的作用机制之一[24]。

9. 抗病原微生物作用

小鼠皮下感染流行性乙型脑炎病毒素，从不同时间滴定脑内毒素，研究表明，天然牛黄对其具有抑制作用[2]。天然牛黄中的游离型胆酸、去氧胆酸、鹅去氧胆酸、牛磺胆酸、牛磺鹅去氧胆酸、结合型甘氨胆酸对革兰阳性菌如金黄色葡萄球菌、链球菌有较强的抑制作用，但对大肠埃希菌、伤寒杆菌、副伤寒杆菌、痢疾杆菌等革兰阴性菌的抑制作用较弱或无抑制；胆酸、牛磺胆酸、鹅去氧胆酸对百日咳杆菌均有不同程度的抗菌作用[25]。胆汁酸抑菌机制与破坏细菌细胞壁的肽聚糖结构、降低细菌的表面张力及破坏细胞膜有关。研究表明，结合型胆汁酸的抑菌作用强于游离型胆汁酸，推测其原因为结合胆汁酸的磺酸基可增强阴离子表面活性剂极性，从而抑制革兰阳性菌生长，显著提高抑菌效果。由于胆汁酸与细菌尤其是肠道菌群复杂的相互作用，近年来对胆汁酸与肠道菌群紊乱引起的炎症性肠病机制关系研究较为热门。牛黄及游离型胆酸、去氧胆酸、鹅去氧胆酸可抑制真菌白念珠菌活性[26]。牛黄、去氧胆酸可在毒血症期直接灭活乙型脑炎病毒，去氧胆酸、猪去氧胆酸、游离型胆酸与胆红素对乙型脑炎病毒也均有不同程度抑制作用，其中胆红素的抑制指数最高，去氧胆酸与猪去氧胆酸次之，胆酸较低[27]。

【现代临床】 数百种中成药均含有牛黄，大部分以牛黄为君药，具有较好的临床效果。常用著名中成药有安宫牛黄丸、犀黄丸、牛黄清心丸、片仔癀等。

邢峰丽等给脑卒中患者采取常规综合抢救治疗，对昏迷、抽搐、发热控制后，再结合使用安宫牛黄丸，每次0.5丸，温开水溶化鼻饲，每日2次，疗程3 ~ 5 d，结果34例患者中，抽搐在24 h内停止的12例（占35%），在48 h内停止的8例（占24%），在72 h内停止的6例（占17%），因再出血或梗死加重的8例（占24%）[28]。蔡红娇等使用体外培育牛黄替代天然牛黄制成的安宫牛黄丸，采用随机双盲法和随机单盲法选定248例患者，观察其治疗中风（痰热闭窍证）的临床疗效，并按相同方法选定148例患者使用天然牛黄制成的安宫牛黄丸做对照，结果两者的显效率分别为47.98% 和 47.97%，有效率分别为 84.68%和 84.46%，两者疗效无显著性差异[29]。

王志辉等运用静脉滴注清开灵注射液治疗缺血性脑血管病 130 例（其中包括短暂性的脑缺血发作102例，脑梗死28例），每日1次，连用2周，结果治愈 91例，显效22例，有效13例，无效4例，总有效率达96.9%[30]。醒脑静注射液是由安宫牛黄丸改良后的水溶性静脉注射用制剂。王珏等运用醒脑静注射液治疗急性脑血管病（脑梗死、脑出血），观察组82例中，痊愈5例、显效42例、进步25例，总有效率87.8%；对照组 80例中，痊愈2例、显效30例、进步 28 例，总有效率达 75.0%。两组总有效率比较，有非常显著性的差异（$P<0.001$）[31]。周杰等用安宫牛黄丸与西药结合治疗重型颅脑损伤患者 36例，伤后或手术后在西医常规治疗基础上给予口服安宫牛黄丸（不能口服者鼻饲），每次1丸，每日2次，连服5日，结果有效 28 例（显效16例），重度残疾和持续植物状态2例，死亡6例[32]。洪治平等运用蟾麝救心丸治疗冠心病心绞痛 200例，结果表明对不同证型、不同病情的初发型和稳定型劳累性心绞痛均有较好的疗效，总有效率为 94.0%[33]。周端求等运用牛黄降压丸治疗肝火旺盛兼夹痰浊证型之原发性高血压，并随机设硝苯地平对照组，两组均以4周为1个疗程，根据病情可连续服用1～2疗程，治疗期间一律停用对高血压及免疫功能有影响的药物，3个月后统计疗效，结果观察组160例中，显效130 例，有效 25 例，总有效率达96.87%；对照组120例中，显效40例，有效37例，总有效率达64.17%。两组总有效率比较，有显著性差异[34]。刘殿平等给78例高血压患者在常规降压药物的基础上加用牛黄降压丸，15日为一个疗程，结果显效 64例，有效12例，总有效率 97.44%[35]。王肖蓉等用安宫牛黄丸治疗败血症 150 例，且联合应用抗生素，结果2天后即有见效，平均 5天见效，治愈98例，显效29例，有效20 例，无效3例，总有效率为 98%[36]。刘文用安宫牛黄丸治疗婴幼儿肺炎，3 个月以下患儿每次服 1/6 丸，3个月以上患儿每次服 1/3 丸，每日 3 次，一般口服，昏迷或严重呼吸困难者采用胃管注入，结果痊愈 48 例，好转 1 例，治愈率达98%[37]。

【编者评述】 天然牛黄是牛科动物牛的干燥胆结石，具有清心、豁痰、开窍、凉肝、息风、解毒的功能，用于热病神昏、惊痫抽搐、癫痫发狂、咽喉肿痛、痈肿疔疮、中风痰迷、口舌生疮，是中医临床急症常用药，用途广泛。但是天然牛黄形成概率极低，资源奇缺且价格高昂，难以满足临床的用药需求。虽然目前已经开发出人工牛黄、体外培育牛黄作为天然牛黄的代用品，但是在药效上不能完全等同。因此，仍然需要加强对天然牛黄形成的生理学、生物学机制研究，以期达到批量人工诱导天然牛黄形成的目标，从而满足市场的强烈需求。

参考文献

[1] 严克东，张启明，王玉萍，等. 培植牛黄与天然牛黄化学成分比较研究：Ⅰ. 胆红素和胆素的含量比较[J]. 中药材，1990，13（10）：11-13.

[2] 贾静，孙佳明，臧浩，等. 天然牛黄化学成分及药理活性研究进展[J]. 吉林中医药，2013，33（3）：271-274.

[3] 张能荣. 人工牛黄的再研究[J]. 中国生化药物杂志，1988（4）：15-20.

[4] 张启明. 天然牛黄的成分研究 [J]. 中国生化药物杂志，1995，16（1）：27-30.
[5] 张恒洲. 天然牛黄中胆红素的分析和人造牛黄合理组分的建议 [J]. 药物生物技术，2009，16（5）：450-455.
[6] 叶于聪，陈钦铭. 应用扫描电镜X射线能谱仪定量分析天然牛黄与牦牛黄和培植牛黄的微量元素 [J]. 中草药，1995，26（6）：293-294，304.
[7] 张启明，严克东，田颂九，等. 培植牛黄与天然牛黄化学成分比较研究：Ⅳ. 微量元素的测定和比较 [J]. 中药材，1991，14（5）：14-16.
[8] 李桃渝，胡会平，成流毓，等. 人工培植牛黄元素及氨基酸分析 [J]. 中药材，1989，12（1）：18-19.
[9] 张启明，严克东，田颂九，等. 培植牛黄与天然牛黄化学成分比较研究：Ⅴ. 游离和总氨基酸的测定及比较 [J]. 中药材，1991，14（9）：15-17.
[10] 王芳生，李京诚，赵英举，等. 天然牛黄和人工诱生牛黄中氨基酸含量的比较 [J]. 兽医大学学报，1991，11（4）：401-402.
[11] 袁惠南. 培植牛黄药理作用的研究 [J]. 中国中药杂志，1991，16（2）：105-108.
[12] 刘成德，刘洋，旺建伟. 牛黄的药理作用及临床应用概况 [J]. 中医药信息，2006，23（6）：14-15.
[13] 马文军，沈惠麒，王天成，等. 牛黄抗间二硝基苯所致氧化作用的研究 [J]. 环境与职业医学，2006，23（3）：231-233.
[14] 王天成，王振宇，沈惠麒，等. 胆红素和牛黄拮抗正己烷致小鼠脂质过氧化作用的初步研究 [J]. 中国工业医学杂志，2004，20（6）：34-35.
[15] 赵艳红，阮金秀. 牛黄及其代用品的药理作用及临床应用 [J]. 军事医学，2007，31（2）：175-178.
[16] 刘丽萍，贺承山. 熊去氧胆酸治疗肝脏疾病的作用机制和临床应用进展 [J]. 解放军药学学报，2004，20（4）：283-286.
[17] 何秀玲，李培锋，关红，等. 牛磺酸鹅去氧胆酸对小鼠免疫功能的影响 [J]. 中药材，2005，28（12）：1089-1092.
[18] SCHAFFER S W, SOLODUSHKO V, KAKHNIASHVILI D. Beneficial effect of taurine depletion on osmotic sodium and calcium loading during chemical hypoxia [J]. American Journal of Physiology-Cell Physiology, 2002, 282 （5）：113-120.
[19] 薛小平，李东华，刘铮，等. 活血化瘀中药对清热利胆中药利胆作用的增效研究 [J]. 天津中医药，2006，23（1）：70-72.
[20] 刘红，刘建，李金艳. 熊脱氧胆酸对抗乙炔雌二醇诱发孕大鼠肝内胆汁淤积的作用机制 [J]. 现代妇产科进展，2005，14（3）：229-232.
[21] PURKAYASTHA S, ZHANG H, ZHANG G, et al. Neural dysregulation of peripheral insulin action and blood pressure by brain endoplasmic reticulum stress [J]. Proceedings of

the National Academy of Sciences of the United States of America, 2011, 108 (7): 29-39.

[22] 夏文燕，王丽静，刘小莺，等. 牛黄熊脱氧胆酸抑制TNF-α刺激3T3-L1细胞脂肪分解[J]. 第三军医大学学报，2012，34 (12): 1206-1209.

[23] 魏雪涛，蒋建军，尚兰琴，等. 胆红素及牛黄拮抗苯乙烯所致肝癌细胞株损伤[J]. 中国公共卫生，2004，20 (4): 442-443.

[24] 王文花，祝丽丽，单泽松，等. 清开灵有效成分牛黄胆酸对体外培养肝癌细胞Hep G2 uPAR的影响[J]. 山东中医药大学学报，2013 (2): 153-155.

[25] ZANG Q C, WANG J B, KONG W J, et al. Searching for the main anti-bacterial components in artificial Calculus bovis using UPLC and microcalorimetry coupled with multi-linear regression analysis[J]. Journal of Separation Science, 2015, 34 (23): 3330-3338.

[26] 滕飞，陈壮志，张云，等. 动物源类药物治疗真菌感染类疾病的历史与展望[J]. 广州化工，2016，44 (12): 15-22.

[27] 付本懂，张继东，钟秀会，等. 牛黄药理学研究进展[J]. 中兽医学杂志，2003 (2): 29-32.

[28] 邢峰丽，李青，张伟，等. 安宫牛黄丸治疗脑中风34例临床观察[J]. 河北中医，2005，27 (1): 13-14.

[29] 蔡红娇，张晓琴，涂晋文，等. 体外培育牛黄与天然牛黄的2种安宫牛黄丸治疗中风疗效与安全性比较研究[J]. 中医药临床杂志，2004，16 (5): 417-419.

[30] 王志辉，关桂霞，张平. 清开灵治疗缺血性脑血管病临床举隅[J]. 长春中医药大学学报，2003，19 (4): 35.

[31] 王珏，程安龙，吕善庆，等. 醒脑静治疗急性脑血管病的临床观察[J]. 脑与神经疾病杂志，2000，8 (2): 115.

[32] 周杰，徐蔚，董涛，等. 中西医结合治疗重型颅脑损伤68例[J]. 中国煤炭工业医学杂志，2006，9 (10): 1099-1100.

[33] 洪治平，庞敏，乔世举，等. 蟾射救心丸治疗冠心病心绞痛[J]. 中国中医药信息杂志，2004，11 (11): 1007-1008.

[34] 周端求，周海燕，杨铮铮，等. 牛黄降压丸治疗原发性高血压的临床研究[J]. 中国中药杂志，2006，31 (7): 612.

[35] 刘殿平，李景胜. 牛黄降压丸治疗高血压病疗效观察[J]. 中国实用医药，2008，3 (30): 151-152.

[36] 王肖蓉，孙荣智. 安宫牛黄丸治疗败血症的体会[J]. 河南医药信息，2002 (11): 70-71.

[37] 刘文. 安宫牛黄丸新用[J]. 医药与保健，2004，11 (4): 39.

7

1 · 80

乌梢蛇 | Wushaoshe

ZAOCYS

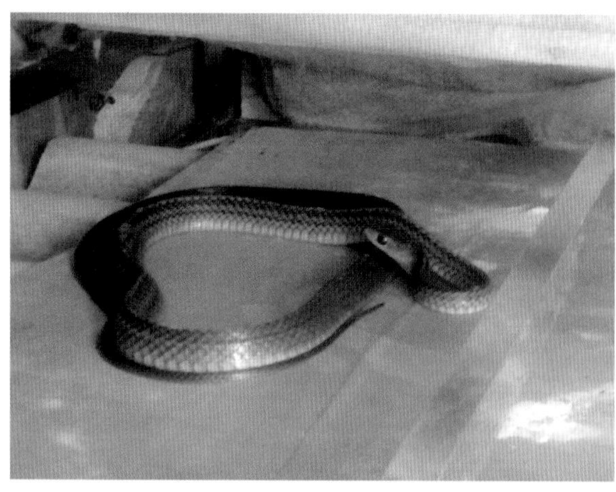

图 2-7-1　乌梢蛇

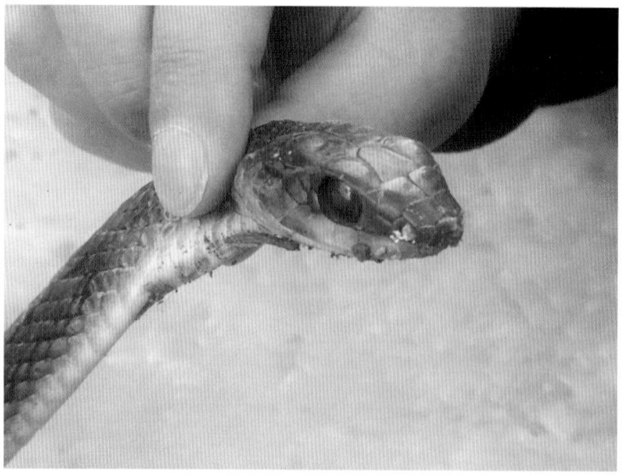

图 2-7-2　乌梢蛇

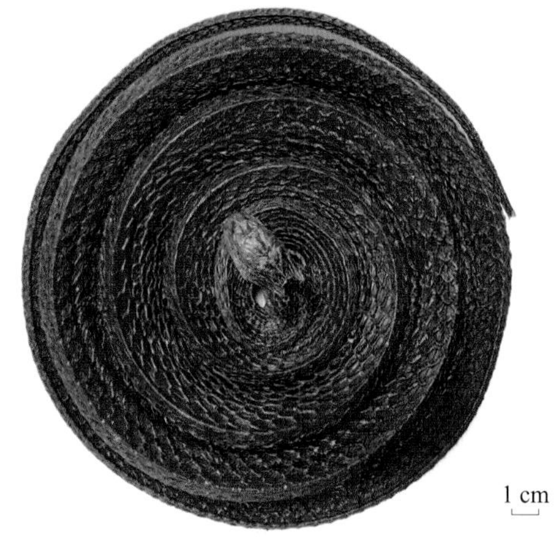

图 2-7-3　乌梢蛇药材

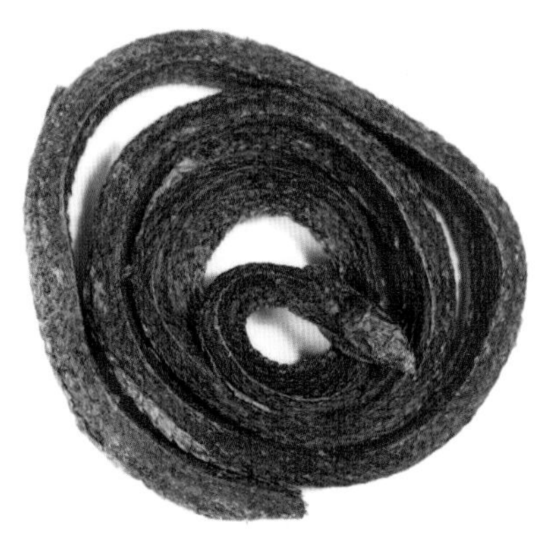

图 2-7-4　乌梢蛇药材

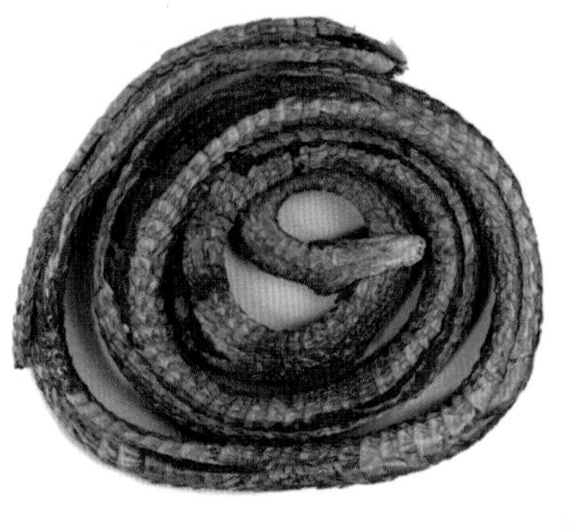

图 2-7-5　乌梢蛇药材

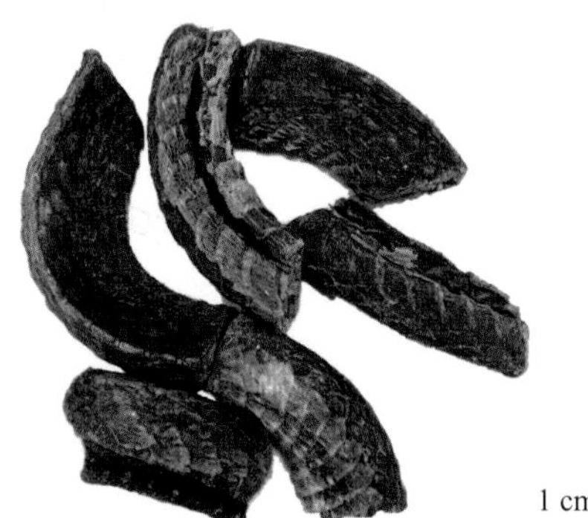

图 2-7-6　乌梢蛇饮片

【药典沿革】 首载于1963年版一部第56页，分别从来源、鉴别、炮炙、性味、功能、主治、用法与用量、贮藏8个指标对其进行规定，其来源为游蛇科动物乌风蛇*Zaocys dhumnades* Cantor除去内脏的干燥品。1977年版一部第118页，分别从来源、性状、炮制、性味、功能与主治、用法与用量、贮藏7个指标对其进行规定，将1963年版“鉴别”

项下内容归于该版“性状”项中，“鉴别”项内容缺失，更改“炮炙”为“炮制”，合并了“功能”“主治”项，用法用量规定为“6 ~ 15 g”，并从该版开始至2020年版，均规定其来源为乌梢蛇*Zaocys dhumnades*（Cantor）的干燥体。1985年版一部第57页，酒炙乌梢蛇中乌梢蛇以及黄酒量分别调整为100 kg和20 kg，对性状方面进行了更为详尽的描述，增补了归经并与性味合并，且从该版至2015年版，用法用量调整为“6 ~ 12 g”。1990年版一部第61页、1995年版一部第61页，其规定与1985年版基本相同。2000年版一部第59页、2005年版一部第53页，均在1995年版一部基础上，增加了“浸出物”，共计8个指标。2010年版一部第72页、2015年版一部第78页和2020年版一部第80页，均在2005年版基础上，增加了“鉴别”项，并规定了传统鉴别和PCR分子鉴定指标，共计10个指标。2020年版还在饮片下增加了“性状”和“水分”检查指标。

【本草考证】 始载于《雷公炮炙论》，曰：“背有三棱，色黑如漆……至枯死而眼不陷”，描述其蛇体漆黑，眼部与其他蛇类相异，可作为鉴别特征之一。《本草图经》载：“称之重三分至一两者为上，粗大者转重，力弥减也……作伪者，用他蛇生熏之至黑，亦能乱真，但眼不光为异耳”，记载其品质标准，另外还首次提出了乌梢蛇人工伪品的加工方法和鉴别方法。《本草衍义》载：“乌蛇脊高，世谓之剑脊乌梢……乌蛇，尾细长，能穿小铜钱一百文者佳”，记述了其背部高耸呈屋脊状的特征，其中提出的关于乌蛇的品质标准与现代乌梢蛇标准相一致。《政和本草》在性状方面增加了新的描述：“又有重十两至一镒者，蛇身乌光，头圆尾尖，逻眼目赤光。”《本草纲目》将其列入鳞部蛇类，载：“乌蛇有二种，一种剑脊细尾者为上；一种长大无剑脊而尾稍粗者，名风梢蛇，亦可治风，而力不及也”，依据乌蛇药力不同，将乌蛇分为两种，其中后一种可能为混淆品。《太乙仙制本草药性大全》曰：“黑色如漆，背有三棱浑如剑脊者为良，尾细尖长，能穿百钱者妙，犹眼光不限。”该记载沿袭《本草图经》，对乌蛇品质进行描述。上述关于乌蛇的描述与游蛇科乌梢蛇的形态描述相符。其成蛇体重一般为300 ~ 800 g，头部及背部黑褐色，头圆，眼大有光泽，尾细长，中央2 ~ 4行背鳞起棱，背脊隆起。古籍提出的伪品，未见其形态描述，难以考证。

关于乌梢蛇产地，《雷公炮炙论》载：“蕲州乌蛇头上有逆毛二寸。”该书明确提到产地“蕲州”，即今湖北蕲春县。《开宝本草》记载：“乌蛇生商洛山。”该书关于乌蛇产地的记载，据现代考证为陕西东南部。同时期苏颂的《本草图经》曰：“乌蛇，生商洛山，今蕲州、黄州山中有之。”书中的“黄州”，即今湖北省黄冈市黄州区。《本草衍义》载：“尝于顺安军塘泺堤上见一乌蛇。”书中所提顺安军现位于河北省高阳县东部。明代《药性粗评》载：“江南山泽处处有之。”该书在产地方面的表述有所扩大，主要是指今安徽、江苏两省。

综合上述古代本草所载乌蛇的形态、品质和产地，均与现代动物学分类中的游蛇科乌梢蛇一致，可以认为其所载的乌蛇即今乌梢蛇。

【药材来源】 游蛇科动物乌梢蛇*Zaocys dhumnades*（Cantor）的干燥体。多于夏、秋二季捕捉，剖开腹部或先剥皮留头尾，除去内脏，盘成圆盘状，干燥。

【性味归经】 甘，平。归肝经。

【功能主治】 祛风，通络，止痉。用于风湿顽痹，麻木拘挛，中风口眼㖞斜，半身不遂，抽搐痉挛，破伤风，麻风，疥癣。

【道地主产】 乌梢蛇主要产自江苏、浙江、安徽、江西、福建、湖北、湖南、四川、贵州、重庆、广东、广西、台湾等省（区）。野生或养殖，夏、秋两季捕捉。以身干、皮黑褐色、肉黄白色、脊背有棱、质坚实者为佳。

【资源研究】 **1. 品种**

乌梢蛇在分类学上属于脊椎动物亚门爬行纲有鳞目蛇亚目游蛇科游蛇亚科乌梢蛇属。广泛分布于浙江、江苏、安徽、福建、台湾、河南、湖南、湖北、广东、广西、四川、贵州、重庆、云南、陕西、甘肃等省（区）[1]。

2. 生物学特性

乌梢蛇体色乌黑，头呈扁圆形，尾细长；雌蛇一般体长135～210 cm，雄蛇体长110～185 cm；卵呈椭圆形，卵壳白色，长径4.2～5 cm，短径1.8～2.1 cm；乌梢蛇喜食鼠类和蛙类，也兼食昆虫、鱼类等动物活体，有追逐取食习性，主要采食活物，也会取食少量死物[2]。

外界环境温度降至15℃时，乌梢蛇入洞卷曲成团蛰伏冬眠，冬眠期间不食不动，约180 d；春末夏初时节，温度上升到20℃左右，成蛇开始活动，经15～25 d便开始交配；交配前，雄蛇追逐雌蛇20～35 min，然后雌雄蛇体绞在一起，双双竖起头部，交配即开始，交配历时最短15 min，最长48 min，交配的最适温度为22～27℃，湿度为68%～85%，交配后40～55 d开始产卵；环境条件适合时产卵于湿润的土壤里，不适合时也可产卵于地表，一般产卵8～12枚，最多产17枚，产卵的最适温度为25～30℃，相对湿度为72%～88%；乌梢蛇卵经46～70 d才能孵化，孵化的最适温度为28～32℃，土壤湿度为15%～18%；初孵幼蛇体质娇嫩，经7～10 d才能摄食，多以蚯蚓和小虫为食，人工喂养取食碎肉、蛋白或蝇蛆等物，一月后，食量大增，多动；气温下降到17℃入洞蛰伏冬眠，孵出后摄食1～1.5月的幼蛇越冬存活率较高，摄食时间不足一月的幼蛇，存活率较低[3]。

【化学成分】 **1. 氨基酸**

乌梢蛇含有天冬氨酸、苏氨酸、丝氨酸、谷氨酸、甘氨酸、丙氨酸、胱氨酸、缬氨酸、甲硫氨酸、亮氨酸、异亮氨酸、酪氨酸、苯丙氨酸、赖氨酸、组氨酸、精氨酸、脯氨酸、α-氨基丁酸等多种氨基酸[4]。

2. 矿物质元素

乌梢蛇体内含有钡、钾、钼、硅、铬、镉、钴、锂、铜、铁、锰、钙、镁、硒、钠、镍、磷、锶、钛、钒、锌等多种矿物质元素[4-5]。

3. 化合物

采用硅胶柱层析和Sephadex LH-20凝胶柱层析进行分离纯化，从乌梢蛇的甲醇提取物中分离了6个化合物，分别为brachystemidines A、邻苯二甲酸丁酯异丁酯、二氢阿魏酸、β-谷甾醇、胸腺嘧啶和4-羟基苯甲醛[6]。

4. 胶原物质

经SDS聚丙烯胱胺凝胶电泳（SDS-PAGE）技术对乌梢蛇水解液的蛋白成分进行初步分析，发现乌梢蛇含有大量的胶原物质，可能其与治疗类风湿关节炎有关[7]。

5. 总磷脂

采用Folch试剂超声提取，钼蓝试剂显色，分光光度法测定，发现10个不同采集地的乌梢蛇药材中有较高含量的总磷脂[8]。

【鉴别研究】 鉴别方法主要有蛋白电泳法、薄层色谱法、毛细管电泳法[9-11]。采用L-8800型全自动氨基酸分析仪提取乌梢蛇水解氨基酸。最终建立了具有16个共有特征峰的乌梢蛇水解氨基酸指纹图谱，指纹图谱可分为3个区。第1区主峰依次定性为天冬氨酸、苏氨酸、丝氨酸、谷氨酸。第2区依次定性为甘氨酸、丙氨酸、胱氨酸、缬氨酸、甲硫氨酸、异亮氨酸、亮氨酸、酪氨酸、苯丙氨酸。第3区依次定性为赖氨酸、组氨酸、精氨酸。乌梢蛇水解氨基酸指纹图谱研究有助于提高乌梢蛇药材的质量控制水平[12]。

【分子生药】 **1. 分子鉴别**

分子鉴别乌梢蛇药材真伪多见于利用Cyt b基因片段序列测定的结果对乌梢蛇药材及其混淆品和原动物进行鉴别[13]。

利用COI基因片段作为分子标记，对乌梢蛇药材的真伪进行鉴定，也较为常见，并准确可行[14-15]。

利用线粒体12S rRNA、16S rRNA基因序列设计的特异性PCR，也能简单、准确、快速地应用到乌梢蛇药材的真伪鉴定工作中[16-17]。

2. 线粒体全基因组研究

采用Ion Torrent PGM技术，对乌梢蛇全基因组DNA进行提取测序，采用MIRA方法和近缘种mapping方法进行组装拼接，应用MITOS等方法进行注释，获取药用动物乌梢蛇线粒体基因组全序列。该研究可用于乌梢蛇的资源调查与保护研究[18]。

【炮制研究】 古籍中记载有乌梢蛇的炮制方法。《雷公炮炙论》载：“凡采得，去之头兼皮鳞，二寸许锉之。”《太平惠民和剂局方》载：“去皮、骨，取肉入药用。”《圣惠方》载：“酒浸去骨、皮，炒令黄。”目前临床上所用炮制方法主要沿用古籍中的炮制方法，主要有酒浸、焙、生用、粉碎、炒等方法，其中乌梢蛇酒炙是最常用的炮制方法。

酒浸有 3 种处理方法。一是活蛇浸泡；二是先将鲜蛇肉蒸熟晾干，然后浸酒；三是制成蛇干浸酒，可以整条，也可以切成小段。

酒炙是历代医书及药典记载的乌梢蛇常用炮制方法。酒醋共炙[19]、拌酒烘烤[20]、蒸炒酒炙[21]、油砂烫炒[22]、麸炒酒炙[23]、以烘代炙法[24]等在传统炮制方法基础上进行改进及改良，其炮制目的都是增强乌梢蛇祛风通络、止痛的作用，利于有效成分煎出，矫味矫臭，防腐，便于服用和保存。《中国药典》明确规定，乌梢蛇肉去头及鳞片后，用黄酒闷透，除去皮骨，干燥。取净乌梢蛇段，照酒炙法炒干。每100 kg乌梢蛇用黄酒20 kg。

【药理作用】**1. 对关节炎的作用**

（1）水提物及醇提物：给大鼠腹腔注射乌梢蛇水煎液和醇提取液，能抑制大鼠琼脂性关节肿胀和二甲苯的致炎作用[25]。研究乌梢蛇水提物对佐剂性关节炎（AA）大鼠的治疗作用，结果显示，乌梢蛇水提液能明显减轻AA大鼠的关节肿胀度，明显降低关节炎指数，降低AA大鼠血清中炎性因子TNF-α、IL-1、IL-6水平。因此，乌梢蛇水提液对AA大鼠关节炎有一定的治疗作用，其治疗作用可能是通过抑制炎性细胞因子实现的[26]。利用二甲苯致小鼠耳郭肿胀、冰醋酸致腹腔毛细血管通透性增高作为抗炎症的模型，检测乌梢蛇的镇痛抗炎活性，发现乌梢蛇提取物中醇溶性和水溶性部位对二甲苯致小鼠耳郭肿胀、冰醋酸致腹腔毛细血管通透性增高均有明显的抑制作用[27]。

观察乌梢蛇水解液对胶原诱导的关节炎（CIA）大鼠的炎性细胞因子和抗炎性细胞因子的作用，结果显示，中剂量（5 mg/kg）和高剂量（15 mg/kg）乌梢蛇液能显著降低CIA大鼠血清中炎性细胞因子TNF-α水平，提高血清中抗炎性细胞因子IL-10水平，对IL-1β和IL-4水平无影响[28]。预防给药中剂量（5 mg/kg）和高剂量（15 mg/kg）乌梢蛇水解液能显著降低大鼠CIA的发病率，改善关节炎症状（$P<0.05$），治疗给药中剂量（5 mg/kg）和高剂量（15 mg/kg）能显著减轻关节炎症状（$P<0.05$），低剂量（0.5 mg/kg）无预防和治疗作用，故乌梢蛇水解液对大鼠CIA有一定的预防和治疗作用[29]。

（2）蛋白质：乌梢蛇Ⅱ型胶原蛋白，能显著抑制CIA小鼠的关节肿胀，改善关节组织病理变化[30]。乌梢蛇Ⅱ型胶原蛋白各剂量组体外对滑膜细胞上清液TNF-α和IL-1β活性没有直接作用。灌服乌梢蛇Ⅱ型胶原蛋白低、中剂量组与模型组比较，TNF-α活性下降（$P<0.05$）；中剂量组与模型组比较，IL-1β活性下降（$P<0.05$）；模型组与空白对照组比较，滑膜上清液TNF-α和IL-1β水平显著升高（$P<0.01$）；乌梢蛇Ⅱ型胶原蛋白中、高剂量组与模型组比较，均能抑制滑膜上清液TNF-α和IL-1β水平（$P<0.01$）；乌梢蛇Ⅱ型胶原蛋白低剂量组能显著抑制滑膜上清液IL-1β水平（$P<0.01$）；乌梢蛇Ⅱ型胶原蛋白中剂量能显著升高滑膜上清液TGF-β（$P<0.01$）。因此，乌梢蛇Ⅱ型胶原蛋白体外对滑膜细胞炎症因子无直接作用，灌服乌梢蛇Ⅱ型胶原蛋白可以抑制滑膜细胞炎症因子的水

平和活性[31]。

口服乌梢蛇Ⅱ型胶原蛋白能够改善CIA小鼠关节炎及组织病理学评分，乌梢蛇Ⅱ型胶原蛋白可能通过调节肠系膜淋巴结细胞（MLNLs）中Treg/Th17比率及其细胞因子的水平，重新诱导CIA小鼠的免疫平衡，缓解关节炎症[32]。也有可能是通过上调wt-p53和下调bcl-2的基因表达，达到抑制类风湿患者成纤维样滑膜细胞（FLS）的增殖，促进其凋亡[33]。另外，水溶性乌梢蛇总蛋白可能通过抑制成纤维样滑膜细胞TNF-α和IL-1β及促进IL-10分泌来减轻炎症反应，到达治疗风湿性关节炎的目的[34]。

2. 对肾炎的作用

乌梢蛇颗粒溶液给系膜增生性肾炎大鼠灌胃后，能降低大鼠蛋白尿水平，降低肾损害，保护肾功能，可抑制肾小球系膜细胞的增殖，减轻系膜基质积聚，进而阻断肾小球疾病的进展，同时抑制系膜增生性肾小球肾炎（MsPGN）大鼠肾组织诱导型一氧化氮合酶（iNOS）、内皮素-1（ET-1）的表达[35]。

3. 镇痛作用

腹腔注射乌梢蛇水煎液和醇提取液，对小鼠热刺激和化学刺激引起的疼痛有镇痛效果，并有一定的抗惊厥作用[25]。采用热板法、冰醋酸刺激致痛法研究乌梢蛇提取液各部位对小鼠痛阈的影响，结果显示，乌梢蛇提取物水溶性部位250 mg/kg、375 mg/kg能明显延长小鼠热板痛阈时间，减少醋酸致小鼠扭体次数，有一定的镇痛作用[27]。

【现代临床】 范氏采用以乌梢蛇为主药配伍的乌梢蛇饮，成功治疗急性肾炎31例，取得了满意的疗效[36]。覃氏采用内服大剂量乌梢蛇煎剂，治疗17例多次复发的疖病患者，疗效显著，半年后随访无一例复发[37]。庄氏用乌梢蛇粉治疗骨关节结核58例，治疗后关节功能恢复良好，症状、体征消失，窦道闭合，骨质破坏恢复正常或相对稳定[38]。胡氏运用乌梢蛇配伍药物治疗慢性肾炎肾功能不全患者，患者经服4个多月中药后，肾功能明显改善，症状基本消失[39]。张氏对240例类风湿关节炎患者进行随机双盲对照研究，发现乌梢蛇水解液对痰瘀互结型类风湿关节炎的疗效较好，与对照组比较，有统计学差异（$P<0.05$）[40]。

【编者评述】 乌梢蛇具有祛风湿、通经络、定惊止痉等功效，应用历史悠久。临床资料显示其疗效明确且显著。目前，对其活性成分研究较少，作用机制不十分明确，仅有乌梢蛇胶原蛋白的药理学研究及报道。应当加强乌梢蛇活性成分、药效机制与新产品开发研究。

参考文献

[1] 刘冲，刘荫贞，乐智勇，等. 乌梢蛇本草考证及研究概况［J］. 亚太传统医药，2016，12

（24）：82-84.

［2］张含藻，胡周强，陈学康. 乌梢蛇生物学特性的初步观察［J］. 中国中药杂志，1990，15（11）：20-21.

［3］张含藻，陈学康，胡周强. 人工养殖乌梢蛇生物学特性观察［J］. 中药材，1990，13（2）：11-12.

［4］唐显民. 乌梢蛇不同生理部位的成分分析［J］. 南京中医药大学学报，1999，15（3）：159.

［5］党君，吴启勋. 4种蛇中微量元素的主成分分析［J］. 微量元素与健康研究［J］. 2008，25（2）：28-29.

［6］戴莉香，周小江，李雪松，等. 乌梢蛇的化学成分研究［J］. 西北药学杂志，2011，26（3）：162-163.

［7］沈杰，张之澧，倪立青，等. 乌梢蛇水解液中胶原物质的初步研究［J］. 浙江中西医结合杂志，2002，12（6）：381-382.

［8］林秀玉，丁怡，张阳. 商品药材乌梢蛇中总磷脂含量的比较研究［J］. 辽宁中医杂志，2008，35（11）：1731-1732.

［9］李钦，张保国. 乌梢蛇与其混淆品白条锦蛇的鉴别［J］. 中国药学杂志，2003，38（1）：16-19.

［10］刘明洁，图雅. 蒙药材乌梢蛇及其伪品王锦蛇的蛋白电泳鉴别［J］. 中国民族医药杂志，2003，9（2）：22.

［11］李峰，张阳，张振秋，等. 乌梢蛇药材的高效毛细管电泳指纹图谱研究［J］. 辽宁中医杂志，2015，42（10）：1953-1954.

［12］黄文琦，林葵，黄岛平，等. 乌梢蛇氨基酸图谱研究［J］. 蛇志，2015，27（1）：4-6.

［13］王义权，周开亚，徐珞珊，等. 中药材乌梢蛇及其混淆品的DNA序列分析鉴别［J］. 药学学报，1999，34（1）：67-71.

［14］CAO S P，GUO L N，LUO H M，et al. Application of COI barcode sequence for the identification of snake medicine （Zaocys）［J］. Mitochondrial DNA，2016，27（1）：483-489.

［15］黄勇，张月云，赵成坚，等. DNA条形码技术在常见中药材蛇类鉴别中的应用［J］. 中国中药杂志，2015，40（5）：868-874.

［16］唐晓晶，冯成强，黄璐琦. 高特异性PCR方法鉴别乌梢蛇及其混淆品［J］. 中国药学杂志，2007，42（5）：333-336.

［17］JIANG L L，LO Y T，CHEN W T，et al. DNA authentication of animal-derived concentrated Chinese medicine granules［J］. Journal of Pharmaceutical & Biomedical Analysis，2016，129：398-404.

［18］刘杰，田晓轩，崔英，等. 药用动物乌梢蛇线粒体基因组全序列分析［J］. 天津中医药大学学报，2016，35（3）：187-191.

[19] 邵建兵. 酒炙蛇类药方法的改进［J］. 中国医院药学杂志，2000，20（4）：253-254.

[20] 潘伟中. 酒制乌梢蛇的改良炮制法［J］. 中成药，1993，15（7）：47.

[21] 刘赞清. 乌梢蛇炮制新法［J］. 中成药，1991，13（7）：45-46.

[22] 曹太安. 油砂烫炒乌梢蛇［J］. 中药材，1985（5）：39.

[23] 吴代全. 乌梢蛇宜麸炒酒制［J］. 四川中医，1991（6）：51.

[24] 王秀芳，王永华. 酒炙乌梢蛇三法简介［J］. 时珍国医国药，2000，11（8）：705.

[25] 顾剑萍，林乾良. 乌梢蛇的药理研究初报［J］. 浙江药学，1986，3（4）：4-8.

[26] 蒋福升，马哲龙，陈金印，等. 乌梢蛇水提物对大鼠佐剂性关节炎作用的实验研究［J］. 中国中医药科技，2013，20（4）：367-368.

[27] 马哲龙，梁家红，陈金印，等. 乌梢蛇的抗炎镇痛作用［J］. 中药药理与临床，2011，27（6）：58-60.

[28] 沈杰，鲍建芳，张之澧，等. 乌梢蛇水解液对炎性和抗炎性细胞因子的作用［J］. 临床内科杂志，2002，19（S1）：94-96.

[29] 沈杰，鲍建芳，张之澧，等. 乌梢蛇水解液对大鼠胶原性关节炎的防治作用［J］. 上海免疫学杂志，2002，22（4）：257-259，229.

[30] 王浩，冯知涛，朱俊卿，等. 乌梢蛇Ⅱ型胶原蛋白的鉴定及其对胶原诱导性关节炎小鼠的干预研究［J］. 中药材，2014，37（6）：1035-1038.

[31] 庞捷，李娟，吴湘慧，等. 乌梢蛇Ⅱ型胶原蛋白对大鼠佐剂型关节炎滑膜细胞因子的作用［J］. 中药材，2009，32（4）：556-560.

[32] 王浩，冯知涛，朱俊卿，等. 乌梢蛇Ⅱ型胶原蛋白调控胶原诱导性关节炎小鼠肠系膜淋巴结 Treg/Th17平衡［J］. 南方医科大学学报，2014，34（5）：622-626.

[33] 吴贺勇，李娟. 乌梢蛇蛋白对滑膜细胞增殖、凋亡及wt-p53/bcl-2 mRNA表达的影响［J］. 热带医学杂志，2009，9（4）：358-361.

[34] 吴贺勇，李娟，李亚玲. 水溶性乌梢蛇总蛋白对成纤维样滑膜细胞分泌白介素-1β、α-肿瘤坏死因子和白介素-10的影响［J］. 南方医科大学学报，2009，29（10）：1969-1972.

[35] 包红，万美燕，于俊生. 地龙、乌梢蛇对系膜增生性肾炎大鼠诱导型一氧化氮合酶、内皮素-1表达的影响［J］. 世界中西医结合杂志，2012，7（12）：1034-1037.

[36] 范中明. “乌梢蛇饮”治疗急性肾炎31例报导［J］. 浙江中医药大学学报，1979（1）：25-26.

[37] 覃德森. 大剂量乌梢蛇煎剂治疗疖病17例疗效观察［J］. 中国医刊，1987（7）：52.

[38] 庄廷明. 乌梢蛇粉治疗骨关节结核［J］. 四川中医，1990（4）：44.

[39] 胡美根，黄建民. 从慢性肾功能衰竭的中药治疗看乌梢蛇的作用［J］. 江西中医药，2000，31（4）：45.

[40] 张芳，张之澧，沈杰，等. 乌梢蛇水解液治疗类风湿性关节炎120例临床观察［J］. 上海中医药大学学报，2001，15（2）：22-24.

8 水牛角 | Shuiniujiao

1 · 84

BUBALI CORNU

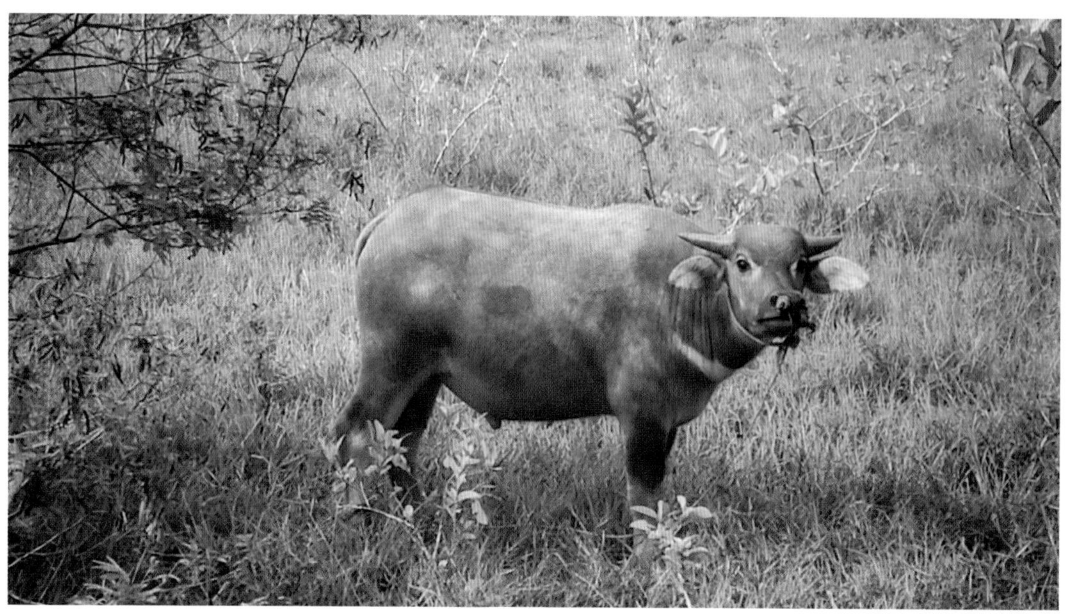

图 2-8-1　水牛

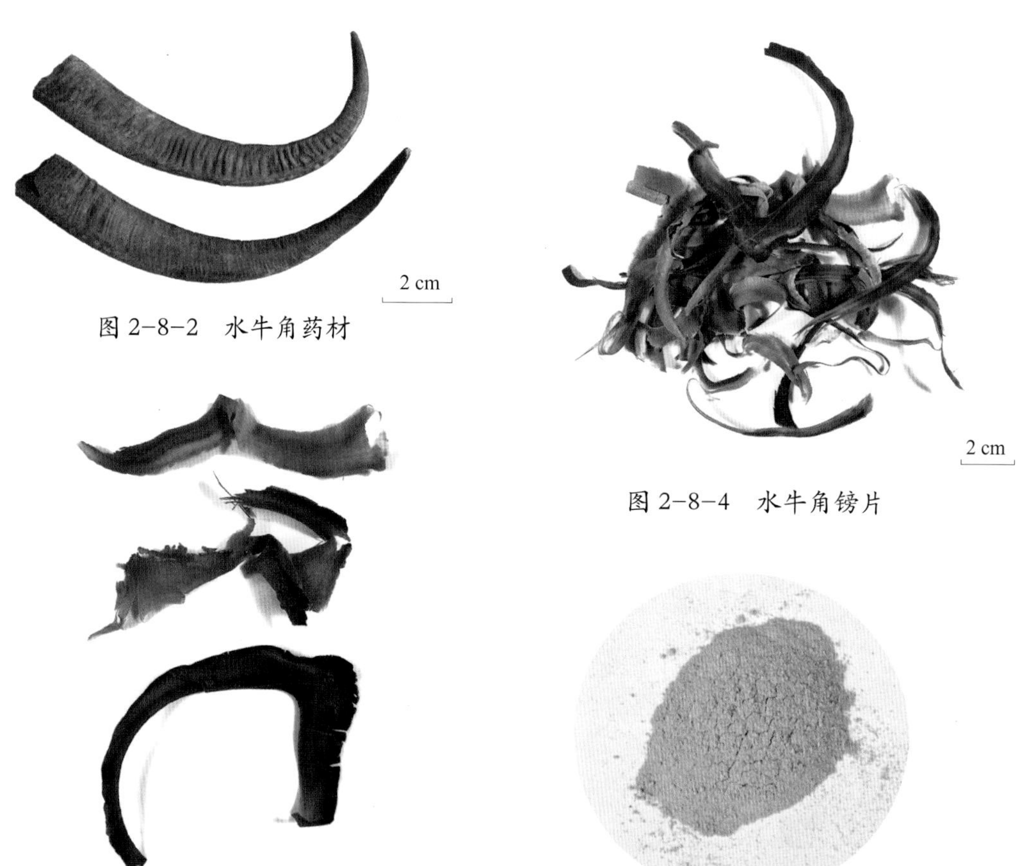

图 2-8-2　水牛角药材

图 2-8-4　水牛角镑片

图 2-8-3　水牛角镑片

图 2-8-5　水牛角粉

【药典沿革】首载于1977年版一部第95页，分别从来源、性状、炮制、性味、功能与主治、用法与用量、贮藏、制剂8个指标对其进行规定，并从该版开始至2020年版均规定其来源为牛科动物水牛*Bubalus bubalis* Linnaeus的角。1985年版一部第62页，分别从来源、性状、鉴别、炮制、性味与归经、功能与主治、用法与用量、贮藏、制剂9个指标对其进行规定，增加了“鉴别”项，增补了归经并与性味合并，同时对“功能与主治”项有所修改与提升。1990年版一部第66页、1995年版一部第66页、2000年版一部第62页、2005年版一部第56页、2010年版一部第77页、2015年版一部第83页、2020年版一部第84页，均与1985年版规定相同。

【本草考证】始载于《神农本草经》。水牛角最早见于梁代陶弘景《名医别录》，曰：“水牛者燔之，治时气寒热头痛。”唐代《日华子本草》载：“煎汁，治热毒风及壮热。”唐代张杰《子母秘录》载：“血上逆心，烦闷刺痛。水牛角烧灰，酒服方寸匕。”现代关于水牛角的记载最早见于《中国药典》1977年版一部，主要为代替犀角。犀角具有很好的清热、解毒、定惊、止血的功效[1-2]。犀角作为药物在我国有两千多年的使用历史，《神农本草经》《药性本草》等均对其疗效进行了明确记载。《中国药典》1963年版仍收载犀角入药。

由于犀牛数量锐减，濒临灭绝，国际组织已明令禁止捕杀，并严禁犀牛制品流通。国务院于1993年颁发了《关于停止犀牛角和虎骨贸易的通知》。为寻找犀角代用品，经系统科学研究及评价，认为水牛角具有与犀角相似的功效，一定程度上可替代犀角使用。以水牛角之管状部分镑片、水煎，取煎液浓缩后加入经微粉化的角尖粉混合制粒得“水牛角浓缩粉”，收载入《中国药典》1977年版，并代用犀角、广角用作医药工业和临床调剂，取得了良好疗效。

【药材来源】牛科动物水牛*Bubalus bubalis* Linnaeus的角。取角后，水煮，除去角塞，干燥。水牛角一年四季均可采收。

【性味归经】苦，寒。归心、肝经。

【功能主治】清热凉血，解毒，定惊。用于温病高热，神昏谵语，发斑发疹，吐血衄血，惊风，癫狂。

【道地主产】水牛主要分布于北纬36°以南，东经97°以东的广大地区[3]。全国大部分地区有饲养，以南方水稻种植地区为多。主产华南、华东及西南各地[4-5]。

【资源研究】水牛原系野生，产于印度，性喜群居，后为人类所驯养。2013年，我国共有水牛2300多万头，水牛存栏量约占全国牛总存栏量的20%。我国广西壮族自治区水牛养殖存栏量居全国首位，其次为云南省[4]。对于水牛研究多集中于水牛遗传特性、饲养与繁殖条件、疫病防治、生长营养需要量等方面[6-8]。我国在水牛繁育体系，水牛优质供种能力以及养殖屠宰产业化、标准化方面与其他国家相比还有很大差距。

【化学成分】**1. 氨基酸**

水牛角含有精氨酸、亮氨酸、谷氨酸、丝氨酸、天冬氨酸、丙氨酸、酪氨酸、缬氨酸、苏氨酸、脯氨酸、赖氨酸、异亮氨酸、苯丙氨酸、胱氨酸、组氨酸、甲硫氨酸、鸟氨酸、羟脯氨酸等多种氨基酸[9-10]。采用新灰色关联分析法分析水牛角、黄牛角及其不同部位与广角的氨基酸组成相似性，发现水牛全角与广角的关联程度最大，单就氨基酸而言，水牛全角是犀角的较好药用替代品[11]。

2. 矿物质元素

含有钙、镁、铁、锌、铜、锰、钴、锶等多种矿物质元素[10-12]。

【鉴别研究】 采用邻苯二甲醛（OPA）柱前衍生反相高效液相色谱法，建立鉴别水牛角与羚羊角药材的质控方法。水牛角与羚羊角药材在氨基酸的含量上有明显差异，羚羊角氨基酸种类与水牛角的氨基酸种类基本一致，其中羚羊角含量较高的是天冬氨酸、谷氨酸、精氨酸、酪氨酸，而水牛角则是丙氨酸、缬氨酸的含量相对较高，特别是天冬氨酸、谷氨酸、酪氨酸，羚羊角中的含量均比水牛角高[13]。

【分子生药】 利用COⅠ基因序列，对93份水牛角药材进行鉴定，54.8%的市售药材为水牛角，29%的市售药材为牦牛角，表明牦牛角为市售水牛角药材主要伪品来源，DNA条形码技术可用于区分水牛角及其易混伪品[14]。

【制剂研究】 **1. 水牛角提取工艺研究**

水牛角饮片最佳水提取工艺为加水回流提取3次，第1次加14倍量水提取10 h，第2次加12倍量水提取8 h，第3次加12倍量水提取6 h。最佳工艺浸出物和含氮量能获得最高值[15]。

在水提取法、酸水解法、碱水解法、酸碱混合水解法中，以酸碱混合水解法水解水牛角得到的总氨基酸种类及含量最佳[16]。

以水牛角中16种氨基酸的提取率为考察指标，在传统提取方法基础上，用微波辅助萃取，条件为去离子水作润湿剂润湿8 h，水与水牛角比为20∶1，辐射时间15 min，微波功率560 W，能大大节省提取时间并提高提取率[17]。

水牛角最佳酶解工艺为胃蛋白酶，pH值为2，加酶量700 U/g，温度39℃，时间4 h。该条件可较好地应用于水牛角的酶解提取[18]。

2. 水牛角复方提取工艺

以复方水牛角颗粒制剂工艺中提取溶剂、加水量、提取次数及提取时间作为考察因素，对水牛角复方提取工艺进行评价，结果显示，用8倍量50%乙醇溶液提取3次，每次1 h，此工艺所得的复方水牛角颗粒制剂的得率和药效学结果最佳[19]。

【药理作用】 **1. 止血、凝血作用**

水牛角水解物静脉给药具有快速止血作用，在小鼠静脉给药药物浓度为0.125 ~ 2 mg/kg时，小鼠断尾后的出血时间随剂量增加而显著缩短，给药后即刻（0 min）观察到止血作用，这种作用可持续至给药后360 min；玻管凝集试验结果与断尾试验的结果平行，给药组凝血时间显著缩短；体外血小板聚集试验结果较差，具有很弱的血小板诱导聚集作用[20]。

水牛角水煎液饲喂静脉注射内毒素的大鼠后，能明显缩短弥散性血管内凝血（DIC）大鼠的白陶土部分凝血活酶时间（KPTT）、凝血酶原时间（PT）、凝血酶时间（TT）时间，增加血小板数量，具有抗实验性凝血功能障碍的作用[21]。

水牛角粉及其热提液、冷浸液均能缩短小鼠出血时间，具有显著的凝血作用，而水牛角粉以及水牛角粉热提液的凝血作用强于冷浸液的凝血作用[22]。

另外，水牛角分子量大于30 kDa的酶解液有明显的止血作用[23]。

2. 镇痛、镇静作用

水牛角水煎液能延长戊巴比妥钠致小鼠睡眠的时间，具有一定的镇静作用[21]。水牛角粉及其热提液、冷浸液均具有良好的镇静作用，水牛角粉及其热提液、冷浸液给药后小鼠自发活动次数显著性减少[22]。水牛角不同相对分子质量的酶解液，药理作用不同，分子量小于3 kDa和10 ~ 30 kDa的酶解液有明显的镇静作用[23]。

3. 解热作用

水牛角粉在小鼠给药后1 h、1.5 h有显著性解热、降温的作用[22]。

4. 抗炎作用

水牛角分子量5 ~ 10 kDa组和10 ~ 30 kDa的酶解液有明显的提高抗细菌感染作用[23]。

【现代临床】 **1. 治疗血小板减少性紫癜**

水牛角粉治疗难治性特发性血小板减少性紫癜患者效果显著，不易复发，且安全，无毒副作用。王氏对难治性特发性血小板减少性紫癜35例患者，采用水牛角粉加泼尼松治疗，取得了明显疗效，基本治愈28例，缓解7例[24]。之后，王氏又采用水牛角粉治疗146例难治性特发性血小板减少性紫癜患者，临床治愈125例，显效9例[25]。陈氏采用自拟水牛角地黄汤治疗血小板减少性紫癜1例，取得良好效果[26]。程氏采用水牛角马鞭草汤辨证加减治疗血小板减少性紫癜患者，治疗组显效率71.4%，复发率仅为3.6%[27]。郭氏用水牛角粉成功治愈2例急性荨麻疹以及过敏性紫癜患者[28]。

2. 治疗皮肤病

李氏用单味水牛角极细粉治疗多种顽固性瘙痒性皮肤病，疗效甚佳[29]。陈氏利用水牛角配合其他药物治疗皮肤病，取得较好的疗效[30]。

张氏利用水牛角成功治疗银屑病患者1例[31]。张氏用自拟处方水牛角地黄饮治疗寻常型银屑病32例，结果显效12例，有效13例，无效7例，总有效率达78.1%，取得较满意的疗效[32]。耿氏利用水牛角方药治疗红皮病型银屑病，取得良好效果，治疗半年后随访，无复发现象[33]。

龙氏用水牛角地黄汤治疗面部痤疮2例，取得满意效果[34]。

3. 其他

阎氏用水牛角代替犀角配制犀角地黄汤应用于临床，治疗牙龈出血获得良效[35]。

陈氏采用自拟水牛角地黄汤治疗慢性再生障碍性贫血265例，治愈165例，缓解37

例，明显进步54例，无效9例，总有效率达96.6%[36]。郭氏利用水牛角配伍多种药材，治疗荨麻疹、痛风、乙型病毒性肝炎，均无复发现象[37]。刘氏运用水牛角治疗胃炎患者56例，其中35例黏膜糜烂、出血、充血水肿全部消失，18例有所好转，无效3例[38]。

【编者评述】 水牛角具有清热凉血、解毒、定惊等功效，药用记载最早可追溯到梁代。水牛角与犀角有极为相似的功效，资源丰富，现在作为犀角的代替资源被广泛应用，也收到了诸多有益的效果。关于水牛角临床应用的资料较为多见，而药效物质基础的解析以及分子生药研究方面仍较为缺乏。

参考文献

[1] 王斐，段金廒，钱大玮，等．犀角及羚羊角替代资源的寻找与评价研究（Ⅰ）[J]．南京中医药大学学报，2005，21（3）：163-165.

[2] 胡春萍，蒋加进，石磊，等．牦牛角等6种角类药超细粉对发热家兔的影响[J]．医学动物防制，2006，22（4）：235-238.

[3] 邱怀．中国牛品种志[M]．上海：上海科学技术出版社，1986：23.

[4] 崔保威，王复龙，崔昱清，等．我国水牛产业现状简析[J]．肉类研究，2013，27（11）：37-40.

[5] 张伟．中国6个地方水牛类群mt DNA遗传多样性与分子系统进化研究[D]．杨凌：西北农林科技大学，2007.

[6] 李思银，杨亮宇，杨玉艾，等．德宏水牛与尼里拉菲水牛及其杂交水牛的细胞遗传学研究[J]．中国畜牧兽医，2013，40（4）：184-189.

[7] 祝晓丽．母水牛不同生理时期生殖激素变化规律的初步研究[D]．南宁：广西大学，2012.

[8] 梁辛，杨承剑，邹彩霞，等．不同精料补饲水平对青年公水牛生长性能、屠宰性能及血清生化指标的影响[J]．畜牧与兽医，2013，45（4）：31-33.

[9] 范广平，洪筱坤，王智华，等．广角、水牛角和黄牛角的氨基酸比较研究[J]．中国中药杂志，1996，21（3）：139-141.

[10] 贾元印，王洪存，赵渤年．水牛角和羚羊角中氨基酸和微量元素的比较分析[J]．时珍国医国药，1997，8（3）：216-217.

[11] 周彤，刘菲菲．新灰色关联分析法评价水牛角、黄牛角与广角的氨基酸组成相似性[J]．数理医药学杂志，2001，14（6）：557-558.

[12] 洪筱坤，范广平，王智华，等．广角，水牛角和黄牛角中无机元素的比较研究[J]．中国中药杂志，1996，21（2）：76-77.

[13] 李晓蒙，何新荣．水牛角与羚羊角的HPLC法鉴别[J]．广东药学院学报，2003，19（2）：

97-98.

［14］刘旭朝，周丽思，刘金欣，等．基于COI序列的水牛角及其易混伪品DNA条形码鉴定研究［J］．药学学报，2017，52（3）：494-499.

［15］刘天舒．水牛角水提取工艺的研究［J］．湖南中医杂志，2005，21（2）：77-78.

［16］董玉秀，张村，熊国良．水牛角四种不同提取方法的实验研究［J］．河南中医药学刊，1996，11（1）：27-28.

［17］邓憨民，李进进，武卉．微波辅助提取水牛角的工艺研究［J］．实用中西医结合临床，2007，7（5）：80-81.

［18］李宝国，杜雪，张孝卫．正交实验优选水牛角酶解的提取工艺研究［J］．中国当代医药，2009，16（14）：24-25.

［19］曹雯，许道龙，李铁军，等．正交实验法优选复方水牛角颗粒提取工艺的研究［J］．药学实践杂志，2010，28（3）：209-210.

［20］韩俊艳，檀德宏，王敏伟．水牛角水解物的止血作用研究［J］．实用药物与临床，2004，7（3）：17-18.

［21］金若敏，陈长勋，范广平，等．犀角与水牛角药理作用的研究［J］．中成药，1997，19（7）：33-34.

［22］刘睿，段金廒，李友宾，等．水牛角主要药效学评价及解热活性物质基础研究［J］．南京中医药大学学报，2007，23（5）：297-301.

［23］李宝国，黄丽华，杜雪，等．水牛角不同相对分子质量酶解液的药理作用研究［J］．中国当代医药，2009，16（13）：16-17.

［24］王俊荣，李宗清，贾俊民．水牛角粉加强地松治疗难治性特发性血小板减少性紫癜35例［J］．滨州医学院学报，1995，18（4）：57.

［25］王俊荣，刘凤真，吕长俊，等．水牛角粉治疗难治性特发性血小板减少性紫癜的临床研究［J］．滨州医学院学报，2001，24（5）：486-487.

［26］陈尧华．水牛角地黄汤治疗血小板减少性紫癜1例［J］．中国医学创新，2008，5（33）：31.

［27］程铭．水牛角马鞭草汤治疗特发性血小板减少性紫癜疗效观察［J］．甘肃中医学院学报，2010，27（3）：335-337.

［28］郭奕好，吴军．水牛角治疗皮肤病验案举隅［J］．吉林中医药，2006，26（7）：42-43.

［29］李莹．水牛角粉治疗瘙痒性皮肤病验案举隅［J］．河北中医，2014，36（7）：1022-1023.

［30］陈伟红．水牛角治疗皮肤病［J］．新中医，1995（S1）：80-81.

［31］张少波．水牛角治疗银屑病［J］．辽宁中医药大学学报，2006，8（1）：69.

［32］张小燕．水牛角地黄饮治疗寻常型银屑病32例临床观察［J］．四川中医，2009，27（6）：107.

［33］耿爱爱，张怀镱，邓永琼，等．水牛角汤治疗红皮病型银屑病［J］．河南中医，2009，29（12）：1238.

[34] 龙目恒. 水牛角地黄汤治疗面部痤疮举隅[J]. 按摩与康复医学，1995(4)：44.
[35] 阎瑞兰. 水牛角替代犀角配制犀角地黄汤的临床应用2例[J]. 武警医学，2002，13(10)：627.
[36] 陈更福，张云霞，谢利平，等. 水牛角地黄汤治疗慢性再生障碍性贫血265例临床观察[J]. 河北中医，2011，33(5)：696.
[37] 郭云协. 水牛角临床应用举隅[J]. 新中医，2008，40(6)：93.
[38] 刘勤，张全良. 水牛角在治疗慢性胃炎中的经验体会[J]. 黑龙江中医药，1996(6)：47.

9 水 蛭 | Shuizhi

1 · 85

HIRUDO

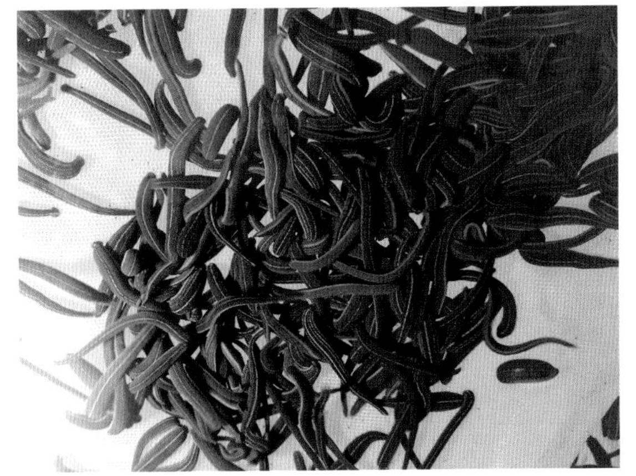

图 2-9-1 水蛭

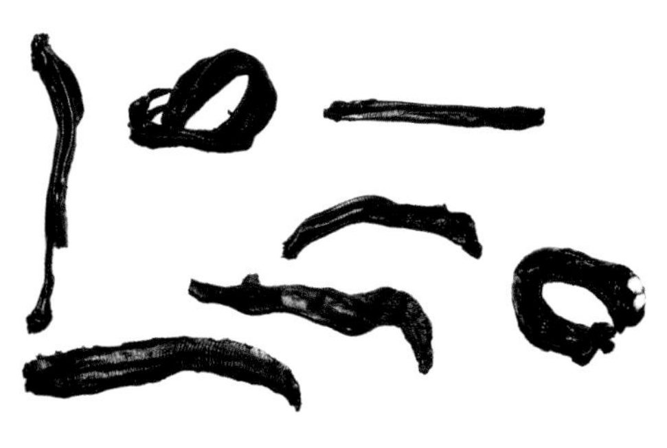

图 2-9-2 水蛭药材

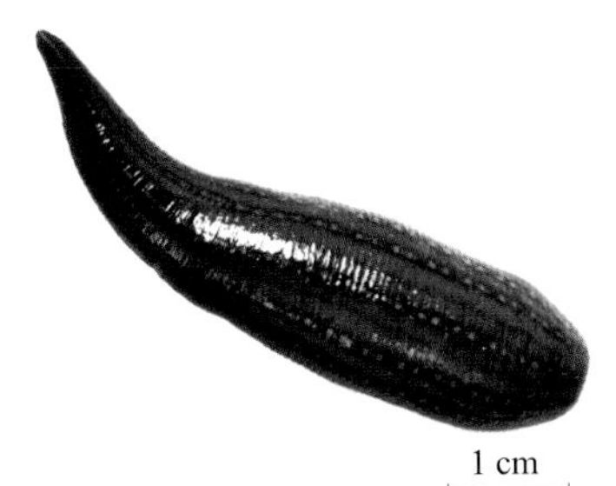

图 2-9-3 蚂蟥

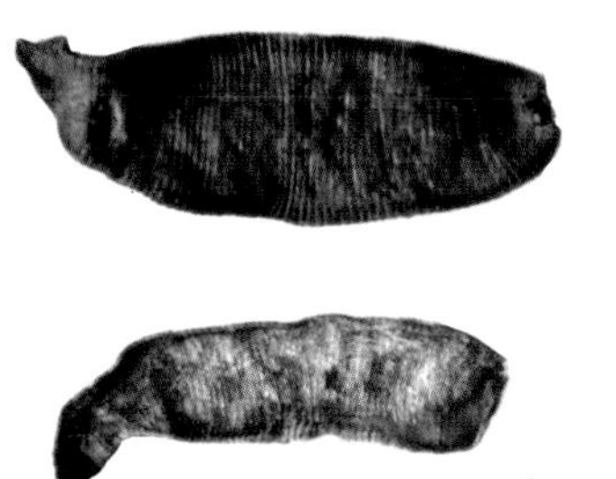

图 2-9-4 水蛭药材（蚂蟥）

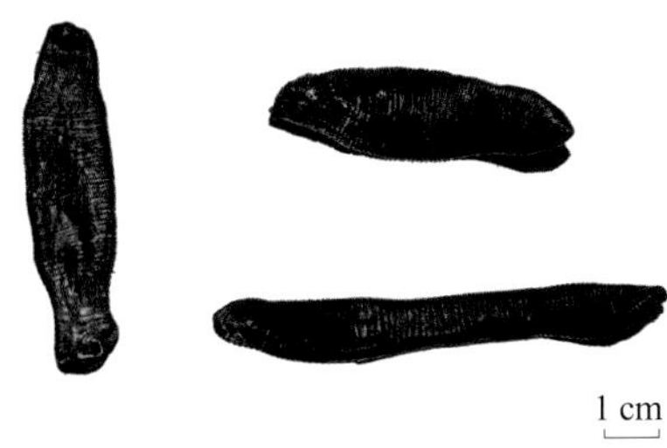

图 2-9-5 水蛭饮片（蚂蟥）

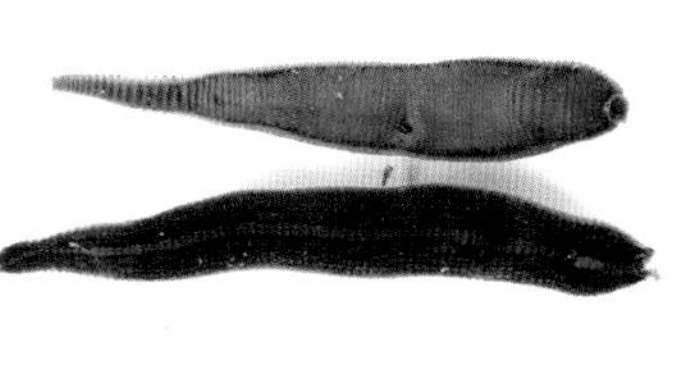

图 2-9-6 柳叶蚂蟥

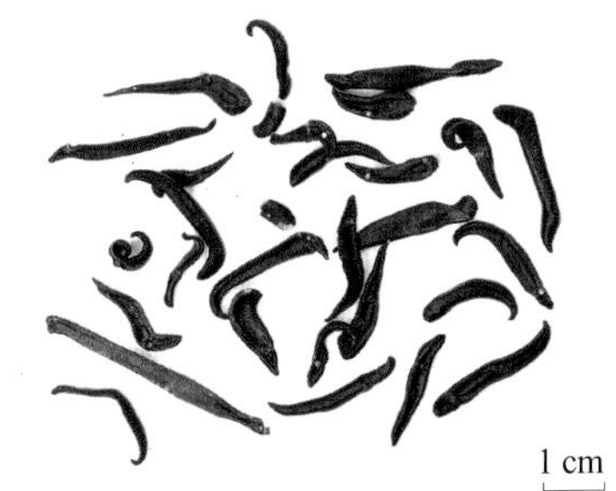

图 2-9-7 水蛭药材（柳叶蚂蟥）

【药典沿革】 首载于1963年版一部第49页，分别从来源、鉴别、炮炙、性味、功能、主治、用法与用量、注意、贮藏9个指标对其进行规定。其来源为水蛭科动物蚂蟥*Whitmania pigra* Whitman、柳叶蚂蟥*Whitmania acranulata* Whitman或水蛭*Hirudo nipponica* Whitman。1977年版一部第98页，分别从来源、性状、炮制、性味、功能与主治、用法与用量、注意、贮藏8个指标对其进行了规定，将1963年版“鉴别”项下内容归于“性状”项中，“鉴别”项内容缺失，“炮炙”改为“炮制”，合并了“功能”“主治”项。1985年版一部第63页、1990年版一部第67页、1995年版一部第

67页、2000年版一部第63页与1977年版规定基本相同，只是增补了归经并与性味合并。2005年版一部第57页在2000年版的基础上增加了“鉴别”“检查”“浸出物”“含量测定”4个指标的内容，共12个指标，除4个新增指标外，其余各指标所规定的内容基本相同。2010年版一部第77页在2005年版基础上，增加了饮片的指标，包括“鉴别”“检查”“浸出物”。其中，饮片“检查”指标中的规定与药材有所不同；饮片“鉴别”“浸出物”指标中的规定与药材相同；饮片的其余各指标与药材基本相同。2015年版一部第83页只在2010年版的基础上，在“检查”项中增加了“重金属及有害元素”“黄曲霉毒素”的规定。2020年版一部第85页与2015年版的内容基本相同。

【本草考证】 始载于《神农本草经》，云：“水蛭，味咸、平。主逐恶血、瘀血，月闭，破血瘕积聚，无子，利水道。生池泽。”《本草经集注》记载：“蚑，今复有数种，此用马蜞得啮人，腹中有血者，仍干为佳，山蚑及诸小者皆不用”，曰其为“马蜞”。唐《新修本草》曰：“此物有草蛭、水蛭。大者长尺，名马蛭，一名马蜞，并能咂牛、马、人血；今俗多取水中小者用之，大效，不必要须食人血满腹者；其草蛭，在深山草上，人行即敷着胫股，不觉，遂于肉中产育，亦大为害，山人自有疗法也。”《本草图经》记载：“水蛭生雷池池泽，今近处河池中多有之，一名蜞，此有数种，生水中者名水蛭，亦名马蟥”，曰其为“马蟥”。《本草纲目》载：“南方水蛭似鼻涕，闻人闪闪而动，就人体成疮，此即草蛭也。” 综上所述，可以看出古代药用水蛭品种须满足3个条件：水生，能够吸食人或牛、马血，个头小。与《中国药典》所收载的日本医蛭相符。

【药材来源】 水蛭科动物蚂蟥（宽体金线蛭）*Whitmania pigra* Whitman、水蛭（日本医蛭）*Hirudo nipponica* Whitman或柳叶蚂蟥（尖细金线蛭）*Whitmania acranulata* Whitman的干燥全体。夏、秋二季捕捉，用沸水烫死，晒干或低温干燥。

【性味归经】 咸、苦，平；有小毒。归肝经。

【功能主治】 破血通经，逐瘀消癥。用于血瘀经闭，癥瘕痞块，中风偏瘫，跌扑损伤。

【道地主产】 全国大部分地区均产。

【资源研究】 **1. 品种**

药用水蛭主要有3种，分别为蚂蟥（宽体金线蛭）*Whitmania pigra* Whitman，在我国分布广泛，吉林、辽宁、河北、内蒙古、宁夏、甘肃、陕西、山西、山东、江苏、安徽、浙江、江西、湖北、贵州均有发现；水蛭（日本医蛭）*Hirudo nipponica* Whitman，主要分布于东北各省，以及内蒙古、四川、重庆、甘肃、广东等地；柳叶蚂蟥（尖细金线蛭）*Whitmania acranulata* Whitman，主要分布于河北、陕西、江苏、浙江、福建、江西、湖北、湖南、贵州、四川等地。目前蚂蟥（宽体金线蛭）和水蛭（日本医蛭）有人工养殖的报道，未见柳叶蚂蟥（尖细金线蛭）大规模养殖的相关报道。

2. 生物学特性

水蛭以吸食脊椎动物的血液为生，体狭长，略呈圆柱状，背腹稍扁平。体长30 ~ 60 mm，体宽4.0 ~ 8.5 mm，尾吸盘直径4.0 ~ 5.5 mm。背面有5条黄白色的纵纹，以中间一条最宽、最长。黄白色纵纹又将灰绿底色隔成6道纵纹，以背中两条最宽，背侧两对较细。腹面两侧缘各有一条很细的灰绿色纵纹。身体共有103环（也有少2环的），第6/7和8/9环沟在腹面消失，使之成为两环，前一环构成前吸盘的后缘。雄性生殖孔位于第31/32环沟上，雌性生殖孔位于第36/37环沟上，两孔相隔5环。咽部有6条内纵褶，背中及腹侧各一对。阴道囊狭长。肛门在第103环背中。尾吸盘碗状，朝向腹面。

蚂蟥为一种大型水蛭，体略呈纺锤形，长一般60 ~ 130 mm，宽15 ~ 20 mm。背面暗绿色，有5条纵行的黑色间杂淡黄色的斑纹，此黄色部分由各体节中间3环上的圆形斑点构成。腹面两侧以及中间共有9条断续的黑色纵纹。身体共有107环，节Ⅶ的背面可见4环，腹面仅有3环。体中部完全体节各有5个相等的环。眼5对，排列如医蛭型。前吸盘小，口内有颚，颚上有2行钝的齿板。雄性与雌性生殖孔分别位于节Ⅺ和Ⅻ的b5/b6环沟上，两孔相隔5环。射精球细长，贮精囊不发达，常附于前者的下面。阴茎囊相当粗大。肛门位于最后一环的背中，紧靠尾吸盘。

柳叶蚂蟥体呈披针形，头部极细小。前段1/4尖细，后半最宽。体长28 ~ 67 mm，宽3.5 ~ 8.0 mm。尾吸盘甚小。体背部橄榄色或茶褐色，有6条黄褐色或黑色斑纹构成的纵纹。背中一对的两侧约有18对新月形的黑褐色斑。腹面灰色，两侧常有黑褐色斑点带各一条。身体共有105环，环沟分割明晰。雄性生殖孔位于节Ⅻb1（第35环），雌性生殖孔位于节ⅩⅢb1（第40环）。嗉囊与肠交界处（即节ⅪⅩ/ⅩⅩ）向后方伸出一对纤细的侧盲囊。阴茎囊长达4.5体节。肛门位于节ⅩⅩⅦ（即第105环）与尾吸盘的交界线上。

3. 饲养管理

目前未见柳叶蚂蟥相关报道。

（1）蚂蟥：15 ~ 25℃是蚂蟥较为适宜的摄食温度，在这个温度范围内蚂蟥能够正常生长并逐渐增重，温度高于25℃后摄食逐渐减少并且存活率降低，25℃是蚂蟥产卵和孵化的最适温度。研究不同温度对蚂蟥的生长的影响，结果表明，在15 ~ 20℃范围内，随着温度的升高蚂蟥生长明显加快，20 ~ 25℃平均日增重率最高，超过30℃则生长显著下降，存活率为55%。有学者研究了18℃、21℃、24℃、27℃、30℃和 33℃对蚂蟥仔蛭生长和存活的影响，发现在水温为27℃时，仔蛭生长速度最快、存活率最高，而在 33℃时的仔蛭存活率最低、生长最慢。在水温20.5 ~ 26.0℃条件下，经过21 d饲养蛭苗平均体质量增加了近13倍，养殖开始特定增重率出现一个高峰，之后在26℃左右出现第二个生长高峰。20 g左右的种蛭产茧量最高，10 g的其次，30 g最低；卵茧在2.0 g左右时，卵茧孵出量最大，在进行人工繁殖和育种时，应选择20 g左右的种蛭，2.0 g左右的卵茧。在建立养殖池塘时，需要设置隐蔽物，pH 值在7.0～8.5范围；下塘时池水和运输用水的温差不超过3℃；繁殖时应保持池水稳定，既不可淹没卵茧，也不可干死卵茧；大规模养殖时，适宜密度为亩放种量在35～40 kg。如在池塘中设置网箱养殖蚂蟥，池塘选址宜水源充足、不受工农业污染、背风向阳、环境安静、交通方便之地；池塘面积1500～2000 m^2，水深1.5 m左右，池底淤泥15 cm厚，网箱规格1.5 m×4 m×1 m或2 m×4 m×1 m，用50目尼龙网布制备。养殖密度每平方米应不超过260尾，室内条件下开展蚂蟥野生群体人工繁殖，统计每条亲蛭产茧数量、卵茧大小及卵茧孵化蛭苗数量，结果显示，每条亲蛭产茧1～4 枚，平均产茧（2.45±0.88）枚，质量在10.00 g以上的亲蛭每尾平均产茧量为（2.80±0.79）枚，显著多于质量在10.00 g以下的亲蛭［每尾（1.71 ± 0.62）枚］；随着产茧时间的延长，所得到的卵茧个体变小，平均每个茧孵出蛭苗（27.61±10.81）尾；每条亲蛭繁殖蛭苗27～136 尾，平均（65.25±34.91）尾。投喂不同饵料对仔蛭的生长和存活有显著影响：投喂轮虫和圆田螺组的仔蛭生长速度最快、存活率最高；投喂蛋黄组的仔蛭存活率最低、生长速度最慢。在外界条件相同（相同的温度、光照等）条件下，分别单独投喂螺蛳、河蚌和原生动物，以及混合投喂螺蛳和原生动物，结果表明螺蛳与原生动物混合是蚂蟥的最佳饵料。

（2）水蛭：金仕勇等对水蛭适宜饲养密度及快速生长繁殖的研究表明，水蛭适宜的养殖密度区间为每平方米 80～120头，饲料系数3.8～4.8；提高养殖温度，打破水蛭冬眠对其取食影响较小，但对体质量增加有明显促进作用，对其繁殖有一定的抑制作用[1-2]。石萍等对全人工繁殖的水蛭繁殖性能进行了研究，对水蛭产茧数、卵茧质量、幼蛭孵化数以及亲蛭质量、亲蛭密度对水蛭繁殖性能的影响进行了分析，结果表明，水蛭繁殖性能较低，亲蛭质量、密度以及卵茧质量与水蛭的繁殖性能有显著相关性[3-4]。张健等研究温度和密度对水蛭繁殖的影响，表明温度（24±1）℃、密度每箱100尾时亲蛭交配率［（86±0.06）%］和平均产茧量［每尾（0.87±0.14）枚］最高；亲蛭产茧后平均体质量下降（32.1±0.059）%[5]。

【化学成分】从吸血水蛭唾液中分离得到的水蛭素是一种具有强大的抗凝血作用的多肽。蚂蟥中分离得到的抗凝血活性多肽，其相对分子量分别为7100 Da、5531 Da和8608 Da，发现其抗凝成分是多肽类，分子量与水蛭素7000 Da相近。

综合运用多种色谱分离手段，从蚂蟥的95%乙醇回流提取物的乙酸乙酯部位和正丁醇部位中分离得到38个化合物，包括3个新的蝶啶类生物碱，1个新的α-吡喃酮苷和1个新天然产物。利用波谱学、酸水解及化学计算等方法鉴定了这些化合物的结构，依次为蚂蟥碱A、蚂蟥碱B、5，8-dimethylleucopterin 、蚂蟥苷A、（*R*）-hirudonucleodisulfide B、hirudinoidine C、hirudinoidine A、异光黄素、环（L-脯氨酸-L-丙氨酸）、环（L-脯氨酸-L-缬氨酸）、环（L-脯氨酸-L-亮氨酸）、环（L-脯氨酸-L- 脯氨酸）、环（L- 脯氨酸-L-苯丙氨酸）、环（L-脯氨酸-L-酪氨酸）、5-hydroxy-3，4-dimethyl-5-propylfuran-2（5H）-one、5-hydroxy-3，4-dimethyl-5-pentylfuran- 2（5H）-one、甘草苷、对甲基苯基-1-*O*-β-D-吡喃葡萄糖苷、吲哚-3-甲酸-*β*-D-吡喃葡萄糖苷、3-吲哚-甲醛、lycoperodine-1、腺苷、2-羟基嘌呤核苷、尿嘧啶核苷、腺嘌呤、尿嘧啶、黄嘌呤、次黄嘌呤、苯丙氨酸、酪氨酸、丙氨酸、丁二酸、对羟基苯甲酸、对羟基苯甲醛、苯乙酸、苯甲酸、双酚A和 2-哌啶酮。已有学者从水蛭中分离并鉴定了8个化合物，其结构分别为菜油甾醇、十六烷基甘油醚、（2*S*，3*S*，4*E*）-4，5-二脱氢十八鞘氨醇二十五烷酸脂肪酰胺、1-*O*-*β*-D-吡喃葡萄糖基-2-*N*-（二十二酰基）-*E*-4，5-二脱氢-3-羟基十八脑苷脂、丁二酸、次黄嘌呤、丙氨酸、异亮氨酸。从水蛭甲醇提取物中分离鉴定了18个化合物，分别为胆甾醇、十六烷基甘油醚、菜油甾醇、烟酸、尿嘧啶、尿苷、次黄嘌呤、次黄嘌呤核苷、黄嘌呤、苯丙氨酸、丙氨酸、腺苷、脯氨酸、缬氨酸、异亮氨酸、丙三醇、棕榈酸、琥珀酸。

【鉴别研究】 **1.含量测定与指纹图谱**

通过柱前衍生化法测定水蛭内氨基酸含量发现，水蛭内游离氨基酸含量和总氨基酸含量大多维持在2.9 mg/ml和4.1 mg/ml。已有研究采用Folch 试剂（氯仿：甲醇为2：1）超声提取、钼蓝试剂显色和乙醚回流提取、苯酚-硫酸显色，分光光度法分别测定水蛭中总磷脂和总多糖的含量。水蛭中总磷脂含量（以磷含量计算）在2.38 ~ 71.4 μg 范围内具有良好的线性关系，其回归方程 $Y= 0.0238X-0.01$（$r= 0.9994$）。总多糖含量（以葡萄糖计）在18.54 ~ 92.68 μg 范围内有良好线性关系，回归方程$Y=0.0045X+0.0012$（$r= 0.9998$）。有学者运用仿生酶水解、乙醇提取等提取方法，利用高效液相测定总多糖，均取得了良好的效果。但是含量较低，是否有鉴定依据，需要进一步的考察。

部分学者还对不同产地、不同品种的水蛭进行了指纹图谱的研究。如采用依利特Sino Chrom ODS-BP 色谱柱；0 ~ 25 min，甲醇（1% ~ 10%）-水梯度洗脱；柱温35℃；流速 0.8 ml/min；检测波长254 nm。结果显示，在相同色谱条件下获得6批水蛭仿生酶解有效部位的指纹色谱图，其中8个色谱峰分离较好，均达到指纹图谱的技术要求，表明高效液相色谱法（HPLC）指纹图谱中8个共有峰的相对保留时间比值（RRT）和相对峰面积比值（RPA）可用于水蛭仿生酶解有效部位的质量控制。采用C_{18}柱，流动相为10 mmol/L磷酸二氢钾溶液和50%甲醇，梯度洗脱，检测波长为254 nm。以次黄嘌呤为参照物，建立了复方水蛭注射液指纹图谱，标示出15个共有峰，共有峰相似度大于0.97。

2.DNA鉴定

有研究对采集到的 26 份样本分别用 4 条候选序列进行 PCR 测序的成功率进行统计，发现 ITS2、COⅠ、12S rRNA、16S rRNA 序列的测序成功率分别为 92.3%、100%、69.2%、53.8%；GC 含量分别为 59.0%、33.8%、30.9%、31.3%；序列长度分别为 426 ~ 497 bp、563 ~ 677 bp、334 ~ 385 bp、411 ~ 481 bp。经过分析后认为，水蛭种间分类鉴别认为可以应用CO Ⅰ及12Sr DNA联合序列在种内保守而种间差异较大的片段设计特异引物进行PCR扩增，并进行电泳检测，只有正品DNA模板才能得到目的条带，从而准确鉴别样品的真伪。

【制剂研究】**1.常用溶剂提取方法**

常用的有机溶剂有己醇、丙酮、异丙醇和正丁酮等。有学者研究了蚂蟥水煎液及其醇溶和非醇溶部分的抗凝和纤溶作用，将水蛭加水煎煮后得到水煎液部分，其中浓缩后再用醇溶解的部分有抑制纤维蛋白形成的作用，不能被醇溶解的部分则有水解纤维蛋白原和纤维蛋白的作用，醇溶水煎液和非醇溶部分分别含抗凝和纤溶物质，其纤溶作用具有相对特异性。

也有研究对比了纯化水、磷酸盐缓冲溶液、生理盐水和4% 氯化钠溶液对蚂蟥干品的提取效果，通过对提取液中蛋白质含量及活化部分凝血酶原时间（APTT） 进行研究，结果表明，4%氯化钠溶液提取获得的提取液中蛋白含量和抗凝活性最高，提取液的活性随着蛋白含量的增加而增加，通过比较研究 4%氯化钠溶液的提取温度、提取时间、溶媒倍量及提取次数条件获得最佳的提取工艺。

已有研究分别采用了不同体积的95%乙醇滴液对蚂蟥干体粗粉回流提取3次，合并提取液旋转蒸发浓缩至无乙醇，加纯化水溶解后分别用石油醚、乙酸乙酯、正丁醇萃取，剩余为水蛭液部分。回收四部分提取物，置旋转蒸发器中浓缩，再减压干燥得到干燥品。通过对水蛭乙醇提取物四个部分的抗凝血活性进行研究，结果发现，乙醇提取物的乙酸乙酯部分抗凝作用远强于其他3个部分。乙酸乙酯提取物对凝血酶原时间（PT）、APTT、凝血酶时间（TT）仍有显著作用，而同等浓度的石油醚和正丁醇提取物已无抗凝血活性。

采用正交设计对丙酮浓度、用量、提取时间、次数做对比研究，结果表明，以血浆复钙时间为活性测定指标，用4倍量40% 的丙酮常温浸渍提取4次，每次24 h，提取液浓缩后先用60%乙醇溶液除杂，再用85%乙醇溶液沉淀，真空干燥，样品的提取率为0.072%。

有学者比较了酸、碱、同浓度盐、生理盐水的提取效果，以碱提取的抗凝效果最好，提取物中蛋白质含量与活性呈正相关。反复冻融对水蛭的抗凝活性影响显著。

对蚂蟥干燥全体的提取率研究，采用正交试验设计对纯化水的温度、时间、次数的提取效果进行对比分析，确定出最佳提取工艺，即在 70℃下以纯化水回流提取3次，每次30 min，提取液3000 r/min 离心15 min。

有研究水提醇沉、醇提水沉和丙酮对蚂蟥干燥全体的提取效果，三种方法的得膏率依次为13.25%、14.76%和 2.40%，但是得膏率与抗凝活性并不呈正相关，以血浆复钙时间、抗凝血酶效价为活性指标，水提醇沉法提取物的抗凝血活性较其他两种方法强。

比较研究盐、醇、丙酮三种浸提方法对水蛭样品的提取效率，其中丙酮浸提法获得最高的提取效率和最佳抗凝活性。对比5种水蛭的抗凝活性以及野生和不同饲养方式的菲牛蛭的抗凝活性，结果显示，吸血水蛭抗凝活性明显高于非吸血水蛭，不同饵料饲养和野生菲牛蛭的提取液抗凝活性均无显著差异。

比较蚂蟥干品冷提、热提、脱脂后热提及鲜品冷提方法的抗凝活性的差异，结果以冷提法效果较好，鲜品冷提的提取率虽低于干品冷提，但其抗凝活性显著高于干品冷提。

随着对水蛭活性成分提取方法研究的不断深入，人们发现利用酶催化时的高选择性和高活性特点能较温和地分解组织细胞，从而提高样品中活性物质的提取回收率、纯度和提取速度等。目前水蛭的酶解提取方法主要用胃蛋白酶、胰蛋白酶、仿生酶进行酶解提取，将蛋白类大分子水解成具有一定活性的小分子物质，从而获得较高的提取效率。有学者研究了水蛭酶解提取工艺，以凝血酶滴定法评价抗凝血活性，用单因素设计确定最佳的提取温度、提取时间、药液pH值及加酶量，采用正交设计确定最佳的提取工艺组合，即工艺温度为42℃，pH值为1.5，加酶量为300 U/g，提取时间为4 h。也有研究以APTT试验及纤维蛋白平板试验等为抗凝活性指标，对比了胃蛋白酶、胰蛋白酶、仿生酶酶解以及乙醇、水煎等几种提取方法的提取效果，结果酶解提取方法优于其他传统方法，其中胃蛋白酶酶解是比较好的水蛭提取方法。也有学者采用原粉匀浆、水煎煮、水煎醇沉以及胃蛋白酶、胰蛋白酶、仿生酶酶解 6 种提取方法提取蚂蟥干燥全体中的活性成分，结果匀浆提取的提取率最低（为8.5%），仿生酶的提取率最高（为48.6%），提取物的活性也最高。

2. 膜分离提取技术

有学者以凝血酶滴定法测定活性，采用正交法对0.9%氯化钠溶液的用量、提取时间、循环次数进行对比，确定最佳的组合提取工艺，提取溶液选用分子量为0.5×10^3Da的膜进行浓缩、除盐，通过对比分子量为10×10^3Da、30×10^3Da、50×10^3Da的膜进行精制、除杂，以固形物的得率和抗凝血酶活性为指标选择膜，结果最佳工艺为12倍量0.9%氯化钠溶液提取5 h，循环3次，膜选择分子量为3×10^3Da和0.5×10^3Da为好。

【药理作用】**1. 抗凝血、抑制血栓形成**

研究水蛭不同提取物对人血浆的抗凝活性及作用环节，发现水蛭乙酸乙酯提取部分抗凝作用最强，直接抑制凝血酶催化的纤维蛋白原凝固。有研究表明，水蛭提取物能延长小鼠凝血、出血时间和家兔离体血浆复钙时间，证实了水蛭提取物所含的游离氨基酸可能是其抗凝血作用的有效成分。有研究通过观察水蛭对正常和高凝动物血液流变学及凝血系统的影响，表明水蛭能显著改善血液流变学，有抗凝血作用。刘良红通过实验得出结论，水蛭提取液能抑制凝血酶诱导血管内皮细胞表达组织因子，并对抗凝血酶抑制血管内皮细胞释放组织因子途径抑制物，其作用机制可能与水蛭抗凝、抗血栓形成以及对心脑血管疾病的治疗作用有关[6]。

2. 抗血小板聚集作用

崔美月观察水蛭素对右旋糖酐所致大白兔血瘀模型血液流变学的影响，结果发现，水蛭素可显著加快血瘀大白兔的血流速度，具有明显活血化瘀、改善血瘀大白兔血液流变学异常和抑制血小板聚集的作用[7]。

3. 降脂作用

王宏涛等研究水蛭乙醇提取物对实验性高脂血症大鼠血脂和一氧化氮（NO） 及其合酶的影响，发现水蛭乙醇提取物能明显降低大鼠体内胆固醇（TC）、甘油三酯（TG）、低密度脂蛋白-胆固醇（LDL-C）、NO浓度，调节高脂血症大鼠血脂代谢及纠正 NO 代谢紊乱[8]。杨洪雁观察水蛭对实验性血瘀证家兔血脂代谢及其相关基因表达的影响，结果显示，水蛭能显著降低血清中 TC、TG、LDL-C水平，显著上调血瘀证家兔肝脏中低密度脂蛋白受体基因、载脂蛋白E（Apo E）基因的表达，进而推测水蛭有调节血脂代谢的作用，其机制可能与上调低密度脂蛋白受体（LDL-R）基因和 Apo E 基因转录水平有关[9]。

4. 脑保护作用

王希通过研究水蛭多肽对大鼠局灶性脑缺血再灌注损伤的保护作用，发现水蛭多肽能显著降低脑组织含水量、缩小脑梗死面积、提高超氧化物歧化酶活性、降低丙二醛含量，实验证实了水蛭多肽对于大鼠脑缺血再灌注损伤具有保护作用，其作用机制可能与抑制脂质过氧化、提高抗氧化酶活性有关[10]。

5. 抗细胞凋亡作用

林明宝研究水蛭提取物对体外缺氧性新生大鼠大脑皮层神经细胞凋亡的作用，证明水蛭提取物具有明显的抗脑神经细胞凋亡的作用[11]。王洋等观察中药水蛭水煎醇提取液对大鼠肺缺血再灌注后细胞凋亡的保护作用，证实水蛭可降低缺血再灌注后细胞凋亡率，是肺缺血再灌注损伤的有效保护剂。已有研究表明，水蛭、水蛭素、黄芪以及水蛭、黄芪配方含药血清均能阻止大鼠肾小球系膜细胞（GMCs）进入S期从而达到抑制增生的目的，且能提高GMCs的凋亡率。水蛭桃仁汤可抑制纤维化小鼠肝细胞的凋亡，这可能是其抗肝纤维化的机制之一。由此可见，水蛭对各脏器发生的细胞凋亡有一定的阻断作用，其中以对脑、肺、肾、肝等细胞作用明显[12]。

6. 抗肿瘤作用

李小菊研究发现水蛭能通过改善肿瘤缺氧微环境抑制肿瘤血管生成来发挥抗肿瘤作用，其机制可能是通过降低缺氧诱导因子-1α（HIF-1α） 蛋白水平和mRNA的表达，以及降低由HIF-1α所介导的靶基因血管内皮生长因子（VEGF） mRNA的表达来实现的[13]。肖移生等研究水蛭提取物对人白血病HL-60细胞 （ 髓系白血病研究的工具细胞）的体外抑制作用，实验发现，浓度高于0.1 mg/ml的水蛭提取物对

HL-60细胞有抑制作用，且呈时间和剂量依赖性；水蛭提取物作用HL-60细胞48 h的半数抑制浓度为 1.4 mg/ml；另外水蛭提取物也具有诱导HL-60 细胞凋亡作用[14]。

7. 抗纤维化作用

有研究表明水蛭、地龙均可不同程度改善博莱霉素所致的小鼠肺纤维化，而以水蛭为优。研究证实，水蛭能抑制肝星状细胞活化胞浆游离钙离子的升高，这可能是其发挥抗肝纤维化作用的重要途径之一。已有研究表明，水蛭两部分胃蛋白酶酶解物的体外抗凝与纤溶活性均强于其他提取物。

8. 抗炎作用

陈国伟等通过研究发现水蛭素除了发挥其抗凝、抑血栓形成的作用，亦能使Apo E-/-模型鼠降低血胆固醇水平、减少斑块内脂质，能有效降低炎症因子TNF-α水平并抑制血管平滑肌细胞（SMC）增殖，进而降低动脉粥样硬化（AS）斑块面积[15]。聂云天通过实验证实，水蛭提取液对大鼠实验性上皮组织炎症具有抗炎作用[16]。

9. 改善肾功能作用

顾江萍研究中药水蛭对糖尿病肾病（DN）大鼠内皮素-1（ET-1）水平、肾脏功能及肾脏结构的影响，提出水蛭可纠正DN大鼠早期肾脏高滤过、高灌注，并对肾脏病变有一定的保护作用，其部分机制可能是通过下调 ET-1水平及表达而实现的[17]。李琳等实验表明，水蛭可显著减轻DN大鼠早期蛋白尿，可能与下调血清Ⅳ型胶原蛋白（Ⅳ-C）的表达有关[18]。

10. 其他作用

近年来研究表明水蛭除了具有上述药理作用外，还具有中止妊娠[19]、促进周围神经再生[20]、促进血管新生及抗新生血管的双重作用[21-22]等。朱翠玲等通过实验获知水蛭对活体血管的生成具有促进作用[21]。郑燕林等提出不同浓度的水蛭提取液对视网膜血管内皮细胞 R F/6A的增殖产生不同作用，64g/L水蛭提取液可以抑制血管内皮细胞的增殖，将细胞阻滞在G_1期，并改变凝血酶对视网膜血管内皮细胞的作用，抑制凝血酶诱导的细胞增殖[22]。

【现代临床】 曹亮将60例糖尿病患者随机分为对照组和实验组，每组30例患者，对照组在常规降糖、调脂基础上给予西洛他唑片每次0.1 g，每日2次，口服；实验组在常规降糖、调脂基础上采用三七水蛭散内服。结果显示，采取三七水蛭散治疗的治疗组，其总有效率为90.0%，对照组有效率为 93.3%，两组间无显著差异，三七水蛭散治疗糖尿病周围血管病变具有与西洛他唑相同的疗效[23]。甄氏将94例缺血性中风患者随机分为两组，治疗组49例，在西医常规治疗的基础上服用生水蛭胶囊（生水蛭研粉装空心胶囊，每粒含生药0.4 g）；对照组45例，单用西医治疗。通过6周临床观察，治疗组显效率为75.51%，总有效率为91.84%，对照组分别为44.45%、77.78%，治疗组临床疗效明显优于对照组（$P<0.01$）。结果说明，水蛭治疗缺血性中风疗效确切[24]。上海颜德馨教授在治疗中风、痴呆等疾患时常以水蛭1.5 ~ 3 g研末吞服，辅以通天草

轻清上逸，引药入脑[25]。刘氏用水蛭三黄汤治疗冠心病120例。组方为水蛭 9 g，生大黄6 g，黄连9 g，黄芩9 g，甘草6 g，每日1剂，水煎，连续服用30天，收到满意效果[26]。李氏通过临床观察，发现水蛭微粉治疗高脂血症能达到满意疗效。主要观察总胆固醇、甘油三酯、低密度脂蛋白、高密度脂蛋白、载脂蛋白AⅠ（Apo AⅠ）、载脂蛋白B100（Apo B100）及 Apo AⅠ/Apo B100 水平。结果表明，水蛭有降低血脂的作用[27]。赵氏观察水蛭胶囊（规格每颗0.3 g）对糖尿病性周围神经病变（PDN）的疗效及安全性，采用随机分组双盲法，将40例PDN患者分成水蛭胶囊治疗组及甲钴胺对照组各20例进行治疗观察。治疗前后分别监测临床症状及体征、神经传导速度（NCV）。结果显示，治疗组临床痊愈率及显效率均优于对照组，且无明显毒副作用[28]。史氏在治疗112例早期糖尿病肾病（DN） 患者时观察发现，给予水蛭注射液静脉滴注，治疗组症状明显改善；治疗后各项指标均有统计学意义。表明，水蛭注射液对 DN 有良好的治疗作用，可以延缓 DN的进展，提高生活质量[29]。水蛭素对瘢痕挛缩也具有一定的治疗作用[30]。杨氏自拟水蛭复聪汤治疗突发性耳聋，收到满意效果[31]。杭敏等治疗小儿肺炎支原体肺炎，在吸氧、退热、止咳及化痰等对症治疗的基础上加用蛭丹化瘀口服液（每10 ml含水蛭2.50 g、鸡血藤5.00 g、当归3.75 g、赤芍3.75 g、川芎3.75 g、牡丹皮2.50 g、黄芪6.25 g等） 10 ml，治疗组疗效优于对照组[32]。李楠等通过临床观察，水蛭治疗紫癜性肾炎时，可明显缩短病程、减轻并发症、防治肾脏损害[33]。邵秀英治疗68例头皮血肿新生儿，34例采用水蛭与昆布联合治疗，34例采用冰袋冷敷治疗，结果水蛭与昆布联合治疗组血肿消退时间明显短于对照组，且操作简便、疗效显著[34]。

【编者评述】水蛭作为一味传统中药材，疗效明确，应用广泛。现代研究发现其可用于治疗高脂血症、脑梗死、缺血性中风、冠心病、肾脏疾病、糖尿病肾病、糖尿病其他并发症、恶性肿瘤及纤维化等多种疾病。其起效的主要成分以及作用机制有待深入研究。水蛭是多来源药材，对于各种不同物种水蛭起效的物质基础和作用机制有待研究，应加强水蛭及其复方有效组分（成分）、作用机制、药效学、药代动力学等方面研究。

参考文献

[1] 金仕勇，陈仕江. 日本医蛭适宜饲养密度的研究［J］. 重庆中草药研究，2003（1）：12-13.

[2] 金仕勇，陈仕江. 日本医蛭快速生长繁育的研究［J］. 重庆中草药研究，2003（1）：19.

[3] 石萍，鲁增辉，曾纬，等. 日本医蛭的研究进展［J］. 世界科学技术—中医药现代化，2016，18（11）：2013-2018.

[4] 石萍，鲁增辉，贺元川，等. 水蛭（日本医蛭）繁殖性能的研究［J］. 中药材，2015，38

(6)：1144-1147.

[5] 张健，龚元，于翔，等. 温度和密度对日本医蛭繁殖的影响 [J]. 水产学杂志，2017，30(2)：17-21.

[6] 刘良红，谭茜，卢茂芳，等. 水蛭提取液对凝血酶诱导血管内皮细胞释放TFPI及表达TF的影响 [J]. 中西医结合心脑血管病杂志，2014(5)：594-595.

[7] 崔美月，牟秀云，陈云，等. 水蛭素对右旋糖酐所致大白兔血瘀模型血液流变学的影响 [J]. 社区医学杂志，2014，12(15)：28-30.

[8] 王宏涛，李春志，肖顺林，等. 水蛭乙醇提取物对大鼠血脂和一氧化氮及其合酶影响 [J]. 中国现代医药杂志，2008，10(5)：24-26.

[9] 杨洪雁，张香东，刘可园，等. 水蛭对血瘀证家兔血脂代谢及相关基因表达的影响 [J]. 中国现代应用药学，2013，30(9)：959-963.

[10] 王希，武建卓，宋淑亮，等. 水蛭多肽对局灶大鼠脑缺血再灌注损伤保护作用 [J]. 中国生化药物杂志，2010，31(1)：42-44.

[11] 林明宝，黄湘，张进. 水蛭提取物对体外培养大鼠大脑皮层神经细胞缺氧性凋亡的影响 [J]. 华西药学杂志，2008，23(5)：543-545.

[12] 王洋，何伟. 中药水蛭对肺缺血再灌注后细胞的抗凋亡作用 [J]. 山东中医药大学学报，2001，25(2)：139-140.

[13] 李小菊，卢宏达，陈卫群，等. 水蛭抑制肿瘤血管生成的作用及其机制 [J]. 肿瘤防治研究，2013，40(1)：46-50.

[14] 肖移生，廖夫生，赵志冬，等. 水蛭提取物对人白血病HL60细胞体外抑制作用研究 [J]. 江西中医药大学学报，2013，25(4)：63-66.

[15] 陈国伟，潘阳，商亮，等. 水蛭对载脂蛋白E基因敲除鼠动脉粥样硬化斑块的影响 [J]. 武汉大学学报(医学版)，2013，34(3)：344-347.

[16] 聂云天，沈雷，何军，等. 水蛭提取液对大鼠上皮组织炎症的效果观察 [J]. 中国卫生产业，2014(9)：24-26.

[17] 顾江萍，赵玲，栗德林. 水蛭对糖尿病肾病大鼠内皮素-1水平的影响 [J]. 中成药，2007，29(10)：1421-1424.

[18] 李琳，邓晓明，王淑玲. 水蛭对糖尿病肾病大鼠尿白蛋白影响的机制研究 [J]. 四川中医，2012(9)：48-49.

[19] 杨健，王线，贺云娇. 水蛭的抗早孕有效成分研究(Ⅰ) [J]. 广东药学院学报，2002，18(1)：34-36.

[20] 周中，朱亚亮，王炎，等. 水蛭对坐骨神经损伤再生作用影响的实验研究 [J]. 中国中医骨伤科杂志，2011(11)：7-9.

[21] 朱翠玲，牛媛媛，朱明军，等. 水蛭对鸡胚绒毛尿囊膜(CAM)血管生成的影响 [J]. 中医学报，2011，26(4)：442-444.

[22] 郑燕林，刘聪慧，谭笑彦. 水蛭提取液对恒河猴视网膜血管内皮细胞增殖和细胞周期的影响［J］. 眼科新进展，2010，30（5）：413-417.

[23] 曹亮. 三七水蛭散治疗糖尿病周围血管病变的临床疗效观察［J］. 糖尿病新世界，2016（4）：41-43.

[24] 甄洪亮，汉京彦，王家安，等. 生水蛭胶囊对缺血性中风患者脂质代谢的影响［J］. 中国中医急症，2007，16（8）：914-915.

[25] 韩天雄，邢斌，施红，等. 颜德馨治疗脑病经验［J］. 中医杂志，2007，48（6）：493-494.

[26] 刘长明. 水蛭三黄汤治疗冠心病120例［J］. 光明中医，2010，25（9）：1625-1626.

[27] 李宁，赵霞，张文高. 水蛭微粉治疗高脂血症疗效观察［J］. 中国误诊学杂志，2008，8（4）：802-803.

[28] 赵胜，杨传经. 水蛭胶囊治疗糖尿病性周围神经病变的疗效观察［J］. 贵阳中医学院学报，2009，31（3）：28-30.

[29] 史伟，唐爱华，吴金玉，等. 水蛭注射液治疗糖尿病肾病57例疗效观察［J］. 陕西中医，2007，38（4）：38-40.

[30] 章开衡，邢新. 水蛭素的外科应用［J］. 中国美容整形外科杂志，2010，21（4）：244-246.

[31] 杨军，胡建文，王彰弟. 自拟水蛭复聪汤治疗突发性耳聋40例临床观察［J］. 浙江中医杂志，2008，43（5）：276.

[32] 杭敏，刘晓红，辛德莉，等. 蛭丹化瘀口服液联合西药治疗小儿肺炎支原体肺炎疗效观察［J］. 河北中医，2011，33（1）：74-75.

[33] 李楠，吴文先. 水蛭治疗小儿过敏性紫癜性肾炎52例临床观察［J］. 新中医，2011（3）：45-46.

[34] 邵秀英. 水蛭与昆布治疗新生儿头皮血肿的临床观察［J］. 中国医学创新，2010，7（26）：3-4.

10 石决明 | Shijueming

1 · 93

HALIOTIDIS CONCHA

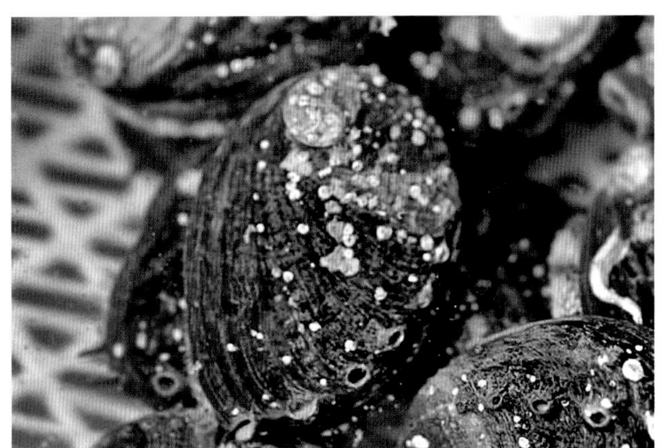

图 2-10-1　杂色鲍

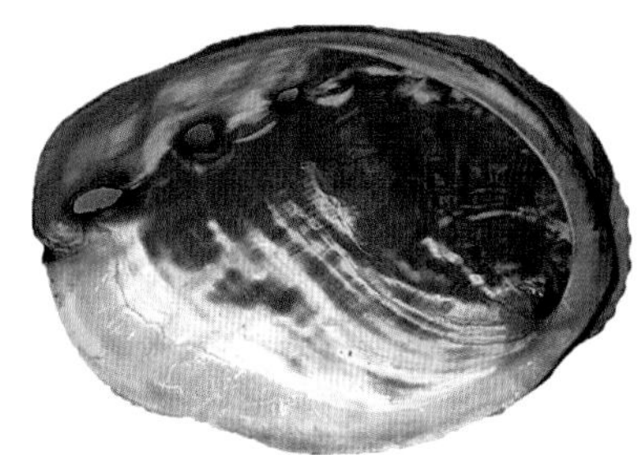

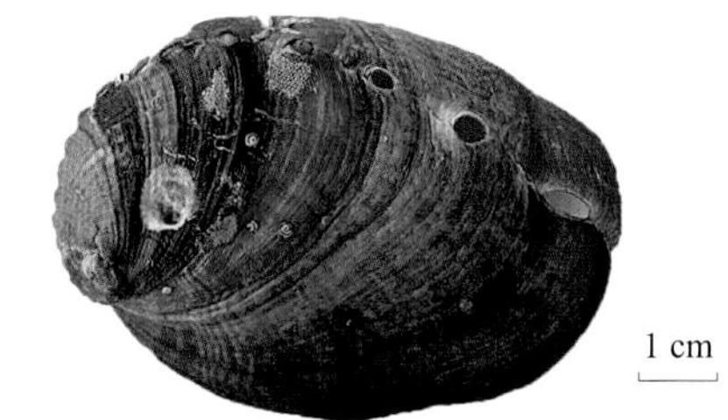

图 2-10-2　石决明药材（杂色鲍）

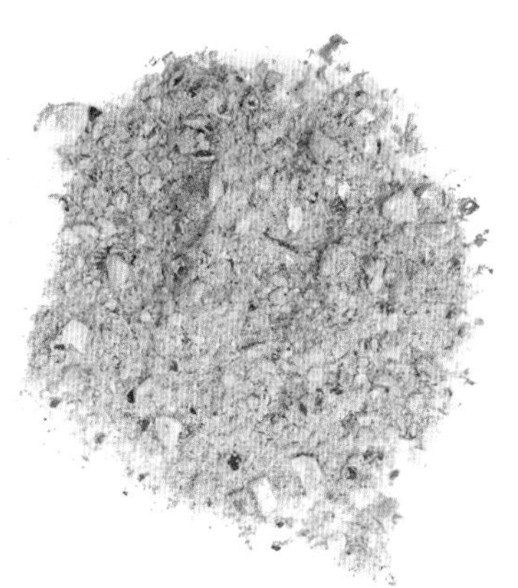

图 2-10-3　石决明饮片（杂色鲍）

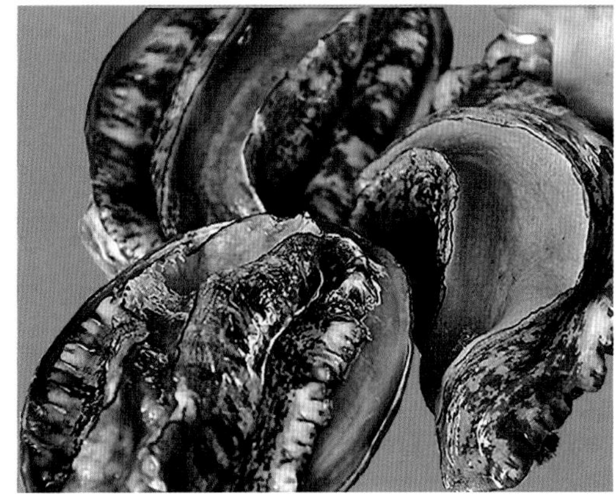

图 2-10-4　皱纹盘鲍

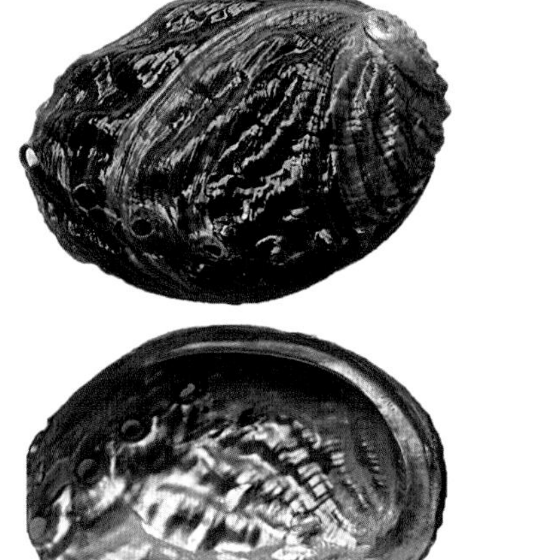

图 2-10-5　石决明药材（皱纹盘鲍）

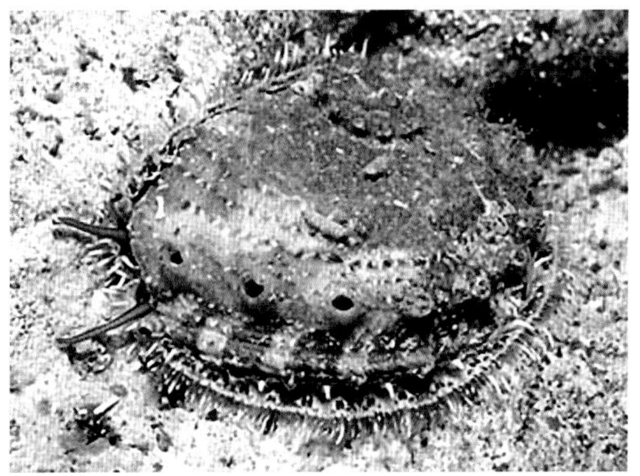

图 2-10-6　羊鲍

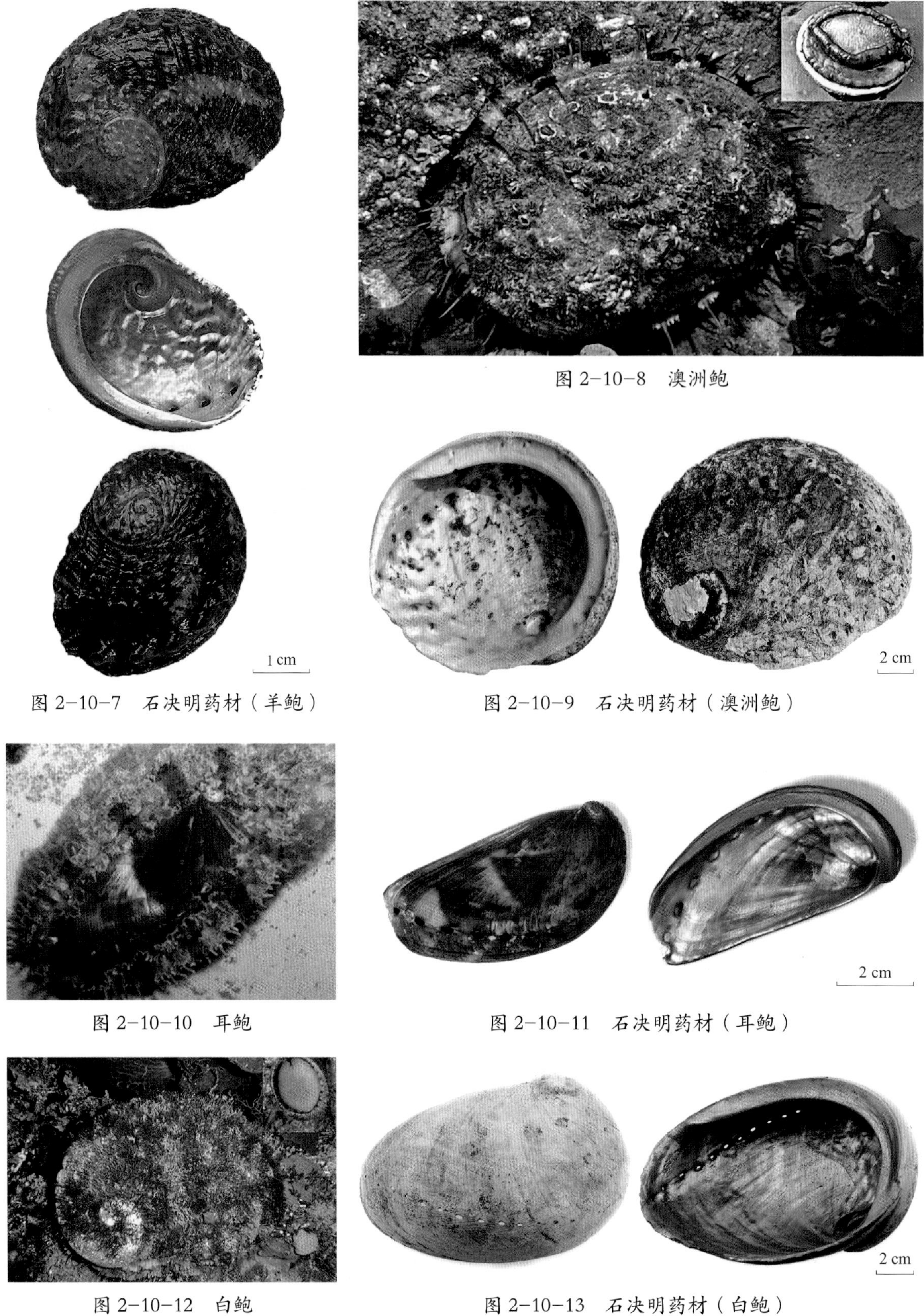

图 2-10-7　石决明药材（羊鲍）

图 2-10-8　澳洲鲍

图 2-10-9　石决明药材（澳洲鲍）

图 2-10-10　耳鲍

图 2-10-11　石决明药材（耳鲍）

图 2-10-12　白鲍

图 2-10-13　石决明药材（白鲍）

【药典沿革】 首载于1963年版一部第65页，分别从来源、鉴别、炮炙、性味、功能、主治、用法与用量、贮藏8个指标对其进行规定，并规定其来源为鲍科动物九孔鲍*Haliotis diversicolor* Reeve或盘大鲍*Haliotis gigantea discus* Reeve的贝壳。1977年版一部第

143页，分别从来源、性状、炮制、性味、功能与主治、用法与用量、贮藏7个指标对其进行规定，将1963年版中“鉴别”项下内容归于该版的“性状”项中，“鉴别”项内容缺失，更改“炮炙”为“炮制”，合并了“功能”“主治”项，并规定其来源为鲍科动物杂色鲍*Haliotis diversicolor* Reeve、盘大鲍*Haliotis gigantea discus* Reeve或羊鲍*Haliotis ovina* Ghemnitz的贝壳。1985年版一部第69页，从该版一部开始至2020年版一部，均规定其来源为鲍科动物杂色鲍*Haliotis diversicolor* Reeve、皱纹盘鲍*Haliotis discus hannai* Ino、羊鲍*Haliotis ovina* Gmelin、澳洲鲍*Haliotis ruber*（Leach）、耳鲍*Haliotis asinina* Linnaeus或白鲍*Haliotis laevigata*（Donovan）的贝壳。1985年版一部第69页、1990年版一部第74页、1995年版一部第74页、2000年版一部第69页、2005年版一部第62页，其规定与1977年版基本相同，只是增补了归经并与性味合并。2010年版一部第84页、2015年版一部第91页均在2005年版的基础上，增加了药材的“含量测定”指标以及“饮片”的指标。2020年版一部第93页在2015年版基础上，增加了药材和饮片的“鉴别”指标。

【本草考证】始载于《名医别录》，谓：“主治翳痛、青盲，生海南。”《新修本草》云：“此是鳆鱼甲也，附石生，状如蛤，惟一片，无对，七孔者良。今俗用者紫贝，全别，非此类也。”《蜀本草》云：“今出莱州，即墨县南海内，三月、四月采之。”唐代《新修本草》载：“附石生，大者如手，明耀五色，内亦含珠。”《证类本草》曰：“石决明生广州海畔，壳大者如手，小者如三两指，七孔、九孔者良，十孔以上者不佳。”《本草图经》载：“石决明生南海，今岭南州郡及莱州皆有之，旧注或以为紫贝，或以为鳆鱼甲。按：紫贝即今人砑螺，古人用以为货币者，殊非此类。”表明古代就有紫贝混淆于石决明。可见古代本草记载的药用石决明，实为杂色鲍及皱纹盘鲍。古人认为“七孔、九孔者良”，以杂色鲍为石决明之优质品种。

【药材来源】鲍科动物杂色鲍*Haliotis diversicolor* Reeve、皱纹盘鲍*Haliotis discus hannai* Ino、羊鲍*Haliotis ovina* Gmelin、澳洲鲍*Haliotis ruber*（Leach）、耳鲍*Haliotis asinina* Linnaeus或白鲍*Haliotis laevigata*（Donovan）的贝壳。夏、秋二季捕捞，去肉，洗净，干燥。

【性味归经】咸，寒。归肝经。

【功能主治】平肝潜阳，清肝明目。用于头痛眩晕，目赤翳障，视物昏花，青盲雀目。

【道地主产】福建、海南、山东、广州、辽宁等沿海地区。野生，夏、秋二季捕捉。养殖业发展缓慢，多以进口。

【资源研究】1. 品种

药用石决明主要有6种，分别为杂色鲍，分布于福建、广东、海南等沿海；羊鲍，分布于广东、福建和西沙群岛沿海，资源量较少，现多由东南亚地区进口；耳鲍，分布于海南岛、西沙群岛沿海，资源量较少；澳洲鲍，分布于南部沿海；皱纹盘鲍，分布于我国山东、辽宁以及日本等沿海；白鲍，分布于南中国海、澳大利亚沿海。除澳洲鲍和皱纹盘鲍货源充足外，其余种均少见。国内人工养殖鲍科动物，北部沿海多为皱纹盘鲍等种，南部沿海多为杂色鲍等种[1]。

2. 生物学特性

鲍鱼繁殖要保持水质干净，使亲鲍自然产卵，或用紫外线照射法、变温刺激法等进行催产。

3. 饲养管理

成鲍饲养有自然放养、筏式吊养和池式工厂集约饲养等方式[2]。

【化学成分】 主含无机盐、微量元素、氨基酸等成分。

1. 无机盐类

石决明主要含有碳酸钙类成分及其他无机盐类成分，碳酸钙为主要成分，其含钙量很高，在89.95%～94.87%[3-5]。

2. 矿物质

含钙、镁、铁、锌、铜、锰、钼、钴、锶、铅等元素，其中钙含量最高，镁含量次之，铁、锌、铜等含量均偏高，部分石决明也检测出了有害元素砷、铅和汞[6]。在目前的动物药材和矿物药材中，石决明含有极为丰富且极易被人体吸收的二氧化硅（SiO_2），其含量在已知种类的矿物药材中居首位[7-9]。

3. 氨基酸

含精氨酸、甘氨酸、丙氨酸等二十几种氨基酸[10]。石决明中珍珠样光泽的角质蛋白，经盐水解得16种氨基酸[5]。

4. 其他成分

还含有少量如多糖等其他有机质成分[5]，以及少量的藻胆素[7]。

【鉴别研究】 **1. EDTA滴定法**

采用EDTA滴定法测定闽产鲍鱼壳中碳酸钙含量，高达92%[11]。

2. 电感耦合等离子体原子发射光谱法

采用电感耦合等离子体原子发射光谱法（ICP-AES）测定闽产鲍鱼壳中微量元素含量，以钙、锶、锌、铜、铬、铁元素含量相对较高[11]。

3. X射线衍射分析法

采用X射线衍射仪对5种不同基原石决明样品进行结构的测定分析，测试结果5种鲍的贝壳成分十分相似，均存在两类型成分，即三方晶系$CaCO_3$（方解石）及斜方晶系$CaCO_3$（文石）[6]。

4. 分光光度法

应用分光光度法测定石决明口服液中的游离氨基酸氮的含量[10]。

5. 红外光谱法

采用傅里叶变换红外光谱仪，对皱纹盘鲍及白鲍贝壳进行测定，结果两鲍壳在～3400、2917、～2500、1787、1474、1082、862、699 cm^{-1}处有吸收峰，其中

1474 cm^{-1}为一极强峰，862 cm^{-1}为一弱峰，说明有CO_3^{2-}的存在，与元素分析结果含大量钙相结合，也证实了碳酸钙是石决明药材的主要成分[12]。

6. 其他方法

对石决明中的粗蛋白分别进行酸水解、酶水解、酶–酸联合水解，并测定其水解液中的总氨及氨基氮含量，结果显示，石决明粉含总氮量为0.124%，含氨基氮为0.094%[13]。

【炮制研究】 石决明历代炮制方法较多，如药汁制、烧制、煨制、蜜制、盐制、煅制、煮制、童便制、醋制、焙制等。近代常用明煅法和煅淬法。石决明经煅制后，质地酥脆，粉碎率提高，不同温度、时间明煅制品，随煅制温度的提高粉碎率增大，300℃煅制6 h，500℃煅制3 h，700℃煅制1 h，900℃煅制1 h的明煅制品比生品粉碎率分别提高14.66%，26.39%，43.19%，45.95%。煅淬品比生品粉碎率提高93.18%[14]。结合市场调查及传统经验对生品及300～850℃不同煅制品性状、得率、水煎液pH、浸出物含量、总钙及可溶性钙含量的比较分析和代表样品的X–Ray检测选择石决明的煅制温度，结果显示，石决明以300℃左右煅制为宜[15]。牛奶炮制石决明是我国人民在长期医疗实践中形成的独特炮制方法，利用原子吸收分光光度法测定Ca^{2+}含量，以石决明酸牛奶各炮制品中总Ca^{2+}含量、水煎液Ca^{2+}含量以及人工胃液Ca^{2+}溶出量为评价指标，确定酸牛奶炮制石决明最佳工艺条件，石决明与酸牛奶量比例为1∶1，煮制6 h，于180℃烘干1 h[16]。

【药理作用】 **1. 清热、镇静安神、降血压**

给正常麻醉大鼠静脉注射石决明0.5 mg/kg、1 mg/kg、1.5 mg/kg，大鼠血压迅速下降，降压作用显著（$P<0.01$）。给清醒自发性高血压大鼠腹腔注射石决明提取物5 mg/kg、10 mg/kg，1 d后，大鼠血压显著下降，连续给药5 d，降压作用显著（$P<0.01$），停药后3 d基本恢复正常[17]。

2. 抗感染、抗菌

九孔鲍提取液的抗菌实验（杯碟法）表明，其对金黄色葡萄球菌、大肠杆菌、铜绿假单胞菌有很强的抑菌作用。

3. 抗氧化

刘氏等通过建立白内障大鼠模型，观察决明退障丸对治疗和预防组模型晶状体氧化损伤的作用，结果显示，用药后决明退障丸预防和治疗组晶状体混浊程度均降低，说明决明退障丸可以有效预防和治疗白内障[18]。

4. 对离子通道的影响

陈氏等用天麻钩藤饮去石决明及石决明水煎液给高血压大鼠模型灌胃，分别测定给药前与给药后血清钙浓度。结果发现，给药4周后石决明组血清游离钙浓度有所降低，说明石决明中的钙离子对离子通道有一定的影响[19]。

5. 中和胃酸

居氏通过实验证明1 g石决明粉能够中和浓度为0.1 mmol/L的人工胃酸166～168 ml，表明石决明提取物对于治疗胃溃疡、胃炎等胃酸过多的患者，具有显著的效果[20]。

6. 其他作用

九孔鲍酸性提取液对家兔体内、体外凝血时间影响的实验表明，其具有显著的抗凝作用[21]。

【现代临床】 祁氏通过构建D-半乳糖性白内障大鼠模型，探讨石决明对白内障大鼠氧化损伤的保护机制，结果表明石决明中药水提液对白内障大鼠的晶状体有保护作用，可延缓白内障的发展[22]。程氏将62例皮肤溃疡患者随机分为传统治疗组和石决明治疗组，传统治疗组使用传统的换药方法，使用维氏油创面湿敷，石决明治疗组患者使用同样的换药操作方法，但是使用中药石决明粉剂（原料为皱纹盘鲍）进行外敷。结果显示中药石决明粉能够有效缩短愈合时间[23]。

【编者评述】 石决明作为一味多基原贝壳类药材，品种来源复杂，为临床常用中药。目前，对该类药材的基础研究比较薄弱，药材市场流通混乱，缺乏真伪品鉴定及相关分子生物学研究。因此，亟须建立药材专属性强、快速简便的鉴别方法，建立更加科学完善的品质评价方法。

参考文献

[1] 朱华雨. 微量磷的示波极谱法测定［J］. 理化检验（化学分册），2014（6）：348-349.

[2] 潘炳炎. 珍珠加工技术［M］. 北京：中国农业出版社，2013：20-21.

[3] 韦正，陈鸿平，陈林，等. 石决明、牡蛎、珍珠母三味平肝潜阳药碳酸钙的含量测定及其比较研究［J］. 中药与临床，2012，3（4）：10-13.

[4] 曲洪媛，朱伯乐，邹艳敏，等. 鲍鱼壳成分分析研究［J］. 安徽农业科学，2012（25）：12647-12648.

[5] 杨丽，刘友平，韦正，等. 贝壳类药材牡蛎石决明珍珠母的研究进展［J］. 时珍国医国药，2013，24（12）：2990-2992.

[6] 吴德康，吴启南，叶冠，等. 石决明成分与结构的分析研究［J］. 中草药，2000，31（12）：887-888.

[7] 姜威，李晶峰，高久堂，等. 石决明的化学成分及药理作用［J］. 吉林中医药，2015，35（3）：272-274.

[8] 万新民，吴德康，张余生. 石决明成分与结构分析［J］. 时珍国医国药，2000，11（7）：596.

[9] 闫兴丽，张建军，曾凤英. 三种牡蛎矿质元素的含量测定与分析［J］. 中国中医基础医学杂志，2009，15（3）：218.

[10] 彭爱红，高军. 分光光度法测定石决明口服液中的游离氨基酸氮［J］. 食品研究与开发，

2002，23（1）：57-58.

［11］陈玉枝，林舒. 闽产鲍鱼壳中碳酸钙微量元素和氨基酸的分析［J］. 福建中医学院学报，1999，9（3）：28.

［12］文红梅，练鸿振，吴德康，等. 皱纹盘鲍与白鲍贝壳的成分研究［J］. 中国药学杂志，1999，34（2）：85-87.

［13］李向荣，陈黄保. 石决明不同水解方法中的含氮量分析［J］. 中国临床医药研究杂志，2004（23）：47.

［14］王文凯，彭小平. 石决明炮制研究［J］. 中成药，2004，26（5）：377-379.

［15］孙承三，丘花花，李莹莹，等. 石决明煅制温度初步研究［J］. 中成药，2011，33（1）：92-95.

［16］陈少丽，王磊磊，张志杰，等. 正交试验法研究酸牛奶制石决明的炮制工艺［J］. 中国民族医药杂志，2012，18（9）：47-50.

［17］刘爽，肖云峰，李文妍. 石决明药理作用研究［J］. 北方药学，2011，8（11）：21-22.

［18］刘静霞，张晓冬，吕瑞民，等. 决明退障丸对亚硒酸钠性白内障大鼠脂质过氧化的影响［J］. 中国中医药科技，2005，12（3）：143-145.

［19］陈孝银，汪学军，叶开河. 天麻钩藤饮对SHR血清Ca^{2+}浓度及血管平滑肌细胞钙通道的影响［J］. 中国病理生理杂志，2008，24（1）：68-72.

［20］居明乔. 石决明中和胃酸酸量的研究［J］. 基层中药杂志，2001，15（6）：13-14.

［21］张刚生，童银洪. 软体动物贝壳中的有机质研究进展［J］. 湛江海洋大学学报，2000，5（1）：4-7.

［22］祁磊. 石决明对大鼠白内障晶状体的影响［J］. 国际眼科杂志，2014，5（12）：71-79.

［23］程三芳. 中药石决明治疗皮肤溃疡的临床效果分析修改［J］. 中国农村卫生，2015（11）：63.

11 冬虫夏草 | Dongchongxiacao

1 · 119

CORDYCEPS

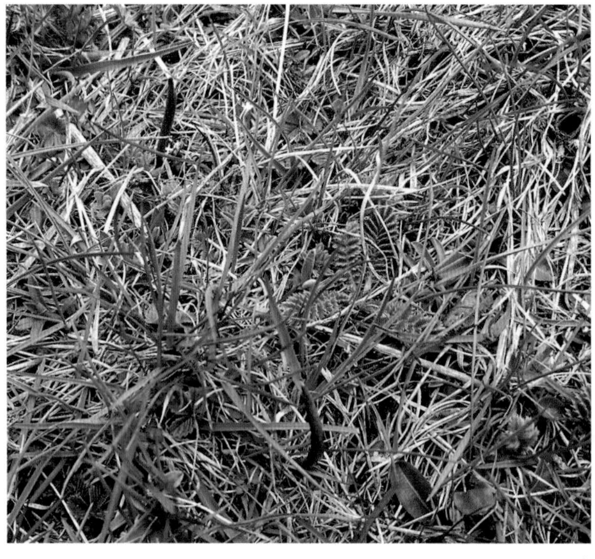

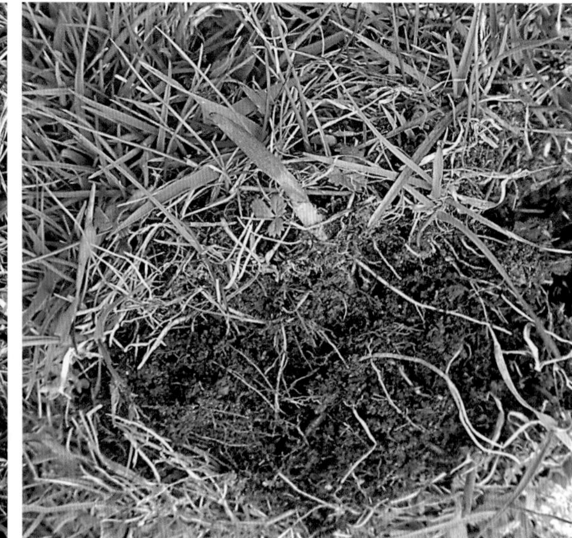

图 2-11-1 冬虫夏草生境

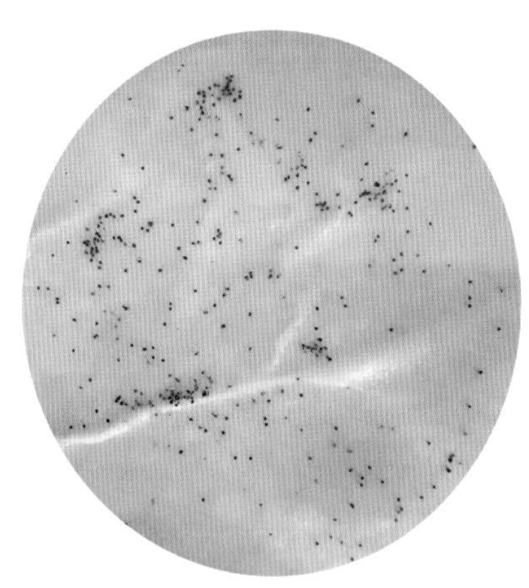

图 2-11-2 虫草蝙蝠蛾卵

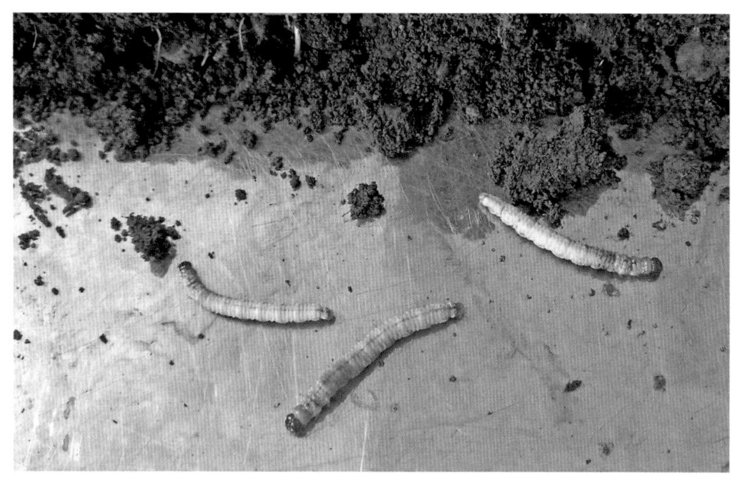

图 2-11-3 虫草蝙蝠蛾幼虫

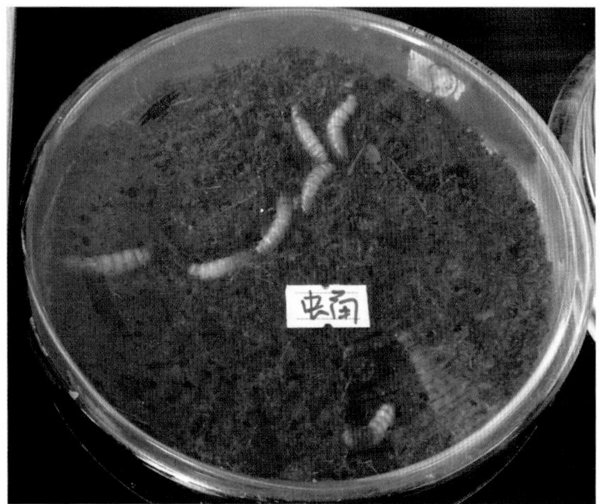

图 2-11-4 虫草蝙蝠蛾蛹

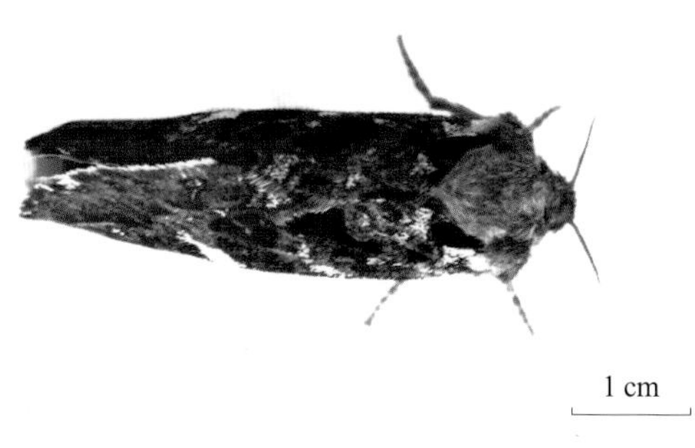

图 2-11-5 虫草蝙蝠蛾成虫

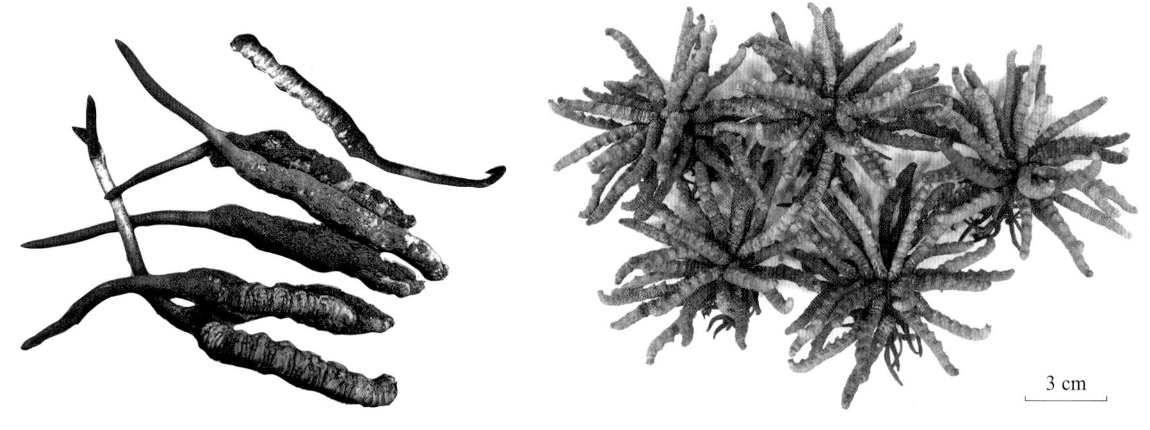

图 2-11-6 鲜冬虫夏草　　　图 2-11-7 冬虫夏草药材

【药典沿革】 首载于1963年版一部第77页，分别从来源、鉴别、炮炙、性味、功能、主治、用法与用量、贮藏8个指标对其进行规定，其来源为肉座菌科植物冬虫夏草菌*Cordyceps sinensis*（Berk.）Sacc.寄生在鳞翅类昆虫幼虫上的菌座及幼虫尸体的干燥物。1977年版一部第185页，分别从来源、性状、性味、功能与主治、用法与用量、贮藏6个指标对其进行规定，将1963年版中“鉴别”项下内容归于该版的“性状”项中，“鉴别”和“炮炙”项内容缺失，合并了“功能”“主治”项，并规定其来源为麦角菌科真菌冬虫夏草菌*Cordyceps sinensis*（Berk.）Sacc.寄生在蝙蝠蛾科昆虫幼虫上的子座及幼虫尸体的干燥物。1985年版一部第78页，从该版开始至2020年版一部，均规定其来源为麦角菌科真菌冬虫夏草菌*Cordyceps sinensis*（Berk.）Sacc.寄生在蝙蝠蛾科昆虫幼虫上的子座及幼虫尸体的干燥复合体，并在1977年版基础上增补了归经，并与性味合并，共计6个指标。1990年版一部第81页、1995年版一部第82页，其规定基本与1985年版相同。2000年版一部第86页、2005年版一部第75页、2010年版一部第106页、2015年版一部第115页，只是在1995年版基础上增加了“含量与测定”项，共计7个指标。2020年版一部第119页在2015年版的基础上增加了“注意”项，共计8个指标。

【本草考证】 始载于《本草从新》，云：“冬虫夏草，四川嘉定府所产者最佳，云南、贵州所出者次之。冬在土中，身活如老蚕，有毛能动；至夏则毛出土上，连身俱化为草。若不取，至冬则复化为虫。”《本草纲目拾遗》载：“夏草冬虫，出四川江油县化林坪，夏为草，冬为虫，长三寸许，下趺六足，屉以上绝类蚕，羌俗采为上药。”综上形态、习性记述，与今之药材所用冬虫夏草基本相符。

【药材来源】 麦角菌科真菌冬虫夏草菌*Cordyceps sinensis*（Berk.）Sacc.寄生在蝙蝠蛾科昆虫幼虫上的子座及幼虫尸体的复合体。夏初子座出土、孢子未发散时挖取，晒至六七成干，除去似纤维状的附着物及杂质，晒干或低温干燥。

【性味归经】 甘，平。归肺、肾经。

【功能主治】 补肾益肺，止血化痰。用于肾虚精亏，阳痿遗精，腰膝酸痛，久咳虚喘，劳嗽咯血。

【道地主产】青海、西藏、四川、云南、甘肃等海拔4000 m左右的高海拔地区。以来源正、身干、完整、洁净、虫体条大、色金黄、饱满肥壮、子座短者为佳。

【资源研究】**1. 资源概况**

冬虫夏草主产于金沙江、澜沧江、怒江三江流域的上游。东至四川省凉山，西至西藏普兰县，北起甘肃省岷山，南至喜马拉雅山和云南省玉龙雪山。中国是冬虫夏草资源最丰富国家，约占世界冬虫夏草分布面积的90%以上，主产于青海和西藏[1]。我国冬虫夏草的核心分布区[2]：青海玉树藏族自治州（包括玉树市、称多县、杂多县、囊谦县等地）和果洛藏族自治州（甘德县、玛沁县等地）；西藏那曲市（包括比如县、色尼区、巴青县、索县等地），昌都市（边坝县、芒康县、丁青县、洛隆县等地），林芝市（工布江达县、波密县等地）；云南迪庆藏族自治州（香格里拉市、德钦县）；四川阿坝藏族羌族自治州（壤塘县等地）和甘孜藏族自治州（巴塘县、理塘县、德格县等地）；甘肃甘南藏族自治州（玛曲县）。野生为主。近年来，人工野生抚育获得成功并初步产业化。

2. 生物学特性

（1）生境与形态：冬虫夏草主产区植被类型为高山草甸或亚高山草甸、高寒灌丛、高寒草甸。冬虫夏草菌一般生活在 5 ~ 35 cm 的土壤深处，以植物的嫩根（如珠芽蓼、小大黄、圆穗蓼、秦艽等）为食。在自然条件下寄主昆虫完成一个完整的生活史需要 2 ~ 6年，经历卵、幼虫、蛹和成虫4个阶段[3]。卵孵化时间一般为1 ~ 2个月，而幼虫期占了生活史 90%以上的时间，成虫期分为羽化、交配和产卵3个阶段，这3个阶段历时很短，成虫期的寄主昆虫只能存活3 ~ 5 d。刚挖出的冬虫夏草表面裹有一层较厚的泥土，其下就是包被虫体的一层白色菌膜，是侵染蝙蝠蛾幼虫后体内菌丝向外生长包裹僵虫而形成的白色膜状网，里面掺杂着很多土壤中的其他杂菌。菌膜包被的冬虫夏草由子座和虫体两部分组成。虫体实为蝙蝠蛾幼虫的僵虫，形态似蚕，长为3 ~ 5 cm，直径为3 ~ 8 mm；表面粗糙，颜色为黄棕色至土黄色，有20 ~ 30条明显的环状纹路。头部颜色为红棕色，长有子座；胸腹部颜色为深黄色至黄棕色，有胸足3对，腹足5对，胸节3，腹节10；虫体较脆，横截面为白色，有腥味[4-5]。子座多数只有一个，少数会长2 ~ 3个子座，无分支，从寄主幼虫的头部长出，细长圆柱形，颜色多为深褐色或褐色，质地柔韧，横切面为类白色，纤维状，长2 ~ 6 cm，直径1.5 ~ 3 mm；子座成熟后顶部稍膨大，圆柱形，长1.5 ~ 4 cm，褐色，表面着生很多颗粒状突起，即为子囊壳。子囊壳镶嵌在子座中，顶端凸出于子座表面，呈卵形或椭圆形，长为266 ~ 500 μm，直径为140 ~ 240 μm[3]。子囊壳内有多数条状线形的子囊，内含有2 ~ 4颗具有隔膜的子囊孢子[2, 4]，也有极端者有1颗或4颗以上的子囊孢子。当夏季冬虫夏草子实体成熟时，子囊果口就可以向外喷出子囊孢子。弹射出的孢子随着气流传播，当落在蝙蝠蛾幼虫体表时，会直接通过幼虫皮肤侵染虫体，也可能落在泥土中或植物表面上，通过取食的方式进入蝙蝠蛾幼虫消化道从而侵染虫体。侵染幼虫的子囊孢子在条件适宜的情况下会萌发产生菌丝体，菌丝体则以虫体为营养物质大量繁殖，最终充满整个虫体而形成菌核，蝙蝠蛾幼虫成为僵虫。

（2）冬虫夏草生活史：分为有性阶段和无性阶段，即产生子囊孢子阶段和产生分生孢子阶段。每年夏、秋季节，冬虫夏草菌感染营地下生活的寄主蝙蝠蛾幼虫，并以虫体为营养，逐渐使虫体内充满菌丝。感染后的幼虫初期行动迟缓，并随着菌丝体生长，幼虫钻到地面。到后期幼虫体内充满菌丝体，并长出幼虫体表的气孔，形成一层包裹在虫体表面的菌膜。幼虫死亡，幼虫体内的菌丝体使虫体僵硬，因而称为僵虫（即“冬虫”），并在当年土壤冻结前从虫体头部长出短小的子座芽[2]。第二年春夏时分土壤解冻后，随着温度的升高，菌丝体由营养生长过渡为生殖生长。子座芽开始伸长并钻出地面，形状类似于一株嫩草，因而称作“夏草”。到夏季6月份，冬虫夏草子座顶端开始膨大，表面长出颗粒状的子囊壳，成熟的子囊壳会向周围弹射出子囊孢子，子囊孢子散落到土壤或植物表面后，在适宜的条件下萌发形成菌丝，通过食道或体表感染幼虫，进入下一个繁殖周期[4]。而弹射完子囊孢子的冬虫夏草将失去其商业价值，所以，冬虫夏草的采挖工作一般在子囊孢子弹射之前进行。冬虫夏草菌的菌丝致密，气生菌丝稀少，因此肉眼观察时菌落形态呈肉质状[5]。冬虫夏草菌菌丝直径较大，一般为3 ~ 7 μm，有隔，无色，有部分菌丝表面会长出小突起。人工培养的冬虫夏草菌均为无性阶段，在生长后期，菌丝顶端会长出分生孢子梗，分生孢子梗呈瓶状，单生或对生，分生孢子形状呈肾形，大小为（5.4 ~ 14）μm ×（3.2 ~ 5.2）μm[2, 5]。冬虫夏草菌在生活史的有性阶段长出子囊壳并向外弹射子囊孢子，子囊孢子一般呈线性，粗细均匀，无色，有较多分隔，大小为（163.4 ~ 368.0）μm ×（4.5 ~ 7.5）μm[6]。在2005年10月北京召开的中国菌物学会——冬虫夏草菌研讨会上，将中华被毛孢*Hirsutella sinensis* Lin，Gao，Yuer Zeng确定为冬虫夏草菌的无性型，并且将已发表的中华束丝孢*Synnematum sinense* Yin et Shen sp. nov、虫草头孢*Cephalosporium sinensis* Chen sp. nov以及蝙蝠蛾被毛孢*Hirsutella hepialid* chen et shen认定为是中国被毛孢的同物异名。

（3）寄主昆虫：在自然条件下，只有蝙蝠蛾科昆虫的幼虫被冬虫夏草菌感染后才能形成冬虫夏草，但冬虫夏草菌对不同的寄主昆虫侵染能力不相同。冬虫夏草菌寄主昆虫的分布十分狭窄，不同地区甚至同一山脉的不同坡向和海拔，都有可能分布着完全不同的寄主昆虫[2]。目前，在我国发现的虫草蝙蝠蛾有50余种[7]，大多分布在云南，其次是西藏和四川，而青海和甘肃较少。多分布于海拔 2800 ~ 4000 m。以四川贡嘎蝠蛾*Hepialus gonggaensis* Fu et Huang、云南的人支蝠蛾*Hepialus renzhiensis* Yang、西藏的比如蝠蛾*Hepialus biruensis* Fu、甘肃的玉树蝠蛾*Hepialus yushuensis* Chu et Wang、青海的贵德蝠蛾*Hepialus guidera* Yan和拉脊蝠蛾*Hepialus lagii* Yan为样本，分别对上述5个冬虫夏草主产区的蝠蛾蛹、成虫、卵和幼虫的生物学特性进行了比较[7]。

各产区寄主蝠蛾从预蛹到羽化都经历过多种颜色变化，其变化规律是由浅色到深色。各产区的蝠蛾蛹期都在每年的6～7月份，当温度在10～15℃、相对湿度在40%～50%时约经历40 d。每天蛹的羽化高峰期由于生长海拔高度的不同而有差异，生长在海拔3500 m左右的蝠蛾羽化高峰期是中午12点左右；将生长在海拔4000 m以上的蛹放到3500 m的海拔高度进行羽化时，其羽化高峰期是19点左右。从已知报道的蛹的大小来看，云南的人支蝠蛾要大于四川的贡嘎蝠蛾，但比西藏的比如蝠蛾要小[7]。

1）成虫特性：除了四川雌性和雄性成虫的数量相等外，其余产地的成虫性比中都是雌性的数量要大于雄性的数量。交尾高峰也随生长海拔高度的不同而有差异，生长在四川康定3800 m海拔高度的蝠蛾成虫就地交尾高峰在11～12时，而生长在4500 m海拔高度的成虫在3800 m海拔高度进行交配时，其交尾高峰在21时。云南和甘肃的交尾高峰接近，西藏的交尾高峰期和四川4500 m海拔高度的交配高峰期相似。从成虫交配次数来看，多数产地的雌成虫都交配一次，而雄成虫大多都能交2～3次，西藏成虫交配的时间最长达100多分钟，是其他已报道交配时间的2倍。各地成虫从交配到产卵的时间间隔都在5～40 min，交配有利于雌虫产卵。产卵高峰和交配高峰一样都和生长海拔高度有关。雌成虫每次产卵5～45粒不等，都散产。西藏和云南的产卵量相近，四川寄主蝠蛾产卵量最低。成虫完成产卵使命后不久就死亡。雌成虫的寿命比雄成虫的寿命要长。成虫的交配产卵最适温度大多在13～18℃，最适相对湿度在70%～100%。成虫羽化后要经过30～240 min的时间间隔才能进行交配。各地成虫羽化率和交配率都不等[7]。

2）卵特性：卵壳从卵产出到孵化都要经历由白色到黑色的变化。当温度在10℃以上的保湿孵化条件下，四川、云南、青海和甘肃的卵历期都在30～40 d，西藏那曲市的在自然条件下的历期在70 d左右，各地的卵孵化率都在80%以上[7]。

3）幼虫特性：各地幼虫都是杂食性昆虫，都喜食珠芽蓼、圆蕙蓼、头花蓼和小大黄等10多科20多种植物的幼嫩根茎[7]。幼虫在取食的同时，其身体颜色也在作出相应的变化，特别是头壳的变化更具代表性。从已报道的文献可以看出，蝠蛾幼虫的头壳从孵化时的乳白色到老熟幼虫时都变成了淡红色或深黄色。各地幼虫龄期不一致，四川8龄，云南和甘肃6龄，青海和西藏6～8龄，历期随龄期的不同而有差异。幼虫在自然界的分布同卵、成虫一样都成聚集分布状态，幼虫大多集中在5～25 cm的土层中活动，因为该区域不仅温、湿度适宜其生活，而且取食也方便，该处的温度在3～15℃，相对湿度多在40%～60%，而甘肃幼虫的最适相对湿度在70%左右。寄主昆虫的整个幼虫阶段都受到多种天敌的危害，其中寄生性天敌的危害最严重，如病、虫害的侵害等，因此在自然界其成活率不到10%。

【化学成分】 含丰富营养物质和生物活性成分。据报道，冬虫夏草含粗蛋白29.1%～30.4%、糖类24.2%～24.9%、粗脂肪8.62%～9.09%、灰分2.85%～8.64%、水分8.93%～10.87%。其活性成分主要包括虫草多糖、氨基酸、虫草素、核苷类物质、甾醇类物质、脂肪酸、维生素以及矿质元素等，它们是冬虫夏草发挥积极生理调节作用的主要物质基础[8-9]。

1. 虫草多糖

虫草多糖是冬虫夏草中主要的生理活性成分之一，具有免疫调节、抗癌、抗氧化以及降血糖等药理活性。冬虫夏草中含有的多糖物质有20余种，虫草多糖通常是从冬虫夏草子实体、菌丝体（胞内多糖）及培养液中（胞外多糖）分离得到，占虫草总干重的 3%～8%[10]。天然冬虫夏草子实体和虫体的虫草多糖成分相似。目前，虫草多糖的研究主要集中于提高虫草多糖产量，多糖组分的提取、分离纯化、结构鉴定，以及药理作用与机制等方面。袁建国等分别从冬虫夏草中分离出7种含有蛋白质成分的粗多糖（PCⅠ、PCAⅠ、PCAⅡ、PCBⅠ、PCBⅡ、PCCⅠ、PCCⅡ），并对其中4 种进行了结构分析[11]。

2. 虫草素

3–脱氧腺苷即虫草素，Hsu等用高效液相色谱法（HPLC）测定了蛹虫草子实体和虫体中虫草素的含量，分别为2.4 μg/g和5.4 μg/g。虫草素具有广谱的抗菌活性及抗肿瘤、抗病毒、抗炎、抗凋亡、调节免疫和抑制mRNA翻译等作用，是冬虫夏草和蛹虫草的生物活性成分之一。

3. 核苷类

核苷是核酸的重要组分。核苷类物质是冬虫夏草中一类关键的生理活性物质，其中的腺苷和虫草素的含量高低还常被作为判断野生冬虫夏草质量优劣的主要标准。冬虫夏草所含主要核苷类物质有腺嘌呤核苷、胞嘧啶核苷、尿嘧啶核苷、鸟嘌呤核苷、次黄嘌呤核苷（肌苷）、胸腺嘧啶核苷等。不同产地冬虫夏草核苷类成分含量不同，对13个不同产地冬虫夏草中的腺苷含量研究表明，其范围为0.1425～0.3966 mg/g；就其主产区西藏、青海和四川冬虫夏草全草、子座和虫体的核苷类含量研究表明，冬虫夏草子座腺苷含量最高（0.582 mg/g），且西藏和青海样品高于四川，西藏高于青海，子座高于虫体[12]。

4. 甾醇类

麦角甾醇是冬虫夏草中主要的甾醇类物质，常以自由麦角甾醇和酯化麦角甾醇两种形式存在，其不同的存在形式所表现出的生理活性也不同。除此之外，冬虫夏草中还含有丰富的胆固醇、菜油甾醇、β–谷甾醇等甾醇类物质。Matsuda等研究发现，从冬虫夏草菌丝体粉末中提取得到的5 种甾醇类物质[13]。

5. 虫草酸

虫草酸是衡量冬虫夏草质量的主要指标之一，其单体结构鉴定为 D–甘露醇。王氏等测得人工发酵菌丝体中虫草酸的含量为4.23%，天然虫草子实体为11.0%，且在冬虫夏草不同生长发育阶段，虫草酸的含量不同[14]。

6. 氨基酸类

冬虫夏草含粗蛋白29.1%～33.0%，其水解物中含有多种氨基酸，包括天冬氨酸、赖氨酸、谷氨酸、胱氨酸、半胱氨酸、丙氨酸、苏氨酸、脯氨酸、甘氨酸、缬氨酸、亮氨酸、异亮氨酸、苯丙氨酸、组氨酸、酪氨酸、瓜氨酸、精氨酸、丝氨酸共18种氨基酸，包含人体必需氨基酸6种。

7. 其他

冬虫夏草中还含有如下许多其他成分。

（1）维生素：冬虫夏草中含有核黄素、维生素A、维生素B_1、维生素 B_{12}、维生素C、烟酸、烟酰胺等。

（2）挥发油：verticiol是对呼吸道疾病有特效的一种冬虫夏草挥发油类成分，其结构尚不明确[15]。

（3）酸酯类：冬虫夏草的乙醚提取物中含有软脂酸、油酸、β-亚油酸、软脂酸乙酯及硬脂酸乙酯等。冬虫夏草不饱和脂肪酸含量达 57.84%，其中亚油酸含量最高（38.44%），其次是油酸（17.94%）；饱和脂肪酸含量为42.16%[16]。

（4）多胺类：冬虫夏草含有腐胺、精胺、亚精胺、1，3-二氨基丙烷、胺以及类亚精胺等多胺类物质。

（5）无机元素：冬虫夏草中还含有磷、镁、铁 、钙、铝、硅、锌、锰、铜、钛、铬等元素。

此外，冬虫夏草中还含有有机酸、磷脂类等。

【鉴别研究】 **1. 高效液相色谱**

采用高效液相色谱法（HPLC），色谱柱 Waters Symmetry RP-C_{18}（250 mm×4.6 mm，5 μm），以乙酸缓冲盐（pH 6.5，A）-甲醇（B）为流动相，梯度洗脱，检测波长260 nm，柱温25℃，流速 0.8 ml/min，应用中药色谱指纹图谱相似度计算软件对指纹图谱进行相似度评价、聚类分析。结果显示，所建立的方法重复性和精密度良好，建立的冬虫夏草指纹图谱包含24个共有峰，各峰分离良好，确认出尿嘧啶、尿苷、胸腺嘧啶、腺嘌呤、腺苷、虫草素6个共有成分。考察了29批西藏冬虫夏草、3批西藏以外地区冬虫夏草、2批蛹虫草、1批假虫草的指纹图谱与冬虫夏草指纹对照图谱的相似度。对29批西藏冬虫夏草样品测定的 HPLC 图谱进行分析后发现，10批西藏冬虫夏草指纹图谱峰形基本相似，呈现出较高的一致性和规律性，提取出了24个特征共有峰。通过相似度分析，能很好地区分冬虫夏草、蛹虫草和假虫草[17]。

2. 反相高效液相色谱

采用反相高效液相色谱（RP-HPLC）法测定不同产地9份样品中尿苷、鸟苷、肌苷、腺苷、虫草素的含量。色谱柱为Symmetry Shield TM RP18（250 mm×4.6 mm，

5μm），流动相为乙腈–水（梯度洗脱），流速为 0.2 ~ 1.2 ml/min，检测波长为260 nm，柱温为30 ℃。结果显示，5 种成分的进样量分别在0.331 ~ 1.796 mg、0.375 ~ 2.046 mg、0.256 ~ 1.389 mg、0.338 ~ 1.844 mg、0.384 ~ 2.110 mg范围与各自峰面积积分值呈良好的线性关系（r分别为0.9999、0.9999、0.9998、0.9997、0.9998）；平均回收率分别为 98.72%、101.48%、99.74%、98.46%、98.09%，RSD分别为 1.96%、1.68%、1.82%、1.57%、2.74%（n均为6）。青海不同产地间冬虫夏草主要核苷类成分含量有差异。本方法能有效鉴别天然冬虫夏草中的核苷类成分，而冬虫夏草化学成分与生态因子的相关性还需要进一步研究[18]。

3. 核磁共振技术

采用核磁共振技术对3个不同产地的21批野生冬虫夏草、30 批冬虫夏草野生抚育品和4种冬虫夏草伪品的水提物及醇提物进行测定，比较分析之后确定了9组特征峰作为量化标准，建立冬虫夏草的核磁特征指纹图谱。核磁检测条件为谱宽12019 Hz，扫描次数32次，数据点 65536，测试温度25℃，水提物以 HDO（δ 0.000471%）为内标，醇提物以四甲基硅烷（TMS）为内标[19]。

4. 傅里叶变换红外光谱技术

采用傅里叶变换红外光谱技术结合模式识别对冬虫夏草进行真伪鉴别。收集不同产地的野生冬虫夏草和常见伪品，根据各样品在4000 ~ 450 cm^{-1}范围内的红外光谱，确定冬虫夏草指纹区域所在的位置，讨论不同预处理方法及不同光谱区间对建模结果的影响；同时利用主成分分析将前15个主成分作为输入变量建立冬虫夏草真伪鉴别的模式识别模型。结果表明，冬虫夏草红外光谱指纹区为1800 ~ 800 cm^{-1}，最佳预处理方法为多元散射校正；指纹区光谱经多元散射校正预处理和主成分分析降维后，所建立的模式识别模型中支持向量机模型的训练集和交互验证集的识别率均能达到100%[20]。

5. 免疫鉴定技术

采用浸泡研磨的方法提取出冬虫夏草蛋白质，然后用聚丙烯酰胺凝胶电泳比较出冬虫夏草区别于蛹虫草和凉山虫草的特异蛋白质，继而用试剂盒回收冬虫夏草的特异蛋白质，并用聚丙烯酰胺凝胶电泳验证已成功提取出的冬虫夏草特异蛋白质，然后大量回收冬虫夏草的特异蛋白质，用免免疫制备多克隆抗体，用细胞杂交技术制备单克隆抗体，最后用金标试纸法检测冬虫夏草的抗原以区别冬虫夏草与其他主要伪品[21]。

【药理作用】**1. 免疫调节作用**

冬虫夏草在多种疾病的预防和治疗中发挥了重要作用，兼有细胞免疫和体液免疫调节作用。虫草多糖能明显提高巨噬细胞的吞噬功能，可通过增强脾脏DNA 生物合成显著促进T、B淋巴细胞增殖及溶血素抗体的生成，多角度、多环节、多方位减轻或制止细胞免疫功能紊乱状态，增强机体免疫力及抗病力。闫文娟等报道，虫草水提液可显著增强小鼠免疫力；虫草新型免疫抑制剂 FTY720 可抑制器官移植等的排异反应且毒性小[22]。

虫草多糖在触发免疫应答反应中具有重要作用，能刺激巨噬细胞的吞噬功能，促进诱导型一氧化氮合酶的 mRNA 和蛋白表达。此外，免疫印迹法检测到核因子κB（NF-κB）的水平升高（降低），表明酸性多糖组分可能通过激活IκB-NF-κB途径而刺激了巨噬细胞的活性[23]。越来越多的研究表明，虫草多糖对免疫机制影响是对增强淋巴细胞增殖的影响。Cheung等从分离菌株的培养液中分离到一种分子量为82 kDa的虫草多糖，它能诱导T淋巴细胞增殖和促进白细胞介素（IL）-2、IL-6 和IL-8的分泌，能瞬时诱导细胞外信号调节激酶（ERK）的磷酸化，还可使巨噬细胞的吞噬能力和酸性磷酸酶活性增强。虫草多糖的抗癌作用在于增强人体的免疫系统功能，而非直接杀死细胞。虫草素通过使 NF-κB依赖性炎症反应的失活来抑制2型糖尿病的调控基因。上述研究表明虫草素可作为一种免疫调节剂来治疗免疫性疾病。

2. 抗肿瘤作用

冬虫夏草活性成分通过抑制核酸、蛋白质的合成或葡萄糖的跨膜转运直接抑制肿瘤细胞的生长；也可通过调节人体免疫力，降低肿瘤发生、转移、复发等。虫草多糖、腺苷结构与肿瘤细胞生长所需腺苷相似，通过识别错误参与肿瘤细胞繁殖，使p53基因表达发生改变从而达到抑制肿瘤细胞生长的效果[16]。虫草多糖通过抑制磷酸化信号转导和转录激活子3（p-STAT3）的磷酸化，或作用于细胞膜Toll样受体（TRL4），促进NF-κB抑制剂的降解，促进骨癌细胞凋亡。虫草蛋白可能通过抑制肺癌细胞S期DNA的合成，干扰癌细胞的细胞周期，提高癌细胞肿瘤坏死因子-α（TNF-α）mRNA 的表达以，促进肺癌细胞的凋亡。相比冬虫夏草其他成分，虫草素的抗癌作用及机制受到了更多的关注。研究表明，虫草素可通过抑制 TNF-α介导的癌细胞转移和增生抑制膀胱癌细胞的生长；通过线粒体介导的细胞凋亡途径发挥抑癌作用；通过线粒体介导的内源性途径诱导前列腺癌细胞凋亡；通过阻断二磷酸腺苷诱导的体内血小板聚集抑制小鼠黑色素瘤细胞 B16-F1 造血转移作用；能抑制前列腺癌细胞基质金属蛋白酶的表达及活化，使磷酸肌酸激酶失活，从而降低前列腺癌细胞的侵染和转移能力。还有一些研究发现，冬虫夏草能提高自然杀伤（NK）细胞与肿瘤细胞的结合率，从而增强 NK 细胞对肿瘤细胞的杀伤活性。

3. 对肾脏、肝脏等的保护作用

冬虫夏草用于缺血性肾衰竭的治疗，能明显降低血尿素氮（BUN）含量，提高血肌酐（Cr）清除率，可以较好地调节肾脏病患者体内的蛋白及脂质代谢[24]。对肾大部分切除大鼠肾脏的保护作用机制则依赖于冬虫夏草对氧化应激的抑制以及对线粒体的保护作用[25]。冬虫夏草菌丝体可促进抗凋亡基因Bcl-2 表达，抑制BAX与Caspase-9，缓解顺铂诱导的小鼠肾小管上皮细胞凋亡；同时降低 TNF-α 和 TRL4表达，减轻炎症，改善顺铂诱导的肾小管上皮细胞损伤情况[26]。Pan等通过构建5/6肾切除大鼠慢性肾脏病模型，采用血浆和尿液测定、组织病理学检查、免疫组化染色分析、实时定量 PCR及蛋白质印迹法（Western blot）等实验方法，发现冬虫夏草治疗组转化生长因子（TGF）-β1及α-平滑肌肌动蛋白（α-SMA）的表达显著下降，肾小管上皮表型标记物表达明显增加，提示冬虫夏草可通过调节TGF-β1-Smad信号通路抑制上皮-间质转化，从而减轻肾小管间质纤维化。顾刘宝等则通过建立小鼠单侧输尿管结扎肾间质纤维化模型以观察虫草素对小鼠肾间纤维化的影响。实验结果表明，虫草素可抑制Ⅰ型胶原、Ⅳ型胶原，纤维连接蛋白及α-SMA表达；促进肾小管上皮细胞真核翻译起始因子2α磷酸化；抑制 TGF-β诱导的Smad2/3 蛋白表达；揭示虫草素减轻肾间质纤维化可能与诱导eIF2α磷酸化，抑制TGF-β-Smad信号通路中的关键分子p-Smad2/3 表达，从而减少肾组织胶原和α-SMA 表达有关[27]。Liu等发现冬虫夏草能够降低四氯化碳（CCl_4）和乙醇诱导的肝纤维化大鼠血清中ALT、AST、透明质酸（HA）和层粘连蛋白（LN）的浓度，抑制大鼠肝组织中的TGFβ1、血小板衍生生长因子（PDGF）及Ⅰ型、Ⅲ型胶原蛋白的表达，阻碍大鼠肝纤维化进程。Peng等发现冬虫夏草来源的多糖能够抑制 CC_{l4}所致大鼠肝组织中α-SMA、TGF-β1、TGF-β1受体（TGFβ receptor，TβR）Ⅰ、TβRⅡ、p-Smad2和p-Smad3 的表达，因此认为虫草多糖能够通过抑制 TGF-β1-Smad 通路及肝星状细胞（HSC）的激活，抑制肝纤维化的形成。

4. 抗氧化与抗衰老作用

冬虫夏草是一种天然的抗氧化剂，可提高超氧化物歧化酶（SOD）、谷胱甘肽过氧化物酶、过氧化氢酶含量，降低丙二醛水平，产生抗氧化作用。活性氧诱导的氧化应激是氧化的主要原因，冬虫夏草提取物具有清除羟自由基、超氧阴离子自由基、脂质过氧自由基及过氧化氢的能力，从而产生抗氧化作用。过度氧化是导致衰老的原因之一，冬虫夏草可改善记忆力、抑制机体过氧化而延缓衰老。研究表明，冬虫夏草口服液通过上调过氧化氢和 SOD 活性，抑制脂褐质沉积以延长果蝇寿命。另有实验表明，冬虫夏草可通过清除活性氧，增加抗氧化活性并抑制线粒体肿胀，从而产生线粒体保护和抗衰老作用。

5. 降血糖作用

冬虫夏草提取物可使糖尿病模型小鼠高密度脂蛋白/低密度脂蛋白显著提高，体质量减轻，并可促进胰岛β细胞抵抗链脲佐菌素（STZ）的毒性。另有研究发现，冬虫夏草可促进四氧嘧啶诱导的糖尿病小鼠葡萄糖在肝脏的代谢，从而使血糖降低，改善糖尿病症状；冬虫夏草还可提高血清胰岛素水平和抗氧化能力，降低总胆固醇、甘油三酯水平，减少胰岛素抵抗。

6. 其他作用

（1）对呼吸系统：冬虫夏草可抑制慢性阻塞性肺病气道炎症反应，调节气道 Th1/

Th2 比例，改善肺功能[28]。

（2）对生殖系统：冬虫夏草具有性激素样作用，可防止卵巢切除后骨质疏松大鼠雌激素缺乏[29]。

（3）对心血管系统：冬虫夏草具有降血压、负性频率、抗心律失常、清除自由基、抗血小板聚集等作用。

（4）对中枢神经系统：冬虫夏草对中枢神经系统有抑制作用，可明显减少小鼠的自发性活动并延长其对戊巴比妥钠的睡眠时间，有镇静、抗惊厥作用。

此外，冬虫夏草还具有促进机体代谢、调节内分泌、耐缺氧、耐高温、降温等作用。

【现代临床】**1. 肾移植**

Ding等临床观察了182 例肾移植患者在长期治疗过程中加用冬虫夏草的效果，发现服用冬虫夏草后体内 BUN、SCr明显降低，尿酸、24小时尿蛋白排泄量显著下降，丙氨酸氨基转移酶、天门冬氨酸氨基转移酶、总胆红素及直接胆红素亦显著下降。冬虫夏草可促进机体蛋白合成，纠正代谢紊乱，减少环孢素A的使用剂量及肾毒性，提高肾移植患者的存活率和生活质量[30]。Zhang等临床观察了冬虫夏草对 231 例慢性移植肾肾病（chronic allograft nephropathy，CAN）患者肾功能的疗效，发现冬虫夏草治疗后SCr及SCr清除率明显改善；24小时尿蛋白排泄量及β2微球蛋白减少，其机制可能是促进肾小管细胞增殖与修复，抑制TGF–β1表达，从而延缓CAN发展，进而改善CAN患者肾功能[31]。

2. 慢性乙型肝炎

陈孝银等将76 例患者随机分为治疗组40例，对照组36例。治疗组采用虫草黄芪胶囊口服，对照组采用干扰素注射。治疗组疗效优于对照组（$P<0.05$），总有效率为75%。通过对40例慢性乙型肝炎的疗效分析，说明虫草黄芪胶囊对慢性乙型肝炎有较好的疗效[32]。

3. 冠心病和高血压心脏病

蔡久英等应用黄芪和冬虫夏草治疗68例冠心病和高血压心脏病患者，用药8周后左心室舒张功能及血脂各指标均较用药前有显著改善（$P<0.01$）。黄芪和冬虫夏草对冠心病和高血压心脏病患者的左心室舒张功能及血脂的改善效果是满意的[33]。

4. 慢性肾衰竭

杨成雄等将78例慢性肾衰竭患者分为治疗组和对照组，治疗组40例用虫草洋参胶囊及常规治疗，对照组38例仅用常规治疗，疗程2个月。结果以BUN为参数，治疗组总有效率为67.5%，对照组总有效率为36.9%；以Cr为参数，治疗组总有效率为62.5%，对照组总有效率为31.6%。表明虫草洋参胶囊能延缓慢性肾衰竭进展[34]。

5. 肺结核与呼吸道感染

王霞等对45例复治肺结核病人治疗基础上加以冬虫夏草，另42例单用治疗药进行对照，结果治疗组有效率为93%，对照组有效率为80%，两组有显著差异（$P<0.01$）[35]。冯祚臻等将80例老年反复呼吸道感染患者随机分为3组，冬虫夏草汤剂治疗组30例，冬虫夏草粉剂治疗组26例，左旋咪唑对照组24例，结果汤剂组有效率为93.3%，粉剂组有效率为92.3%，对照组有效率为70.8%，2个虫草组均明显优于对照组，两个虫草组之间无显著性差异[36]。

6. 减少化疗副作用

将40例老年肺癌患者随机分为虫草实验组与常规化疗组，2组化疗过程中的辅助用药相同。实验组在化疗前3天开始服用冬虫夏草胶囊，直到观察结束。结果表明冬虫夏草可减轻化疗药对骨髓的抑制作用，并有辅助升高白细胞及血小板功能，可有效缓解化疗后的乏力症状，减少化疗后因免疫功能低下而引起的呼吸道感染，在化疗过程中扶正减毒功效显著[37]。

【编者评述】 冬虫夏草作为一味传统名贵中药材，临床应用广泛，但资源稀缺。其活性成分多样性使其在治疗疾病时呈现出多组分、多环节、多靶点的特点。现代研究表明，其活性成分主要为虫草素、腺苷、虫草多糖、虫草酸、麦角甾醇、脂肪酸、氨基酸等，具有调节免疫、抗肿瘤、抗炎、降血糖、抗氧化、抗纤维化等作用。应加强冬虫夏草及其复方制剂临床、作用机制、药效学、药代动力学等方面研究。

参考文献

[1] 李进，冯成强，张文生. 冬虫夏草研究回顾与展望[J]. 中国农学通报，2008，24（2）：382-384.

[2] 朱玉兰. 冬虫夏草相关菌株生物学特性及其与冬虫夏草菌相互关系的研究[D]. 兰州：兰州交通大学，2015.

[3] 尹小武. 冬虫夏草无性型的鉴定和生长特性研究[D]. 上海：上海交通大学，2009.

[4] 曾纬，尹定华，李泉森，等. 冬虫夏草菌侵染及寄生阶段的生长发育研究[J]. 菌物学报，2006，25（4）：646-650.

[5] 谢放，朱子雄，魏孔丽，等. 不同培养基对冬虫夏草菌丝生长的影响[J]. 中国微生态学杂志，2010，22（6）：534-536.

[6] 何苏琴，王三喜，罗进仓，等. 冬虫夏草和中国被毛孢形态学再研究[J]. 微生物学通报，2011，38（11）：1730-1738.

[7] 刘飞，伍晓丽，尹定华，等. 冬虫夏草寄主昆虫的生物学研究概况[J]. 重庆中草药研究，2005（1）：45-52.

[8] 梁洪卉，程舟，杨晓伶，等. HPLC定量分析冬虫夏草的主要核苷类有效成分[J]. 中药材，2008，31(1)：58-60.

[9] 王征，刘建利. 冬虫夏草化学成分研究进展[J]. 中草药，2009，7(7)：1157-1160.

[10] DONG J Z，LIU M R，LEI C，et al. Effects of Selenium and Light Wavelengths on Liquid Culture of *Cordyceps militaris* Link[J]. Applied Biochemistry & Biotechnology，2012，166(8)：2030-2036.

[11] 袁建国，程显好，侯永勤. 冬虫夏草多糖组分研究及药理实验[J]. 食品与药品，2005，7(1)：45-48.

[12] 夏文娟，曾晓英，袁海龙，等. 不同产地冬虫夏草腺苷含量的测定[J]. 中国中药杂志，2001，26(8)：540.

[13] MATSUDA H，AKAKI J，NAKAMURA S，et al. Apoptosis-inducing effects of sterols from the dried powder of cultured mycelium of Cordyceps sinensis[J]. Chemical & Pharmaceutical Bulletin，2009，57(4)：411-414.

[14] 王祖华，王安亭. 冬虫夏草虫草甘露醇含量测定的研究[J]. 食品工业，2012(12)：186-188.

[15] ZHOU X，GONG Z，SU Y，et al. Cordyceps fungi：natural products，pharmacological functions and developmental products[J]. Journal of Pharmacy & Pharmacology，2009，61(3)：279.

[16] 王林萍，余意，冯成强. 冬虫夏草活性成分及药理作用研究进展[J]. 中国中医药信息杂志，2014，21(7)：132-136.

[17] 王君，曹晓钢，李建民，等. HPLC指纹图谱在鉴别冬虫夏草上的应用[J]. 检验检疫学刊，2015(5)：17-23.

[18] 李进，张文生，杜树山，等. RP-HPLC法测定青海不同产地冬虫夏草中核苷类成分的含量[J]. 中国药房，2010(3)：234-236.

[19] 陈罡，黄亮，李文佳，等. 冬虫夏草核磁特征指纹图谱建立及鉴别研究[J]. 世界科学技术—中医药现代化，2014(11)：2371-2379.

[20] 张九凯，张小磊，曾文波，等. 傅里叶变换红外光谱技术鉴别冬虫夏草真伪的研究[J]. 检验检疫学刊，2015(3)：1-7.

[21] 李杨. 冬虫夏草免疫鉴定技术研究[D]. 沈阳：辽宁大学，2013.

[22] 闫文娟，李泰辉，谢意珍. 冬虫夏草固体发酵物水提液对免疫功能低下小鼠的影响[J]. 食用菌学报，2013，20(1)：75-79.

[23] CHEN W，ZHANG W，SHEN W，et al. Effects of the acid polysaccharide fraction isolated from a cultivated *Cordyceps sinensis* on macrophages in vitro[J]. Cellular Immunology，2010，262(1)：69.

[24] 黄雪峰，黄宝菊，郑方毅，等. 冬虫夏草成分及其药理作用研究进展[J]. 福建农业科

技，2015，46（8）：69-73.
[25] 张明辉，潘明明，倪海峰，等. 冬虫夏草菌粉对5/6肾大部切除大鼠肾脏氧化应激及线粒体功能的影响［J］. 中国中西医结合杂志，2015，35（4）：443-449.
[26] 公伟，刘丹，岳会敏，等. 冬虫夏草菌丝体提取物抑制顺铂诱导的肾小管上皮细胞损伤［J］. 中国免疫学杂志，2016，32（5）：669-672.
[27] 顾刘宝，卞茸文，涂玥，等. 虫草素调控eIF2α/TGF-β/Smad信号通路改善肾间质纤维化的机制［J］. 中国中药杂志，2014，39（21）：4096-4101.
[28] 管彩虹，刘进. 冬虫夏草对COPD模型大鼠肺功能及Th1/Th2的影响［J］. 浙江中西医结合杂志，2008，18（6）：334-337.
[29] ZHANG D W, WANG Z L, QI W, et al. The effects of *Cordyceps sinensis* phytoestrogen on estrogen deficiency-induced osteoporosis in Ovariectomized rats［J］. BMC Complementary & Alternative Medicine, 2014, 14（1）：484.
[30] DING C, TIAN P X, XUE W, et al. Efficacy of *Cordyceps sinensis* in long term treatment of renal transplant patients［J］. Frontiers in Bioscience, 2011, 3（1）：301.
[31] ZHANG Z, WANG X, ZHANG Y, et al. Effect of *Cordyceps sinensis* on renal function of patients with chronic allograft nephropathy［J］. Urologia Internationalis, 2011, 86（3）：298.
[32] 陈孝银，赵昌林，毛慧君. 虫草黄芪胶囊治疗慢性乙型肝炎40例临床分析［J］. 四川中医，2006，24（5）：47-48.
[33] 蔡久英，任旭荣，范仲凯，等. 黄芪和冬虫夏草对心脏病左心室舒张功能及血脂的影响［J］. 中国中西医结合急救杂志，2002，9（3）：174-175.
[34] 杨成雄，周训蓉，陈明达，等. 虫草洋参胶囊治疗慢性肾衰竭40例疗效观察［J］. 时珍国医国药，2008，19（10）：2407-2408.
[35] 王霞，刘广伟，杨秀英，等. 北冬虫夏草饮料的研制［J］. 农产品加工（学刊），2006（2）：43-45.
[36] 冯祚臻，官东秀，张晓婷. 冬虫夏草多糖脂质体口服液的质量标准［J］. 沈阳药科大学学报，2005（3）：203-206.
[37] 喻林红，林伟. 冬虫夏草的化学成分和药理作用及临床应用［J］. 海峡药学，2013，25（12）：63-66.

12 地　龙 | Dilong

1 · 127

PHERETIMA

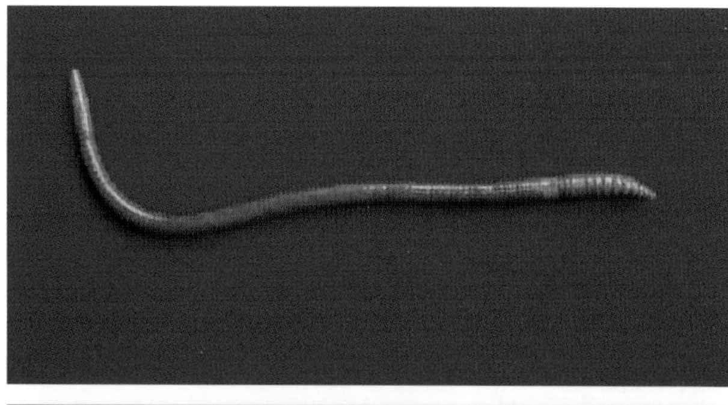

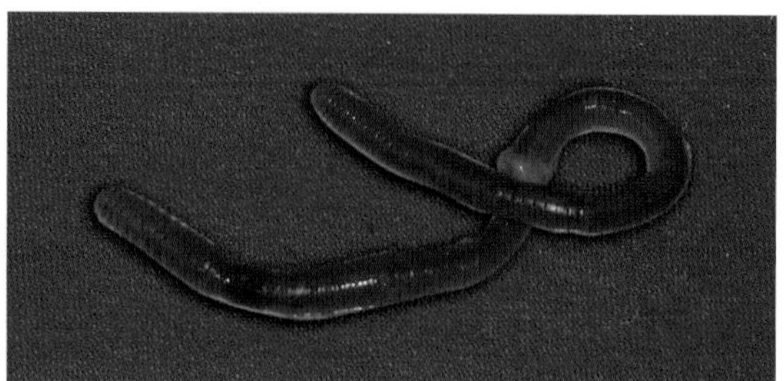

图 2-12-2　通俗环毛蚓

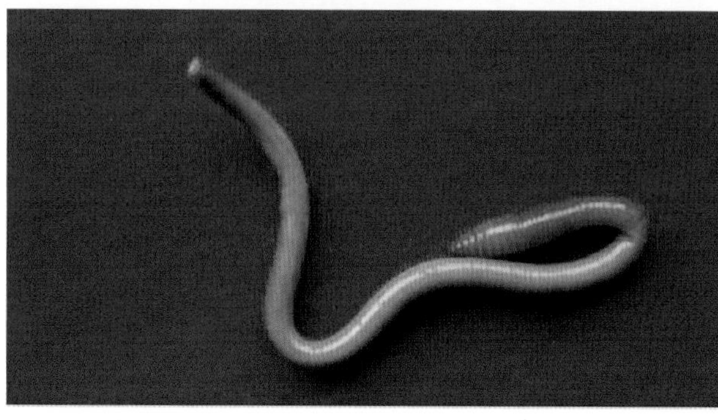

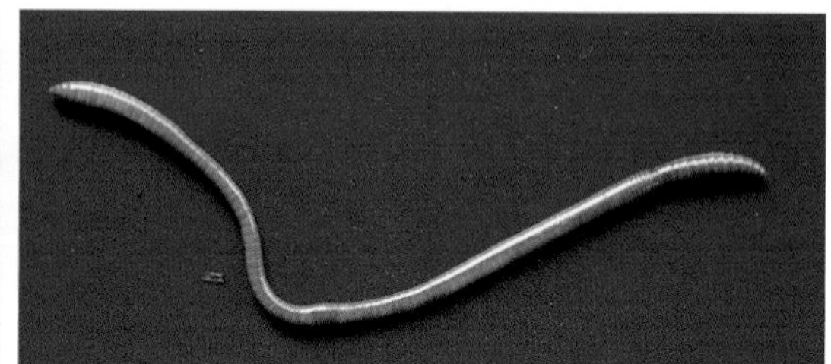

图 2-12-3　威廉环毛蚓

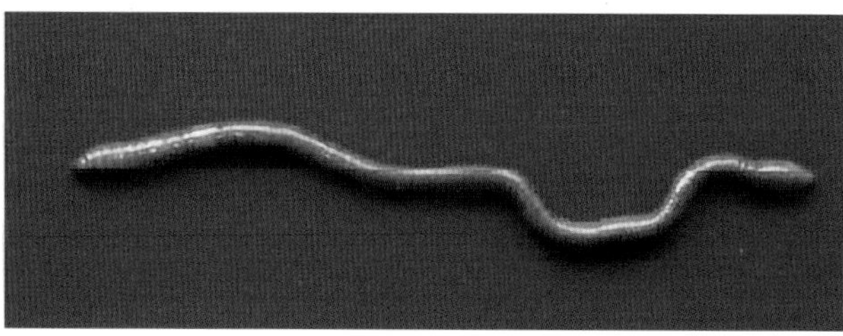

图 2-12-1　参环毛蚓

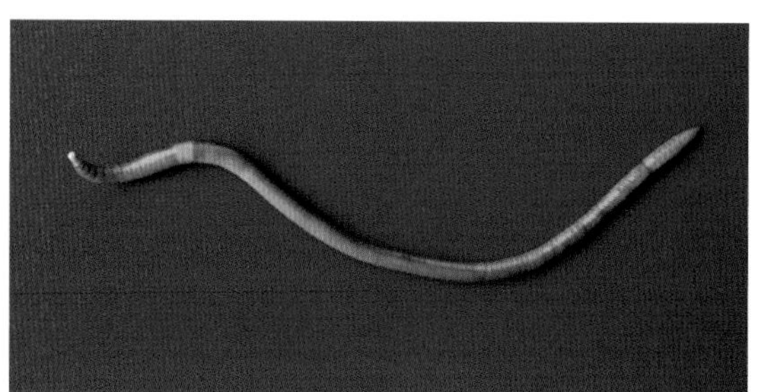

图 2-12-4　栉盲环毛蚓

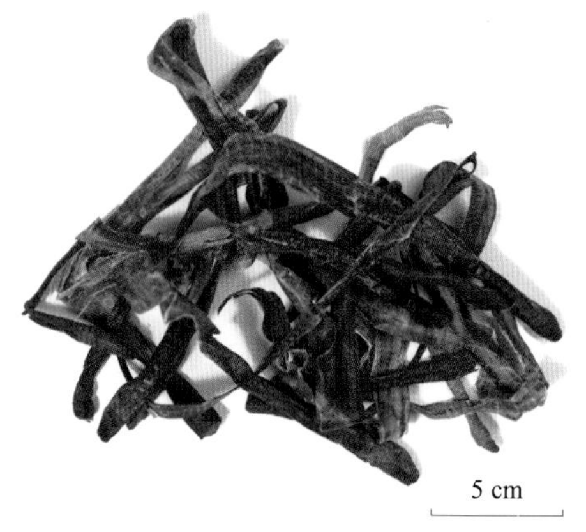

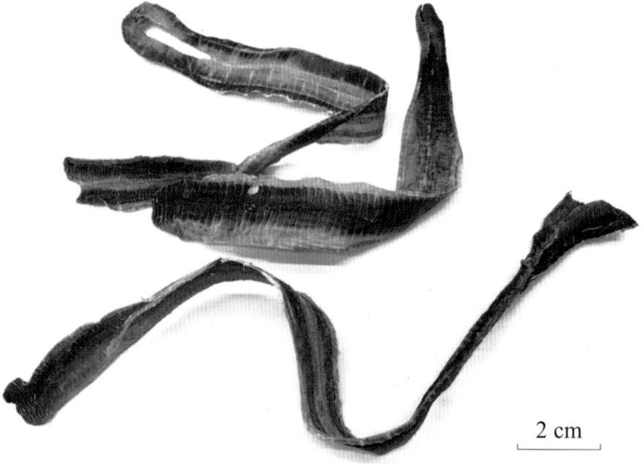

图 2-12-5　地龙药材

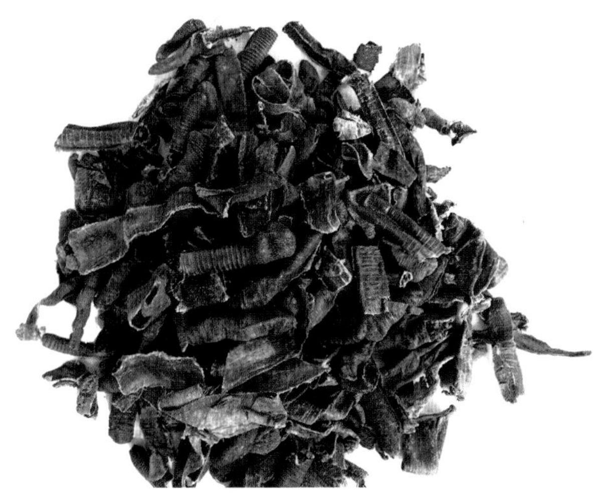

图 2-12-6　酒地龙饮片

【药典沿革】首载于1963年版一部第96页，分别从来源、鉴别、炮炙、性味、功能、主治、用法与用量、贮藏8个指标对其进行规定，其来源为钜蚓科动物参环毛蚓*Pheretima asiatica* Michaelsen或缟蚯蚓*Allolobophora caliginosa* Trapezoides。1977年版一部第197页，分别从来源、性状、炮制、性味、功能与主治、用法与用量、贮藏7个指标对其进行规定，将1963年版中“鉴别”项下内容归于该版的“形状”项中，“鉴别”项内容缺失，更改“炮炙”为“炮制”，合并了“功能”“主治”项。并从1977年版一部开始至1990年版一部，均规定其来源为钜蚓科动物参环毛蚓*Pheretima aspergillum*（Perrier）或缟蚯蚓*Allolobophora caliginosa* (Savigny) *trapezoides*（Ant. Duges）。前者习称“广地龙”，后者习称“土地龙”，1985年版一部第95页与1990年版一部第97页，其规定在1977年版基础上增补了归经并与性味合并，其余规定基本相同。1995年版一部第98页，在1990年版基础上，增加了“检查”和“浸出物”项；并从该版一部开始至2020年版一部，均规定其来源为钜蚓科动物参环毛蚓*Pheretima aspergillum*（E.Perrier）、通俗环毛蚓 *Pheretima vulgaris* Chen、威廉环毛蚓*Pheretima guillelmi*（Michaelsen）或栉盲环毛蚓*Pheretima pectinifera* Michaelsen，前一种习称“广地龙”，后三种习称“沪地龙”。2010年版一部第92页、2005年版一部第80页、2010年版第113页，在1995年版基础上增加了“鉴别”项，共计10个指标。2015年版一部第122页、2020年版一部第127页与2010年版内容基本相同，只在“检查”项中增加了“黄曲霉素”检查规定。

【本草考证】始载于《神农本草经》，载：“主蛇瘕，去浊，杀长虫。”《本草纲目》载：“今处处平泽膏壤中有之，孟夏始出，仲冬蛰结，雨则先出”，“乍逶迤而蟮曲，或宛转而蛇行，任性行止，物击便曲”，“引而后伸，其塿如丘”。《吴普本草》载：“一名白颈螳螾，一名附蚓。”《名医别录》载：“一名土龙。”《药性论》载：“地龙子”。综上形态、习性记述，与今之药材所用地龙基本相符。

【药材来源】钜蚓科动物参环毛蚓*Pheretima aspergillum* (E. Perrier)、通俗环毛蚓 *Pheretima vulgaris*

Chen、威廉环毛蚓*Pheretima guillelmi* (Michaelsen) 或栉盲环毛蚓*Pheretima pectinifera* (Michaelsen)的干燥体。前一种习称“广地龙”，后三种习称“沪地龙”。广地龙春季至秋季捕捉，沪地龙夏季捕捉；及时剖开腹部，除去泥沙，洗净，晒干或低温干燥。

【性味归经】咸，寒。归肝、脾、膀胱经。

【功能主治】清热定惊，通络，平喘，利尿。用于高热神昏，惊痫抽搐，关节痹痛，肢体麻木，半身不遂，肺热喘咳，水肿尿少。

【道地主产】广东、广西等地为广地龙道地产区，上海、河南、山东、安徽等地为沪地龙道地产区。多为野生，采收时避开其繁殖期春季，在夏、秋季节捕捉。以条大、肉厚、色棕褐、无泥土杂质者为佳。

【资源研究】**1. 品种**

药用地龙主要有4个种，参环毛蚓*Pheretima aspergillum*（E.Perrier）、通俗环毛蚓*Pheretima vulgaris* Chen、威廉环毛蚓*Pheretima guillelmi*（Michaelsen）以及栉盲环毛蚓*Pheretima pectinifera*（Michaelsen）[1]。广地龙和沪地龙具有体型大、喜栖于土壤深层、生长慢、繁殖力差、饲养密度低等特点，故人工养殖难度较大。目前，对《中国药典》规定药用品种人工养殖研究不足，仅有个别单位开展了广地龙（参环毛蚓）养殖实验研究，未见其大规模成功养殖报道，而沪地龙繁育技术和种质资源保护及开发方面研究基本空白。

2. 生物学特性

地龙为夜行性环节动物门寡毛纲动物，喜静怕光，白天栖息在潮湿且通气性好的土壤中，栖息的土壤深度一般在10～12cm，夜间到土壤表面排便和觅食。地龙还属变温动物，对周围环境十分敏感，0～5℃时休眠，0℃以下或40℃以上死亡，最适生长温度为15～25℃。它利用皮肤进行呼吸，其身体必须保持湿润，常活动于湿度为60%～70%、pH值为6.5～7.5的土壤中。生长环境不适宜时会逃逸，或通过休眠、滞育、降低新陈代谢等来减少水分消耗。以土壤中有机质、腐烂植物和畜粪等为食，可人工添加经发酵的动物粪便作为基料。雌雄同体，异体交配，交配一次繁育终生，无疫病，一般4～6个月龄性成熟，1年可产卵3～4次，寿命为1～3年，繁殖后生长减慢，此时收获效益最高。

（1）参环毛蚓：体长13.5～37.5 cm，宽0.6～1.2 cm。背孔自11/12节间始。环带占3节，无被毛和刚毛。环带前刚毛一般粗而硬，末端黑，距离宽，背面亦然。第30～34节在受精囊孔间，第28～30节在雄孔间。在雄孔附近腺体部较密，每边6～7条。雄孔在第18节腹侧刚毛圈一小突上，外缘有数环绕的浅皮褶，内侧刚毛圈隆起，前后两边有横排（一排或两排）小乳突，每边10～20个不等。受精囊孔2对，位于7/8～8/9节之间一椭圆形突起上，约占节周的5/11。孔的腹侧有横排（一排或两排）乳突，约10个。盲肠简单，或腹侧有齿状小囊。受精囊呈袋形，管短，盲管亦短。内侧2/3微弯曲数转，为纳精囊。每个副性腺呈块状，表面呈颗粒状，各有一组粗索状管连接乳突。背部紫灰色，后部色稍浅，刚毛圈白色。

（2）通俗环毛蚓：体长13 ~ 15 cm，体宽0.5 ~ 0.7 cm。环带在14 ~ 16节，呈戒指状，无刚毛。体上刚毛环生，第13 ~ 18节在受精囊孔间，第9 ~ 13节在雄孔间。前端腹面刚毛不粗而疏。受精囊腔较深广，前后缘均隆起，外面可见到腔内大小各一的乳突。雄交配腔深而大，内壁多皱纹，有平顶乳突3个。雄孔位于腔底的一个乳突上，能全部翻出。

（3）威廉环毛蚓：体长9.6 ~ 15 cm，体宽0.5 ~ 0.8 cm。环带位于14 ~ 16节上，呈戒指状，无刚毛。体上刚毛较细，前端腹面疏而不粗。第13 ~ 21节在雄孔间，雄孔在第18节两侧一浅交配腔内，内壁有褶皱，褶间有刚毛2 ~ 3条，在腔底突起上为雄孔，突起前常有1对乳头突。受精囊孔3对，在6/7 ~ 8/9节间，孔在一横裂中小突上。无受精囊腔，隔膜5/9 ~ 9/10缺失，盲肠简单。受精囊的盲管内端2/3在平面上，左右弯曲，为纳精囊。体背面为青黄色或灰青色，背中线位深青色。

（4）栉盲环毛蚓：体长10 ~ 15 cm，宽0.5 ~ 0.9 cm，背面及侧面深紫色或紫红色，环带占3节，无刚毛。身体前部刚毛虽粗，在2 ~ 4节并不特殊粗。第28 ~ 34节在受精囊孔间，第20 ~ 36节在雄孔之间，但近雄孔腺体皮上较密，每边6 ~ 7条。雄生殖孔在一“十”字形突的中央，常由一浅囊状皮褶盖住，内侧有2个或多个乳头，其排列变化很大。受精囊孔3对，位6/7 ~ 8/9节间，其位置几近节周的一半。孔在一乳头的后侧，孔常常陷入，孔的内侧腹面在刚毛圈前或后，有乳头突，排列较规则。

【化学成分】 含有多种活性蛋白质和酶类、氨基酸、脂类、核苷酸、微量元素等。

1. 蛋白质和酶类

地龙干品蛋白质含量占体重的56% ~ 66%，富含多种蛋白[2]。如增强免疫力的脂类蛋白、抗微生物蛋白、收缩血管蛋白、溶血/凝血蛋白、蚯蚓新钙结合蛋白、钙调素结合蛋白、凋亡相关丝氨酸蛋白等。地龙中含有蚓激酶、纤溶酶原激活剂、蚯蚓纤维蛋白水解酶、胆碱酯酶、歧化酶、B–D葡萄糖苷酸酶、碱性磷酸酶、酯酶、过氧化氢酶、卟啉合成酶、丝氨酸内切蛋白酶、蚯蚓磷脂激酶、纤维素酶等。

2. 氨基酸

其氨基酸种类和含量都比较丰富[3]。其总游离氨基酸含量达8.629%，富含亮氨酸、谷氨酸、天冬氨酸、赖氨酸、缬氨酸、精氨酸、丝氨酸、甲硫氨酸、甘氨酸、丙氨酸、苏氨酸、苯丙氨酸、脯氨酸、组氨酸、酪氨酸等20多种氨基酸，包括人体所需的8种人体必需氨基酸。含量最高7种氨基酸依次为亮氨酸、谷氨酸、天冬氨酸、缬氨酸、赖氨酸、精氨酸、丙氨酸。

3. 脂类

富含饱和脂肪酸、不饱和脂肪酸和甾醇类[4]。脂类部分包括：脂肪酸、肉豆蔻酸、次亚油酸、棕榈酸、十五烷酸、十六烷酸、十七烷酸、十八烷酸、硬脂酸、花生酸、琥珀酸、油酸、亚油酸、花生三烯酸、花生四烯酸、γ-亚油酸、月桂酸、附子脂酸、二十四烷酸、磷脂、十九碳烯酸、十九碳酸、次亚油酸、豆蔻酸等；甾醇类以胆固醇含量最高，此外还含有麦角二烯酸-7,22-醇-3a 和麦角烯-5-醇-3a。广地龙和沪地龙的总脂、不皂化物和脂肪酸含量相近，且不饱和脂肪酸含量较高，分别占总脂肪酸含量的50.59%和48.06%。

4. 核苷酸

含黄嘌呤、腺嘌呤、次黄嘌呤、海波黄嘌呤、鸟嘌呤、尿嘧啶等。

5. 矿物质元素

地龙含有丰富的矿物质元素如钙、镁、铜、硒、锶、钼、镍、钴、铁、钾、铬、锰、铅、镉、锌等。

6. 其他

还含透明质酸、促髓细胞增殖组分、血小板活化因子（PAF）、免疫球蛋白样粘连物、碳水化合物、色素以及蚯蚓解热碱、蚯蚓素、蚯蚓毒素、胆碱、胍等。

【鉴别研究】**1. 成分鉴别**

采用高效毛细管电泳法，通过“中药色谱指纹图谱相似度评价系统（2004A）”软件，对市售21批地龙药材超声水提液进行特征指纹鉴别图谱研究。色谱条件为未涂层石英毛细管柱（40 cm × 75 μm），30 mmol/L硼砂（pH 9.45）缓冲液，柱温25℃，分离电压15 kV，检测波长250 nm，压力进样（30 mbar × 3 s）。结果显示，共有8个峰构成地龙药材指纹图谱特征峰，按照“中药材指纹图谱技术要求”，相似度在0.9以上的样品，即可判定为同一品种，仅有9批药材相似度大于0.9，表明不同地区地龙药材差异大，这与地龙药材多来源（4个种）有关[5]。

2. 含量测定

（1）尿嘧啶：采用高效液相色谱法（HPLC）对不同产地地龙尿嘧啶含量进行测定[6]，Waters Symmetry C_{18}色谱柱（150 mm × 4.6 mm，5 μm），以0.01mol/L磷酸二氢钾溶液和50%甲醇为流动相，流速为0.8 ml/min，梯度洗脱，检测波长254 nm，柱温27℃。精密称定干燥地龙药材细粉（过30目）约0.5 g，加0.9%氯化钠溶液l0 ml，超声提取（60 W，60 kHz）30 min，放冷至室温后，加 0.9% 氯化钠溶液至刻度，摇匀，离心10 min（4000 r/min），精密量取上清液5 ml，用0.9%氯化钠溶液定容至10 ml，0.45 μm微孔滤膜滤过，备用。检测波长254 nm，尿嘧啶的线性范围为 0.75 ~ 24.00 μg/ml（r=0.9993），平均回收率为99.82%，RSD为2.34%（n=6）。

（2）次黄嘌呤：采用高效液相色谱法（HPLC）对不同产地地龙次黄嘌呤含量进行测定[6]，Waters Symmetry C_{18}色谱柱（150 mm × 4.6 mm，5 μm），以0.0l mol/L磷酸二氢钾溶液和50%甲醇为流动相，流速为0.8 ml/min，梯度洗脱，检测波长254 nm，柱温27℃。精密称定干燥地龙药材细粉（过30目）约0.5 g，加0.9%生理盐水10 ml，超声提取（60 W，60 kHz）30 min，放冷至室温后，加 0.9%生理盐水至刻度，摇匀，离心10 min（4000 r/min），精密量取上清液5 ml，用0.9%生理盐水定容至10 ml，0.45 μm微孔滤膜滤过，备用。检测波长254 nm，次黄嘌呤的线性范围为2.50 ~ 80.00 μg/ml（r=0.9992），平均回收率为101.93%，RSD为1.45%（n=6）。

（3）尿苷：采用高效液相色谱法（HPLC）对不同产地地龙尿苷含量进行测定[6]，Waters Symmetry C_{18}色谱柱（150 mm × 4.6 mm，5 μm），以0.01 mol/L磷酸二氢钾溶液和50%甲醇为流动相，流速为0.8 ml/min，梯度洗脱，检测波长254 nm，柱温27℃。精密称定干燥地龙药材细粉（过30目）约0.5 g，加0.9%生理盐水10 ml，超声提取（60 W，60 kHz）30 min，放冷至室温后，加 0.9% 生理盐水至刻度，摇匀，离心10 min（4000 r/min），精密量取上清液5 ml，用0.9%生理盐水定容至10 ml，0.45 μm微孔滤膜滤过，备用。检测波长254 nm，尿苷的线性范围为 1.25 ~ 40.00 μg/ml（r=0.9992），平均回收率为97.53%，RSD为1.73%（n=6）。

（4）肌苷：采用高效液相色谱法（HPLC）对不同产地地龙肌苷含量进行测定[6]，Waters Symmetry C_{18}色谱柱（150 mm × 4.6 mm，5 μm），以0.01 mol/L磷酸二氢钾溶液和50%甲醇为流动相，流速为0.8 ml/min，梯度洗脱，检测波长254 nm，柱温27℃。精密称定干燥地龙药材细粉（过30目）约0.5 g，加0.9%生理盐水10 ml，超声提取（60 W，60 kHz）30 min，放冷至室温后，加 0.9% 生理盐水至刻度，摇匀，离心10 min（4000 r/min），精密量取上清液5 ml，用0.9%生理盐水定容至10 ml，0.45 μm微孔滤膜滤过，备用。检测波长254 nm，肌苷的线性范围为5.00 ~ 160.00 μg/ml（r=0.9991），平均回收率为102.06%，RSD为2.44%（n=6）。

【制剂研究】 **1. 显微鉴定**

将地龙药材进行粉碎处理，取少量粉末置于载玻片上，滴加水合氯醛试液，加热透化，再滴加稀甘油装片，在显微镜（6倍目镜，40倍物镜）下观察。地龙粉末呈灰黄色，显微镜下刚毛呈黄棕色或淡棕色，前端多钝圆，表面或可见纵裂纹；斜纹肌纤维淡棕色或无色，离散或相互交结，弯曲或稍平直，边缘常不平整；表皮黄棕色，细胞界限明显，暗棕色色素颗粒散在或聚成网状[7]。

2. 薄层色谱分析

（1）方法一：取3 g地龙药材粉末，加乙醇30 ml，水浴加热回流30 min，放冷滤过，滤液蒸干，残渣加水，石油醚15 ml振摇萃取，分取石油醚层，置水浴上蒸干，残渣加无水乙醇1 ml溶解，作为供试品溶液。另取地龙对照药材0.3 g，加乙醇10 ml，同法制得对照品溶液。吸取供试品溶液和对照品溶液各5 μl，分别点于同一硅胶G薄层板上。以正己烷-乙酸乙酯（9.0：0.5）为展开剂，展开，取出，晾干，喷以10%硫酸-乙醇试液，热风吹至斑点清晰。供试品色谱中，在与对照品色谱相应的位置上，显相同颜色的斑点。

（2）方法二：取3 g地龙药材粉末，加氯仿30 ml，超声处理3 min，滤过，滤液置水浴上蒸干，残渣加1 ml氯仿溶解，作为供试品溶液。另取地龙对照药材0.3 g，加氯仿10 ml，同法制得对照品溶液。吸取供试品溶液和对照品溶液各5 μl，分别点于同一硅胶G薄层板上。以甲苯-丙酮（9∶1）为展开剂，展开，取出，晾干，喷以10%硫酸-乙醇试液，热风吹至斑点清晰。紫外光（365 nm）下检测，供试品与对照品相应的位置上，显相同颜色的荧光斑点；10%硫酸-乙醇溶液薄层板上供试品色谱中，在与对照品色谱相应的位置上，显相同颜色的斑点[7]。

【药理作用】**1. 抗凝血、溶血栓双重作用**

地龙体内溶栓成分主要有纤维蛋白溶解酶、蚓激酶和蚓胶质酶。地龙提取物进行体外体内及不同动物的纤溶和凝血实验，结果均表明，地龙提取物具有纤溶和抗凝血作用。既抗凝又不影响止血，又有利于血栓的防治。地龙具有减少或修复因脑缺血引起的组织损伤和增加脑血流量、减少脑血管阻力、降低血小板黏附和延长动物体内血栓形成等作用[8]。蚓激酶不但在体内具有直接纤溶活性，而且可以通过激活组织型血浆酶原激活剂（t-PA）发挥纤溶活性。蚓激酶类似于t-PA，它对血纤溶酶的底物chrornozmp和S-1151及t-PA专一性底物S-1181具有强水解作用。另一方面，它对纤维蛋白有特殊亲和力，不仅可水解含纤溶酶原的纤维蛋白，还水解不含纤溶酶原的纤维蛋白颗粒。蚓激酶只水解凝血因子Ⅰ和纤维蛋白，而不水解血清中其他酶。从参环毛蚓鲜品中分离出一种具有溶栓活性的酶，该酶的N端氨基酸序列为VIGGTNASPGEFPPQLSQT[9]。从参环毛蚓干品中提取出具有抗凝血作用的成分，得出其抗凝血部位主要存在于70%乙醇渗滤液中[10]。

2. 降压

地龙中重要的降压成分是从地龙脂质中分离得到的血小板活化因子PAF。给小鼠灌服20 g/kg、40 g/kg地龙水煎液，连续7 d，可显著降低小鼠血清血管紧张素转化酶活性，对小鼠血糖浓度无影响[11]。单次静脉注射0.2 g/kg 地龙耐热蛋白（LHP），能显著降低正常大鼠的血压，起效快，作用强，持续时间短。连续14 d和28 d 腹腔注射0.4 g/kg、0.8 g/kg LHP，能显著降低自发性高血压大鼠的血压[12]；LHP还可降低高血压大鼠血浆、心肌和肾脏中血管紧张素Ⅱ水平，心肌细胞膜、胞浆以及肾脏局部AT1受体的表达也显著下调；同时还可降低高血压大鼠血浆和肾脏醛固酮水平，升高血浆和肾脏6-酮-前列腺素-Fla（6-Keto-PGFla）的量[13]；0.8 g/kg LHP还可显著降低高血压大鼠左心室质量指数，减轻心肌细胞肥大、间质增生及细胞器退行性病变的心肌组织状况。

3. 解热镇痛

地龙中的蛋白质经加热或受酶的作用分解后有解热作用，起作用的成分为酪氨酸衍生物。地龙水浸剂的作用较氨基比林、盐酸奎宁温和，与氨基比林同用，解热作用迅速。其解热机制是影响体温调节中枢，使散热增加。地龙粉剂有明显的镇痛作用，与乙酰氨基酚合用有协同作用；且对内毒素致热兔有明显的解热作用，但与对乙酰氨基酚合用无明显的协同作用。通过连续3 d灌胃给药观察致炎动物肿胀程度和血管通透性的变化，以及对醋酸致痛作用的反应性来研究地龙醇提物的抗炎镇痛作用，结果表明，地龙醇提物可明显抑制致炎动物局部肿胀程度，降低血管通透性，作用维持时间约4 h，大剂量显示有明显的镇痛效果[14]。

4. 平喘

地龙有显著的舒张支气管作用，并能对抗组胺及毛果芸香碱引起的支气管收缩；平喘的有效成分是琥珀酸、次黄嘌呤，其中琥珀酸的作用大于次黄嘌呤。给豚鼠或小鼠灌服不同炮制工艺的广地龙（蛤粉制广地龙、黄酒制广地龙、白酒制 广地龙、醋制广地龙、净制广地龙），结果显示，蛤粉制广地龙平喘化痰止咳作用最强，其次是黄酒制广地龙。HPLC测定发现这两种炮制工艺的广地龙中，黄嘌呤、次黄嘌呤的质量浓度也最高[15]。以卵蛋白腹腔注射致敏加雾化吸入诱导哮喘模型的大鼠腹腔注射地龙注射液2 ml（含鲜地龙0.75 g/ml），连续8周及12周，可显著缓解哮喘大鼠支气管痉挛，降低气道阻力，改善肺功能。给BALB/c小鼠腹腔注射地龙注射液0.04 ml/g（每支2ml），连续7 d，可显著抑制由鸡卵清蛋白引起的慢性哮喘模型小鼠肺组织平滑肌肌动蛋白-α（α-SMA）和纤维连接蛋白（FN）的阳性表达，下调α-SMA mRNA、FN mRNA阳性表达水平，从而抑制哮喘气道重构；同时小鼠炎症细胞总数、嗜酸性粒细胞和血清总IgE水平也显著下降[16]。蚯蚓素9201对豚鼠过敏性哮喘有部分缓解作用，能部分抑制大白鼠的被动皮肤过敏反应（PCA）；能对抗组胺所致的豚鼠哮喘和离体气管片痉挛，对乙酰胆碱所致的豚鼠哮喘无作用。地龙水提物具有抗哮喘的作用，其中的酸性成分在体内抑制率最高达（83.76 ±6.52）%（$P<0.01$），并具有扩张支气管的作用[17]。

5. 抗肿瘤

炮制后的参环毛蚓中分子量为8～14 kDa的水溶性蛋白可以下调鼻咽癌组织MMP-9基因表达，减少肿瘤组织血管生长密度，抑制肿瘤生长转移[18]。鲜地龙活性蛋白（品种不明）具有抗肿瘤作用，动物实验实体瘤组给药动物存活率比对照组高30%，腹水癌组存活率提高20.0%～38.0%（$P<0.05$ ），并认为其可作为癌症治疗的辅助药物之一[19]。地龙抽提物对多种人癌细胞株有抑制杀伤作用，其中凋亡相关丝氨酸蛋白酶Ⅰ（ARSPI）是地龙抑制癌细胞生长的物质基础。体内试验发现地龙提取物蚯蚓血纤蛋白溶酶（EFE）对小鼠S180肉瘤和Heps肝癌抑瘤率分别为36.97%和48.55%[20]。地龙提取物200～1000 mg/kg可明显抑制人胃腺癌BCG823及乳腺癌B37裸鼠移植瘤生长，抑瘤率在23.9%～44.0%，呈一定的剂量效应关系[21]。地龙提取物对放疗、化疗和热疗也有一定的增效作用，可增加放射治疗效果，减轻放射治疗的危害，明显提高全量放疗的完全缓解率，其作用机制可能与增强机体细胞免疫功能及自由基代谢有关。

6. 免疫增强

从鲜地龙中提取的活性蛋白可明显提高机体免疫功能，包括提高巨噬细胞的吞噬功能，促进淋巴细胞的转化和细胞反应的增强；同时也发现它对骨髓造血祖细胞有明显促进作用[19]。由Sephadex G-25凝胶和DEAE-SephadexA-25 阴离子交换剂分离得的3种活性地龙肽T、A、B体外能不同程度地增强小鼠巨噬细胞吞噬功能[22]；地龙肽T、A可显著提高NK细胞活性，并与IL-2有协同作用；地龙T、A、B可拮抗地塞米松、环磷酰胺等免疫抑制剂对NK细胞的抑制作用[23]。地龙能显著促进巨噬细胞吞噬中性红，促进巨噬细胞Fc受体的活化。地龙肽类提取物在浓度$1 \times 10^{-4} \sim 1 \times 10^{-3}$ g/L时能激活小鼠腹腔内巨噬细胞和脾细胞，使其分泌一氧化氮（NO）和肿瘤坏死因子-α（TNF-α）的水平明显增加，并可拮抗地塞米松NO和TNF-α的抑制作用，而浓度为0.3 g/L时却表现为抑制效应；在低剂量（浓度为0.1 mg/ml 和0.5 mg/ml）灌胃时，能明显提高小鼠体内淋巴细胞的增殖率，增强巨噬细胞的细胞毒效应，提高巨噬细胞和脾细胞自发分泌及经脂多糖（LPS）诱生后分泌NO的水平（$P<0.01$），高剂量（浓度大于1.0 mg/ml） 时则抑制免疫；体内试验中，抑制免疫环磷酰胺组较环磷酰胺组，脾细胞分泌TNF-α、IL-2的水平明显增加[24]。

7. 促进创伤修复

成纤维细胞是结缔组织中功能最活跃的细胞，在损伤刺激下，受损处的成纤维细胞能够分裂增生，产生基质和胶原，并构成肉芽组织的主要成分，从而促进创伤愈合。断体广地龙再生期提取液能促进成纤维细胞的增生[25]，且断体后第1 ~ 6天修复创伤物质较多，第3天最多，后逐渐下降，最高增值率达14.79%。地龙组织中含有促进成纤维细胞增殖的活性成分，可促进组织损伤的修复。

【现代临床】 **1. 哮喘**

给30例老年支气管哮喘发作期患者服用自拟地龙汤（含地龙），疗程一个月，治疗后总有效率为93.33%，对照组用平喘药治疗，两组疗效无显著差异[26]。给38例慢性喘息性支气管炎急性发作期患者服用自拟含地龙方药（地龙、细辛、杏仁等），随证加减，连续1周，总有效率为92.1%。给50例支气管哮喘急性发作期患者服用地龙细辛止喘颗粒配合吸入沙美特罗替卡松粉吸入剂治疗，2周后总有效率为90%，显著优于对照组[27]。

2. 带状疱疹、创面愈合

38例带状疱疹患者通过每日内服吗啉胍和维生素B_1、B_{12}，外敷活地龙白糖浸出液进行治疗，平均疗程10 d，有效率为97.4%[28]。对40例糖尿病足创面采用涂抹断体地龙粗提液，每天2次，4周后总有效率为90%，地龙粗提液在改善溃疡面积、脓性分泌物和创面肉芽组织，加速创面愈合等方面均优于对照组[29]。

3. 血栓类疾病、微循环障碍

对22例急性脑梗死（血栓造成）患者除常规治疗外，每天加疏血通注射液（含地龙）6 ml于0.9%氯化钠注射液250 ml中静脉滴注，治疗组红细胞沉降率（血沉）时间变长，全血黏度和血浆黏度均有所下降[30]。对45例急性脑梗死患者在西医常规治疗基础上给予疏血通注射液（含地龙）6 ml/d，稀释后静脉滴注，疗程14 d，总有效率为88.9%，血液流变学指标也显著改善[31]；对55例椎-基底动脉供血不足性眩晕患者给予疏血通注射液（4 ml/d，稀释后静脉滴注）联合氟桂嗪治疗，连续2周，总有效率为92.73%，颅内两侧椎动脉及基底动脉平均血流速度显著提高，优于对照组。对36例冠心病心绞痛患者在常规治疗基础上加疏血通注射液8 ml/d，稀释后静脉滴注，共2周，总有效率为84.3%，显著优于对照组[32]。将112例不稳定型心绞痛患者随机分为基础用药组和基础用药加用疏血通注射液组（每次6 ml，稀释后静脉滴注），10 d后，两组患者血浆一氧化氮水平、一氧化氮合成酶活性均显著提高，血浆内皮素含量明显下降，且对内皮素的影响，疏血通组显著优于基础用药组；血液流变学指标两组均明显改善，疏血通组也显著优于基础治疗组。对38例糖尿病患者在常规治疗基础上静脉注射前列腺素和疏血通注射液6 ml/d，连续15 d，患者下肢动脉阻抗血流图波幅、每搏流入容积、每分流入容积等指标均显著改善，总有效率为87%[33]。对33例视网膜中央静脉阻塞患者给予疏血通注射液（6 ml/d，稀释后静脉滴注）联合卵磷脂络合碘治疗，连续2周，视网膜出血状况得以改善，总有效率为85.71%。

4. 肾脏疾病

对84例糖尿病肾脏疾病蛋白尿患者在基础治疗的同时，给予地龙成分EFE，每次2粒，每天3次口服，疗程10周。用药前后对比，85%的患者局部水肿得到明显改善，部分患者恶心、乏力、纳差等症状也得到了改善，并且显著降低了患者的蛋白尿[34]。对38例慢性肾小球肾炎患者在常规治疗基础上给予水蛭地龙注射液（疏血通，4～6 ml/d，稀释后静脉滴注）联合黄芪注射液治疗，2周为1个疗程，共2个疗程，疗程间歇3～5 d。总有效率为86.84%，患者血肌酐、尿素氮、内生肌酐清除率、尿β2微球蛋白、24 h尿蛋白定量和1 h尿红细胞计数等肾功能指标均显著改善，且优于对照组[35]。

5. 高血压

对64例原发性高血压患者除口服常规降压药物外，加以加味血府逐瘀汤（含地龙），14 d后显效率为25.8%，总有效率为95.2%，均明显高于对照组[36]。对31例原发性高血压患者采取单纯服用地龙胶囊治疗30 d后，收缩压下降总有效率为74.2%，舒张压下降总有效率为67.7%[37]。

6. 其他

地龙还可用于面部痉挛、癫痫、慢性心肌炎等疾病的治疗。对32例面部痉挛患者给予口眼复方地龙胶囊和卡马西平片，4周后总有效率为90.6%，明显高于仅口服卡马西平片的对照组[38]。对38例癫痫患者口服脑泰通颗粒（含地龙），3个月为1个疗程，3个疗程后，总有效率为92.11%，其中显效率为76.32%。对120例慢性心肌炎患者给予星夏龙蛭汤水煎剂口服治疗，2周为1个疗程，连用2～4个疗程后，总有效率为98.30%[39]。给60例脂肪肝患者服用复方地龙胶囊（鲜地龙、黄芪、川芎等），每次2 粒，每日3次，连续90 d，根据总胆固醇（TC）、甘油三酯（TG）、肝功能恢复情况，以及B超检查脂肪肝的好转情况，其总有效率为91.7%。

【编者评述】 地龙具有清热平肝、止咳平喘、通经活络之功效。用于治疗癫痫、高血压、脑血栓、心血管疾病、支气管哮喘等多种疾病。国内外对其溶栓有效成分蚓激酶进行了比较深入的研究，但其有效物质及作用机制尚不明确。地龙为多来源药材，原动物物种鉴定、不同物种蚯蚓活性物质基础和作用机制还须进一步研究。今后还应加强法定品种人工养殖技术研究，加强地龙有效成分、作用机制、药效学、药代动力学等方面研究。

参考文献

[1] 刘振启，刘杰. 地龙的性状及商品规格 [J]. 首都医药，2012 (19)：42.

[2] 王春玲. 中药地龙的活性成分与药理作用研究 [J]. 亚太传统医药，2015，11 (7)：53-54.

[3] 刘凯，张宇寰，姚琳. 中药地龙的化学成分及药理作用研究概况 [J]. 哈尔滨医药，2010，30 (1)：28-30.

[4] 肖寄平，张炜煜，杨雪，等. 地龙中脂肪酸成分研究 [J]. 时珍国医国药，2010，21 (11)：41-43.

[5] 李峰，王成芳，包永睿. 地龙商品药材高效毛细管电泳特征图谱 [J]. 中国医院药学杂志，2011，31 (23)：1916-1919.

[6] 吴文如，李薇，赖小平. HPLC法测定不同产地地龙中尿嘧啶、次黄嘌呤、尿苷、肌苷的含量 [J]. 中国药师，2011，14 (7)：914-916.

[7] 卓燊，廖泽勇. 地龙的定性鉴别及蛋白质含量测定 [J]. 中国药物经济学，2014，9 (5)：18-20.

[8] 殷出梅，储益平，吴鹏. 地龙活性提取物的主要药效学实验 [J]. 中草药，2002，33 (10)：926-928.

[9] 张东方，周美环，单玉，等. 参环毛蚓中纤溶活性蛋白酶研究 [J]. 药物生物技术，2006，13 (1)：49-50.

[10] 张砾岩，李玲. 地龙抗血栓有效部位的提取方法初探 [J]. 中成药，2010，32 (5)：758-760.

[11] 潘敏娟，赵阳春，毛水龙. 地龙对小鼠血管紧张素转换酶活性的影响 [J]. 浙江中西医结合杂志，2006，16 (11)：667-668.

[12] 张兰娥，康白，李承德，等. 地龙耐热蛋白降压作用的研究 [J]. 实用医学杂志，2008，

24（11）：1886-1887.

［13］李承德，康白，毛淑梅，等. 地龙降压蛋白对自发性高血压大鼠降压作用及其机制的影响［J］. 中华中医药杂志，2008，23（5）：450-452.

［14］吕金胜，吴畏，孟德胜，等. 地龙醇提物抗炎及镇痛作用的研究［J］. 中国药师，2003，6（1）：18.

［15］利宇红，李钟，黄艳玲，等. 不同炮制的广地龙平喘化痰止咳药效比较［J］. 时珍国医国药，2010，21（6）：1464-1465.

［16］王莉，刘毅，王芬，等. 地龙对哮喘模型小鼠肺组织α-SMA及纤维蛋白的抑制作用［J］. 中国病理生理杂志，2009，25（10）：1964-1968.

［17］CHU X P，XU Z H，WU D Z，et al. In vitro and vivo evaluation of the anti-asthmatic activities of fractions from Pheretima ［J］. J ournal of Ethnopharmacology，2007，111（3）：490-495.

［18］陈学东，王若光，尤昭玲，等. 地龙抗鼻咽癌蛋白组分的蛋白芯片检测［J］. 中国耳鼻咽喉颅底外科杂志，2008，14（2）：96-97，102.

［19］郭建，高福云，靳耀英，等. 地龙活性蛋白对免疫造血功能的影响及其抗肿瘤作用［J］. 中华中医药杂志，2009，24（5）：670-672.

［20］胡云龙，徐梅，张双金，等. 蚯蚓提取物对小鼠肿瘤动物模型的研究［J］. 生物技术，2002，12（6）：9-10.

［21］李洪燕，刘悦，张福荣，等. 蚯蚓溶酶的抗肿瘤作用［J］. 中国药理学通报，2004，20（8）：908-910.

［22］傅炜昕，李建华，董占双，等. 免疫活性地龙肽的制备及其对小鼠巨噬细胞活性的影响［J］. 微生物学杂志，2008，28（1）：36-40.

［23］傅炜昕，董占双，李铁英，等. 免疫活性地龙肽的制备及其对小鼠NK细胞活性的影响［J］. 中国医科大学学报，2007，36（6）：650-652.

［24］唐小云，梁再赋，贾秀绅，等. 地龙提取物对小鼠腹腔Mϕ和脾细胞NO及TNF-α产生的影响［J］. 细胞与分子免疫学杂志，2003，19（5）：508 -510.

［25］胡海聪，李翠芬，张硕峰，等. 断体地龙再生期提取液对成纤维细胞增生作用的研究［J］. 中华中医药学刊，2013，2013（5）：1126-1128.

［26］余国英，李敬会，李华云. 地龙汤治疗老年支气管哮喘临床体会［J］. 中国中医急症，2006，15（9）：1037-1038.

［27］程世和. 地龙细辛止喘颗粒合舒利迭吸入治疗支气管哮喘急性发作期疗效观察［J］. 四川中医，2008，26（6）：72-73.

［28］郭玉红，蔡焦生. 中西医结合治疗带状疱疹38例［J］. 中国民间疗法，2013，21（2）：52.

［29］于兴兵，张贤春，谢振年. 地龙提取液治疗糖尿病足的疗效观察［J］. 世界中医药，2014，9（2）：196-198.

［30］郑玮，韩贤珍．疏血通联合西药治疗急性脑梗死［J］．实用中医内科杂志，2012，26（11）：42-43.

［31］杨言府，李大伟．疏血通注射液治疗急性脑梗死45例疗效观察［J］．长春中医药大学学报，2009，25（2）：234-235.

［32］倪卫东，高丽华．疏血通注射液治疗冠心病心绞痛疗效观察［J］．医药世界，2009，11（12）：790-791.

［33］田芳．疏血通注射液联合前列腺素E治疗糖尿病下肢动脉病变38例分析［J］．中国误诊学杂志，2008，8（21）：5227-5228.

［34］马艳春，周波，宋立群，等．地龙成分EFE治疗糖尿病肾脏疾病蛋白尿的临床研究［J］．中医药信息，2011，28（6）：48-49.

［35］向少伟，贺西南，赖申昌．水蛭地龙注射液合黄芪注射液治疗慢性肾炎的临床观察［J］．实用中西医结合杂志，2007，7（4）：25-26.

［36］王勉，秦扬．加味血府逐瘀汤治疗高血压64例疗效观察［J］．中国热带医学，2008，8（9）：1564.

［37］陈氏洪翠，范子扬，范文郑．地龙胶囊治疗原发性轻、中度高血压31例临床观察［J］．吉林中医药，2004，24（3）：11-12.

［38］李燕梅，陈洪开．复方地龙胶囊治疗面肌痉挛32例［J］．中医临床研究，2014（4）：98-100.

［39］田红明，贾江俊，张锋．星夏龙蛭汤治疗慢性心肌炎120例临床观察［J］．河北中医，2013，35（10）：1482.

13 虫白蜡 | Chongbaila

1 · 140

CERA CHINENSIS

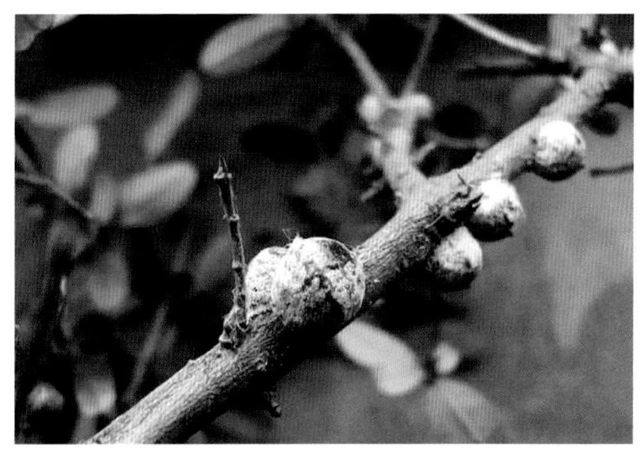

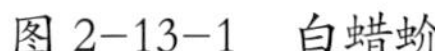

图 2-13-1　白蜡蚧

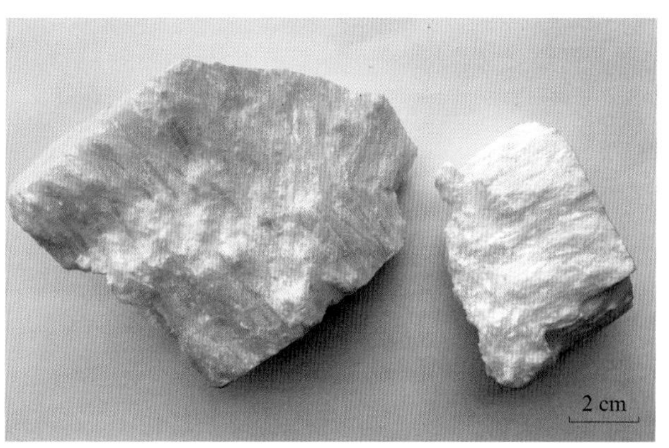

图 2-13-2　虫白蜡

【药典沿革】首载于1977年版一部第220页，分别从来源、性状、用途、贮藏4个指标对其进行了规定，其来源为介壳虫科昆虫白蜡虫*Ericerus pela*（Chavannes）Guerin的雄虫群栖于木犀科植物白蜡树*Fraxinus chinensis* Roxb.、女贞*Ligustrum lucidum* Ait.或女贞属他种植物枝干上分泌的蜡。1985年版未收录虫白蜡。1990年版一部第108页、1995年版一部第109页与1977年版一部第220页相比规定基本相同，只将1977年版规定的"皂化值不小于70"修订为"皂化值70～92"。2000年版一部第102页、2005年版一部第89页、2010年版一部第125页、2015年版一部第135页、2020年版一部第140页规定与1995年版相比其规定基本相同，只是将"性状"项中的酸值、皂化值、碘值的内容移入新增的"检查"项中，具体内容未改变，共计5个指标。

【本草考证】始载于《本草纲目》，载："唐宋以前浇烛、入药所用白蜡，皆蜜蜡也。此虫白蜡，则自元以来，人始知之，今则为日用物矣"，"其虫大如虮虱，芒种后则延缘树枝，食汁吐涎，粘于嫩茎，化为白脂，乃结成蜡，状如凝霜"。《本草汇编》载："虫白蜡与蜜蜡之白者不同，乃小虫所作也。其虫食冬青树汁，久而化为白脂，粘敷树枝，人谓虫屎着树而然，非也。至秋刮取，以水煮熔，滤置冷水中，则凝聚成块矣。碎之，纹理如白石膏而莹澈。人以和油浇烛，大胜蜜蜡也。"综上记述，与今之药材所用虫白蜡基本相符。

【药材来源】蜡蚧科昆虫白蜡蚧（白蜡虫）*Ericerus pela*（Chavannes）Guerin的雄虫群栖于木犀科植物白蜡树*Fraxinus chinensis* Roxb.、女贞*Ligustrum lucidum* Ait.或女贞属他种植物枝干上分泌的蜡，经精制而成。8～9月采蜡。清晨用刀将包有蜡质的树枝切下，名曰"蜡花"，放入沸水锅中煮之，使蜡质熔化而浮于水面，冷后凝结成块，取出，再加水加热熔化，过滤后凝固即成。

【性味归经】甘，温。归肝、肺经。

【功能主治】止血生肌，敛疮。用于创伤出血，疮口久溃不敛。

【道地主产】湖南、四川、贵州、云南等。

【资源研究】**1. 品种**

药用虫白蜡来源于蜡蚧科昆虫白蜡蚧（白蜡虫）*Ericerus pela* （Chavannes） Guerin的雄虫群栖于木犀科植物白蜡树*Fraxinus chinensis* Roxb.、女贞*Ligustrum lucidum* Ait.或女贞属他种植物枝干上分泌的蜡，经精制而成。

2. 白蜡虫生物学特性

白蜡虫是雌雄异体昆虫。雌虫无翅，体节区分不明显。雌虫一生只有卵、若虫、成虫3个虫期，属不完全变态类型；雄虫有卵、幼虫、蛹、成虫四个阶段，属完全变态类型。雄虫泌蜡[1]。

雌成虫，初成熟时背部隆起，形似半边蚌壳；背面淡红褐色，腹面黄绿色；无翅，触角细小，口器针状；体长1.5 mm，宽1.3 mm左右；交尾后体渐膨大，最后成为球形，常因虫体相互挤压而呈不正圆形；产卵期的雌虫，体径最大可达14 mm，一般10 mm左右。雄成虫，初孵化后与雌虫极相似，但有粗大的足，腹部有硬棘及很多泌蜡孔；体长2 mm，翅一对，翅展5 mm，呈薄膜质，前翅近于透明，有虹彩闪光，后翅为平衡棒，梭形，端部有钩3个；腹部灰褐色，倒数第二节两侧有 2 根白色蜡丝，长达2 mm 以上；触角分成七节，体色与雌性相同[1]。

卵为长卵形，长0.4 mm，宽 0.25 mm，包被于母体下网状白色蜡丝和蜡粉中。雌卵在母壳口部，雄卵在壳底[1]。

1龄雌若虫近于长卵形，体长0.6 mm，宽0.4 mm，红褐色；单眼1对；触角6 节，第六节生长毛7根；腹末蜡丝1 对，与体等长。2 龄雌若虫阔卵形，体长1 mm，宽0.6 mm，淡黄褐色；腹末蜡丝白色，与体等长；定杆后，体色变为灰黄绿色，体缘微带紫，体缘渐生长而密的蜡毛。1龄雄若虫卵形，与1龄雌若虫大体相似，但体色甚淡，易与雌虫相区别。2龄雄若虫卵圆形，体长0.75 mm，宽 0.45 mm，淡黄褐色；触角7节[1]。

仅雄虫具有蛹，分前蛹及真蛹。前蛹梨形，黄褐色，长约2 mm，宽1.1 mm；眼淡红褐色，触角短小；足粗短；翅芽伸达第二腹节。真蛹长2.4 mm，宽1.1 mm，长椭圆形；眼点暗紫色，前足及腹部褐色，余均淡黄褐而带灰；触角10节，长达中足基部；翅芽达第五腹节[1]。

该虫1年1代，以受精雌成虫越冬，翌年3月上旬开始继续取食、生长，4月中、下旬为产卵盛期，产卵期10 ~ 13 d。5月中、下旬为若虫孵化期，6月上、中旬为若虫定叶、定杆期，10月上、中旬雄虫羽化与雌成虫交尾后死亡，受精雌成虫11月中旬停止取食开始越冬[2]。

分泌蜡主要靠白蜡虫幼虫，1龄雌幼虫全不分泌蜡，2龄雌幼虫能分泌微量蜡粉，1龄雄幼虫能分泌微量蜡丝，白蜡虫产蜡以来自2龄雄幼虫为主[2-3]。

【化学成分】 其主要成分为大分子量的酯类[4]，其中的醇类为二十六醇、二十七醇、二十八醇、三十醇；其中的酸类为二十六酸、二十七酸、二十八酸、三十酸，及少量的棕榈酸、硬脂酸。市售虫白蜡的成分主要为脂肪族一价酸的酯类混合物，其含率占总量的93%～95%，其中有二十四酸二十八酯、二十四酸蜂花酯、二十四酸蜡酯、蜡酸蜡酯、二十七酸二十七酯、褐煤酸蜡酯、蜂花酸二十七酯。此外，尚含游离的蜂花醇，即三十烷醇1%，树脂1%～1.5%，二十七烷2%～3%。尚含二十七醇、蜡醇等。

【鉴别研究】 **1. 性状鉴别**

完整者多为圆形厚块，一般已打碎，呈不规则块状，大小不一。白色，或微带黄色，不透明或微透明；表面平滑或稍显皱纹，有光泽，触之有滑腻感。体轻，能浮于水面；质硬而稍脆，用手搓捏则粉碎。断面不平整，呈针状结晶形，或显小颗粒状，具玻璃样光泽。有微弱的特异臭气，味淡，嚼之如细沙样。不溶于水、醚及氯仿中，可溶于苯及石油醚中。熔点80～83℃。以色白、质硬、致密而无气泡、无败油气味者为佳。

2. 酸值测定

取本品适量，置研钵中研细，精密称取5.008 g，置250 ml圆底烧瓶中，加入苯50 ml以及酚酞指示液1 ml，于通风橱中加热回流30 min使之溶解。用氢氧化钠滴定液（0.1 mol/ml）滴定至粉红色持续30 s不褪。同时做空白试验。结果空白溶剂消耗氢氧化钠滴定液的容积A为0.05 ml，供试品消耗氢氧化钠滴定液的容积B为0.25 ml，氢氧化钠滴定液F为1.010，供试品的质量（g）为W，则供试品的酸值（B–A）×5.61/W=0.2。本品酸值应不大于1[5]。

3. 皂化值测定

0.5 mol/L氢氧化钾乙醇溶液的配制方法为，称取氢氧化钾粉末2.0 g置250 ml 锥形瓶中，加入乙醇100 ml，振摇，加热，仍有少许氢氧化钾未溶解，过滤，取滤液。取本品适量，置研钵中研细，精密称取2.7363 g，置250 ml圆底烧瓶中，精密加入0.5 mol/L氢氧化钾乙醇溶液25 ml，加热回流30 min使之溶解，用乙醇10 ml冲洗冷凝器的内壁和塞的下部，加酚酞指示液1 ml，用盐酸滴定液（0.5 mol/ml）滴定剩余的氢氧化钾，滴定中会产生沉淀，须边滴定边加热至溶液的粉红色刚好褪去，加热至沸，再滴定至粉红色刚好退去。同时做空白试验。结果供试品消耗盐酸滴定液的容积A为10.60 ml，空白溶剂消耗盐酸滴定液的容积B为18.12 ml，供试品的质量（g）为W，则供试品的皂化值（B–A）×28.05/W=77。本品皂化值应为70～92[5]。

【现代临床】 虫白蜡被广泛用作中、西药片的抛光剂，或用于制造膏药，通常作为赋形剂和制丸、片时的润滑剂[5]。本品性质稳定，除药用外，还具有密闭、防潮、防锈、防腐、着光等作用。药用具有止血生肌、敛疮之功效。临床上广泛用于下血尿血、金疮出血、疮疡久溃不敛，并能定痛止血、生肌接骨、补虚续绝。与其他对证中药配伍疗效更显著；入丸、散具有补益强壮作用。本品可保障药品不易变质失效[6]。

【编者评述】虫白蜡为一味传统中药材，白润味香，坚硬光亮，具有止血生肌、敛疮之功效，用途十分广泛。今后还应加强其活性成分、药效学、作用机制、临床应用等方面的研究。

参考文献

[1] 李健，张喜俭，程玉林，等. 白蜡虫生物学特性及防治对策［J］. 吉林农业（学术版），2010（8）：170.

[2] 赵从余，冯美菊. 白蜡虫生物学特性的初步研究［J］. 安徽农业大学学报，1998（4）：367-370.

[3] 龙村倪. 中国白蜡虫的养殖及白蜡的西传［J］. 中国农史，2004，23（4）：18-23.

[4] 王有琼，段琼芬，孙龙，等. 虫白蜡的碱炼脱酸［J］. 化学试剂，2005，27（2）：124-125.

[5] 屈晓萍，陈力奋，洪亮，等. 虫白蜡酸值、皂化值的测定［J］. 中国药业，2007，16（12）：40.

[6] 侯晓艺，曹梦晔，巩江，等. 虫蜡的药学研究概况［J］. 安徽农业科学，2011，39（5）：2817-2818.

14 血余炭 | Xueyutan

1 · 148

CRINIS CARBONISATUS

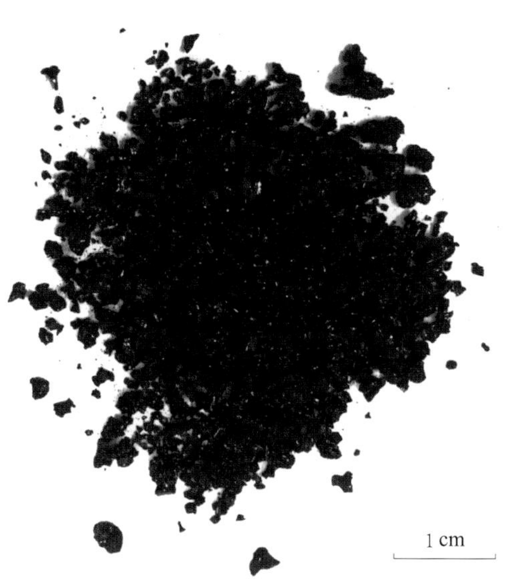

图 2-14-1　血余炭

【药典沿革】首载于1963年版一部第115页，分别从来源、鉴别、炮炙、性味、功能、主治、用法与用量、贮藏8个指标对其进行规定，其为人头发按“炮炙”项下的方法加工制成。1977年版一部第233页，分别从来源、性状、性味、功能与主治、用法与用量、贮藏6个指标对其进行了规定，将1963年版药典中“鉴别”项下内容归于该版“性状”项中，“鉴别”项内容缺失，更改“炮炙”为“炮制”，合并了“功能”“主治”项。1985年版一部第115页，分别从来源、性状、检查、性味与归经、功能与主治、用法与用量、贮藏7个指标对其进行规定，在1977年版基础上增加了“检查”项，增补归经并与性味合并。1990年版一部第117页、1995年版一部第118页、2000年版一部第110页、2005年版一部第96页、2010年版一部第13页，2015年版一部第142页及2020年版一部第148页，与1985年版规定相同。

【本草考证】血余炭原名“乱发”，始载于《名医别录》，曰：“主咳嗽、五淋、大小便不通、小儿惊痫、止血。鼻衄，烧之吹内立已。”《本草纲目》谓：“发乃血余，故能治血病，补阴。”《神农本草经》载：“发，味苦温，无毒，治五癃、关格不通，利小便水道，疗小儿痫、大人痓，仍自还神化。”

【药材来源】人科人*Homo sapiens*之头发制成的炭化物。取头发，除去杂质，碱水洗去油垢，清水漂净，晒干，焖煅成炭，放凉。

【性味归经】苦，平。归肝、胃经。

【功能主治】收敛止血，化瘀，利尿。用于吐血，咯血，衄血，血淋，尿血，便血，崩漏，外伤出血，小便不利。

【化学成分】主含优角蛋白，还含脂肪、黑色素以及铁、锌、铜、钙、镁等[1]。制炭后有机物被破坏，灰分中主含钠、钾、钙、铁、铜、锌等元素。马氏等通过测定血余炭水提取液无机离子的含量，发现血余炭提取液中的钙比正常血清中钙的离子浓度高1倍多[2]。

【药理作用】**1. 凝血作用**

吕氏等用不同煅制程度的血余炭水煎液测试小白鼠和家兔的体外凝血时间，实验表明，血余炭与对照组比较有明显止血作用[3]。颜氏通过药理实验证明，血余炭的水提取液和醇提取液可诱发大白鼠的血小板聚集并缩短出血、凝血和血浆再钙化时间，具有内源性凝血功能[4]。才氏测试血余炭制剂对绵羊血液的体外凝血时间的影响，结果表明该制剂对绵羊血液体外凝血时间较生理盐水缩短了19.6%，具有促凝血作用[5]。

2. 血管栓塞作用

戴氏等将血余炭制成粉剂，并参照中药白及血管栓塞剂的研究[6]，实验观察到血余炭能栓塞末梢小动脉，维持时间可达8周，可使栓塞部分肾组织缺血性梗死[7]。赵氏等通过血余炭栓塞狗肾动脉的病理研究，确定血余炭栓塞的病理过程为血余炭附着血管壁，诱发血栓形成，血栓机化，血管壁炎性坏死，管腔闭塞，栓塞组织缺血性梗死[8]。

3. 抗菌作用

血余炭煎剂对金黄色葡萄球菌、伤寒杆菌、甲型副伤寒杆菌及福氏痢疾杆菌有较强的抑制作用[9-11]。

4. 毒性

血余炭毒性较小。水煎液口服半数致死剂量（LD50）为90.90 g/kg，醇提取液口服LD50为109.27 g/kg[9]。

【现代临床】**1. 治疗各种出血**

冉氏用血余炭配赤石脂等制成赤石脂止崩汤，治疗年老血崩58例，痊愈9例，有效21例，好转22例，无效6例，总有效率达89.7%[12]。左氏等用内服茅根汤配合外用血余炭，治疗反复发作的顽固性鼻衄58例，治愈38例，好转19例，无效1例[13]。朱氏等用巴马小型猪建立其肝脏、脾脏、股动脉、股静脉创伤出血模型，观察血余炭止血包的止血效果，结果显示，血余炭止血包有较好的凝血效果，能够显著减少出血量，缩短出血时间，有效控制模型中股动、静脉致命性出血，降低死亡率[14]。邱氏等以血余炭作为添加药物，高聚物作为纤维膜基体，利用静电纺丝技术制得一种新型止血材料——血余炭纳米纤维膜。将该纤维膜用于家兔创面愈合治疗，结果显示，血余炭纳米纤维膜具有较好的止血性能，能显著缩短创面愈合时间，提高愈合率[15-16]。蒋氏等对140例门诊拔牙患者运用血余炭进行快速止血，有效率达98.7%，且未发现拔牙术后出血及干槽症患者，成功率达100%[17]。

2.治疗带状疱疹

祁氏用血余炭合美宝湿润烧伤膏外用治疗带状疱疹30例，次日症状便减轻，5～8 d后总有效率和治愈率均达到100%，无继发感染。愈后2个月随访，无遗留慢性神经痛[18]。李氏等通过围刺法配合外敷血余炭治疗带状疱疹53例，与另外55例患者采用一般治疗对比，结果治疗组总有效率为85%，对照组总有效率为67.3%，两组差异有统计学意义（$P<0.05$）[19]。

3.治疗烧（烫）伤

迟氏等用血余炭、豆油、硼酸、氧化锌、凡士林制备复方血余炭软膏，治疗160例浅Ⅱ度烧烫伤患者，治愈148例，显效8例，有效2例，总有效率98.8%[20]。王氏等用血余炭、大黄、地榆炭、冰片、麻油制成血余炭烧伤膏，治疗170例烧伤患者，450例烫伤患者，一般用药1～2 min疼痛消失，1周就可痊愈，经过8年620例患者临床应用，总有效率达98%，治愈率达90%[21]。

【编者评述】 血余炭作为止血传统中药，用于吐血、咯血、衄血、尿血、崩漏下血和外伤出血等。血余炭药材存在重金属超标问题[22-23]，应尽快建立健全其重金属及有害元素的质量控制标准；且其炮制工艺比较落后，应加强血余炭炮制技术的现代研究。

参考文献

[1] 叶定江. 中药炮制学［M］. 上海：上海科学技术出版社，2000：230.

[2] 马森，辛有恭，赵元才，等. 血余炭、鸡毛、藏雪鸡毛水提取液无机离子含量测定［J］. 青海畜牧兽医杂志，1999，29（5）：20-21.

[3] 吕江明，田青菊，曾一凡，等. 不同煅制程度的血余炭的止血作用研究［J］. 黑龙江中医药，1992（4）：47-48.

[4] 颜正华. 中药学［M］. 北京：人民卫生出版社，1991：223.

[5] 才忞. 藏雪鸡羽毛、血余炭制剂对绵羊血液体外促凝血效果的比较［J］. 畜牧业，2008（8）：17.

[6] PELAGE J P，JACOB D，FAZEL A，et al. Midterm results of uterine artery embolization for symptomatic adenomyosis：initial experience［J］. Radiology，2005，234（3）：948-953.

[7] 戴洪修，周建雄，刘卫红，等. 中药血余炭作为血管栓塞剂的实验研究［J］. 中国微循环，2006，10（4）：282-283.

[8] 赵小华，张艳玲，戴洪修，等. 血余炭栓塞狗肾动脉病理改变的初步研究［J］. 中国中西医结合影像学杂志，2008，6（1）：5-10.

[9] 阜元. 血余炭的研究简况 [J]. 中国中药杂志，1989，14（1）：24-25.

[10] 王勇，刘永秋. 血余炭外敷治疗新生儿脐炎 [J]. 中国社区医师，2012，25（14）：222.

[11] 董小胜，黄洁靖，张林. 中药血余炭的研究进展 [J]. 中医药导报，2009，15（12）：85.

[12] 冉青珍. 赤石脂止崩汤治疗老年血崩58例 [J]. 陕西中医，2004，25（11）：971-972.

[13] 左智，左世东. 茅根汤配合外治法治疗顽固性鼻衄 [J]. 湖北中医杂志，2001，23（6）：36.

[14] 朱元元，邱彦，陆毅，等. 血余炭止血包止血效果的实验研究 [J]. 药学实践杂志，2011，29（6）：431-434.

[15] 邱彦，朱元元，司梁宏，等. 血余炭纳米纤维膜止血作用的实验研究 [J]. 解放军药学学报，2013，29（5）：428-431.

[16] 邱彦，鲁毅，段靖，等. 血余炭纳米纤维膜促进家兔创面愈合的实验研究 [J]. 药学实践杂志，2013，31（6）：438-441，458.

[17] 蒋正国，蒋乾聪. 血余炭在拔牙创面快速止血及预防干槽症中的效果观察 [J]. 宁夏医科大学学报，2011，33（8）：796-797.

[18] 祁裕. 血余炭合美宝湿润烧伤膏外用治疗带状疱疹30例观察 [J]. 江西中医药，2005，36（5）：35.

[19] 李琼. 围刺法配合外敷血余炭治疗带状疱疹 [J]. 辽宁中医杂志，2006，33（7）：839-840.

[20] 迟国成，周洪春. 复方血余炭软膏的制备及临床观察 [J]. 中国医院药学杂志，2004，24（11）：714-715.

[21] 王静业，宋信平. 血余炭烧伤膏外用治疗烧烫伤 [J]. 中国伤残医学，2014，22（3）：296.

[22] 刘如良，崔宇宏，高天爱. 血余炭中重金属及有害元素的测定 [J]. 光明中医，2011，26（8）：1567-1568.

[23] 张彬，申国华，王春芳. 原子吸收法及原子荧光法测定血余炭中5种重金属及有害元素的含量 [J]. 中国药事，2011，25（10）：1035-1048.

15 全 蝎 | Quanxie

1 · 149

SCORPIO

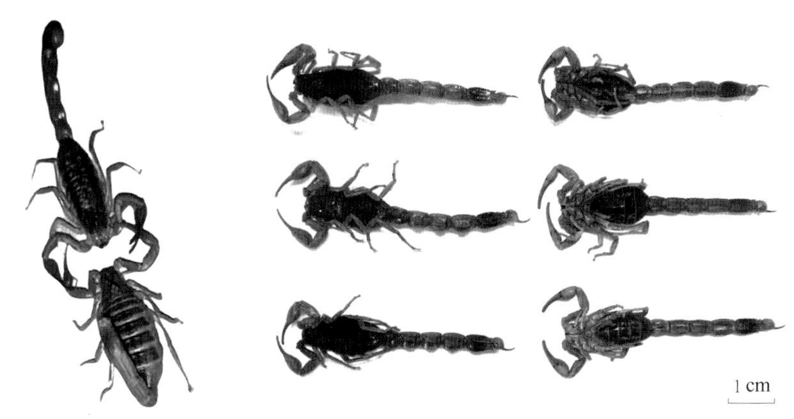

图 2-15-1 东亚钳蝎　　图 2-15-2 淡全蝎

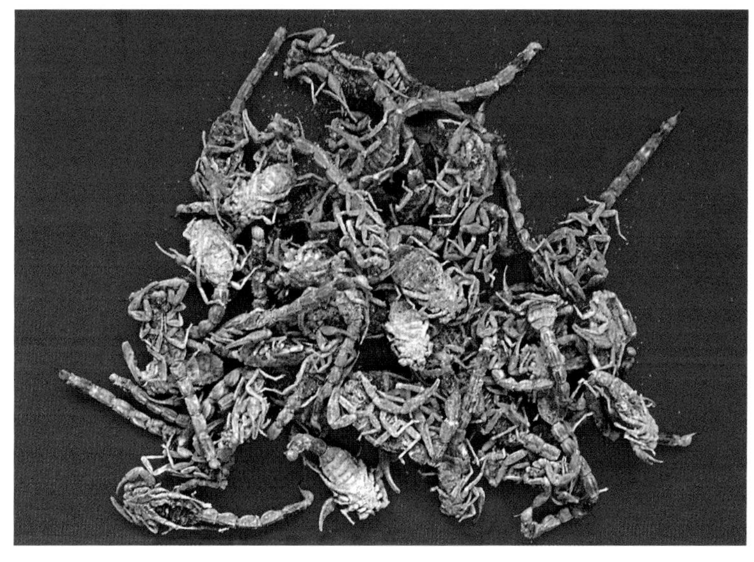

图 2-15-3 盐制全蝎

【药典沿革】 首载于1963年版一部第110页，分别从来源、鉴别、炮炙、性味、功能、主治、用法与用量、注意、贮藏9个指标对其进行规定。规定其来源为钳蝎科动物问荆蝎*Buthus martensi* Karsch。1977年版一部第234页，分别从来源、性状、炮制、性味、功能与主治、用法与用量、贮藏7个指标对其进行规定，将1963年版中“鉴别”项下内容归于该版“性状”项中，“鉴别”项内容缺失，更改“炮炙”为“炮制”，合并了“功能”“主治”项；并从该版一部开始至2020年版一部，均规定其来源为钳蝎科动物东亚钳蝎*Buthus martensii* Karsch的干燥体。1985年版一部第115页、1990年版一部第118页、1995年版第119页，其规定基本与1977年版相同，只是增补了归经并与性味合并。2000年版一部第111页、2005年版一部第97页，在1995年版基础上，增加了“浸出物”指标，共计8个指标。2010年版一部第134页，在2000年版基础上，增加了“鉴别”“注意”2个指标，共计10个指标。2015年版一部第143页、2020年版一部第149页，在2010年版基础上，增加了“检查”指标，共计11个指标，并对各项指标进行了修订与提升。而2020年版又在检查指标下规定了水分、总灰分、酸不溶性灰分含量，浸出物含量由2015年版的20%改为18%，其余内容与2015年版的基本相同。

【本草考证】 始载于五代《蜀本草》。宋代《开宝本草》载：“蝎出青州，形紧小者良。”明代《本草纲目》载：“蝎形如水龟，八足而长尾，有节色青，今捕者多以盐泥食之。”综上形态、习性记述，与今之药材所用全蝎基本相符。

【药材来源】 钳蝎科动物东亚钳蝎*Buthus martensii* Karsch的干燥体。春末至秋初捕捉，除去泥沙，置沸水或沸盐水中，煮至全身僵硬，捞出，置通风处，阴干。

【性味归经】 辛，平；有毒。归肝经。

【功能主治】 息风镇痉，通络止痛，攻毒散结。用于肝风内动，痉挛抽搐，小儿惊风，中风㖞，半身不遂，破伤风，风湿顽痹，偏正头痛，疮疡，瘰疬。

【道地主产】 河南、山东、河北、辽宁等地。

【资源研究】 **1. 品种**

钳蝎科动物东亚钳蝎*Buthus martensii* Karsch，目前，来源有野生也有人工养殖的，但以野生为主，蝎子隔代繁殖困难，野生小蝎子饲养长大尚可实现，但要留作种蝎并再次繁殖成功率极低。

2. 生物学特性

（1）形态：东亚钳蝎的躯体分为前体（头胸部）和后体两大部分，前体称为躯干，后体又分为前腹部和后腹部（俗称尾）；长约5 cm，雌蝎较雄蝎稍大；前体（头胸部）由6节合成，背面为坚硬的背甲；背甲前窄后宽，呈梯形；有附肢6对，即螯肢、触肢各1对，步足4对。前腹部2节，腹面有 2 片半圆形的生殖厣；后腹部5节，细长尾状。肛门开口于第5节腹面后缘的节间膜上。第5节之后为袋状尾节，内有一对毒腺，尾节顶端为针状尾刺。尾刺近末端有 2 个针眼状开口，与毒腺管相连。

（2）生活史：在自然状态下初生仔蝎在当年只能完成一次蜕皮，第二年完成第二次蜕皮，方才进入2龄，第三年完成第三次蜕皮进入3龄，3龄后才能达到性成熟，这时发情交配便进入第一次胚胎体内孵化。第四年，7～8月时产出第一胎仔蝎。一般初生仔蝎经过25～26个月生长发育才能达到性成熟。雌雄蝎交配后，其受精卵在母体内完成胚胎发育。卵细胞在卵巢中发育期大约为一年，一般6月中、下旬成熟，40天左右胚胎发育完全，以仔蝎形态分娩。在常温下，一年只有一胎，每胎产仔多少不等，少则10多只，多则60只以上，一般为30～40只，一般可连续繁殖5年左右，继而衰老死亡。蝎子的生长发育期约为3年，寿命一般不超过8年。

（3）生活习性：东亚钳蝎喜生活在冬暖夏凉的阴暗处，怕暴晒、怕水、怕冰冻。

一般栖息在山坡的石下、岩隙、墙隙等。喜欢生活在中性的土壤中及片状石灰岩的山上。蝎子昼伏夜出，即白天隐蔽，夜间寻食。多在晴朗、无风的夜晚活动。自傍晚落日后开始出窝寻食、饮水及交配。20 ~ 24点是外出活动的高峰时间，一般在3点左右回窝栖息。冬季10℃以下时蛰伏越冬，不吃不动。春季温度达12℃以上时开始活动，28 ~ 32℃时最活跃，最适宜生长。低于0℃或高于41℃时蝎子死亡。一般谷雨后出蛰，立冬前后入蛰。活动约6个月，休眠期约5个月。蝎子对光、气味、音响等，有正、负不同的趋性。蝎子对弱光有正趋性，对强光有负趋性，对黑光灯有正趋性；对气味有正趋性，但不敏感；对音响有负趋性，反应灵敏，有轻微的声音就能把它吓跑，中止交配及互相残杀；对震动有负趋性，轻微震动能使蝎子弃食逃跑；对噪声表现为烦躁不安。发情蝎、孕蝎、产仔蝎喜欢寻找安静的场所交配、栖息、产仔，也就是说蝎子喜静、怕动。

3. 饲养管理

（1）饲养密度：成年蝎每平方米1500条、幼年蝎每平方米6000条为最佳。成年蝎增重快、成活率高；幼年蝎生长发育快、增重快、死亡率低。

（2）温度：东亚钳蝎属于变温动物，它在生理上缺乏自我调节体温的能力，其体温只能随着周围环境温度的变化而变化，温度在其生活史中起着直接的作用，蝎子的交配、产仔、生长发育以及休眠越冬均需在适宜的温度条件下进行。蝎子一年中的生理活动随季节气候的变化而变化。秋冬地表气温下降至10℃时，蝎子不吃不动进入冬眠；春季地温至10℃以上时开始苏醒，并随气温的上升生理活动加强。初夏10 ~ 20℃时活动少，消化慢，很少交配，孕蝎分娩困难；夏季28 ~ 38℃时觅食，消化能力强，爬行快，生长发育旺盛，交配、产仔、蜕皮等活动进行顺利；秋季气温下降，蝎的生理活动强度也随之降低，至地表10℃时进入冬眠。蝎冬眠是由于温度低造成的，并不是生命进程中必需的。冬季通过加温使蝎处于28 ~ 38℃条件下，投以充足的食物，蝎子不仅不冬眠，而且还能完成蜕皮、交配、产仔等生理活动，所产仔蝎与冬眠的无显著差异，以后生长发育也正常，说明蝎子冬眠是对季节性低温和食物缺乏的一种被动性适应。

（3）湿度：环境湿度对蝎子也极为重要，湿度过大，蝎子会出现水肿，表现为组织积水，肢体隆大光亮，后腹部下拖，行动缓慢，严重时死亡。蝎子对湿度也有一定的要求，环境湿度在很大程度上影响着蝎子的生活。这里所说的湿度包括土壤湿度和大气湿度两方面。

1）土壤湿度：指蝎窝内土壤的含水率。蝎子绝大部分时间居于蝎窝内，土壤湿度的高低对蝎子的生命活动影响很大。蝎子生存的最适土壤湿度为10% ~ 20%。

2）大气湿度：又称相对湿度，指周围环境的大气湿润度。大气湿度偏低或偏高，都会影响蝎子对水分的获取。大气湿度为50% ~ 65%时蝎子生长发育良好，食欲旺盛，蜕皮也顺利。

4. 饲料

蝎子食量多而杂，主食为多汁软体昆虫，如黄粉虫、蚯蚓、地鳖等。此外，还食用一些植物类饲料，如麸皮、大豆皮、玉米、小米面等。在饲养过程中可以合理搭配使用，以利于蝎子的正常生长与发育。

随着时间的变化，组合饲料的含水量应有所不同。4月下旬至6月下旬期间的含水量以55%为宜；7月上旬至8月上旬则以60%左右为宜；8月下旬至10月上旬期间以50%左右为宜；10月上旬以后改为纯肉食类饲料饲养，减少水盘；到9月下旬可停止直接供水。在配制组合饲料时，应特别注意未经处理的植物性饲料不能配合使用，以防止引起生理性病变。肉食类应占饲料配比总量的60%左右，而植物性饲料应以40%为宜。不同龄期的蝎子营养需求不同。

（1）1龄蝎组合饲料配方：①动物肉100 g剁成泥状，馍花50 g，拌匀即可。②干昆虫粉50 g，馍花50 g，鲜蛋汁100 g。③肉粉80 g，蛋黄粉30 g，馍花120 g，动物乳汁240 g。④鲜蛋汁30 g，馍花25 g。

（2）2龄蝎组合饲料配方：植物性饲料配制比例，视具体情况适当改变。食后，蝎子生长发育正常，排出灰白色或白色粪便时，适当加大植物性饲料的比例；食后如排出土黄色或黑色粪便，出现腹胀、黑腹或拒食现象时，应立即加大肉食类与乳、油、蛋类的比例，以便保证蝎子的正常生长发育。①糠麸类25 g，肉粉35 g，动物油4 g，鲜蛋汁36 g。②饲草粉45 g，动物油5 g，鲜蛋汁50 g，加添加剂和水适量，搅拌均匀即可。③糠麸45 g，鲜蛋汁50 g，动物油3 g，风化土2 g，食盐少许，加水适量搅拌均匀。

（3）3龄蝎与成蝎组合饲料配方：①肉粉30 g，动物乳汁40 g，加适量的水拌匀。②肉粉40 g，饲草粉25 g，蛋黄粉5 g，鲜蛋汁30 g，加适量的水拌匀。③肉粉35 g，馍花25 g，蛋黄粉10 g，动物乳汁30 g，加适量的水拌匀。

以上组合饲料配方可根据实际情况适当调整，在实践中摸索出更适应当地的组合饲料配方。

5. 病害防治

（1）枯尾病

1）发病原因：自然气候及养殖环境干燥，饲料含水量低，饮水供给不足等。

2）症状：起初在后腹部末端出现枯黄、干枯萎缩现象，并逐渐向前腹部延伸，当尾根处出现干枯萎缩时，病蝎开始死亡。发病初期，由于相互争夺水分，互相残杀严重。

3）预防方法：在盛夏酷暑气候干燥时，应注意调节饲料含水量和活动场地的湿度，适当增添供水器具。每隔2 d补喂一次西红柿、西瓜皮、苹果、梨等食物。必要时给活动场地和养室地面适当增加洒水次数。病蝎在得到水分补充后，症状即自行缓解，一般不必采用药物治疗。

（2）拖尾病

1）发病原因：未饲养黄粉虫，用其他动物肉作饲料，蝎食后体内脂肪大量累积而致病。此外，蝎窝过潮也会导致此病。在同样管理的情况下，2龄蝎易患此病。

2）症状：病蝎躯体光泽明亮，肢节隆大，肢体功能减低或丧失，尾部下拖，活动缓慢、艰难或伏地不动，口器呈红色，似有脂溶性黏液泌出。

3）预防方法：不喂或少喂其他肉类食料，尽量喂黄粉虫，调节环境湿度，蝎子栖息处应干燥。

4）药物治疗：停喂食料3～5 d，然后用大黄苏打片3 g、麸皮（炒香）50 g、水60 g拌匀，喂至痊愈。停喂食料，改喂树皮、果皮。

（3）黑腐病

1）发病原因：多为食用了带病昆虫及其他腐败饲料，或环境污染、饮水不洁所致。

2）症状：早期病蝎前腹部呈黑色，腹胀，活动减少或不活动，食欲减退或不食；后期病蝎前腹部出现全黑色腐败型溃疡，用手挤压即有污秽不堪的黑黏液水流出。病程较短，死亡率较高。

3）预防方法：保持食物、饮水新鲜，一旦蝎子发病，应及时翻垛、清池，除去死蝎，用1%～2%甲醛溶液或0.3%高锰酸钾水溶液喷洒蝎窝。

4）药物治疗：①食母生1 g、红霉素0.5 g、食料300 g拌匀，喂至痊愈为止。②大黄苏打片0.5 g、土霉素0.1 g、饲料100 g，拌服，疗效显著。③小苏打0.5 g，长效硫胺1 g、食料100 g，拌匀，喂至痊愈。也可选用上述①、②中药物，直接加清水搅拌均匀后饮用。

（4）蝎虱病

1）发病原因：春季空气湿度大，蝎窝过湿，蝎虱潜伏在蝎体上寄生。

2）症状：蝎体上出现黄褐色或红褐色小点状霉斑，逐渐向四周蔓延扩大，隆起成片，蝎子生长停滞。患病初期蝎子表现为极度不安，后期活动减少，表现呆滞，不食而死亡。死蝎发霉，常和食物、蝎窝结成块。

3）预防方法：此病以预防为主，保持蝎窝干燥。因为蝎虱在干燥的环境里是不能生存的。如果发生此病，就要立即更换蝎窝，把潮湿发霉的蝎窝彻底消毒处理，可将蝎窝搬至室外日晒。用2%的甲醛溶液或0.3%的高锰酸钾水溶液喷洒蝎窝、蝎池。

4）药物治疗：①土霉素0.5 g，拌食物500 g或水，喂至痊愈止。②氯霉素0.5 g，拌食物500 g或水，喂至痊愈止。③长效磺胺0.5～1.0 g，拌食物500 g或水，连喂1周左右。

（5）大肚子病

1）发病原因：因温度偏低、消化不良而产生。本病多发生在早春气温偏低和秋季阴雨低温时期。

2）症状：病蝎腹部隆起，有青筋，活动迟钝，不食亦不消化。雌蝎一旦发病，即造成体内孵化终止或不孕。一般在发病10～15 d后死亡。

3）预防方法：在早春和秋季低温时期应注意保温，必要时可明火加温，如柴火、炉火或电炉加温，将温度调节到20℃以上即可预防此病的发生。

4）药物治疗：①多酶片或食母生1 g，长效磺胺0.1 g，组合饲料100 g，拌匀，喂至痊愈。②中药雄黄1 g、硫黄1 g、苍术（炒黄）2 g，分别研为极细粉状后混合均匀，然后加组合饲料100 g，拌匀，喂至痊愈。

【化学成分】 鲜全蝎含有蝎毒、三甲胺、甜菜碱、牛磺酸、棕榈酸、硬脂酸、胆甾醇及铵盐、卵磷脂，还含有苦味酸。蝎子油中含有棕榈酸、硬脂酸、油酸、亚油酸、亚麻酸、二十二烷酸等脂肪酸，是以饱和脂肪酸为主的酸性成分[1]。此外，全蝎还含有多糖类化合物和微量元素。

1. 蝎毒

全蝎中的主要活性成分为蝎毒，蝎毒主要由蛋白质和非蛋白质两部分组成。蛋白质部分按作用不同又分为蝎毒素和酶。酶主要有透明质酸酶、磷脂酶A_2、明胶酶和乙酰胆碱酯酶；蝎毒素按作用机制可分为神经毒素和细胞毒素，按作用对象可分为昆虫毒素和哺乳动物毒素。非蛋白质部分有赖氨酸、三甲胺、甜菜碱、牛磺酸、甘油酸、硬脂酸、胆固醇、棕榈酸及胺盐等。

（1）神经毒素：神经毒素是蝎毒引起死亡和麻痹的主要成分。迄今为止，已有上百种神经毒素相继被纯化。按其分子的大小可把它们分为长链神经毒素和短链神经毒素两大类。长链毒素一般由60～70个氨基酸组成，含4对二硫键，主要作用于可兴奋细胞的Na^+通道；而短链毒素则由38～41个氨基酸组成，含有3或4对二硫键，能作用于K^+通道或Cl^-通道。对长链毒素的认识和研究比较早，对它们蛋白质的一级结构、高级结构、生物功能以及基因结构都有较深入的研究[2]。神经毒素有很高的专一性，只作用于神经，其中的二硫键对于保持神经毒素结构的稳定、发挥神经毒性有重要作用。

（2）透明质酸酶：透明质酸酶是一种水解黏液性透明质酸的酶，它使细胞之间的透明质酸发生水解，细胞间出现空隙，蝎毒中的其他组分就可以顺利地进入机体内部。透明质酸酶本身是无毒的，但它能促进毒素的作用[3]。

（3）磷脂酶A_2：它使卵磷脂分解成溶血磷脂酰胆碱，后者可导致细胞溶解，所以有间接溶血作用，是间接溶血毒，蝎毒中的细胞毒素可以增强此酶的活性[3]。

（4）氯毒素：氯毒素是蝎毒素中一个很重要的毒素，它特定地结合在重组氯毒素（rBmK CTa）细胞表面，作为氯通道的阻断剂。通过进一步纯化从全蝎中分离出rBmK CTa，研究显示，其在人神经胶质瘤的临床治疗方面可能有潜在作用[3]。

2. 多糖

采用乙醚脱脂、水提取后酸水解、苯酚-硫酸显色剂显色、分光光度法测定10批全蝎不同商品中总多糖含量，总多糖含量在1.520～0.7403 mg/g（以粗多糖为

2.4171～1.1771 mg/g），平均可达到1.0548 mg/g（1.6771 mg/g）[4]。

3. 脂溶性化学成分

对全蝎的乙醇提取物进行化学成分的系统分离，通过硅胶色谱反复层析，分离得到6个化合物，经理化性质测定、光谱分析，鉴定了5个化合物，分别为pregn-5-ene-3, 20-diol、十六烷酰胆甾醇脂、硬脂酸、棕榈酸、胆甾醇，这5个化合物均为首次从全蝎中获得[5]。

4. 矿物质

含有钙、镁、铁、铜、锌、铅等多种矿物质。

【鉴别研究】**1. 成分鉴别**

（1）全蝎紫外谱线组法：采用紫外谱线组法可实现全蝎药材全成分动态变化的整体把握。五种提取溶剂的紫外光谱检测结果显示，不同产地全蝎的紫外谱线组图非常接近，有其共有特征峰，表明其主要成分团在不同产地样品中是相同或类似的。共有吸收峰位为水提液中（290±0.2）nm处、无水乙醇提取液中（207±0.3）nm处、甲醇提取液中（212±0.1）nm处、氯仿提取液中（247±0.5）nm 处、石油醚提取液中（222±0.9）nm处，且不同溶剂提取液的吸收峰位不同，自207 nm 至290 nm差异跨度大，表明不同溶剂浸出成分差别较大，可见紫外谱线组法能够全面地鉴别全蝎药材的内在质量[6]。

（2）高效液相色谱法：通过对山东道地药材全蝎高效液相色谱法（HPLC）图谱的比对，建立全蝎药材的HPLC指纹图谱，确定了19个共有峰。选择出峰稳定性、分离度良好的16号峰为内标参照峰，19个共有峰面积均占总峰面积的90%以上，可见实验所得的全蝎HPLC指纹图谱能够全面地反映全蝎化学成分的分布，且能整体上反映全蝎药材的质量好坏，本研究确定的全蝎HPLC指纹图谱对全蝎药材的质量评价和鉴别具有很好的适用性、推广性[7]。

（3）气相色谱-质谱法：利用气相色谱-质谱（GC-MS）联用技术，对不同产地全蝎脂溶性成分进行分析，确定出各地全蝎药材脂溶性成分，共检测出9个共有峰，且共有峰面积均占总峰面积的90%以上，可见不同产地全蝎脂溶性成分中具有相同的物质团，且共有的9种成分能够很好地反应全蝎脂溶性成分的内在质量。不同产地全蝎脂溶性成分均以3-十二炔、亚油酸甲酯、十六酸甲酯3种成分为主，其峰面积占所有成分总峰面积的比例分别为38.77%～45.89%、22.84%～30.52%、13.63%～22.17%。以这3种成分的相对百分含量做聚类分析，结果显示，不同产地全蝎脂溶性成分中含有的这3种成分相对含量有很高的相似性，相似系数达0.90以上。因此，可以把3-十二炔、亚油酸甲酯、十六酸甲酯3种成分相对百分含量比例为（1.64±0.23）：1：（0.66±0.18）作为鉴定全蝎脂溶性成分的辅助指标，为全蝎脂溶性成分鉴别提供新的鉴别方法和科学依据[7]。

（4）TRICINE-SDS-PAGE电泳法：采用 TRICINE-SDS-PAGE 系统对全蝎蛋白提取液

进行电泳，得出山东不同产地野生全蝎蛋白质条带，通过比较条带位置和蛋白质分子量的大小，可实现野生全蝎的真伪鉴别[8]。

2. 含量测定

（1）HPLC测定胆甾醇：采用高效液相色谱法测定全蝎中的胆甾醇含量，结果为0.26%。HPLC具有简单、快速、重现性好的特点。本研究为进一步探索全蝎的药理作用提供理论依据，同时也为制定全蝎的质量标准提供了一定依据[9]。

（2）水提法测定牛磺酸：水提法提取野生全蝎与养殖全蝎中的游离牛磺酸，PITC柱前衍生化后进行反相高效液相色谱分析，用高效液相外标一点法测定牛磺酸含量，牛磺酸在0.0084～0.4208 μg范围内，进样量与峰面积之间呈良好线性关系[10]。

（3）总磷脂测定：采用Folch试剂超声提取、钼蓝试剂显色、分光光度法测定10个不同地区的全蝎中总磷脂含量，最高含量为430.798 mg/g，最低含量为116.848 mg/g，平均含量可达225.486 mg/g[11]。

（4）总多糖测定：采用乙醚脱脂、水提取后、酸水解、苯酚-硫酸显色剂显色、分光光度法测定10批全蝎不同商品中总多糖含量。

（5）考马斯亮蓝G520显色法测定水溶性蛋白：选用考马斯亮蓝G520显色法测定10批不同全蝎药材商品的水溶性蛋白含量具有一定的差异性，故采用水溶性蛋白质含量作为全蝎药材质量控制的方法之一是可行的[12]。

【分子生药】 研究发现Na^+通道毒素是蝎毒中引起动物麻痹和死亡的主要成分[13]。夏扬等以东亚钳蝎尾腺总RNA为模板，构建了东亚钳蝎毒腺cDNA文库，经过测序比对，发现了一条全新的Na^+通道毒素Bmk Na Tx12，该毒素由85个氨基酸组成，成熟肽为66个氨基酸，与墨西哥毒蝎（*Centruroides noxius*）的β毒素Cn12具有35%的序列同源性。并且进一步构建了哺乳动物细胞表达系统，通过Western blot技术确定重组蛋白最适表达时间为120 h，经Protein A柱纯化得到Fc融合的重组毒素。融合蛋白的SDS-PAGE凝胶电泳结果与Western blot结果条带一致，证明纯化得到目的蛋白，通过高效液相检测其纯度达95%。这为后续开展Bmk Na Tx12的药理学活性研究奠定了物质基础[14]。

【炮制研究】 **1. 盐制全蝎**

将采收的东亚钳蝎放入清水中浸泡1 h左右，同时轻轻搅动，洗掉蝎子身上的泥沙污物等，并使蝎子吐出泥沙，排出粪便。捞出，放入盐水缸或锅内（500 g蝎子加食盐75 g），盐水要浸没蝎子，煮至全身僵硬，捞出，置通风处阴干。再用防潮袋，每500 g装一袋，或装入布袋、草袋内，扎紧袋口，放于干燥通风阴凉之处低温贮存。已经制成的盐制全蝎或全蝎制品，切不可放在太阳下暴晒[15]。

2. 白矾制全蝎

把采收到的东亚钳蝎浸入清水中浸泡1 h左右，同时轻轻搅动，待其吐出泥土，排出粪便，然后捞出，置含白矾（500 g全蝎加食盐50 g）的沸水锅内煮沸40 min（经实验证实，此时蝎体僵硬，脊背抽沟，解剖蝎体发现黏液、内脏已经固化），捞出，摊放在苇席上，于通风处晾干，再拌入适量的白矾细粉，于低温冷藏条件下储存[15]。

3. 酒制全蝎

取东亚钳蝎，除去泥沙，加黄酒拌匀，焖透。用文火炒至酒吸收尽，放入烘箱或房内，低温（40℃）干燥，至微变色、质酥脆时取出，放凉后低温贮存[15]。

4. 淡全蝎

淡全蝎又叫清水蝎。加工前，把待加工的东亚钳蝎放入清水中浸泡8 h左右，同时轻轻搅拌，洗去蝎子身上的污物，并使其排出粪便，然后捞出，放入沸水中用武火煮30 min，再用文火煮至蝎体腹皆硬、脊背抽沟。锅内的水以浸没蝎子为宜，出锅后放在匾内晾干[16]。

5. 蒸法炮制

将东亚钳蝎置于少量水中（勿淹没蝎体），放置3～5 d，使其自动排净体内的食物残渣和粪便，然后用清水洗净蝎体，按2%的比例加盐拌装于适当的容器里，再放置于蒸笼里武火蒸20～30 min，取出后通风干燥即可。可根据临床的需要研成细粉或装成胶囊服用。经蒸制的全蝎有效成分破坏少，且还保存了全蝎的传统药性[16]。

【制剂研究】**1. 工艺研究**

（1）蛋白的超声提取工艺：用正交试验设计法，以福林酚法测定全蝎中蛋白含量并以此为指标，优选全蝎蛋白超声提取工艺中的pH、料液比、温度、时间。全蝎蛋白的最佳超声提取工艺为pH 10.0，料液比1∶30，温度40℃，超声提取时间45 min[17]。

（2）蛋白质和多肽类成分膜分离浓缩工艺：全蝎匀浆提取液在2 MPa的操作压力下采用截留相对分子量（Mr）5.0×10^4超滤膜进行分离，收集膜分离液，在4 MPa操作压力下通过截留Mr 200的纳滤膜进行浓缩，得到膜浓缩液。膜分离浓缩前后蛋白多肽类成分的总转移率为（85.54±0.30）%。膜浓缩液经冷冻干燥，得冻干品纯度为（55.72±0.86）%[18]。

（3）酶解工艺：全蝎粉酶解工艺的最佳用酶是胰蛋白酶，其次是糜蛋白酶和弹性蛋白酶，而胃蛋白酶基本无作用[19]。用改良的Lowry法测定发酵全蝎粉蛋白质含量，在pH值为1.0的环境下，用酶底比2.5%的胃蛋白酶酶解120 min的仿胃酶解工艺最优；在pH值为8.5的环境下，用酶底比5.0%的胰蛋白酶酶解360 min的仿肠酶解工艺最优。以丙氨酸含量为指标，以酶解温度、时间和酶底比为考察因素，用正交试验设计法筛选酶解的最佳工艺条件为全蝎先用40℃人工胃液加入（酶底比）2.5%的胃蛋白酶酶解4 h，残渣转入53℃人工肠液加入酶底比为5.0%的胰蛋白酶酶解4 h，用凯氏定氮法测得此条件下蛋白质的水解率可达80.7%。

（4）全蝎蛋白湿法超微粉碎-超滤法快速提取工艺：将全蝎和与水一起加入粉碎机，应用强大机械振动研磨，使全蝎达到细胞级粉碎，全蝎蛋白快速溶解于水中，然后采用聚丁二酸乙二醇酯（PES）中空纤维膜，对全蝎蛋白进行浓缩。该方法操作时间短，并且避免了加热对蛋白质的破坏，保留了大部分分子量段的全蝎蛋白，通过大鼠体内药效试验证明了其抗凝血和抗血栓作用[20]。

（5）匀浆提取工艺：将冷冻全蝎匀浆后，以蛋白得率为指标，以提取次数、溶剂量、提取时间和氯化钠溶液浓度为考察因素，通过正交试验设计获得最佳提取工艺为全蝎匀浆后，即加入5倍量的磷酸盐缓冲液，每次提取1 h，氯化钠溶液浓度为5%，提取3次[21]。

（6）全蝎可溶性蛋白质提取工艺：用正交试验设计法研究在不同的乙醇浓度、不同的溶酶量、不同的超声提取时间等条件下，全蝎中可溶性蛋白质的提取量，结果以55%浓度的乙醇对提取量影响最大。最佳提取工艺为乙醇浓度为55%，溶酶加入量为20 ml，超声提取时间为120 min。本工艺所提全蝎可溶性蛋白质的质量可达2%[22]。

（7）醇提工艺：运用乙醇回流提取法进行提取，以醇浸膏得率及总氮含量为检测指标，全蝎的较优醇提工艺条件为用4倍量、3倍量60%乙醇回流提取2次，时间分别为1.0 h、0.5 h[23]。

2. 质量标准研究

（1）芍药舒筋片中全蝎的显微鉴别：对多批次芍药舒筋片中的全蝎进行显微鉴别，初步确定刚毛、体壁碎片为其不同特征。选取全蝎的刚毛作为其混合入药的主要鉴别特征；选取全蝎含有毛窝、瘤状突起、未骨化部分的体壁碎片作为其混合入药的辅助鉴别特征[24]。

（2）全蝎蛋白药效组分的生物鉴定：采用水提与盐析法获得全蝎蛋白药效组分，考马斯亮蓝法测定蛋白药效组分的蛋白质含量，SDS-PAGE法和AlphaEaseFC 4.0软件测定全蝎蛋白药效组分的蛋白质分子量，结果为全蝎蛋白药效组分的蛋白质质量分数为50.37%，并得到较好的全蝎蛋白药效组分的10条电泳谱带，分子量分别为94.1620 kDa、66.4000 kDa、40.3570 kDa、27.5410 kDa、22.5180 kDa、19.5200 kDa、12.7660 kDa、11.1900 kDa、9.6653 kDa、8.5342 kDa。这10条谱带是全蝎蛋白药效组分的特征谱带，可用于全蝎蛋白药效组分的鉴别[25]。

（3）全蝎粉水溶性蛋白质的种类鉴别：采用55%乙醇提取、75%以上乙醇沉淀的方法获得全蝎粉水溶性蛋白质，考马斯亮蓝法测定其蛋白质含量，SDS-PAGE法和Quantity One软件测定全蝎粉水溶性蛋白质的分子量，结果为全蝎粉水溶性蛋白质的含量为4.649 mg/ml；得到较好全蝎粉可溶性蛋白质的7条电泳谱带，分子量分别为70.447 kDa、64.730 kDa、54.139 kDa、40.832 kDa、29.939 kDa、26.494 kDa、19.172 kDa。这7条全蝎粉水溶性蛋白质的特征谱带可用于全蝎粉水溶性蛋白质的种类鉴别[26]。

（4）全蝎信息药效组分的电泳鉴别：以全蝎蛋白含量作为提取工艺的评价指标，研究全蝎（Scorpio）信息药效组分的组合模式及其鉴定方法，用盐析法制备供试品，用考马斯亮蓝法、SDS-PAGE法和AlphaEase FC 4.0.0软件综合分析全蝎信息药效组分，结果为全蝎信息药效组分的含量为51.85%（n=10），初步确定10个组分，分子量分别为94.1620 kDa、66.4000 kDa、40.3570 kDa、27.5410 kDa、22.5180 kDa、19.5200 kDa、12.7660 kDa、11.1900 kDa、9.6653 kDa、8.5342 kDa[27]。

【药理作用】**1. 抗肿瘤**

通过药理研究表明，全蝎具有显著的抗肿瘤作用，其作用机制主要是通过增强免疫功能和抑制DNA合成、诱导肿瘤细胞凋亡、抑制肿瘤新生血管生成、直接杀伤肿瘤细胞等来实现的。国内外学者对蝎毒抗肿瘤成分分离及其药理做的研究不断由大分子量蛋白质（主要集中于分子量在7 kDa以上的成分）向小分子量多肽靠近，给药途径由注射给药向口服给药发展，作用机制不断明确[28]。全蝎蛋白药效组分具有促进Bel7402细胞凋亡，并抑制其增殖的作用，其生物效应指标为9.25 ~ 175 g/L，可作为全蝎抗肿瘤生物效应的质量评价指标。全蝎提取物对人前列腺癌PC-3细胞具有体外抑制作用，具体表现为可诱导PC-3细胞凋亡，G_0/G_1期细胞比例下降，G_2/M期、S期细胞比例上升。全蝎对小鼠前胃癌及癌前病变具有阻断作用，可能与其对VEGF表达的调控有关，VEGF与Cyclin D1是参与形成小鼠前胃癌及癌前病变的分子事件之一。

东亚钳蝎镇痛抗肿瘤多肽（*Buthus martensii* Karsch Analgesic-antitumoral peptide，BmKAGAP）是从蝎毒多肽中分离出来的一种毒素。研究证实，重组镇痛抗肿瘤多肽（rAGAP）可以对多种恶性肿瘤细胞株的增殖和迁移起到抑制作用，例如肝癌、肺癌、淋巴腺瘤和胶质瘤等[29]。在对结肠癌的实验中，rAGAP不仅可以抑制人结肠癌细胞株SW480的细胞增殖，诱导其凋亡；还可以下调p27蛋白的表达，使细胞周期阻滞在G_1期。此外，实验还显示，rAGAP可以显著增加Bax和PTEN基因的表达，下调Bcl-2、PI3K和p-AKT蛋白的表达。rAGAP对淋巴腺瘤的细胞增殖也具有抑制作用[30]。rAGAP不仅可以抑制人胶质瘤细胞株SHG44和鼠胶质瘤细胞株C6的增殖，而且还能抑制SHG44细胞的迁移，其作用机制可能是通过对细胞周期G_1期的影响，以及阻滞p-AKT、NF-κB、Bcl-2和MAPK信号通路来完成的。rAGAP对人肝癌细胞株Hep 3B及人肺癌细胞株A549的增殖具有抑制作用。将rAGAP与具有甲胎蛋白（α-fetoprotein，AFP）的载体连接，构建出pAFP-rAGAP质粒，转染入人肝癌细胞株Hep G2中，在质粒转染24 h、48 h和72 h后，随着Hep G2细胞中rAGAP mRNA的表达逐渐增多，存活的Hep G2细胞逐渐减少。MTT结果显示，rAGAP对多种人肝癌细胞株的增殖均具有显著抑制作用，并呈浓度依赖性；rAGAP对人肝癌Hep G2细胞24 h、48 h、72 h不同时间点的增殖也具有抑制作用，并呈时间依赖性。

2. 抗哮喘

采用全蝎—蜈蚣为药对（给药浓度为每日0.625g/kg），对哮喘模型小鼠给药治疗3周，结果与正常组比较，模型组大鼠支气管肺泡灌洗液（BALF）中细胞数量、淋巴细胞、嗜酸性粒细胞、中性粒细胞比例明显增加（P<0.01），支气管壁厚度、平滑

肌厚度、胶原纤维厚度分别为（100.67 ± 15.04）$\mu m^2/\mu m$、（17.08 ± 4.92）$\mu m^2/\mu m$、（4.07 ± 1.08）$\mu m^2/\mu m$，提示全蝎—蜈蚣作为药对联用可以改善哮喘模型大鼠气道炎症，减少支气管壁和平滑肌厚度，抑制胶原纤维增生，并在一定程度上对气道重塑起到改善或缓解作用。近年来将全蝎运用于儿童哮喘的治疗，特别是哮喘发作期以及咳嗽变异性哮喘，取得良好疗效，这可能与全蝎兼具祛风与通络之功密切相关[31]。

3. 镇痛

研究表明全蝎具有很好的镇痛效果。BmkAGAP具有镇痛作用，在提前注射rAGAP后，可以降低甲醛诱发的疼痛，并且疼痛随着rAGAP剂量的增大而减轻[32]。AGAP能够显著抑制原代培养的大鼠背根神经节神经元Na^+电流以及TTX-R Na^+电流，提示AGAP的镇痛作用可能是通过调节TTX-R Na^+通道实现的。全蝎的提取物可明显抑制小鼠热板反应，减少醋酸诱发的扭体次数，延长其舔足潜伏期。研究腹外斜肌放电评价蝎毒对内脏痛觉的抑制作用，结果显示，蝎毒抑制慢性内脏痛幼鼠内脏痛觉敏化，可能是通过抑制外周和中枢两个环节达到镇痛效果，一是抑制外周传入神经在脊髓背角释放兴奋性氨基酸，从而抑制中枢敏化和脊髓背角伤害性感受神经元之间形成的突触传递LTP的突触前因素受到了抑制，通过抑制兴奋性氨基酸的释放，降低*N*-甲基-D-天冬氨酸受体（NMDA R）对钙离子的通透性，抑制中枢敏化和突触可塑性的形成与发展，二是以通过血脑屏障进入脑内直接抑制中枢敏化。

4. 抗癫痫

癫痫本身是一种发病机制复杂的神经系统常见病，全蝎抗癫痫主要作用于神经系统，其抗癫痫的主要有效药用成分为蝎毒。研究表明，蝎毒对胆碱能神经及肾上腺素能神经均有作用。有报道，蝎毒能引起副交感神经、脑及其他组织中乙酰胆碱的释放，并发现其作用位点是突触前部位。全蝎可以使大鼠癫痫发作的敏感性显著降低，并较大程度上降低癫痫的发生率。全蝎醇提物能降低慢性癫痫模型大鼠海马GFAP mRNA的表达。姜春玲等用癫痫大鼠蝎毒处理后海马内强啡肽原mRNA（PDYN mRNA）与海马内胆囊收缩素原mRNA（PCCK mRNA）表达的原位杂交观察等，表明蝎毒能选择性防止癫痫敏感大鼠腹侧海马GABA能中间神经元的损伤，使GABA的释放量增加，并选择性地增加癫痫敏感大鼠海马PDYN mRNA、PC-CK mRNA表达[33]。

5. 抗惊厥

全蝎冷浸、热提、醇提液的镇痛、镇静、抗惊厥实验表明，全蝎冷浸提取液无论在热板实验中还是在扭体实验中，都体现出有较好的镇痛效果，3 种提取方法的镇静、抗惊厥效果都很显著。12种中药醇提物抗惊厥比较试验表明，全蝎对MES模型有对抗作用，量效呈正相关，且效价强度最大，体存药效动力学好[34]。全蝎乙醇提取物的2种剂量，均可使耐苯妥英钠大鼠惊厥阈值（480.38 ± 18.48）μA明显升高，对耐苯妥英钠大鼠惊厥模型产生明显的对抗作用，其抗耐药机制与抑制耐药惊厥大鼠脑内mdr1 mRNA表达和相应减少其表达产物P糖蛋白（P-gp）有关。

6. 抗凝、抗血栓、促纤溶

中药全蝎主要通过抗血栓、抗凝和促纤溶等机制对心血管系统发挥药理作用。全蝎提取液可通过抑制血小板聚集，减少纤维蛋白含量和促进纤溶系统活性（优降蛋白溶解时间缩短）等因素抑制血栓形成[35]。蝎毒纤溶活性肽（SVFAP）的纤溶作用与抑制内皮细胞分泌纤溶酶原激活物抑制物（PAI-1）和促进组织型纤溶酶原激活物（t-PA）释放有关。全蝎除尾部以外的不同药用部位的提取液（特别是头部和四肢），具有抑制心脏收缩的作用，而全蝎尾部具有兴奋离体心脏收缩的作用。另外，蝎毒对血小板聚集功能的影响，有助于减少斑块形成，延缓动脉粥样硬化进程。全蝎纯化液能抑制凝血酶诱导血管内皮细胞表达组织因子（TF），可拮抗凝血酶抑制组织因子途径抑制物（TFPI）释放，促进血管内皮细胞释放一氧化氮，表明全蝎纯化液可以保护由凝血酶诱导血管内皮细胞所造成的损伤。全蝎纯化液能抑制凝血酶刺激血管内皮细胞乳酸脱氢酶（LDH）的漏出，拮抗凝血酶诱导血管内皮细胞分泌内皮缩血管肽1（ET-1）增加，提示全蝎对凝血酶诱导的血管内皮细胞（VEC）损伤具有保护作用。

7. 对免疫功能的影响

全蝎水提物（BMWE）可明显提高巨噬细胞吞噬功能与分泌能力，活化巨噬细胞，此作用与全蝎传统用于治疗疮疡、瘰疬，现代用于肿瘤的临床应用相关。将全蝎和蝎身煎剂2 g/kg连续灌胃给药6 d，可使小鼠网状内皮系统对碳粒的廓清作用明显降低；连续灌胃给药7 d，可使小鼠血清半数溶血值明显降低，说明其对非特异性免疫和体液免疫功能有抑制作用[36]。

8. 其他作用

为观察蝎毒多肽对皮肤创伤的愈合作用，采用蝎毒多肽药液缓慢外注于小鼠背部皮肤创伤面，结果蝎毒多肽具有促进皮肤溃疡愈合及体外抑菌的作用。观察全蝎提取液对急性早幼粒细胞株（HL-60）细胞及相关基因的影响，结果显示，全蝎提取液对HL-60细胞凋亡及相关基因的表达具有有益影响。

【现代临床】**1. 支气管哮喘**

支气管哮喘是儿科的常见病，中医治疗以宣肺化痰、降气平喘为主。全蝎对于1～3岁小儿哮喘发病的发作期、缓解期以及咳嗽变异性哮喘均有治疗作用。

2. 扁桃体炎

采用全蝎外敷患处12 h治疗急性扁桃体炎10例，用药后扁桃体不肿大，咽痛消失，全身无不良反应[37]。应用中药全蝎合六神丸外敷治疗急性扁桃体炎32例，敷药24 h，体温正常，咽喉充血明显减轻，扁桃体缩小，咽痛、咳嗽等症状消失者23例，占71.8%；敷药48 h，上述症状消失者7例，占21.8%；其余2例效果不佳，总有效率为95.1%。

3. 乳腺增生、乳房纤维瘤、乳腺炎

临床观察瓜蒌全蝎粉治疗乳腺增生，瓜蒌开口，将蝎子装于瓜蒌内，放于瓦片上烘干，研成粉，每日1次，每次3 g口服，结果治愈43例，好转4例，未愈1例，效果满意。采用全蝎瓜蒌合用治疗乳房纤维瘤11例，痊愈10例；治疗乳腺小叶增生243例，痊愈率达到100%。胡勤柏报道采用全蝎单用治疗乳腺炎308例，治愈307例，治愈率达99.9%，与青霉素对比，治疗效果更好[38]。

4. 口腔颌面部炎症

利用全蝎粉剂外用治疗口腔颌面部炎症365例，用药1～2 d后炎症缓解或消失，取得良好的临床疗效。

5. 慢性肾炎

采用全蝎颗粒治疗慢性肾炎63例，经过6个月用药后，治疗组总有效率达84.34%，对照组为64.52%；24 h 尿蛋白定量治疗组有效率达90.63%，对照组为67.74%，证明中药全蝎颗粒对于慢性肾炎蛋白尿有良好的临床疗效。观察全蝎不同剂量中药复方治疗慢性肾小球肾炎蛋白尿（脾肾气虚，肾络阻滞证）的临床疗效，全蝎5 g复方和全蝎10 g复方有较好的治疗作用，能有效改善受试患者的临床症状，且安全性较好[39]。

6. 恶性肿瘤

全蝎生物疗法对恶性肿瘤具有明显的治疗作用，敏感瘤谱包括乳腺癌、肺癌、胃癌、恶性淋巴瘤和白血病。显效率（CR+PR）达68.9%。而且止痛效果好，毒副作用低（仅8.83%）。全蝎抗癌散含全蝎、破血珠、椰芋、黄芪、冬虫夏草、白术、当归、人参、三七、三棱、莪术、半边莲、白花蛇舌草、班蝥、虻虫、水蛭、黄药子等60余味中草药，研成粉，用温开水冲服，每日2～3次，一般为每次15～20 g，且可随症加减。用全蝎抗癌散治疗中晚期肿瘤52例，其中肝癌30例，乳腺癌10例，肺腺癌8例，胃癌4例。治疗结果，52例治疗6个月以上，其中38例存活16个月以上，12例病情稳定[40]。慢性粒细胞白血病是以贫血、外周血粒细胞增高，以及出现各阶段幼稚粒细胞、嗜碱性粒细胞增高，常有血小板增多和脾肿大为特征的疾病。科学研究表明，中医药在治疗该病方面具有临床优势。全蝎解毒汤联用羟基脲、干扰素治疗慢性粒细胞白血病42例，对照组为羟基脲、干扰素，用药6个月后发现，治疗组总有效率为86.36%，对照组总有效率为70.00%，表明全蝎解毒汤联用羟基脲、干扰素是治疗慢性粒细胞白血病的有效方法[41]。

【编者评述】 全蝎主要活性成分蝎毒具有抗癌、抗凝、抗血栓、促纤溶、镇痛、抗惊厥、调节免疫等多种作用，在神经系统疾病、肿瘤、心血管系统疾病、皮肤病、风湿病等多种疾病治疗方面具有广阔的前景。但蝎毒成分复杂，且含有多种化学成分及活性物质，需进一步对全蝎的有效成分进行分析研究。

参考文献

[1] 史磊，张天锡，杜聪颖，等. 中药全蝎活性成分、药理作用及临床应用研究进展［J］. 辽宁中医药大学学报，2015，17（4）：89-91.

[2] 王春光，戚正武. 蝎长链神经毒素研究进展［J］. 生命科学研究，2001（2）：95-101.

[3] 余茂耘，韦传宝. 蝎毒的生理活性成分及临床应用［J］. 中国临床康复，2004（9）：1754-1755.

[4] 罗跃，彭延古，易小明. 全蝎的化学成分及其作用的研究进展［J］. 湖南中医药大学学报，2008，28（3）：78-80.

[5] 孙娟，乔歌，张圣元，等. 全蝎药材不同商品中总多糖含量测定［J］. 辽宁中医杂志，2014，41（3）：534-536.

[6] 王洪平. 全蝎中脂溶性化学成分的研究［D］. 济南：山东中医药大学，2010：23.

[7] 史磊. 基于化学—生物指纹图谱技术的山东道地药材全蝎质量评价研究［D］. 济南：山东中医药大学，2015.

[8] 高世杰，王集会，王俊香. TRICINE-SDS-PAGE电泳法用于野生全蝎粉鉴定的研究［J］. 山东中医杂志，2013，32（2）：114-115.

[9] 崔聪，周洪雷，王洪平，等. HPLC法测定全蝎中胆甾醇含量［J］. 辽宁中医药大学学报，2011，13（12）：46-47.

[10] 桑晓，王立娜，姜悦，等. HPLC柱前衍生化测定野生与养殖全蝎中游离牛磺酸含量［J］. 化工时刊，2017，31（3）：21-24.

[11] 乔歌，李峰，张智华. 全蝎 蜈蚣 土鳖虫 僵蚕4种药材商品中总磷脂的含量测定［J］. 辽宁中医药大学学报，2009，11（6）：225-227.

[12] 孙奇，乔歌. 全蝎药材商品中水溶性蛋白质含量测定［J］. 辽宁中医药大学学报，2015，17（3）：49-50.

[13] LIU L H，BOSMANS F，MAERTENS C，et al. Molecular basis of the mammalian potency of the scorpion α-like toxin，Bmk M1［J］. FASEB J，2005，19（6）：594-596.

[14] 夏扬，胡玲玲，陈姣，等. 东亚钳蝎Na^+通道毒素Bmk Na Tx12的基因克隆与重组表达［J］. 中国药科大学学报，2017，48（2）：220-226.

[15] 陈培安，吴凤玉，缪春平. 浅淡全蝎加工炮制与贮存［J］. 海峡药学，2008，20（7）：95-96.

[16] 高兆锦. 浅谈全蝎的炮制方法［J］. 社区医学杂志，2006，4（4）：59-60.

[17] 焦方文，张盼盼，孙静，等. 全蝎蛋白的超声提取工艺研究［J］. 山东中医杂志，2016，35（9）：824-825.

[18] 陈卉，王洛临，孙冬梅. 土鳖虫和全蝎蛋白质和多肽类成分的膜分离浓缩［J］. 中国医药工业杂志，2016，47（4）：415-418.

[19] 焦方文，王集会，邹龑，等. 全蝎粉酶解工艺最佳用酶的初步筛选[J]. 时珍国医国药，2015，26(10)：2407-2408.

[20] 田晓然，付廷明，郭立玮. 湿法超微粉碎-超滤法快速提取浓缩全蝎蛋白可行性考察[J]. 中国实验方剂学杂志，2012，18(22)：13-16.

[21] 侯林，田景振，姬涛. 全蝎匀浆提取工艺研究[J]. 中成药，2011，33(10)：1813-1815.

[22] 王集会，冯玉，殷法杰. 全蝎可溶性蛋白质的提取工艺研究[J]. 山东中医杂志，2011，30(7)：508-509.

[23] 李万忠，姚金成，何群. 全蝎、蜈蚣醇提工艺的研究[J]. 潍坊医学院学报，2006，28(5)：345-346.

[24] 魏似婕，袁秀荣. 芍药舒筋片中全蝎蜈蚣的显微鉴别[J]. 上海中医药杂志，2016，50(2)：89-93.

[25] 王晶娟，张贵君，李奇豫. 全蝎蛋白药效组分的生物鉴定法研究[J]. 中国实验方剂学杂志，2010，16(8)：94-95.

[26] 王集会，高世杰，冯玉. 野生全蝎粉可溶性蛋白质SDS-PAGE电泳分析研究[J]. 山东中医杂志，2012，31(9)：673-674.

[27] 王晶娟. 全蝎信息药效组分的电泳鉴别[C]//中国商品学会. 第二届全国中药商品学术大会论文集. 北京：中国商品学会，2010：4.

[28] Mak L, Liggi S, Tan L. Anti-cancer Drug Development: Computational Strategies to Identify and Target Proteins Involved in Cancer Metabolism[J]. Current Pharmaceutical Design, 2013, 19(4): 532-577.

[29] 陈谦，连小云，张晓智，等. 蟾皮、全蝎、蜂房对小鼠前胃癌及癌前病变的干预实验研究[J]. 陕西中医，2003，24(1)：84-86.

[30] ZHAO Y L, CAI X T, YE T M, et al. Analgesic-Antitumor Peptide Inhibits Proliferation and Migration of SHG-44 Human Malignant Glioma Cells[J]. Journal of Cellular Biochemistry, 2011, 112(9): 2424-2434.

[31] 张婧延，姜之. 全蝎治疗儿童支气管哮喘的临床运用[J]. 光明中医，2013，28(4)：836-838.

[32] MAO Q H, RUAN J P, CAI X T, et al. Antinociceptive Effects of Analgesic-Antitumor Peptide (AGAP), a Neurotoxin from the Scorpion Buthus martensii Karsch, on Formalin-Induced Inflammatory Pain through a Mitogen-Activated Protein Kinases-Dependent Mechanism in Mice[J]. PLOS ONE, 2013, 8(11): 399-418.

[33] 姜春玲，张万琴. 蝎毒对癫痫大鼠海马内强啡肽原mRNA表达的影响[J]. 中国应用生理学杂志，2000，16(1)：73-75.

[34] 王新凤，陈靖京，王明正，等. 全蝎乙醇提取物对耐药惊厥大鼠脑内mdr1 mRNA和P-gp表达

的影响［J］. 中国中药杂志，2009（17）：2223-2227.

［35］石磊，张天锡，杜聪颖，等. 中药全蝎活性成分、药理作用及临床应用研究进展［J］. 辽宁中医药大学学报，2015，17（4）：89-91.

［36］吴英良，刘崇铭，陈兰兰. 全蝎与蝎身煎剂对小鼠免疫功能的影响［J］. 时珍国药研究，1995，6（2）：13-14.

［37］李景文，李璆玑. 全蝎治疗急性扁桃体炎［J］. 中级医刊，1966（6）：385.

［38］胡勤柏. 全蝎治疗乳腺炎365例临床观察［J］. 中医杂志，1986（1）：40.

［39］庞羽. 全蝎不同剂量中药复方治疗慢性肾小球肾炎蛋白尿（脾肾气虚，肾络阻滞证）的临床疗效观察［D］. 成都：成都中医药大学，2016.

［40］刘玉清，洪澜，吴宏美，等. 全蝎治疗恶性肿瘤的临床研究［J］. 热带医学杂志，2003，3（4）：484-488.

［41］陈艳鑫，杨文华，杨向东. 全蝎解毒汤对慢性粒细胞白血病血液学影响的临床研究［J］. 云南中医中药杂志，2012，33（3）：2，12-14.

16 牡 蛎 | Muli

1 · 180

OSTREAE CONCHA

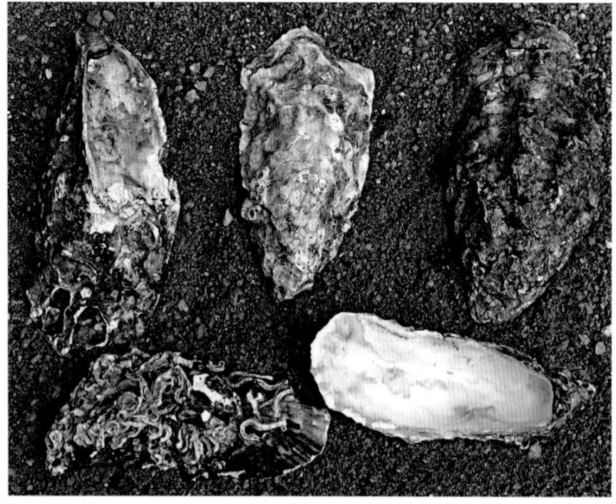

图 2-16-1 长牡蛎

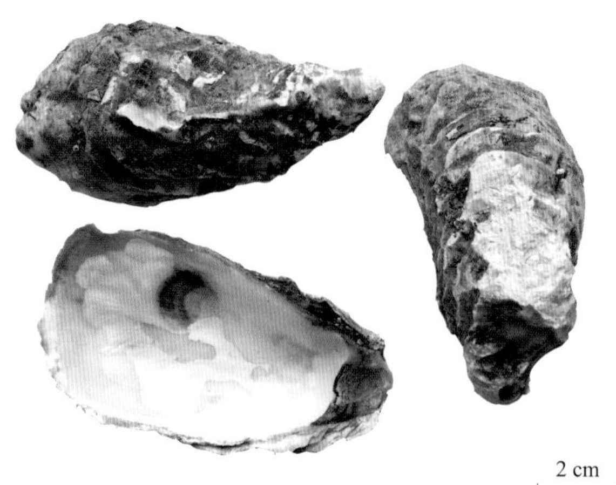

图 2-16-2 牡蛎药材（长牡蛎）

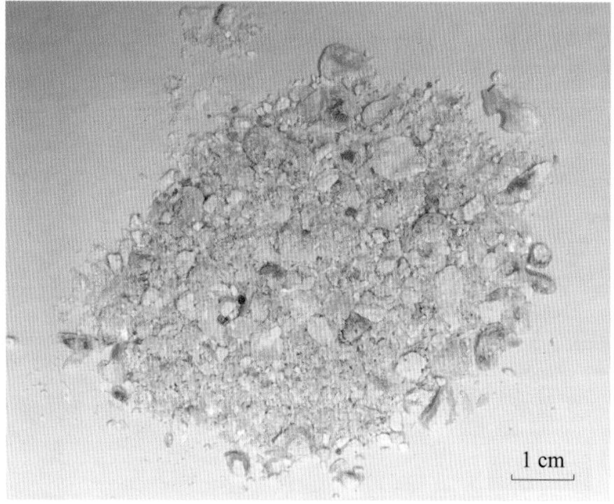

图 2-16-3 牡蛎饮片（长牡蛎）

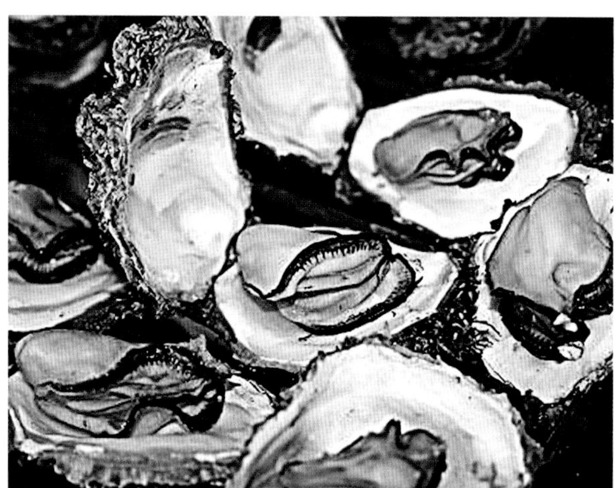

图 2-16-4 大连湾牡蛎

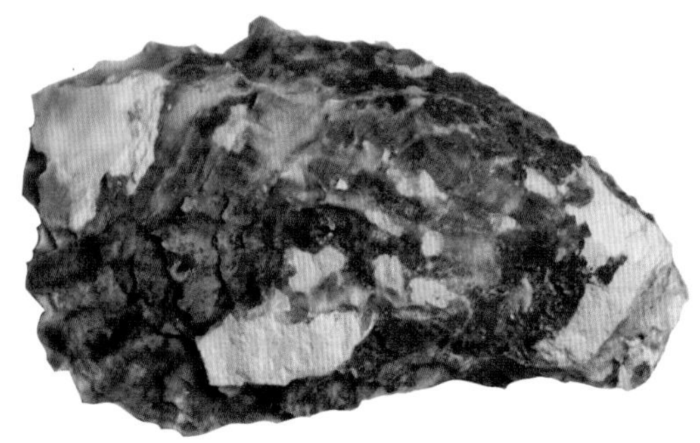

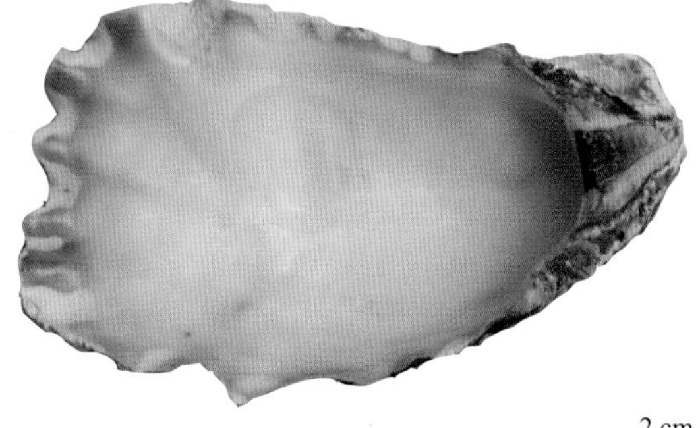

图 2-16-5 牡蛎药材（大连湾牡蛎）

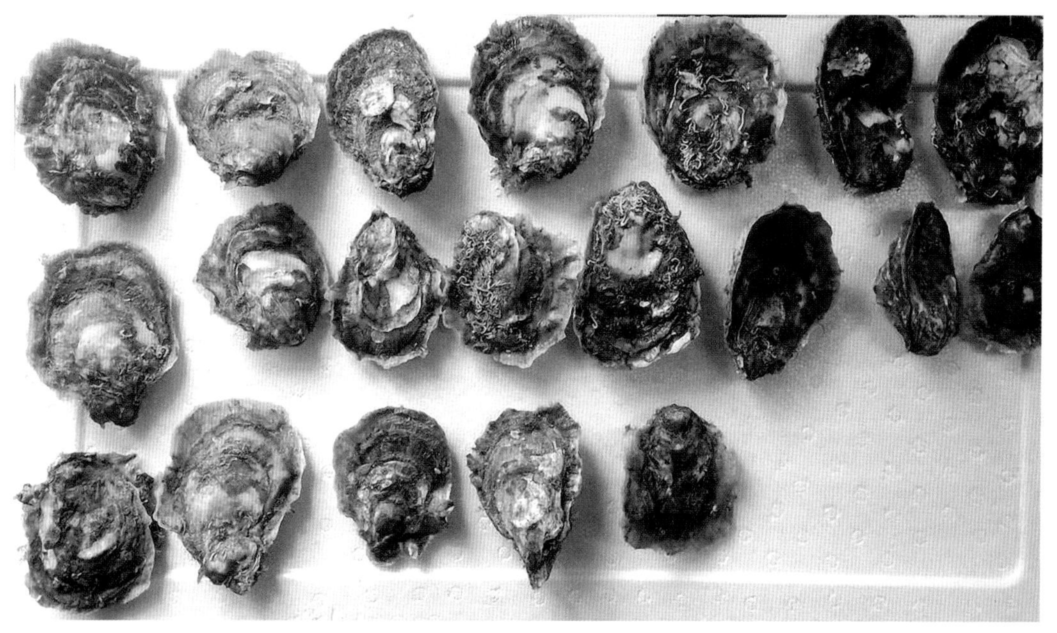

图 2-16-6　近江牡蛎

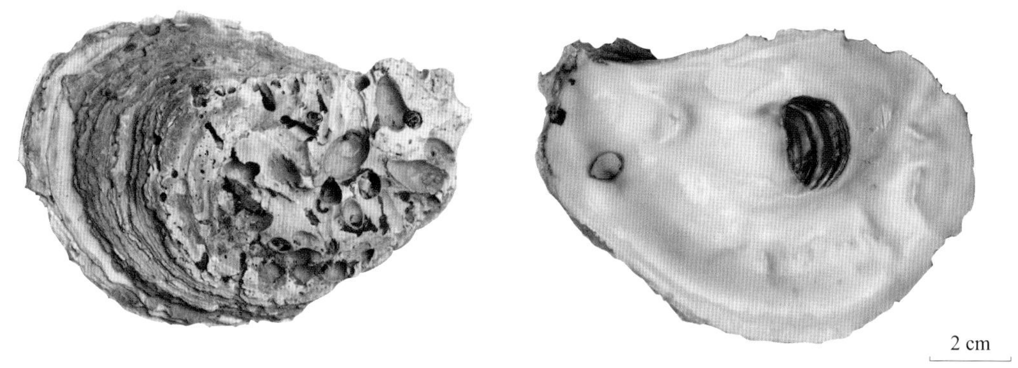

图 2-16-7　牡蛎药材（近江牡蛎）

【药典沿革】 首载于1963年版一部第142页，分别从来源、鉴别、炮炙、性味、功能、主治、用法与用量、注意、贮藏9个指标对其进行规定，其来源为牡蛎科动物长牡蛎*Ostrea gigas* Thunberg、大连湾牡蛎*Ostrea talienwhanensis* Crosse或近江牡蛎*Ostrea rivularis* Gould的贝壳。1977年版一部第294页，分别从来源、性状、炮制、性味、功能与主治、用法与用量、贮藏7个指标对其进行规定，将1963年版中"鉴别"项下内容归于该版"性状"项中，更改"炮炙"为"炮制"，"鉴别""注意"项内容缺失，合并了"功能""主治"项。1985年版一部第144页、1990年版一部第147页、1995年版一部第149页、2000年版一部第138页、2005年版一部第120页，其规定与1977年版基本相同，只是增补了归经，并与性味合并。2010年版一部第161页，在2005年版的基础上增加了"含量测定"指标。2015年版一部第173页与2020年版一部第180页，在2010年版的基础上增加了"鉴别"与"检查"项。

【本草考证】 《蜀本草》曰："又有蛎蛎，形短不入药用。《本草图经》云：（牡蛎）海中蚌属，以牡者良。今莱州昌阳县海中多有。二月、三月采之。”又云：“（牡蛎）今海旁皆有之，而南海闽中及通泰间尤多。此物附石而生，相连如房，故名蛎房，一名蚝山，晋安人呼为蚝莆。初生海边才如拳石，四面渐长有一二丈者，崭岩如山，俗呼蚝山。每一房内有蚝肉一块，肉之大小随房所生，大房如马蹄，小者如人指面，每潮来则诸房皆开。”《本草便读》云：“牡蛎，出海中，形如大蟒，其壳只有一片，而无对偶，故为之牡。”综上形态、习性记述，与今之药材所用牡蛎基本相符。

【药材来源】 牡蛎科动物长牡蛎*Ostrea gigas* Thunberg、大连湾牡蛎*Ostrea talienwhanensis* Crosse或近江牡蛎*Ostrea rivularis* Gould的贝壳。全年均可捕捞，去肉，洗净，晒干。生用或煅用。

【性味归经】 咸，微寒。归肝、胆、肾经。

【功能主治】 重镇安神，潜阳补阴，软坚散结。用于惊悸失眠，眩晕耳鸣，瘰疬痰核，癥瘕痞块。煅牡蛎收敛固涩，制酸止痛。用于自汗盗汗，遗精滑精，崩漏带下，胃痛吞酸。

【道地主产】 江苏、福建、广东、浙江、河北、辽宁及山东等沿海一带。野生或养殖。

【资源研究】 **1. 品种**

药用牡蛎主要有3种，分别为长牡蛎*Ostrea gigas* Thunberg、大连湾牡蛎*Ostrea talienwhanensis* Crosse和近江牡蛎*Ostrea rivularis* Gould。

2. 生物学特性

长牡蛎贝壳大型，长片状，背腹缘几平行，长10～50 cm，宽4～15 cm。右壳鳞片坚厚，层状或层纹状排列，壳外面平坦或具数个凹陷，淡紫色、灰白色或黄褐色，内面瓷白色，壳顶二侧无小齿。左壳凹下很深，鳞片较右壳粗大，壳顶附着面小。大连湾牡蛎呈类三角形，背腹缘呈“八”字形。右壳表面淡黄色，具疏松的同心鳞片，鳞片起伏，呈波浪状，内面白色。左壳同心鳞片坚厚，自壳顶部有明显放射肋数个，内面凹下呈盒状，铰合面小。近江牡蛎体型多变化，有圆形、卵圆形或三角形等。右壳较小，壳面稍不平，有灰、紫、棕、黄等颜色，环生同心鳞片；幼体的鳞片薄而脆，多年生长后鳞片层层相垒，内面白色，边缘有时淡紫色。左壳较右壳坚硬、厚、大。牡蛎消化系统主要包括唇瓣、口、食道、胃、肠和肛门。胃的结构比较复杂，主要由胃盾、筛选区、消化盲囊和筛选盲囊组成。循环系统属开管式。牡蛎的鳃属于假瓣鳃，鳃板由鳃褶、主鳃丝、移行鳃丝、普通鳃丝、支持棒和鳃血管组成。神经系统主要由1对头神经节、1个脏神经节和与神经节相连的神经索组成。排泄系统由肾围心腔管、囊状部、腺状部3部分组成。2条生殖总导管分别沿围心腔的背前侧斜行，最后与肾围心腔管重叠，并行开口于泄殖孔内侧。

长牡蛎为广温广盐性贝类，在-3～32℃水温中能存活，生长水温为5～28℃，在盐度为10‰～37‰海域内均有分布，其生长最适盐度为20‰～31‰。呼吸主要是通过鳃纤毛的运动煽动水流来进行气体交换。摄食是在外套膜、鳃和唇瓣共同作用下完成的，水流经过外套膜通过鳃，依靠鳃丝上的鳃纤毛运动将滤下的颗粒运送到唇瓣进入到口中。其食物的种类随海洋环境和季节的变化而不同，主要食物为硅藻及有机碎屑等。摄食无特殊的规律性，一般在10～25℃时摄食旺盛。长牡蛎为雌雄异体，性腺发育过程分为5期：休止期、形成期、增殖期、成熟期和排放期。排精与产卵开始于个别亲体，由此产生连锁反应，互相诱导。壳长14.8 cm成熟的太平洋牡蛎一次性能排卵5580万粒（卵径50～60 μm），排精数比产卵数还要大数百倍。在水温20～23℃条件下，受精卵经20～23 h孵化形成D形幼虫（壳长75 μm左右），经过18～20 d的培育，幼虫壳长达280～300 μm时出现黑色眼点，称为眼点幼虫。这时棒状足逐渐发达，遇到适宜的附着物时，足伸出壳外匍匐其上，找到合适位置由足丝腺分泌黏胶物质而固着其上，进入固着生活[1]。

3.饲养管理

牡蛎受精卵23℃时经20 h孵化成D形幼虫，开始选育，用孔径0.055 mm筛绢制成的网箱，拖选表层幼虫，浓缩移到培育池中进行培育。D形幼虫培育密度为每毫升8个左右，壳顶期幼虫培育密度为每毫升2～4个。幼虫培育水温保持在22～23℃，光照度控制在200～500 lx。每天换水2次，每次换水量1/2，每5 d倒池1次。D形幼虫开口饵料为湛江等鞭金藻，日投喂量为每毫升0.5×10^4个。随着幼虫的生长增加饵料种类，多种单胞藻混合投喂幼虫生长速度相对较快，发育同步性也好。培育过程中随时镜检幼虫胃含物及水中残饵情况，并根据其摄食状况调整投饵量。经过18～20 d的培育，当壳长达到280～340 μm，眼点幼虫比例占20%～30%时，投放用扇贝贝壳串制而成的附基，每串100片附着基，采苗密度为每毫升1～1.5个，每立方米投放70～80串。投入附着基后彻底换水1次，以后每日换水2次，每次换水量1/2，换水时干露时间不宜过长。幼虫变态附着后摄食量明显增加，每天视水色情况加大投饵量。幼虫附着变态为稚贝，再经7 d的培育，壳高平均达到2 mm即可到海上进行暂养[1]。

长牡蛎养殖方式分筏架式、延绳式、滩涂播养式、棚架式、固定式等多种，最为常见的为筏架式和滩涂播养式。筏架式养殖应选在潮流畅通、水温不超过30℃的海区。该法采苗多用贝壳作采苗器。贝壳用绳串联，一般绳长2～4 m，每个贝壳上附着10～20个贝苗。单体牡蛎可采用网笼式吊养。该种养殖方式可充分利用水体空间，并可以采用贝藻混养等生态养殖模式，贝类摄食时间长、生长速度快、单位面积产量高。滩涂播养式，即不用任何固着基，直接将牡蛎苗播养在滩涂上。牡蛎苗一般来自人工育苗培育的单体或是采苗器上剥离的单体，按照一定密度进行播撒。该养殖方式成本低、操作简单，能充分利用滩涂。牡蛎还可以与虾类等进行混养，这种养殖方式利用了2种养殖物种的食性与生活方式的差异，充分利用水体条件，提高了产量和经济效益。每年9月至翌年4月为长牡蛎的主要增肉期，在这段时间内将长牡蛎转移到水质肥沃、饵料丰富、水流畅通的海湾上段或接近河口的地方进行育肥，比平常的养殖环境更有利于长牡蛎软体部分生长和性腺发育，从而获得较高的出肉率[2]。

4. 饲料

牡蛎的饵料种类主要是单细胞浮游生物和有机碎屑。楼宝采用4种单胞藻（等鞭金藻、三角褐指藻、塔胞藻、小球藻）的不同种类及投喂密度的组合方式，对长牡蛎幼虫的饵料效果做了对比试验，认为单一品种投喂宜选用等鞭金藻，混合投喂以等鞭金藻加塔胞藻和等鞭金藻加三角褐指藻为优选饵料[3]。王志滨等认为长牡蛎幼虫适宜的饵料主要有等鞭金藻、角毛藻、扁藻等。幼虫培育前期，等鞭金藻、角毛藻效果较好，扁藻是壳顶期幼虫的良好饵料，幼虫壳长110 ~ 130 μm以上时，就能大量摄食扁藻。对壳长130 μm以上的幼虫，混合投喂等鞭金藻和扁藻，效果更好[4]。

5. 病害防治

（1）牡蛎面盘病毒病：由虹彩病毒（Iridovirus）引起。感染的牡蛎缺乏活力，内脏团缩入瓣膜内。当边膜从瓣膜扩展时，已不能正常活动和移动。从边膜分离出来的已感染的盖膜上皮细胞呈现出沿边膜周边的疱疹。目前主要是加强管理，建立正确的诊断法。一旦发现，彻底消除幼体牡蛎群及相关设施。建立无病的孵化储备并保证不被污染。

（2）牡蛎幼体细菌性溃疡病：其病原为鳗弧菌（*Vibrio anguillarum*）和溶藻酸弧菌（*Vibrio alginolyticus*）等。各种牡蛎的育苗过程中都可能发生此病。浮游的幼虫被感染后即下沉固着，或活动能力降低，突然大批死亡。应加强养殖水体的卫生管理，使弧菌数每升不超过100个。对菌含量过多者用50 ~ 100 mg/L的复合链霉素浸浴幼牡蛎，有望治愈此病。此外多粘菌素B、红霉素、新霉素等也有疗效，但应注意抗生素的副作用，谨慎使用。检测出感染者应丢弃。确保饵料（如单胞藻）无病菌污染。有效地采取过滤、臭氧或紫外线消毒等措施[5]。

（3）牡蛎派琴虫病：其病原为海水派琴虫（*Perkinsus marinus*）。此病地理分布广泛。主要侵害1年以上的牡蛎。牡蛎的死亡发生在夏季和初秋（8 ~ 9月份），以后随着天气变冷、水温下降，死亡也减少。流行病的发生与较高的水温（30℃）和较高的盐度（30‰）有关。盐度在15‰以下或水温低于20℃或高于33℃时，即使有派琴虫寄生，牡蛎也不会死亡。慢性感染的牡蛎，身体逐渐消瘦，停止生长，生殖腺的发育也受到阻碍。感染严重的牡蛎壳口张开而死，特别在环境条件不利时死亡更快。关于派琴虫的防治还没有有效的根除措施，一些化学药剂对派琴虫有一定的抑制效果。另外含氯消毒剂、二甲基乙内酰胺消毒剂、紫外消毒、过滤处理以及淡水等对派琴虫都有一定的杀灭及抑制作用。培养三倍体牡蛎，三倍体牡蛎生长周期短，能在短期内达到商品规格并上市，从而避开派琴虫的大规模流行[6]。

【化学成分】牡蛎壳中，有机质部分主要是由蛋白质、糖蛋白和多糖组成，还含有甘氨酸、胱氨酸、甲硫氨酸等17种氨基酸；无机质部分，碳酸钙的含量占到90%以上[7]。牡蛎壳中还含有钙、镁、铜、铁、锌、锰、钼、钴、锶、铬、镍、铅、汞等矿物元素[8]。

【鉴别研究】**1. 成分鉴别**

董雯雯等对牡蛎及其煅制品进行X射线衍射指纹图谱分析及特征标记峰鉴别，煅牡蛎在3.19处出现X射线衍射峰，且煅牡蛎在3.35处的峰值明显强于生牡蛎，生牡蛎在1.91和1.88处的峰值明显强于煅牡蛎。X射线衍射图谱分析可以很直观地鉴别牡蛎、龙骨、白矾等中药及其煅制品，表明使用X射线衍射指纹图谱鉴定牡蛎等中药及其煅制品是一种非常简便、准确的方法[9]。邵江娟等应用X射线衍射法对11批生牡蛎样品进行定性分析，比较其共有峰的夹角余弦和相关系数的相似度。结果发现，各生牡蛎样品X射线衍射共有峰的相似度均达到95%以上，从而确定了生牡蛎X射线衍射指纹图谱的建立[10]。

2. 含量测定

取牡蛎细粉约0.15 g，精密称定，置锥形瓶中，加稀盐酸10 ml，加热使溶解，加水20 ml与甲基红指示液1滴，滴加10%氢氧化钾溶液至溶液显黄色，继续多加10 ml，再加钙黄绿素指示剂少量，用乙二胺四醋酸二钠滴定液（0.05 mol/L）滴定至溶液黄绿色荧光消失而显橙色。每毫升乙二胺四醋酸二钠滴定液（0.05 mol/L）相当于5.004 mg的碳酸钙。

【炮制研究】牡蛎古代炮制方法较多，有熬、煅、炒、煨、炙、煅飞、韭叶汁煅、醋淬、童便淬、盐淬、酒淬等。1980年版《江苏省中药饮片炮制规范》规定：煅牡蛎，取净牡蛎用武火煅至牡蛎酥脆，取出，凉透，打成小块。1988年版《全国中药炮制规范》规定：净牡蛎，取原药材，除去杂质及附着物，洗净，干燥，碾碎。煅牡蛎，取净牡蛎，置无烟炉火上，或适宜的容器中，用武火加热，煅至酥脆时取出，放凉，碾碎。2020年版《中国药典》规定牡蛎，洗净，干燥，碾碎。煅牡蛎，取净牡蛎，照明煅法煅至酥脆。

孙颖等对牡蛎的炮制方法进行了改进，采用电热自动恒温干燥箱煅制法。将牡蛎刷去泥沙杂质，捣碎，按大小分档置烤箱内铁盘中铺平，10 ~ 15 cm厚，放入烤箱最底层。将温度调至300℃，保持恒温3 ~ 4 h，待凉后取出。煅好的牡蛎呈灰白色或灰褐色，质酥脆，碾碎过40目筛即可。该方法温度易于掌握，受热均匀，不致太过或不及，且操作方便，不需特殊设备工具，并可减少劳作量[11]。

【制剂研究】**1. 工艺研究**

王亮等研究了牡蛎壳的超微粉碎工艺，确定牡蛎壳超微粉碎的最佳工艺参数为进料速度0.0625 g/s，气流压力、进料压力、粉碎压力为0.56 MPa，进料粒度为150 μm，粉碎一次。由超微粉碎得到的粉体，更易溶解于水，而且在水中的分散速度更快[12]。杨晓华等通过对不同生产工艺条件下牡蛎碳酸钙产品中铅含量的测定，研究并开发了一种降低产品中铅含量的有效方法，通过调整牡蛎贝壳焙烧工艺参数，确定焙烧温度为900℃、时间为6 h的条件，可有效降低碳酸钙产品中铅含量[13]。王桂红等优选牡公灌肠散中蒲公英与煅牡蛎合提的最佳提取纯化工艺。以浸膏得率及蒲公英中的有效抗菌成分咖啡酸的量为评价指标，采用正交试验法优选最佳提取工艺；以浸膏得率、咖啡酸的量为评价指标，采用单因素法，比较醇沉和壳聚糖纯化工艺，优选最佳纯化工艺。最佳提取纯化工艺为加8倍水浸泡1.5 h，提取3次，每次1 h，将提取液浓缩至药液比为1∶2，醇沉至含醇量为80%，4℃静置4 h[14]。

2. 质量标准研究

牡蛎粉末灰白色。珍珠层呈不规则碎块，较大碎块呈条状或片状，表面隐约可见细小条纹。棱柱层少见，断面观呈棱柱状，断端平截，长29～130 μm，宽10～36 μm，有的一端渐尖，亦可见数个并列成排；表面观呈类多角形、方形或三角形。

取牡蛎粉末2 g，加稀盐酸15 ml，即产生大量气泡，滤过，滤液用氢氧化钠试液调节pH值至10，静置，离心（转速为12000 r/min）10 min，取沉淀置15 ml安瓿中，加6.0 mol/L盐酸10 ml，150℃水解1 h。水解液蒸干，残渣加10%异丙醇-0.1 mol/L盐酸溶液1 ml使溶解，作为供试品溶液。另取牡蛎对照药材2 g，同法制成对照药材溶液。照薄层色谱法试验，吸取上述2种溶液各2 μl，分别点于同一硅胶G薄层板上，以正丁醇-冰醋酸-水-丙酮-无水乙醇-0.5%茚三酮丙酮溶液（40∶14∶12∶5∶4 ∶4）为展开剂，展开，取出，晾干，在105℃加热至斑点显色清晰。供试品色谱中，在与对照药材色谱相应的位置上，显相同颜色的斑点。

【现代临床】 王先进等用煅牡蛎粉制对48例慢性中耳炎患者进行治疗，用药7～21 d，平均14 d。其中治愈20例，好转21例，未愈7例，总有效率为85.4%[15]。郭俊等以生大黄30 g、蒲公英30 g、煅牡蛎30 g，每剂水煎至100 ml，制成结肠灌肠液，在对糖尿病肾病患者进行常规治疗的基础上加用大黄中药灌肠，能够明显降低肌酐、血尿素氮、尿总蛋白，改善肾功能，延缓慢性肾衰竭的进程，改善患者的远期预后[16]。杨长江等进行了降糖宁胶囊（由黄芪、牡蛎等组成）对实验性高血糖大鼠和正常小鼠血糖影响的研究，发现降糖宁胶囊组对正常小鼠血糖及葡萄糖耐量无影响，对高血糖小鼠具有降糖作用，优降糖组对正常小鼠血糖及葡萄糖耐量和高血糖小鼠的血糖都具有降低作用。认为降糖宁胶囊对高血糖动物具有降糖作用，对正常动物影响不大[17]。刘爱华用二仙汤加葛根、淮小麦、炙甘草、百合、煅牡蛎、大枣治疗妇女更年期综合征60例，总有效率为90.5%[18]。陈淑音用固冲汤（白术、北黄芪、煅龙骨、煅牡蛎、山茱萸、白芍、海螵蛸、茜草、棕边炭、五倍子）加减治疗功能失调性子宫出血61例，结果治愈52例，有效9例，无效1例，总有效率为98.4%[19]。张新平等用柴胡加龙骨牡蛎汤加减煎成煎剂，口服，1～2日1剂，治疗儿童多动症30例，疗效显著[20]。苏凤玲用灌肠方（大黄、黄芪、煅牡蛎、茯苓）治疗尿毒症55例，并设对照组观察，结果显示，治疗组总有效率及治疗前后血尿素氮和肌酐的下降幅度与对照组比较均有显著性差异（$P<0.05$）[21]。

【编者评述】牡蛎作为一味传统中药，资源丰富，疗效明确。牡蛎复方对多种疾病具有明显效果。今后还应加强牡蛎复方制剂的临床及药理研究，特别是对含牡蛎的经典方以及当代名中医经验方的化学、药效学、作用机制等的研究。

参考文献

[1] 李华琳．太平洋牡蛎养殖技术［J］．生物学通报，2006，41（4）：50-51.

[2] 廉伟，毛玉泽．长牡蛎养殖技术及常见问题［J］．现代农业科技，2010，5：302-303.

[3] 楼宝．太平洋牡蛎面盘幼虫不同饵料的投喂比较［J］．浙江海洋学院学报（自然科学版），2002，21（4）：374-377.

[4] 王志滨，许鹏，郑冬梅，等．微藻在几种常见贝类人工育苗中的应用［J］．现代农业科技，2014（11）：299-300.

[5] 陈皓文，陈阳．牡蛎的微生物疾病［J］．水产科学，2007，26（9）：531-534.

[6] 陈垚．牡蛎常见原虫及其快速检测方法研究［D］．福州：福建农林大学，2012.

[7] 冯丽，赵文静，常惟智．牡蛎的药理作用及临床应用研究进展［J］．中医药信息，2011，28（1）：114-116.

[8] 闫兴丽，张建军，曾凤英．三种牡蛎矿质元素的含量测定与分析［J］．中国中医基础医学杂志，2009，15（3）：218-219.

[9] 董雯雯，刘小平．牡蛎等中药的 X 射线衍射鉴定研究［J］．中国医药导报，2007，4（18）：186-187.

[10] 邵江娟，钟洁雯，陈建伟，等．生牡蛎 X 射线衍射分析及指纹图谱的建立［J］．中国药房，2011，22（39）：3697-3699.

[11] 孙颖，林清义．刺猬皮等 4 种中药传统炮制工艺的改进［J］．时珍国医国药，2004，15（3）：149.

[12] 王亮，张慜，孙金才，等．牡蛎壳超微粉碎工艺及粉体性质［J］．无锡轻工大学学报，2004，23（1）：58-61.

[13] 杨晓华，赵星洁，王明珠．牡蛎贝壳制备药用碳酸钙的工艺改进［J］．无机盐工业，2006，38（11）：43-44.

[14] 王桂红，鲁云，王瑞，等．牡公灌肠散提取纯化工艺考察［J］．中国医院药学杂志，2014，34（10）：815-820.

[15] 王先进，田卓．煅牡蛎粉外用治疗慢性中耳炎 48 例［J］．中医药学刊，2003，21（9）：1583.

[16] 郭俊，陈莉明，常宝成，等．大黄为主中药灌肠治疗 2 型糖尿病肾病的研究［J］．临床荟萃，2011，26（18）：1595-1598.

[17] 杨长江，杨文科．降糖宁胶囊降糖作用［J］．陕西中医，2005，26（8）：857-858.

[18] 刘爱华．二仙汤加减治疗更年期综合征60例［J］．中华现代中医学杂志，2006，2（4）：368.

[19] 陈淑音．固冲汤治疗功能失调性子宫出血61例观察［J］．国际医药卫生导报，2006，12（9）：71.

[20] 张新平，廖伯年，邓正万．柴胡加龙骨牡蛎汤加减治疗儿童多动症30例［J］．四川中医，2005，23（7）：86.

[21] 苏凤玲．中药灌肠治疗尿毒症55例［J］．陕西中医，2004，25（12）：1074.

17 体外培育牛黄 | Tiwai Peiyu Niuhuang

1 · 181

BOVIS CALCULUS SATIVUS

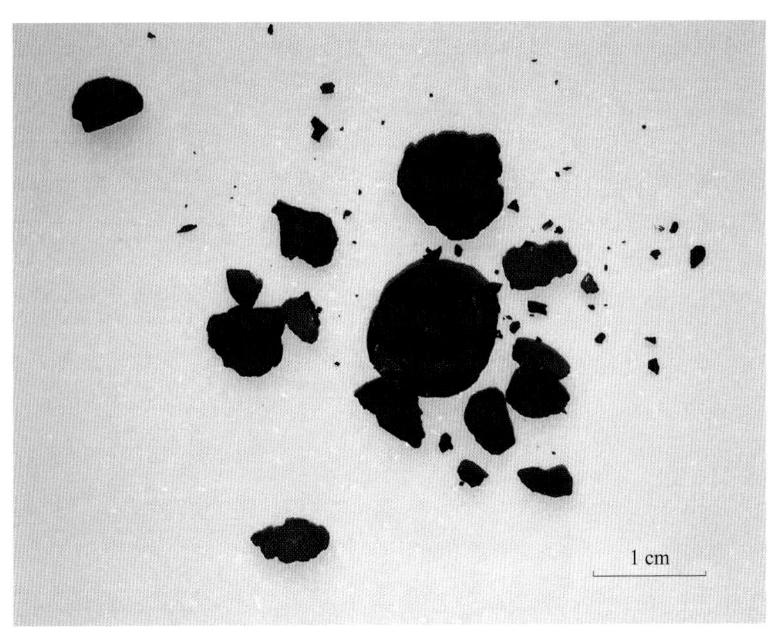

图 2-17-1 体外培育牛黄

【药典沿革】首载于2005年版一部第120页，分别从来源、性状、鉴别、检查、含量测定、功能与主治、用法与用量、注意、贮藏9个指标对其进行规定，其以牛科动物牛*Bos Taurus domesticus* Gmelin的新鲜胆汁作母液，加入去氧胆酸、胆酸、复合胆红素钙等制成。2010年版一部第162页，分别从来源、性状、鉴别、检查、含量测定、性味与归经、功能与主治、用法与用量、注意、贮藏10个指标对其进行规定，增加了“性味与归经”项。2015年版一部第173页与2020年版一部第181页，在2010年版基础上未做变动。

【本草考证】体外培育牛黄是近年来研究成功的新成果，用于替代天然牛黄，未有本草记载。

【药材来源】牛科动物牛*Bos taurus domesticus* Gmelin的新鲜胆汁作母液，加入去氧胆酸、胆酸、复合胆红素钙等制成。

【性味归经】甘，凉。归心、肝经。

【功能主治】清心，豁痰，开窍，凉肝，息风，解毒。用于热病神昏，中风痰迷，惊痫抽搐，癫痫发狂，咽喉肿痛，口舌生疮，痈肿疔疮。

【道地主产】体外培育牛黄，是根据牛胆结石形成机制结合现代生物学原理，在仿生学技术基础上模仿牛胆内的生物环境研究而成，不受地域限制。

【化学成分】主含胆汁色素类、胆汁酸类、氨基酸和蛋白质类、矿物质元素类、脂类等化学成分[1-4]。

1. 胆汁色素类

胆红素（bilirubin）、游离胆红素[1-4]。体外培育牛黄中胆色素类化合物含量为

72%～76%，其中胆红素含量为25%～70%。胆红素为52个取代基排列顺序不同的同分异构体，但实际上只有Ⅸ型才是其唯一重要的异构体。胆红素Ⅸ性质不稳定，主要是由于连接吡咯环的中央亚甲基桥连对亲电基团、活性氧具有敏感性。在酸或金属离子存在条件下，胆红素会被氧化分解为胆绿素、尿胆素原等产物。在室温条件下，胆红素Ⅸ在二甲基亚砜中逐渐分解；胆红素对光照不稳定，300～600 nm波长的光波可导致其分解。胆红素Ⅸ不溶于水、石油醚、盐酸，易溶于二甲基亚砜、吡啶、氨性乙醇和氢氧化钠溶液。

2. 胆汁酸类

胆酸、去氧胆酸、牛磺酸胆酸盐、甘氨酸胆酸盐等[1-4]。其中胆酸（cholic acid）含量为7%～10%，去氧胆酸（deoxycholic acid）含量为0.45%。另外，还包括牛磺酸胆酸盐、甘氨酸胆酸盐等胆酸盐类。胆酸是3α,7α,12α-三羟基-5β-胆烷酸，为棱状结晶，有先甜后苦的味道。微溶于水，可溶于乙酸、丙酮和碱性溶液，易溶于乙醇、乙醚，与浓硫酸混合可形成黄色溶液显绿色荧光。去氧胆酸是3α,12α-二羟基胆烷酸，微溶于水，可溶于乙酸、氯仿、丙酮、乙醇、乙醚以及碱性溶液。

3. 氨基酸和蛋白质类

天冬氨酸、苏氨酸、丝氨酸、谷氨酸、甘氨酸、丙氨酸、胱氨酸、缬氨酸、甲硫氨酸、亮氨酸、异亮氨酸、酪氨酸、苯丙氨酸、赖氨酸、组氨酸、精氨酸、脯氨酸、牛磺酸、糖蛋白等[1-4]。总氨基酸含量为615.99 mg/100 g，其中牛磺酸占游离氨基酸总量的15.86%，苏氨酸、缬氨酸、赖氨酸等占20.25%。

4. 脂类

胆固醇、卵磷脂等[1-4]。体外培育牛黄中胆固醇含量为2.5%～4.8%，卵磷脂含量为0.17%～0.20%。

5. 矿物质元素

钾、钠、钙、镁、铁、铜、锰、锌等[1-4]。

【鉴别研究】**1. 10种胆汁酸以及胆固醇含量测定**

用超高效液相色谱-蒸发光散射检测器（UPLC-ELSD）法同时测定体外培育牛黄中10种胆汁酸以及胆固醇[5]。采用 ACQUITY UPLCHSS T3 色谱柱（2.1 mm×50 mm，1.8 μm），甲醇-10 mmol/L甲酸铵（pH值为3.5）为流动相，梯度洗脱，流速 0.3 ml/min，柱温35℃，ELSD 检测器漂移管温度65℃。结果显示，所建立的方法可有效分离10种胆汁酸以及胆固醇，各项方法学考察均符合要求，可用于牛黄类药材中胆汁酸类成分的质量控制，并为其他胆酸类药物的测定提供参考。

2. 胆红素含量测定

采用反相高效液相色谱法测定体外培育牛黄中胆红素的含量[6]。采用Hypersil C_{18}色谱柱（4.6 mm×250 mm，10 μm）；二甲基亚砜-乙腈-0.5 mol/L醋酸铵溶液（用冰醋酸调节pH值为5.3）（6∶6∶7）为流动相；流速1.0 ml/min；检测波长452 nm。结果显示，胆红素在0.028～0.450 mg/ml的浓度范围内，线性关系良好（r=0.9999）；胆红素平均回收率（n=9）分别为98.8%（RSD=0.68%）、98.3%（RSD=1.55%）、99.0%（RSD=0.77%）。

【药理作用】**1. 解热、镇痛、抗炎作用**

体外培育牛黄可以显著抑制酵母所致大鼠发热及伤寒、副伤寒甲乙三联疫苗致家兔发热，解热作用强度与牛黄相似[7]。体外培育牛黄亦能降低醋酸所致小鼠疼痛反应。牛黄的镇痛机制，除抗炎镇痛外，也可能涉及痛觉信息传导的直接干预作用。张韶辉等利用膜片钳技术，在蟾蜍坐骨神经干和培养大鼠三叉神经节细胞上，分别记录复合动作电位和电压依赖性钠通道电流，发现体外培育牛黄可抑制复合动作电位和大鼠三叉神经节细胞电压依赖性总钠通道电流，可能是其镇痛作用机制之一[8]。进一步研究显示，体外培育牛黄可以抑制大鼠三叉神经节细胞电压依赖性钙通道电流（剂量依赖性），亦可能参与体外培育牛黄发挥镇痛作用的机制[9]。梅慧奇等研究显示，体外培育牛黄可显著降低急性脑出血后炎性细胞因子、肿瘤坏死因子α（TNF-α）、白介素6（IL-6）的释放，可有效干预炎性细胞因子的瀑布效应，用于治疗急性脑出血所致全身炎症反应综合征，可明显改善预后[10]。体外培育牛黄对急性炎症的渗出和慢性炎症的增生均有显著抑制作用，其抗炎作用强度与等量天然牛黄相似[1]。体外培育牛黄以200～800 mg/kg灌胃给药5～7 d，可显著抑制小鼠巴豆油性耳郭水肿、大鼠角叉菜胶性足趾肿胀、大鼠巴豆油肉芽囊肿的渗出和组织增生，抑制白细胞游走反应，对抗前列腺素E2（PGE2）致毛细血管通透性增加，但不能影响肾上腺中维生素C的含量。提示其抗炎作用不是通过垂体-肾上腺皮质系统，而可能是通过抑制炎症组织中致炎物PGE2的生成而发挥作用的，此抗炎作用机制与天然牛黄相同。

2. 对中枢神经系统作用

吴涛等发现体外培育牛黄可明显对抗吗啡致小鼠竖尾反应，与戊巴比妥钠有协同催眠作用，作用强度与牛黄近似[11]。赵振宇等研究表明，牛磺酸直接作用于大脑、小脑等神经细胞，可拮抗兴奋性氨基酸的神经毒性，减少一氧化氮和自由基生成，降低脑缺血中细胞凋亡的发生，对癫痫及脑缺血再灌注损伤具有明显保护作用[12]。蔡红娇等研究表明，体外培育牛黄可明显延长缺氧小鼠存活时间，减轻脑组织的病理损伤，此作用可能与体外培育牛黄降低脑组织丙二醛（MDA）含量，提高超氧化物歧化酶（SOD）活性，增强机体清除自由基能力以及减轻脂质过氧化对脑组织的损伤密切相关[13]。汪海燕等研究发现，体外培育牛黄可以减轻缺血再灌注造成的多种损伤，其对心肌的保护作用可能是多方面的，其机制可能与抗自由基损伤有关[14]。

3. 对心血管及血液系统作用

牛磺酸是体外培育牛黄的重要组成成分。牛磺酸可以舒张由苯肾上腺素（PE）和氯化钾诱导收缩的大鼠胸主动脉环（非血管内皮依赖性），对苯肾上腺素诱发的依赖内钙释放和外钙内流的血管环收缩均具有抑制作用，其机制可能是抑制血管平滑肌依内钙性收缩和依外钙性收缩[15]。牛磺酸可抑制心室肌细胞钙内流，减轻细胞钙超载，与抗心律失常作用有关[16]。

4. 对呼吸系统作用

Li等研究发现，体外培育牛黄可有效防止血吸虫感染伴门脉高压兔的呼吸系统并发症，机制可能是通过改善肺部微循环及减少细胞外介质[17]。白丽等探讨体外培育牛黄对抗脂多糖（LPS）所致大鼠急性肺损伤的保护作用及可能机制，发现体外培育牛黄通过减少缺氧诱导因子-1α（HIF-1α）表达及抗氧化作用对 LPS引起的急性肺损伤起到保护作用[18]。

5. 对消化系统作用

体外培育牛黄减少胶原纤维在血吸虫病家兔肝组织的沉积，对实验性血吸虫病家兔肝纤维化具有明显治疗作用[19]。

6. 抗氧化、抗衰老作用

体外培育牛黄可明显延长缺氧小鼠存活时间，提高缺氧小鼠心、肝、脑组织以及血清的SOD、谷胱甘肽过氧化物酶（GSH-Px）活性，降低MDA含量[20]。牛磺酸亦是抗氧化防御机制的一部分。适宜剂量的牛磺酸能增强神经细胞中SOD、GSH-Px活性，增强清除自由基的功能，维持神经细胞膜流动性。大鼠力竭运动后脑组织MDA含量升高，SOD活性下降，补充牛磺酸能使MDA显著下降[21]。体外培育牛黄可降低老年小鼠心、脑组织的脂褐素、MDA含量，提高SOD活性，可提高老年小鼠生存率，具有抗衰老作用[22]。

7. 抗肿瘤作用

汪世元等研究报道，将体外培育牛黄与人肝癌Hep G2细胞共孵育，使用荧光显微镜和透射电镜观察到Hep G2细胞凋亡形态学改变，从而证实体外培育牛黄可以诱导人肝癌Hep G2细胞凋亡[23]。

【现代临床】**1. 精神分裂症**

翁深宏等将体外培育牛黄与氟哌啶醇合用于精神分裂症的治疗，发现60 mg/d剂量的牛黄可显著减少氟哌啶醇的用量，同时降低锥体外系反应和心动过速的发生率，提示牛黄可能具有增强氟哌啶醇效果或单独治疗精神分裂症的疗效[24]。

2. 中风痰热闭窍证

蔡红娇等观察单味体外培育牛黄与单味天然牛黄胶囊对照治疗中风痰热闭窍证127例，用药皆每次2粒，每日3次，疗程5 d，结果显示，体外培育牛黄治疗组95例，有效率为86.3%；天然牛黄对照组31例，有效率为80.6%，两组比较差异无统计学意义（$P>0.05$），并且体外培育牛黄能明显改善中风的症状、体征，尤其是神志恢复更为明显，治疗5日后，神志恢复者达93.68%[25]。刘晓燕等应用单味体外培育牛黄联合常规药物治疗中风痰热闭窍证45例，总有效率达95.6%，在神经功能缺损评分及血脂、血液流变学指标改善方面均体现了明显的治疗优势，且无明显不良反应[26]。

3. 溃疡性结肠炎

朱伟文等采用含体外培育牛黄的消炎栓治疗溃疡性结肠炎，总有效率为85.9%，优于柳氮磺吡啶治疗组[27]。

4. 小儿手足口病和上呼吸道感染

王小荣报道，使用以体外培育牛黄为主药的小儿牛黄清心散，可以有效治疗手足口病，且疗效明显优于单纯使用利巴韦林组[28]。陈英芳等观察小儿牛黄清心散治疗小儿上呼吸道感染的临床疗效。采用随机法将160例患儿分为2组，治疗组80例采用口服小儿牛黄清心散联合四季抗病毒合剂治疗；对照组80例采用单纯口服四季抗病毒合剂治疗。结果显示，治疗组在退热方面和总体疗效方面均明显优于对照组（$P<0.05$），表明小儿牛黄清心散治疗小儿上呼吸道感染的临床疗效确切，体外培育牛黄具有很好的解热抗惊厥作用[29]。

5. 肛隐窝炎

席作武等观察牛黄痔清栓治疗肛隐窝炎46例，用高锰酸钾-温开水（1∶5000）肛门局部坐浴后，均给予牛黄痔清栓纳肛，每日1次，治愈率为70%，有效率为26%，无效率为4%。表明牛黄痔清栓直接作用于病变局部，能明显改善肛门灼热、坠胀感，具有清热解毒祛湿、消肿止痛的作用。牛黄痔清栓治疗肛隐窝炎具有效果良好、使用方便、安全可靠、无不良反应等优点[30]。

6. 慢性阻塞性肺疾病

宋远瑛等应用体外培育牛黄治疗慢性阻塞性肺疾病（COPD）急性加重期痰热郁肺证患者，对照组给予常规休息、吸氧、抗生素、改善通气及镇咳祛痰药、雾化、糖皮质激素等治疗，治疗组加用体外培育牛黄。结果显示，治疗组氧分压与对照组比较明显升高，差异有统计学意义（$P<0.05$），治疗组二氧化碳分压与对照组比较则明显下降，差异有统计学意义（$P<0.05$）。提示，体外培育牛黄可协助COPD急性加重期痰热郁肺证的治疗，且无明显的毒副作用[31]。

7. 复发性阿弗他溃疡

胡锦庆等发现体外培育牛黄用于治疗复发性阿弗他溃疡可取得良好疗效，证明其清热利湿作用对于治疗心脾积热之口疮疗效确切。现代药理学研究认为其具有抗感染和抗炎作用，同时可提高免疫功能，具有双向免疫调整作用，能促进血液循环，从而使上皮细胞生长加快，促进溃疡面完全愈合，减少远期复发[32]。

8. 牙菌斑性及药物性牙龈病

用体外培育牛黄糊剂（主要成分体外培育牛黄、冰片等粉碎，用茶油调成糊剂），将其置于牙龈袋内局部病损处，表面敷薄层牙周塞治剂，局部药物保留7 d再次行洁刮治术去除残留牙石等局部刺激物，对于治疗牙菌斑性及药物性牙龈病取得良好疗效[33-34]。

9. 急性上呼吸道感染

程丽丹等用体外培育牛黄联合利巴韦林治疗急性上呼吸道感染45例，表明体外培育牛黄无论是从西医的抗炎、抗菌、抗病毒、免疫增强来说，还是从中医理论的清心、豁痰、开窍、凉肝、息风、解毒来说，均能显著改善上呼吸道感染时的临床症状，明显改善咽痛、头痛乏力、咳嗽咳痰等体征，配合利巴韦林使用，可显著缩短病程[35]。

【编者评述】 体外培育牛黄成分稳定可控，药理作用与牛黄基本一致，有助于解决天然牛黄资源稀缺难题。为进一步扩大体外培育牛黄的应用范围，使其更好地服务临床，应加强体外培育牛黄及其复方有效组分（成分）、作用机制、药效学、药代动力学等方面的研究。

参考文献

[1] 王莉萍. 体外培育牛黄研究概况[J]. 医药导报，2007，26（11）：1334-1336.

[2] 邹秦文，石岩，魏锋，等. 牛黄系列药材化学成分比较及其药理作用研究概况[J]. 中国药事，2014，28（6）：646-650.

[3] 邹秦文，石岩，刘薇，等. 牛黄类药材各类成分定量检测方法研究概况[J]. 药物分析杂志，2015（1）：8-15.

[4] 张宇静，夏晶，仇佳思，等. 牛黄中胆汁酸的药理作用及定量分析方法研究进展[J]. 国际药学研究杂志，2016，43（2）：268-274.

[5] 张宇静，夏晶，曹帅，等. 3种牛黄中胆汁酸类成分的含量测定与比较[J]. 中药新药与临床药理，2016（4）：546-551.

[6] 方建国，王文清，蒋平，等. 反相高效液相色谱法测定体外培育牛黄中胆红素的含量[J]. 医药导报，2006，25（7）：694-695.

[7] 孟庆云. 体外培育牛黄的研制及临床[J]. 中国中医基础医学杂志，2006，12（10）：799-800.

[8] 张韶辉，张延琳，王文权，等. 体外培育牛黄镇痛作用的电生理机制[J]. 中国药理学通报，2008，24（8）：1073-1077.

[9] 张韶辉，黄铁花，李璐璐，等. 体外培育牛黄抑制大鼠三叉神经节细胞电压依赖性钙通道电流参与镇痛机制[J]. 中国药师，2012，15（9）：1232-1234.

[10] 梅慧奇，陈碧，黄增峰，等. 体外培育牛黄对急性脑出血致全身炎症反应综合征患者TNF-α、IL-6的影响[J]. 中国中医急症，2008，17（12）：1663.

[11] 吴涛，张程亮，蔡红娇，等. 牛黄及体外培育牛黄的药理作用研究进展[J]. 中国药师，2014，17（8）：1396-1399.

[12] 赵振宇，张韻慧.牛磺酸药理作用的研究新进展[J].中国医院药学杂志，2009，29(16)：1390-1393.

[13] 蔡红娇，汪世元，刘烈刚，等.体外培育牛黄耐缺氧和清除自由基作用的研究[J].中药药理与临床，2003，19(6)：20-22.

[14] 汪海燕，赵新涛，田军.体外培育牛黄对大鼠心肌缺血-再灌注损伤的保护作用研究[J].中国药物与临床，2015(6)：777-778.

[15] 李志东，张明升，梁月琴，等.牛磺酸的非内皮依赖性舒血管作用机制[J].中国中药杂志，2009，34(3)：332-335.

[16] 李大庆，吴明均，胡晓华，等.牛磺酸研究进展[J].现代生物医学进展，2011，11(2)：390-392.

[17] LI T，YANG Z，CAI H J，et al. Effects of *in vitro* cultivated *Calculus Bovis* compound on pulmonary lesions in rabbits with schistosomiasis[J]. World Journal of Gastroenterology，2010，16(6)：749-754.

[18] 白丽，陈慧婷，刘灵.体外培育牛黄对急性肺损伤大鼠缺氧诱导因子-1α 表达的影响及抗氧化作用的研究[J].山西医药杂志，2014(15)：1775-1777.

[19] 梁志鹏，杨镇，蔡红娇，等. 体外培育牛黄制剂对实验性血吸虫病家兔肝纤维化组织细胞外基质的影响[J].广东医学，2005，26(8)：1044-1045.

[20] CAI H J，GUANG Y，LIU L G，et al. The Protective Effects of *In Vitro* Cultivated *Calculus Bovis* on the Cerebral and Myocardial Cells in Hypoxic Mice[J]. Journal of Huazhong University of Science and Technology(Medical Sciences)，2007，27(6)：635-638.

[21] 杨小英，张钧，刘华钢，等. 牛磺酸复合液对运动性疲劳大鼠心肌和大脑脂褐素及脂质过氧化的影响[J].广东医学，2008，29(4)：563-565.

[22] 蔡红娇，刘烈刚，姚平，等. 体外培育牛黄抗衰老作用的实验研究[J]. 中医药临床杂志，2006，18(6)：608-610.

[23] 汪世元，陈孝平，蔡红娇，等.体外培育牛黄诱导人肝癌 Hep G2 细胞凋亡的实验研究[J].华中科技大学学报(医学版)，2005，34(6)：754-756.

[24] 翁深宏，王高华，王晓萍，等. 体外培育牛黄合并氟哌啶醇治疗精神分裂症的随机双盲对照研究[J].中国中西医结合杂志，2010，30(11)：1213-1215.

[25] 蔡红娇，张晓琴，麦根荣，等. 含体外培育牛黄的安宫牛黄丸治疗流行性乙型脑炎的临床研究[J].中药新药与临床药理，2005，16(3)：217-219.

[26] 刘晓燕，彭凯润，杨红军，等. 体外培育牛黄治疗急性脑梗死临床疗效观察[J].中国中医药信息杂志，2010，17(5)：66-67.

[27] 朱伟文，林佑武.体外培育牛黄消炎栓治疗溃疡性结肠炎 92 例疗效观察[J].中药材，2006，29(9)：1003-1004.

[28] 王小荣. 小儿牛黄清心散治疗手足口病疗效观察[J]. 现代中西医结合杂志，2010，19(35)：4567-4568.

[29] 陈英芳，耿少怡，林燕，等. 小儿牛黄清心散治疗小儿上呼吸道感染的临床疗效观察[J]. 现代中西医结合杂志，2012，21(2)：171-172.

[30] 席作武，张宁，马卫民. 牛黄痔清栓治疗肛隐窝炎的临床观察[J]. 中医学报，2011，26(1)：90-91.

[31] 宋远瑛，李树岗. 体外培育牛黄协助治疗慢性阻塞性肺疾病急性加重期痰热郁肺证临床疗效观察[J]. 中西医结合研究，2013(6)：291-293.

[32] 胡锦庆，黎翠玲. 体外培育牛黄治疗复发性阿弗它溃疡疗效观察[J]. 现代中医药，2014(4)：47-48.

[33] 张延琳，王嘉陵，张弘，等. 体外培育牛黄糊剂治疗牙龈病的疗效观察[J]. 中国医院药学杂志，2003，23(5)：290-291.

[34] 张延琳，廖永芳，林正斌，等. 肾移植术后环孢素A所致药物性牙龈病的治疗[J]. 中华器官移植杂志，2003，24(3)：151-152.

[35] 程丽丹，韩勇，戚本玲. 体外培育牛黄联合利巴韦林治疗急性上呼吸道感染45例[J]. 临床急诊杂志，2014，15(7)：426-427.

18 龟　甲 | Guijia

1 · 187

TESTUDINIS CARAPAX ET PLASTRUM

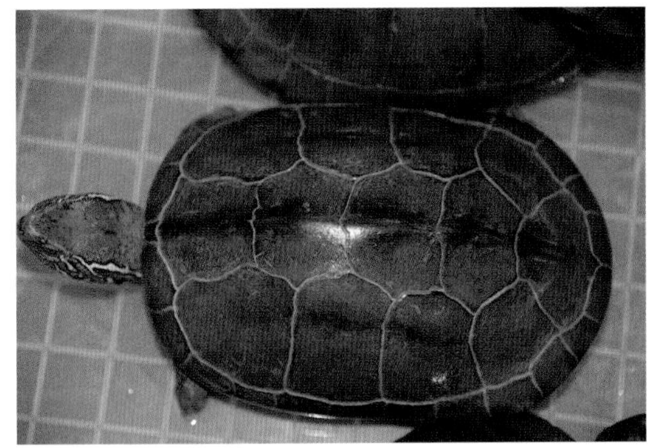

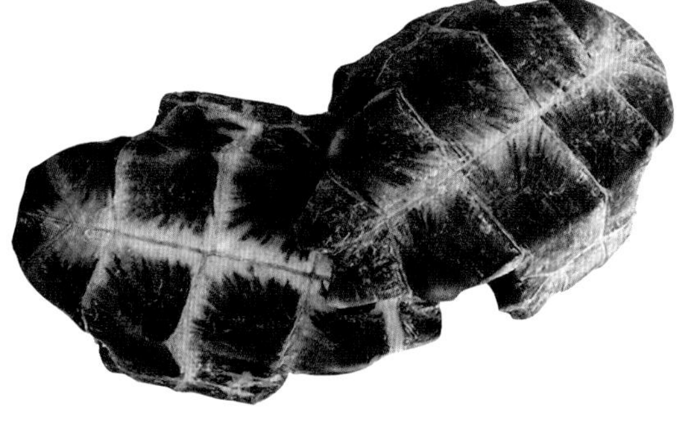

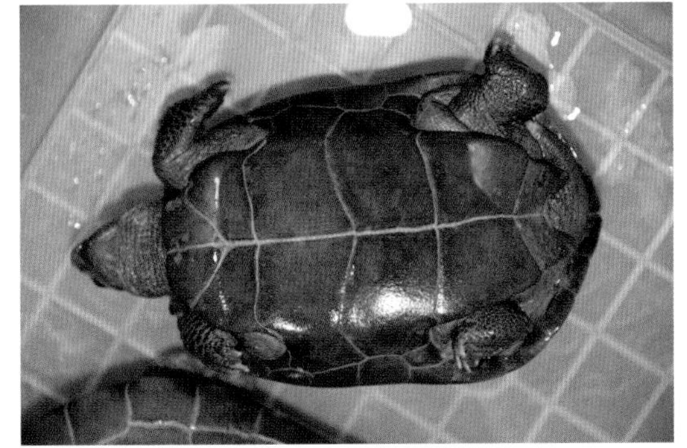

图 2-18-1　乌龟

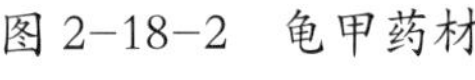

图 2-18-2　龟甲药材

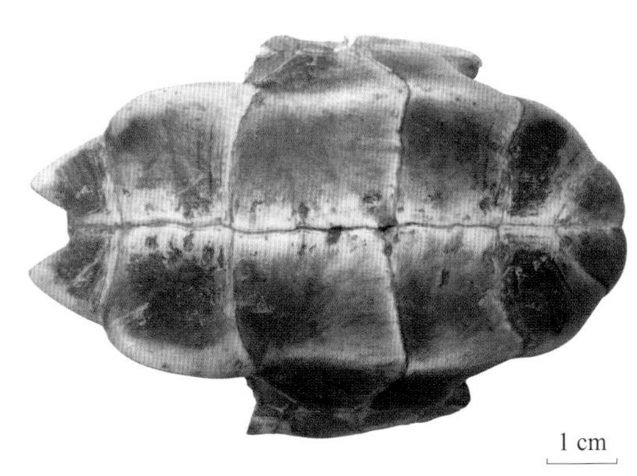

图 2-18-3　龟甲药材

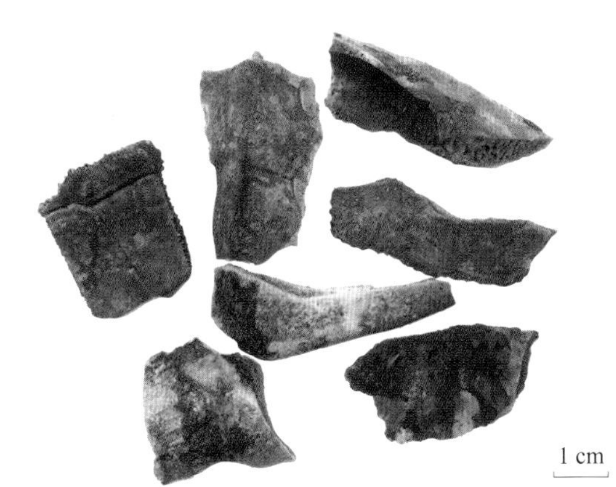

图 2-18-4　龟甲饮片

【药典沿革】“龟板”之名首载于1963年版一部第143页，1977年版一部第299页、1985年版一部第149页均记载为“龟板”。1963年版分别从来源、鉴别、炮炙、性味、功能、主治、用法与用量、注意、贮藏9个指标对其进行规定。规定其来源为龟科动物龟*Chinemys reevesii*（Gray）的腹甲。“龟甲”之名首载于1990年版一部第152页，分别从来源、性状、炮制、性味与归经、功能与主治、用法与用量、贮藏、制剂8个指标对其进行规定。规定其来源为龟科动物乌龟*Chinemys reevesii*（Gray）的背甲及腹甲。1995年版一部第154页、2000年版一部第143页、2005年版一部第125页，其规定与1990年版基本相同。2010年版一部第169页、2015年版一部第180页、2020年版一部第187页均增补了“鉴别”“浸出物”两项。

【本草考证】 龟甲古代名“龟板”，龟之腹甲，略呈板片状，故名。龟板又名“元武板”“败龟板”等。本品入药始载于《神农本草经》，列为上品，谓：“龟板味咸平，主漏下赤白，破癥瘕痎疟、五痔阴蚀。一名神屋，生泽池。”《名医别录》曰：“龟甲生南海池泽及湖水中。”《本草纲目》中载：“古者上下甲皆用之，至《日华》始用龟板，而后人遂主之矣”，并将“败龟板”一名注出《日华子本草》。查证多种本草，古人使用的龟甲主要来自水龟，又名神龟。《本草图经》载：“入药须用神龟。神龟，底壳当心前处四方透明，如琥珀者足矣。”据历代本草记载，古代龟甲有水龟、海龟、山龟等多种来源，且用龟腹甲、背甲有变迁。近代一直用龟之腹甲，即龟板。至1990年版《中国药典》规定龟之背、腹甲皆可入药，即龟甲。

【药材来源】 龟科动物乌龟*Chinemys reevesii*（Gray）的背甲及腹甲。全年均可捕捉，以秋、冬二季为多，捕捉后杀死，或用沸水烫死，剥取背甲和腹甲，除去残肉，晒干。

【性味归经】 咸、甘，微寒。归肝、肾、心经。

【功能主治】 滋阴潜阳，益肾强骨，养血补心，固经止崩。用于阴虚潮热，骨蒸盗汗，头晕目眩，虚风内动，筋骨痿软，心虚健忘，崩漏经多。

【道地主产】 湖北、安徽、湖南、江苏、浙江、河南、山东、陕西等地。

【化学成分】 主含脂肪酸、甾体、蛋白质、磷脂、碳酸钙、水分及微量元素等[1-2]。主要活性成分为矿物质元素、多酚类物质、甾体类、羟脯氨酸、脂肪酸。

1. 矿物质元素

汪氏等运用电感藕合等离子体原子发射光谱仪测定龟甲矿物质元素，发现龟甲含有21种矿物质，其中又以磷、钙、硒、锶、钡和硅的含量较高[3]。薛氏利用电感耦合等离子体原子发射光谱法（ICP-AES法）测定龟甲中11种常量与微量元素，结果显示游离态钙在龟甲中含量很高[4]。

2. 多酚类物质

高氏等首次利用Folin-Ciocalteu比色法，以没食子酸为标准品，测定龟甲内抗氧化的主要成分总多酚类物质的含量[5]。

3. 甾体类

姜氏首次从龟甲的滋阴有效部位——醇提醚溶部位，分离并鉴定出2个甾体类化合物，即十六烷酸胆甾醇酯和胆甾醇[6]。雷氏等建立了测定龟甲中胆甾4,6-二烯-3醇含量的薄层扫描法[7]。陈氏等对龟甲提取物浸膏经硅胶柱层析，梯度洗脱，得到16个组分，并用高效液相色谱法（HPLC）和9个标准物质鉴定出十六酸甲酯、十六酸乙酯、十八酸甲酯、十四酸甾醇酯和十八酸，采用MTT法和流式细胞仪研究了它们对鼠骨髓间充质干细胞（rBMMSC）的增殖作用，结果表明十四酸甾醇酯和十六酸甲酯具有促进rBMMSC增殖的作用，而十八酸对rBMMSC的增殖具有抑制作用[8]。

4. 羟脯氨酸

骆氏等建立了柱前衍生化法测定龟甲中胶原蛋白含量的方法，将龟甲中胶原蛋白经异硫氰酸苯酯衍生化后，以醋酸钠溶液–乙腈与乙腈–水为二元流动相，经C_{18}色谱柱分离，于波长254 nm处测定羟脯氨酸含量[9]。王氏等建立了利用高效液相色谱–蒸发光散射检测器法（HPLC–ELSD）直接测定醋龟甲中羟脯氨酸含量，样品不需要衍生即可直接分析，避免了衍生产物的多样性[10]。

5. 脂肪酸

方氏等采用气相色谱–质谱（GC–MS）测定法对龟甲提取的甲酯化样品进行分析，鉴定各种脂肪酸，并用色谱峰面积归一化法测定其相对百分含量，发现龟甲中含有13种脂肪酸，其中不饱和脂肪酸占70.21%[11]。

【鉴别研究】盛瑜等采用傅立叶变换红外光谱技术（FTIR）对不同来源龟甲（正品及伪品龟甲）进行分析，建立龟甲药材水提物冻干粉的FTIR指纹图谱，对龟甲药材进行总体鉴别。将溴化钾2 g与龟甲药材冻干粉样品0.02 g置于玛瑙研钵中，混匀研细后压片，红外扫描。光谱检测范围350～4000 cm^{-1}，测试分辨率为4 cm^{-1}，信噪比40000∶1。结果显示，正品及伪品龟甲药材FTIR谱图具有一定相似性。主要吸收峰包括波数为3396 cm^{-1}、1272 cm^{-1}、1080 cm^{-1}、880 cm^{-1}、858 cm^{-1}和547 cm^{-1}。其中，1652 cm^{-1}、1439 cm^{-1}的骨架振动峰附于相应的3396 cm^{-1}处的强而宽的$-NH_2$反对称伸缩振动峰，说明龟甲中含有大量的氨基酸、蛋白质、骨胶原类物质。通过与龟甲药材归一化FTIR标准图谱的对比，正品龟甲药材相似度高，伪品龟甲药材相似度低（$<90\%$）[12]。

【分子生药】刘氏等建立了一种简便、实用的龟甲药材DNA分子鉴定方法，即根据22种亚洲产龟类的线粒体12S rRNA基因片段序列，设计一对专用于鉴定中药材龟甲原动物乌龟的鉴别引物，用该对引物扩增从乌龟和其他18种龟共48个样品中提取的DNA模板，结果显示该对引物对乌龟有高度特异性[13]。

崔氏、刘氏等对龟甲及其混伪品的原动物COⅠ序列进行研究，结果显示基于COⅠ序列的DNA条形码技术可以很好地鉴定龟甲的正品来源及其混伪品，为龟甲药材的准确鉴定提供了有效的分子遗传标记方法，具有一定的参考价值[14-15]。

刘氏等采用酚–三氯甲烷抽提法和盐析法提取龟甲mtDNA，设计特异性引物，对正品龟甲及常见伪品源动物mtDNA细胞色素b基因进行扩增并测序，结果显示，盐析法是一套适合从龟甲中提取高质量DNA的方法，且设计的引物具有高度特异性，可用于龟甲类药材的鉴定[16]。

曲氏等研制了一种集DNA提取与PCR鉴定为一体的龟甲检测试剂盒，并检测了该试剂盒的特异性、灵敏度、稳定性，结果表明该试剂盒适用于龟甲药材的快速检测[17]。

【炮制研究】现今龟甲的炮制方法大多用砂炒醋淬法[18-19]。

陈长洲等采用传统粉碎方法（通过100目筛，细粉）及超细粉碎方法（通过300目筛，超细粉）比较龟甲水溶性蛋白质溶出度，并设计正交试验研究影响龟甲煎出率的工艺条件。龟甲经过超细粉碎后水溶性蛋白质溶出度及煎出率均有显著提高，该结果也可为龟甲配方颗粒生产提供参考[20]。

【药理作用】**1. 对免疫功能的影响**

顾迎寒等利用龟甲水提液观察了甲状腺片和利血平溶液导致的阴虚小鼠的免疫器官变化，发现龟甲水提液具有抑制甲状腺片和利血平溶液导致的小鼠免疫器官萎缩的作用[21]。

2. 抗氧化活性作用

谢学明等研究了龟甲的石油醚、乙酸乙酯、95%乙醇提取物的抗氧化活性，发现随着浓度的增加，抑制率不断增加，其中又以95%乙醇部位提取物抑制作用最强[22]。

3. 抗脂质过氧化作用

李熙灿等将50只SD大鼠随即分成5组，受试组分别注射不同质量浓度的龟甲醇提物，阳性对照组注射维生素E，对照组注射等量的蒸馏水，每天 1次，7 d后分别用TBA比色法和亚硝酸盐法测定大鼠肝中丙二醛（ MDA ）和超氧化物歧化酶（SOD）活性，发现受试组MDA水平显著下降，SOD活性显著提高，表明龟甲醇提物具有抗脂质过氧化作用[23]。

4. 骨髓间充质干细胞增殖促进作用

骨髓间充质干细胞（bone marrow mesenchymal stem cell，BM MSC）可以分化为神经细胞，由氧化而导致的自由基损伤可能是影响干细胞移植效果的重要因素之一。李熙灿等发现龟甲醇提物具有修复骨髓间充质干细胞氧化损伤的作用[23]。陈东风等研究发现龟甲含药血清可体外诱导成年大鼠MSC分化为神经元，可增强脊髓损伤后脊髓神经元中ER-a及其mRNA的表达，表明龟甲有减轻神经损伤并促进神经干细胞增殖的作用。此外，龟甲滋养肾阴，可生髓壮骨，促进MSC向成骨细胞方向分化，符合“肾主骨生髓”的中医基础理论[24-27]。

5. 抑制细胞凋亡作用

李氏等用紫外线直接照射细胞造成损伤模型，用龟甲各成分对照培养，用流式细胞仪检测FITC-Annexin Ⅴ和碘化丙锭（PI）双标。结果表明，龟甲有效成分具有较好的抗紫外线损伤所致的胎鼠表皮干细胞凋亡的作用[28]。曹氏等采用血清饥饿3 d的方法建立PC12细胞凋亡模型，并将细胞分为对照组、模型组、低剂量组、高剂量组，施加处理因素3 d后，用MTT比色分析测定细胞吸光度值，Annexin Ⅴ/PI双染流式细胞术测定细胞凋亡率，Western blotting检测Caspase-3、BMPs信号通路的表达水平，并检测BMPs信号通路阻断后龟甲提取物的抗凋亡作用。结果显示，龟甲提取物具有抑制血清饥饿诱导PC12细胞凋亡的作用，且这种作用呈剂量依赖性，其作用机制可能与激活BMP4信号通路表达有关[29]。

6. 对大鼠甲状腺功能亢进阴虚模型的药理作用

苗氏等研究表明，龟甲煎剂对大鼠甲状腺功能亢进阴虚模型甲状腺、胸腺、肾上腺、脾脏的结构及重量都有促进恢复作用，对甲状腺功能亢进阴虚大鼠的红细胞膜 Na^+，K^+-ATP酶的活性有明显抑制作用并使其恢复正常[30]。

【现代临床】**1. 治疗肝肾阴虚型高血压**

孙氏等采用龟甲养阴汤（处方：龟甲20 g，鳖甲30 g，枸杞子20 g，五味子20 g，何首乌15 g，黄芪30 g，党参20 g，茯苓20 g）治疗肝肾阴虚型高血压78例，其中痊愈45例，好转28例，总有效率为93.59%，疗效显著[31]。

2. 治疗精子减少症

江照云等用龟甲配置的"龟鹿四子合剂"治疗精子减少症20例，连服3个月后女方怀孕率达40%，未见明显副作用。治疗后平均活动精子数增加7倍，平均精子密度增加达5.3倍[32]。

3. 不育症

谭毅等将160例精浆和/或血清抗精子抗体（AsAb）阳性的免疫性不育患者随机分成治疗组（龟甲配以其他中药复方治疗）80例和对照组80例，治疗9个月后，采用ELISA检测，结果显示，治疗组和对照组的抗体转阴率分别为90%和80%（$P<0.01$），治愈率分别为52.5% 和40%[33]。徐新建等采用自拟生精化瘀汤（淫羊藿、仙茅、熟地黄、龟甲、菟丝子等）治疗精索静脉曲张性不育42例，疗效满意[34]。

【编者评述】龟甲为常用中药，具有滋阴潜阳、益肾强骨的功能，临床用量日增，资源紧缺。龟甲来源复杂，品种混乱问题较突出，缺乏系统的质量控制方法，应加强基原鉴定、药材真伪鉴别及作用机制研究。

参考文献

[1] 姜大成，崔健，王永生. 13种龟板化学成分比较[J]. 中药材，2000，23(2)：66-67.

[2] 张远名，黄慧月，郑健. 龟板、龟甲化学成份含量测定的比较[J]. 中药通报，1984，9(5)：12-13.

[3] 汪禄祥，董宝生，刘家富. 药用龟板的氨基酸和矿质元素分析[J]. 广东微量元素科学，2005，12(11)：42-44.

[4] 薛铮. ICP-AES法测定龟板中常量和微量元素[J]. 中草药，2009，40(1)：73-74.

[5] 高姚湘，陈东风，李熙灿. Folin-Ciocalten比色法测定龟甲多酚含量的研究[J]. 科技创新导报，2010(1)：6-7.

[6] 姜大成，王永生，许彦梅. 龟甲滋阴活性成分研究[J]. 中国中药杂志，2002，27(6)：435-436.

[7] 雷钧涛，蔡柏玲．薄层扫描法测定龟甲中胆甾4，6-乙烯-3醇的含量［J］．医药导报，2005，11（24）：1050-1051.

[8] 陈薇，曾和平，王春燕，等．中药龟板提取物化学成分及其调控鼠骨髓间充质干细胞（rMSCs）增殖活性的实验研究［J］．化学学报，2007，65（3）：265-270.

[9] 骆达，李慧芬，李秀兰．异硫氰酸苯酯衍生化-HPLC法测定龟甲中胶原蛋白［J］．中草药，2009，39（6）：851-852.

[10] 王新雨，谭晓梅，陈飞龙．HPLC-ELSD法测定醋龟甲中羟脯氨酸［J］．中草药，2011，42（7）：1338-1340.

[11] 方文忠，葛尔宁，盛振华．鳖甲、龟板中脂肪酸的GC-MS比较分析［J］．内蒙古中医药，2013，6（17）：43-45.

[12] 盛瑜，李梓橦，刘玲，等．龟甲药材的红外指纹图谱鉴别研究［J］．时珍国医国药，2017，28（5）：1127-1129.

[13] 刘中权，王义权，周开亚，等．中药材龟甲及原动物的高特异性PCR鉴定研究［J］．药学学报，1999，34（12）：941-945.

[14] 崔丽娜，杜鹤，孙佳明，等．基于COⅠ条形码序列的龟甲及其混伪品的DNA分子鉴定［J］．吉林中医药，2012，32（2）：176-178.

[15] 刘晓帆，刘春生，杨瑶珺，等．基于COⅠ基因的龟甲及其混伪品的DNA条形码研究［J］．中国中药杂志，2013，38（7）：947-950.

[16] 刘桐辉，王锦，李明成，等．中药材龟甲细胞色素b基因特异性鉴定研究［J］．中国药学杂志，2012，47（3）：182-185.

[17] 曲莉，王淼，邓莹，等．龟甲DNA检测试剂盒的研制与评价［J］．天然产物研究与开发，2016，28：668-672.

[18] 李毓群，陆维承．龟甲炮制工艺沿革及合理性探讨［J］．中国中医药信息杂志，2006，13（9）：48-49.

[19] 刘振启，刘杰．龟甲的鉴别与炮制工艺［J］．首都医药，2011（2）：48.

[20] 陈长洲，孙冬梅，周瑞玲，等．超细粉碎对龟甲水溶性蛋白质溶出度及煎出率的影响［J］．中药新药与临床药理，2004，15（4）：280-281.

[21] 顾迎寒，卢先明，蒋桂华，等．不同品种龟甲滋阴作用的对比研究［J］．时珍国医国药，2007，18（6）：1417-1418.

[22] 谢学明，李熙灿，钟远声，等．龟板体外抗氧化活性的研究［J］．中国药房，2006，17（18）：1368-1370.

[23] 李熙灿，谢学明，黄春花，等．龟板醇提物对大鼠骨髓间充质干细胞氧化损伤的修复及其抗脂质过氧化作用［J］．中草药，2007，38（7）：1043-1046.

[24] 陈东风，杜少辉，李伊为，等．龟板对大鼠局灶性脑缺血模型3种NOS亚型的作用［J］．中药新药与临床药理，2002，13（5）：278-281.

[25] 陈东风，杜少辉，李伊为，等.龟板对局灶性脑缺血后神经干细胞的作用[J].广州中医药大学学报，2001，18(4)：328-331.

[26] 陈东风，杜少辉，李伊为，等.龟板含药血清体外诱导成年大鼠骨髓间充质干细胞分化为神经元[J].广州中医药大学学报，2003，20(3)：224-226.

[27] 陈东风，杜少辉，李伊为，等.龟板对局灶性脑缺血再灌注后Nestin表达的影响[J].解剖学杂志，2002，25(4)：315-319.

[28] 李春，陈兰，黎晖，等. 龟板有效成分抗紫外线损伤所致的胎鼠表皮干细胞的凋亡[J].解剖学研究，2010，32(3)：165-168.

[29] 曹佳会，伍艺灵，张还添，等. 龟板提取物靶向BMP4通路抑制PC12细胞凋亡[J].中草药，2011，42(1)：108-113.

[30] 苗燕玲，杨梅香，刘恩，等.龟上、下甲对甲亢型阴虚大鼠甲状腺、胸腺、肾上腺、脾脏病理学的影响[J].中药通报，1988，13(3)：42-44.

[31] 孙婉，赵云鹏，赵洪斌，等.龟甲养阴汤治疗肝肾阴虚型高血压[J].长春中医药大学学报，2008，24(6)：691.

[32] 江照云，李卫真，柳献云，等.龟鹿四子合剂治疗特发性静子减少症疗效观察[J].中国中医药信息杂志，2002，9(12)：43-44.

[33] 谭毅，黄伟，叶欣，等. 男性免疫性不育症中医阶梯性治疗临床研究[J]. 上海中医药大学学报，2004，18(3)：21-23.

[34] 徐新建，陈磊，周智恒.生精化瘀汤(二仙汤)治疗精索静脉曲张性不育症42例报告[J].中国中西医结合外科杂志，2001，7(4)：269-270.

19 1·188 龟甲胶 | Guijiajiao

TESTUDINIS CARAPACIS ET PLASTRI COLLA

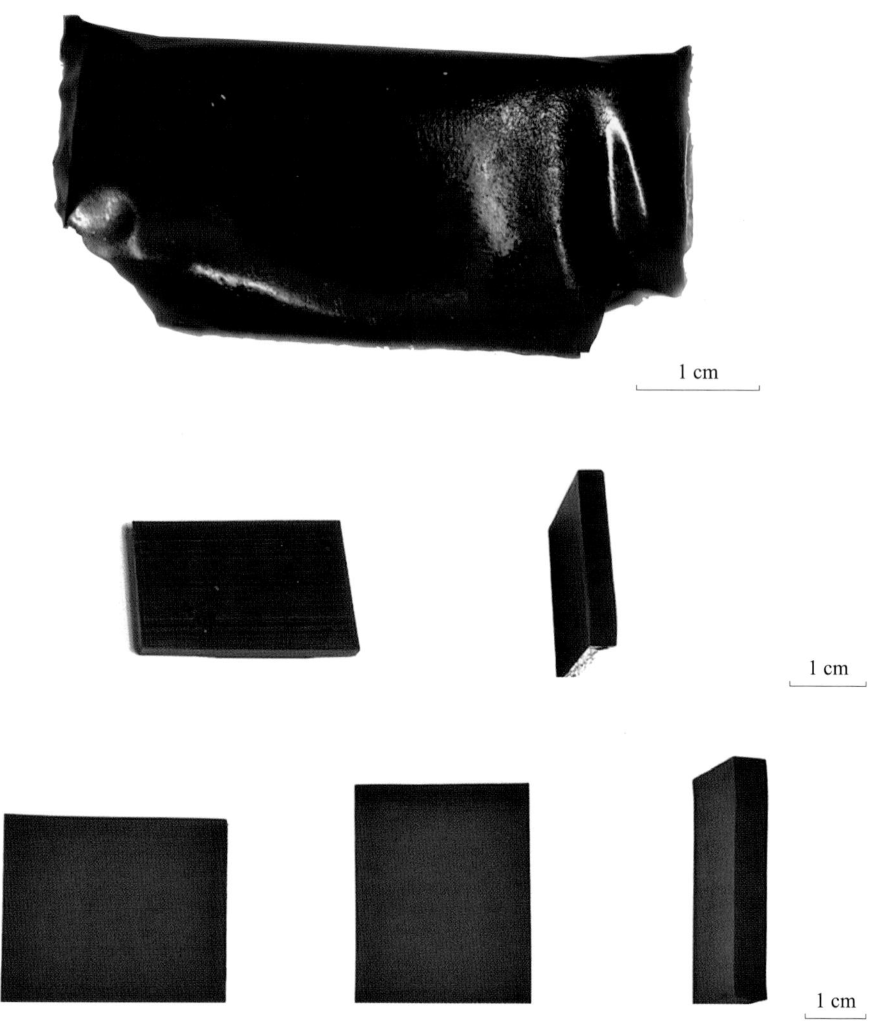

图 2-19-1　龟甲胶

【药典沿革】“龟板胶”之名首载于1963年版一部第366页，1977年版一部第300页、1985年版一部第149页亦均记载为“龟板胶”。1963年版分别从处方、制法、功能、主治、用法与用量、贮藏6个指标对其进行规定。“龟甲胶”之名首载于1990年版一部第153页，分别从制法、性状、检查、性味与归经、功能与主治、用法与用量、贮藏7个指标对其进行规定。规定其为龟甲经煎煮、浓缩制成的固体胶。1995年版一部第505页、2000年版一部第477页，其规定与1990年版基本相同。2005年版一部第126页、2010年版一部第169页、2015年版一部第181页、2020年版一部第188页均增补了“鉴别”“含量测定”两项。

【本草考证】始载于《本草崇源》，属甲胶范畴。《本草通玄》载："强筋骨，益心智，止咳嗽，截久疟，去瘀血，生新血。"《医林纂要》曰："甘、咸，寒。治骨蒸劳热、吐血、衄血、肠风血痔、阴虚血热之症。"《中华本草》载："龟甲胶功效与龟甲基本相同，而滋阴、补血之力则过之，且兼止血。"

【药材来源】龟甲经水煎煮、浓缩制成的固体胶。将龟甲漂泡洗净，分次水煎，滤过，合并滤液（或加入白矾细粉少许），静置，滤去胶液，浓缩（可加适量黄酒、冰糖及豆油）至稠膏状，冷凝，切块，晾干，即得。

【性味归经】咸、甘，凉。归肝、肾、心经。

【功能主治】滋阴，养血，止血。用于阴虚潮热，骨蒸盗汗，腰膝酸软，血虚萎黄，崩漏带下。

【道地主产】参见"龟甲"。

【化学成分】胶类药材所含成分多为蛋白质、多肽、氨基酸及多种金属元素，其有效物质尚不明确。

【鉴别研究】**1. 成分鉴别**

采用SELDI-TOF-MS技术对龟甲胶蛋白质、肽成分进行蛋白质组分析，结果龟甲胶蛋白质/肽质量1500 ~ 3000区间显示1个分子量峰；4800 ~ 5400显示3个分子量峰，其中分子量分别相差410.8 Da、151.7 Da；8000 ~ 8600区间显示1个分子量峰；10000 ~ 13000区间显示1个分子量峰。共获得6个肽分子量峰。形成的龟甲胶蛋白质/肽成分质量指纹图，可作为龟甲胶数字化质控标准[1]。

利用超高效液相色谱-电喷雾四级杆飞行时间质谱法（UPLC-ESI-QTOF-MS）分别对以巴西龟为来源和以中华草龟为来源的龟甲胶进行测定，选定牛皮特征肽离子m/z 604.8、m/z 641.3、m/z 790.8作为检测对象，结果巴西龟来源的龟甲胶中只检测出牛皮特征肽离子m/z 641.3信号，其MS/MS裂解规律与黄明胶标准品酶解产物所含牛皮特征肽GEAGPSGPAGPTGAR一致，而中华草龟来源的龟甲胶中均未检测出牛皮特征肽信号。该方法可用于龟甲胶的质量控制[2]。采用超高效液相色谱-质谱联用法（HPLC-MS），分别以不同品种龟甲为原料熬制龟甲胶，并对其牛皮源的含量进行测定，结果表明纯草龟龟甲熬制的龟甲胶检测结果为牛皮源阴性，掺杂巴西龟龟甲熬制的龟甲胶检测结果为牛皮源阳性，该方法可有效控制龟甲胶质量[3]。

2. 含量测定

（1）铬元素：采用电感耦合等离子体光谱法检测龟甲胶中铬元素的含量，结果铬元素在0 ~ 1 μg/ml范围内线性关系良好，平均回收率为100.9%（n=6）[4]。采用石墨炉原子吸收分光光度法测定龟甲胶中的铬含量，结果铬在0 ~ 12.5 μg/L范围内与吸光度呈良好线性关系，相关系数r=0.9986，检出限为1.58 ng/ml，平均加标回收率为94.8%[5]。

（2）6种有害元素的测定：采用电感耦合等离子体质谱法（ICP-MS）测定龟甲胶中砷、铅、铬、镉、铜、汞6种有害元素，检测限范围为0.009 ~ 0.036 ng/ml，样品加标回收率为5.1%～113.6%，相对标准偏差小于10%。该法具有专属性强、灵敏度高、干扰小、检测快速的特点，能同时测定多种有害元素的含量[6]。

（3）氮含量：对同一产地不同季节的龟甲进行水煎提取，得到龟甲胶，测定含氮量。结果表明，不同时间产龟甲胶的含氮量差异小，为16.14%～17.08%，背甲胶与腹甲胶的含氮量均在龟甲胶的含氮量范围内，无差异。不同产出时间龟甲胶的蛋白质含量为89.63%～94.89%，背甲胶与腹甲胶的蛋白质含量在此范围内[7]。

【药理作用】林氏等用龟甲胶含药血清及生理盐水对3月龄豚鼠骨关节炎软骨细胞进行干预，MTT法比较含药血清对软骨细胞的促增殖情况，QPCR检测含药血清干预后软骨细胞JNK及p38 MAPK基因的表达情况。结果显示，龟甲胶能有效减少豚鼠骨关节炎软骨细胞JNK及p38 MAPK基因的表达，对软骨细胞作用为促增殖，对其凋亡产生抑制作用，从而能在一定程度上减缓骨关节炎的病损进展[8]。

【现代临床】蔡氏等运用龟鹿补肾丸（龟甲胶、鹿角胶、炒菟丝子、淫羊藿、续断等）治疗阳痿证86例并取得满意效果[9]。俞氏等运用益血生胶囊（阿胶、鹿角胶、龟甲胶、白芍、当归等）治疗缺铁性贫血48例，连服1月为1个疗程，治疗3个月。收到满意的疗效[10]。赛氏自1995年以来，运用补肾固冲法（熟地黄、制首乌、山茱萸、山药、龟甲胶、生龙骨、生牡蛎等）治疗更年期功能失调性子宫出血268例，治愈164例，占61.19%，好转75例，占27.99%，总有效率达89.18%[11]。

【编者评述】龟甲胶属胶类药材，具有滋阴、养血、止血之功效。临床用于阴虚潮热，骨蒸盗汗，腰膝酸软，血虚萎黄。但其有效物质尚不明确，还须加强质量控制技术、制备工艺、作用机制及真伪鉴定等方面研究。

参考文献

[1] 李春梅，王若光，王陆颖，等．基于激光解析/离子化飞行时间质谱技术的中药龟甲胶蛋白质组分析[J]．湖南中医药大学学报，2007，27（6）：21-23，29.

[2] 唐敏，严建业，赵小芳，等．UPLC-ESI-QTOF-MS检测巴西龟龟甲胶中牛皮特征肽的研究[J]．世界科学技术—中医药现代化，2016，18（12）：2165-2169.

[3] 彭婷婷，江勋．超高效液相色谱－质谱联用法检测不同品种龟甲制龟甲胶的牛皮源成分[J]．中国药业，2016，25（10）：72-73.

[4] 王海波，申二永，宋汉敏，等．微波消解－电感耦合等离子体光谱法测定龟甲胶中铬的含量[J]．南京中医药大学学报，2012，28（4）：378-379.

[5] 王蓉，施志顺，史学礼，等．微波消解石墨炉法检测龟甲胶中铬元素含量[J]．菏泽学院学报，2013，35（5）：60-63.

[6] 袁利杰，李云，郑子栋，等．微波消解－电感耦合等离子质谱法测定龟甲胶中6种有害元素

［J］. 分析科学学报，2014，30（4）：578-580.
［7］万鸣，严宜昌，高欢 . 不同季节、部位龟甲的龟甲胶提取率与含氮量测定研究［J］. 湖北中医杂志，2016，38（3）：71-72.
［8］林嘉辉，陈炳艺，龙美兵，等 . 龟甲胶和鹿角胶含药血清对豚鼠骨关节炎软骨细胞 JNK 及 p38 MAPK 基因表达的影响［J］. 中国中医骨伤科杂志，2016，24（10）：1-4.
［9］蔡忠凤，吕立生 . 龟鹿补肾丸治疗阳痿 86 例［J］. 临床军医杂志，2004，32（3）：122.
［10］俞红丽，孙金明 . 益血生胶囊治疗缺铁性贫血 48 例［J］. 陕西中医，2006，27（5）：542-543.
［11］赛汉其其格 . 补肾固冲治疗更年期功能失调性子宫出血 268 例临床体会［J］. 光明中医，2008，23（1）：50-51.

20 阿 胶 | Ejiao

1 · 197

ASINI CORII COLLA

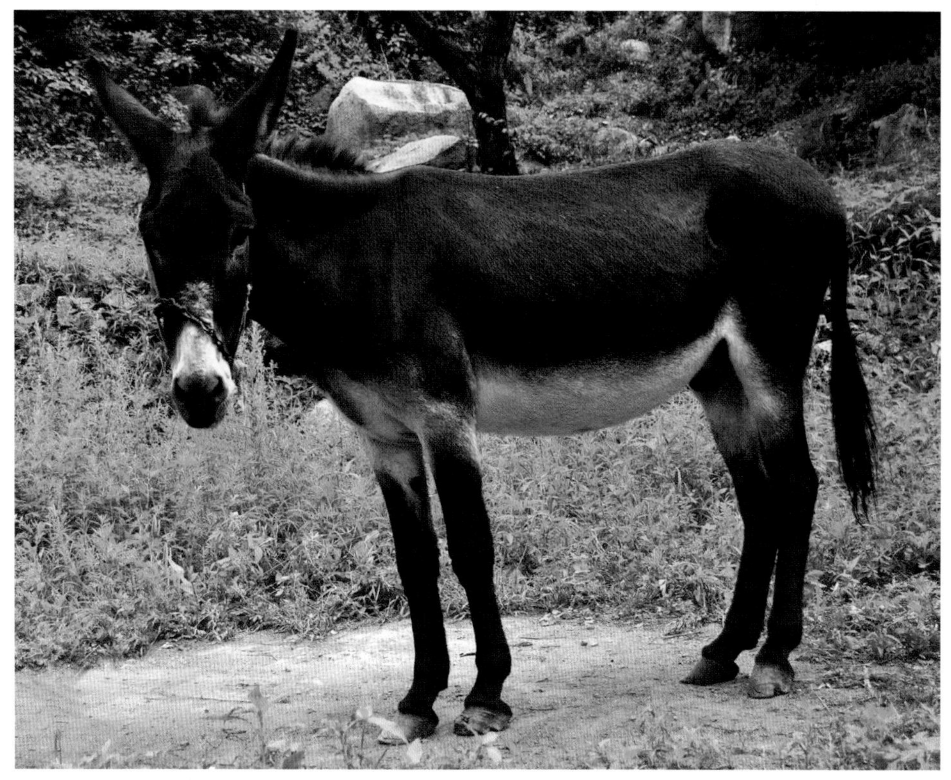

图 2-20-1　驴

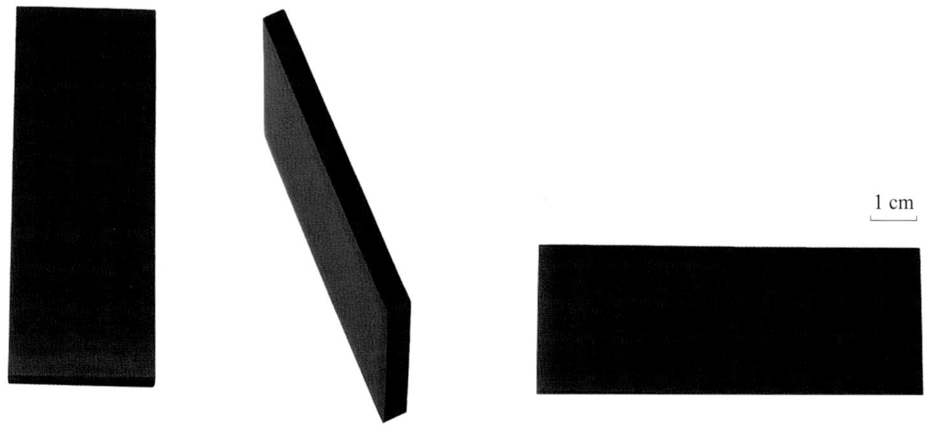

图 2-20-2　阿胶

【药典沿革】 首载于1963年版一部第365页，分别从处方、制法、功能、主治、用法与用量、贮藏6个指标进行规定，其处方为驴皮。1977年版一部第307页，分别从来源、制法、性状、检查、炮制、性味、功能与主治、用法与用量、贮藏9个指标对其进行规定，明确其来源为驴皮经煎熬、浓缩制成的固体胶。1985年版一部第155页，增补了归经并与性味合并。1990年版一部第158页、1995年版一部第513页、2000年版一部第

485页，其规定与1985年版基本相同，只在“检查”项中增加了挥发性酸碱物质指标。2005年版一部第130页，分别从来源、制法、性状、鉴别、检查、含量测定、炮制、性味与归经、功能与主治、用法与用量、贮藏11个指标进行规定，增补了“鉴别”“含量测定”，并进一步明确其为马科动物驴*Equus asinus* L.的干燥皮或鲜皮经煎煮、浓缩制成的固体胶。2010年版一部175页、2015年版一部第189页，在2005年版基础上，增补了饮片“检查”“鉴别”“含量测定”等项，在药材含量测定方面增补了高效液相色谱法测定并进一步细化。2020年版一部第197页，在2015年版的基础上，在“含量测定”项下增加了“特征多肽”测定。

【本草考证】 阿胶一名出现以前，从长沙马王堆汉墓出土的先秦文献《五十二病方》等记载来看，入药的是“胶”，其原料未详。但据《周礼·考工记》记载，先秦时有胶多种，即“鹿胶青白，马胶赤白，牛胶火赤，鼠胶黑，鱼胶饵，犀胶黄”，表明早期药用皮胶多样化。

阿胶原料首载于魏晋时期的《名医别录》，谓“煮牛皮作之”。为何必用牛皮，文献缺如。仅《周礼·考工记》曾提出：“凡相胶，欲朱色而昔。昔也者，深瑕而泽，紾而抟廉。”即鉴别胶，以色红赤、带光泽、有纹理，成团块状又具锋利的棱角者为好。按此应指为牛（皮）胶。这或即是《名医别录》记阿胶为“煮牛皮作之”的由来。

《名医别录》虽称阿胶为牛皮胶。但实际上汉至隋唐，阿胶与胶可同样药用。宋代苏颂《本草图经》阿胶条下引“《续传信方》著张仲景调气方”所用之胶称“好胶手许大”。晋代葛洪、梁代陶弘景《肘后备急方》辑录的用治内科疾病的诸方（包括所录《伤寒论》“黄连阿胶汤”），晋代陈延之《小品方》辑录的用治崩中漏下的“大枣汤”和疗小便血的“生地黄汤”，及唐代王焘《外台秘要》辑录的“千金疗虚劳尿精方”和“苏澄疗尿血方”等，其方中配伍的药用胶均单称为胶或干胶。北魏贾思勰《齐民要术·煮胶法》所言“可以杂用（包括药用）”的胶的原料，牛皮而外，尚有猪、驴、马、驼、骡皮。唐代陈藏器《本草拾遗》亦称“凡胶俱能疗风止泄补虚”。（宋代掌禹锡等《嘉祐本草》阿胶条下按语）而早期药用皮胶之名，除阿胶外，又无他称。故可推知，早期阿胶应是以牛皮为主，兼用驴皮、马皮等为原料的多种皮胶。

然而，自唐末至宋代，阿胶原料用皮出现了一个大的变化。这就是由以牛皮为主转变为驴皮。《本草图经》谓“寻方书所说（驴皮胶）所以胜诸胶者，大抵以驴皮得阿井水乃佳尔……，故陈藏器云：诸胶俱能疗风止泄补虚，驴皮胶主风为最。又今时方家用黄明胶，多是牛皮，《本经》阿胶亦用牛皮，是二皮亦可通用。然今牛皮胶制作不甚精，但以胶物者，不堪药用之。”宋代寇宗奭《本草衍义》称“驴皮煎胶，取其发散皮肤之外。”清代徐大椿《神农本草经百种录》亦谓阿胶“其必以驴皮煎煮者，驴肉能动风，肝为风脏而藏血，乃借风药以引入肝经也。”

牛皮胶、驴皮胶等均可作阿胶药用的情况至宋代即全部改以驴皮作阿胶[1]。导致这一变化的根本原因，从有关历史文献分析，主要与五代至宋实行的“牛皮之禁”有关。牛皮在古代军需、民用用途广泛。特别是军事上用制将士的甲胄、盾牌、车马挽具及制胶用于制弓弩，用量甚大，所产往往仅此即不敷应用。唐末五代，军阀割据，战乱不已，需求更多。宋代牛革亦须尽纳于官。宋代亦有药用牛皮胶者，然世间已将驴皮胶称阿胶，“方家”为区别起见，只得根据牛皮胶黄赤透明的特征，另取名“黄明胶”（或许，这也是此时由于禁民私用牛皮，而对牛皮胶的避讳性称呼）。但宋代的牛皮胶，或系民间取官府舍弃的劣等牛皮煎煮，或官家委人煎煮专用于军器弓弩，其质量自难与专供入药用而煎煮的驴皮阿胶相比。故苏颂称“今牛皮胶制作不甚精，但以胶物者，不堪药用之”。总之，自宋代始，阿胶之名已为驴皮胶独享，并载于宋以后本草，沿用至今。

【药材来源】 马科动物驴*Equus asinus* L.的干燥皮或鲜皮经煎煮、浓缩制成的固体胶。

【性味归经】 甘，平。归肺、肝、肾经。

【功能主治】 补血滋阴，润燥，止血。用于血虚萎黄，眩晕心悸，肌痿无力，心烦不眠，虚风内动，肺燥咳嗽，劳嗽咯血，吐血尿血，便血崩漏，妊娠胎漏。

【道地主产】 阿胶，最早记载于东汉时的《神农本草经》，曰：“真胶产于古齐国之阿地，又以阿井水煮之最佳”。全国各地产阿胶的地方较多，普遍认为山东东阿所产阿胶为佳。

【资源研究】 我国驴品种有30多个，主要分布于河北、辽宁、陕西、甘肃、新疆、内蒙古、宁夏、青海、山西、山东、安徽、江苏、四川、云南等地。进入21世纪以来，中国毛驴存栏量急剧下滑，目前存栏量仅为600多万头。其数量下降的原因是多方面的，部分中心产区多为平原区，随着农业机械化水平提高，驴役用需求大为减少，驴养殖由平原区转向半山区、丘陵沟壑区，家驴数量的减少具有明显地域性。除阿胶外，驴其他产品开发相对其他畜产品滞后，其商品价值未充分发掘也是原因之一[2]。国内阿胶行业面临严峻原料紧缺，现多从埃及、埃塞俄比亚等国家进口驴皮。

【化学成分】 **1. 氨基酸**

含有蛋白质[3]、多肽[4]以及苏氨酸、缬氨酸、甲硫氨酸、异亮氨酸、亮氨酸、苯丙氨酸、赖氨酸、组氨酸、精氨酸、天冬氨酸、丝氨酸、谷氨酸、甘氨酸、丙氨酸、胱氨酸、酪氨酸、脯氨酸等多种氨基酸[5]。

2. 微量元素

含有国际上公认的对人体有益的16种微量元素，主要有钾、钠、钙、镁、铁、铜、铝、锰、锌、硅等。其中铁的含量为其他元素的10倍以上，而锌的含量仅次于铁。不同的炮制品种，Zn/Cu值均较高，这对补益血液中的锌和调节Zn/Cu值、治疗虚证有益[5]。

3. 其他

含有一种天然糖胺聚糖——硫酸皮肤素（DS）和一种红外光谱特征吸收峰与黄腐酸

极为相近的生物酸，对DS进行鉴别与定量研究，结果显示，同张驴皮不同部位的DS含量存在差异[6]。此外，阿胶中还含有棕榈酸甲酯、硬脂酸甲酯、油酸甲酯、亚油酸甲酯、亚麻酸甲酯，用核桃油代替豆油制作阿胶，可提高产品中不饱和脂肪酸的含量[7]。

【鉴别研究】**1. 成分鉴别**

（1）薄层色谱法：以甘氨酸为对照品，在硅胶G板上，以苯酚：0.5%硼砂水（4：1）展开系统展开，茚三酮显色，供试品中应含有对照品的斑点。有学者通过对比研究提出，苯酚：0.5%硼砂水（4：1）展开系统重现性较差，而正丁醇：冰醋酸：乙醇：水（4：1：1：2）作为氨基酸实验的经典条件，具有较强的可行性和实用性[8]。

对阿胶、鹿角胶、龟甲胶游离氨基酸的种类及水解后氨基酸的种类进行薄层色谱法（TLC）分析，发现3种胶均含有包括胆固醇在内的6种甾醇类化合物，都含有以甘氨酸、丙氨酸、精氨酸为主的5～6种游离氨基酸，水解后3种胶均含有以甘氨酸、脯氨酸、羟脯氨酸、谷氨酸、丙氨酸和精氨酸为主的10余种氨基酸[9]。

（2）光谱法：用傅里叶变换红外光谱法（FT-IR）和二维相关红外光谱技术（2D-IR）对几种阿胶进行对比研究，伪品阿胶中出现了1026 cm^{-1}的C-C和C-O耦合振动的糖峰，黄明胶与阿胶较为相似，在1648 cm^{-1}的酰胺Ⅰ带的吸收峰和东阿阿胶相比较有9个波数的区别，不同批次和厂家正品阿胶的红外光谱图极其相似[10]。

采用原子吸收光谱法测定不同胶类样品中的锌、铁、铜3种微量元素的含量，铁和铜在阿胶中含量最高，锌元素在鹿角胶中含量最高[9]。采用X射线荧光光谱法（XRF）测定6个不同厂家阿胶样品的元素种类、含量并作出了元素特征谱，6个样品中共有的主要元素为钙、钠、氯、钾、铁、锌、铝和镁等，但其中有的样品的钙、氯、钠、钾与阿胶对照药材有明显差异，可推断是掺入了制革的碎皮引起的，而钙含量偏高，可能是由于掺入骨胶。依据这些不同点可以准确地对伪劣阿胶中有害元素的引入来源作出识别和判断[11]。

（3）电泳法：对常见胶类药材包括阿胶、鹿角胶、龟甲胶、海龙胶、鳖甲胶、鱼鳞胶、杂皮胶等进行SDS-PAGE凝胶电泳，不同来源的胶类药材电泳图谱明显不同，尤其是常冒充阿胶的杂皮胶与正品相比，不仅谱带数目少，而且泳动率差异也较大，此方法可以用于胶类药材的鉴别[12]。仅对阿胶、鹿角胶、龟甲胶利用SDS聚丙烯酰胺凝胶电泳（SDS-PAGE），发现3种胶均有个相同的谱带，R_{f1}=0.17，阿胶还有2个次要的谱带R_{f2}=0.73、R_{f3}=0.88，同样证明SDS-PAGE能对真假阿胶进行鉴别[13]。

采用IEF聚丙烯酰胺凝胶电泳（IEF-PAGE）对阿胶及其伪品进行鉴别，能得到清晰没有“拖尾”现象的PAGE图谱，实现准确鉴定的目的[14]。同时，IEF图谱不仅能鉴定药材真伪，还能确定样品所含蛋白质的等电点（PI）[15]。

（4）高效液相色谱指纹图谱：采用非衍生化的方法对阿胶水溶性成分在检测波长

205 nm下进行高效液相色谱（HPLC）指纹图谱研究，能确立包括异亮氨酸、亮氨酸、酪氨酸、苯丙氨酸以及色氨酸在内的28个共有峰的评价指标[16]。采用正己烷-水-氯仿三相静态萃取法制备不同胶类样品中的脂溶性成分，可建立东阿阿胶、东阿镇阿胶、龟甲胶及鹿角胶脂溶性成分的HPLC指纹图谱，结果发现东阿阿胶主要共有峰19个，东阿镇阿胶主要共有峰18个，龟甲胶主要共有峰20个，鹿角胶主要共有峰17个。进一步采用液质色谱-质谱法（LC-MS）对阿胶、龟甲胶、鹿角胶进行分析，3种胶除存在8种共有成分之外，阿胶的特有成分m/z分别为269.5、299.6、254.4、326.5[17]。

2. 含量测定

（1）氨基酸：HPLC法对阿胶、鹿角胶、龟甲胶水解后的产物进行氨基酸含量测定，结果表明，3种胶水解后脂肪族、碱性、芳香族氨基酸含量相当，阿胶含酸性氨基酸略多，杂环氨基酸略少[9]。用衍生化试剂异硫氰酸苯酯（PITC）将阿胶用强酸（浓盐酸）水解得到的氨基酸进行衍生化后，采用HPLC法测定L-羟脯氨酸、甘氨酸、丙氨酸和脯氨酸4种主要氨基酸的含量，可以通过含量的高低来判别阿胶的优劣[18]。使用高效液相色谱技术，采用一测多评法测定阿胶中L-羟脯氨酸、甘氨酸、丙氨酸、脯氨酸4种氨基酸类成分的含量，L-羟脯氨酸在0.017 ~ 0.26 μg（r=0.9998）、甘氨酸在0.033 ~ 0.50 μg（r=0.9997）、丙氨酸在0.015 ~ 0.23 μg（r=0.9995）、脯氨酸在0.025 ~ 0.37 μg（r=0.9998）与峰面积均呈现良好的线性关系，一测多评法在阿胶4种氨基酸类成分的含量测定中具有适用性[19]。

（2）矿物质元素：联合X射线荧光分析和X射线衍射分析方法对5种阿胶样品进行鉴别，结果表明，其中2种样品铬和钾元素含量高于对照品，其中X射线衍射分析图谱与对照品相比又叠加了若干个小锐衍射峰，综合这两项指标可以鉴别阿胶的真伪[19]。有学者在此基础上建立通过测定阿胶中铬含量鉴别阿胶真伪的X射线荧光分析法，铬的最低检出限为10 mg/kg，且方法操作简便、检测迅速、反应灵敏[20]。

【分子生药】采用PCR扩增细胞色素b基因保守区域基因片段，用限制性内切酶HinfⅠ和HaeⅡ对PCR产物进行酶切，经琼脂糖凝胶电泳可判断原料种属来源[21]。利用普通引物及特异性荧光探针，使用实时PCR（real-time PCR）技术对阿胶驴源性成分进行PCR鉴定，此方法具有高效、批量处理等优点[22]。根据马、驴、驴骡和马骡的核基因肌酸激酶CKM和线粒体基因组DNA（mtDNA）的16S rRNA基因序列设计特异引物，并引入18S rRNA作为内参质控，能建立检测4种动物源性的5重多色荧光定量PCR检测体系，灵敏度高，检测限为0.01 ng/μl。该方法简单、准确、高效，为驴、马及骡子皮张的源性鉴定探索了新的途径[23]。

【炮制研究】现代阿胶炮制基本继承了传统工艺，一是将阿胶捣成碎块烊化，二是将阿胶块切成丁后，用蛤粉或滑石粉拌炒至鼓起呈圆珠形的阿胶珠[24]。

1.胶丁规格

阿胶在炮制前要将熬制过的驴皮捣碎或切成小块——胶丁，其大小自古以来没有统一规格。目前《中国药典》及北京、上海等18个地区的中药炮制规范中，阿胶净制也只描述为捣碎或烘软切成小块。在用辅料炒制阿胶珠时，胶丁大小有争议，认为应该切成0.3 cm^3丁块、边长为0.5 cm正方体、边长为0.8 cm正方体等的均有人在，也有认为其关键是要切制成与驴皮厚度一致的正方体。还有对烘箱炮制的阿胶珠，考察0.5 cm × 4 cm × 9 cm、0.5 cm × 1 cm × 1 cm、0.5 cm × 2 cm × 2 cm 3种规格的阿胶丁不同时间、温度的烘制，认为阿胶丁大小最佳应控制为0.5 cm × 2 cm × 2 cm。总之，阿胶丁规格尚无统一标准及认识。

2.炮制方法

阿胶的传统炮制方法一般是用辅料炒制成阿胶珠，目前，我国各地的中药炮制规范也以此为主。近年来，随着先进科技设备的介入，阿胶的炮制工艺得到了革新，包括电烘箱炮制阿胶、恒温及真空干燥设备真空干燥炮制阿胶、微波加热干燥法炮制阿胶等，这些新的炮制方法，效果优于传统方法，既保证了质量，也大大地提高了生产效率，有效地解决了社会对阿胶药材需求日益增加的矛盾。

3.炮制原理[25]

（1）阿胶内含胶原类蛋白质，经炒珠后，不腻膈，而且煎煮时不致粘锅，更有利于人体吸收。大量胶原性蛋白质被吸收入血后，可增加血清的黏滞性，促进血液凝集。同时，阿胶经蛤粉炒烫之后，增加了钙的含量。钙离子为促凝血剂，钙可减少血管壁的渗透作用，减少血细胞、血浆渗透到血管壁之外，故能增强止血作用。

（2）阿胶中具有滋补作用的主要有效成分为蛋白水解物、肽及氨基酸，这些物质均无臭味。但在制胶过程中，由于长期漂泡发生腐败，以后煮胶、收胶、晾胶至出成品的过程中一直保留着腐败臭味。此腐臭味系来源于氨基酸的腐败产物吲哚、甲基吲哚、三甲胺、氨等挥发性物质。在临床应用中，腐臭味的刺激，可引起恶心、呕吐等不适感，甚至产生过敏反应。经蛤粉或蒲黄烫制后，不但能使阿胶质地酥脆，便于粉碎，更重要的是使此类氨基酸的腐败产物得以发挥，减轻对消化道的刺激作用。

【制剂研究】**1.工艺研究**

用蒲黄或蛤粉炒阿胶珠，操作复杂、难度较大、不便控制炮制工艺。

（1）蒲黄烘制阿胶珠：用蒲黄烘制阿胶珠，其珠从外观性状、烊化速度、总氮及蛋白质含量等方面均优于传统蒲黄及蛤粉炒阿胶珠。其具体工艺为：①蒲黄的预制。取生蒲黄平铺烤盘中，厚约1 cm，选择温度至190℃，烘至颜色由黄变褐（时间约10 min），取出备用。②阿胶珠烘制。取阿胶平铺于盘中，将烘制温度调至90℃后放入烤盘，10 min后取出切成0.5 cm × 2 cm × 2 cm大小的丁块，将丁块摆放于盘中（下铺垫烘过的蒲黄炭约1 cm厚），均匀覆盖一层蒲黄约1 cm。将烘箱温度升至160℃，时间20 min，阿胶丁即成色泽鲜黄、质地酥脆、轻捏即碎、内无溏心、形状浑圆、大小均匀的胶珠。

（2）蛤粉烤制阿胶珠：传统的阿胶丁炒制成阿胶珠的方法改为烤制：将阿胶在80℃烘箱内烘10 min，取出切成阿胶丁，另在烤盘内装适量蛤粉（或滑石粉）铺约5 cm厚，放入烤箱预热，待预热到150℃时，取出粉盘，放入阿胶珠，再置烘箱内烤制10 min，取出，筛去铺粉即可。此法便捷、省时、质量易控[26]。

（3）蛤粉烘制阿胶块后粉碎：用蛤粉烘制后粉碎阿胶替代炒法，简便、快速、效果好，烘制的阿胶块外不焦煳、内无溏心、鼓起均匀，不用将成品阿胶块砸碎或切成小块，不用在铁锅内加辅料翻炒，劳动强度大为降低，且无粉尘飞扬之弊，不污染环境，不损失阿胶，混入阿胶珠内的辅料也大为减少，并且可以较容易地计算出混入量。具体操作方法：取洁净、干燥的铁盘，均匀撒上一层蛤粉，将未经切或砸的阿胶块平铺其上，块与块间距在2.5 cm左右，然后置于已预热至110℃左右的烘箱内，升温至40～150℃，烘1 h，取出晾凉，放入布袋内，稍加捣碎，即可用粉碎机粉碎[27]。

2. 制剂研究

阿胶作为传统中药，在医药界及市场上受到广泛的关注，为了更好地适应市场和改善药物的适口度，医药界相继开发研究了许多阿胶的新剂型。从传统阿胶珠到现在的膏剂、冲剂、口服液、胶囊剂等多个剂型，如阿胶泡腾颗粒剂、阿胶块、复方阿胶浆、阿胶钙铁颗粒、阿胶钙软胶囊、阿胶补血浆、阿胶珍珠养颜膏等，丰富了阿胶的应用和市场[28]。

【药理作用】**1. 补血造血作用**

用阿胶治疗被^{60}Co-γ射线照射造成的造血功能损伤小鼠，结果发现，阿胶对^{60}Co-γ照射所致造血损伤的小鼠血红蛋白、红细胞有显著性升高作用，从而达到治疗贫血的效果；给贫血家兔灌服阿胶补血冲剂后，贫血家兔血红蛋白、红细胞、白细胞等项均显著增加，说明阿胶具有明显的治疗贫血作用[29-30]。阿胶888超级口服液能显著升高小鼠外周血白细胞（WBC）总数（$P<0.05$），能升高贫血小鼠血红蛋白（Hb）含量（$P<0.05$），红细胞（RBC）和网织红细胞也有一定的升高趋势[31]。以阿胶为主药制成补益剂阿胶当归补血精，对环磷酰胺所致骨髓造血功能损伤小鼠和苯引起的再生障碍性贫血小鼠，均有升高外周血液WBC、RBC、Hb和血小板的作用[32]。阿胶制剂阿胶益寿晶对失血所致小鼠血虚模型，可显著提高Hb和RBC（$P<0.01$），尤以升高Hb水平为好，因而具有良好的补血作用[33]。阿胶泡腾颗粒能使盐酸苯肼型贫血小鼠的RBC数量及Hb含量明显回升，对盐酸苯肼型贫血小鼠具有明显的补血作用[34]。

2. 调节免疫作用

阿胶溶液对小鼠脾脏有明显的增重作用，对胸腺略有减轻作用，可明显提高小鼠腹腔巨噬细胞的吞噬能力[29]。阿胶能提高小鼠机体特异性玫瑰花率和单核吞噬细胞功能（提高吞噬百分率和吞噬指数），能对抗氢化可的松所致的细胞免疫抑制作用，对自然杀伤细胞（NK细胞）有促进作用[35]。中、高剂量的阿胶可显著提高小鼠骨髓细胞增殖指数和造血干细胞比率，明显增强外周血细胞因子IL-3和粒细胞-巨噬细胞集落刺激因子（GM-CSF）的分泌，说明阿胶在改善白细胞数量低下和增强机体免疫能力方面具有重要作用[36]。剂量为每千克体重2.5 ml、5.0 ml、15.0 ml的阿胶口服液可促进小鼠脾细胞抗体生成及脾淋巴细胞的转化增殖，升高小鼠血清溶血素滴度，具有很好的提高细胞免疫和体液免疫功能[37]。

3. 抗肿瘤作用

阿胶对肿瘤具有一定的抑制作用，能有效延长荷瘤小鼠的生存期，阿胶含药血清可能具有抗癌和促进癌细胞向正常细胞转化的作用[38]。阿胶不但具有增强肿瘤免疫的作用，还可以减轻放、化疗的毒副作用[39]。

4. 其他

阿胶还具有抗疲劳、耐缺氧、抗衰老、调节钙平衡、增强记忆力等作用。

【现代临床】 中药阿胶已被广泛应用于临床多种疾病的治疗，临床应用该药主治心烦不眠、咳嗽肺燥、心悸眩晕、妊娠胎漏、肌痿无力、尿血吐血及血虚萎黄等。此外，该药还具备温补功效，体质虚弱者用后可提升机体抵抗力；改善睡眠质量，增强记忆力。食用阿胶还具备美容功效，可美白皮肤。但阿胶单独用药效果欠佳，临床应用大多与其他药物联用，以发挥最大效用。

【编者评述】 阿胶作为传统补血中药，受到人们普遍欢迎。随着阿胶在临床上的广泛应用，市场对阿胶的需求量越来越高。随着现代社会经济的高速发展，驴的役用属性逐渐被替代，再加上饲养驴的成本高等原因，驴的数量越来越少，驴皮资源紧缺，严重制约阿胶产业发展。阿胶成分比较复杂，目前研究尚不透彻。因此，应加速建立规范化、规模化驴养殖场，推广高效养驴技术，并对阿胶化学成分及药理作用进行系统全面研究，以期开发更多的新型阿胶产品。

参考文献

[1] 张振平. 阿胶制备原料的历史演变及原因探析 [J]. 中成药，1995，17（7）：41-42.

[2] 许兆君，廖想想，托乎提·阿及德，等. 我国家驴遗传资源现状分析 [J]. 中国草食动物科学，2012，32（4）：70-73.

[3] 樊绘曾，刘彧曦，张京，等. 阿胶蛋白质定量方法的比较 [J]. 中国中药杂志，1994，19（4）：224-227.

[4] 刘涛，张贵锋，孟庆强，等. 阿胶中特异性多肽的分离与液质联用分析 [J]. 质谱学报，2006，27（S1）：181-182.

[5] 霍光华. 阿胶氨基酸矿物成分分析与评价 [J]. 氨基酸和生物资源，1996，18（4）：22-24.

[6] 樊绘曾，刘彧曦，谢克勤，等．驴皮硫酸皮肤素的鉴定与含量分析［J］．中国中药杂志，1994，19（8）：477-480.

[7] 刘雅娟，任丽莉，陈国广，等．毛细管 GC 法同时测定阿胶中 5 种脂肪酸的含量［J］．中国药房，2013，24（7）：642-644.

[8] 张建华，甘银凰，张汉贞．阿胶的薄层鉴别与《中国药典》权威性商讨［J］．时珍国医国药，2006，17（9）：1864-1864.

[9] 张思巨，汤亚池，张义，等．阿胶、鹿角胶和龟甲胶的理化性质比较研究［J］．中国药学杂志，1998，33（7）：397-400.

[10] 许长华，周群，孙素琴，等．二维相关红外光谱法与阿胶的真伪鉴别［J］．分析化学，2005，33（2）：221-224.

[11] 王文静，关颖，朱艳英．阿胶真伪品的 X 射线荧光光谱的鉴别研究［J］．光谱学与光谱分析，2007，27（9）：1866-1868.

[12] 李锋，张振秋，任子和．七种动物胶类药材的 SDS- 聚丙烯酰胺凝胶电泳鉴别［J］．中药材，1999，22（4）：185-186.

[13] 古今，刘萍，胡景华．三种动物胶的 SDS 不连续聚丙烯酰胺电泳法鉴别［J］．北京中医杂志，2003，22（1）：33-34.

[14] 陈振江，张桂枝，刘静芬．阿胶及其伪品的 IFE 研究［J］．中成药，1998，20（12）：31-32.

[15] 常青，陈振江，殷丹．四种胶类药材及蜂王浆的高效电泳鉴别［J］．湖北中医学院学报，2006，8（4）：15-17.

[16] 王晓坤，程秀民，于海英，等．阿胶水溶性成分 HPLC 指纹图谱研究［J］．上海中医药杂志，2008，42（2）：66-69.

[17] 于海英．阿胶等胶剂脂溶性成分 HPLC 指纹图谱研究［D］．济南：山东大学，2009.

[18] 程显隆，肖新月，邹秦文，等．柱前衍生化 HPLC 法同时测定阿胶中 4 种主要氨基酸的含量［J］．药物分析杂志，2008，28（12）：1997-2000.

[19] 刘雯，李峰，杨建昕，等．一测多评法测定阿胶中4种氨基酸的含量［J］．中药材，2016，39（5）：1090-1093.

[20] 关颖，郭西华，杨腊虎，等．真伪阿胶的 X 射线荧光分析及 X 射线衍射鉴别研究［J］．药物分析杂志，2009，29（10）：1658-1661.

[21] 汪小龙，潘洁，王师，等．细胞色素 B 基因 PCR-RFLP 鉴定阿胶原料［J］．中国海洋大学学报，2006，36（4）：645-648.

[22] 陈志宣，龚国利．常见阿胶伪品的荧光 PCR 分子检测［J］．陕西科技大学学报，2015，33(3)：135-139.

[23] 刘艳艳，张全芳，卞如如，等．利用多重荧光定量 PCR 检测阿胶原料驴、马、驴骡和马骡皮张的源性［J］．药学研究，2016，35（10）：569-574.

[24] 谢丽莎．阿胶炮制的近况研究［J］．中国中医药信息杂志，2003，10（11）：80-81.

[25] 黄泰康 . 阿胶炮制史及其研究 [J] . 南京中医学院学报，1988（4）：52-53.

[26] 胡屏山，李学国 . 阿胶珠的烤制工艺研究 [J] . 中成药研究，1988（6）：17.

[27] 李题宝，全凤环，王亚林，等 . 阿胶炮制方法的改进 [J] . 辽宁药物与临床，1999，2（2）：38.

[28] 秦明春，王若光 . 中药阿胶的开发研究进展 [J] . 中医药导报，2007，13（5）：102-104.

[29] 李宗铎，李天新，李宗铭，等 . 阿胶的药理作用 [J] . 河南中医，1989（6）：27-29.

[30] 夏丽英，何秀敏，王志海 . 阿胶与新阿胶对小鼠 ^{60}Co 照射所致造血损伤的治疗作用研究 [J] . 中成药，1992（1）：30.

[31] 张若英，武继彪，李成韶，等 . 阿胶 888 超级口服液的药理研究 [J] . 山东中医药大学学报，1994，18（3）：201-202.

[32] 陈子渊，潘善庆，张祖荡 . 阿胶当归精补血作用的研究 [J] . 湖南中医药导报，1998，4（3）：29-30.

[33] 王红林，刘同祥，张建勋，等 . 阿胶益寿晶补气养血作用研究 [J] . 河南中医药学刊，2002，17（1）：19-20.

[34] 宋怡敏，毛跟年，黄晓双，等 . 阿胶泡腾颗粒对小鼠造血功能及抗疲劳作用的影响 [J] . 动物医学进展，2011，32（10）：83-86.

[35] 路承彪，童秋声，吴钧 . 中药阿胶对正常小鼠细胞免疫学功能的影响 [J] . 中药药理与临床，1991，7（4）：25-26.

[36] 郑筱祥，杨勇，叶剑锋，等 . 东阿阿胶的升白作用及机制研究 [J] . 中国现代应用药学，2005，22（2）：102-104.

[37] 李志，陈壁锋，黄俊明，等 . 阿胶口服液对小鼠细胞免疫和体液免疫功能的影响 [J] . 中国卫生检验杂志，2008，18（7）：1426-1427，1437.

[38] 刘培民，秦玉峰，蔡宝昌 . 复方阿胶浆对 S180 肉瘤抑瘤增效延长生存期实验 [J] . 中成药，2006，28（9）：1366-1367.

[39] 郑筱祥，李小龙，王彦刈，等. 东阿阿胶对体外培养的癌症放疗病人外周血淋巴细胞的影响 [J] . 中国现代应用药学，2005，22（4）：267-270.

21 鸡内金 | Jineijin

1 · 202

GALLI GIGERII ENDOTHELIUM CORNEUM

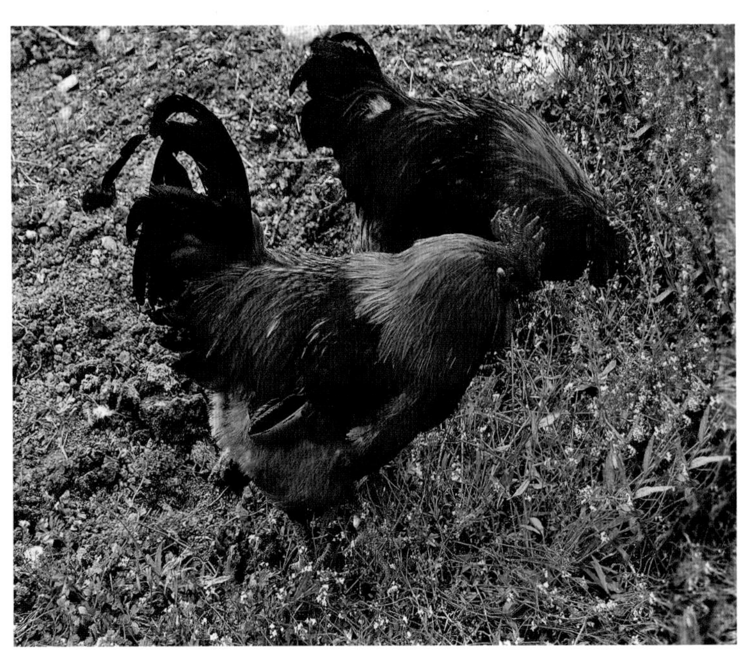

图 2-21-1 家鸡

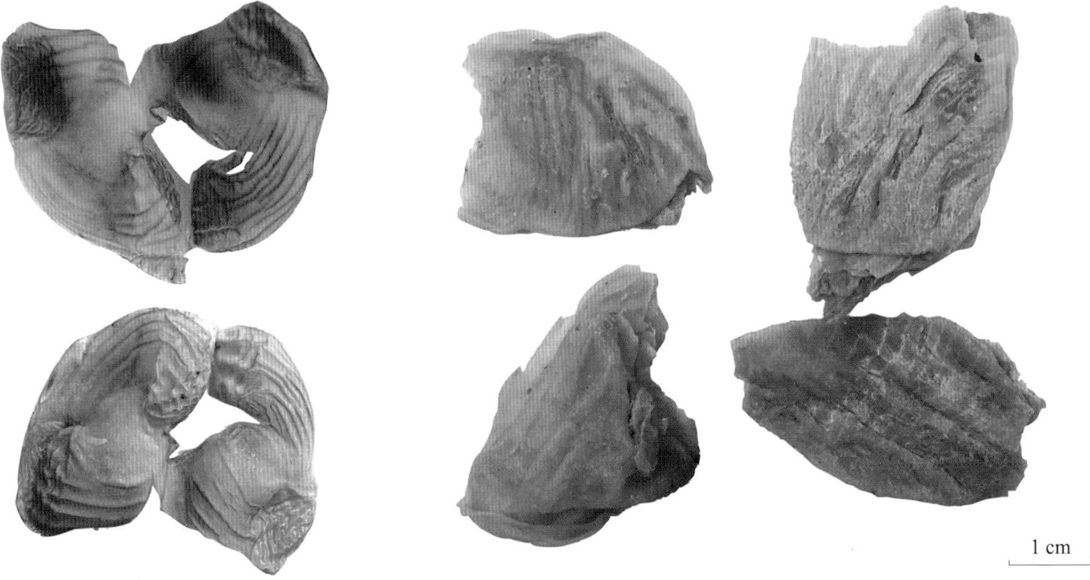

图 2-21-2 鸡内金药材　　图 2-21-3 鸡内金饮片

【药典沿革】 首载于1963年版一部第134页，分别从来源、鉴别、炮炙、性味、功能、主治、用法与用量、贮藏8个指标对其进行规定。规定其来源为雉科动物家鸡*Gallus gallus domesticus* Briss.的干燥沙囊内壁。1977年版一部第311页分别从来源、性状、炮制、性味、功能与主治、用法与用量、贮藏7个指标对其进行规定，将1963年版“鉴别”项下内容归于该版“性状”项中，“鉴别”项内容缺失，以后版本均删除焦鸡内金，合并了“功能”“主治”项。1985年版一部第159页在“炮制”项增加醋鸡内金，暂时删除炒鸡内金，“功能与主治”项增加“遗尿，遗精”，增补了归经并与性味合并。1990年版一部第162页在“性状”项中规定鸡内金厚度约2 mm，在“炮制”项重新收录炒鸡内金。1995年版一部第162页、2000年版一部第151页记录与1990年版基本相同。2005年版一部第133页、2010年版一部第179页、2015年版一部第193页、2020年版一部第202页均在2000年版基础上增加了“检查”“浸出物”2个指标，规定了水分、总灰分、醇溶性浸出物含量标准。从2010年版以后功能增加“通淋化石”；主治增加“石淋涩痛，胆胀胁痛”，最大用量从9 g增加至10 g。

【本草考证】 始载于《神农本草经》，曰：“鸡肶胵里黄皮，主泄利。”《日华子本草》曰：“诸鸡肶胵，平无毒。止泄精，并尿血、崩中、带下、肠风、泻痢。此即是肫内黄皮。”《本草蒙筌》曰：“剥取肶胵黄皮，即肫里黄皮，一名鸡内金。”根据以上本草所述，与现今药用鸡内金相符。《医学衷中参西录》曰：鸡内金，鸡之脾胃也，中有瓷石、铜、铁，皆能消化。

【药材来源】 雉科动物家鸡*Gallus gallus domesticus* Brisson的干燥沙囊内壁。杀鸡后，取出鸡肫，立即剥下内壁，洗净，干燥。

【性味归经】 甘，平。归脾、胃、小肠、膀胱经。

【功能主治】 健胃消食，涩精止遗，通淋化石。用于食积不消，呕吐泻痢，小儿疳积，遗尿，遗精，石淋涩痛，胆胀胁痛。

【道地主产】 全国各地均产。

【资源研究】 **1. 品种**

鸡内金来源雉科动物家鸡的干燥沙囊内壁，将鸡宰杀后，立即取出沙囊，剥下内壁，洗净、干燥即可。全国各地均有饲养，全年均可采收。

2. 家鸡

嘴短而坚，略呈圆锥状，上嘴稍弯曲；鼻孔裂状，被有鳞状瓣；眼有瞬膜；头上有肉冠；喉部两侧有肉垂，通常呈褐红色。肉冠以雄者为高大，雌者低小，肉垂亦以雄者为大。翼短，羽色雌、雄不同，雄者羽色较美，有长而鲜丽的尾羽，雌者尾羽甚短；足健壮，跗、跖及趾均被有鳞板，趾4，前3趾，后1趾，后趾短小，位略高，雄者跗跖部后方有距。家鸡在全国各地均有饲养，因饲养杂交的关系，品种繁多，形体大小及毛色不一，主要以植物的种子、果实及昆虫等为食。

【化学成分】 鸡内金含胃激素、角蛋白、淀粉酶，以及微量胃蛋白酶和多种维生素。出生4～8周的小鸡沙囊内膜还含有胆汁三烯和胆绿素的黄色衍生物。鸡内金还含有赖氨酸、组氨酸、精氨酸、谷氨酸、天冬氨酸、亮氨酸、苏氨酸、丝氨酸、甘氨酸、丙氨酸、异亮氨酸、酪氨酸、苯丙氨酸、脯氨酸、色氨酸等18种氨基酸；铝、钙、钾、铬、钴、铜、铁、镁、锰、钼、铅、锌等矿物质元素，其中铁的含量最为丰富，其次是钙、钾、镁、铜、锌[1-4]。其中，淀粉酶最适pH值为8.67，最适温度50℃，最适合底物浓度1.8 g/L，淀粉为底物的K_m值为0.92[5]；糖苷酶的分子量为66 kDa，pH值为5.5，加酶量3500 U/L，底物浓度4 mg/L，最优条件下水解大豆异黄酮的转化率为99%[6]。

【鉴别研究】**1. 性状鉴别**

呈不规则卷片，厚度约2 mm，表面黄色、黄绿色或者黄褐色，薄而半透明，具明显的条状皱纹。质脆易碎，断面角质状，有光泽，气微腥，味微苦[7]。

2. 红外鉴别

采用红外光谱鉴别鸡内金及其混淆品鸭内金、鹅内金。采用岛津200-91527红外光谱仪（日本产），型号IR-435U-03，样品粉末1 g，甲醇10 ml冷浸提取，滤过浓缩至1 ml，溴化钾（KBr）直接研磨压片，鸡内金与鸭内金、鹅内金的红外吸收谱差异显著，可做定性鉴别[8]。

3. 高效毛细管电泳鉴别

采用高效毛细管电泳法，对鸡内金混淆品鸭内金的蛋白提取物进行鉴别图谱研究。采用熔融石英毛细管（75 μm × 40 cm），150 mmol/L，硼酸缓冲液（pH 8.5）；柱温20℃，分离电压20 kV，检测波长200 nm，重力进样5 s。结果显示，鸡内金和鸭内金吸收峰差异显著，鸡内金分别在酸性提取液中11.21、14.27，中性提取液中11.35、12.14，碱性提取物10.26、11.19、14.56、15.60处有吸收峰[9-10]。

4. 分子鉴别

采用DNA分子标记方法，鉴定鸡内金真伪。采用家鸡mtDNA细胞色素b基因扩增引物5′-GCCTCATTCTTCTTCATCTFTATCTT-3′，5′-GGGAGAATAGGGCTAGTGTTAGGA-3′，反应总体积30 μl（1 × buffer），模板DNA 50 ~ 100 ng，4种dNTP 200 μmol/L，Taq DNA聚合酶2 U；引物10 pmol/L，10 mmol/L三羟甲基氨基甲烷盐酸盐（Tris-HCl）（pH 8.3），50 mmol/L KCl，20 mmol/L $MgCl_2$。95℃ 5 min，94℃ 1 min；61℃ 1 min；72℃ 2 min，35个循环，72℃延伸5 min。结果显示，该引物只扩增家鸡DNA而不扩增其他动物DNA，引物具有特异性，可用于鸡内金药材的鉴定[11]。

【炮制研究】不同辅料炮制，对鸡内金酶的活性和氨基酸含量影响不同。鸡内金不同功效的发挥依赖于不同的炮制工艺，证明了传统的鸡内金炮制工艺的合理性和科学性[12]。

1. 炮制工艺

以清开水烫5 ~ 10 min，或0.1% ~ 0.5%的碱水烫5 min后洗净、干燥，参照《中国药典》砂烫的工艺较好，其炮制出的成品外观和质量方面有较大优势，化学成分和化学活性均无显著性差异[13]。

2. 砂烫炮制

传统的砂烫取砂子置于锅中，用中火加热至灵活状态，投入大小一致的鸡内金，不停翻动，炒至鼓起卷曲、酥脆，呈深黄色时取出，筛去砂子，放凉。砂烫鸡内金，其总糖含量高于生品，砂烫工艺进一步优化后以30 kg鸡内金用砂量1200 kg，锅底温度

200～210℃，炒制60 s为最佳砂烫炮制工艺，其产品的可溶性蛋白含量最高[14-15]。

3. 机械化炒制

每12.5 g鸡内金加砂量500 g，翻炒速度50 r/min，于215℃炒制120 s，炮制品色泽均一，发泡鼓起均匀，可溶性蛋白质量分数与传统方法比较明显提高，鸡内金药材的品质质量明显提高[16]。

4. 灶心土炒制

土法炒制鸡内金，外观饮片完整，色泽淡黄，发泡完全，焦化者较少，油性适中，胃激素保存较好[17]。

5. 醋炒炮制法

将洗净的鸡内金压碎，至锅内用文火加热，炒至鼓起，喷醋（每100 kg鸡内金用醋15 kg），取出干燥，对淀粉酶破坏最小，且质地酥脆，易于煎出[18]。

6. 焦鸡内金

将洗净的鸡内金置于热锅内，用中火加热，炒制表面焦黄色，取出放凉。

【药理作用】**1. 对人体胃肠消化功能的影响**

张锡纯编著的《医学衷中参西录》记载"鸡内金，鸡之脾胃也，中有瓷石、铜、铁，皆能消化"。虽然鸡内金对胃液分泌量、胆汁分泌量、胃液总酸量无显著影响，但能显著促进胰液分泌量，增强胃液中胃蛋白酶、胰脂肪酶的活性。用鸡内金炒品的水煎液（2 g/ml）给小鼠灌胃7 d（0.01 ml/g），可显著增加胃液分泌量和胃蛋白酶排出量，对胃蛋白酶活性无明显增强[19]。

2. 对人体肠胃运动功能的影响

不同鸡内金炮制品对小肠的推进率降低程度不同，但是否给药鸡内金或者鸡内金如何炮制对小鼠胃排空无显著差异。鸡内金能缩短小鼠首次排便时间，增加排便粒数和排便质量，高剂量能加速小肠的推进运动。以10 g/kg的剂量口服给药3 d后，能显著降低小鼠胃排空速率，通过炭末推进法试验，结果显示，鸡内金能显著抑制小鼠的小肠蠕动[20]。

3. 对血糖、血脂及血液流变学的影响

鸡内金多糖能够有效改善高脂肪饮食引起的脂代谢紊乱及血液流变学指标异常变化，提高机体抗氧化能力，在预防高脂血症方面具有显著疗效和药用价值；鸡内金多糖能有效改善糖尿病高脂血症大鼠的血脂和血糖异常变化，提高机体免疫功能，在预防糖尿病高脂血症方面具有显著疗效和药用价值[21-22]。以高脂饲料喂养家兔复制动脉粥样硬化为模型，每日灌服鸡内金提取物冻干粉，8周后分析研究血脂、凝血指标、血液流变学指标等。结果表明，鸡内金具有抗凝和改善血液流变学的作用，能够缓解动脉粥样硬化程度，且有一定程度预防作用。鸡内金和金樱子合用有降低血糖、甘油三酯和减少肝及肠系膜中脂肪堆积的作用[22]。

【现代临床】**1. 妇科病**

海螵蛸合鸡内金温和化瘀，调养脏腑，多用于轻微血瘀。生鸡内金联合逍遥散治疗肝郁脾虚证乳腺增生，可有效改善乳腺增生大鼠的乳房外形和病理变化，减少小叶和腺泡数量，减轻上皮细胞增生，效果显著[23-25]。

2. 遗尿、遗精

鸡内金单用，用白酒或者黄酒服送，涩精止遗，对夜梦遗精有较好的效果；鸡内金配伍红糖，可助鸡内金强健脾胃、统摄下焦，治疗遗尿[26]。

3. 结石

鸡内金单方或者与鱼脑石、广郁金、生大黄配伍后温水服用，可治疗胃结石、胆结石、尿路结石；鸡内金、核桃仁、蜂蜜配方可促进上尿路结石排出，消除尿路炎症，对解除肾绞痛有良好效果；鸡内金配伍海金沙治疗疸病，能清化湿热，化坚消石[27-28]。

4. 口疮、溃疡、扁平疣

鸡内金灰、鸡内金醋泡液或者鸡内金与维生素B_2联合使用，可治疗扁平疣、鹅口疮、溃疡[29]。

5. 健胃消食

鸡内金配莪术攻瘀积，消食助运，可治疗中虚血瘀之慢性萎缩性胃炎或伴肠化、增生等疾病。鸡内金配伍丹参，祛瘀生新，散结化积，开胃口、增食欲、止疼痛之力增强，主治胃和十二指肠球部溃疡久久不愈，胃阴受损，舌红少苔，唇红口干，食欲不振，胃脘疼痛以及热病后期，津液耗竭，胃阴不足，以致嗳气、吞酸、纳呆、舌红少苔等病症。鸡内金配伍麦芽，二药合用，启脾之力倍增，可使胃口开、食欲增，主治久病之后，脾胃虚弱，消化不良，食欲不振等病症[30-31]。

6. 婴幼儿腹泻

复方鸡内金可治疗婴幼儿、小儿腹泻[32]。

【编者评述】鸡内金作为一味传统动物药材，资源丰富，疗效明确。鸡内金复方制剂在临床上有着更为显著的疗效。应该加强其活性物质、药效及作用机制等研究。

参考文献

[1] 郑雁，苗明三．鸡内金的现代研究特点分析［J］．中医学报，2015，30（12）：1796-1797.

[2] 刘其凤，任慧霞．鸡内金蛋白质类成分的提取与测定［J］，华西药学杂志，2004，19（4）：281-282.

[3] 李泽鸿，陈丹，李振华．鸡内金中氨基酸及营养元素含量的测定［J］．氨基酸和生物资源，2002，24（4）：20-21.

[4] 胡烜红，胡久宏，周炳，等．火焰原子吸收光谱法测定鸡内金中的金属元素［J］．中国实验方剂学杂志，2011，17（21）：104-106.

[5] 孙颖，刘同祥，胡舒，等.鸡内金淀粉酶理化特性研究［J］．中国中医药信息杂志，2007，14（4）：46-48.

[6]王美玲，康少华，芦明春．鸡内金糖苷酶水解大豆异黄酮的研究[J].大豆科学，2010，29(6)：1081-1083.

[7] 崔国静，王晓晨，贺蔷．鸡内金的炮制及鉴别［J］．首都医药，2009（13）：38.

[8] 钟秀芝，王从义，姜丽莎．红外光谱法鉴别鸡、鸭、鹅内金［J］．中药材，1996，19（9）：452.

[9] 陈振德．蛋白质多肽高效毛细管电泳法鉴别鸡内金与鸭内金［J］．中药材，2002，25（4）：246-247.

[10] 许重远，张焜，李亦雷，等．高效毛细管电泳法对鸡内金和穿山甲的鉴别［J］．解放军药学学报，2007，23（6）：464-466.

[11] 曲萌，崔继春，董志恒，等．鸡内金的分子鉴定研究［J］．中国中药杂志，2009，34（24）：3192-3194.

[12] 李传俊，楚胜．鸡内金不同辅料炮制品的酶活性和氨基酸的含量测定［J］. 2009，47（15）：74-75.

[13] 李卫先．从药效分析探讨鸡内金炮制工艺的优选［J］．中医药导报，2009，15（4）：101-102.

[14] 金伶佳，贾天柱. 鸡内金不同炮制品中多糖比较［J］. 中国中医药现代远程教育，2015，13（20）：146-147.

[15] 金伶佳，贾天柱．砂烫鸡内金的最佳炮制工艺研究［J］．辽宁中医杂志，2011，38（2）：330-332.

[16] 汪岩，瞿延君，吕国军，等．鸡内金机械化炮制工艺优选［J］．中国实验方剂学杂志，2013，19（4）：65-67.

[17] 陆维承，陆维宏，罗瑞雪．鸡内金炮制工艺探讨［J］．海峡药学，2010，22（8）：52-54.

[18] 陆维承，陆维宏，罗瑞雪．不同炮制工艺对鸡内金淀粉酶活力的影响［J］．海峡药学，2010，22（4）：35-36.

[19] 李飞艳，李卫先，李达，等．鸡内金不同炮制品对大鼠胃液及胃蛋白酶的影响［J］．中国中药杂志，2008，33（19）：2282-2284.

[20] 李卫先，李飞燕，李达，等．鸡内金不同炮制方法水提液对小鼠胃肠运动比较的研究［J］．湖南中医杂志，2008，24（2）：100-101.

[21] 蒋长兴，蒋顶云，熊清平，等．鸡内金多糖对糖尿病高脂血症大鼠血脂、血糖及细胞免疫功能的影响［J］．中国实验方剂学杂志，2012，18（20）：255-258.

[22] 马云，董晓英，刘四春，等. 金樱子和鸡内金对饲高糖高脂兔腹部脂肪及血糖血脂的影响

[J]. 现代中西医结合杂志，2003，12(16)：1703-1704，1707.

[23] 邱扬，邓高丕.海螵蛸配伍鸡内金在妇人病血瘀证中的应用[J].中医杂志，2017，58(5)：430-431，443.

[24] 刘元新. 生鸡内金在治疗乳腺增生病症中的应用和机制研究[J]. 江西医药，2016，51(5)：424-426.

[25] 胡建平，李珊珊，刘元新. 生鸡内金对乳腺增生病大鼠的作用研究[J]. 实用中西医结合临床，2015，15(12)：81-83.

[26] 丹江.鸡内金验方5则[J].现代中医药，2013，33(5)：67.

[27] 郭旭光.鸡内金可以化结石[J].农家之友，2011(6)：55.

[28] 尹国朝，万青，程静，等.自制鸡内金胶囊治疗胆囊结石42例疗效观察[J].中国疗养医学，2014，23(11)：1005-1006.

[29] 苑艳娟，苑新娇.鸡内金粉治疗放化疗后口腔溃疡[J].新中医，2008，40(6)：115-116.

[30] 诸凡凡.叶柏教授运用鸡内金药对治疗消化系统疾病浅析[J].浙江中医药大学学报，2013，37(8)：1000-1002.

[31] 李公文.张锡纯先生应用鸡内金的学术经验[J].中医临床研究，2011，3(2)：71-74.

[32] 官永艳，张志林. 复方鸡内金治疗婴幼儿腹泻疗效分析[J].中国误诊学杂志，2012，12(4)：791.

22 金钱白花蛇 | Jinqianbaihuashe

1 · 229

BUNGARUS PARVUS

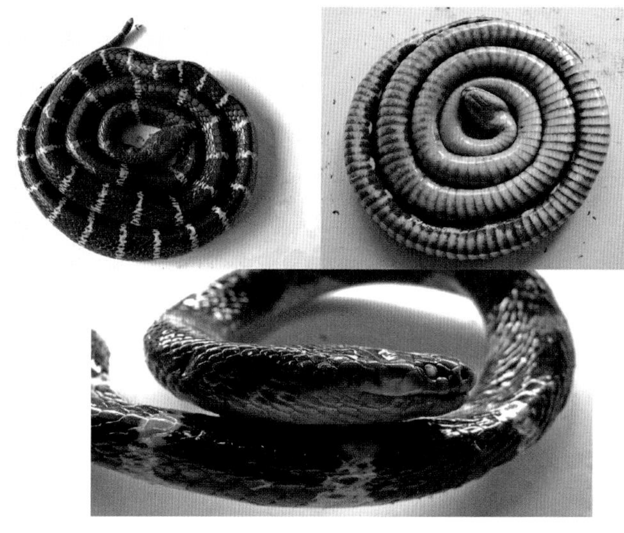

图 2-22-1　银环蛇

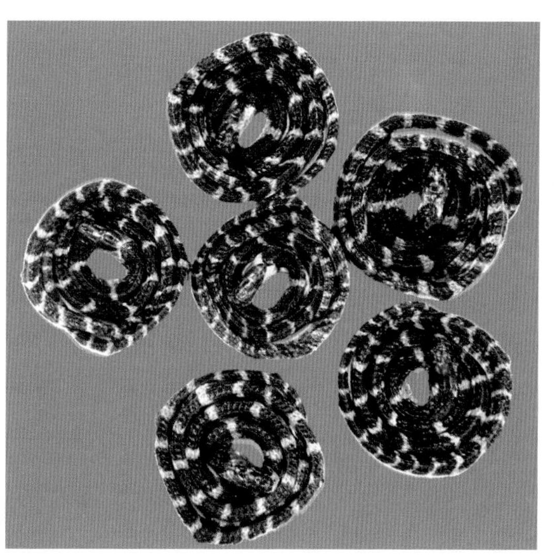

图 2-22-2　金钱白花蛇

【药典沿革】 首载于1963年版一部第167页，分别从来源、鉴别、炮炙、性味、功能、主治、用法与用量、贮藏8个指标对其进行规定。规定其来源为眼镜蛇科动物银环蛇*Bungarus multicinctus* Blyth的幼蛇除去内脏后的干燥品。1977年版一部第361页，分别从来源、性状、炮制、性味、功能与主治、用法与用量、贮藏7个指标对其进行规定，来源中增加了“用乙醇浸泡处理”，并将“烘干”改成“干燥”，“鉴别”改为“性状”，合并“功能”“主治”项并丰富了其内容，用法用量在1963年版的基础上改为“3～4.5 g，研粉吞服1～1.5 g”。1985年版一部第185页，在“性状”中删减了“以头尾齐全、肉色黄白、盘径小者为佳”，增补了归经并与性味合并。1990年版一部第189页规定与1985年版内容相同。1995年版一部第188页在1990年版基础上，对“性状”进行了更为详尽的规定。2000年版一部第176页，在1995年版基础上，再次对“性状”进行了详细规定。2000年版一部第176页、2005年版一部第151页、2010年版一部第204页、2015年版一部第219页，均在1995年版基础上，增加了“浸出物”项。2010年版一部至2020年版一部，均在2005年版基础上删除了“炮制”项。2010年版一部至2020年版一部，均在2005年版一部基础上调整“用法用量”为“2～5 g，研粉吞服1～1.5 g”。2020年版一部第229页，在2015年版基础上增补“鉴别”项，共计8个指标。

【本草考证】 金钱白花蛇又名小白花蛇、白花蛇、金钱蛇、金钱蕲蛇、银环蛇。古代本草未收载，一般认为始载于《饮片新参》，该书记述：“色花白，身长细，盘如钱大，治麻风、瘫痪、疥癞。”描述虽简，也不难辨出其所指为银环蛇干燥幼体，与今市售和使用的金钱白花蛇主流品种眼镜蛇科银环蛇的干燥幼体一致[1-3]。《中药志》、《中药鉴别手册》及1963年版至2020年版《中国药典》均有收载。

【药材来源】 眼镜蛇科动物银环蛇*Bungarus multicinctus* Blyth的幼蛇干燥体。夏、秋二季捕捉，剖开腹部，除去内脏，擦净血迹，用乙醇浸泡处理后，盘成圆形，用竹签固定，干燥。

【性味归经】 甘、咸，温；有毒。归肝经。

【功能主治】 祛风，通络，止痉。用于风湿顽痹，麻木拘挛，中风口眼㖞斜，半身不遂，抽搐痉挛，破伤风，麻风，疥癣。

【道地主产】 安徽、江苏、浙江、江西、湖南、湖北、广东、广西、福建、台湾、四川、贵州、云南等地。野生或者养殖，夏、秋二季捕捉。以头尾齐全、盘径小、无散盘、无焦煳、无残损、无臭味、肉色黄白、光泽度好者为佳。

【资源研究】 **1. 资源状况**

近些年，由于环境污染、栖息地破坏或丧失、盗猎及过度利用等因素导致银环蛇野外种群资源不断下降，现已被《中国濒危动物红皮书》列为易危（VU）等级[4]。在市场巨大需求加之野生资源日益枯竭的大背景下，科研工作者开展了银环蛇人工养殖研究，取得了一定进展，但尚未有人工养殖产业化的报道。

2. 生物学特性

银环蛇头部椭圆形，颈部不明显，有前沟牙；自头部开始至尾部的背侧面有黑白相间的环带，其中躯干部有环带30～50个，尾部有9～15个，环带宽约为1～2枚背鳞；身长0.6～1.2 m。腹面、上唇、颈部均呈乳白色，尾巴稍细长。生活在平原、小草丛、山地或近水边的丘陵地带，近水的山脚、路旁、田埂、树根部（尤其樟树根部）、倒塌较久的土房内、古老的石头堆下、山区住宅附近或菜园、墙脚等地方；昼伏夜出，喜欢横在湿润的路上或水边石头缝中间，捕食黄鳝、泥鳅、蛙类或其他蛇类；每年4月上旬至11月上旬是银环蛇的活动期，11月中、下旬开始入蛰；卵生，每年产卵4～18个；银环蛇是神经毒性的毒蛇，其毒腺小，但毒性剧烈；其性情温驯，动作迟缓[5-7]。

3. 人工饲养[7-8]

宜选僻静、地势较高、近水源处建造蛇厂。蛇场应坐北向南，避免严冬北风倒灌蛇窝。整个蛇场地面要有一定的倾斜度，以利于大雨时排水。场内设蛇窝、水池、水沟、饲料地、产卵室及活动场。适当栽些花草和小灌木，并堆放石块，有利于夏季遮阴降温和蛇蜕皮。蛇场应保持干净、潮润、阴凉和卫生。一个100 m^2左右的蛇场，可以饲养150～200条银环蛇。

种蛇以重500 g左右的青年蛇为佳，按雌雄10：1的比例混合饲养。蛇只吃活食，不吃死食，池中死物应及时捞出。出蛰时需大量养分补充身体，11月蛇蛰前需积累充分养分，因此，在9、10这两个月应尽量做到多喂、勤喂。其最适温度为18～28℃，10℃以下入蛰冬眠，5℃以下则有可能会被冻死。所以，冬天要特别注意做好防寒保温工作。

银环蛇一般从6月下旬开始产卵，7月为产卵高峰，8月上旬停产。在这段时期，如有即将产卵的母蛇，应及时放入产卵室中，待产完卵后再将母蛇放回蛇窝，拣出蛇卵进行人工孵化。

【鉴别研究】**1. 成分鉴别**

（1）SDS-PAGE凝胶电泳：应用SDS-PAGE技术，对金钱白花蛇可溶性蛋白成分进行电泳研究，根据聚丙烯酰胺凝胶电泳（PAGE）谱带的位置和数目可成功进行品种鉴别[9-10]。

（2）高效毛细管电泳：在Beckman P/ACE System MDQ高效毛细管电泳仪上进行电泳试验，柱温25℃，分离电压20 kV，检测波长245 nm。20 min完全分离，成功建立了有9个共有峰的指纹图谱[11]。

（3）薄层层析、纸层析和紫外吸收光谱法：采用薄层层析、纸层析和紫外吸收光谱法鉴别金钱白花蛇的药材粉末，方法简单，重现性好，可以补充形态鉴别之不足，并为金钱白花蛇药材鉴别提供参考[12]。

2. 含量测定

采用Folch（氯仿：甲醇=2：1）试剂，超声提取，钼蓝显色法，分光光度法测定金钱白花蛇商品药材中总磷脂含量。样品中总磷脂含量以磷计算，回归方程为$Y=0.0219X-0.0146$（$r=0.9998$），线性范围为2.35～8.23 μg，平均回收率为99.1%（$n=5$），RSD为1.3%。该方法测定的金钱白花蛇商品药材中总磷脂含量，对金钱白花蛇商品药材质量控制具有实际意义，可作为其质量评价体系的依据之一[13]。

【分子生药】对金钱白花蛇及其伪、混品药材和原动物的Cyt b基因片段的序列分析发现，Cyt b基因片段是理想的用于鉴别金钱白花蛇及其伪、混品的分子遗传标记[14-15]。利用高特异性引物BuL-1和BuH-1对金钱白花蛇真伪能进行准确鉴定[14, 16-17]。基于COⅠ基因序列建立的金钱白花蛇与3种常见相似混伪品蛇类的多重PCR方法，特异性高，最低可检查模板浓度为0.01 ng/μl，可用于检验金钱白花蛇混伪品蛇类[18]。根据COⅠ基因特异性核酸序列设计引物和探针，通过优化引物及探针浓度、退火温度等PCR体系和条件，建立从活体材料和粉末制剂等中药材中检测金钱白花蛇源性的二重二色实时荧光PCR检测体系，可用于金钱白花蛇源性检测，有效保障金钱白花蛇相关名贵中药及制品安全性[19]。

【药理作用】对二甲苯所致小鼠耳郭炎症及大、小鼠蛋清性足肿胀有明显抑制作用，具有良好抗炎作用。还能显著提高小鼠热板法痛阈，减少小鼠对醋酸刺激的扭体反应次数，初步显示白花蛇抗风湿、抗炎镇痛及对早期的炎性渗出和水肿的抑制作用[20-21]。

【编者评述】金钱白花蛇是近现代开始应用的中药材，在活性成分、药理药效、临床疗效等方面缺乏系统、深入的研究。应大力开展人工养殖关键技术研发与推广。

参考文献

[1]《中医大辞典》编委会.中医大辞典[M].北京：人民卫生出版社，1982.

[2]江苏新医学院.中药大辞典[M].上海：上海人民出版社，1977.

[3]王义权，周开亚.蛇类药材的本草考证[J].基层中药杂志，1995，9(3)：3-6.

[4]赵尔宓.中国濒危动物红皮书：两栖类和爬行类[M].北京：科学出版社，1998.

[5]陈龙全，杨和春.金钱白花蛇的人工繁殖与采收加工[J].湖北民族学院学报，2004，21(1)37-38.

[6]傅伟龙.银环蛇生态的初步研究[J].动物学杂志，1974(3)：39-40，27.

[7]胡德斌.银环蛇及其人工饲养技术[J].江西农业科技，1996(3)：46-47.

[8]刘刚.银环蛇的人工饲养[J].特种经济动植物，2001(10)：8.

[9]陈振江，陈科力，王曦，等.金钱白花蛇可溶性蛋白凝胶电泳图谱的研究[J].中草药，2000，31(5)：374-377.

[10]陈振江，李其兰，陈科力，等. SDS-PAGE 鉴别金钱白花蛇及其混伪品[J].中药材，2000，23(12)741-742.

[11]许靖，王成芳，杜树山，等.金钱白花蛇商品药材的高效毛细管电泳指纹图谱研究[J].中成药，2014，36(3)：563-566.

[12]李钦，张保国，方明月，等.金钱白花蛇与其混淆品水赤链游蛇的鉴别[J].中国药学杂志，1996，31(3)：137-139.

[13]原扬，于龙，王殿波.金钱白花蛇商品药材中总磷脂测定[J].辽宁中医杂志，2016，43(6)：1258-1260.

[14]王义权，周开亚，徐珞珊，等.金钱白花蛇及其伪品的Cyt b基因片段序列分析和PCR鉴别研究[J].药学学报，1998，33(12)：941-947.

[15]赵静雪，崔光红，辛敏通，等.金钱白花蛇快速 PCR 鉴别方法的建立[J].药学学报，2010，45(10)：1327-1332.

[16]孙亦群，方洪，徐秋英，等.用PCR方法鉴别金钱白花蛇及其伪品[J].中药材，2000，23(12)：748-749.

[17]冯成强，唐晓晶，黄璐琦，等. 金钱白花蛇及其混淆品高特异性PCR的鉴别[J]. 中国中药杂志，2006，31(13)：1050-1053.

[18]张鑫，王福，陈美君，等.金钱白花蛇与三种常见混伪品多重PCR鉴别方法[J].时珍国医国药，2015，26(12)：2927-2929.

[19] 李燕，刘艳艳，卞如如，等. 多重实时荧光PCR鉴别金钱白花蛇源性方法研究［J］. 食品与药品，2016，18（4）：246-251.

[20] 鄢顺琴，凤良元，丁荣光. 金钱白花蛇抗炎作用的实验研究［J］. 中药材，1994，17（12）：29-30.

[21] 陈龙全，肖本见，杨和春. 白花蛇抗炎镇痛作用的实验研究［J］. 中华中医药杂志，2004，19（9）：567-568.

23 珍 珠 | Zhenzhu

1 · 242

MARGARITA

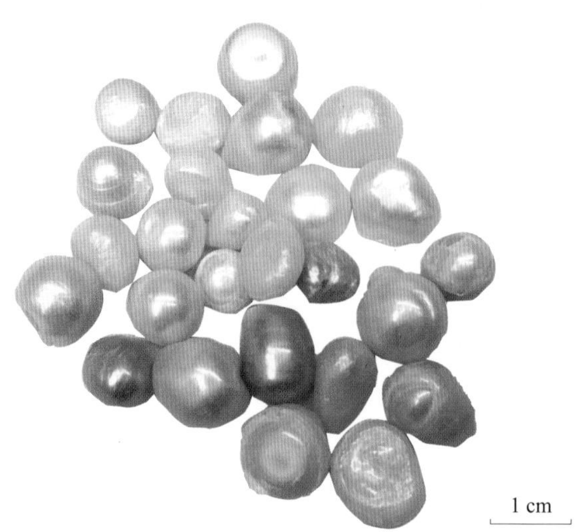

图 2-23-1　珍珠药材

【药典沿革】首载于1963年版一部第179页，分别从来源、鉴别、炮炙、性味、功能、主治、用法与用量、注意、贮藏9个指标对其进行规定，其来源为真珠贝科动物马氏真珠贝*Pteria martensii*（Dunker）、珠母贝*Pteria margaritifera*（L.）或蚌科动物褶纹冠蚌*Cristaria plicata*（Leach）的贝壳中受刺激而产生的珍珠。1977年版一部第381页，略去了“注意”，合并了“功能”“主治”项；将来源调整为珍珠贝科动物合浦珠母贝*Pteria martensii*（Dunker），蚌科动物三角帆蚌*Hyriopsis cumingii*（Lea）、褶纹冠蚌*Cristaria plicata*（Leach）或背角无齿蚌*Anodonta woodiana*（Lea）等双壳类动物受刺激形成的珍珠。1985年版一部第195页、1990年版一部第199页、1995年版一部第198页、2000年版一部第185页、2005年版一部第159页，其规定与1977年版基本相同，增补了归经并与性味合并，规定其来源为珍珠贝科动物马氏珍珠贝*Pteria martensii*（Dunker）、蚌科动物三角帆蚌*Hyriopsis cumingii*（Lea）或褶纹冠蚌*Cristaria plicata*（Leach）等双壳类动物受刺激形成的珍珠。2010年版一部第215页，在2005年版基础上增加了“鉴别”项。2015年版一部第231页与2020年版一部第242页，在2010年版基础上增加了“检查”项。

【本草考证】始载于《本草便读》，曰：“珍珠出大蚌中，感太阴月魄精华而生，故有中秋无月蚌无胎之说。”《本草蒙筌》载：“气寒，无毒。老蚌生者（蚌即珠母，惟老者生多，小者少有），出廉州海岛大池（属广东，海中有州岛，岛上有池，谓之珠池。人疑其底与海通，池水乃淡，此不可测也）。”《本草求真》载：“珍珠（专入心肝，兼入脾胃），即蚌所生之珠也。珠禀太阴精气而成，故中秋无月，则蚌即无珠也。”综上形态、特性记述，与今之药材所用珍珠基本相符。

【药材来源】珍珠贝科动物马氏珍珠贝*Pteria martensii*（Dunker）、蚌科动物三角帆蚌*Hyriopsis cumingii*（Lea）或褶纹冠蚌*Cristaria plicata*（Leach）等双壳类动物受刺激形成的珍珠。自动物体内取出，洗净，干燥。

【性味归经】甘、咸，寒。归心、肝经。

【功能主治】安神定惊，明目消翳，解毒生肌，润肤祛斑。用于惊悸失眠，惊风癫痫，目赤翳障，疮疡不敛，皮肤色斑。

【道地主产】马氏珍珠贝主产于广西、广东、海南、台湾等沿海地区，以广西合浦所产量大且质优，素有"南珠"之称。褶纹冠蚌主产于黑龙江、吉林、河北、山东、安徽、浙江、江西、湖北、湖南等地。三角帆蚌主产于湖南、湖北、安徽、江苏、浙江、江西等地，尤以洞庭湖及中型湖泊较多。天然珍珠全年可采，以12月为多。人工养殖无核珍珠，接种后养殖1年以上即可采收，但以养殖2年采收的珍珠质量较佳，采收时间以秋末为佳。

【资源研究】**1. 品种**

药用珍珠基原动物有3种，珍珠贝科动物马氏珍珠贝、蚌科动物三角帆蚌或褶纹冠蚌等双壳类动物受刺激形成珍珠。

2. 生物学特性

（1）马氏珍珠贝：外观呈斜四方形，壳长5～9 cm，壳顶位于前方，后耳大，前耳较小；背缘平直，腹缘圆；边缘鳞片层紧密，末端稍翘起；右壳前耳下方有一明显的足丝凹陷；表面淡黄色，同心生长轮脉极细密，呈片状，薄而脆，极易脱落，在贝壳中部常磨损，在后缘部的排列极密，延伸成小舌状，末端翘起；贝壳内珍珠层厚，光泽强，边缘淡黄色。

（2）三角帆蚌：外观呈不等边的四角形，扁而平，前背缘短而小，尖角状；与前缘相连的后背缘向上突起而形成三角形帆状的后翼，此翼脆薄易折断；腹缘与后缘相连，呈钝角状，腹缘略呈弧形，前缘钝圆，壳顶窝不明显，壳顶低，不高出背缘，位于壳前端，约在壳长1/5处。

（3）褶纹冠蚌：呈不等边三角形，贝壳膨胀，壳面为黄褐色、黑褐色、淡青绿色，壳内珍珠层乳白色、鲑白色、淡蓝色或七彩色[1]。壳大而膨实，壳质较薄。后背向上伸展成鸡冠状。铰合部强大，韧带粗壮。左右两壳各具一后侧齿，前侧齿细弱。无拟主齿。壳色深黄色或黑褐色。珍珠层微带黄色，欠光泽。褶纹冠蚌喜栖息在湖、河、水库、池塘及沟港等缓流浅水处，在泥沙质底部埋栖生活。褶纹冠蚌1年内可有2次产卵受精时期，分别为春季3～5月，秋季9月至翌年1月[2]。其耐污水能力较强，栖息在泥沙底的河流、湖泊和沟渠中，适宜生长水温10～30℃，最适水温24～28℃，pH值4.5～9.5，生长速度快，3年壳长可达30～35 cm，壳宽20～25 cm，厚度8～10 cm，体质量1.5 kg，一般寿命十几年，最长达80年以上[3-4]。褶纹冠蚌雌雄异体，生殖腺由滤泡、生殖管和生殖输送管组成，性腺发育分为增殖期、生长期、成熟期、排放期和休止期。性成熟年龄一般为3～4年，个体怀卵量20万～30万粒，每年产卵受精2次，每次排卵2～3次，成熟的雄蚌性腺外观呈白色，针刺后有白色浆液流出，雌性为黄色，针刺后有颗粒状物流出。

3. 饲养管理

育珠蚌的养殖场所要求一定量的钙，一般要在每升10 mg以上。此外，还有镁、硅、锰、铁等，都要求有一定的含量。育珠蚌最适温度范围为15～30℃。在这个水温范围内，育珠蚌生长和发育正常，珍珠质分泌旺盛，珍珠生长快。10℃以下，育珠蚌的新陈代谢处于停滞状态，活动微弱，珍珠质分泌基本上停止。温度超过35℃，育珠蚌的生长受到阻碍，新陈代谢作用中的异化作用大于同化作用，可造成育珠蚌的衰弱或死亡。养殖育珠蚌的水域应阳光充足，水源丰富，进排水方便，交通便利。水域面积以1～3 hm^2为宜，水位稳定，落差不超过0.5 m，常年水位保持2～3 m。养殖水体保持一定肥度，生长季节透明度保持20～30 cm，pH值7.0～8.5。水质要求符合淡水养殖用水水质标准规定。土质以黏土为佳，水底淤泥厚度小于20 cm。曾发生过严重蚌病的水域，水生维管束植物丰富、水质清瘦的水域，受污染的水域不适合养殖育珠蚌。育珠蚌可采用延绳式养殖，也可以采用吊养式养殖。吊养架以毛竹等材料为桩，桩间用聚乙烯绳相连，在绳上每间隔2 m左右固定一个浮子（渔用泡沫浮子、塑料瓶等），使绳上吊养育珠蚌后，保持绳能浮在养殖水面。吊养盛具采用网袋、网箱和网夹袋。网袋袋底直径20 cm，孔径2 cm。用竹片做支架支撑袋底，使网袋呈圆锥形。网箱规格40 cm × 40 cm × 12 cm，孔径2.5 cm。网夹袋采用竹片两端打孔，串扎网线，竹片中间用网片做成网袋，竹片长50 cm，宽2 cm，网片长17孔、高6孔，孔径4 cm。将育珠蚌装入网袋中，每袋装2只，网箱每箱装10～20只。养殖一年后转入网夹袋，每袋装育珠蚌4只。外荡、河流和湖泊吊养育珠蚌每公顷9000～12000只。以蚌为主的池塘吊养育珠蚌每公顷15000～18000只，早期可适当较密，后期随蚌体生长逐步分养，降低养殖密度[5]。

手术植核在每年的3～6月和9～11月，水温15～30℃，最适水温为20～25℃。水温高，伤口愈合快，珍珠囊形成迅速，但细胞小片成活时间短，育珠蚌脱水快，需加快手术操作和吊养速度，提高细胞小片和育珠蚌的成活率。有核珍珠养殖技术是采用2龄母蚌进行植核育珠，每只小片蚌可制作100多片细胞小片，每只15 cm以上的育珠蚌外套膜两边可植入直径6～7 mm的珠核10粒，配合细胞小片10块，使用育珠蚌与小片蚌的比例为10：1，育珠周期3年以内，收获有核珍珠直径达到10 mm，产量5～10 g[6]。无核珍珠养殖技术采用1龄蚌苗进行植片育珠，一般每只小片蚌可制作30多片细胞小片，每只9 cm以上的育珠蚌外套膜两边可植入32片，使用育珠蚌与小片蚌比例为1∶1，育珠周期4年以上，收获珍珠约20 g[7]。

4. 饲料

主要饵料生物有浮游植物和浮游动物。三角帆蚌以食硅藻为主，兼食原生动物和有机碎屑等。水中的浮游生物和泥沙碎屑的含量，决定着水体的水色和透明度。从水色的深浅，可以估计出水中饵料生物的多少。饵料生物多，透明度低，水色深。一般以黄绿色的水体最宜于养殖育珠蚌。养殖水域的透明度以30 cm为好。

5. 病害防治

育珠蚌养殖周期一般不小于2夏龄。夏季是蚌病的高发期和危险期，做好蚌病的预防工作非常为重要。5 ~ 10月，每月用生石灰加水溶化后全池均匀泼洒，生石灰用量为150 ~ 200 kg/hm^2。保持池水pH值7 ~ 8。定期检查蚌的生长、喷水等是否正常。发现蚌病应及时诊断，对症用药，及时清除病蚌，隔离病区，病死蚌体消毒后深埋。常见蚌病主要有烂鳃病、肠胃炎、侧齿炎、水霉病、烂斧足病和蚌蛭病。

【化学成分】 主含无机质、有机质成分。无机质成分占91% ~ 96%，有机质成分占2.5% ~ 7.0%，水占0.5% ~ 2%。无机质成分为其主要成分，主体是无机相碳酸钙，另有少量碳酸镁，二者占91%以上；其次是氧化硅、氧化钙、氧化铝及氧化铁等。水含量相对较稳定，一般天然海水珍珠比海水养殖珍珠和淡水养殖珍珠高。珍珠有机成分主体是珍珠贝、蚌类的外套膜细胞分泌的各类蛋白质，主要为壳角蛋白和各种色素[8]。

淡水珍珠含氨基酸18种，包含7种人体必需氨基酸[9]。海水珍珠含氨基酸达22种，且含量明显高于淡水珍珠，如天冬氨酸、丝氨酸、谷氨酸、甘氨酸、丙氨酸、精氨酸、缬氨酸、异亮氨酸、亮氨酸、酪氨酸及组氨酸的含量皆高出一筹[10]。

矿物质元素主要有铜、铁、镁、钠、锰、锌、锶等，其中有些掺杂在碳酸钙晶格中取代钙原子的位置，有的与有机质中的卟啉结合，形成金属卟啉，使珍珠呈现出不同的颜色[11]。不同生长环境下，珍珠中矿物质元素的组合及其相对含量有一定的差异。在淡水养殖珍珠中，磷、锰、钡的含量相对较高；而在海水珍珠中，锶、锌、铬、镍的含量相对较高[12]。

【鉴别研究】 呈类球形、长圆形、卵圆形或棒形，直径1.5 ~ 8 mm。表面类白色、浅粉红色、浅黄绿色或浅蓝色，半透明，光滑或微有凹凸，具特有的彩色光泽。质坚硬，破碎面显层纹。气微，味淡。

珍珠粉末类白色。碎块不规则，半透明，具彩虹样光泽。表面显颗粒性，由数至十数薄层重叠，片层结构排列紧密，可见致密的成层线条或极细密的微波状纹理。珍珠磨片具同心层纹。

取珍珠粉末，加稀盐酸，即产生大量气泡，滤过，滤液显钙盐的鉴别反应。

取珍珠，置紫外光灯（365 nm）下观察，显浅蓝紫色或亮黄绿色荧光，通常环周部分较明亮。

检查酸不溶性灰分，取本品粉末2 g，置炽灼至恒重的坩埚中，炽灼至完全灰化，加入稀盐酸约20 ml，照酸不溶性灰分测定法测定，不得过4.0%。

重金属及有害元素照铅、镉、砷、汞、铜测定法（原子吸收分光光度法或电感耦合等离子体质谱法）测定，铅不得过5 mg/kg，镉不得过0.3 mg/kg，砷不得过2 mg/kg，汞不得过0.2 mg/kg，铜不得过20 mg/kg。

【分子生药】贝类钙代谢水平的研究是实现珍珠生长调控的基础[13]。有研究者通过水提法并结合快速蛋白液相色谱分离出Nacrein蛋白进行体外仿生试验，认为在三角帆蚌外套膜组织钙晶体成型过程中，该蛋白不仅启动晶体生长，且在已形成珍珠质晶体基础上加速钙晶体成型[14]。谢雷等用电子能谱、X射线衍射分析及光学金相显微镜等分析测试方法系统研究了三角帆蚌贝壳和珍珠质微观结构和生长方式[15]，Liu等进一步研究了三角帆蚌棱柱层的形成机制[16]。有研究通过组织特异性表达、破壳诱导表达、原位杂交、原核表达等技术，研究了三角帆蚌2个几丁质代谢酶基因：几丁质酶-3和甲壳素脱乙酰酶在珍珠形成过程中的作用。37-ku laminin receptor precursor（37ku LRP）基因参与了角质层、棱柱层及珍珠层的形成过程[17-18]。

【炮制研究】珍珠质地坚硬，不易粉碎，不溶于水，一般不入汤剂，多入丸散剂或外用。炮制后呈极细粉，易被人体吸收。由此可见，提高疗效是古人炮制珍珠的目的。其炮制方法有牡蛎制、煅制、人乳制、水飞法、豆腐制等。豆腐制又有豆腐蒸制、煮制之分。煅制法，必须“煅过存性”。由于珍珠中的主要成分为氨基酸等有机物，经高温后有效成分大部分损失，大大影响其临床疗效。所以自明代后，煅制法沿用很少。这与现代科学分析的结果是一致的。人乳制现代几乎不再应用。究其原因是豆腐制与人乳制相比较，豆腐制具有价格便宜、原料广、制法简便等优点。豆腐煮制时，在珍珠上、下各垫一块豆腐，珍珠位于豆腐“腹”中，所以受热时，既可避免温度过高，又可通过豆腐使珍珠受热均匀。人乳为液体，煮制时，珍珠的浮沉难免会导致珍珠局部受热过高，这对珍珠有效成分的保留及炮制后的粉碎都不利。再者，豆腐制既便于控制时间（一炷香，约2 h），又可通过豆腐的性状（呈蜂窝状）来判断火候。所以现今，豆腐煮制沿用甚广，而人乳制、豆腐蒸制（温度过高）逐渐被淘汰。水飞法，一般适用于珍珠生用时使用，也大多数是外用。内服时，最好采用豆腐制后再水飞，可得到更细的粉末。因此，珍珠最佳炮制工艺是豆腐煮制后水飞法[19]。2020年版《中国药典》规定，珍珠洗净，晾干；珍珠粉取净珍珠，碾细，照水飞法制成最细粉。

【制剂研究】**1. 奶制珍珠**

渠弼等用正交实验设计法，以牛奶用量、煎煮时间、干燥时间和干燥温度为条件，以炮制品的水煎液中总Ca^{2+}含量为指标，对牛奶制珍珠的炮制工艺进行实验研究，发现不同炮制条件对牛奶制珍珠的水煎液中总Ca^{2+}含量有一定影响，确定牛奶珍珠的最佳工艺条件为珍珠与牛奶用量为1∶10，煮制4 h，于200℃烘干1 h。药理实验证明，该工艺所得炮制品，镇静催眠作用明显增强[20]。

2. 复方珍珠口疮口崩片

郭伟忠等筛选复方珍珠口疮口崩片的制剂处方和制备工艺，确定制剂处方为珍珠15 g，五倍子300 g，甘草150 g，苍术450 g，微晶纤维素178.5 g，交联羧甲基纤维素钠40 g，交联聚乙烯吡咯烷酮40 g，甜菊糖4 g，薄荷香精2.5 g，硬脂酸镁4 g，制成1000片。制备工艺为珍珠碎成细粉，备用；取苍术经水蒸气蒸馏提取挥发油，备用；药渣与五倍子、甘草加水煎煮2次，合并煎液及苍术提取挥发油后的水溶液，浓缩到适当体积，离心，上清液浓缩成浸膏，干燥，粉碎成细粉，取上述药粉与崩解剂混匀，用60%乙醇制粒，过20目筛，70℃烘干，过60目筛整粒，加入苍术挥发油、薄荷香精和硬脂酸镁，混匀，压片，片重为0.5 g，即得。按最佳制备工艺制得的复方珍珠口疮口崩片外观及口感良好，在1 min内能崩解完全[21]。

【药理作用】**1. 提高免疫力**

张文东等观察了由珍珠、牛黄等为主要成分组成的复方珍珠散对小鼠多项免疫指标的影响。结果表明，复方珍珠散可增强免疫功能正常小鼠和地塞米松所致免疫功能低下小鼠巨噬细胞的吞噬功能，促进血清溶血素的生成，显著提高诱导小鼠脾脏T淋巴细胞增殖的功能，证实该方可显著提高小鼠的免疫功能，增强机体抵抗力[22]。

2. 抗炎

周大兴等药理研究发现，珍珠水提取液高、低剂量组均具有显著抑制二甲苯引起的小鼠耳郭肿、蛋清引起的大鼠足跖肿和醋酸刺激引起的小鼠腹腔毛细血管通透性增高的作用[23]。张小娜等实验研究表明，由珍珠、陈皮等组成的珍珠胃安丸可明显减轻二甲苯引致的小鼠耳郭肿胀度，其作用强度弱于阿司匹林。珍珠中含22种矿物质元素，其中锌能活化人体过氧化物歧化酶（SOD），清除易引起人体衰老的过氧化脂质[24]。

3. 抗衰老

李笑萍等研究发现，水溶性珍珠钙具有抗衰老作用，但并不主要通过抗氧自由基损伤发挥效应，而很有可能通过对Ca^{2+}-Mg^{2+}-ATP酶及Na^{+}-K^{+}-ATP酶的保护作用，直接调节胞内Ca^{2+}水平，抑制衰老过程中的钙超载，并进一步影响体内NO代谢起效[25]。钱荣华等的实验研究表明，珍珠粉能降低血中过氧化脂质降解产物丙二醛（MDA）的含量，提高血中超氧化物歧化酶（SOD）活力，并能延长果蝇的平均寿命，说明珍珠具有延缓衰老的作用[26]。

4. 细胞保护

珍珠水解液针对实验模型眼球的各种测量结果均证实，其具有明显的抑制眼球外径、内径及赤道半径扩张的作用，显著抑制了眼球形态学的扩张，抑制负性屈光度的增长[27]。孟根花对兔视网膜缺血再灌注损伤Bcl-2基因表达的影响的实验证实，珍珠丸能减少神经元细胞凋亡的数目，并能促成Bcl-2基因的表达，有保护神经元细胞的作用[28]。

【现代临床】**1. 放射性口腔炎**

谭华凤等将200例放疗患者随机分为2组，治疗组（158例）给予珍珠美容霜皮肤护理，对照组（42例）采用基本皮肤护理，结果治疗组比对照组出现的皮肤反应时间迟、程度轻，总有效率达89.9%，而对照组有效率只有54.8%，说明珍珠美容霜对头颈部肿瘤患者放射治疗过程中的皮肤有保护作用[29]。段然等将85例头颈部肿瘤放疗患者随机分为治疗组（40例）和对照组（45例），治疗组采用珍珠粉结合相应治疗和护理措施，并配合常规处理方法，对照组单纯采用常规处理方法，结果治疗组患者于放疗第2、3周放射性口腔炎的发生率和严重程度明显低于对照组，说明珍珠粉结合相应治疗和护理措施可明显减轻放射性口腔炎的发生率和严重程度[30]。

2. 失眠

武燕给予40例失眠患者口服珍珠安神糖浆，疗效较满意。处方为珍珠母15 g，太子参、当归、丹参、酸枣仁、茯神、大枣各10 g，远志、菖蒲、五味子、甘草各5 g，经醇提、浓缩，制成糖浆。每天服用3次，每次20 ml，睡前加服1次，28天为1个疗程，总有效率达92.5%[31]。

3. 褥疮

邱红卫用僵蚕联合珍珠粉外敷治疗不同期褥疮78例，取得良好疗效。组方为僵蚕320 g（焙干研末），植物油50 g，珍珠粉50 g。将植物油烧沸2 min，油温下降后，加入僵蚕粉末、珍珠粉，搅拌成糊状。患者抗炎治疗的同时，在疮面上外敷该药膏，每天换药2～3次，结果78例全部治愈，疗效满意[32]。

4. 产后多种证候

扶玲等用珍珠生化汤口服液治疗产后恶露不净、产后胎盘不全残留及剖宫产术后腹壁血肿64例，其中产后恶露不净46例，产后胎盘不全残留14例，剖宫产术后腹壁血肿4例，疗效良好。处方为当归160 g，炙甘草、炮姜各15 g，川芎80 g，三七20 g，桃仁40 g，益母草100 g，珍珠水解液40 ml，单糖浆100 ml，制成1000 ml口服液。每次服用10～20 ml，每日3次，症状轻者4～7天为1个疗程，症状重者7～15天为1个疗程。结果服用本制剂后，64例患者中显效42例，有效20例，无效2例，总有效率达96.87%。治疗中无明显药物不良反应[33]。

【编者评述】 珍珠品种繁多，且生长环境及产地均对其药材质量有影响。珍珠粉缺乏统一标准，缺乏大样本、多中心综合对比研究。未来应进一步加强珍珠活性成分、药理作用及临床疗效研究，以更大程度发挥其药用价值。

参考文献

[1] 王钦贵，谢绍河，梁飞龙，等．褶纹冠蚌研究概况［J］．水产养殖，2016，37（7）：51-54.

[2] 钱名全．褶纹冠蚌［J］．湖南农业，2004，9：29.

[3] 闻海波，顾若波，徐钢春，等．美国紫踵劈蚌与三角帆蚌和褶纹冠蚌的形态比较与判别分析［J］．动物学杂志，2007，42（3）：84-89.

[4] 耿明生，王永俊．宿鸭湖褶纹冠蚌的生物学特性及其综合利用［J］．科学养鱼，2009（10）：32-33.

[5] 陈学进．褶纹冠蚌育珠蚌养殖技术［J］．水产养殖，2012（6）：43-44.

[6] 谢绍河．淡水有核珍珠大面积养殖技术研究［J］．广东海洋大学学报，2010，30（1）：55-58.

[7] 罗玉敏，魏开建，胡莲．三角帆蚌培育淡水珍珠的研究现状［J］．水利渔业，2007，27（1）：33-35.

[8] 王存，何吉彬，谢廷枢，等．我国产区的几种海水和淡水贝壳珍珠层粉成分的初步对比研究［J］．矿物学报，2012，32（2）：22.

[9] 郑全英，毛叶盟．海水珍珠与淡水珍珠的成分，药理作用及功效［J］．上海中医药杂志，2004，38（3）：54-55.

[10] 肖培根．新编中药志［M］．北京：化学工业出版社，2002：126.

[11] 乔莉．淡水球文石珍珠结构及其矿化机理研究［D］．北京：清华大学，2008.

[12] 张恩，邢铭．珍珠的成分和结构特点探讨［J］．矿物岩石地球化学通报，2007（z1）：147-148.

[13] MA Y，BERLAND S，ANDRIEU J P，et al. What is the difference in organic matrix of aragonite vs.vaterite polymorph in natural shell and pearl? Study of the pearl-forming freshwater bivalve mollusc Hyriopsis cumingii［J］. Materials Science and Engineering：C，2013，33（3）：1521-1529.

[14] 韩健，李文娟，施志仪，等．三角帆蚌 Nacrein 基因克隆，蛋白提纯及其对珍珠晶体成型的影响［J］．生物技术通报，2010，12：137-141.

[15] 谢雷，王小祥，郦剑．三角帆蚌珍珠质层结构和珍珠质涂层的研究［J］．无机材料学报，2008，23（3）：617-620.

[16] LIU X，LI J. Formation of the prismatic layer in the freshwater bivalve Hyriopsis cumingii：the feedback of crystal growth on organic matrix［J］. Acta zoologica，2015，96（1）：30-36.

[17] 舒妙安，胡杭娇，陆晶莹，等．三角帆蚌肌球蛋白必需轻链基因（MELC）的 cDNA 全长克隆与表达分析［J］．农业生物技术学报，2013，21（7）：764-774.

[18] WANG G L，XU B，BAI Z Y，et al. Two chitin metabolic enzyme genes from Hyriopsis cumingii：cloning，characterization，and potential functions［J］. Genetics and Molecular Research，2012，11（4）：4539-4551.

[19] 白剑飞，晏育明，崔学义．珍珠炮制工艺研究概述［J］．黑龙江医药，2001，14（2）：118-120.

[20] 渠弼，庞秀生，付蓉，等．正交实验法研究牛奶制珍珠的炮制工艺［J］．中国民族医药杂志，2008，14（6）：62-63.

[21] 郭伟忠，马再鸿，陈楚雄，等．复方珍珠口疮口崩片的制备工艺和制剂中没食子酸的测定［J］.

中国医药导报，2008，5（23）：27-29.

[22] 张文东，刘玉娥，魏欣冰，等．复方珍珠散调节免疫功能作用的实验研究［J］．山东中医药大学学报，2003，27（6）：459-461.

[23] 周大兴，吴森林．珍珠水提取液的抗炎、抗氧化作用［J］．浙江中医学院学报，2001，25（4）：41-42.

[24] 张小娜，张琳，郭春梅，等．珍珠胃安丸药效学研究［J］．中国药师，2008，11（9）：1037-1040.

[25] 李笑萍，王君．水溶性珍珠钙抗小鼠亚急性衰老的药理作用及其机制［J］．中国老年学杂志，2004，24（9）：834-836.

[26] 钱荣华，竹剑平．珍珠粉延缓衰老作用的实验研究［J］．浙江临床医学，2003，5（9）：718-718.

[27] 陈祖基，韩秀娴，丁行振，等．鸡眼形觉剥夺性近视模型的实验研究［J］．眼科研究，2001，19（6）：507-510.

[28] 孟根花，李浩军．珍珠丸对兔视网膜缺血再灌注的神经保护作用及 Bcl-2 基因的表达［J］．中国民族医药杂志，2007，13（1）：42-46.

[29] 谭华凤，林兰珍，杨小红．珍珠美容霜对头颈部肿瘤患者放射治疗过程中的皮肤保护作用的研究［J］．现代护理，2007，13（21）：1969-1970.

[30] 段然，董敏．珍珠粉治疗急性放射性口腔炎的疗效观察［J］．海南医学，2009，20（1）：273-275.

[31] 武燕．珍珠安神糖浆治疗失眠症 40 例［J］．陕西中医，2009，30（5）：519-520.

[32] 邱红卫．僵蚕联合珍珠粉外敷治疗褥疮的临床应用体会［J］．医学理论与实践，2002，15（9）：1045-1046.

[33] 扶玲，高燕灵，朱伟燕，等．珍珠生化汤口服液的制备与临床应用［J］．医药导报，2004，23（8）：577-578.

24 珍珠母 | Zhenzhumu

1 · 243

MARGARITIFERA CONCHA

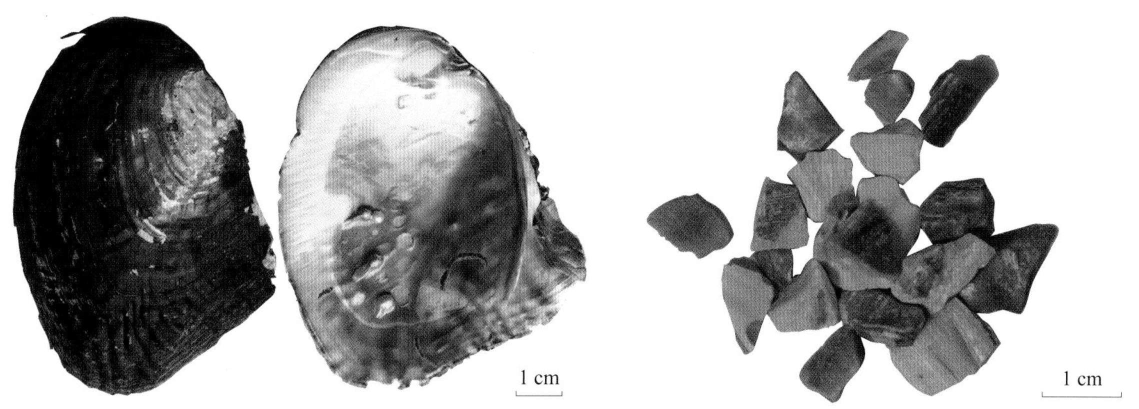

图 2-24-1 珍珠母药材　　图 2-24-2 珍珠母饮片

【药典沿革】 首载于1977年版一部第382页，分别从来源、性状、炮制、性味、功能与主治、用法与用量、贮藏7个指标对其进行规定，并规定其来源为蚌科动物三角帆蚌*Hyriopsis cumingii*（Lea）、射线裂脊蚌*Schistodesmus lampreyanus*（Bairdet et Adams）、背角无齿蚌*Anodonta woodiana*（Lea）、褶纹冠蚌*Cristaria plicata*（Leach）、背瘤丽蚌*Lamprotula leai*（Griffith et Pidgeon）的蚌壳或珍珠贝科动物合浦珠母贝*Pteria martensii*（Dunker）的贝壳。1985年版一部第195页、1990年版一部第200页、1995年版一部第198页，2000年版一部第186页、2005年版一部第160页，其规定与1977年版基本相同，只是增补了归经并与性味合并规定，调整来源为蚌科动物三角帆蚌*Hyriopsis cumingii*（Lea）、褶纹冠蚌*Cristaria plicata*（Leach）的蚌壳或珍珠贝科动物马氏珍珠贝*Pteria martensii*（Dunker）的贝壳。2010年版一部第216页，在2005年版基础上增加了“鉴别”项。2015年版一部第232页与2020年版一部第243页，在2010年版基础上增加了“检查”项。

【本草考证】 始载于宋《开宝本草》真珠项下，未载明是否入药。《中国医学大辞典》记载：此物（珍珠母）兼入心、肝两经，与石决明但入肝经者不同，故涉神志病者，非此不可，滋肝阴，清肝火。治癫狂惊痫，头眩，耳鸣，心跳，胸腹膨胀，妇女血热血崩，小儿惊搐发痉。《饮片新参》记载：平肝潜阳，安神魂，定惊痫，消热痞、眼翳。《吉林中草药》记载：止血，治吐血、衄血、崩漏。综上特性记述，与今之药材所用珍珠母基本相符。

【药材来源】 蚌科动物三角帆蚌*Hyriopsis cumingii*（Lea）、褶纹冠蚌*Cristaria plicata*（Leach）或珍珠贝科动物马氏珍珠贝*Pteria martensii*（Dunker）的贝壳。去肉，洗净，干燥。

【性味归经】 咸，寒。归肝、心经。

【功能主治】 平肝潜阳，安神定惊，明目退翳。用于头痛眩晕，惊悸失眠，目赤翳障，视物昏花。

【道地主产】参见“珍珠”。

【资源研究】参见“珍珠”。

【化学成分】珍珠母中含有的主要成分为碳酸钙（$CaCO_3$），达90%以上；其次是有机质类，由各种氨基酸及少量的硬蛋白组成。

司玮采用络合滴定法测定珍珠母中碳酸钙的含量为（92.5 ± 0.63）%，采用射线粉末衍射测定其碳酸钙晶型为三方晶系方解石与斜方晶系文石混合晶型[1]。

氨基酸是贝壳珍珠层有机物组成的主要部分，占整个珍珠层含量的1%～5%，不同的贝类，其氨基酸的种类和数量也稍微不同[2]。珍珠母中含有20多种氨基酸，主要有天冬氨酸、苏氨酸、丝氨酸、甘氨酸、丙氨酸。其中甘氨酸和丙氨酸的含量最高。药典收载的3个珍珠母品种，马氏珍珠贝的氨基酸总量为0.00024%，褶纹冠蚌的氨基酸总量为0.00022%，三角帆蚌的氨基酸总量为0.00015%[3]。李世杰等采用高效液相色谱仪，对马氏珍珠贝贝壳中氨基酸的含量进行了提取分析，结果表明马氏珍珠贝贝壳中含有10种氨基酸，必需氨基酸含量占总氨基酸含量的52.0%，呈味氨基酸含量占总氨基酸含量的41.8%[4]。马氏珍珠贝贝壳内层角壳蛋白水解后得17种氨基酸，主要为甘氨酸、丙氨酸、亮氨酸、丝氨酸、精氨酸；贝壳棱柱层含氨基酸1228 μg/mg，其中以甘氨酸、丝氨酸、组氨酸为主；珍珠层含氨基酸1019 μg/mg，其中以丙氨酸、甘氨酸、缬氨酸、天冬氨酸为主。珍珠层尚含牛磺酸以及鸟氨酸、磷酸丝氨酸等[5]。

李世杰等采用电感耦合等离子体原子发射光谱法（ICP-AES）、电感耦合等离子体质谱法（ICP-MS）检测出的14种矿物质元素，其中钙的含量最高，镁次之[4]。李尚蓉采用ICP-MS和ICP-AES对珍珠母中矿物质元素进行测定，在24种矿物质元素中，珍珠母中检测出了16种，其中钙含量最高，其次是钠、锰、锶、镁、铁[6]。

【鉴别研究】珍珠母粉末类白色，不规则碎块，表面多不平整，呈明显的颗粒性，有的呈层状结构，边缘多数为不规则锯齿状。棱柱形碎块少见，断面观呈棱柱状，断面大多平截，有明显的横向条纹，少数条纹不明显。

取珍珠母粉末，加稀盐酸，即产生大量气泡，滤过，滤液显钙盐的鉴别反应。

检测酸不溶性灰分，取珍珠母粉末2 g，置炽灼至恒重的坩埚中，炽灼至完全灰化，加入稀盐酸约20 ml，照酸不溶性灰分测定法测定，不得过4.0%。

珍珠粉和珍珠母粉的主要成分均为文石型碳酸钙，并含有少量有机质和水分；两者角壳蛋白红外吸收峰型基本相似，仅在2131.3 cm^{-1}处存在差异，可用以鉴别；经400℃加热后，珍珠粉文石碳酸钙的晶型部分转变为方解石型，而珍珠母粉则完全转化，并且两者经250℃和750℃加热后无明显差别，因此400℃可作为2种物质红外光谱分析的区分温度[7]。

王旭明等研究镇脑安神胶囊中珍珠母的化学反应鉴别，取胶囊内容物5 g，加10%盐酸20 ml，产生气泡，滤过。滤液加甲基红试液2滴，用氨试液中和，再滴加盐酸至酸性，加草酸铵试液，即生成白色沉淀；分离，沉淀不溶于醋酸，但可溶于盐酸。相应的阴性样品呈阴性反应[8]。

杜鹤等通过利用MEGA4.0等软件计算珍珠母及其混伪品种内及种间变异，构建珍珠母及其混伪品的NJ树，研究应用COⅠ条形码序列对珍珠母及其混伪品进行物种鉴定的可行性。研究发现，珍珠母种内COⅠ序列变异小，种间存在较多的变异位点，种间的遗传距离显著大于种内的遗传距离。通过构建的系统聚类树图可以看出，珍珠母不同来源个体均聚在一起，能够与其混伪品区分开。研究认为，基于COⅠ序列的DNA条形码技术可以很好地鉴定珍珠母的正品来源及其混伪品[9]。

刘红兵等以中国药典收载的5种海洋贝壳类中药（牡蛎、石决明、珍珠母、蛤壳、瓦楞子）饮片为研究对象，采用近红外光谱技术结合主成分分析法研究该类饮片的鉴别。结果表明，该法能很好地区分牡蛎、石决明、珍珠母[10]。

【炮制研究】市场上炮制品多为煅珍珠母。在江苏、浙江等地采收后，将贝壳用碱水煮过，漂洗干净，刮去外层黑色的棱柱层，反复煅至松脆透心而成。因煅制，成品形状多不规则，多为片状，大小不一，质松脆，可层层剥离。煅珍珠母，经高温反复煅烧后，质地变得松脆，有利于钙质成分的煎出[11]。

珍珠母主要活性物质在珍珠层，为使其有效成分煎出率高，成分不被破坏，可以在产地将采得的生珍珠母用清水洗净，去除泥沙杂质，用碱水煮过、漂净，用砂轮磨去外层黑色的棱柱层，保留珍珠层，充分干燥后用万能粉碎机粉碎成粉末，过100目筛既成。采用这种方法加工成的珍珠母粉，不经过高温煅制，有机质没有破坏，无机盐也没有变化，有效成分得以保留。粉碎成细粉末，饮片的表面积增大，煎出率增高，更能发挥药效。此法降低了成本，减少了药材服用量，且可以冲服而更为方便[11]。

张辉等采用高效液相色谱-二极管阵列-电喷雾-串联质谱法（HPLC-DAD-ESI-MS/MS）对珍珠母炮制前后的寡肽类化合物进行结构分析。对比珍珠母生品中4个寡肽化合物，炮制品中一个分子量为217 Da的二肽（COOH-Lys-Ala-NH_2）消失，可能是在炮制时因温度过高而使肽键断裂，二肽消失。从传统炮制经验可知，珍珠母经炮制后易于煎煮并提高临床疗效，这可能与蛋白、肽类成分中肽键经热振荡发生结构变化，导致活性发生相应改变有关[12]。

【制剂研究】王传杰等研究了清开灵片（胆酸、珍珠母等）的制备及质量标准研究。板蓝根、栀子加水煎煮2次，第一次1.5 h，第二次1 h，合并滤液，滤过，滤液浓缩至相对密度为1.10～1.15（60～65℃），放冷，加乙醇适量使乙醇含量达60%，静置24 h，滤过，回收乙醇，浓缩至相对密度为1.20～1.25（60～65℃）的清膏，备用。金银花加热水浸泡30 min，滤过，药渣加水煎煮1.5 h，滤过，合并滤液，浓缩至流浸膏状，放冷，加乙醇适量使乙醇含量达60%，静置24 h，滤过，回收乙醇，浓缩至相对密度为1.20～1.25（60～65℃）的清膏，备用。取水牛角磨粉，加到2 mol/L氢氧化钡溶液中，加热水解6 h，水解液滤过，放冷后除去析出结晶，备用。珍珠母磨粉，加到2 mol/L硫酸溶液中，加热水解6 h，趁热滤过，放冷后除去析出结晶，滤液在温热条件下加到水牛角水解液中，加氢氧化钡调节pH值至4，放置24 h，除去沉淀，滤液浓缩至药材量的3倍，放冷，用20%的氢氧化钠溶液调节pH值至7.5，冷藏，滤过，滤液浓缩至相对密度为1.10～1.15（60～65℃），放冷，加乙醇使乙醇含量达60%，冷藏24 h，滤过，回收乙醇，浓缩至相对密度为1.20～1.25（60～65℃）的清膏，备用。上述清膏混合，减压干燥，粉碎成细粉。取干膏粉加入胆酸、猪去氧胆酸、黄芩苷以及适量辅料混匀，制粒，干燥，再加入剩余辅料，整粒，混匀，压制成1000片，即得[13]。

阎向东等采用正交实验设计法分别对天冰调督胶囊的醇提取工艺和水提取工艺进行优选，研究天冰调督胶囊提取工艺，以充分提取有效成分，提高制剂的稳定性，减少服用量，保证临床疗效。确定天麻、当归、川芎药材最佳醇提取条件为乙醇浓度为70%，加醇量为6倍，提取时间2 h，提取3次；白芍、酸枣仁（炒）、桑寄生、珍珠母等药材水提取条件为加10倍量水，提取时间2 h，提取3次。对提取工艺进行验证，工艺稳定可行[14]。

施惠埙研究了益视明目颗粒（枸杞子、当归、珍珠母等）制备方法。复方所需中药加水煎煮2次，第一次2 h，第二次1 h，合并滤液，静置1夜，取上清液浓缩至比重为1.35的清膏，加2倍量糊精，制粒，干燥，整粒即得[15]。

陈璇等研究了眼舒胶囊（石决明、珍珠母等）的制备工艺。石决明、珍珠母粉碎成细粉，过100目筛。其余菊花等7味中药加水煎煮2次，第一次2 h，第二次1 h。合并煎液、滤过，滤液减压浓缩至相对密度为1.24～1.28（60℃），加入上述细粉混匀，低温干燥，粉碎成细粉，过筛，混匀，装入胶囊，每粒重约0.3 g，每瓶60粒即得[16]。

【药理作用】**1. 成骨作用**

王建钧等将珍珠层加工成粉，植入新西兰兔股骨髁内，术后4、8和12周进行影像学检查及X线阻射度测定；相应时间点取材，进行硬组织切片处理及组织学观察；应用Image-Pro图形软件分析术后8、12周丽春红染色硬组织切片的成骨面积：对X线阻射度做统计学重复测量的方差分析，成骨面积做析因设计的方差分析。结果在硬组织切片可见类骨质、编织骨和板层骨随时间变化生成量逐渐增加；图形分析显示出珍珠层粉明显的成骨面积，与空白对照组比较统计学差异显著，认为珍珠层粉植入新西兰兔股骨髁内有明显的成骨作用，在体内的生物降解缓慢，可能以骨诱导的方式成骨[17]。珍珠层中的基质蛋白对哺乳动物成骨细胞的前体细胞有骨诱导作用，能促进成骨细胞的增殖，增加碱性磷酸酶活性[18]，增加B淋巴细胞瘤-2基因（BCL-2）的表达和骨组织的形成[19]。Wang 等的研究表明，从珍珠层水溶性基质中提取的珠母贝属壳层基因 3（PFMG3）含有氨基末端，在成骨细胞分化期间，

PFMG3能增加骨桥蛋白和骨钙蛋白的mRNA水平和碱性磷酸酶（ALP）活性，促进成骨细胞的分化和骨组织基质的矿化。但PFMG3并不是通过MAPK-RUNX2途径来促进成骨细胞分化的，可能是通过其他途径促进骨钙蛋白的转录来促进成骨细胞的分化[20]。

2. 抗抑郁

李影等通过α-甲基-对酪氨酸（AMPT）诱导的小鼠悬尾实验，研究了珍珠母生品、烘烤品、超微粉对小鼠的抗抑郁作用。珍珠母不同炮制品高剂量组均能减少小鼠悬尾完全不动时间，其中以超微粉品为佳。其作用机制可能与珍珠母蛋白能够抑制酪氨酸羟化酶，阻断酪氨酸合成多巴胺，从而抑制去甲肾上腺素的合成有关[21]。

3. 镇静催眠

刘冬等研究了珍珠母（生品、烘烤品和超微粉品）对腹腔注射氯苯丙氨酸（PCPA）小鼠5-羟色胺（5-HT）浓度的影响，发现珍珠母的不同炮制品均能减少小鼠自主活动的次数，延长小鼠睡眠的时间，能够增加小鼠脑干内5-HT浓度，其中超微粉作用最强，推论珍珠母具有镇静、催眠作用，其作用机制与增加小鼠脑干内5-HT浓度有关[22]。

4. 改善脑缺血机制

徐丽荣等采用放射免疫分析法（RIA）和酶联免疫吸附实验（ELISA），观察珍珠母水解液对脑缺血后不同时间段大脑中动脉闭塞（MCAO）大鼠血浆内皮素1（ET-1）、血栓素B_2（TXB2）、6-酮-前列腺素F1α（6-keto-PGF1α）、血管性血友病因子（vWF）表达的影响。发现珍珠母可阻抑缺血12 h血浆TXB2的高表达，升高缺血24 h血浆6-keto-PGF1α水平，阻抑缺血后不同时段血浆vWF水平，从而减轻内皮细胞损伤，改善微血管灌流[23]。宋元英等运用蛋白质组学技术分析了珍珠母对小鼠缺血脑组织蛋白表达谱的影响，发现珍珠母对5373 Da、15103 Da靶点蛋白影响显著，而对5707 Da靶点蛋白无明显影响[24]。

【现代临床】 **1. 失眠**

陈韫炜等研究了中药珍珠母丸（珍珠母、龙齿、沉香、茯神、当归、熟地黄、党参、酸枣仁、柏子仁、水牛角）对负性生活事件所致失眠疗效的影响。随机将121例患者分为治疗组（63例）和对照组（58例）。两组均给予帕罗西汀治疗，治疗组在此基础上加服珍珠母丸汤剂，两组疗程均为90 d。采用睡眠障碍评定量表（SDRS）和汉密尔顿焦虑量表（HAMA）进行评分，评价两组临床疗效及不良反应情况。治疗组显效22例、好转35例、无效6例，对照组显效13例、好转28例、无效17例，治疗组疗效优于对照组（$P<0.01$）。两组在治疗30 d、60 d、90 d和停药后2周的SDRS评分均较治疗前减少（$P<0.01$），且治疗组在治疗60 d、90 d和停药后2周的SDRS评分低于对照组（$P<0.05$或$P<0.01$）。两组在治疗30 d、90 d的HAMA评分也均较治疗前减少（$P<0.01$），两组差异均无统计学意义（$P>0.05$）。另外，治疗组的恶心、头晕等不良反应发生率较对照组少（$P<0.01$）[25]。

李燕研究了珍珠母眠安汤（珍珠母、酸枣仁、白芍等）对58例失眠患者的治疗效果。治愈（睡眠正常或夜间睡眠在6 h以上，睡眠深沉，醒后精力充沛）25例，显效（睡眠明显好转，睡眠时间增加3 h以上，睡眠深度增加）17例，有效（症状减轻，睡眠时间较前增加不足3 h）11例，无效（症状无改善）5例，总有效率为91.38%[26]。

2. 高血压

竹青等研究了珍珠母复方（珍珠母、天麻、决明子等）治疗高血压的疗效。将停服降压药2周以上的101例原发性高血压患者随机分成3组。A组：中药组（珍珠母复方）；B组：西药组（尼群地平片）；C组：中西药组（珍珠母复方+尼群地平片）。血脂疗效A组总有效率为89%，B组总有效率为29.9%，C组总有效率为67.5%，A组、C组降脂疗效优于B组。A、B、C三组症状改善有效率分别为96.5%、61.6%、84.4%，中药组明显优于西药组。因此认为，珍珠母复方能明显改善原发性高血压症状，提高患者生活质量[27]。

3. 褥疮

沈丽娟将80例褥疮患者分为2组。治疗组先用生理盐水清洗局部，彻底清创后用珍珠母油膏（主要成分是珍珠母和茶油）均匀涂于疮面，然后覆盖无菌纱布，每天换药2次。对照组采用常规庆大霉素换药，并用红外线烤灯照射患处20 min，每日2次。两组均治疗1周为1个疗程。结果显示，治疗组3周内褥疮愈合者38例，而对照组仅13例，两者比较有显著性差异（$P<0.05$）。治疗组的疗效较对照组为优，疮面愈合时间明显缩短[28]。

【编者评述】 珍珠母临床应用较为广泛，应着重解析其平肝潜阳、镇静定惊之机制，加强活性物质的系统研究与筛选，寻找有效成分与先导化合物。

参考文献

[1]司玮，阿如娜，李尚蓉，等．7种海洋矿物药的比较分析研究[J].中国中药杂志，2014，39(17):3321-3325.

[2] 杜鹤，仲文兴．珍珠母化学成分及药理作用研究［J］．中国保健营养，2017，27（4）：24.

[3] 莫红梅，李欣欣．珍珠母化学成分及药用现状研究进展［J］．医药前沿，2011，1（20）：184-186.

[4] 李世杰，苗东亮，胡世伟，等．马氏珠母贝贝壳氨基酸、脂溶性成分及微量元素分析［C］//中国水产学会．2010年中国水产学会学术年会论文摘要集．西安：中国水产学会，2010：299.

[5] 李梅．珍珠母炮制前后寡肽的分离纯化与活性对比研究［D］．长春：长春中医药大学，2010.

[6] 李尚蓉，张静娴，姚帅，等．珍珠和珍珠母的微量元素测定及其比较分析［J］．世界中医药，2015（10）：1594-1597.

[7]夏静芬，钱国英，陈亮，等．傅里叶变换红外光谱法对珍珠粉和贝壳粉的研究[J].光谱实验室，2010，27（2）：524-528.

[8] 王旭明，赵昕，王锦，等．镇脑安神胶囊中部分原料中药饮片的鉴别［J］．药学服务与研究，2004（4）：345-347.

[9] 杜鹤，崔丽娜，姚辉，等．基于 CO Ⅰ条形码序列的珍珠母及其混伪品的 DNA 分子鉴定［J］．中国现代中药，2011，13（11）：12-14.

[10] 杨文哲，宫会丽，秦玉华，等．近红外光谱法鉴别常见海洋贝壳类中药饮片的研究［J］．中国中药杂志，2014，39（17）：3291-3294.

[11] 王本东，周花．珍珠母炮制方法的探讨［J］．基层中药杂志，2001，2：34.

[12] 张辉，刘东，李影，等．珍珠母炮制前后寡肽类化合物的结构鉴定及对比分析［J］．中国现代中药，2014（4）：280-282.

[13] 王传杰，马全龙，杨靓春．清开灵片的制备及质量标准研究［J］．中成药，2008，30（9）：附 11- 附 13.

[14] 阎向东，侯志飞，袁骢冲，等．天冰调督胶囊提取工艺研究［J］．时珍国医国药，2010，8：1950-1952.

[15] 施惠埙．益视明目颗粒制备方法及应用观察［J］．实用中医药杂志，2010（12）：829.

[16] 陈璇，胡凌歌．眼舒胶囊的制备与疗效观察［J］．中国误诊学杂志，2006，6（19）：3759.

[17]王建钧，陈建庭，张晓荣．珍珠层粉在新西兰兔股骨髁内的成骨试验[J].南方医科大学学报，2009，29（2）：220-223.

[18] ZHANG C，LI S，MA Z，et al. A novel matrix protein p10 from the nacre of pearl oyster（Pinctada fucata） and its effects on both $CaCO_3$ crystal formation and mineralogenic cells ［J］. Mar Biotechnol（NY），2006，8（6）：624-633.

[19] ROUSSEAU M，PEREIRA-MOURIÈS L，ALMEIDA M J，et al. The water-soluble matrix fraction from the nacre of Pinctada maxima produces earlier mineralization of MC3T3-E1 mouse pre-osteoblasts［J］. Comp Biochem Physiol B Biochem Mol Biol，2003，135（1）：1-7.

[20] WANG X，LIU S，XIE L，et al. Pinctada fucata mantle gene 3（PFMG3） promotes differentiation in mouse osteoblasts（MC3T3-E1）［J］. Comp Biochem Physiol B Biochem Mol Biol，2011，158（2）：173-180.

[21] 李影，孙佳明，张静，等．珍珠母不同炮制品对小鼠抗抑郁作用研究［J］．吉林中医药，2014（4）：388-389.

[22] 刘冬，代婷婷，查荣博，等．珍珠母镇静催眠作用及其不同炮制品对小鼠脑内 5- 羟色胺浓度的影响［J］．吉林中医药，2014，34（1）：61-63.

[23] 徐丽荣，马世彬，李澎涛，等．清开灵有效组分对 MCAO 大鼠脑微血管内皮细胞的影响［J］．

中药材，2004，27（5）：348-351.
[24] 宋元英，王忠，曲迅，等．中药不同组分对小鼠缺血脑组织蛋白表达谱的影响［J］．中国中西医结合杂志，2006，26（6）：526-528.
[25] 陈韫炜．中药珍珠母丸对负性生活事件所致失眠临床疗效的影响［J］．广州中医药大学学报，2007，24（2）：113-115.
[26] 李燕．珍珠母眠安汤治疗失眠58例［J］．新中医，2003，35（7）：54-55.
[27] 竹青，曹阳，王明如．珍珠母复方治疗高血压病临床疗效观察［J］．浙江中医学院学报，2001，25（1）：38.
[28] 沈丽娟．珍珠母油膏治疗褥疮40例观察［J］．浙江中医杂志，2002，37（9）：392.

25 哈蟆油 | Hamayou

1 · 267

RANAE OVIDUCTUS

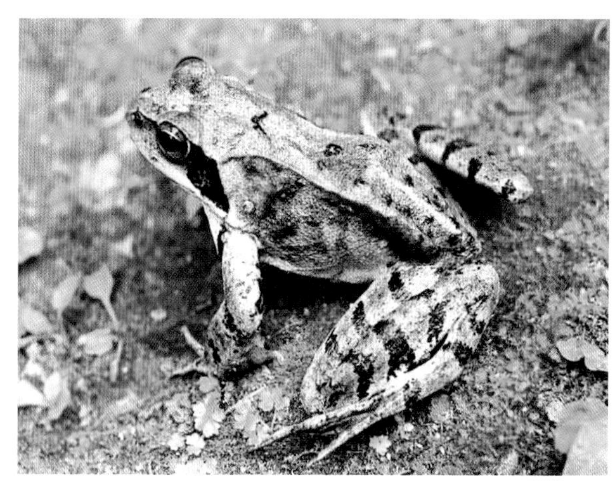

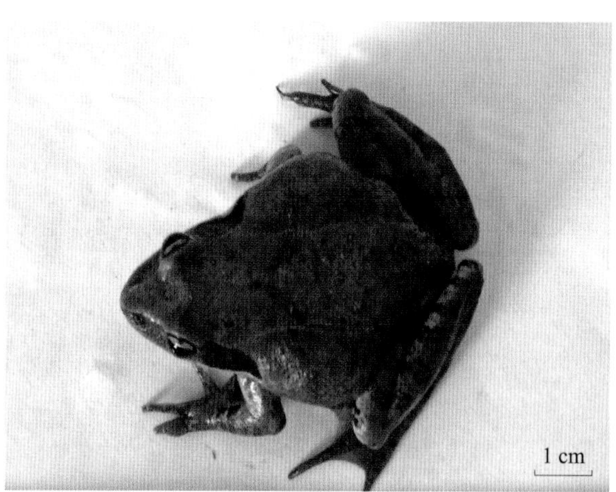

图 2-25-1　中国林蛙

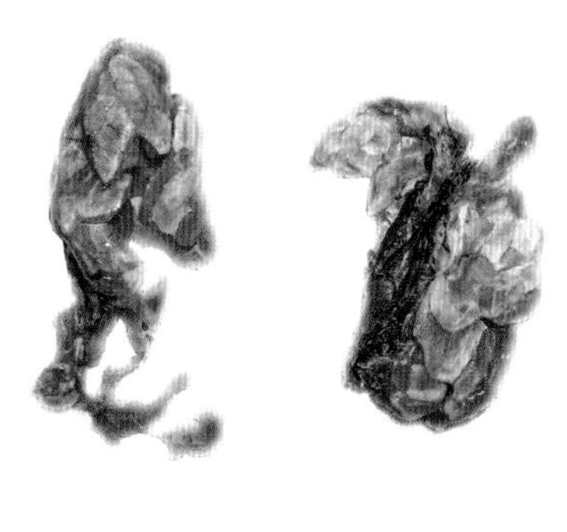

图 2-25-2　哈蟆油药材

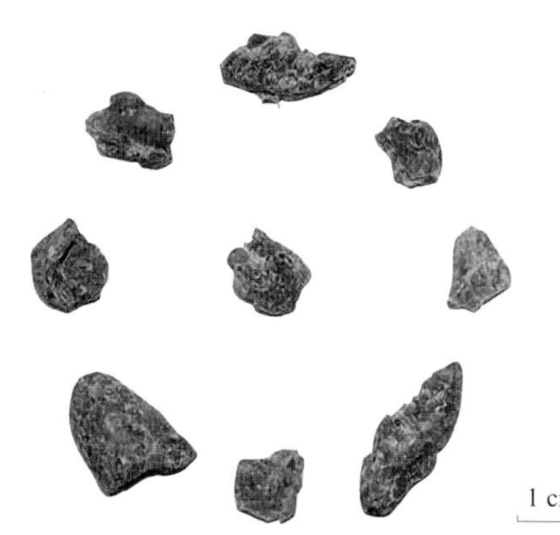

图 2-25-3　哈蟆油饮片

【药典沿革】 首载于1985年版一部第218页，分别从来源、性状、性味与归经、功能与主治、用法与用量、贮藏6个指标对其进行规定，并从该版一部开始至2020年版一部，均规定其为蛙科动物中国林蛙*Rana tempararia chensinensis* David雌蛙的输卵管，经采制干燥而得。1990年版一部第225页、1995年版一部第223页、2000年版一部第209页和2005年版一部第119页规定基本相同，均在1985年版基础上，增加了“检查”项，共计7个指标。2010年版一部第239页、2015年版一部第255页、2020年版一部第267页规定基本相同，均在2005年版基础上增加了“鉴别”项，共计8个指标。

【本草考证】 始载于《本草图经》，曰：“又有一种大而黄色，多在山石中藏蛰，能吞气饮风露，不食杂虫，谓之山蛤，山人亦浼之，此主小儿劳瘦及疳疾等最良”。《本草纲目》载：“山蛤在山石中藏蛰，似蛤蟆而大，黄色。能吞气，饮风露，不食杂虫，山人亦食之。”综上形态、习性记述，中国林蛙与《本草图经》和《本草纲目》中山蛤的描述接近。

【药材来源】蛙科动物中国林蛙*Rana temporaria chensinensis* David雌蛙的干燥输卵管，经采制干燥而得。

【性味归经】甘、咸，平。归肺、肾经。

【功能主治】补肾益精，养阴润肺。用于阴虚体弱，神疲乏力，心悸失眠，盗汗不止，痨嗽咳血。

【道地主产】吉林、辽宁、黑龙江等地。野生或放养，秋季采收。以块大、肥厚、色黄白、有光泽、不带皮膜、无血筋及卵子者为佳。

【资源研究】**1. 品种**

中国林蛙雌蛙的输卵管，经采制干燥而得[1-2]。

2. 生物学特性

中国林蛙雌蛙体长71～90 mm，雄蛙较小；头较扁平，头长、宽相等或略宽；吻端钝圆，略突出于下颌，吻棱较明显；鼻孔位于吻眼之间，鼻间距大于眼间距而与上眼睑等宽；鼓膜显著，明显大于眼径之半；犁骨齿2，短且斜行，位于内鼻孔内侧。前肢较短壮，指端圆，指较细长，指长顺序为3、1、4、2，第1、3指几等长；关节下瘤、指基下瘤及内外掌突均较显著[3]。后肢长，胫跗关节前达眼或略超过，左右跟部明显重叠，胫长超过体长之半，足与胫等长或略长；趾端钝圆，趾细长，第3、5趾达第4趾的第2、3关节下瘤之中部，蹼发达，除第4趾外，其余各趾的蹼达远端关节下瘤或略超过，但蹼缘缺刻深，外侧跖间具蹼而不发达；关节下瘤小而明显，内跖突窄长，外跖突小而圆。皮肤上细小痣粒颇多，口角后端颌腺十分明显，背侧褶在颞部不平直而呈曲折状，在鼓膜上方侧褶略斜向外侧，随即又折向中线，再向后延伸达胯部；两侧褶间有少数分散的疣粒，在肩部有排成“人”字形者；腹面皮肤光滑。跖褶2。两眼间深色横纹及鼓膜处三角斑清晰，背面与体侧有分散的黑斑点，一般都在疣粒上；四肢横斑清晰；腹面灰色斑点颇多，有的甚至自咽至腹后都有斑纹。雄蛙前肢较粗壮，第1指上灰色婚垫极发达；有1对咽侧下内声囊[3]。中国林蛙每年繁殖 1次，产卵量大约 2000枚，呈团状黏聚。最适产卵温度为10℃左右。在水温20℃条件下3 d后即可见蝌蚪陆续孵出。

3. 饲养管理

中国林蛙受精卵对pH值的适应范围为4～11，孵化率较高的pH值范围为7～9；pH值为6、7、8、9组中的蝌蚪成活率分别为47.95%、48.98%、35.64%和43.64%[4]。温度对中国林蛙卵的孵化率影响显著；孵化3 d后蝌蚪的成活率随着温度的升高而降低，30℃下孵化的蝌蚪在2 d之内全部死亡；温度对中国林蛙卵孵化3 d后蝌蚪全长的影响极显著，蝌蚪的全长随着温度的升高而增加[5]。不同温度条件下，蛙卵孵化率由大到小依次为28℃（99.37%）、23℃（98.66%）、18℃（96.95%）、13℃（96.43%）。野外封闭式网箱和13℃孵化后蝌蚪成活率均达到91%以上，呈最大值；随温度降低或升高蝌蚪成活率均呈降低趋势；当温度达到28 ℃时，蝌蚪全部死亡。在考虑生产需要的条件下，变态期饲养适宜密度为每立方米1000～1250只，这样既能保证变态幼蛙的规格达到2.7～2.8 g，又能缩短变态时间，延长上山幼蛙在野外林中的生长期，提高当年幼蛙的品质[6]。

蝌蚪除自然取食外，还需要人工喂一定数量的饵料[7]，包括植物饵料（如巴天酸模、细叶香茶菜幼苗、车前子、蒲公英等）、精饲料（主要有玉米面、米糠、豆饼粉）和一些动物性饲料。一般采用混合饵料，玉米面占50%，豆饼粉（可用豆浆代替）20%，糠麸7%，鲜植物茎叶20%，骨粉3%。把这些饲料加水煮制成玉米糊，冷却后喂食蝌蚪，有的还加入一些鱼粉，但要注意鱼粉的质量和含盐量，防止中毒。根据蝌蚪生长天数和摄食量不同，确定每次投饵量，一般以每次投料能被蝌蚪吃完，稍有剩余为好，防止投入太多，污染水质。投饵方法有堆状投放和分散投放，糊状饵料沿池边呈堆状投放，植物茎叶和动物性饵料采用分散投放。前期每天投饵1次，都在早晨投放，中后期每天投2次，第一次早6时投放，第二次下午3时投放。

变态后的当年幼蛙开始7～8 d不进食，在变态池周围活动，此时要注意保温保湿，池边可放一些玉米秆等杂物，以利于幼蛙上岸活动，减少落水死蛙现象。放养密度在每平方米400只左右。平均每天每只幼蛙喂食2～3龄黄粉虫1～2只，每天喂1次。蛙龄40 d后，每天喂2次，每次每只幼蛙喂4～5龄黄粉虫2～3只[8]。

育成蛙的饵料以黄粉虫的幼虫为主，结合捕食自然昆虫等。在露天蛙圈每年需要喂养5个月时间，共喂食黄粉虫6～7龄幼虫500只左右；林蛙每天有2个捕食活动期，每天的上午4～7时和下午5～7时是投饵的最好时候，露天圈每天喂1次，每次每只林蛙投饵3～4只；网棚蛙圈每天投饵2次，每次每只林蛙投饵2～3只[8]。

4. 病害防治

（1）蝌蚪时期常见疾病的防治：

1）水霉病：蝌蚪入池前用2%～2.5%食盐水溶液药浴5～10 min，以预防水霉菌对蝌蚪的危害[9-11]。如已染水霉病，用2%食盐和小苏打混合溶液药浴5～10 min。用20 mg/L的生石灰或10 mg/L漂白粉对产卵池、孵化池、蝌蚪池进行彻底清塘消毒，可预防车轮虫对蝌蚪的危害。若已被车轮虫侵染，用0.7 mg/kg硫酸铜和硫酸亚铁混合剂（5∶2）全池喷洒，有一定疗效。

2）气泡病：养殖用的水体充分爆气，可防止气泡病的发生。若养殖池中植物性浮游生物过多且正值高温时期，则必须使用药物去除部分植物性浮游生物，以防止溶氧量过高。治疗时，停止给发病蝌蚪投喂饲料，并将其隔离饲养于其他清水中2 d；用3%～5%硫酸镁溶液浸泡患病蝌蚪10～30 min，有一定疗效[9-11]。

3）出血：定期消毒水体、保持水体清洁、保持饵料卫生及时清除残余饵料，对由多种细菌和病菌感染所致的蝌蚪出血有一定预防作用，按每万尾蝌蚪用50万单位青霉素和50万单位链霉素的量浸泡半小时有一定效果[9]。

4）肠胃炎：喂食不当或感染肠型点状产气单胞菌可导致蝌蚪发生肠胃炎，此病可以用食母生、酵母粉拌料投喂，还可拌食土霉素或小檗碱（黄连素），每千克饲料中拌入2片，连喂3 d为一个疗程。保持蝌蚪池内水质的清洁和新鲜，及时清除残余饵料，保证饵料的合理搭配，可预防本病的发生。

（2）成体常见疾病防治[10]：

1）红腿病：由嗜水气单胞菌或不动杆菌引起，有的与腐皮病、肠胃炎并发。发病蛙活动迟缓，瘫软无力，伏于水而不动不食，腹部及腿部肌肉有点状充血或红斑，严重的呈红色充血，以致溃烂。预防时，可每3～7 d用安全的消毒剂消毒，饵料添加抗生素，连用3～5 d，可以一个月用1～2次，先做小试验，避免药害。一旦发现有蛙患病，应隔离圈舍，及时清除发病死亡蛙，并做掩埋和销毁处理。每天1次。用5%的氢氧化钠溶液对养殖场过道、圈舍周围喷洒消毒，饵料添加抗生素，不能做药敏的，可用多西环素、诺氟沙星、环丙沙星、氟苯尼考等。不能进食的，可进行药浴[10]。

2）脱皮病：由奇异变形杆菌或克氏耶尔森菌引起。发病初期，病蛙头部背面的皮肤失去光泽，出现白斑花纹，体色发黑。接着表面层脱落，真皮层开始腐烂，露出肌肉，随后烂皮区域逐渐发展到躯干部，以致整个背部，严重时指骨和颌骨外露。解剖可见肝肿大呈青灰色，肾脏石质化，肺和心暗灰色，还有的出现关节肿大，皮肤下、腹腔积水肿胀，并伴有先是眼球内出现粒状突起，呈黑色，以后变成白色，直至眼球全为一层白色脂膜覆盖，出现烂眼。发病时病蛙食欲减退直至停食，常独自伏于阴暗的地方，并经常用指端抓患处，呈现出血现象。预防时应严格消毒，清洁环境，饵料添加维生素；治疗时，隔离圈舍，及时清除发病死亡蛙，并掩埋和销毁，对环境、器具等采取消毒措施，与此同时，可用多西环素、诺氟沙星、环丙沙星、氟苯尼考等进行治疗，使用剂量可参照说明书，一般连用5～7 d。此外，还可在每千克饲料中添加10～20 ml的鱼肝油进行治疗[10]。

3）肠胃炎：由于饲养管理不善，时饥时饱，吃食腐败变质的饲料，或环境不洁感染肠型点状产气单胞菌，均可引起蛙发生肠胃炎。预防时注意及时定期清扫饲料台，清除残饵，保持环境清洁，饵料要严格消毒，不投喂腐败变质或霉变的饲料。蝌蚪变态后不能喂食过早，定期消毒，饵料中添加益生菌和维生素，在每千克饲料中添加压碎的酵母片2片，第2～6 d药量减半。治疗时在5 kg黄粉虫中添加土霉素5 g，环丙沙星25 g，多维素5 g，益生菌15 g，饲喂蛙5～7 d[10]。

4）肺线虫病：由双角棒线虫引起的林蛙肺线虫病。发病前期林蛙摄食欠佳，活动频繁、不安，挣扎跳跃，长势慢或停止生长，皮肤异常，出现溃疡腐烂，部分眼部和下唇肿胀。预防方法，养殖过程中定期驱虫，在饲喂中使用饲料盘，2龄蛙尽可能提早采取预防措施，应在6月中旬进行；药物治疗，饵料拌伊维菌素，连续投喂3 d。肺线虫病的并发症多为烂皮病，林蛙肺线虫病并发烂皮病时，简单采取烂皮病的治疗方式是无效的，此时还应注意用药剂量，药量过大会使林蛙拒食或中毒死亡。伊维菌素、丙硫苯咪唑，作为林蛙肺线虫病的驱虫药物是有效的[10]。

【化学成分】主含蛋白质、氨基酸、激素、固醇类物质、脂肪酸、维生素、矿物质元素等多种化学活性成分。

1. 蛋白质和氨基酸类

蛋白质和氨基酸是哈蟆油的重要组成物质[11-13]。哈蟆油粗蛋白的含量达样品总量的40%，氨基酸含量达17.6%。其中，人体必需氨基酸含量达12.8%，包括8种人体必需氨基酸。经测定，哈蟆油总蛋白含量为8.51%~51.23%，其中，水溶性蛋白含量为13.33%，水溶性蛋白经盐酸水解后测得15种氨基酸。

2. 激素及固醇类物质

固醇类物质是哈蟆油中重要的化学成分[12-13]。采用高效液相色谱法（HPLC）测定哈蟆油中雌二醇含量，为3.00 μg/g[14]。从哈蟆油中分离出了十六烷酸胆甾醇酯、17-β-雌二醇、17-羟甾醇脱氢醇雌酮、17-羟甾醇脱氢醇。从哈蟆油的石油酸提取物中分离出了3个化合物，根据它们的理化性质及波谱分析结果，分别确定为胆甾-3,6-二酮、胆甾醇和胆甾-4-稀-3-酮。

3. 磷脂、脂肪酸类

磷脂是哈蟆油中主要营养成分之一[12-13]，哈蟆油中总磷脂含量为1.55%。哈蟆油中含有多种不饱和脂肪酸，不饱和脂肪酸是合成前列腺素所必需的前体，可以软化血管，防治高血压和冠心病。实验测得哈蟆油中脂类物质含量约为6%，包括17种脂肪酸，其中不饱和脂肪酸占77.26%。

4. 维生素与矿物质元素

哈蟆油中维生素和矿物质元素的含量是极其丰富的[12-13]。中国和俄罗斯产的哈蟆油中均含有生命必需元素的矿物质元素钠、钾、钙、镁、磷以及生理活动相关矿物质元素铁、铜、锌、锰。采用分光光度法测定哈蟆油中脂溶性维生素含量，其中维生素A、D、E分别为29.67 μg/g、83.63 μg/g、4.09 μg/g。哈蟆油中所含维生素在促进生长发育、强身健体、延缓衰老等方面都有重要作用。

【鉴别研究】**1. 成分鉴别**

选用10种不同产地的哈蟆油完整商品药材，通过HPLC指纹图谱建立了评价哈蟆油质量的方法，在Dimonsil C_{18}分析柱（250 mm×4.6 mm，5 μm），柱温25℃，以乙腈-水（50∶50）为流动相，分析时间60 min的色谱条件下，检出了17个相应位置稳定的共有峰，可以作为鉴定哈蟆油的指标峰[15]。将哈蟆油用丙酮提取，然后用乙醚萃取，残留物用石油醚-乙酸乙酯（4∶1）展开，显色剂为浓硫酸-醋酸（1∶1），在110℃中加热10 min显色，R_f值为0.4。用丙酮回流提取法对哈蟆油及其伪品进行提取，提取液浓缩后点于同一硅胶板上。采用展开剂为石油醚-乙酸乙酯（4∶1），显色剂为36%的乙酸-浓硫酸（1∶1），在紫外光（365 nm）和自然光下，对不同产地的正品哈蟆油及不同种类的伪品进行鉴别，发现色谱图斑点清晰，经多次重复实验，结果一致，重现性好，方法可靠。通过对16份不同产地哈蟆油薄层指纹图谱的比较分析[16]，建立了直观、快速、操作方便及成本较低的哈蟆油PCR鉴别方法，从而为哈蟆油的鉴别提供了科学可靠的依据，进一步完善了哈蟆油的质量控制方法。对14份不同地域产的哈蟆油及8份混淆品进行聚丙烯酰胺凝胶电泳分析[17]，发现在谱带数目、谱带位置、谱带宽度及谱带着色程度上，吉林产哈蟆油均相同；辽宁与黑龙江产哈蟆油相同；内蒙古、陕西、青海产哈蟆油均不同于其他产地；朝鲜产哈蟆油与我国吉林产哈蟆油除了在着色程度上略有差异外，其余的均相同；不同混淆品之间均不同，与正品哈蟆油也不同。

2. 含量测定

利用HPLC法对哈蟆油中的十六烷酸胆甾醇酯进行了含量测定及其方法学的研究[18]，为建立完整的哈蟆油质量标准提供了一定依据。采用反相高效液相色谱法对哈蟆油中1-甲基海因含量及其方法学进行了研究[19]，为评价哈蟆油的质量提供科学的依据。采用高效液相色谱法测定了哈蟆油中雌二醇的含量[20]，该方法灵敏度高、重现性好、简便易行，可用于测定哈蟆油及其制剂中雌二醇的含量。利用气相色谱-质谱（GC-MS）法，从吉林产哈蟆油中检定出9种脂肪酸，其中亚油酸和花生四烯酸的相对百分含量分别为36.05%和1.63%。对哈蟆油与青蛙油中的脂类物质进行GC-MS和GC分析，发现其脂肪酸组成相似，含量基本一致，约为6%，其中不饱和脂肪酸含量分别占其脂肪酸的77.26%和64.67%。对哈蟆油和中华大蟾蜍输卵管95%乙醇浸出物在1～360 nm波长范围内进行紫外检测，结果显示，哈蟆油有9个吸收峰，中华大蟾蜍输卵管有8个吸收峰。利用紫外分光光度计测定哈蟆油的总核酸，含量为2.69%。

3. PCR技术鉴别

从中国林蛙、中华大蟾蜍及鳕鱼等肌肉组织中提取基因组DNA，采用通用引物L1091和H1478扩增出约340 bp的12S rRNA基因片段，根据测序结果，设计了一对哈蟆油的特异性鉴别引物HsmL1、HsmH1，用该鉴别引物扩增原动物的基因组DNA时，只有中国林蛙和黑龙江林蛙的基因组DNA能得到阳性扩增，其余样品均为阴性，因此该对引物可以用于哈蟆油药材来源的鉴别[21]。根据GenBank发表的禽类EcoR Ⅰ家族序列和哺乳类SRY核酸序列设计引物，对中国林蛙及其伪品进行PCR扩增、克隆测序，结果发现，中国林蛙、黑龙江林蛙、中华大蟾蜍和黑斑蛙扩增出不同片段大小的条带，可以准确鉴别出中国林蛙及其伪品[22]。采用引物F4/R4建立哈蟆油的PCR鉴别方法，对30种哈蟆油类未知粉末的鉴定准确率达93.3%[23]。

【药理作用】1. 提高免疫力

哈蟆油石油醚提取物中含有脂肪酸、雄性激素、雌性激素、胆固醇、胆甾3,6-二酮、胆甾-4-烯-3-酮等固醇类化合物，具有激素和同化激素样作用，可促进蛋白质，特别是免疫球蛋白的合成，提高机体的耐力，增强免疫能力和抗病能力[24]。哈蟆油对机体细胞免疫调节作用研究结果表明，哈蟆油能提高小鼠的迟发型变态反应，增强刀豆球蛋白A（Con A）诱导的小鼠脾淋巴细胞转化能力[25]。哈蟆油能提高正常小鼠常压耐缺氧的时间，显著提高小鼠游泳耐力和耐寒冷能力，分别较对照组提高了69.73%～90.90%和45.11%～45.81%[26]。哈蟆油具有抗缺氧、耐高温、增强巨噬细胞的吞噬功能，提高B淋巴细胞产生抗体的水平、T淋巴细胞转化率及NK细胞对靶细胞的杀伤活性[27]。观察哈蟆油对免疫力低下小鼠体内脂肪酸含量的影响表明，高剂量哈蟆油组与模型组比较，有显著性差异的脂肪酸种类要高于低剂量组，说明哈蟆油对机体免疫力的调节作用与用量成正比例关系；高、低剂量组和模型组同时与正常对照组比较，高、低剂量组的脂肪酸含量接近正常值，说明哈蟆油有助于恢复深部X线照射后小鼠的免疫功能[28]。

2. 抗氧化及抗衰老

哈蟆油具有提高衰老模型小鼠生殖器官超氧化物歧化酶（SOD）的活力、抑制自由基在生殖器官堆积、防止细胞老化和组织器官退行性变的作用，提高初老雌性大鼠生殖器官的抗氧化作用[29]。哈蟆油能够提高衰老模型小鼠血中超氧化物歧化酶和谷胱甘肽过氧化物酶（GSH-PX）的活性，降低肝脏中丙二酸（MDA）的含量，表明哈蟆油具有明显的抗衰老作用[30]。观察哈蟆油对D-半乳糖致雄性衰老大鼠肝组织细胞周期素D1（Cyclin D1）、周期性依赖性激酶6（CDK6）和细胞周期蛋白D/CDK激酶的抑制因子P15蛋白表达调控的影响，结果表明，哈蟆油可以不同程度地提高这三种蛋白的表达量，从而促进肝细胞增殖，防止不必要的过度增殖，起到抗衰老的作用[31]。用哈蟆油饲喂果蝇40 d后，在-5℃的低温环境下测得果蝇存活率比生理盐水组提高了11.9%～16.1%，脂褐质含量下降了10.4%～15.5%；同时，在灌喂哈蟆油的小鼠肝脏和脑中，过氧化脂质含量下降，超氧化物歧化酶活性升高[11]。观察以长白山特产哈蟆油为主要成分的保健品对超重辐射大鼠血清抑制羟自由基能力的影响，大鼠用3 ml/d保健品液灌胃，连续14 d，在6 G超重环境下实施200 mW/cm^{2}的微波辐射5 min，测定其抑制羟自由基能力，结果显示，超重辐射协同作用可导致大鼠血清抑制羟自由基能力增强，以哈蟆油为主要成分的保健品，可辅助增强超重辐射大鼠血清抑制羟自由基的能力[32]。研究蛤蟆油抗衰老的作用机制，与衰老模型组比较，小鼠体内MDA的含量和黄嘌呤氧化酶（XOD）的活性显著下降，证明哈蟆油可以减少体内脂质过氧化产物MDA的堆积，抑制XOD对乙醛的氧化和超氧阴离子的产生，以达到抗氧化的作用；并且复制衰老模型后，小鼠体内一氧化氮（NO）的含量和髓过氧化物酶（MPO）的活性均显著下降，说明小鼠衰老后可能导致某些信号通路的阻断或迟缓，使机体抗氧化能力下降，证明哈蟆油具有延缓衰老的作用[33]。

3. 镇咳祛痰

给予哮喘缓解期模型小鼠哈蟆油小、大剂量组0.05 g/kg，0.50 g/kg哈蟆油匀浆液，结果表明，哈蟆油有显著镇咳、祛痰作用，哈蟆油对哮喘模型小鼠具有保护作用，其机制可能与调节Th1/Th2平衡失调、减轻炎性细胞浸润有关[34]。哈蟆油能够明显延长二氧化硫（SO_2）和浓氨水所致小鼠咳嗽的潜伏期，减少咳嗽次数，增加小鼠的酚红排出量和大鼠的排痰量。同时，哈蟆油的甲醇和石油酸提取物均有不同程度的镇咳祛痰作用。甲醇提取物的镇咳作用略强于石油醚提取物，而石油醚提取物的祛痰作用略强于甲醇提取物。

4. 抗疲劳

研究哈蟆油软胶囊消除运动性疲劳的作用及机制，将18名运动员随机分为3组，实验组分别服用哈蟆油软胶囊2 g和4 g，对照组服用安慰剂。在实验前后观察了各组运动员睡眠情况、心率、舒张压、收缩压、血红蛋白、血乳酸和血尿素氮的变化，结果证明，哈蟆油具有提高运动员大强度训练后的睡眠质量、加快消除运动性疲劳的作用[35]。服用哈蟆油，有利于运动训练小鼠糖原的储存，加速代谢废物的清除。补充哈蟆油可以减轻大鼠高强度运动量对血睾酮、皮质酮分泌的影响，使其维持在正常生理水平；促进蛋白质合成，抑制氨基酸和蛋白质分解，提高血红蛋白含量和糖原的储备，增强抗疲劳能力，具有多靶点，多途径的显著特点。哈蟆油组和哈蟆油蛋白组均能延长小鼠游泳和爬杆的时间，并且哈蟆油蛋白组优于哈蟆油组，表明哈蟆油蛋白是哈蟆油抗疲劳的有效组分。

5. 对生长发育和性功能的影响

哈蟆油是雌蛙的输卵管，具有促进性功能的作用，可使动物的发情期延长，促进雌性动物卵巢的发育和排卵，延长动物的兴奋期。哈蟆油中的脂溶性成分能够促进雌性幼鼠提前进入性成熟期。哈蟆油具有补阳作用，增加雄性小鼠的睾丸重量，促进雄性小鼠的性功能[27]。

6. 耐缺氧、抗焦虑作用

对18～20 g雄性昆明小鼠的耐缺氧实验结果表明，1.50 g/kg、1.00 g/kg组动物存活时间、断头后至张口喘气停止时间比溶剂对照组延长，对常压耐缺氧时的存活时间无明显影响[36]。用高架十字迷路和小鼠爬梯实验评价哈蟆油的抗焦虑活性及其量效、时效关系。结果显示，哈蟆油能显著延长大鼠在十字迷路开放通路连续停留的时间，增加大鼠进入开放通路次数，而对封闭通路连续停留时间和进入封闭通路次数无明显影响；小鼠爬梯实验中，哈蟆油组小鼠站立次数明显减少而爬梯次数无显著差异[37]。

7. 提高记忆力

哈蟆油及其提取物均能提高衰老模型小鼠学习记忆能力及海马Na^+-K^+-ATP酶活性，减少海马神经元的损害和变性[38]。

8. 调节血脂

观察CO_2超临界萃取的哈蟆油对高脂血症大鼠血脂的影响，结果表明，高剂量哈蟆油（8 g/kg）组和阳性药多烯康（8 g/kg）组给药前降低甘油三酯（TG）的程度分别为54%和40%，给药后降低TG的程度分别为51%和43%，二者对HDL-C均无显著影响。哈蟆油可能具有一定的抗脂质过氧化作用[36, 39]。

【现代临床】 用于防治骨质疏松症。将60例绝经后骨质疏松症患者随机分为治疗组和对照组，每组30例。治疗组采用口服哈蟆油治疗，对照组采用口服仙灵骨葆胶囊治疗，治疗6个月后，观察2组患者治疗前后临床症状、体征评分改变及骨密度、骨代谢指标变化情况。结果显示，治疗6个月后，两组患者血清骨碱性磷酸酶含量均较治疗前降低，治疗组降低更明显；两组患者血清雌二醇含量均较治疗前升高，治疗组升高更明显。哈蟆油在短期内未能提高绝经后骨质疏松症患者的骨密度，但可以明显提高其血清雌二醇水平，降低其血清骨碱性磷酸酶、白细胞介素-6和骨钙素水平，这可能是哈蟆油可以明显改善绝经后骨质疏松症患者的临床症状与体征的作用机制之一[40]。

【编者评述】 哈蟆油自古以来就是名贵中药材，其临床效果得到广泛认可。但哈蟆油药用有效成分及作用机制的研究亟待深入。未来应充分利用现代科学技术如分子生物学、分离提纯、生物工程等技术，加强哈蟆油功能因子分离纯化和功效研究。

参考文献

[1] 杜继红．林蛙油的采收技术［J］．特种经济动植物，2006，9（11）：44-45.

[2] 南京中医药大学．中药大辞典［M］．2版．上海：上海科学技术出版社，2006.

[3] 国家中医药管理局《中华本草》编委会．中华本草：精选本［M］．上海：上海科学技术出版社，1998.

[4] 蔡凤坤，苏凤艳，刘海斌，等．pH值对东北林蛙卵的孵化率及蝌蚪生长发育的影响［J］．经济动物学报，2007，11（2）：100-104.

[5] 王立志，李晓晨．温度对中国林蛙卵孵化和孵出热耐受性的影响［J］．动物学杂志，2007，42（1）：121-127.

[6] 韩友志．辽东山区中国林蛙半人工养殖技术研究［J］．辽宁林业科技，2014（3）：45-47.

[7] 鞠丹，尹冬冬，杨娇．中国林蛙养殖中蝌蚪的饲养管理［J］．养殖技术顾问，2013（10）：191.

[8] 尹冬冬，吴新宇，张明明．中国林蛙养殖中幼蛙和育成蛙的饲养管理［J］．养殖技术顾问，2013（11）：201.

[9] 崔岩，陈贵彬，蒋超，等．中国林蛙常见疾病预防及治疗措施［J］．林业实用技术，2006（9）：43-44.

[10] 佟庆，崔立勇，刘志田，等．东北林蛙成体常见疾病的防治［J］．水产养殖，2013，34（2）：49-51.

[11] 韩铁锁，王亚军，王新，等．东北林蛙油化学成分和药理作用的研究进展［J］．黑龙江畜

牧兽医，2008（4）：17-19.

［12］包玉晓．林蛙油化学成分的研究进展［J］．畜牧兽医杂志，2009，28（3）：37-38.

［13］李媛媛．哈蟆油活性组分的研究［D］．长春：长春中医学院，2003.

［14］李坚，易延逵，周林娟，等．高效液相色谱法测定不同产地哈蟆油中雌二醇的含量研究［J］．湖南中医杂志，2011，27（6）：114-115.

［15］李津明，许婷，贾绍华．林蛙油的指纹图谱［J］．中草药，2005，36（4）：591-595.

［16］王永生，赵晓欧，白雪洁，等．哈蟆油薄层色谱指纹图谱研究［J］．特产研究，2009，31（3）：31-33.

［17］张丽莹．名贵中药哈蟆油的质量评价研究（Ⅲ）［D］．长春：长春中医药大学，2011.

［18］王永生，姜大成，孟勤，等．HPLC 测定哈蟆油中十六烷酸胆甾醇酯含量研究［J］．中国中药杂志，2005，30（13）：990-991.

［19］王永生，张辉，林喆，等．RP-HPLC 测定哈蟆油中 1- 甲基海因的含量［J］．中国药学杂志，2008，43（2）：146-148.

［20］刘娟，刘爽，刘程诚．高效液相色谱法测定哈蟆油中雌二醇的含量［J］．辽宁中医杂志，2010（1）：138-139.

［21］杨学干，王义权，周开亚，等．中药材哈蟆油 PCR 鉴定的初步研究［J］．应用与环境生物学报，2000，6（2）：166-170.

［22］郭立宏，杜智恒，宁方勇，等．中国林蛙真伪品的 PCR 鉴别［J］．中国畜牧兽医，2010，37（5）：96-98.

［23］陈丽娟．哈蟆油 PCR 鉴别方法的建立［D］．长春：吉林农业大学，2012.

［24］曹玲，李艳梅．简述哈蟆油的药理研究进展［J］．黑龙江医药，2002，15（5）：384.

［25］边学武，高峰，郭淑英．蛤蟆油对机体细胞免疫调节作用的实验研究［J］．中国社区医师（医学专业半月刊），2008（15）：3.

［26］高桂华．哈士蟆油提取物对小鼠学习记忆功能的影响及作用机制的初探［D］．哈尔滨：东北林业大学，2003.

［27］吴庆平，吴英俊，吴景时．哈士蟆油药理作用实验研究［J］．中国林副特产，2005（4）：25-26.

［28］于洋，姜大成，张炜煜．哈蟆油对免疫力低下小鼠体内脂肪酸含量的影响［J］．长春中医药大学学报，2008，24（2）：150-151.

［29］梁磊，张绪慧，周毅，等．哈蟆油胶囊对衰老模型小鼠生殖器官的保护作用［J］．南方医科大学学报，2008，28（6）：982-985.

［30］李月红，黄权，周景祥，等．林蛙油对衰老模型小鼠部分生理指标的影响［J］．吉林农业大学学报，2004，26（6）：646-648.

［31］姚晖，王晓娟，黄莉萍，等．哈蟆油对 D- 半乳糖所致雄性衰老大鼠肝组织 CyclinD1、CDK6 和 P15 蛋白表达的影响［J］．南方医科大学学报，2010，30（5）：1044-1046.

[32] 李春卉，雷钧涛，潘文干，等.林蛙油保健品对超重辐射大鼠血清抑制羟自由基能力的研究[J].吉林医药学院学报，2008，29(5)：254-256.

[33] 叶豆丹，王化宇，李星，等.哈蟆油延缓衰老的作用机制研究[J].中国药房，2012(47)：4419-4422.

[34] 金香男，延光海，金哲悟，等.林蛙油对哮喘缓解期模型小鼠气道炎症的影响[J].延边大学医学学报，2014(2)：101-104.

[35] 张肃.蛤士蟆油消除运动性疲劳的作用及其机制[J].中国组织工程研究，2004，8(12)：2340-2341.

[36] 于勇，刘阳，范文今，等.林蛙油耐缺氧与调节血脂的作用[J].环境与职业医学，2002，19(3)：204-205.

[37] 佟岩，徐峰，陈侠，等.中国林蛙卵油的抗焦虑作用[J].沈阳药科大学学报，2004，21(1)：41-44.

[38] 莫艳秀，于美娟，莫永亮.林蛙油对D-半乳糖致衰老模型小鼠的保护作用[J].中国老年学，2011，31(9)：1603-1604.

[39] 崔贞玉，王琳，张琨，等.林蛙油对老年雌性大鼠脂质过氧化的影响[J].环境与职业医学，2002，19(3)：204.

[40] 王丹辉，贲越，韩梅.林蛙油治疗绝经后骨质疏松症的临床研究[J].中医正骨，2014，26(1)：27-30.

26 海　马 | Haima

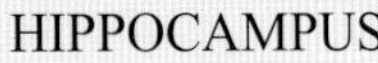

HIPPOCAMPUS

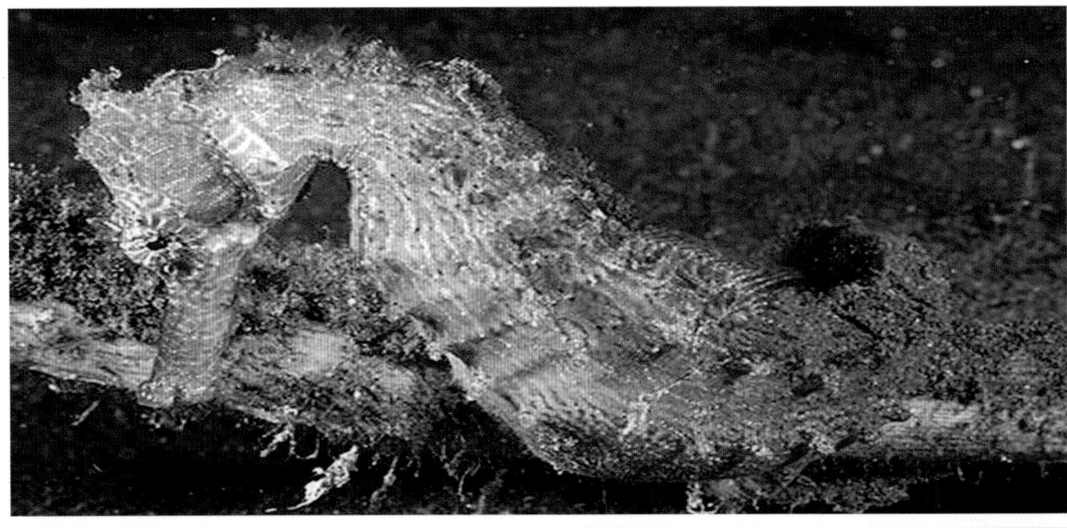

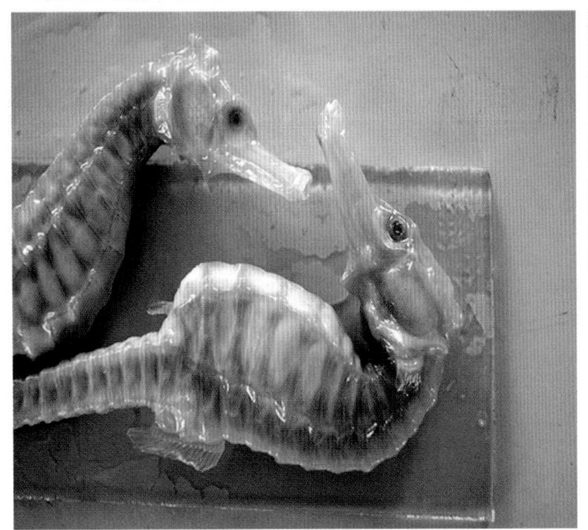

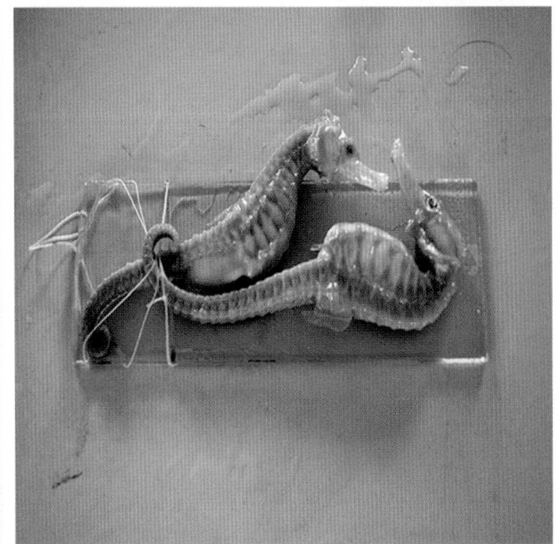

图 2-26-1　线纹海马

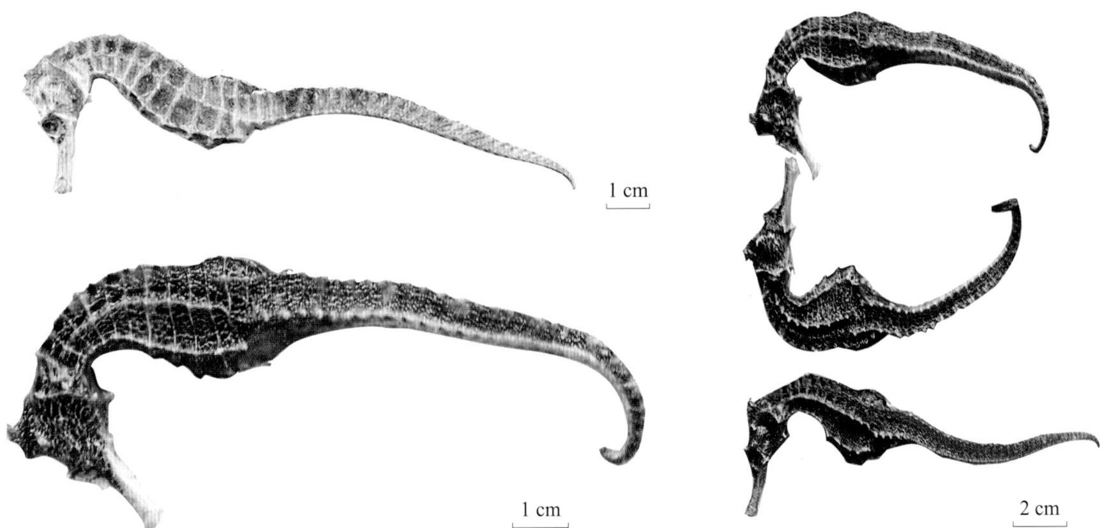

图 2-26-2　海马药材（线纹海马）

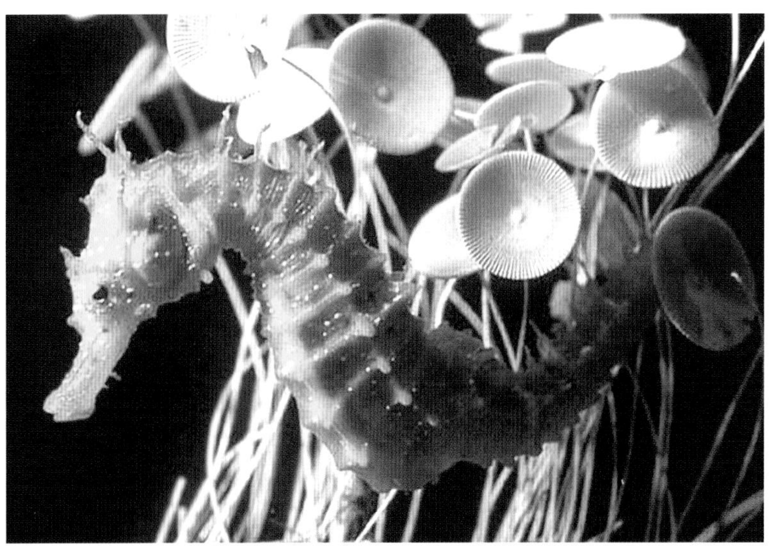

图 2-26-3　刺海马

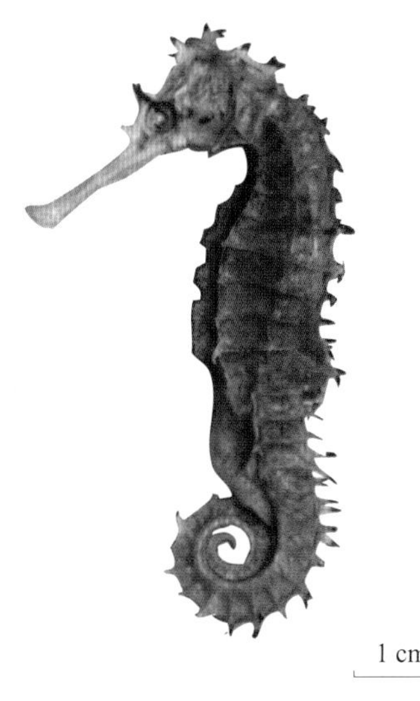

图 2-26-4　海马药材(刺海马)

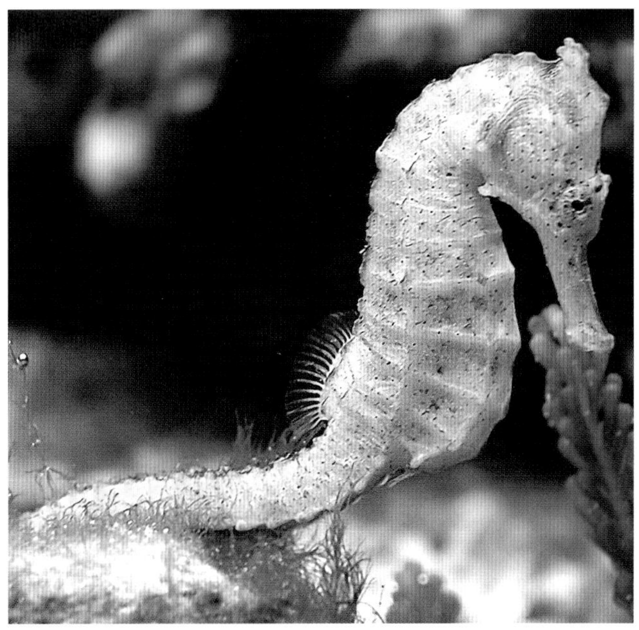

图 2-26-5　大海马

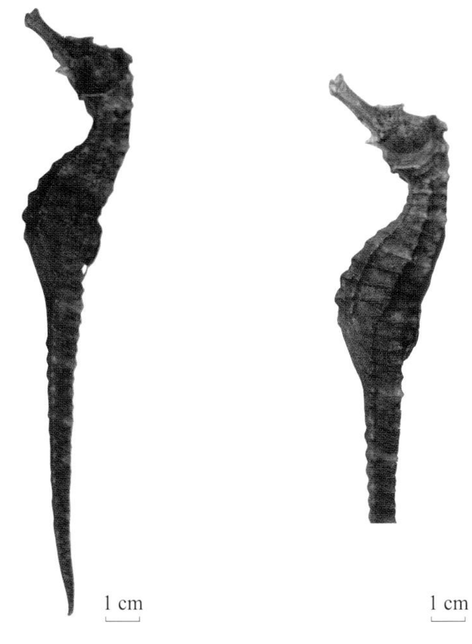

图 2-26-6　海马药材(大海马)

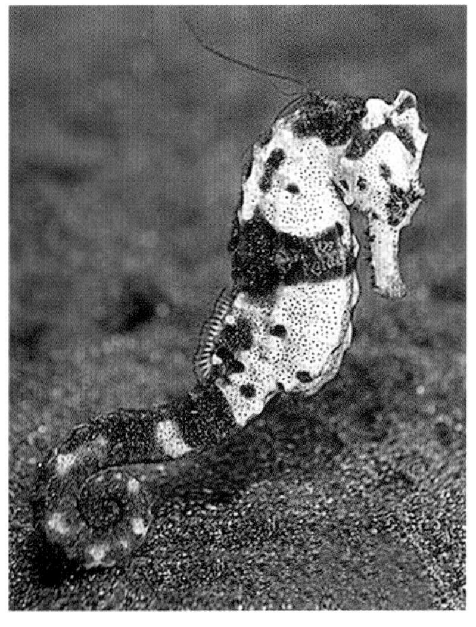

图 2-26-7　三斑海马

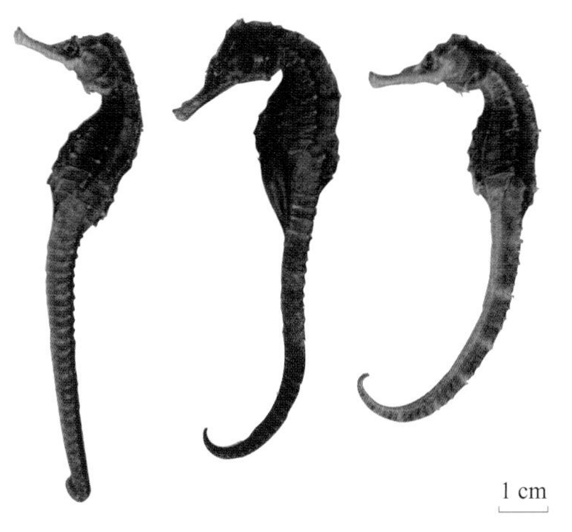

图 2-26-8　海马药材(三斑海马)

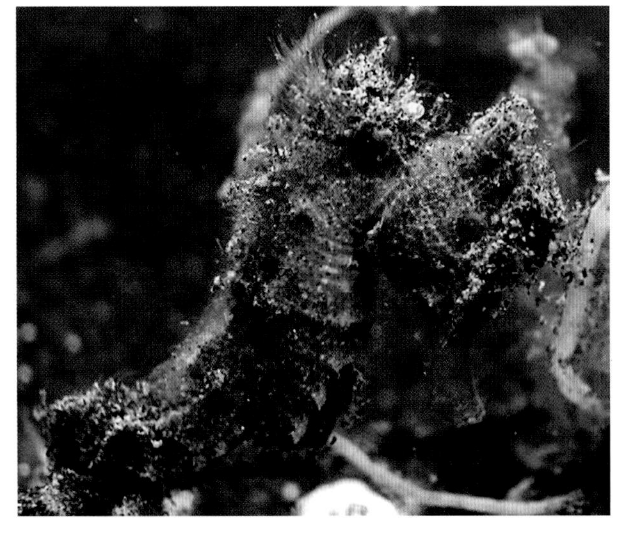

图 2-26-9　小海马

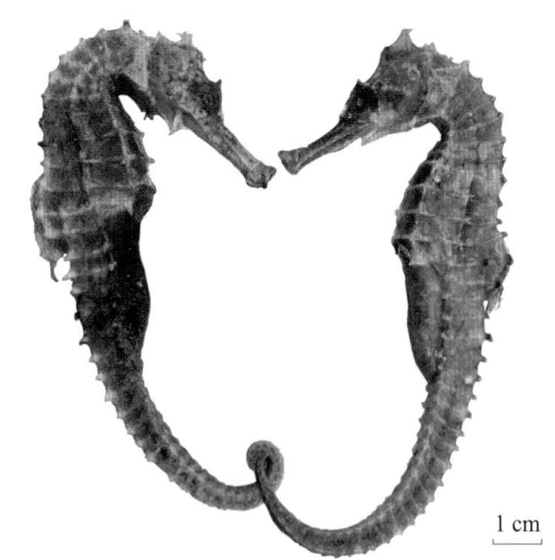

图 2-26-10　海马药材（小海马）

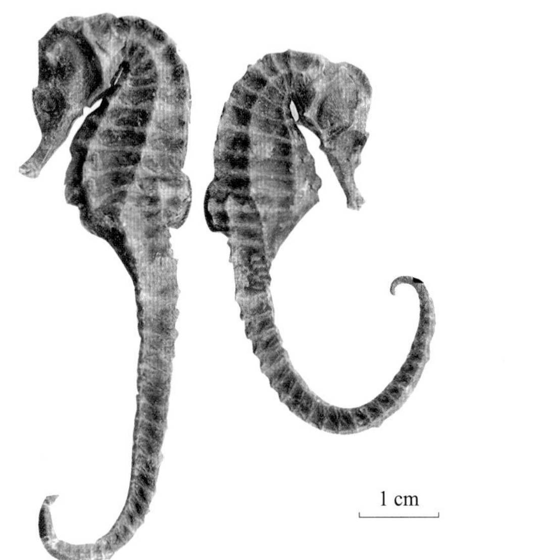

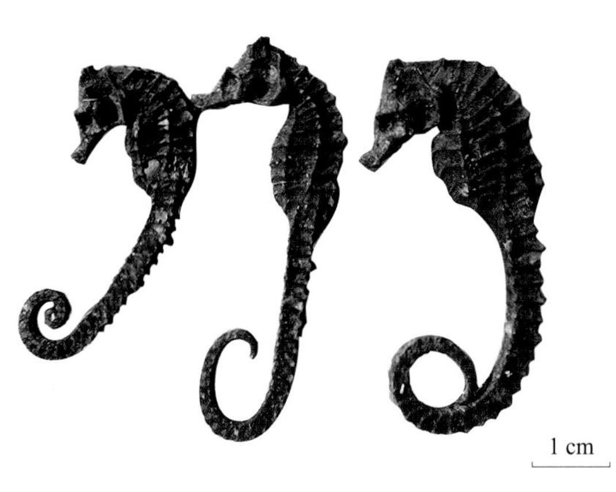

图 2-26-11　海马药材（小海马）

【药典沿革】 首载于1963年版一部第216页，分别从来源、鉴别、炮炙、性味、功能、主治、用法与用量、注意、贮藏9个指标对其进行规定，其来源为海龙科动物克氏海马*Hippocampus kelloggi* Jordan et Snyder、刺海马*Hippocampus histrix* Kaup、大海马*Hippocampus kuda* Bleeker 或三斑海马*Hippocampus trimaculatus* Leach除去内脏的干燥品。1977年版一部第499页，分别从来源、性状、炮制、性味、功能与主治、用法与用量、贮藏7个指标对其进行规定，将1963年版中的"鉴别"项下内容归于该版"性状"项中，"鉴别""注意"项内容缺失，"炮炙"改为了"炮制"，合并了"功能""主治"项，来源调整为海龙科动物线纹海马*Hippocampus kelloggi* Jordan et Snyder、刺海马*Hippocampus histrix* Kaup、大海马*Hippocampus kuda*

Bleeker、三斑海马*Hippocampus trimaculatus* Leach 或小海马（海蛆）*Hippocampus japonicus* Kaup的干燥体。1985年版一部第255页、1990年版一部第258页、1995年版一部第257页、2000年版一部第240页、2005年版一部第206页，规定与1977年版一部第499页基本相同，只是增补了归经并与性味合并。2010年版一部第275页、2015年版一部第293页、2020年版一部第305页，在2005年版基础上增加了“鉴别”项。

【本草考证】 以“水马”之名始载于《本草经集注》鼺鼠项下，谓：“又有水马，生海中，是鱼虾类，状如马形，亦主易产。”上述描述可知水马即为海马，也是海马最初的名字。海马之名始载于唐代《本草拾遗》，曰：“谨按：《异志》云，海马，生西海，大小如守宫虫，形若马形，其色黄褐。”《证类本草》沿用了“海马”及“水马”两个称谓，并分别列于海马项下，曰：“《图经》云：生南海。头如马形，虾类也。妇人将产带之，或烧末饮服，亦可手持之。”又载：“《注》中又引水马，首如马，身如虾，背伛偻，身有竹节纹，长二三寸，今谓之海马。”《本草纲目》云：“弘景曰：是鱼虾类也，状如马形，故名；藏器曰：海马出南海，形如马，长五六寸，虾类也；按：《齐济总录》云，海马，雌者黄色，雄者青色；又徐表《南方异物志》云：海中有鱼，状如马头，其喙垂下，或黄或黑。海人捕得，不以啖食，暴干熇之，以备产患，即此也。”综上对其形态与习性的记述，足以说明，历代本草所载海马为今之海龙科（Singnathidae）海马属（*Hippocampus*）之多种海马。

【药材来源】 本品为海龙科动物线纹海马*Hippocampus kelloggi* Jordan et Snyder、刺海马*Hippocampus histrix* Kaup、大海马*Hippocampus kuda* Bleeker、三斑海马*Hippocampus trimaculatus* Leach或小海马（海蛆）*Hippocampus japonicus* Kaup的干燥体。

【性味归经】 甘、咸，温。归肝、肾经。

【功能主治】 温肾壮阳，散结消肿。用于阳痿，遗尿，肾虚作喘，癥瘕积聚，跌扑损伤；外治痈肿疔疮。

【道地主产】 小海马主产于辽宁、河北、浙江和山东。线纹海马、刺海马、大海马和三斑海马主产于广东、福建、台湾和海南沿海。夏、秋二季捕捞，洗净，晒干；或除去皮膜和内脏，晒干。

【资源研究】 **1. 生物学特性**

体一般呈暗褐色，有不规则的浅色斑纹。背鳍有暗褐色纵带。雄性海马承担怀卵和孵化幼体的责任，大多数海马种类都是严格的“一夫一妻制”。研究表明，雄性海马选择个体大的雌性海马进行配对，雄性的个体大小、育儿袋的大小和功能则影响子代的存活和健康。海马孵化期一般为9～45 d，具体取决于海马种类和水温，大多数种类雄海马每次孵化受精卵的数量为100～300个，每个繁殖周期产苗500～2000尾。新生海马体长在2～20 mm，4个月到一年达到性成熟[1]。

2. 饲养管理

海马人工养殖模式主要包括水族箱养殖、水缸养殖、水泥池养殖、池塘养殖和网箱养殖。

（1）水族箱养殖：一般选择水族箱或者玻璃缸作为养殖容器，放养量根据水族箱的大小而定。由于水族箱配套设施完善，水质和环境条件容易控制，海马养殖的存活率较高。但养殖成本高，容量小，不适合大规模养殖。

（2）水缸养殖：主要选用阔口陶缸为养殖容器，也可用木桶、塑胶桶等。由于这种养殖模式水体小、水温波动大，因此水质易受残饵及排泄物污染而恶化。

（3）水泥池养殖：建设面积为4～5 m^2，深2 m左右，并建有遮阴、防雨、通风等设备。这种养殖模式放养密度较高，一般为每立方米100尾，在有充气设备的情况下可达每立方米200尾。

这种养殖模式的优点是：①能进行规模化养殖，有利于养殖业向大企业发展；②能实现高密度养殖，提高单位水体利用率和经济效益；③可以利用选址，避开陆域污染源，还可使用排水末端污水净化处理技术，减少环境污染；④能人工调节各种理化因子和生物因子，可使海马生活安定，生长较快，成活率高，还可以预防病害发生；⑤能有计划地实现生产计划和采用配套技术，产业化竞争能力加强。缺点是初期成本较高[2]。

（4）池塘养殖：根据地形地貌围建池塘，利用大潮纳水、低潮下涵闸蓄水进行养殖。这种养殖模式受天气影响较大，连续大量降雨易造成盐度突变，引起海马死亡。而且其水交换量也受到限制，很容易因塘水变肥、藻类生长而造成池水藻浊，透明度降低，引起海马死亡。池塘养殖海马的另一个问题是饵料问题，池塘养殖海马不能投喂虾肉或死虾，只能投活小虾，或者进行有自繁能力的小型虾类与海马混养，使源源不断繁殖的小型虾为海马提供长期丰富的饵料，不必再进行人工投饵。这种养殖模式，每亩投养2万～3万尾为宜，且每隔 3～5 d换1/4～1/3新鲜海水。这种养殖模式投入资金量少，可以实现规模化养殖；由于采用低潮纳水，降低了生产成本；进行饵料生物与海马混养，缩短了养殖周期。但是环境因子难以控制，难以吸底排污，也无法掌握投饵量，生产不便[3]。

海马放养密度不可过高，每立方米水体可放养体长在1～2 cm的小海马1000尾；6～8 cm的中等海马250尾；10 cm长的海马80～100尾。养殖池中的水质必须保持清澈，经常排除池底残饵，以免破坏水质。一般2～3 d换水1次，夏季高温需每天换水1～2次。水温控制在20～30℃，光照3000～5000 lx，溶氧量4 mg/L，pH值7.0～8.5，透明度4～5 cm，比重1.005～1.025，其中幼苗期在1.010左右为宜[4]。适合海马生长的海水的相对比为1.006～1.027。海水的比重过低或过高，会使海马的活动失去平衡，并在短时间内死亡。最好将海水比重控制在1.023左右。海马对溶解氧的要求较高，一般要求高于3 mg/L，若低于2.5 mg/L，会出现呼吸加快、发声、乱撞等情况，最后沉底死亡[5]。饵料要鲜活，大小、数量要适当。饲养不同大小的海马，要用不同的网具捞取桡足类及虾类。海马苗每天投2～4次，每隔3～6 h投一次，宜少量多次；幼鱼、成鱼每天投2 ~ 3次，投饵量根据当时具体情况来定，以当天能吃完为宜[6]。

3. 饲料

以鲜活、大小适宜的饵料为主。自然海区条件下，海马主要摄食小型甲壳动物，如桡足类、蔓足类的藤壶幼体，虾类的幼体及成体，以及莹虾、糠虾和钩虾等；在人工饲养条件下，以摄食糠虾和莹虾效果最好，其次为桡足类和端足类。

4. 病害防治

（1）肠胃炎病：为细菌性疾病。表现症状为离群缓游，不摄食，身体弯曲，腹部膨胀。严重时肛门松弛突出，轻压腹部有白色黏液从肛门流出。镜检观察可见海马胃肠内壁红肿发炎，并有白色泡沫状黏液。这是海马养殖的常见病害，传染性强，死亡率高。20 d以内的海马幼苗最易感染此病，在幼鱼及成鱼阶段也有发现。5 ~ 10月为该病的多发期，6 ~ 9月高水温期尤为突出。在预防方面，应保持水质清洁、饵料新鲜，经常换水，并及时清除池底残饵、粪便，以减少细菌繁殖。养殖池和工具在每次使用前用0.00002% ~ 0.00003%高锰酸钾溶液浸泡或用0.0001% ~ 0.0002%漂白粉溶液彻底消毒。饵料投喂时要控制投饵量，充分清洗干净，并在0.000002%浓度的土霉素溶液中浸洗30 min。海马成鱼阶段，用磺胺脒0.5 g研成粉末，加120 ~ 150 ml凉开水溶解，放25 g毛虾干浸泡0.5 h后投喂，每天喂2次，连续喂3 ~ 5 d，每隔半个月进行1次，可以起到明显的预防作用。每隔7 d向培育水体泼洒0.000002%的呋喃唑酮、诺氟沙星等药剂在治疗方面，可用0.00005%的土霉素或0.00004%的青霉素浸浴病鱼30 min，每天1次，连续3 d。病情严重的用土霉素0.5 g溶于10 ml凉开水中，用经过消毒的磨平的注射针头吸取，轻轻从海马喉部插入，到鳃盖部止（过深会触伤心脏），每尾海马每次注射灌药0.5 ml，每天1次，连续5 ~ 7 d，此法治愈率较高[7]。

（2）车轮虫病：车轮虫寄生于海马鳃部所致，春、秋二季为发病高峰期。车轮虫大量集中寄生在鳃边缘或鳃丝缝隙里，破坏鳃组织，造成鳃组织腐烂，导致海马呼吸困难。可使用硫酸铜和高锰酸钾按1∶1混合成液体，浸浴病海马15 min；也可用硫酸铜和硫酸亚铁合剂（5∶2）泼洒全池，效果较佳。

（3）胀鳔病：此病多发生在光照过强或短期内光照强度变化过大等情况下，冬季更易发病。患病海马腹部膨胀，多侧卧漂浮于水体表面，解剖可见鳔囊肿大，充满整个腹部。平时应注意水质变化，保持水质洁净和氧气充足，特别是炎热的白天应及时采取遮阴措施。发病时应参照治疗肠胃炎病的注射灌药法，用土霉素和小苏打各0.25 g，研成粉末状，溶于10 ml的凉开水中，掌握好用量，每尾病海马灌0.5 ml为宜。

（4）肤毛病：由原生动物门纤毛虫纲钟形科聚缩虫（*Zoothamnium* sp.）等寄生引起。海马养殖各阶段均可发生，对海马幼体危害较重。患病海马体表可见一层黄色或黄白色的肤毛，呈“毛毛虫”状。患病海马为了摆脱肤毛不停挣扎，游动受阻，影响索饵，直至衰竭而亡。可用1‰的甲醛海水溶液浸浴20 ~ 30 min，24 h后检查，如寄生生物仍未脱落，再用同法处理1 ~ 2次即可[4]。

（5）气泡病：强光照射或不及时换水，致使水体中藻类大量繁生引起，雨后转晴时特别易发。症状为海马吻部、体表鼓起一个个小气泡，状若烫伤，鱼体漂浮于水面，运动、摄食受阻，严重时因呼吸受阻或饥饿而死亡。日常管理应注意保持水质清洁，避免强光直射，控制藻类繁生。发病后，用经过消毒的长针刺破气泡放出气体；可用5 mg/L的高锰酸钾海水溶液浸泡5 ~ 10 min[5]。

【化学成分】 主含甾体、氨基酸、脂肪酸、磷脂及矿物质元素等。不同海马甾体种类有较大差异，胆固醇是其主要成分，占总胆甾醇类的59.02% ~ 95.99%。脂肪酸的主要成分是十六碳酸和十八碳酸。刺海马含有丰富的不饱和脂肪酸，占总脂肪酸量的47.09%[8]。

1. 甾体

刺海马含有胆甾醇、胆甾-4-烯-3-酮、3β,5α,9α-三羟基-（22E，24R）-麦角甾-7,22-二烯-6-酮、24-甲基-5α-胆甾-7,22-二烯-3β,5,6β-三醇、3β-羟基-7-甲氧基-胆甾-5-烯、3β-羟基-胆甾-5-烯-7-酮等[9]。

2. 氨基酸

雌海马酶解液中总氨基酸的含量为52.47 mg/g，雄海马酶解液中总氨基酸含量为55.93 mg/g。在2种酶解液中均检测到17种氨基酸，其中有8种是人体必需氨基酸，雌、雄海马酶解液中必需氨基酸的含量分别占总氨基酸量的63.3%、63.9%[10]。

3. 脂肪酸

海马中不饱和脂肪酸相对含量为75.15%，多不饱和脂肪酸相对含量为26.17%，多不饱和脂肪酸主要为9,12-十八碳二烯酸、9,12,15-十八碳三烯酸和4,7,10,13,16,19-二十二碳六烯酸[11]。大海马总脂肪酸含量占体重的1.88% ~ 4.37%，其中不饱和脂肪酸占总脂肪酸的相对含量为41.39% ~ 44.10%[12]。黄娣等分别采用临界CO_2萃取法、三氯甲烷-甲醇提取法、无水乙醇浸提法、石油醚索氏提取法提取大海马脂类成分，并通过GC-MS法对其脂肪酸组成进行分析，结果显示，4种提取法提取的大海马总脂含量分别为19.21 mg/g、47.71 mg/g、30.58 mg/g、16.49 mg/g；总胆固醇含量分别为3.11 mg/g、9.44 mg/g、6.05 mg/g、5.60 mg/g；采用GC-MS分别鉴定了17、14、15、14种成分，其中不饱和脂肪酸占总脂肪酸含量的33.30% ~ 41.95%[13]。根据实际需求可采用不同方法对大海马脂类成分进行提取利用。

4. 磷脂类

海马的磷脂组分以磷脂酰胆碱、溶血磷脂酰胆碱和神经鞘磷脂为主。此外还含有少量的磷脂酰丝氨酸、双磷脂酰甘油和磷脂酸[14]。

5. 矿物质元素

海马中含有钙、镁、钾、钠、铁、锌、锰、铜、铬、钴、硒、铅等矿物质元素[14]。

【鉴别研究】 采用Kromasil C_{18}柱（250 mm × 4.6 mm，5μm），以甲醇-水（2：98，V/V）为流动相，测定波长λ为254 nm。次黄嘌呤在29.0 ~ 464.0 ng范围内呈良好的线性关系

（r=0.99996），黄嘌呤在24.5～392.0 ng范围内呈良好的线性关系（r=0.9995）。平均加样回收率次黄嘌呤为100.37%，RSD为1.31%；黄嘌呤为100.54%，RSD为1.14%[15]。

【分子生药】 张改霞等对所获得的海马药材及其混伪品共21个物种211条COI序列进行种间、种内序列变异分析，DNA Barcoding Gap分析和邻接法（Neighbor-Joining，NJ）系统发育树构建和分析。线纹海马、刺海马、大海马、三斑海马和小海马（海蛆）的最小种间距离均大于最大种内距离，具有明显的DNA Barcoding Gap，在NJ系统发育树上各自聚为独立的支，能与混伪品相互区分。COⅠ序列作为DNA条形码，能准确鉴定海马药材及其混伪品[16]。

温珑莲对9个市售海马商品药材基原种的COI基因碱基含量的分析显示，A+T平均含量（59.4%）远远高于G+C的平均含量（40.6%），符合脊椎动物线粒体DNA的特点。遗传距离分析结果显示，9个市售海马商品药材基原种的平均种间遗传距离（0.0853）远远大于种内平均遗传距离（0.0033）。系统发育树显示9个市售海马商品药材基原种形成9个单系，同一商品种的不同个体严格聚在一起形成单系，且节点处支持率极高，自检举值均为99%～100%，表明DNA条形码适用于市售海马商品药材基原种的鉴定[17]。

王斌等应用红外光谱技术分析35个不同来源的海马样品乙醇提取物，通过聚类分析和相似度分析，建立海马乙醇提取物的红外光谱指纹图谱；利用主成分分析及判别分析进行海马种类鉴别和质量控制研究。各海马样品乙醇提取物的红外光谱与所建立的指纹图谱共有模式比较相似度良好，符合指纹图谱要求；三斑海马与刺海马分别聚集为不同的类群，实现了不同种类海马的鉴别；在主成分分析的基础上进行判别分析，建立的判别函数可用于区分三斑海马与刺海马，正确率达到93.55%。乙醇提取物红外光谱指纹图谱结合主成分分析及判别分析可快速、准确地鉴别不同种类的海马[18]。

【炮制研究】 陈张勇研究了海马的不同炮制方法[19]。

1. 海马粉

取海马捣碎即可。或将海马烘到酥脆，研细。

2. 酒海马

（1）酒洗：用75%乙醇洗后，再用清水洗1次，切碎即可。

（2）酒炒：海马炒至黄色时，洒入少许米酒拌匀，再用文火炒干，研成细末。

（3）酒烘：海马500 g，酒60 g。将海马用酒浸透，放锅内用文火烘干，至熟透研粉。另法：海马用文火烘热后，入酒内淬之，再烤，再淬至质松脆，呈焦黄色即可。

（4）酒酥：海马500 g，白酒360 g，先用文火将海马烤熟，放入白酒内淬制，再酥烤至干，后放入白酒内淬1次，再行酥烤，如此反复3～4次，至白酒全部被吸干后，酥至深黄色，待冷研细粉。

3. 炒海马

将海马用砂或滑石烫至鼓起微焦为度。

4. 油海马

将海马用油烤至金黄色。另法：将海马抹上化开的酥油，置木炭火上，炙至金黄色，以酥松为度，而后研细。

【制剂研究】**1. 工艺研究**

利用CO_2超临界流体萃取（SFE-CO_2）技术，在单因子试验的基础上，采用正交实验设计方法对三斑海马骨粉动态萃取条件进行工艺优化。经正交实验得到萃取海马骨粉油脂最佳工艺条件为：萃取压强为35 MPa，萃取温度为58℃，萃取时间135 min，CO_2流量为15 L/h，在此优化条件下海马骨粉脂质萃取率为1.81%[20]。

根据香草醛-高氯酸显色反应后样品吸光度的差异，用Box-Behnken响应面法优化了海马中甾醇的提取条件，主要确定了提取温度、提取时间及料液比3个因素对甾醇提取效果的影响，并以胆固醇为标准品，测定了海马中总甾醇的含量。结果表明，提取温度为79℃、提取时间为7.7 h、料液比为80 ml/g时，海马中的总甾醇提取量最高，提取量为5.17 mg/g[21]。

2. 质量标准研究

（1）理化鉴别：刺海马、三斑海马、大海马、小海马各自的石油醚提取液，分别蒸干，并加入氯仿1 ml溶解，加入浓硫酸-乙酐（1∶20）数滴，试液呈现红紫色界面环。

（2）检查：取样500 g，挑拣出有明显的蛀孔者称重，不得超过5%，并不得有活虫。取原只海马约30 g，精密称定，置已恒重的培养皿中，在100～105℃干燥5 h取出，置干燥器中，冷却30 min，迅速精密称定重量，计算含水分的百分数，应不得过15.0%。酸不溶性灰分应不得过2.0%。不得检出对二氯苯[22]。

通过对不同批次海马的水分、总灰分、酸不溶性灰分、重金属及浸出物的研究，拟定水分不得过16.0%；总灰分不得过25.0%；酸不溶性灰分不得过2.0%；重金属方面，铅不得过5 mg/kg，镉不得过0.3 mg/kg，砷不得过2 mg/kg，汞不得过0.2 mg/kg，铜不得过20 mg/kg；照醇溶性浸出物测定法项下的热浸法测定，用乙醇作溶剂，浸出物不得少于5.0%[8]。

【药理作用】**1. 性激素样作用**

海马的乙醇提取物可诱发和延长正常雌性小鼠的动情期，使子宫及卵巢重量增加，表现为雌激素样作用，同时又能使雄鼠前列腺、精囊、提肛肌的重量明显增加，表现为雄激素作用，对去势鼠也可使其出现动情期[14]。海马胶囊能明显提高雄性大鼠的交配能力，明显缩短合笼后雄鼠扑捉雌鼠及射精的潜伏期，明显提高雄鼠的扑捉率、交配率及射精次数，可明显增强其性功能[23]。海马壮阳软胶囊可使大剂量氢化可的松造成的肾阳虚模型小鼠体重下降减少，自主活动增多，游泳时间延长，并能显著缩短小鼠阴茎勃起潜伏期；使去势大鼠的包皮系数、前列腺+精液囊系数、提肛肌系数提高，并能显著缩短大鼠阴茎勃起潜伏期；可使正常雄鼠的交配能力增强[24]。中低剂量的海马甾醇提取物能够增加StAR、P450scc和P450c17的基因表达，抑制细胞色素芳香化酶（P450arom）的合成，增加小鼠体内睾酮激素含量，进一步增加小鼠精子的合成和分泌[8]。

2. 抗血栓作用

饱和、不饱和脂肪酸和甾体类物质及其衍生物是海马脂溶性部分的主要成分，其中DHA和EPA属高度不饱和脂肪酸，有很高的生理活性，是人体的必需脂肪酸，可以降低血清胆固醇和甘油三酯，抑制血小板聚集[25]。

3. 抗氧化作用

小海马不同溶剂提取物均具有一定的清除DPPH自由基的作用，且水提物明显强于其他溶剂提取物，并且提取物用量与DPPH自由基清除作用正相关，说明小海马水提物可以作为潜在的抗氧化剂用作抗衰老药物或食品的保鲜剂[26]。三斑海马在料液比1：10、反应时间6 h、酶用量1%时，液化蛋白水解率最高，提取物对DPPH自由基的抗氧化活性最强[27]。大海马的甲醇、乙醇和水提取物具有抗氧化活性，其中甲醇提取物的抗氧化活性能力最强[28]。

4. 抗疲劳作用

海马乙醇提取物具有延长负重小鼠游泳时间的作用。海马酶解提取物可减少小鼠运动时乳酸、尿素氮和过氧化物的产生，又能促进运动后3者的清除。随着运动量的增加和疲劳程度的加重，其作用也增强。此外，还可延长正常小鼠在缺氧、寒冷以及缺氧合并寒冷条件下的生存时间，延长游泳时间[29]。三斑海马能够提高机体运动能力，延缓疲劳的发生和加速疲劳的恢复[30]。

5. 抗肿瘤作用

韩凤娟以S180荷瘤鼠、SKOV3卵巢癌模型鼠为研究对象，进行海马生髓丸抗肿瘤的实验研究。通过对移植瘤的抑瘤率及细胞凋亡调控基因P53、BcL-2等免疫组化的研究，表明海马生髓丸具有一定的抗肿瘤作用，可以抑制S180荷瘤鼠的肿瘤生长，明显增强SKOV3卵巢癌模型鼠DDP的杀伤肿瘤作用，对肿瘤细胞的凋亡具有明显促进作用[31]。

6. 其他作用

海马提取物能显著促进大鼠局灶性脑缺血再灌注后的神经功能恢复，显著缩小脑梗死体积及显著降低脑水肿的反应，起到对脑组织的保护作用。在缺血即刻及再灌注即刻给予海马提取物进行干预，能够减弱损伤级联反应及再灌注损伤[32]。

【现代临床】 **1. 老年冠心病期前收缩**

张烨等将90例老年冠心病期前收缩住院患者随机分为2组，每组各45例，在西药常规治疗的基础上对照组加服稳心颗粒，试验组加服龟灵海马汤剂（龟甲、灵芝、海马），共4周，比较2组的疗效、中医症状积分、动态心电图、美托洛尔（倍他乐克）缓释片服用率情况。结果期前收缩疗效总有效率，试验组为91.11%，对照组为64.44%，试验组优于对照组；倍他乐克合用率，试验组为26.67%，对照组为46.67%，试验组与对照组相比明显降低；中医单项症状疗效试验组优于对照组；动态心电图，试验组期前收缩减少情况优于对照组。龟灵海马汤剂治疗老年冠心病期前收缩临床疗效优于稳心颗粒[33]。

2. 脑卒中后血管性轻度认知功能障碍

张佳佳等抽取30例脑卒中后血管性轻度认知功能障碍患者，均在常规西药治疗基础上加用海马益智散（海马、益智仁、肉苁蓉、远志、菖蒲、郁金、川芎、鹿胶霜、龟甲胶）中药治疗，分别观察给药前、给药后12周及停药2周后患者的临床疗效指标及安全性指标变化情况。结果显示，治疗前患者各项指标比较不存在差异性，差异无统计学意义；治疗后患者的Mo CA评分、MMSE评分、ADL评分、BI指数明显高于治疗前评分；治疗前后患者临床安全性比较差异无统计学意义。海马益智散治疗认知功能障碍患者有显著临床疗效，并且安全性较高[34]。陈红霞等抽取100例血管性认知功能障碍患者，随机分为治疗组（50例）和对照组（50例），两组均常规使用西药治疗，治疗组在此基础上加用海马益智散中药治疗。分别在3个月后观察患者的临床疗效及Mo CA和MMSE评分变化情况。结果显示，两组Mo CA和MMSE评分治疗后均显著降低，根据Mo CA评分，治疗组显效率为94%，对照组为70%；根据MMSE评分，治疗组显效率为75.0%，对照组为6.3%。海马益智散治疗脑卒中后血管性认知功能障碍疗效显著[35]。

3. 早泄

高五芝等对符合早泄诊断标准的男科门诊的120例患者，随机分为治疗组和对照组进行研究，观察海马补肾壮阳丸联合复方利多卡因乳膏治疗早泄的临床疗效。8周疗程结束后治疗组和对照组总有效率分别为93.33%和7.00%；两组伴轻度ED患者治疗前后ⅡEF-5评分比较，治疗组明显优于对照组。认为海马补肾壮阳丸联合复方利多卡因乳膏能延长早泄患者射精潜伏期，使双方性生活满意度提高，具有较好的疗效[36]。

4. 腰椎间盘突出

邱波从收治的腰椎间盘突出症患者当中随机选取70 例，随机分为的观察组35例和对照组35例，观察组患处贴敷麝香海马追风膏（生马钱子、荆芥、人工麝香、海马、冰片、天麻、杜仲、防风、川芎等）和常规治疗相配合，对照组患处涂擦红花油及常规治疗，治疗后对比评价两组临床治愈效果及疗效，并记录。结果治疗后两组患者临床的症状有了一定程度改善，结果表明观察组的患者，临床有效率为97.1.%（34/35），要显著高于对照组40.0%（14/35）。麝香海马追风膏用于治疗腰椎间盘突出症具有临床较好疗效，复发率低，具有在临床推广和普及的价值[37]。付本升对108个膝骨性关节炎的关节予以麝香海马追风膏治疗。治疗后膝关节功能显著改善[38]。

曹寅生等将60例腰椎间盘突出症患者随机分为海马全蝎丸（海马、全蝎、牛膝、炙土鳖、炮山甲、蜈蚣、木瓜）治疗组和腰痛宁治疗的对照组，以每组患者治疗前后主要症状作为观察指标，进行临床疗效观察和对比。发现海马全蝎丸能明显改善腰椎间盘突出症患者腰腿痛、步行情况。并且临床疗效明显优于对照组[39]。

【编者评述】 海马为温肾壮阳常用传统中药，其复方应用在临床上有更明显效果。应加强海马复方制剂化学、药理、临床等研究，特别是当代名中医经验方的化学、药效学、作用机制等研究。

参考文献

[1] FOSTER S J, VINCENT A C J. Life history and ecology of seahorses: implications for conservation and management [J]. Journal of fish biology, 2004, 65 (1): 1-61.

[2] 邓钢，吕军仪，林强．大海马育苗池水华发生期间细菌动态及相关理化参数[J]．中国水产科学，2005，12（4）：477-482.

[3] 吕军仪，李秉记，孙燕燕，等．池养大海马的摄食，生长和生态转换效率［J］．水产学报，2002，26（1）：61-66.

[4] 游克仁．海马人工养殖技术［J］．福建农业，2007（4）：28.

[5] 刘国信，茹贺军．海马的人工养殖技术［J］．水产科技情报，2006，33（6）：254-256.

[6] 朱丽华．海马养殖技术要点［J］．河北渔业，2004（5）：42.

[7] 张晓锋．海马养殖中几种常见病害的防治［J］．齐鲁渔业，2003，20（1）：36-37.

[8] 孙慧慧．大海马甾醇提取物对小鼠生殖系统的影响及机理研究［D］．浙江工商大学，2015.

[9] 杨毅，王真，顾艳玲，等．短刺海马的化学成分研究［J］．中国药房，2014，25（19）：1780-1782.

[10] 王春龙，董美玲，刘琪，等．海洋药物——海马酶解液中氨基酸含量的测定［J］．河北渔业，2015（8）：52-56.

[11] 邹耀洪．化学修饰 GC-MS 分析海马脂肪酸［J］．食品科学，2007，28（12）：372-376.

[12] 宿宇婷，徐永健．药用大海马的养殖与野生类群脂肪酸组成与差异性分析［J］．中国海洋药物，2015，34（4）：7-12.

[13] 黄娣，徐永健．不同方法提取大海马脂类及脂肪酸组成分析［J］．中国海洋药物，2016，35（2）：35-40.

[14] 张前进．海龙海马的化学成分和药理活性［J］．陕西中医，2004，25（4）：363-364.

[15] 赵晓莉，崔小兵，狄留庆，等．HPLC 法测定海马中次黄嘌呤、黄嘌呤的含量［J］．中药材，

2002，25（10）：716-717.

［16］张改霞，刘金欣，贾静，等．基于COⅠ条形码的海马药材及其混伪品分子鉴定［J］．中国药学杂志，2015，50（17）：1469-1473.

［17］温珑莲．中药海马的品种与 DNA 条形码鉴定研究［D］．成都：成都中医药大学，2014.

［18］王斌，任西杰，王燕，等．基于聚类，主成分和判别分析的海马醇提物红外指纹图谱研究［J］．中国药学杂志，2013，48（4）：253-258.

［19］陈张勇．海马的药膳功用及炮制方法简介［J］．中国食品药品监管，2010（7）：71-72.

［20］姜展志，徐永健，宿宇婷．超临界萃取海马骨粉脂肪工艺及其脂肪酸组成分析［J］．中国海洋药物，2013，32（2）：47-52.

［21］孙慧慧，刘长军，顾青，等．大海马中总甾醇提取工艺优化及成分分离［J］．食品研究与开发，2015，36（1）：40-45.

［22］宿洁，吴爱英，杨晓云，等．进口海马的质量标准研究［J］．中国海洋药物，2002，21（5）：54-56.

［23］许东晖，梅雪婷，李秉记，等．海马胶囊提高大鼠性功能的药理作用［J］．中药材，2003，26（11）：807-808.

［24］梅雪婷，许东晖，林子力，等．海马胶囊对肾虚大鼠的扶正固本作用［J］．中草药2005，36（3）：409-410.

［25］许东晖，王丽红，王朝禾．三斑海马活性成分鉴定及对Ⅱ型甾体5α还原酶的药理作用研究［R］．广州：中国药理学会中药药理专业委员会，2005.

［26］王虹，陈军辉，王磊磊，等．小海马 DPPH 自由基清除作用及 HPLC 指纹图谱研究［J］．中国药学杂志，2009，16：1221-1225.

［27］陈成波，袁学会，陈政，等．三斑海马液化蛋白的提取及抗氧化研究［J］．中国热带医学，2011，11（3）：329-331.

［28］QIAN Z J，RYU B M，KIM M M，et al. Free radical and reactive oxygen species scavenging activities of the extracts from seahorse，Hippocampus kuda Bleeler［J］. Biotechnology and Bioprocess Engineering，2008，13（6）：705-715.

［29］彭汶铎，陈启亮．海马酶法提取物的抗疲劳作用［J］．中国食品卫生杂志，2005，17（5）：404-407.

［30］严家彬，马润娣，于立坚．海马的药用价值［J］．中国海洋药物，2002，21（6）：48-52.

［31］韩凤娟．海马生髓丸对 S180 荷瘤鼠、SKOV3 卵巢癌模型鼠抑瘤机理的实验研究［J］．哈尔滨商业大学学报（自然科学版），2002（1）：66-68.

［32］冯星，巫志峰，杨柳，等．中药海马提取物对实验性脑缺血再灌注损伤的药理作用［J］．湖南师范大学学报（医学版），2005（1）.

［33］张烨，魏陵博，张月辉，等．龟灵海马汤剂治疗老年冠心病早搏的临床研究［J］．中西医结合心脑血管病杂志，2015（2）：135-136.

[34] 张佳佳，马斌，陈红霞．海马益智散治疗脑卒中后血管性轻度认知功能障碍患者有效性及安全性分析［J］．新疆中医药，2016，34（3）：28-30.

[35] 陈红霞，张佳佳．海马益智散治疗脑卒中后血管性认知功能障碍患者临床观察［J］．新疆中医药，2014，32（4）：26-28.

[36] 高五芝，马永，邵世营，等．海马补肾壮阳丸联合复方利多卡因乳膏治疗早泄的临床研究［J］．中国伤残医学，2014，22（8）：203-204.

[37] 邱波．麝香海马追风膏对腰椎间盘突出疗效以及安全性分析［J］．世界最新医学信息文摘，2016，67：70-71.

[38] 付本升．麝香海马追风膏治疗膝关节骨性关节炎临床观察［J］．中国中医急症，2013，22（12）：2120-2120.

[39] 曹寅生，姚共和，郭彦涛．海马全蝎丸治疗腰椎间盘突出症 30 例临床观察［J］．中医药导报，2006，12（3）：22-24.

27 海 龙 | Hailong

1 · 306

SYNGNATHUS

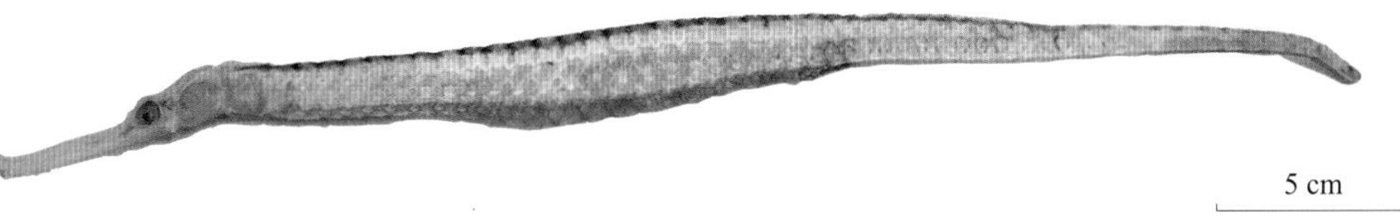

图 2-27-1 海龙药材（刁海龙）

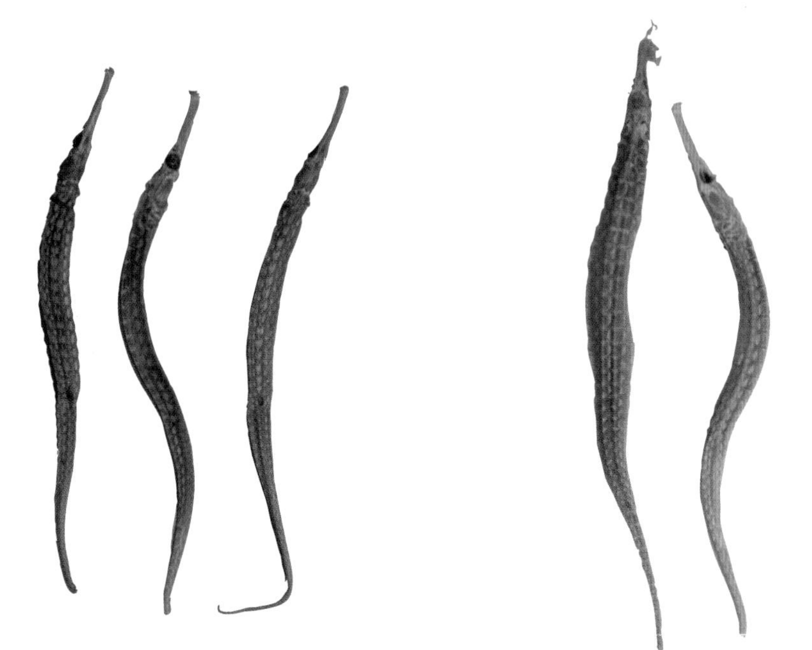

图 2-27-2 海龙药材（拟海龙）

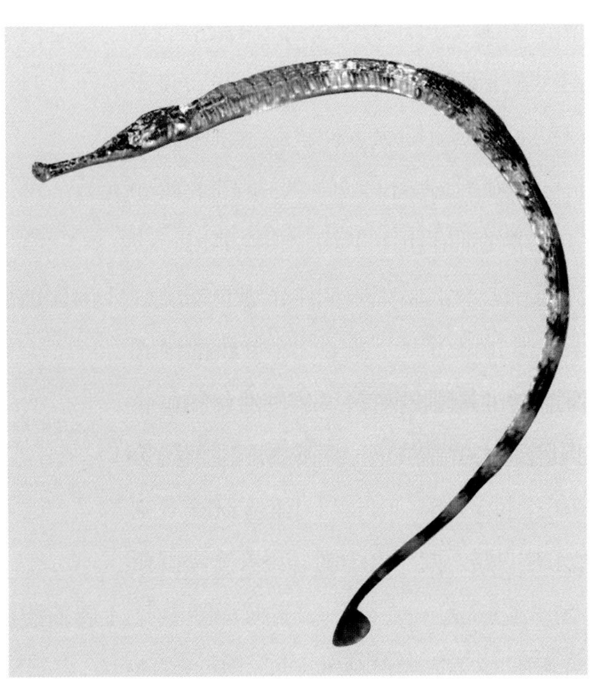

图 2-27-3 尖海龙

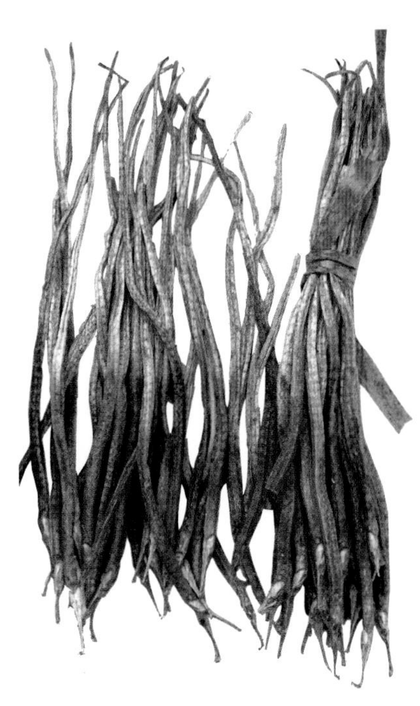

图 2-27-4 海龙药材（尖海龙）

【药典沿革】首载于1963年版一部第217页，分别从来源、鉴别、炮炙、性味、功能、主治、用法与用量、注意、贮藏9个指标对其进行规定，其来源为海龙科动物刁海龙*Solenognathus hardwickii*（Gray）、拟海龙*Syngn athoides biaculeatus*（Bloch）或尖海龙*Syngnathus acus* Linnaeus的干燥体。1977年版一部第501页，分别从来源、性状、炮制、性味、功能与主治、用法与用量、贮藏7个指标对其进行规定，将1963年版中“鉴别”项下内容归于该版“性状”项中，“鉴别”与“注意”项内容缺失，“炮炙”改为“炮制”，合并了“功能”“主治”项。1985年版一部第256页、1990年版一部第259页、1995年版一部第258页、2000年版一部第241页、2005年版一部第207页、2010年版一部第279页、2015年版一部第294页、2020年版一部第306页，规定与1977年版基本相同，只增补了归经并与性味合并。

【本草考证】始载于《百草镜》，曰：“海龙乃海马中绝大者，长四五寸至尺许不等，皆长身，而尾直不作圈，入药功力尤倍，虽同一类，形状微有不同。此物广州、南海亦有之，体方，周身如玉色，起竹节纹，光莹耀目，诚佳品也。”《本草纲目拾遗》曰：“《赤嵌集》：海龙，产澎湖澳，冬日双跃海滩，渔人获之，号为珍物，首尾似龙，无牙、爪，大者尺余，入药。《译史》：此物有雌雄，雌者黄，雄者青。”综上形态、习性记述，与今之药材所用海龙基本相符。

【药材来源】海龙科动物刁海龙*Solenognathus hardwickii*（Gray）、拟海龙*Syngnathoides biaculeatus*（Bloch）或尖海龙*Syngnathus acus* Linnaeus的干燥体。多于夏、秋二季捕捞，刁海龙、拟海龙除去皮膜，洗净，晒干；尖海龙直接洗净，晒干。

【性味归经】甘、咸，温。归肝、肾经。

【功能主治】温肾壮阳，散结消肿。用于肾阳不足，阳痿遗精，癥瘕积聚，瘰疬痰核，跌扑损伤；外治痈肿疔疮。

【道地主产】福建、广东、山东等地。

【资源研究】刁海龙体狭长侧扁，全长30～50 cm。表面黄白色或灰褐色。头部具管状长吻，口小，无牙，两眼圆而深陷，头部与体轴略呈钝角。躯干部宽3 cm，五棱形，尾部前方六棱形，后方渐细，四棱形，尾端卷曲。背棱两侧各有1列灰黑色斑点状色带。全体被以具花纹的骨环和细横纹，各骨环内有突起粒状棘。胸鳍短宽，背鳍较长，有的不明显，无尾鳍。骨质，坚硬。

拟海龙体长平扁，躯干部略呈四棱形，全长20～22 cm。表面灰黄色。头部常与体轴成一直线。

尖海龙体细长，呈鞭状，全长10～30 cm，未去皮膜。表面黄褐色。有的腹面可见育儿囊，有尾鳍。

【化学成分】富含甾体类物质、脂肪酸及酯类、蛋白质、氨基酸与多种微量元素。

1. 甾体

李琼等利用高效液相色谱测得海龙原料中胆甾醇的含量为0.29%，总甾醇为

61.29%[1]。余竟光等从尖海龙的95%醇提取物中分离到胆甾醇和胆甾烯-4-烯-3-酮。张朝晖等将尖海龙药材经95%乙醇提取后，用石油醚、乙酸乙酯、正丁醇分别萃取，从石油醚部分分离并鉴定了10个甾体化合物，其中胆甾-3，6-二酮和胆甾-4-烯-3β,6β-二醇是首次分离到的天然产物。文震等采用GC-MS对粗吻海龙甾醇类化合物进行分析，分离并鉴定了两个甾醇成分，胆甾醇和5α胆甾-7烯-3β醇。张朝晖等对尖海龙化学成分进行了GC-MS分析，共检索出26个甾体类化合物，主要有胆甾酮类、胆崩烯醇类、麦角甾醇类及雄甾酮激素类。

2. 脂肪酸

采用气相色谱-质谱联用仪（GC-MS）测定脂肪酸组成与含量主要的脂肪酸为十六碳酸、十八碳酸、十八碳烯酸、二十碳五烯酸和二十二碳六烯酸，富含ARA、EPA、DHA，其中EPA和DHA，占总脂肪酸含量的 25.41%和32.74%。不饱和脂肪酸达58.12%，ω-3系脂肪酸在刁海龙中极为丰富[2]。采用GC-MS进行分离鉴定，面积归一化法进行定量。结果显示，粗吻海龙、拟海龙、尖海龙中含有较多的长链不饱和脂肪酸和奇数碳脂肪酸，并含有不常见的9,10-环次甲基十六酸[3]。

3. 蛋白质与氨基酸

黄建设采用GC-MS法分析粗吻海龙的脂溶性部分（总脂肪含量为97.75%），结果表明，其含有13种脂肪酸，主要是十六酸，5,8,11,14-二十碳四烯酸、13-十八烯酸、十八酸和9-十六烯酸，不饱和脂肪酸占57.17%[4]。采用氨基酸自动分析仪测定刁海龙氨基酸含量，含人体所需的 7 种必需氨基酸（色氨酸未测），必需氨基酸约占总氨基酸含量的30%。含量最高的氨基酸为甘氨酸和谷氨酸，而精氨酸、丙氨酸和脯氨酸也是主要组成[2]。

4. 微量元素

采用微波消解-电感耦合等离子质谱法（ICP-MS）测定了尖海龙、拟海龙和刁海龙样品中13种微量元素的含量，结合SPSS11.5对海龙中微量元素进行了主成分分析。发现海龙的主成分元素为镍、硒、砷、镉、铯、钴、锶、钡，海龙样品还含有大量人体必需微量元素，其含量范围分别为锶 88.22 ~ 353.04 μg/g，锌21.85 ~ 40.75 μg/g，硒1.71 ~ 2.46 μg/g[5]。

【鉴别研究】 赵恒强等采用加速溶剂萃取法（ASE）对海龙样品进行提取制备，采用 HILIC 法对海龙水提物进行快速分离，ESI-TOF/MS法对海龙水提物中多种化合物进行鉴别，在对已知活性成分进行定量测定的基础上，建立海龙的 HILIC 特征指纹图谱。结果应用HILIC-ESI-TOF/MS鉴定出海龙水提物中的10种成分，对其中7种核苷类成分进行了定量测定；在对多批次海龙药材分析的基础上，建立了其 HILIC 特征指纹图谱，结合相似度分析实现了海龙的质量评价及其与不同海洋药物的正确区分[6]。王梦月等将海马样品经蒸馏水超声提取后采用HPLC测定，Waters C_{18}反相色谱柱，检测波长260 nm，柱温40℃，流动相0.05 mol/L KH2PO4-乙腈（97∶3），流速0.6 ml/min，测定时间20 min。结果显示，胸腺嘧啶、次黄嘌呤、尿嘧啶分别在0.033～0.660（r=0.9996），0.620～12.400（r=0.9999），0.048～0.960 μg（r=0.9995）进样量与峰面积呈良好的线性关系；加样回收率分别为98.67%（RSD=1.6%），99.03%（RSD=0.74%），98.65%（RSD=1.8%）。建立了同时测定海龙中3种核苷类成分的方法，发现不同品种海龙中3种成分含量差异显著。本法快速、准确、灵敏，可用于海龙药材的质量控制[7]。苑红蕊以凝胶柱色谱LH-20、薄层色谱TLC、ODS柱色谱、硅胶柱色谱以及高效液相色谱HPLC等方法对尖海龙的甲醇提取物进行分离，借助核磁共振谱、质谱等手段并结合了其理化性质确定14个化合物结构。其中化合物3β-Hydroxycholest-5-en-7-one、胆甾-5-烯-3β，7α二醇、胆甾-5-烯-3β，7β-二醇可作为尖海龙指标性成分[8]。吴艳等采用随机引物扩增DNA技术，对拟海龙、刁海龙、尖海龙、粗吻海龙、海蠋鱼、宝珈海龙进行基于Nei&Li's相似系数的UPGMA聚类分析，并构建其鉴别模式。从18条随机引物中筛选到LJ04、LJ09、LJ16、LJ19 4条引物能扩增出稳定可靠的条带。基于以上4条随机引物构建的聚类图能较好地从属水平区分各海龙样品，且与样品外观分析结果一致。基于LJ09、LJ19 两条引物的扩增结果构建的6种海龙的鉴别模式可以将海龙正品逐一鉴别出来[9]。

【分子生药】 胡嵘等对海马、海龙及其混伪品共14个种20份样品的COⅠ条形码序列进行研究，分析药材的正品来源的种内变异，与混伪品的种间变异，以及系统树中物种的聚类情况。海马、海龙种内COⅠ序列变异很小比较稳定。海马、海龙及其混伪品种间COⅠ序列变异较大，存在较多的变异位点，分析结果表明，种间的遗传距离显著大于种内的遗传距离。由所构建的系统聚类树可以看出，同属聚在一起，且各物种又形成相对独立的枝，其支持率均为100，海马、海龙COⅠ序列可以明确地与混伪品COⅠ序列区分开[10]。

吴伟建等应用红外光谱技术分析33个不同来源的海龙样品乙醇提取物，通过聚类分析和相似度分析建立海龙乙醇提取物的红外光谱指纹图谱；利用主成分分析及判别分析进行海龙种类鉴别和质量控制研究。各海龙样品醇提物的红外光谱与所建立的指纹图谱共有模式比较相似度良好，符合中药指纹图谱要求；3种正品海龙及1种伪品海龙聚集为不同的类别，实现了不同种类海龙的快速鉴别；在主成分分析的基础上进行判别分析时，红外吸收峰3010.4～3006.5 cm^{-1}、1745.3～1741.4 cm^{-1}、1467.6～1463.7 cm^{-1}、1417.4～1413.6 cm^{-1}、1168.7～1164.8 cm^{-1}、723.2～719.3 cm^{-1}在主成分1上的载荷最大；吸收峰2925.5～2919.7 cm^{-1}、2854.2～2850.3 cm^{-1}在主成分2上的贡献最大，据主成分1和2建立的判别函数可用于区分3种正品海龙及其伪品，其正确率达到98.75%[11]。

【炮制研究】 复方海龙酒炮制方法：将海龙、海马、海狗肾等11味中药1剂，先切碎，而后打碎成粗末，放入大口的玻璃器皿之中，再倒入低度白酒1000 ml，每天搅拌1次，冬季15 d、夏季10 d后即可服用[12]。

【制剂研究】**1. 丁泽明等研究了进口海龙质量标准**[13]

取海龙2 g，研成细分，加石油醚20 ml超声提取液蒸干，并加入氯仿1 ml溶解，加入浓硫酸–乙酐（1∶20）数滴，试液呈现红紫色界面环。取海龙2 g，研成细分，加入20 ml水，加热提取30 min，滤过，滤液浓缩至5 ml，加茚三酮试液1 ml，置水浴中加热数分钟，溶液显蓝紫色。

色谱条件：Shiandzu 2010A气相色谱仪，DM–1毛细管柱，进样口温度180℃，检测其温度200℃。进样量1 μl，外标法测定。

重金属及有害元素按照铅、镉、砷、汞测定法测定，铅不得过5 mg/kg，镉不得过0.3 mg/kg，砷不得过2 mg/kg，汞不得过0.2 mg/kg。

2. 郭长强等研究了复方海龙口服液的质量标准[14]

（1）重金属：取本制剂4批样品，分别按10 mg/kg、20 mg/kg、30 mg/kg 3个限度进行检测。分别取样品1 ml、1.5 ml、3 ml，置水浴上蒸至近干，缓缓烧灼使炭化，再在500 ~ 600℃炽灼至完全灰化，均取标准铅溶液做对照，依法测定，检查结果均不超过10 mg/kg。

（2）砷盐：取本品4批样品分别按1 mg/kg、2 mg/kg、3 mg/kg 3个限度进行检查。分别取样品 2 ml、1 ml、2 ml，置水浴上蒸至近干，加氢氧化钙1 g，混匀，干燥后，缓缓烧灼使炭化，再在500 ~ 600℃炽灼至完全灰化，取其中一份2 ml已灰化好的样品，放冷，加水27 ml，再缓缓加入盐酸3 ml，取10 ml置测砷瓶中，再加盐酸4 ml，水14 ml，自加碘化钾试液5 ml起，依法测定。另取上述2 ml、1 ml 已灰化好的样品，放冷，加水10 ml，再缓缓加入盐酸5 ml，随加随搅拌，至品溶解，再用水13 ml，将其转移至测砷瓶中，自加碘化钾试液5 ml起，依法测定，检查结果均不超过1 mg/kg。

【药理作用】**1. 抗癌作用**

李士敏等用不同性质的溶剂萃取尖海龙、拟海龙、粗吻海龙的95%乙醇提取物，并用噻唑蓝（MTT）比色法，测定其对KB（口腔癌）等几种癌细胞株的抑制作用。结果表明，尖海龙醇提物的氯仿提取物能显著抑制KB细胞生长，且作用呈量效关系。而粗吻海龙的脂溶性非皂化物对KB等多种癌细胞有显著抑制作用，也呈量效关系。拟海龙的脂溶性非皂化物对肿瘤细胞有一定抑制作用，但弱于尖海龙与粗吻海龙[15]。陈玉芹等比较了不同方法（水，40%乙醇，4℃ PBS溶液）对尖海龙的提取物，发现其对HeLa（宫颈癌），SK–RB–3（乳腺癌）均有明显的杀伤作用，且呈剂量与时间依赖效应[16]。李士敏在动物试验中，观察到了海龙抗肿瘤蛋白WS1能明显提高S180肉瘤小鼠的肝脏、脾脏与胸腺相对于体重的比重，有增强免疫系统的作用[15]。海龙的蛋白质提取物在抑制肿瘤细胞分裂时与氨甲蝶呤及丝裂霉素有协同作用，而与长春新碱合用则不能增强该药的细胞毒作用[17]。

2. 性激素样作用

许东晖等研究了尖海龙对尿生殖窦致小鼠前列腺增生（benign prostatic hyperplasia,

BPH）模型的药理作用。建立16 d龄胎鼠尿生殖窦组织植入法诱导小鼠BPH模型，连续灌胃给予尖海龙（50 mg/kg、100 mg/kg、200 mg/kg）30 d后，评价对BPH小鼠前列腺指数和精囊腺指数、血清酸性磷酸酶、前列腺组织形态参数的影响。与模型组相比，尖海龙具有升高精囊腺指数，降低前列腺指数、血清ACP、腺体周长、腺体面积、腺上皮高度的作用[18]。朱燕等研究了海龙胶颗粒对氢化可的松制作的肾虚小鼠模型体重、体温、自主活动的影响，对幼年雌性小鼠子宫、卵巢发育的影响;对巴比妥钠制作的去势大鼠阴茎勃起潜伏期的影响。发现海龙胶颗粒能提高氢化可的松肾虚模型小鼠的体重、体温、自主活动总次数，对幼年雌性小鼠卵巢、子宫发育有促进作用，可缩短去势雄性大鼠阴茎勃起潜伏期[19]。

3. 抗疲劳作用

李八方给予小鼠每4.0 g/kg的尖海龙复方制剂，小鼠的负重游泳时间及生化指标中的血乳酸、肌糖原、肝糖原和尿素氮都得到了阳性结果。复方制剂的中、高剂量组均有显著抗疲劳作用，优于阳性对照人参的作用效果。可明显提高机体的抗疲劳作用，能显著促进运动能力的提高和疲劳的恢复[20]。胡建英用尖海龙提取的总脂肪和酶水解液进行抗疲劳动物实验，结果表明，尖海龙总脂肪、酶水解液都能显著延长小鼠游泳时间（较空白对照$P<0.05$），减少运动引起的血乳酸增加和加速运动后血乳酸含量的降低（$P<0.05$），增加小鼠肌糖原和肝糖原的储备（$P<0.05$）[21]。

【现代临床】 **1. 脑出血偏瘫**

杨金华等选取脑出血偏瘫患者240例为研究对象，分别采取针刺，中药（复方海龙口服液）以及两者配合的治疗方法，比较3组患者的治疗效果。经过治疗，配合组治疗总有效率为80.25%，明显高于针刺组的43.75%和中药组的63.75%[22]。

2. 男性不育症

毕焕洲等选择具有微波职业暴露史男性不育症肾精不足型患者128例，随机分成治疗组85例，口服海龙黄精散；对照组43例，口服五子衍宗丸，疗程3个月。观察2组治疗前后及2组间的精液量、精子密度、精子活率及精子活力等参数的改善情况。治疗组治愈45例，有效32例，无效8例，总有效率为90.59%；对照组治愈11例，有效19例，无效13例，总有效率为69.77%[23]。贝时英采用复方海龙酒对45例男性不育症患者进行治疗，服用1 ~ 3个月即可获得明显疗效。精液常规检查，精子密度为每毫升6×10^7以上，精子成活率、活动率均在60%以上，并且女方怀孕者为33例，占总数73.3%。精液常规检查各项指标均明显好转或接近正常，而女方尚未怀孕，共10例，占总数22.2%。精液常规检查，精子密度为0只，2例，占总数4.5%。总有效率为95.5%[12]。

【编者评述】 海龙为重要的海洋中药，含有丰富氨基酸、蛋白质、微量元素及高碳多烯不饱和脂肪酸，具有抗癌、性激素样、抗衰老、抗疲劳、提高机体免疫力和提高心肌细胞收缩力等作用。我国海龙鱼类资源十分丰富，但对其缺乏系统性研究，未来应加速对海龙的有效成分及药理作用研究，保证药材质量，充分开发利用海洋药用生物资源。

参考文献

[1] 李琼，党志，文震，等．高效液相色谱测定海龙中的胆甾醇 [J]．理化检验（化学分册），2005，41（4）：275-276.

[2] 史筱莉，徐永健，牟金婷，司夏丹．大海马和刁海龙氨基酸与脂肪酸的组成分析与评价 [J]．中国海洋药物，2017，2：75-83.

[3] 吴筱丹，李士敏，曾苏．三种海龙中脂肪酸的分析研究 [J]．中草药，2000，6：16-17.

[4] 黄建设，张偲，龙丽娟．海龙科药用鱼类化学成分和药理活性的研究进展 [J]．中草药，2002，33（3）：282-285.

[5] 孙杰，陈发荣，韩力挥．海龙中微量元素的主成分分析及风险评估 [J]．信阳师范学院学报（自然科学版），2015，1：117-120.

[6] 赵恒强，东莎莎，崔清华，等．HILIC-ESI-TOF/MS 测定海龙中的多种成分及其特征指纹图谱研究 [J]．中草药，2013，44（13）：1836-1841.

[7] 王梦月，韦静斐，史海明，等．HPLC 法测定海龙中胸腺嘧啶、次黄嘌呤、尿嘧啶的含量 [J]．中国中药杂志，2010（17）：2277-2280.

[8] 苑红蕊．海洋中药尖海龙化学物质基础研究 [D]．中国海洋大学，2015.

[9] 吴艳，刘佳，王梦月，等．海龙及其常见伪品的 RAPD 鉴别 [J]．中国中药杂志，2009（14）：1758-1760.

[10] 胡嵘，杜鹤，崔丽娜，等．海马，海龙基于 CO Ⅰ条形码的 DNA 分子鉴定 [J]．吉林中医药，2012，32（3）：272.

[11] 吴伟建，王燕，王斌，等．基于聚类，主成分和判别分析的海龙红外指纹图谱研究 [J]．中国药学杂志，2013，48（18）：1540-1545.

[12] 贝时英．复方海龙酒治疗男性不育证 45 例 [J]．中国实验方剂学杂志，2001，7（6）：64.

[13] 丁泽明，杨晓云，吴爱英．进口海龙质量标准研究 [J]．中国海洋药物，2008，27（4）：60-62.

[14] 郭长强，韩莉，史杰，等．复方海龙口服液的质量标准研究 [J]．中医药学刊，2003，21（8）：1354-1355.

[15] 李士敏，吴筱丹，曾苏，等．海龙体外抗肿瘤活性研究 [J]．中国中药杂志，2001，26（3）：198-200.

[16] 陈玉芹、李春香、石洪凌，等．尖海龙几种不同提取物抗癌作用的比较 [J]．医学动物防制，2002，18（7）：352-354.

[17] 何芬，马旭东，王梦月，等. 粗吻海龙蛋白质组分体外抗肿瘤活性的研究［J］. 中国药学杂志，2008，43（12）：903-906.
[18] 许东晖，蒋国津，梅雪婷，等. 尖海龙对胚胎尿生殖窦致小鼠前列腺增生模型的药理作用［J］. 中国海洋药物，2011，30（1）：31-35.
[19] 朱燕，王芃，周玲，等. 海龙胶颗粒益肾壮阳作用的研究［J］. 时珍国医国药，2005，16（3）：209-210.
[20] 李八方，胡建英，李志军，等. 尖海龙复方制剂对小白鼠的抗运动性疲劳实验［J］. 中国海洋药物，2004，23（1）：57-59.
[21] 胡建英，李八方. 海洋生药尖海龙的抗疲劳作用研究［J］. 中国海洋药物，2002，21（4）：48-53.
[22] 杨金华，华春梅，张霄岳，等. 针刺调脏通络配合复方海龙口服液治疗脑出血偏瘫的疗效观察［J］. 临床研究，2016，24（6）：118-119.
[23] 毕焕洲，朱明，李文海. 海龙黄精散治疗微波职业暴露男性不育症的临床观察［J］. 北京中医药大学学报，2012，35（4）：281-283.

28 海螵蛸 | Haipiaoxiao

1 · 307

SEPIAE ENDOCONCHA

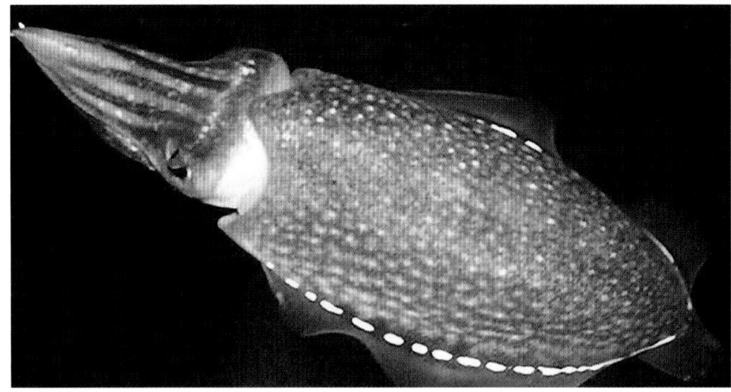
图 2-28-1　无针乌贼

图 2-28-2　金乌贼

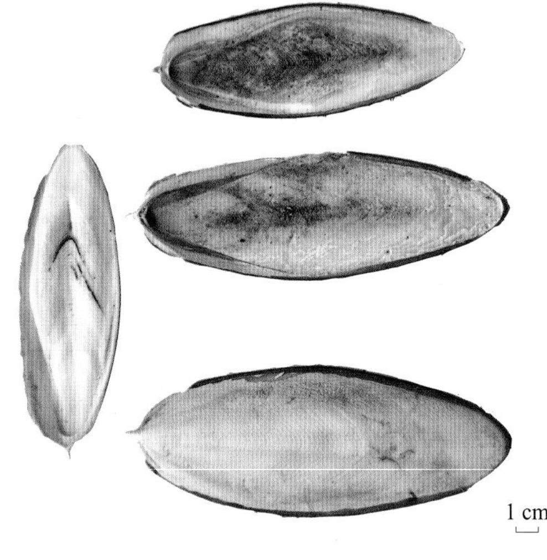
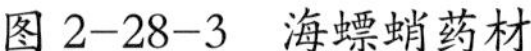
1 cm

图 2-28-3　海螵蛸药材

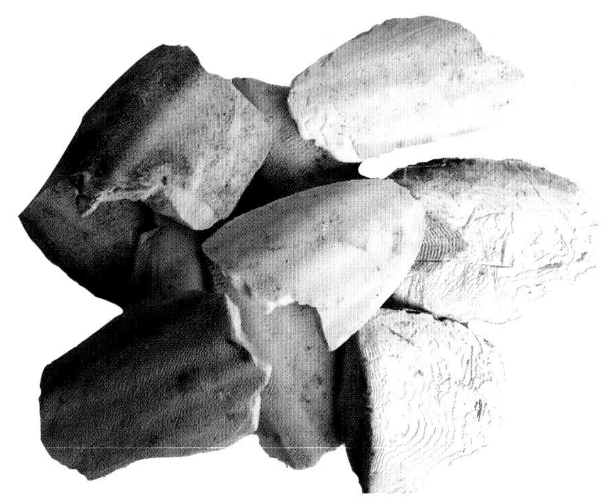
图 2-28-4　海螵蛸饮片

【药典沿革】 首载于1963年版一部第218页，分别从来源、鉴别、炮炙、性味、功能、主治、用法与用量、注意、贮藏9个指标对其进行规定，其来源为乌鲗科动物乌贼*Sepia esculenta* Hoyle的干燥背骨。1977年版一部第503页，分别从来源、性状、鉴别、炮制、性味、功能与主治、用法与用量、贮藏8个指标对其进行规定，将1963年版中“鉴别”项下内容归于该版“性状”项中，增补了“鉴别”项内容，“炮炙”改为了“炮制”，“注意”项内容缺失，合并了“功能”“主治”项，来源调整为乌鲗科动物无针乌贼*Sepiella maindroni* de Rochebrune或金乌贼*Sepia esculenta* Hoyle的干燥内壳。1985年版一部第257页、1990年版一部第261页、1995年版一部第259页，其规定与1977年版基本相同，只是增补了归经并与性味合并。2000年版一部第242页、2005年版一部第207页、2010年版一部第277页，在来源中将乌鲗科调整为乌贼科。2015年版一部第294页、2020年版一部第307页，在2010年版基础上增加了“检查”与“含量测定”项。

【本草考证】始载于《神农本草经》，曰："乌贼鱼骨味咸微温，主女子漏下赤白，经汁血闭，阴蚀肿痛，寒热癥瘕，无子。"《本草备要》曰："出东海，亦名墨鱼（腹中有墨，书字逾年乃灭。常吐黑水自罩其身，人即于黑水处取之）。"《本草乘雅半偈》谓："近海州郡皆有。九月寒乌入水所化，越小满，则形小矣。形若革囊，口在腹下，八足聚生口旁，无鳞有须，两须如带甚长，设遇风波，即以须下碇，或粘作缆，故名缆鱼。能吸波噀墨，令水溷黑以自卫也。《南越志》云：性反嗜乌，每自浮水上，飞乌见之，以为死而啄之，乃卷取入水而食之，因名乌贼，转为乌之贼害也。故腹中血及胆，正黑如墨，可以书字，但逾年则迹灭，惟存空纸尔。世言乌鲗怀墨而知礼，谓之海若白事小吏也。外皮亦黑，内肉则白，背上只有一骨，形如樗蒲子而稍长，两头尖，色洁白，质轻脆，重重有纹，宛如通草，纹顺者为真，纹横者沙鱼骨也。"《本草求真》载："即乌贼鱼骨，禀水中之阳气，味咸气温。"《本草图经》曰："乌贼鱼，今近海州郡皆有之。形若革囊，口在腹下，八足聚生口傍，只一骨，厚三四分，似小舟，轻虚而白。又有两须如带，可以自缆，故别名缆鱼。其肉食之益人。"综上形态、特性记述，与今之药材所用海螵蛸基本相符。

【药材来源】乌贼科动物无针乌贼*Sepiella maindroni* de Rochebrune或金乌贼*Sepia esculenta* Hoyle的干燥内壳。收集乌贼鱼的骨状内壳，洗净，干燥。

【性味归经】咸、涩，温。归脾、胃经。

【功能主治】收敛止血，涩精止带，制酸止痛，收湿敛疮。用于吐血衄血，崩漏便血，遗精滑精，赤白带下，胃痛吞酸；外治损伤出血，湿疹湿疮，溃疡不敛。

【道地主产】浙江、福建、广东、山东、江苏、辽宁等沿海地区。

【资源研究】**1. 生物学特性**

无针乌贼头部短，长约29 mm，两侧各有一发达的眼；眼后有椭圆形的嗅觉陷窝。前部中央有口，前方有腕4对和触腕1对，腕呈放射状排列于口的周围，长度相近，内方有吸盘4行，其角质环外缘具尖锥形小齿；雄性左侧第4腕茎化为生殖腕。触腕长度一般超过胴长；触腕穗狭小，长约40 mm，其上有吸盘约20行。头部的腹面有一漏斗器。胸部卵圆形，长达157 mm（背面），宽约65 mm；两侧有肉鳍；胴后腹面有1腺孔。生活时胴背有明显的白花斑。外套腔背面中央有一石灰质的长椭圆形内壳，后端无骨针。肛门附近有墨囊。生长水温为13 ~ 33℃，最适生长水温为30℃左右，生长盐度范围17‰ ~ 35‰，最适盐度范围为26‰左右。其繁育时间为水温16℃以上的4 ~ 7月与9 ~ 11月[2]。

金乌贼属中型乌贼，胴部卵圆形，一般长20 cm，长为宽的2倍。背腹略扁，侧缘绕以不愈合的狭鳍。头呈圆球状，两侧有发达的眼，顶端中央有口，口的周围及头的前方生有5对腕，4对较短，长度相等，每个腕上长有4个吸盘；1对触腕稍超过胴长，其吸盘仅在顶端，小而密；雄性左侧第 4 腕茎化成交接腕。石灰质内壳发达，长椭圆形，长度约为宽度的2倍，中央有1条纵沟，后端骨针粗壮。体内有墨囊，内贮有黑色液体。体黄褐色，胴体上有棕紫色和白色相间的细斑，雄体背面有波状条纹，在阳光下呈金黄色[1]。

2. 饲养管理

养殖模式主要有海水围塘养殖、水泥池养殖及网箱养殖3种。海水围塘养殖中围塘面积为几亩至几十亩皆可，以大为佳；围塘深为2~3 m，水深为1.5~2 m；围塘最好用水泥板、尼龙薄膜或混凝土等护坡，坡度为45°~60°，同时既保持塘水清洁又可当饲料台。若养殖塘为水深较浅的旧围塘，需进行改造，可全塘挖深，也可挖成2~3 m深、7~10 m宽的几条深沟或环沟。围塘进、排水方便，每潮均能纳水或泵水，进、排水口应设立相应网目的拦网，水源水质符合养殖标准；若高温期水温易超过33℃，需在围塘较深处插杆，顶部铺拉遮阳网，以避免高温和强光，周围环境尽量保持安静[2]。水泥池养殖中水泥池长方形或池角抹圆，设顶棚或在室内，顶部加盖黑色遮阳网以调节光强，池四周加围黑布遮光。配备增氧、控温、排污、水处理等装置。放苗前，水泥池要刷洗干净并消毒，消毒常用漂白粉，用量一般20~30 g/m^3。放养密度视苗种个体大小而定，胴长为1.2~2.5 cm的苗种，每平方米可放养400~450只；胴长3.0~5.5 cm的幼乌贼，每平方米可放养300~350只；胴长6.0~8.5 cm的乌贼，每平方米可放养100~150只；胴长大于9.0 cm的乌贼，每平方米可放养50~100只[3]。网箱规格大小不受限制，海区传统的网箱均可用于养殖。网目的规格根据曼氏无针乌贼苗种大小及生长情况而定。放养胴长小于4 cm的曼氏无针乌贼苗种时，网目大小为0.3~0.5 cm；放养胴长大于4 cm的曼氏无针乌贼苗种时，网目大小1.0~1.2 cm。随着曼氏无针乌贼的生长，应相应增大网箱网目。同时，为了便于曼氏无针乌贼的栖息，网箱底部的网衣应相对密实，网目大小以0.3~0.5 cm为宜[4]。网箱下水前要认真检查，有破损或掉线要及时修补，网箱下水后，沙袋要绑在网角外端，以利牢固网衣并起到防止网衣与沙袋的摩擦使网线破损的作用；平时要检查网箱板框浮球上的附着物如藤壶、牡蛎并进行清除，以免因潮水的流动使其与网衣长时间接触，造成网衣破损；必要时需要及时更换网衣，一般每个月换洗网箱1次[5]。

3. 饲料

无针乌贼是典型的肉食性头足类，幼时喜欢摄食桡足类、枝角类或糠虾等浮游动物，成体喜欢摄食鱼、虾等活饵[2]。李正等对曼氏无针乌贼初孵幼体［胴长（2.3±0.1）mm］投喂不同开口饵料，分别是丰年虫、桡足类、桡足类及糠虾、不投喂，试验时间为10 d，结果发现，桡足类组乌贼幼体的成活率最高，桡足类及糠虾组的初孵幼体生长速度最快[6]。樊晓旭等以双齿围沙蚕、泥鳅、黄鲫、福寿螺4种不同饵料强化培育胴长（6.50±0.20）cm的曼氏无针乌贼，用曼氏无针乌贼肝脏和卵巢的氨基酸与脂肪酸变化、亲体产卵量、卵径、卵子孵化率及其幼体成活率等指标来评价 4 种饵料对其繁殖性能的影响。从产卵量、卵径、卵子孵化率及其幼体成活率来看，黄鲫组有较明显的优势[7]。金乌贼为肉食性动物，仔稚鱼以端足类和其他小型甲壳类为食，幼体多捕食小鱼，如鳀、黄鲫等，成体则以虾蛄、鹰爪虾、毛虾等为食[8]。周维武等以人工孵化卤虫无节幼体、人工培育糠虾、虾池小虾、桡足类、自然卤虫幼体和新鲜脱脂鱼糜和小杂鱼虾肉破碎颗粒饲喂金乌贼幼体。人工孵化卤虫无节幼体及人工培育糠虾饲喂效果最好，不仅成活率较高，而且生长较快。新鲜脱脂鱼糜和小杂鱼虾肉破碎颗粒不适宜作为金乌贼幼体开口饵料[9]。

【化学成分】 含碳酸钙85%以上，还含壳角质6%～7%，黏液质10%～15%，少量的氯化钠及钾、锌等10多种无机元素[10]。

1. 碳酸钙

碳酸钙为海螵蛸主要成分。李兰等采用电感耦合等离子发射光谱法（ICP）、X-ray衍射分析法、热分析等方法对海螵蛸成分进行分析，结果发现，海螵蛸中钙含量为26.7%，主要成分为碳酸钙，结构型为文石[11]。

2. 无机元素

吴常文等采用微波消解 ICP-MS 法测定海螵蛸中8种微量元素，结果表明，海螵蛸中含有丰富的铜和锌，但是重金属元素镉和砷含量也超过规定标准[12]。杨振萍等用火焰原子吸收光谱法测定海螵蛸中微量元素，结果表明，海螵蛸中含有人体必需的中药微量元素锌、铁、锰、铜，含量均较高，但样品中还检出微量有毒元素铅、砷和镉[13]。

【鉴别研究】 取本品细粉约0.12 g，精密称定，置锥形瓶中，加稀盐酸10 ml，沸水浴加热使溶解，加水20 ml与甲基红指示液1滴，滴加10%氢氧化钾溶液至溶液显黄色，再继续多加10 ml，加钙黄绿素指示剂少量，用乙二胺四醋酸二钠滴定液（0.05 mol/L）滴定，至溶液的黄绿色荧光消失，并显橙色。每1ml乙二胺四醋酸二钠滴定液（0.05 mol/L）相当于5.004 mg 碳酸钙。本品含碳酸钙不得少于86.0%。

本品粉末类白色。角质层碎块类四边形，表面具横裂纹和细密纵纹交织成的网状纹理，亦可见只有纵纹的碎块。石灰质碎块呈条形、正方形或不规则状，多具细条纹或分枝状蛇形笈道。取本品粉末，滴加稀盐酸，产生气泡。

王培栋采用理化方法鉴别海螵蛸。采用加稀盐酸与碳酸钙反应产生泡沸，使氢氧化钙试液变浑浊，以鉴别碳酸盐；取反应后的滤液进行钙盐的鉴别试验（显砖红色火焰反应，与草酸铵试液生成白色沉淀），建立海螵蛸的鉴别方法[14]。

顾青青等比较了研究不同产地海螵蛸的指纹图谱，并测定其中核苷类成分的含有量。海螵蛸氯化钠水溶液采用高效液相色谱法，色谱柱为资生堂PAK-C_{18}（4.6 mm × 250 mm，5 μm），流动相为0.01 mol/L磷酸二氢钾水溶液，等度洗脱，检测波长254 nm，柱温25℃。用相似度评价系统软件计算得到各批药材的相似度。发现海螵蛸中的尿嘧啶、次黄嘌呤和黄嘌呤分离度良好，线性范围分别为1.25～12.50 μg/ml、1.28～12.80 μg/ml和5.05～50.50 μg/ml。25批样品（来自浙江、辽宁、云南、山东、广西、福建）相似度均大于0.9；广东的样品相似度在0.97～0.78，差异较大；海南的样品相似度均为0.88左右。研究建立的HPLC指纹图谱方法可有效地区分海螵蛸及其他贝壳类海洋药材[15]。

【炮制研究】 2020年版《中国药典》规定其炮制方法为除去杂质，洗净，干燥，砸成小块。此外，还有其他炮制方法：①麦麸炒：将锅烧热，撒入麦麸，待烟起，投入海螵蛸，不断翻动，炒至微黄色，筛去麦麸即得。②土炒：将细灶心土粉置于锅内，武火加热至灵活状态，随即投入海螵蛸生品，拌炒至表面均匀挂土粉时，取出，筛去土粉，放凉即得。

【制剂研究】 张爱丽等对海螵蛸气流超微粉碎和普通粉碎的相关指标进行对比和工艺优化。以超微粉的粒径D_{50}为中心复合法的指标，对粉碎压力、进料压力、螺旋进料速度进行多元线性回归和二项式拟合，并用响应优化器优化实验结果。采用酸碱滴定法，对两种粉体的制酸性能进行比较。最佳粉碎工艺为粉碎压力0.77 MPa，进料压力0.62 MPa，螺旋进料速度227.0 r/min；超微粉的D_{50} 6.60 μm，明显小于普通粉，超微粉的S/V 12231.490 m^2/cm^3，明显大于普通粉。1.0 g超微粉能中和人工胃酸62.50 ml，与普通粉差别不大，但反应时间缩短[16]。

徐山等研究了复方海螵蛸片的制备工艺。取白术、甘草加水煎煮3次，每次1 h，合并煎液，滤过，滤液浓缩成流浸膏；另将硫酸阿托品、利眠宁、盐酸小檗碱等按等容积递增配研法与其他药粉混匀，加入浸膏制成软材，过20目筛制粒，60℃干燥，整粒，加0.5%滑石粉和0.5%硬脂酸镁，混匀，压制成1000片即得[17]。

于静等通过对浙江、山东、江苏、福建、广东、广西、云南、海南和辽宁省产的30批海螵蛸进行了显微鉴别并对其碳酸钙含有量、5种重金属（铜、砷、镉、铅和汞）和水分、总灰分及酸不溶性灰分进行测定，建立海螵蛸质量标准。碳酸钙在0.0501～0.1601 g范围内线性关系良好（r=0.9995）；平均加样回收率为100.9%，RSD为0.24%（n=9）；精密度试验RSD为0.10%（n=5）；重复性试验RSD为0.13%（n=5）；稳定性试验RSD为0.26%（n=5）。不同产地海螵蛸的碳酸钙含有量范围为83.20%～95.42%，平均值为90.09%；水分测定结果为0.92%～2.71%，平均值为1.79%；总灰分结果为83.50%～95.87%，平均值为90.66%；酸不溶性灰分结果为0.01%～0.34%，平均值为0.17%。2个样本含铜量超过限度、9个样本的含镉量超过限度。结论规定，碳酸钙含有量不得少于86.0%，可使93%的样本被覆盖在合格范围内；海螵蛸水分不得高于2.5%，可使96%的样本被覆盖在合格范围内[18]。

吴英华研究了乌金胶囊（由海螵蛸、鸡内金、浙贝母、广木香和黄连组成）的质量标准，制定了以药品成分中的碳酸钙、总氮含量及小檗碱的含量为指标的含量测定方法。通过酸碱滴定对海螵蛸中的Ca^{2+}离子进行定量，计算出海螵蛸中碳酸钙的含量。经过验证试验，认为酸碱滴定法、凯式定氮法和HPLC法的重复性、稳定性好，可以作为乌金胶囊的质量检测方法，并规定了乌金胶囊中的碳酸钙含量在

45%～55%，总氮含量在15%～20%，小檗碱含量在0.50～0.60 mg/g为合格药品[10]。

【药理作用】**1. 保护黏膜、抗溃疡**

用海螵蛸中提取的CBP-s预处理小鼠3 d和5 d，再用无水乙醇诱导其胃黏膜损伤，结果证实CBP-s对乙醇诱导的小鼠胃黏膜具有细胞保护作用，其机制除提高胃酸的pH外，还可能与提高组织中的一氧化氮、谷胱甘肽的含量相关[19]。魏江洲等采用DSS法诱导法建立小鼠UC模型，注射不同浓度海螵蛸多糖CPS-1，连续7 d，研究其对UC的保护作用，结果表明海螵蛸多糖CPS-1能够明显提高UC小鼠血液中表皮细胞生长因子（EGF）和血小板衍生生长因子（PDGF）的含量，加速溃疡组织的愈合，同时可降低肿瘤坏死因子（TNF-α）的表达，从而缓解炎症[20]。王慧通过急性毒性实验测定了海螵蛸的最大给药量，单方以最大给药量的1/5 作为药效学剂量，并以一定单方溶液体积比为复方剂量，对小鼠予以灌胃给药5 d，第五天无水乙醇每只0.2 ml灌服造模，观察小鼠对急性胃溃疡的防治作用。剂量为9 g/kg的海螵蛸组造模后，胃组织未发生明显异常病变，溃疡抑制率为52.8%[21]。张云操等方将160例患者随机分为治疗组和对照组，治疗组给予"中药竹医2号"（白及、海螵蛸、白芍等）口服，对照组给予奥美拉唑肠溶胶囊、枸橼酸铋钾胶囊和阿莫西林胶囊治疗，并对2组的临床疗效、幽门螺杆菌根除情况、不良反应及复发情况进行分析。结果在缓解临床主要症状（上腹痛和反酸）、临床总疗效、胃镜疗效、复发率方面，治疗组高于对照组（$P<0.05$）；在幽门螺杆菌根除率方面，两组比较差异无统计学意义（$P>0.05$）；对照组患者不良反应为20.0%，治疗组无不良反应。"中药竹医2号"具有明显缓解主要症状，促进溃疡愈合，较好杀灭幽门螺杆菌，减少复发的作用，无不良反应，可有效治疗幽门螺杆菌相关性胃溃疡[22]。

2. 成骨作用

高云等通过对胫骨打孔SD的小鼠进行海螵蛸灌胃，用原位杂交法对各类mRNA的变化进行动态观察骨愈合过程中Ⅰ、Ⅱ、Ⅲ型前胶原mRNA、转化生长因子（TGG）-β1 mRNA、骨形态发生蛋白（BMP）-2mRNA、血管内皮生长因子（VEGF）mRNA表达在骨愈的各时相表达量有所变化，表明海螵蛸与血管形成有关，对骨折软骨形成早期具有促进骨诱导的作用，并对成骨细胞的增殖及合成活性有较大影响[23]。易洪城等探讨了自体骨髓、海螵蛸与玻璃酸钠联合修复骨缺损的可行性。将48只新西兰兔随机分为4组，分别造成桡骨干保留骨膜的10 mm骨缺损动物模型。A组植入自体骨髓、海螵蛸与玻璃酸钠，B组植入自体骨髓与海螵蛸，C组植入海螵蛸与玻璃酸钠，D组为空白对照组，每组各12只，分别于移植后2、4、8、12周处死动物，并行大体组织观察、X线、病理组织学观察及评分、新骨生成面积测量，比较分析各组移植修复骨缺损的能力。结果A组12周时可完全修复骨缺损，各时段综合指标均优于其他各组，有统计学意义（$P<0.05$）；B组与C组骨修复相对较差，修复效果差于A组；B组的骨修复优于C组；D组骨缺损处大部分被纤维组

织及肌组织等填充，仅有少量骨修复。认为自体骨髓、海螵蛸与玻璃酸钠三者联合具有较明显的协同成骨能力，可作为修复骨缺损的一种移植替代材料[24]。

3. 降磷作用

郭艳香应用降磷散粉（海螵蛸）治疗腹膜透析患者高磷血症，结果表明降磷散粉（海螵蛸）作为磷结合剂，能有效降低血磷、钙磷乘积，血乙内酰苯硫脲（PTH）水平，同时对血钙的影响不明显，为临床更好地使用磷结合剂提供了依据[25]。李建秋等将符合标准的60例尿毒症血液透析病人，随机分成海螵蛸治疗组、碳酸钙片对照组。海螵蛸治疗组采用海螵蛸颗粒剂1.5 g在每餐中冲服，碳酸钙片组采用碳酸钙片0.3 g在每餐中嚼服，各组观察期为8周。治疗后海螵蛸组与碳酸钙片组血磷均较治疗前有明显降低（$P<0.01$），两组治疗后钙磷乘积均显著下降（$P<0.01$），血清全段甲状旁腺激素（iPTH）水平有所下降（$P<0.05$）。海螵蛸组降低血磷效果与碳酸钙组疗效相当（$P>0.05$），降低iPTH水平差异无统计学意义（$P>0.05$）。2组治疗后均未出现高钙血症、高钾血症及肝功能损害。认为中药海螵蛸作为磷结合剂，可有效降低血磷，纠正低钙血症，安全有效，临床上可应用于治疗尿毒症钙磷代谢紊乱，从而预防和治疗肾性骨病[26]。马晓玲等应用骨化三醇联合海螵蛸粉治疗血液透析患者钙磷代谢异常，结果表明骨化三醇联合中药海螵蛸粉可以提高钙吸收率，结合血磷，在降低血磷同时，避免高血钙的发生，从而提高维持性血透患者的生活质量[27]。

4. 止血作用

郑红等采用现代药理学手段，以不同剂量、不同含钙量的海螵蛸溶液以及碳酸钙溶液对昆明小鼠进行灌胃处理，通过测定KM小鼠凝血时间和出血时间，验证海螵蛸的止血效果，对海螵蛸凝血机制进行探讨。结果表明，在250 g/L剂量下，海螵蛸的出血时间平均为3.48 min、凝血时间平均为0.49 min，分别比生理盐水对照组缩短11.45 min和1.38 min。未脱钙的、部分脱钙的和全脱钙的海螵蛸固形物均具有凝血活性，但未脱钙海螵蛸的凝血活性最好，且凝血活性对海螵蛸中含钙量有一定的剂量依赖性[28]。景冬樱等以家兔为实验对象，研究了复凝粉（由海螵蛸粉和凹凸棒石粉组成）对家兔体外凝血效果。结果发现复凝粉体外凝血时间与其他各组相比有显著性差异，止血实验效果显著[29]。

【现代临床】 戚凡等将海螵蛸削成小棒，利用上面粗糙的纹理摩擦掉睑结膜上的乳头、滤泡沙眼病变组织。经过1～2次治疗，96.36%的患者睑结膜上的乳头、滤泡基本消失，仅少数病情特别严重的患者需要多次治疗，最终均获得痊愈，此法简单易行，经济实惠，适于广大基层医生掌握应用[30]。王琪等使用海螵蛸配合自制外用药治疗扁平疣93例，疗效良好，1个疗程后，皮损痊愈33例，治疗2个疗程，皮损痊愈21例，显效34例，有效2例，因皮肤敏感中断治疗3例，半年后随访皮损复发3例，但较前轻，治疗总有效率96.7%[31]。许玲珠等报道，海螵蛸粉加白及粉外敷治疗Ⅲ期压疮，能提高疗效，缩短治愈时间。此法简便易行，价格低廉，患者易接受[32]。刘连升等研究海螵蛸对尿毒症血透患者血磷和甲状旁腺素影响，将74例尿毒症血透治疗的病人，随机化分成对照组、海螵蛸治疗组和碳酸钙片治疗组。对照组不使用任何磷结合剂，海螵蛸治疗组采用海螵蛸3.0 g在每餐中口服，碳酸钙组采用碳酸钙片1.5 g在每餐中嚼服，各组观察期3个月。采用海螵蛸作磷结合剂，与对照组和碳酸钙片组3组间比较治疗后血磷降低（$P<0.01$）、PTH水平降低（$P<0.05$）和血钙升高（$P<0.05$）；海螵蛸组治疗后与治疗前比较血磷降低（$P<0.01$）、PTH降低（$P<0.05$）；与碳酸钙片组比较在降低血磷效果优于碳酸钙组（$P<0.05$），降低PTH水平的疗效相当（$P>0.05$），对高血钙的影响较少（$P<0.05$）；海螵蛸组与对照组治疗后比较，有明显降低血磷（$P<0.01$）和PTH作用（$P<0.01$）。中药海螵蛸中碳酸钙含量高，来源丰富，价格便宜，作为磷结合剂，替代碳酸钙和醋酸钙，可有效降低血磷，预防和治疗肾性骨病[33]。

【编者评述】 海螵蛸药用价值广泛，具有生肌收口、止痛、明目退翳、消肿、行气活血、解毒收敛之功效。海螵蛸目标成分含量较低，且提取率不高是其开发利用的难点。目前，开发海螵蛸的重点应是提取并分析有效成分，研究其药理、毒理及其作用机制，使海螵蛸资源得到充分的利用。

参考文献

［1］雷舒涵．金乌贼胚胎与幼体发育生物学研究［D］．青岛：中国海洋大学，2013.

［2］王春琳，蒋霞敏，邱勇敢．曼氏无针乌贼海水围塘养殖技术［J］．中国水产，2006（8）：50-51.

［3］樊晓旭，王春琳，徐军超．曼氏无针乌贼水泥池养殖技术［J］．科学养鱼，2008（10）：24-25.

［4］游岚．曼氏无针乌贼海水网箱养殖技术［J］．中国水产，2014（12）：68-69.

［5］郑青松．曼氏无针乌贼海水网箱养殖新模式［J］．科学养鱼，2011（8）：35.

［6］李正，蒋霞敏，王春琳．饵料对曼氏无针乌贼幼体生长，成活率及营养成分的影响［J］．大连海洋大学学报，2007，22（6）：436-441.

［7］樊晓旭，王春琳，邵银文，等．投喂四种饵料对曼氏无针乌贼（*Sepiella maindroni*）繁殖性能的影响［J］．海洋与湖沼，2008，39（6）：634-642.

［8］孙峰德．胶州湾金乌贼生物学特性及渔场建设前景［J］．河北渔业，2008（6）：26-27.

［9］周维武，郑小东，宋宗岩，等．金乌贼幼体开口饵料选配试验［J］．河北渔业，2006（5）：32-33.

［10］吴英华．乌金胶囊质量标准的建立及其药效学的研究［D］．哈尔滨：黑龙江大学，2009.

[11] 李兰，吴启南．海螵蛸的化学成分研究［J］．现代中药研究与实践，2009，2（23）：52-54.

[12] 吴常文，迟长凤，何光源，等．微波消解 ICP-MS 法测定曼氏无针乌贼肉和海螵蛸中八种微量元素［J］．光谱学与光谱分析，2009（12）：3395-3398.

[13] 杨振萍，边清泉．火焰原子吸收光谱法测定海螵蛸中 15 种微量元素含量［J］．食品科学，2010（6）：190-192.

[14] 王培栋．胃灵颗粒质量标准研究［D］．承德：承德医学院，2015.

[15] 顾青青，安叡，张艺竹，等．不同产地海螵蛸中核苷类成分测定［J］．中成药，2015，37（5）：1016-1021.

[16] 张爱丽，徐忠坤，张庆芬，等．海螵蛸气流粉碎工艺优化及粉碎前后相关指标对比［J］．中成药，2016，38（1）：58-62.

[17] 徐山，肖激文，邓朝晖．复方海螵蛸片的研制及临床应用［J］．中南药学，2004，2（1）：43-45.

[18] 于静，顾青青，缪潇瑶，等．海螵蛸质量标准研究［J］．中成药，2015，37（3）：583-587.

[19] 郭一峰，周文丽，张建鹏，等．海螵蛸多糖对小鼠胃黏膜保护作用的研究［J］．第二军医大学学报，2008，29（11）：1328-1332.

[20] 魏江洲，张建鹏，刘军华，等．海螵蛸多糖 CPS-1 对小鼠实验性溃疡性结肠炎作用的初步观察［J］．第二军医大学学报，2006，27（1）：28-30.

[21] 王慧，海南．海螵蛸、珍珠、牡蛎用于急性胃溃疡实验比较［J］．中国民族民间医药，2015（2）：8-9.

[22] 张云操，杨世权．“中药竹医 2 号”治疗幽门螺杆菌相关性胃溃疡的临床观察［J］．中成药，2016，38（11）：2351-2354.

[23] 高云，董福慧，郑军．海螵蛸对骨愈合相关基因表达的影响［J］．中医正骨，2004，16（7）：1-3.

[24] 易洪城，唐良华，张雪鹏．自体骨髓移植，海螵蛸与玻璃酸钠联合治疗骨缺损的实验研究［J］．中国中西医结合杂志，2011，31（8）：1122-1126.

[25] 郭艳香．降磷散粉（海螵蛸）治疗腹膜透析患者高磷血症的研究［J］．浙江临床医学，2008，10（9）：1236-1237.

[26] 李建秋，李雪锋，周薇薇，等．海螵蛸颗粒剂干预尿毒症血透患者钙磷代谢的临床研究［J］．中国中西医结合肾病杂志，2012，13（3）：246-247.

[27] 马晓玲，韦先进，张雪锋．骨化三醇联合海螵蛸粉治疗血液透析患者钙磷代谢异常疗效观察［J］．现代中西医结合杂志，2008，17（28）：4406-4407.

[28] 郑红，吴成业．海螵蛸凝血作用效果初探［J］．福建水产，2015，37（3）：182-188.

[29] 景冬樱，张文仁，卞俊，等．复凝粉止血作用实验研究［J］．解放军药学学报，2004，20（6）：445-447.

[30] 戚凡，李咏梅．沙眼的海螵蛸疗法［J］．中国实用乡村医生杂志，2013，20（10）：56-57.
[31] 王琪，张玲．海螵蛸配合自制外用药治疗扁平疣93例临床观察［J］.中国医药，2008，3（3）：184.
[32]许玲珠，程雪君，罗玉琴．海螵蛸粉加白芨粉外敷治疗Ⅲ期压疮的效果观察[J]．护理与康复，2012（5）：493-494.
[33] 刘连升，胡岗．海螵蛸对尿毒症血透患者血磷和甲状旁腺素作用的研究［J］．实用中西医结合临床，2005，5（5）：5-6.

29 桑螵蛸 | Sangpiaoxiao

1 · 313

MANTIDIS OÖTHECA

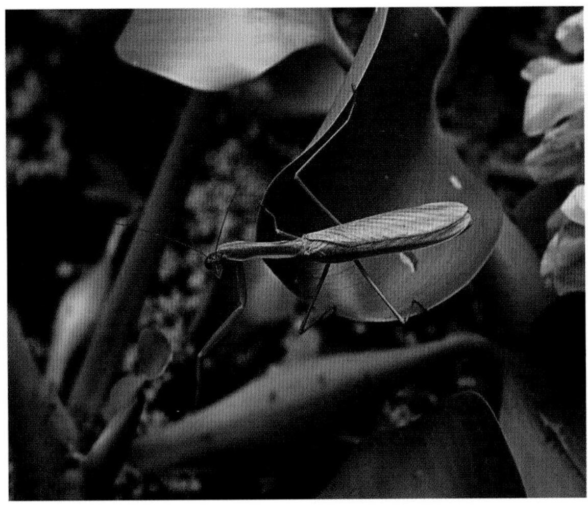

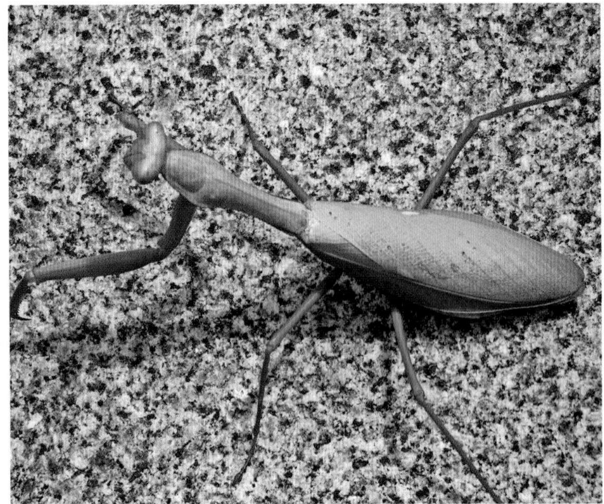

图 2-29-1　大刀螂

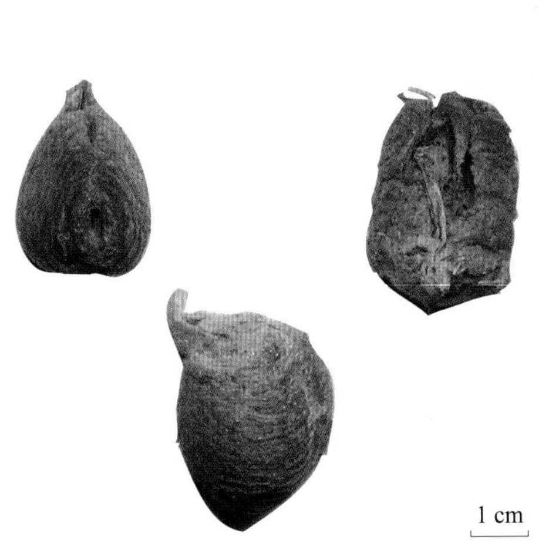

图 2-29-2　团螵蛸

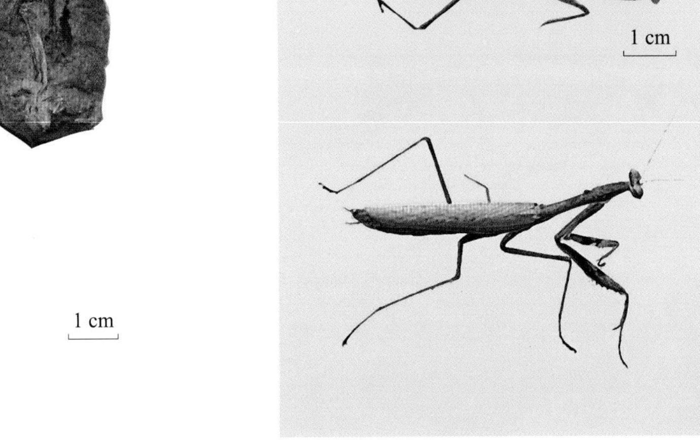

图 2-29-3　小刀螂

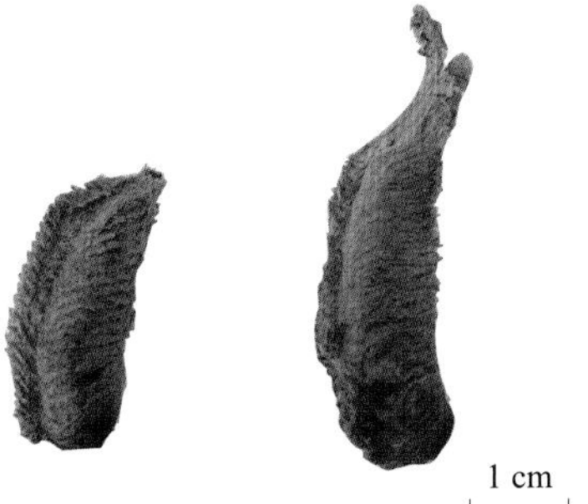

图 2-29-4　长螵蛸

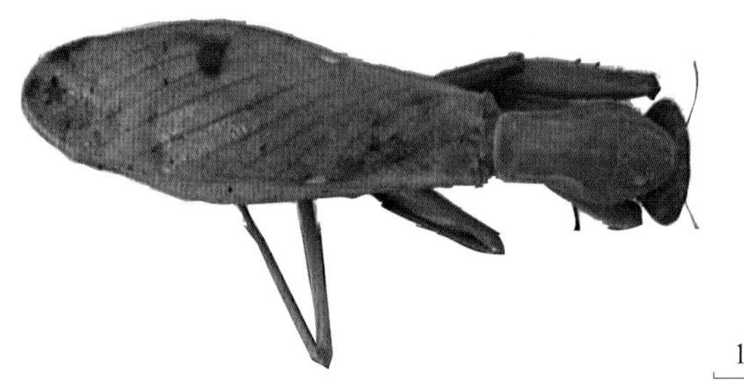

图 2-29-5　巨斧螳螂

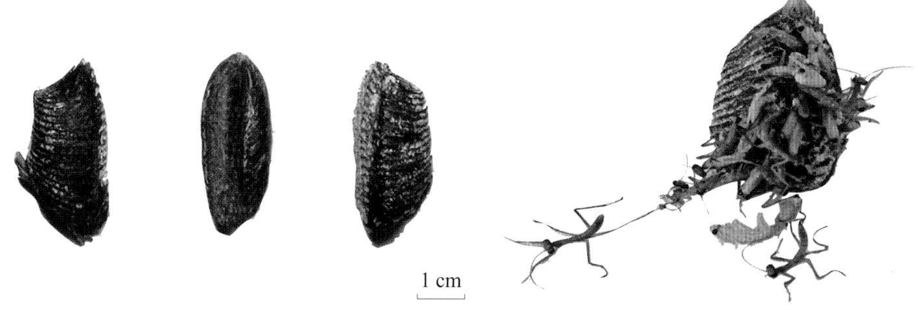

图 2-29-6　黑螵蛸

【药典沿革】 首载于1963年版一部第236页，分别从来源、鉴别、炮炙、性味、功能、主治、用法与用量、贮藏8个指标对其进行规定，其来源为螳螂科昆虫大刀螂*Paratenodera sinensis* de Saussure、小刀螂*Statilia maculata* Thunb.、薄翅螳螂*Mantis religiosa* L.或巨斧螳螂*Hierodula patellifera* Serrille的干燥卵鞘。1977年版一部第513页，分别从来源、性状、炮制、性味、功能与主治、用法与用量、贮藏7个指标对其进行规定，将1963年版中"鉴别"项下内容归于该版"性状"项中，"鉴别"项内容缺失，"炮炙"改为了"炮制"，合并了"功能""主治"项，并从该版一部开始至2020年版一部，均规定其来源为螳螂科昆虫大刀螂*Tenodera sinensisi* Saussure、小刀螂*Statilia maculata*（Thunb.）或巨斧螳螂*Hierodula patellifera*（Servi1le）的干燥卵块。1985年版一部第267页、1990年版一部第270页、1995年版一部第457页、2000年版一部第247页、2005年版一部第211页，其规定与1977年版基本相同，只是增补了归经并与性味合并。2010年版一部第282页、2015年版一部第300页、2020年版一部第313页，均在2005年版基础上，增加了"鉴别""检查"2个指标，共计9个指标，并对各指标有所修改和提升。2020年版在2015年版基础上还在饮片下增加"性状"指标。

【本草考证】 始载于《神农本草经》，云："桑螵蛸生桑枝上。"《名医别录》云："螳螂子也。"《本草图经》曰："今在处有之，螳螂逢木便产，一枚出子百数，多在小木荆棘间。桑上者兼得桑皮之津气，故以为佳。"《本草纲目》曰："螳螂，骧首奋臂，修颈大腹，二手四足，善缘而捷，以须代鼻，喜食人发，能翳叶捕蝉。……深秋乳子作房，粘着枝上，即螵蛸也。房长寸许，大如拇指，其内重重有隔房。每房有子如蛆卵，至芒种节后一齐出。"根据以上本草所述考证，桑螵蛸为产于桑树上的螳螂卵鞘。现代所用桑螵蛸不完全是采于桑树之上者，其原动物也并非一种。

【药材来源】 螳螂科昆虫大刀螂*Tenodera sinensis* Saussure、小刀螂*Statilia maculata*（Thunberg）或巨斧螳螂*Hierodula patellifera*（Serville）的干燥卵鞘。以上3种分别习称"团螵蛸""长螵蛸""黑螵蛸"。深秋至次春收集，除去杂质，蒸至虫卵死后，干燥。

【性味归经】 甘、咸，平。归肝、肾经。

【功能主治】 固精缩尿，补肾助阳。用于遗精滑精，遗尿尿频，小便白浊。

【道地主产】 大刀螂主产于广西、云南、湖北、湖南、河北、辽宁、河南、山东、江苏、内蒙古、四川；小刀螂主产于浙江、江苏、安徽、山东、湖北；巨斧螳螂主产于河北、山东、河南、山西。深秋至次春采收。

【资源研究】 **1. 生物学特性**

（1）巨斧螳螂

1）卵：巨斧螳螂卵鞘多为长椭圆形，外表为革质，光滑、浅褐色，顶部被鳞片层紧密保护，这是卵能够成功越冬的保证。初产的卵鞘为绿褐色，随着时间变化颜色逐渐变深，最终变为紫褐色，在不同地区，广腹螳螂生活史的各个时期在一年当中的时间不同，适宜生长发育的温度也不同。广腹螳螂的含卵量与卵的大小（块重）不仅呈正相关，卵孵化的进度还随温度的升高而加快，且卵孵化与温度（20℃时开始孵化）、湿度、卵所接受的光照强度和时间长短有关。广腹螳螂的卵在恒温条件下发育速度比变温条件快，发育起始温度为12.56℃，有效积温为429.77℃・d。

2）若虫：若虫初孵若虫虫体淡绿色、湿润、附肢未展开，不能爬行，大约在1 h后变为淡褐色，有8～9龄。广腹螳螂的若虫龄期不一致，其龄期为7～8龄、6～7龄或8～9龄，5龄之前的若虫很活跃，而6龄后活动迟钝，具有向上习性，耐饥饿力较强，但成活率低。在缺食情况下会出现严重的残杀现象，且龄期越高残杀现象越明显。

3）成虫及交配：广腹螳螂雄成虫善于飞行，雌成虫飞行能力很差或者没有飞行能力，对不同波长光的视觉敏感性不同。广腹螳螂雄成虫成熟期较雌成虫早10 d左右。若虫发育成成虫后，约经10 d后才可以交尾，其生殖方式有孤雌生殖和两性生殖2种，但孤雌生殖所产的卵不能孵化。交尾在上、下午都可以进行，但主要集中在13：00～18：00，每次交尾一般历时2～4 h，最长可达6～8 h，交尾后10 d左右产卵。关于螳螂交配行为前人进行了许多研究，包括取食同类对雌成虫繁殖量的影响等与性交配行为。在交配过程中，雌成虫通过特殊的求偶姿势和反应行为释放性信息素，雄成虫可利用雌成虫释放的化学信号定位配偶；如果视觉信号模糊时，吸引过程也会受食物的影响。雌成虫一生能多次交尾产卵，每头雌成虫一生一般可产1～3个卵块，但每次产卵所需要的历时不同，有时需交尾2～3次才产1块卵，但也有经1次交尾即可连续产几个卵块，产卵时，先分泌泡沫状蛋白物质于生殖腔开口处，再分泌出二酚醛类物质并立即被氧化成醌，形成一层较坚硬的外壳盖在卵块外，然后逐层产卵逐层分泌胶质物覆盖于卵上。

（2）小刀螂

1）卵及若虫：小刀螂卵的发育历期较各龄若虫长，发育起点温度较各龄若虫高，有效积温较各龄若虫大，且温度为25℃、相对湿度为（70±10）%的条件最适于小刀螂卵鞘的孵化。在捕食方面，小刀螂的捕食量以及可捕食的害虫种类随虫龄的增高而增加。此外，小刀螂各龄若虫的耐饥力和存活率也是随着龄期的增高而逐渐加大。

2）交配行为：交配前，雄虫尽量从后方接近雌虫，迅速飞到雌虫的背面，动作轻缓地与雌虫交配，其交配高峰在晚上11点到次日凌晨2点。雄虫一生可多次交配，而雌虫一生仅交配一次。光照对小刀螂交配行为影响较大，黑暗的环境有利于雄虫成功飞上雌虫的背面以及交配成功。当一个饲养笼中雌雄性比不是1：1时，一般是最为接近的雌虫和雄虫交配。交配后大约36 h，雌虫开始产卵，产卵时雌虫腹部末端分泌乳白色黏液，并将卵产在黏液当中。雌虫一生产1～2个卵鞘，若产第二个卵鞘，则卵鞘较小、较轻。小刀螂雌虫交配时有取食雄虫的现象，雌食雄现象仅在食物缺乏时发生。将刚羽化的雌虫60只分为3组：食物充足组、正常食物量组、食物缺乏组（每组20只）进行饲喂，待雌雄虫性成熟后，观察其交配行为，结果发现仅食物缺乏组发生雌食雄现象，且仅占食物缺乏组中雌雄数量的1/3（20对中有7对发生雌食雄现象）。

（3）大刀螂

1）卵鞘孵化：受气候影响每年孵化时期略有差异。据在北京西山观察，大刀螂孵化期为5～6月。若虫龄期，雌虫一般为7～8龄，雄虫为6～7龄。同种同性龄期有差异，相同龄期的历期差异也很大，末龄若虫历期比其他各龄明显延长。成虫于8月上、中旬开始出现，羽化后经10多天开始交配。在野外，成虫一般都在9月上、中旬开始产卵，9月下旬开始死亡。但因成虫寿命长短不一，到10月底至翌年1月初还可见到个别成虫产卵场所卵鞘都产在树木枝条、墙壁和篱笆等处。大刀螂卵孵化时间为4：00～16：00，以8：00～9：00孵化最多。

2）成虫：体大型，褐色或绿色。体长86～96 mm。前胸背板长31～33 mm，侧角宽8～9 mm，长宽比3.8：1，侧缘水平部分窄小，前半部中纵沟两侧排列有许多微小颗粒，侧缘齿列紧密，后半部中隆起线两侧颗粒少，侧缘齿列稀疏，前胸背板后半部明显超过前足基节长度，前翅膜质，前缘区较宽，绿色革质，后翅有不规则横脉，基部有黑色大斑纹，其余部分斑纹为暗褐或黑褐色，末端稍长于前翅。卵鞘大型，柔软，圆柱形，暗沙土色。表面粗糙，孵化区平坦。卵鞘外层厚，空室多，卵室排列呈圆形，少数卵室与背腹面垂直。

2. 饲养管理

（1）饲养场地及用具：选择防涝、通风的适宜地点种植移栽短小的多年生灌木树丛，作为螳螂栖息之地，同时防止薄翅螳螂互相残杀。养殖用具包括木笼（20孔铁纱制作，200 cm × 100 cm × 150 cm）、铁皮框纱罩（直径30 cm、高50 cm）、花盆及盆栽植物数盆。

（2）种源：每年11月中旬开始采卵，卵块主要分布在树枝、树干、草茎、墙壁或石缝上。采时选择卵块较大，光泽性强，无磨损，无被寄生蛀孔的优质、健壮卵块，连同枝条一起剪下，插入放少许水的罐头瓶中，用纱布包好，放置在室内5～10℃环境下，并注意观察卵鞘是否有膨胀现象，若有说明卵鞘内的卵粒胚胎开始发育。孵化前将卵块放在20～25℃条件下保温，使卵孵化。

（3）饲养方式：饲养可分为2种。

1）阶段性饲养：从野外采集5龄后若虫，放置在人为网室内，并创造与自然环境相似的生态环境，用蚜虫和家蝇等食料饲养，使其生长发育为成虫，然后进行采收；或使其交配产卵，收集卵块作为药用。

2）全生活周期饲养：在野外采集少量的卵块，在人为控制下孵化为若虫，为了保证其正常生长发育和繁殖的营养需要，要定时投喂足够的食物。

3. 饲料

（1）天然饲料：螳螂无论若虫还是成虫，都喜欢捕捉小型昆虫，特别是以运动中的小虫为食，尤其是3龄前的幼小若虫，如无活虫，很难饲养成功。因此，在卵块孵化前，应准备活虫饲料，主要是蚜虫和家蝇，可在野外随时采集。

（2）人工饲料：3龄后的螳螂若虫食量较大，只靠有限的活饵很难满足其大量成活和产卵过程，可以配制人工饲料，以补充活饲料的不足。

配方一：先将250 ml清水（最好是无菌无毒的蒸馏水）倒入容器中，先取其中的少量水，将5 g酵母片捣碎放入水中溶解，然后将50 g鸡蛋黄、20 g蜂蜜、20 g蔗糖倒入量好的清水中，经过充分搅拌均匀后，放入锅中蒸沸，冷却后即可。

配方二：将100 g鲜猪肝洗净切碎剁烂成糊状，加蔗糖50 g，拌匀即可。

【化学成分】主含蛋白质、氨基酸、磷脂类、脂肪、糖等，分别为蛋白质58.5%，脂肪11.95%，糖1.6%，粗纤维20.16%，钙0.4%，铁、胡萝卜素类及柠檬酸钙等成分，卵含糖蛋白及脂蛋白。此外，桑螵蛸还含有铁、铜、锌、锰、碘、钴、铬、镍等20余种微量元素及钾、磷、钙、钠、镁等大量元素[1]。

1. 氨基酸

黑螵蛸、长螵蛸、团螵蛸各含有18种氨基酸，有8种人体必需氨基酸，其中团螵蛸为22.0 mg/100 ml，长螵蛸为22.1 mg/100 ml，黑螵蛸为24.9 mg/100 ml，3种桑螵蛸均以酪氨酸含量高，3种桑螵蛸中总氨基酸含量由高到底依次为黑螵蛸、长螵蛸、团螵蛸，黑螵蛸所含酪氨酸、脯氨酸、色氨酸、精氨酸、甘氨酸均高于团螵蛸、长螵蛸。以薄层比色法测定出江苏产的桑螵蛸（未指明属何种）中含有18种游离氨基酸，8种人体必需氨基酸占总游离氨基酸的17.15%[2]。

2. 磷脂

以薄层比色法测定出桑螵蛸（未指明属何种）中含有7种磷脂，其磷脂中以溶血磷脂酰胆碱（LPC）及磷脂酰胆碱（PC）为主，约占总磷脂的78%。对3种桑螵蛸总磷脂含量的比较还发现，相互间差别较大，其中以团螵蛸的总脂、总磷脂、总胆固醇含量最高，含量分别达到6.695%、143.85 mg/100 g和3.866 mg/g，而长螵蛸分别为3.702%、57.5 mg/100 g和2.230 mg/g，黑螵蛸分别为2.45%、84.9 mg/100 g和2.442 mg/g[3]。

3. 醇类

采用色谱法分离虫类中药桑螵蛸的化学成分。结果分离得到4个化合物，其结构鉴定为对羟基苯乙醇、对羟基苯甲醇、3–苯基–1,2丙二醇、胆甾醇，均为首次从该种动物药中分离得到，桑螵蛸内固醇含量较苯环衍生物类物质多[4]。

4. 矿物质元素

3种桑螵蛸均含有5种人体必需的宏量元素钾、磷、钙、钠、镁，含量由高到低依次为钾、磷、钙、钠、镁；含有人体必需的微量元素铁、铜、锌、锰、镍等。黑螵蛸不含钴。

5. 脂肪酸

运用GC–MS法对桑螵蛸中的脂肪酸类成分研究，鉴定出9种脂肪酸（甲酯），分别是顺,顺–9,12–十八碳二烯酸、7–十八碳烯酸、十六烷酸、肉豆蔻酸甲酯、7–十六酸、亚油酸、11–十八碳烯酸、棕榈油酸和二十碳五烯酸[1]。

6. 其他

采用色谱法分离虫类中药桑螵蛸的化学成分。结果分离得到二萜、黄酮等5个化合物，其结构鉴定为7–oxo–15–hydroxydehydroabietic acid、槲皮素、二氢槲皮素、山柰酚、没食子酸，均为首次从该种动物药中分离得到。从桑螵蛸的乙醇提取物正丁醇萃取部分[6]，分离得到9个化合物，分别是酪氨酸、3–氨基哌嗪–2,5–二酮（3–aminopiperazine–2,5–dione）、氰尿酸（cyanuric acid）、尿嘧啶（uracil）、对苯二酚（hydroquinone）、2,2’–联苯二甲酸、胡椒酸（pileric acid）、1–（3,4二羟基苯）–2–乙酰氨基–乙酮、β–谷甾醇（β–sitosterol），均为首次从桑螵蛸中分离得到[1]。

【鉴别研究】**1. 薄层色谱法**

魏署飏等应用薄层色谱法对桑螵蛸散中的桑螵鞘进行定性鉴定，分别吸取对照药材溶液、供试品溶液、阴性对照品溶液各4 μl，点样于同一硅胶G薄层板上，以氯仿–丙酮（9.5：0.5）为展开剂上行展开，取出晾干，喷以25%磷钼酸无水乙醇溶液，在105℃烘至斑点清晰。供试品色谱中，在与对照品色谱相应的位置上，显相同颜色（蓝黑色）斑点。阴性无干扰。具有简便稳定的特点，并且斑点清晰，重现性较好，可以作为本制剂质量控制中的部分参考内容[7]。

2. 桑螵蛸粉末显微鉴定

李翔等对团螵蛸的粉末进行了显微鉴定[8]。

（1）团螵蛸粉末显微特征：粉末浅黄棕色，镜下可见大量大小均一的方晶散在；卵鞘外层碎片不规则形，色泽极浅，似“石细胞”样，周边由断续的半圆形空腔围绕，上缀少量方晶；卵鞘内层碎片不规则形，有的有很多类圆形孔腔，缀有大量方晶，成堆堆积，有的则无类圆形孔腔，只有大量方晶；卵碎片不规则形，上有颗粒状物质。

（2）长螵蛸粉末显微特征：粉末深黄白色，镜下可见大量大小均一的方晶散在；

卵鞘外层碎片不规则形，类白色，上缀少规则形，有的有类方形孔腔；但棱角钝圆，缀有大量方晶，以孔腔边缘较多，有的则无类方形孔腔，只有大量方晶；卵细胞碎片不规则形，有颗粒状物质；还见到由3列方晶排列成的晶束。

（3）黑螵蛸粉末显微特征：粉末黑褐色，镜下可见大量大小不均一的方晶散在；卵鞘外层碎片不规则形，类白色，“石细胞”样，周边由半圆形孔腔连续排列一周，其上方晶甚少；卵鞘内层碎片不规则形，其上有大量类方形孔腔，棱角分明，有大量方晶无规律地缀于其上，在部分孔腔中可见有较大型的簇晶；卵细胞碎片不规则形，有颗粒状物质；可见少量木纤维（可能是黑螵蛸夹有树枝所造成）。

【分子生药】王茜等利用DNA条形码技术，获得了市售桑螵蛸的CO Ⅰ序列，分析了其遗传距离，并构建系统发育树，准确区分了桑螵蛸的种类和原昆虫，证实了大刀螂*Tenodera sinensis*和巨斧螳螂*Hierodula patellifera*分别为团螵蛸和黑螵蛸的基原昆虫，小刀螂*Statilia maculate*和薄翅螳螂*Mantis religiosa*均为长螵蛸的原昆虫[9]。

【炮制研究】桑螵蛸历史上的炮制方法很多，可分为净制、火制和加辅料制三大类。①净制：主要是除去杂质，即取原药材除去杂质，用净水洗净杂质。②火制：有蒸法、炒法、烧、烘等炮制法。③加辅料制：有用麦麸、黄酒、米泔水、蜂蜜、盐水等辅料制法[10]。

1. 盐炙桑螵蛸

运用正交试验设计法，以桑螵蛸中1-（3,4二羟基苯）-2-乙酰氨基-乙酮、酪氨酸的含量为指标，优选桑螵蛸盐炙工艺条件。盐炙桑螵蛸最佳炮制工艺为每100 g药材用30 ml盐水（含2.5 g盐），闷润1 h，100℃（锅底温度）炒10 min，该工艺合理稳定可行，炒制时间是最关键因素[11]。

2. 蒸制桑螵蛸

蒸制桑螵蛸是目前炮制的主要方法。取桑螵蛸除去杂质，用清水洗净泥屑，置蒸制容器内用武火蒸约1 h，晒干或烘干，用时剪碎。经过蒸制，必须将虫卵杀死，否则幼虫孵出，影响药效[12]。

3. 酒制桑螵蛸

取蒸过的净桑螵蛸，用酒喷洒均匀，微润，置锅内用文火加热，炒至微干，取出放凉。每净桑螵蛸100 kg，用黄酒10 kg。贮干燥容器内，密闭，置通风干燥处，防蛀。

【制剂研究】采用HPLC法测定团螵蛸中主要成分酪氨酸含量，其余检查项目参照《中国药典》方法测定。结果表明，团螵蛸的水分6.2%～11.4%，灰分7.22%～8.06%，酸不溶灰分0.19%～0.37%，水浸出物9.45%～11.77%，乙醇浸出物11.41%～13.04%，酪氨酸0.10%～0.31%。根据结果综合分析，制定其质量标准如下为团螵蛸水分不得超过13%，灰分不得超过10%，酸不溶性灰分不得超过1%，水浸出物不得低于9%，乙醇浸出物不得低于11%，酪氨酸含量不得低于0.16%[13]。

【药理作用】1. 常压耐缺氧

团螵蛸、长螵蛸和黑螵蛸70%乙醇提取物，临用前用蒸馏水配成所需浓度的悬浮液，灌胃剂量为9 g/kg、18 g/kg，连续10 d，结果长螵蛸18 g/kg剂量可延长小鼠常压耐缺氧时间。上述样品灌胃给小鼠5 g/kg、10 g/kg，连续8 d，长螵蛸10 g/kg组可延长小鼠游泳时间，表明具有抗疲劳作用[14]。

2. 抗利尿作用

团螵蛸和长螵蛸18 g/kg剂量灌胃，在末次给药后1 h有抗利尿作用。离体实验还发现，桑螵蛸复方制剂缩泉固尿合剂在25 mg/ml（高剂量）时能显著增强家兔尿道括约肌收缩力，并能抑制膀胱平滑肌的自动节律性收缩，同时可使平滑肌松弛，基础张力降低；对氯化钾溶液引起的离体膀胱平滑肌的收缩具有一定的抑制作用[15]。桑螵蛸不同给药组均能改善肾阳虚大鼠的不良症状，表明桑螵蛸生品、盐炒品、蒸品及其虫卵和卵壳都有补肾缩尿的功效，具有一定的抗利尿作用，生品、盐炒品和蒸品对比结果表明，蒸品的抗利尿作用最明显，蒸品卵壳组与蒸品组所含卵壳的质量浓度相同，蒸品卵壳组的功效更为突出，表明在无蒸品虫卵的干扰下，蒸品卵壳能更好地发挥抗利尿作用[16]。

3. 降血糖

用四氧嘧啶致糖尿病小鼠模型，分别观察桑螵蛸及其粗提物对小鼠的血糖、体重、饮水量以及一般状况的影响。结果与模型组相比较，桑螵蛸高、中、低剂量组都能降低四氧嘧啶致糖尿病小鼠的血糖水平（$P<0.01$），改善其“三多一少”的糖尿病症状；桑螵蛸的石油醚提取物、水提物和醇提物均能降低四氧嘧啶致糖尿病小鼠的血糖水平，但石油醚提取物的作用最为显著（$P<0.01$），其次是水提物（$P<0.05$），醇提物的作用最不明显[17]。

4. 增强免疫功能

药品按9 g/kg、18 g/kg剂量灌胃给药，连续14 d，3种桑螵蛸增加小鼠胸腺脏器指数、长螵蛸还能增加脾脏重量指数。同样剂量的团螵蛸和黑螵蛸可增加小鼠睾丸指数，对免疫器官和性器官有增强作用。桑螵蛸纤维中的木质素可使具有吞噬致病细菌和癌细胞的巨噬细胞活动提高2～3倍，从而抑制癌症发生发展[18]。桑螵蛸生品、盐炒品和蒸品在一定浓度范围内对巨噬细胞的增殖和吞噬均有促进作用，并能增强巨噬细胞TNF-α和NO的释放，桑螵蛸生制品还能提高免疫低下小鼠血清中IL-2、IL-4、IgM、IgG的含量，增加小鼠胸腺和脾脏指数，表明桑螵蛸及其炮制品对细胞免疫和体液免疫均有促进作用，能增强机体免疫功能，而生品的作用优于炮制品，盐炒品、蒸品间差异较小[19]。

5. 抗氧化作用

喂高脂饲料大鼠同时灌胃给予桑螵蛸9 g/kg、18 g/kg，连续21 d，长螵蛸和黑螵蛸能明显降低肝中丙二醛（MDA）含量，表明具有抗氧化作用。桑螵蛸生品、盐炒品和蒸品能增加氧化损伤小鼠血清中SOD和GSH-Px的活性，上调SOD蛋白表达水平，降低MDA含量，表明桑螵蛸生制品具有抗氧化作用，生品作用优于盐炒品和蒸品，盐炒品和蒸品无明显差异[19]。

6. 治疗非酒精性脂肪肝

用单味卵鞘灌胃后，复合高脂饲料加四氯化碳致非酒精性脂肪肝模型小鼠在体重、肝指、肝脏生理指标以及一般状况方面的变化，广斧螳卵鞘水提物能够有效缓减非酒精性脂肪肝的病变，具有降低模型小鼠肝脏TC、TG的功效[20]。

7. 毒性研究

桑螵蛸毒性较小，小鼠灌胃能接受的最大浓度（400%）下的最大体积（0.4 ml/10g），1日2次，2次之间间隔2 h，日总剂量为320 g/kg，观察7 d，未见各组动物死亡，各组动物的食欲、体重、外观行为、毛发等均未发现明显异常。处死动物，解剖后肉眼观察主要脏器，亦未发现明显异常，测得其LD50大于320 g/kg[21]。

【现代临床】**1. 治疗糖尿病及相关疾病**

著名中医学家施今墨根据经验总结了治疗糖尿病的常用方法，桑螵蛸是敛精固涩法中的一味常用中药[22]，林兰治疗糖尿病中药组方经验中提到桑螵蛸是通过补肾摄精和益气健脾法降尿糖[23]。用桑螵蛸散加减治疗糖尿病肾病（DN）40例，疗效较好，40例中治愈7例，显效23例，有效8例，无效2例，总有效率95.00%[24]。应用桑螵蛸散加减治疗老年糖尿病性便秘54例，并与莫沙比利治疗52例对照观察，2组治疗1个疗程后及停药后3个月总有效率比较差异均有统计学意义（$P<0.05$），治疗组临床疗效总有效率为90.7%，明显优于对照组的76.9%[25]。

2. 小儿遗尿

桑螵蛸具有固精缩尿、补肾助阳之功效，因此临床上多用来制成桑螵蛸散来治疗小儿遗尿，而且具有相当好的临床效果。桑螵蛸12枚（约8 g，为1次服用量），炒炭存性，研末，用糖水早晚各送服1次，7 d为1个疗程，治疗小儿遗尿23例，显效4例，有效15例，无效4例[26]。用桑螵蛸散合缩泉丸治疗小儿遗尿症80例，经1个疗程治愈40例，2个疗程治愈35例，好转5例，总有效率为100%[27]。临床应用上，桑螵蛸常与其他中药配伍或单独使用治疗小儿遗尿均有较好效果[28]。

3. 治疗尿道综合征

传统桑螵蛸散治疗尿道综合征的临床疗效表明，采用加减桑螵蛸散为基础方（桑螵蛸、煅龙骨、龟甲、党参、当归、菖蒲等）治疗尿道综合征36例，并与西药对照组（地西泮、谷维素）进行对比，结果显示，总有效率为94.4%，而对照组为68.7%[29]。临床应用桑螵蛸散（汤剂）治疗急性尿道综合征37例，用西药谷维素、地西泮治疗急性尿道综合征30例做对照，治疗组37例中，治愈20例，好转15例，无效2例，总有效率为94.6%，对照组30例中，治愈10例，好转12例，无效8例，总有效率为73.3%。经X^2检验两组患者有效率比较，有显著差异（$P<0.05$），提示治疗组疗效优于对照组[30]。

4. 治疗膀胱过度活动症

探讨桑螵蛸散治疗膀胱过度活动症（OAB）的疗效，采用患者主观症状量化，以期更客观地评价症状改善程度。86例患者随机分组治疗结果分析显示，治疗4周后患者平均每次尿量增加、24 h平均排尿次数减少及平均尿失禁次数减少3个参数，组内前后比较统计学差异显著（$P<0.01$），组间前后变化的比较差异均有统计学意义（$P<0.05$），证实桑螵蛸散化裁联合托特罗定可明显改善OAB患者的储尿期症状。但两组患者的主观受益人数和起效时间比较差异均无统计学意义（$P>0.05$）。整个观察中发现可能与两组用药有关的药物不良反应主要为胃肠道反应，但症状均轻微，患者可耐受治疗，且停药后症状消失，显示了中西医结合疗法良好的安全性及耐受性[31]。

5. 其他作用

桑螵蛸入药，有助阳固精、缩尿、通五淋、利小便等功能，可用于男女虚损、滑精遗溺、神经衰弱，女子血闭腰痛、白带过多等[32]。应用桑螵蛸作为主要成分，可治疗多种疾病。如用于治疗阴血亏虚、心肾不交致滑精、遗尿、尿频、健忘等症。利用桑螵蛸加减治疗咳嗽、变异性哮喘、冠心病、高血压等，亦取得良好的疗效[33]。

【编者评述】 桑螵蛸是我国传统昆虫类中药材之一，具有固精缩尿、补肾助阳之功效，临床上多用于小儿遗尿。主要来源于野生，未来还应加强桑螵蛸来源螳螂的饲养研究，早日实现人工规模化饲养，加强药化、药理、制剂、作用机制等方面研究。

参考文献

[1] 叶玉兰，杨会全，程地芸，等．三种桑螵蛸的微量元素分析［J］．中药材，2001，24（8）：554.

[2] 杨会全，程地芸，叶玉兰．三种桑螵蛸的氨基酸含量分析［J］．现代中药研究与实践，1999（3）：16-17.

[3] 许益民，王永珍，吴启南，等．桑螵蛸磷脂及游离氨基酸成分分析［J］．中药材，1989（8）：24-26.

[4] 赵荣国，张洁．三种桑螵蛸脂类成份的比较研究［J］．黑龙江中医药，1992（4）：49-50.

[5] 魏署飏，何江波，晏永明．桑螵蛸化学成分的研究［J］．药学研究，2013，32（5）:257-258.

[6] 李翔．桑螵蛸盐炙工艺与质量标准研究［D］．沈阳：辽宁中医药大学，2010.

[7] 魏署飏，何江波，晏永明．桑螵蛸植物源化学成分的研究［J］．药学研究，2013，32（3）：128-130.

[8] 李翔，贾天柱，姜丽，等．团螵蛸质量标准研究［J］．中成药，2010，32（6）：1076-1078.

[9] 王茜，侯飞侠，王艺璇，等．基于DNA条形码的桑螵蛸基原动物鉴定研究［J］．中国中药杂志，2015，40（20）：3963-3966.

[10]王瑞芳，赵焕娥，王爱莲．桑螵蛸炮制历史沿革及现代研究[J].时珍国医国药，2000，11(11)：1049-1050.

[11] 姜丽，李翔，贾天柱．正交法优选桑螵蛸的盐炙工艺［J］．中成药，2010，32（6）：982-984.

[12] 辛建臣．浅谈几种常用中药的炮制［J］．内蒙古中医药，2006，25（6）：47.

[13] 孙艳，张弦，郭胜伟．桑螵蛸散中桑螵蛸及茯神的薄层色谱鉴别［J］．现代中药研究与实践，2003，17（2）：52.

[14] 谭正怀，雷玉兰，张白嘉，等．桑螵蛸的药理比较研究［J］．中国中药杂志，1997，22(8)：496-499.

[15] 魏亚东．缩泉固尿合剂治疗压力性尿失禁的实验与临床研究［D］．福州：福建中医学院，2003.

[16] 贾坤静，贾天柱．桑螵蛸炮制前后及不同药用部位对肾阳虚多尿大鼠的抗利尿作用比较［J］．中国药房，2016，27（7）：879-882.

[17] 林璐璐，牛长缨，雷朝亮．桑螵蛸及其粗提物对四氧嘧啶糖尿病小鼠的影响［J］．时珍国医国药，2009，20（8）：1901-1903.

[18] 李广勋．中药药理毒理与临床［M］．天津：天津科技翻译公司，1992.

[19] 贾坤静，艾雪，贾天柱，等．桑螵蛸生制品对小鼠免疫功能和抗氧化能力的影响［J］．辽宁中医杂志，2016（12）：2610-2613.

[20] 薛琰，肖思卫，陈祥盛．广斧螳卵鞘水提物对非酒精性脂肪肝小鼠的影响［J］．湖北农业科学，2013，52（15）：3550-3552.

[21] 柯铭清．中草药有效成分理化与药理特性［M］．长沙：湖南科学技术出版社，1982.

[22] 李德珍．施今墨治疗糖尿病探析［J］．中医杂志，2001，42（5）：261-262.

[23] 倪青，董彦敏．林兰治疗糖尿病中药组方经验［J］．中医杂志，2000，41（7）：399-400.

[24] 吴钊．桑螵蛸散加减治疗糖尿病肾病40例［J］．山东中医杂志，2014（3）：192-193.

[25] 仲建刚．桑螵蛸散治疗老年糖尿病性便秘54例临床观察［J］．河北中医，2008，30（5）：484-485.

[26] 杨晓．桑螵蛸炒炭治疗小儿遗尿［J］．中国中药杂志，1986，11（7）：60.

[27] 王素平．桑螵蛸散合缩泉丸治疗小儿遗尿症［J］．天津中医药，2003，20（2）：13.

[28] 葛德燕，陈祥盛．桑螵蛸药用历史与研究进展［J］．山地农业生物学报，2006，25（5）：455-460.

[29] 江惟明．桑螵蛸散治疗尿道综合征36例［J］．陕西中医，2002，23（4）：304.

[30] 孙尧中，史小春．桑螵蛸散治疗急性尿道综合症37例［J］．实用中医内科杂志，2004，18（1）：69-70.

[31] 邱明星，邵继春，熊国兵，等. 桑螵蛸散治疗膀胱过度活动症43例疗效观察［J］. 四川中医，2007，25（8）：75-77.
[32] 朱巽 . 湖南药用昆虫资源的开发利用研究［J］. 湖南林业科技，2001，28（1）：53-55.
[33] 许永铭 . 桑螵蛸散临床新用［J］. 中国民间疗法，2003，11（12）：43.

30 蛇蜕 | Shetui

1 · 329

SERPENTIS PERIOSTRACUM

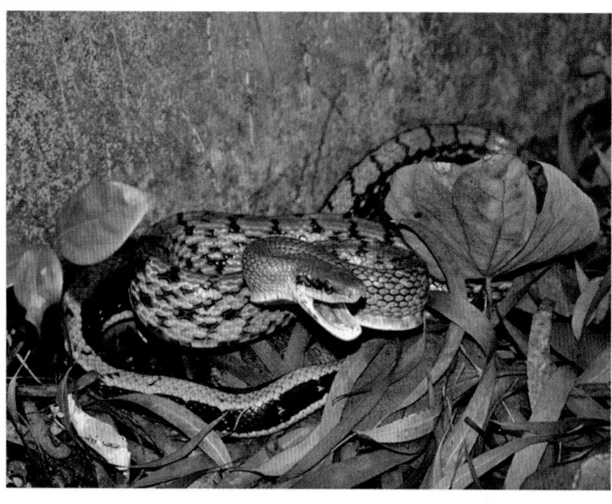

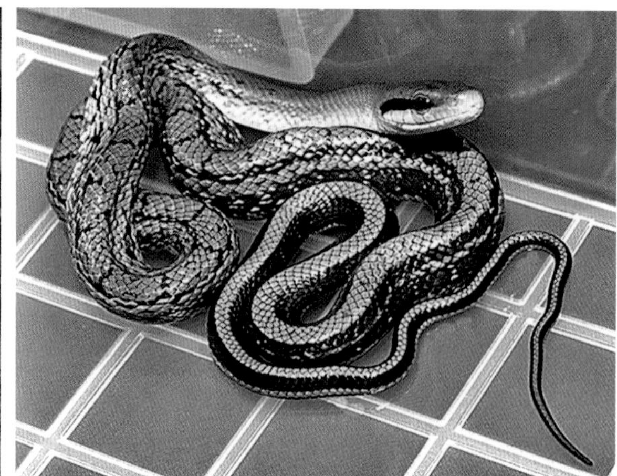

图 2-30-1　黑眉锦蛇

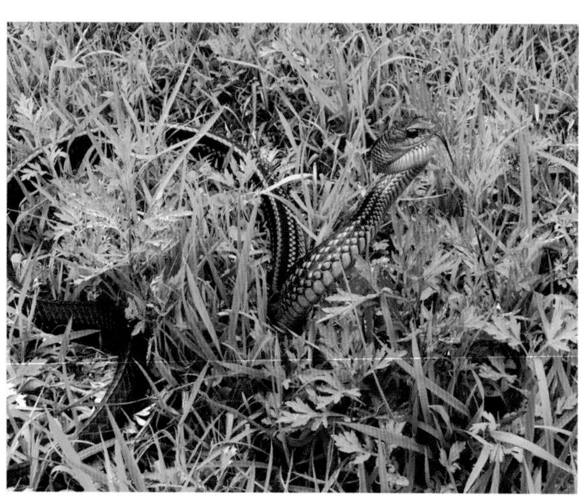

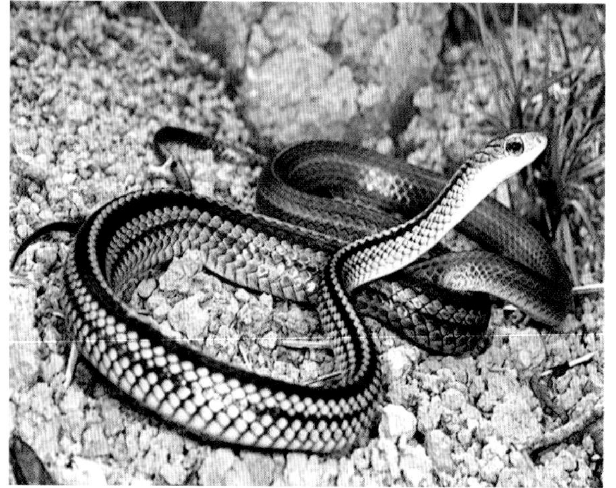

图 2-30-2　乌梢蛇

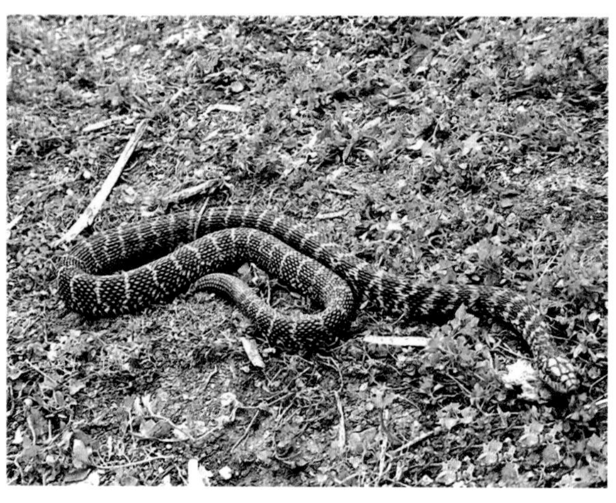

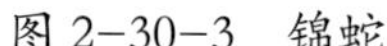

图 2-30-3　锦蛇

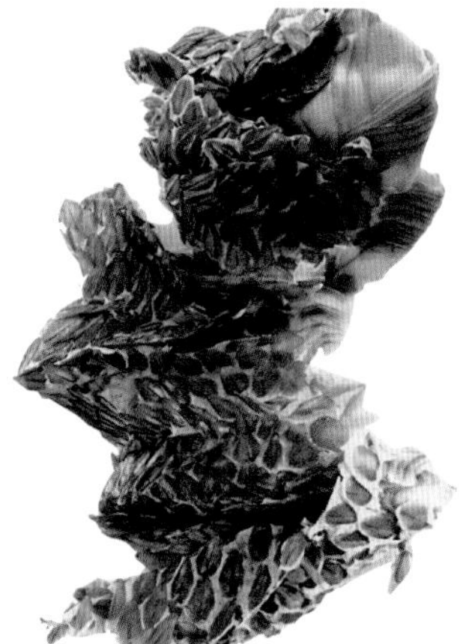

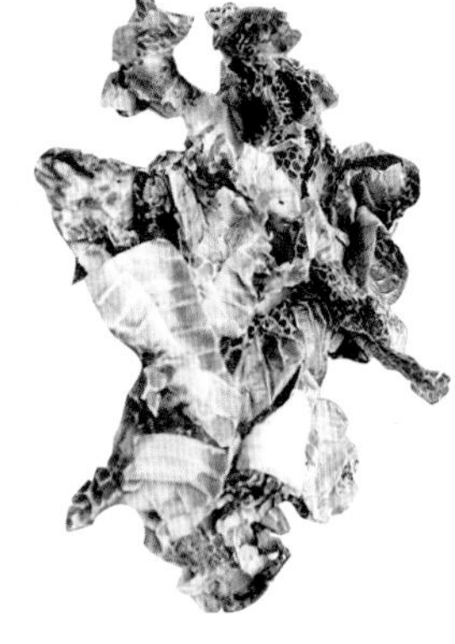

图 2-30-4　蛇蜕

【药典沿革】首载于1963年版一部第257页，分别从来源、鉴别、炮炙、性味、功能、主治、用法与用量、注意、贮藏9个指标对其进行规定，其来源为游蛇科动物黑眉锦蛇*Elaphe taeniurus* Cope、锦蛇*Elaphe carinata* Guenther或乌风蛇*Eaocys dhumnades* Cantor等蜕下的干燥表皮膜。1977年版一部第541页，分别从来源、性状、炮制、性味、功能与主治、用法与用量、贮藏7个指标对其进行规定，将1963年版中“鉴别”项下的内容归于该版的“性状”项中，“鉴别”项内容缺失，更改“炮炙”为“炮制”，合并“功能”“主治”项，用法用量规定修改为“1.5～3 g，研末吞服0.3～0.6 g”。并从该版一部至2020年版一部，规定来源为游蛇科动物黑眉锦蛇*Elphe taeniura* Cope、锦蛇*Elphe carinata*（Guenther）或乌梢蛇*Zaocys dhumnades*（Cantor）等蜕下的干燥表皮膜。1985年版一部第277页、1990年版一部第280页，其规定基本与1997年版相同，只是增补了归经并与性味合并。1995年版一部第277页，在1990年版基础上增加了“检查”项，共计8个指标，用法用量调整为“2～3 g，研末吞服0.3～0.6 g”。2000年版一部第256页、2005年版一部第220页、2010年版一部第296页、2015年版一部第316页、2020年版一部第329页，均与1995年版规定相同。2020年版在饮片下增补“性状”项，其他内容与2015年版基本相同。

【本草考证】始载于《神农本草经》，曰：“蛇蜕，一名龙子单衣，一名弓皮，一名蛇附，一名蛇筋，一名龙皮，一名龙单衣。”又按曰：“《说文》云：它，虫也，从虫而长，象冤，曲垂尾形，或作蛇蜕，蛇蝉所解皮也。《广雅》云：蝮蛸蜕也。”《尔雅》曰：“即蛇皮脱也。”《证类本草》云：“一名龙子衣，一名蛇符，一名龙子皮，一名龙子单衣，一名弓皮。生荆州川谷及田野。”《名医别录》载：“一名龙子皮，生荆州，五月五日、十五日取之良。”《本草经集注》云：“草中不甚见虺、蝮蜕，惟有长者，多是赤蛙、黄颔辈，其皮不可复识，今往往得尔，皆须完全。石上者弥佳，烧之甚疗诸恶疮也。”《雷公炮炙论》载：“勿用青、黄、苍色者，药用白如银色者。”综上形态、习性记述，与今之药材所用蛇蜕基本相符[1-2]。

【药材来源】游蛇科动物黑眉锦蛇*Elaphe taeniura* Cope、锦蛇*Elaphe carinata*（Guenther）或乌梢蛇*Zaocys dhumnades*（Cantor）等蜕下的干燥表皮膜。春末夏初或冬初收集，除去泥沙，干燥。

【性味归经】咸、甘，平。归肝经。

【功能主治】祛风，定惊，退翳，解毒。用于小儿惊风，抽搐痉挛，翳障，喉痹，疔肿，皮肤瘙痒。

【道地主产】江苏、浙江、安徽、江西、福建、湖北、湖南、四川、贵州、重庆、广东、广西、台湾等地。

【化学成分】含铝、钙、氯、铬、铜、铁、钾、镁、锰、钠、镍、磷、硫、硅、钛、锌、钡、铍、钴、锂、钼、铅、锶、钒等多种矿物质元素[3-4]。还含苏氨酸、丝氨酸、谷氨酸、甘氨酸、丙氨酸、胱氨酸、缬氨酸、亮氨酸、酪氨酸、组氨酸、赖氨酸、精氨酸、天冬氨酸、异亮氨酸、甲硫氨酸、脯氨酸及苯丙氨酸等17种氨基酸[5-6]。

【鉴别研究】取本品粉末4 g，加50%乙醇60 ml，水浴回流加热1 h，滤过，滤液蒸干，加甲醇1 ml使溶解，作为供试品溶液。另取甘氨酸对照品加稀乙醇制成每1 ml含0.5 mg的溶液，作为对照品溶液。照薄层色谱法试验，吸取上述2种上层溶液各5 μl，分别点于同一以羧甲基纤维素钠为黏合剂的硅胶G薄层板上，分别以正丁醇-冰醋酸-水（19：5：5）和正丁醇-乙醇-冰醋酸-水（4：1：1：1.5）为展开剂，展开，取出，晾干，喷以茚三酮试液，在105℃加热至斑点显色清晰。供试品色谱中，在与对照品色谱相应的位置上，显相同颜色的斑点[7]。

【药理作用】**1. 抗炎**

蛇蜕对二甲苯致小鼠耳郭肿胀模型、甲醛致小鼠足肿胀模型和醋酸致小鼠腹腔毛细血管通透性增高实验模型等早期炎症反应模型均有明显的抑制作用[8]。

腹腔注射LPS的小鼠炎症模型，给予王锦蛇蛇蜕醇溶性部位和水溶性部位高低剂量组均可显著降低各炎症因子水平，而蛇蜕提取物石油醚部位并不能有效降低各因子水平，因此王锦蛇蛇蜕中抗炎活性成分也主要集中于极性较大的醇溶性和水溶性部位[2]。

2. 抗病毒

蛇蜕可以用于带状疱疹治疗，缩短病程，加快疱疹愈合。将带状疱疹患者随机分成2组，蛇蜕治疗组在使用阿昔洛韦的同时予以蛇蜕适量，炒至微黄后研成末，用植物油调匀后涂抹患处，连续使用3 d。单纯抗病毒组采用前3 d单独予以阿昔洛韦抗病毒治疗，无效者在3 d后再予以蛇蜕外用辅助治疗，同时维持阿昔洛韦治疗，观察疗效。研究发现，3 d疗效高于单纯抗病毒组。蛇蜕组治疗3 d的有效率与单纯抗病毒组6 d的有效率差别无统计学意义[9]。

3. 抗菌

王锦蛇蛇蜕打粉，回流萃取，得到蛇蜕石油醚部位、醇溶性部位和水溶性部位，其中石油醚部位基本上没有抑菌作用，而醇溶性部位对枯草芽孢杆菌、大肠杆菌和铜绿假单胞菌具有一定抑制作用，水溶性部位抑菌作用相对最强，对枯草芽孢杆菌、变形杆菌、大肠杆菌和铜绿假单胞菌都有抑制作用，但对金黄色葡萄球菌、表皮葡萄球菌抑制作用不明显[2]。

【现代临床】**1. 流行性腮腺炎**

陈氏用自制酒制蛇蜕治疗流行性腮腺炎，取得良好效果[10]。徐氏用蛇蜕煎鸡蛋饼治愈单纯性腮腺炎137例，其中106例服蛇蜕煎鸡蛋饼1次即愈，28例服2次即愈[11]。姜氏采用以蛇蜕为主的独特方法治疗流行性腮腺炎患者50例，治疗3 d，显效率为80.0%，治疗组经6 d，治疗显效率达100%[12]。葛氏用蛇蜕治疗流行性腮腺炎68例，取得满意效果，其中1 d治愈35例，2 d治愈24例，3 d治愈9例[13]。

2. 疖肿

王氏采用民间方蛇蜕与土大黄泥外敷治疗急性化脓性炎症——疖肿，疗效满意[14]。

侯氏采用蛇蜕、鸡蛋治疗疖肿，疗效满意[15]。

3. 治疗病毒疾病

王氏利用白颈蚯蚓、土虫砸成糊状，再将蛇蜕焙干研粉，三者混合，调成液体，治疗缠腰火丹（带状疱疹）患者90例，有效率达到100%[16]。

4. 其他

宋氏将全蛇蜕1条缠于2寸（1寸=3.33cm）长细竹上，燃烧后让患者以口鼻吸取其烟味，5 min即可见效而呃止[17]。闫氏将蛇蜕纳入鸡蛋烘烤熟后食用，治疗15例子宫肌瘤患者，3~6个月全部治愈，未见明显不良反应[18]。冯氏用自拟蛇蜕汤治疗精神分裂症10例，取得满意效果[19]。杜氏采用蛇蜕包裹鸡蛋治疗乳腺增生患者210例，痊愈123例，显效79例，无效8例，总有效率为96.2%[20]。郭氏采用中药紫草蛇蜕煎剂外洗治疗89例湿疹患者，痊愈80例，显效8例，无效1例[21]。贺氏在临床实践中发现，蛇蜕在临床皮肤科、眼科、呼吸科、泌尿系统方面、血管炎症等急慢性炎症，尤其是慢性炎症方面均起到一定作用[22]。

【编者评述】药典规定蛇蜕的来源仅为游蛇科动物黑眉锦蛇、锦蛇或乌梢蛇等蜕下的干燥表皮膜，然现代科学研究表明，其他蛇类蛇蜕也含有多种活性成分。蛇蜕基原动物种类、药用成分、作用机制等方面研究还亟待加强，以便系统地诠释蛇蜕入药的品种、机制等科学内涵。

参考文献

[1] 贺保卫．临证用药话蛇蜕[J]．中国中医基础医学杂志，2011，17(10)：1150-1151.

[2] 蓝巧帅，高丽娜，蒋宇飞，等．王锦蛇蛇蜕提取物抗菌、抗炎活性分析[J]．食品安全导刊，2017(3)：79-80.

[3] 孙家美，毛振伟．六种蛇蜕中微量元素的比较[J]．中药材，1992，15(8)：11-13.

[4] 王义权，周开亚．蛇蜕药材的微量元素分析[J]．微量元素与健康研究，1997，14(1)：31-33.

[5] 孙家美，王秀海．六种有毒蛇与无毒蛇的蛇蜕中氨基酸成分的比较研究[J]．时珍国药研究，1991，2(1)：13-15.

[6] 叶红，唐鑫生．乌梢蛇不同生长时期蛇蜕的氨基酸分析[J]．中国中药杂志，2007，32(11)：1091-1092.

[7] 杨九艳，鞠爱华，韩继新．蒙药蛇蜕的质量标准研究[J]．内蒙古医学院学报，2007，29(5)：352-355.

[8] 孙萍，刘艳菲，邸大琳，等．蛇蜕对小鼠早期炎症反应影响的初步研究[J]．中国西部科技，2009，8(17)：51-52.

[9] 崔思芳，张宏，余金明．蛇蜕治疗带状疱疹的初步临床观察［J］．中国中医药，2010，8（20）：35.
[10] 陈寿永，江文桂，钱时来．酒制蛇蜕塞耳治痄腮［J］．浙江中医杂志，1996（3）：134.
[11] 徐胜美，泮中其，王杏仙．蛇蜕煎鸡蛋饼治疗流行性腮腺炎 137 例［J］．中国民族民间医药杂志，1995（2）：35.
[12] 姜明，宋迎训，迟武．蛇蜕为主治疗流行性腮腺炎疗效观察［J］．蛇志，2002，14（1）：52-53.
[13] 葛文敏，于方英．蛇蜕治疗流行性腮腺炎 68 例［J］．现代中西医结合杂志，2001，10（19）：1887.
[14] 王晓明，邵斌．蛇蜕与土大黄泥外敷治疗疖肿［J］．中国民间疗法，2006，14（7）：27.
[15] 侯英芳，于芳英．蛇蜕治疗疖肿［J］．中国民间疗法，2004，12（12）：15.
[16] 王正苹．民间验方蛇蜕液治疗缠腰火丹 90 例［J］．中国民族民间医药，2002（58）：283.
[17] 宋林，林乐福．单味蛇蜕治疗呃逆［J］．中国民间疗法，2003，11（3）：63.
[18] 闫德祺，闫英选，孙朝阳，等．蛇蜕鸡蛋饮食疗法治疗子宫肌瘤 15 例［J］．中国民间疗法，2013，21（11）：90.
[19] 冯继申，刘清枝．蜕汤治疗精神分裂症［J］．四川中医，1993（2）：27.
[20] 杜连华．蛇蜕治疗乳腺增生 210 例［J］．中国民间疗法，1997（2）：35-36.
[21] 郭文杰．紫草蛇蜕煎剂外洗治疗湿疹 89 例［J］．湖南中医杂志，2001，17（3）：41.
[22] 贺保卫．临证用药话蛇蜕［J］．中国中医基础医学杂志，2011，17（10）：1150-1151.

31 猪胆粉 | Zhudanfen

1 · 332

SUIS FELLIS PULVIS

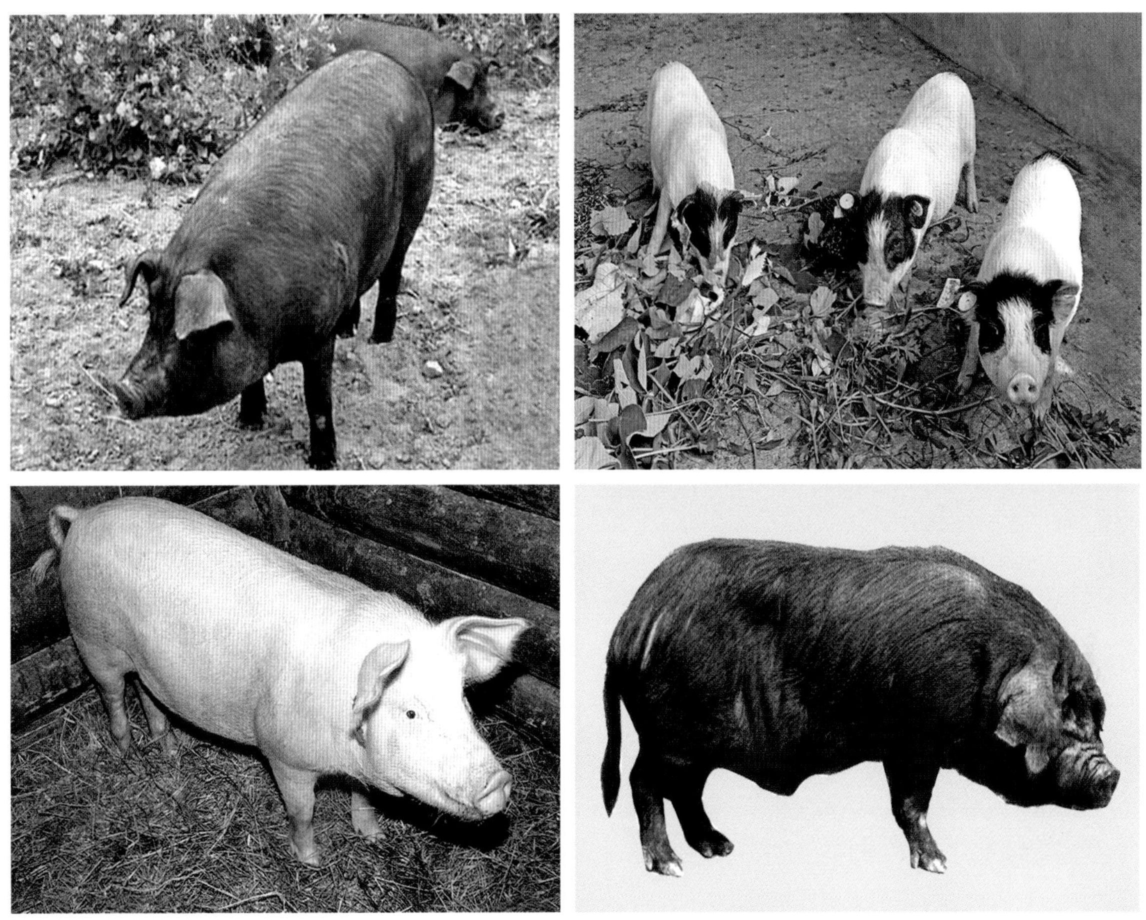

图 2-31-1 猪

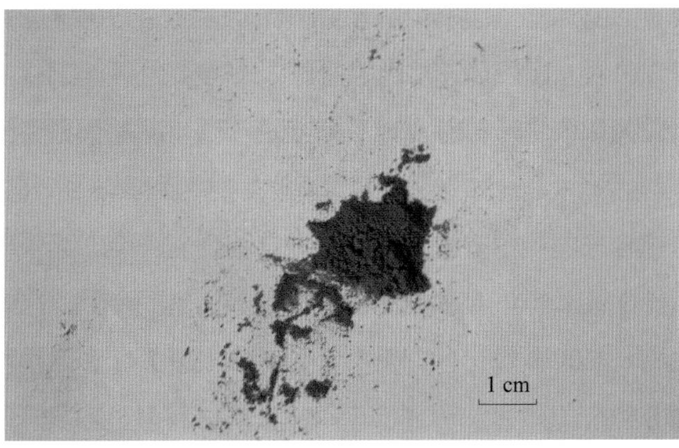

图 2-31-2 猪胆粉

【药典沿革】 首载于2000年版一部第259页，分别从来源、制法、性状、鉴别、检查、含量测定、性味与归经、功能与主治、用法与用量、贮藏10个指标对其进行规定，其来源为猪科动物猪*Sus scrofa domestica* Brisson胆汁的干燥品。2005年版一部第222页、

2010年版一部第299页，其规定与2000年版相同。2010年版第一增补本第118页与2010年版一部第299页规定基本相同，只是在“含量与测定”指标中增加了“色谱条件与系统适用性”“对照品溶液的制备”“供试品溶液的制备”“测定法”等内容，并将“含猪去氧胆酸（$C_{24}H_{40}O_4$）不得少于16.0%”改为“含牛磺猪去氧胆酸（$C_{26}H_{45}O_6NS$）不得少于2.0%”。2015年版一部第319页、2020年版一部第332页与2010年版第一增补本规定内容相同。

【本草考证】 始载于《名医别录》，曰：“微寒，疗伤寒、热渴。”《本草纲目》载：“方家用猪胆，取其寒能胜热，滑能润燥，苦能入心，又能祛肝胆之火也。”

【药材来源】 猪科动物猪*Sus scrofa domestica* Brisson胆汁的干燥品。实施安死术后，取猪胆囊，取猪胆汁，滤过，干燥，粉碎。

【性味归经】 苦，寒。归肝、胆、肺、大肠经。

【功能主治】 清热润燥，止咳平喘，解毒。用于顿咳，哮喘，热病燥渴，目赤，喉痹，黄疸，泄泻，痢疾，便秘，痈疮肿毒。

【道地主产】 全国均产。

【资源研究】 家猪品种多达150多种，为杂食性家畜，繁殖力强，全国各地均有饲养。

【化学成分】 主含胆汁酸、胆色素、蛋白和脂类等成分[1]。胆汁酸类是其主要活性成分，分别为猪胆酸、猪去氧胆酸、鹅去氧胆酸、牛磺猪去氧胆酸、牛磺鹅去氧胆酸、甘氨猪去氧胆酸和甘氨鹅去氧胆酸。

【鉴别研究】 运用HPLC-ELSD法测定猪胆粉中主要胆汁酸类成分甘氨猪去氧胆酸和甘氨鹅去氧胆酸，采用SB-C_{18}色谱柱（4.6 mm × 250 mm，5 μm），柱温为40℃，流动相为0.2%甲酸水溶液-乙腈，梯度洗脱，流速1.0 ml/min；ELSD漂移管温度为110℃，氮气流量为2.8 L/h，增益为1。结果表明，有2批样品未检出甘氨猪去氧胆酸和甘氨鹅去氧胆酸，另外20批样品的甘氨猪去氧胆酸和甘氨鹅去氧胆酸的含量分别在6.4% ~ 36.5%和4.5% ~ 27.0%。该法适合从定性和定量的角度对猪胆粉进行质量评价与控制[1]。

HPLC-UV法测定猪胆粉中牛磺猪去氧胆酸和甘氨猪去氧胆酸的含有量。Kromasil C_{18}色谱柱（4.6 mm × 250 mm，5 μm）分析，流动相乙腈-0.03 mol/L磷酸二氢钠，梯度洗脱，体积流量1 ml/min，柱温25℃，检测波长200 nm，结果显示，牛磺猪去氧胆酸和甘氨猪去氧胆酸分别在0.0877 ~ 4.3849 μg（r=1.0000）、0.2578 ~ 8.5946 μg（r=1.0000）范围内呈良好的线性关系，平均加样回收率在95% ~ 105%，RSD均小于3%，该方法简单可靠，适用于猪胆粉的质量控制[2]。

应用Lichrospher色谱柱，以乙腈-0.001 mol/L KH_2PO_4溶液为流动相，梯度洗脱（0 ~ 20 min，乙腈20% ~ 30%；20 ~ 40 min，乙腈30% ~ 40%；40 ~ 70 min，乙腈40% ~ 50%），流速为1.0 ml/min；柱温30℃，DAD检测器，检测波长为210 nm，结果显示，通过分析10批样品，确定了15个共有峰，建立了猪胆粉的HPLC指纹特征图谱，该方法简便易行，结果可靠，可作为猪胆粉质量评价的依据之一[3]。

【药理作用】**1. 镇咳、平喘**

猪胆汁可抑制咳嗽中枢的兴奋性。对二氧化硫诱发咳嗽的小鼠镇咳实验中，发现胆汁酸有延长引咳潜伏期和减少单位时间内咳嗽次数的效果[4]。胆汁酸是中枢阿片受体的激动剂，通过激动阿片受体，再通过G蛋白偶联机制以抑制AC，从而抑制钙离子内流，促进钾离子外流，致使突触后膜超极化抑制有关咳嗽神经发射中的信号传递以引起到镇咳作用[5]。

2. 抗炎、抗过敏

猪胆汁能提高机体的抗炎能力，猪胆中有效成分甘氨猪胆酸具有抑制性神经递质、调节细胞免疫和抗炎作用。马氏等在对清开灵注射液中胆酸和猪去氧胆酸的药动学研究中提到猪去氧胆酸有抑菌消炎的作用[6]。猪胆汁中主要成分胆汁酸对组胺及乙酰胆碱性休克具有抗过敏性休克作用。索氏等针对卵蛋白（OA）致敏豚鼠离体回肠肌过敏性收缩反应、大鼠被动皮肤过敏反应（PAC）和2,4-二硝基氯苯所致小鼠耳郭皮肤迟发型超敏反应的试验，研究发现藿胆方中所含猪胆成分对卵蛋白致敏豚鼠离体回肠平滑肌具有快速抑制过敏性收缩作用，对大鼠被动皮肤过敏反应具有明显的抑制作用，对2,4-二硝基氯苯所致小鼠耳郭皮肤迟发型超敏反应有明显的抑制作用，表明猪胆汁有显著的抗过敏作用[7]。

3. 抗病原微生物

猪胆粉、猪胆汁酸及其盐类对多种细菌均具有不同程度的抑菌作用。胆汁酸盐可通过其降低表面张力作用，使菌体细胞膜破坏而裂解菌体，从而干扰细菌生长。猪胆粉对呼吸道常见细菌具有一定的抑制作用，尤其对肺炎链球菌和流感杆菌较为敏感[8]。猪胆粉对甲型和乙型溶血性链球菌、金黄色葡萄球菌、卡他球菌、痢疾杆菌和沙门杆菌等也有不同程度的抑菌作用。猪胆汁乙醇提取物对大肠杆菌、肺炎球菌等生长有明显抑制作用[9]。猪胆汁中的牛磺酸对病毒、支原体和细菌有杀灭和抑制作用[10]。

4. 抗肿瘤

陈氏等的研究发现甘氨鹅去氧胆酸对人肝癌细胞的增殖有抑制作用，并能诱导肝癌细胞株凋亡[11]。猪胆汁酸钠能明显抑制人早幼粒白血病细胞系HL-60的增殖。

【现代临床】**1. 百日咳**

荆氏在治疗67例百日咳患者时发现，采用在睡前1～2 h根据患儿不同年龄0.5～2 ml猪胆汁与10 ml生理盐水混合灌肠，连续5 d，治疗组67例中，痊愈34例，有效28例，无效5例，总有效率为92.5%收到满意效果[12]。孟氏等治疗小儿百日咳40例，根据患儿体重予适量红霉素、维生素K_1加入5%葡萄糖液中静脉滴注，同时使用猪胆百部膏（由鲜猪胆汁、百部粉、蜂蜜制成）5 d为1个疗程，经1～3个疗程全部患儿咳嗽完全消失而病愈[13]。

2. 粘连性肠梗阻

宋氏等用猪胆合剂灌肠配合西药治疗粘连性肠梗阻患者，将68例患者随机平分为治疗组和对照组，治疗组用猪胆合剂灌肠配合西药治疗，对照组用大承气汤灌肠配合西药治疗，治疗组总有效率为88.124%对照组总有效率为58.182%，可见猪胆合剂灌肠配合西药治疗粘连性肠梗阻疗效显著[14]。罗氏治疗粘连性肠梗阻64例，取鲜猪胆囊1枚煎取100 ml灌肠，同时配合禁饮食、胃肠减压、输液等治疗，后根据病情再用党参、陈皮、赤芍等中药煎液灌肠，结果经1次灌肠症状即消失，肠功能恢复，腹透气液平面消失，大小便正常进食无不适者20例，总有效率97%[15]。

3. 念珠菌性阴道炎

赵氏等选择念珠菌性阴道炎患者547例，其中治疗组274例用新鲜猪胆汁均匀涂擦外阴阴道，每晚1次；对照组273例以达克宁栓1粒每晚阴道深部放置，治疗结束镜检阴道分泌物真菌阴性为治愈，2组平均治愈用药时间分别为（10 ± 2.95）d和（15 ± 3.68）d，复发人数分别为18人和37人，治愈率分别为93.4%和86.4%，2组共55例复发病人，给予猪胆汁治疗后再次获效[16]。王氏等用猪胆汁联合制霉菌素粉联合治疗念珠菌性阴道炎，在应用猪胆汁联合制霉菌素粉治疗的 110例（联合用药组）患者中，初诊99例，阴道分泌物用10%氢氧化钾溶液悬滴法直接镜检，未见念珠菌芽孢和假菌丝，复发11例，症状、体征消失或明显好转，但阴道分泌物镜检仍见念珠菌芽孢和假菌丝，治愈率为90%[17]。

4. 急性传染性肝炎

刘氏取鲜猪胆汁烘干研粉装胶囊，治疗急性传染性肝炎，用量以黄疸指数为依据，若在10～40 mg/dl者每次3 g，在41～70 mg/dl者每次4 g，在71～100 mg/dl者每次5 g，均每日3次口服，服药3 d后症状改善，黄疸指数在1～2周内恢复正常，疗程11～25 d[18]。

5. 结膜干燥，压疮，各种痔

赵氏在治疗35例实质性结膜干燥症患者时，给予鲜猪胆汁配置的滴眼液治疗，患者症状明显改善，泪液分泌量明显增加[19]。张氏用自制猪胆汁药液治疗压疮，收到佳效20例患者，清洗创面后直接涂猪胆汁药液，15 d内新生肉芽组织全部长全的患者11例，创面完全愈合，治愈率62.5%，显效率25%，有效率12.5%，总有效率为100%[20]。侯氏等选择内痔、混合痔、外痔患者共50例，用新鲜猪胆汁、冰片、盐酸小檗碱和95%乙醇制成药液，每日早晚涂擦患处，7～10 d为1个疗程，结果治疗后随访10年以上未复发者2例，5年以上未复发者27例，1年以上未复发者49例[21]。

【编者评述】 猪胆粉作为一味传统中药，资源丰富，临床应用广泛，疗效明确。所含胆汁酸类物质被认为是猪胆粉活性成分。未来还应加强含猪胆（粉）经典方之化学、药效学、药代动力学、作用机制等系统研究。

参考文献

[1] 袁帅，赵文静，旺建伟．猪胆的药理作用和临床应用研究进展［J］．中医药学报，2014（3）：166-168.

[2] 谭春梅，陆静娴，王征南．HPLC 法测定猪胆粉中的牛磺猪去氧胆酸和甘氨猪去氧胆酸［J］．中成药，2016，38（1）：122-125.

[3] 邹纯才，鄢海燕．猪胆粉 HPLC 指纹特征研究［J］．皖南医学院学报，2012，31（5）：13-15.

[4] 斯琴．牛磺酸鹅去氧胆酸的提取及其药理作用研究［D］．呼和浩特：内蒙古农业大学，2002.

[5] 蔡顺彬．胆汁酸的镇咳机制及药理研究［J］．中国药物经济学，2013（1）：37-38.

[6] 马丽杰，张述禹，荀雅书，等．清开灵注射液中胆酸和猪去氧胆酸的药动学研究［J］．内蒙古医科大学学报，2004，26（3）：175-178.

[7] 索娟，冼彦芳，黄晓丹，等．精制藿胆方抗过敏药理作用研究［J］．中国实验方剂学杂志，2007，13（9）：47-49.

[8] 何姣．猪胆粉中结合型胆甾酸的化学成分及生物活性研究［D］．西安：西北大学，2012.

[9] 陈百泉，杜钢军，许启泰，等．猪胆汁乙醇提取物对消化系统的影响［J］．中药材，2002，18（9）：655-656.

[10] 刘明强．TCDCA 对佐剂性关节炎模型大鼠的治疗作用及其作用机制研究［D］．呼和浩特：内蒙古农业大学，2012.

[11] 陈江．甘氨脱氧胆酸钠诱导肝癌 SMMC7721 细胞凋亡机制研究［D］．重庆：重庆医科大学，2006.

[12] 荆向荣．猪胆汁保留灌肠治疗百日咳 67 例［J］．浙江中医杂志，1997，2：84.

[13] 孟桂平，孟桂莲．中西医结合治疗小儿百日咳 40 例［J］．中国民间疗法，2000，8（12）：10-11.

[14] 宋易华，贾利辉，郝景坤，等．猪胆合剂灌肠配合西药治疗粘连性肠梗阻 34 例［J］．四川中医，2006，24（6）：61.

[15] 罗雄．中药加猪胆汁煎液灌肠治疗粘连性肠梗阻 64 例临床分析［J］．吉林医学，2011，32（29）：6142-6143.

[16] 赵翠华，代振英．猪胆汁治疗念珠菌阴道炎临床探讨［J］．中国社区医学，2004：64-65.

[17] 王少芳，代振英．猪胆汁与制霉菌素粉联合治疗念珠菌性外阴阴道炎［J］．中国基层医药，2004，11（11）：1367.

[18] 刘宏进．猪胆汁的几种妙用［J］．中国民间疗法，2011，19（2）：32.

[19] 赵丽．鲜猪胆汁治疗实质性结膜干燥症 35 例［J］．河北中医，2010，32（6）：900.

[20] 张为朵．自制猪胆汁药液治疗压疮的护理［J］．齐鲁护理杂志，2006，12（15）：1441-1442.

[21] 侯爱荣，邹爱玲，于淑花．猪胆汁与冰片加盐酸小檗碱局部用药治疗痔50例疗效分析［J］．中成药，2004，26（8）：24-25.

32 鹿 角 | Lujiao

1 · 335

CERVI CORNU

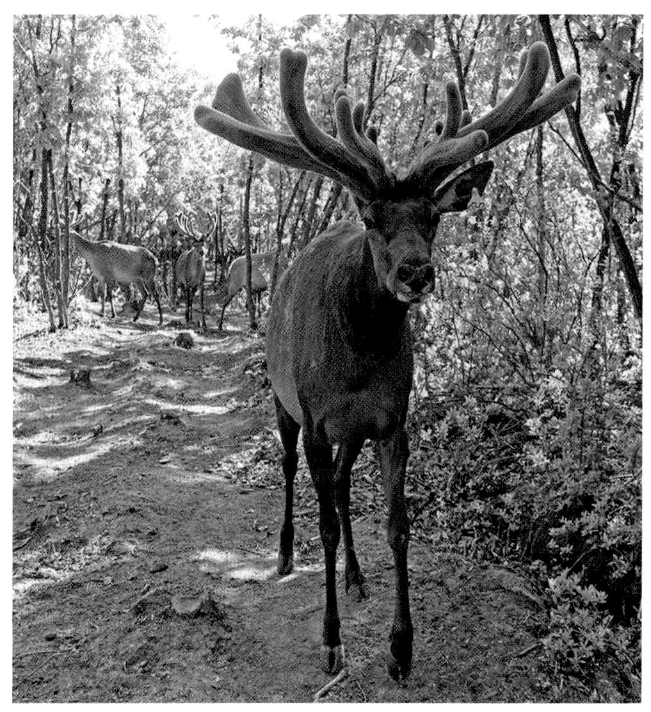
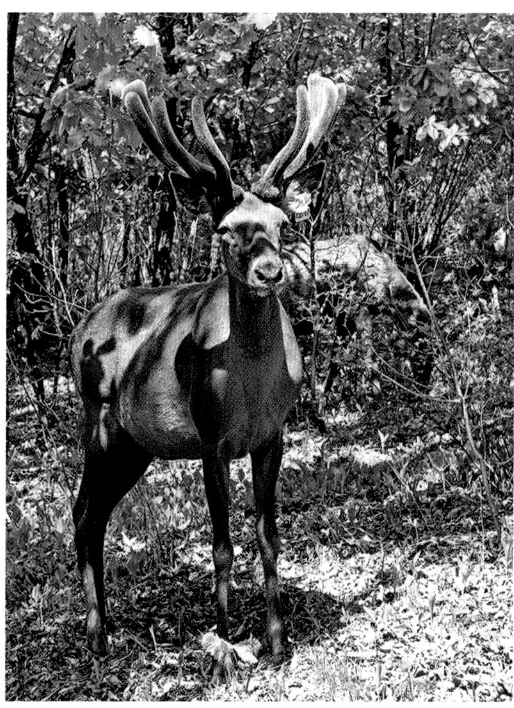

图 2-32-1 马鹿

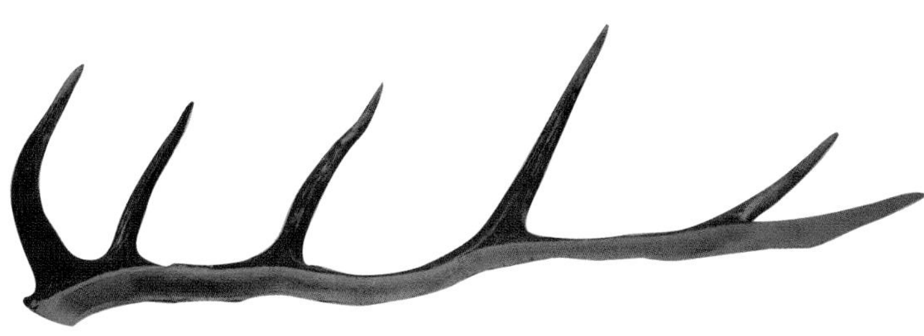
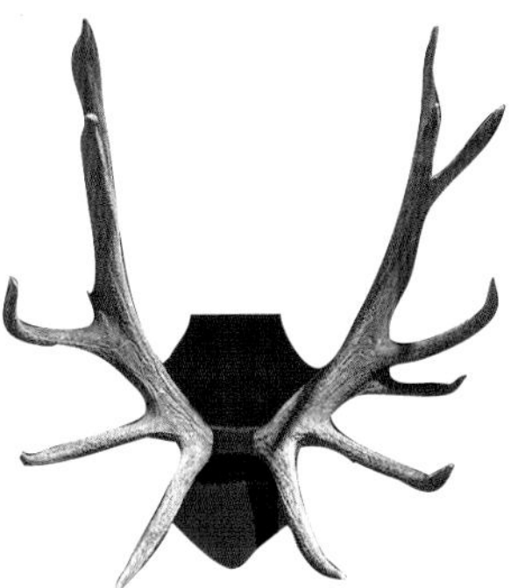

图 2-32-2 鹿角药材（马鹿角）

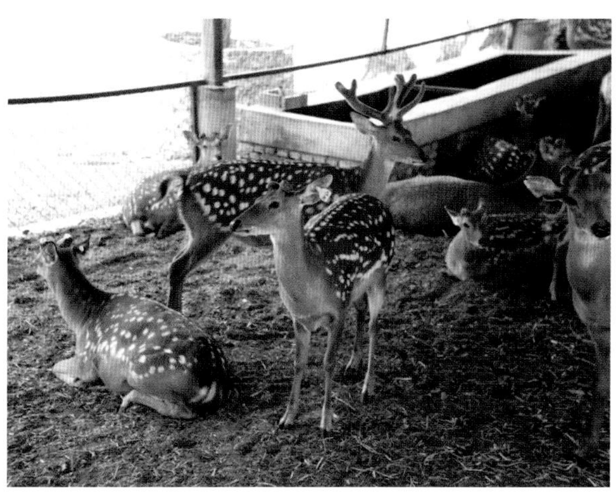

图 2-32-3 梅花鹿

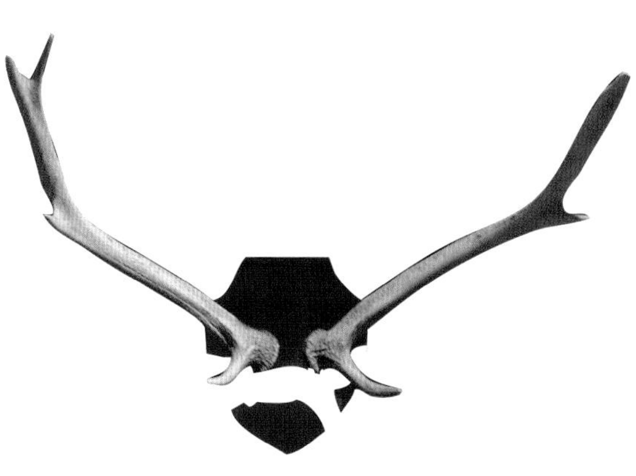

图 2-32-4 鹿角药材（梅花鹿角）

【药典沿革】首载于1963年版一部第248页，分别从来源、鉴别、炮炙、性味、功能、主治、用法与用量、贮藏8个指标对其进行规定，其来源为鹿科动物梅花鹿*Cervus nippon* Temminck或马鹿*Cervus elaphus* L.的雄鹿已成长骨化的角。1977年版一部第555页，分别从来源、性状、炮制、性味、功能与主治、用法与用量、贮藏和制剂8个指标对其进行规定。将1963年版中“鉴别”项下内容归于该版的“性状”项中，“鉴别”项内容缺失，“炮炙”改为了“炮制”，合并了“功能”“主治”项，增加了“制剂”项，修改其来源为鹿科动物马鹿*Cervus elaphus* L.已成长骨化的角，并对各项指标进行了细化与提升。1985年版一部第282页，在1977年版基础上，规定来源为鹿科动物马鹿*Cervus elaphus* Linnaeus或梅花鹿*Cervus nippon* Temminck已骨化的角或锯茸后翌年春季脱落的角基，“性状”项增加了“鹿角脱盘”性状特征内容，调整了“功能与主治”项，增补了归经并与性味合并。1990年版一部第285页与1985年版规定相同。1995年版一部第282页，在1990年版基础上增补了“浸出物”指标。2000年版一部第263页与1995年版规定相同。2005年版一部第225页，在2000年版基础上删除了“制剂”指标。2010年版一部第302页、2015年版一部第321页、2020年版一部第335页，在2005年版基础上，增加了“浸出物”规定，并另列“饮片”，将“炮制”“性味与归经”“功能与主治”“用法与用量”“贮藏”移至“饮片”下，共计8个指标，并对各指标有所修订和提升。

【本草考证】始载于《神农本草经》，列为中品，曰：“角，主恶疮、痈肿，逐邪恶气，留血在阴中。”《别录》曰：“味咸，微温，无毒。”《本草分经》曰：“咸温，熬胶炼霜，功专滋补，强骨生精血，能通督脉，生用散热、行血、辟邪，能逐阴中邪气恶血。”《本草纲目·兽部第五十一卷·兽二·鹿》曰：“鹿角，生用则散热行血，消肿辟邪；熟用则益肾补虚，强精活血；炼霜熬膏，则专于滋补矣。”《本草经疏》曰：“鹿角，生角则味咸气温，惟散热、行血消肿、辟恶气而已。咸能入血软坚，温能通行散邪，故主恶疮痈肿，逐邪恶气，及留血在阴中，少腹血结痛，折伤恶血等证也。肝肾虚，则为腰脊痛，咸温入肾补肝，故主腰脊痛。气属阳，补阳故又能益气也。”《食疗本草》曰：“主痈疽疮肿，除恶血。……错为屑，以白蜜腌浸之，微火熬令小变色，曝干，捣筛令细，以酒服之。”记载了其性味功效及炮制方法。

《神农本草经辑注》曰：“温，无毒，七月采，杜仲为之使。”《本草纲目》曰：“鹿处处山林中有之，马身羊尾，头侧而长，高脚而行速，牡者有角，夏至则解，大如小马，黄质白斑，俗称马鹿。”《雷公炮炙论》曰：“鹿角使之，胜如麋角，其角要黄色紧重尖好者。”记录了鹿角的性状特征、质量及采收时令。

值得关注的是，考查古代本草，记录描述的来源动物形态基本与现今的梅花鹿相似，而未查到马鹿形态描述记录，《本草纲目》中虽然提及“马鹿”称谓，但其形态描述更近似于梅花鹿。有关调查认为，马鹿角可能是临床实践证明其与梅花鹿角疗效相同后才开始作为正品使用的，应用历史至少两三百年。

【药材来源】 鹿科动物马鹿*Cervus elaphus* Linnaeus或梅花鹿*Cervus nippon* Temminck已骨化的角或锯茸后翌年春季脱落的角基，分别习称“马鹿角”“梅花鹿角”“ 鹿角脱盘”。多于春季拾取，除去泥沙，风干。

【性味归经】 咸，温。归肝、肾经。

【功能主治】 温肾阳，强筋骨，行血消肿。用于阳痿遗精，腰脊冷痛，阴疽疮疡，乳痈初起，瘀血肿痛。

【道地主产】 吉林、辽宁、黑龙江、新疆、青海等。

【资源研究】 **1.品种**

鹿科动物马鹿、梅花鹿。

（1）梅花鹿：别名花鹿，隶属于偶蹄目鹿科鹿属，英文名Sika deer。我国境内野生梅花鹿有6个亚种。东北亚种（*Cervus nippon hortulorum*）分布在东北林区及毗邻的朝鲜半岛和西伯利亚东部；山西亚种（*Cervus nippon grassianus*）生活在山西北部；河北亚种（*Cervus nippon manidarnius*）见于河北；为华南亚种（*Cervus nippon pseudaxis*）分布于华南地区；台湾亚种（*Cervus nippon taiounus*）和四川亚种（*Cervus nippon sichuanicus*）分布在台湾中部高地和四川阿坝州。现饲养大多为东北亚种。

梅花鹿体长150 cm左右，肩高约100 cm。成年雄鹿重150 kg左右，成年雌鹿100～120 kg。雄鹿长角，鹿角分4个叉，偶尔有分5个叉。耳大直立，颈细长。眼眶下有1个非常明显的眶下腺。四肢修长，体型矫健，尾巴很短。毛色的基调为黄褐色，背中线黑色，腹面白色，臀部生有白色斑块，尾棕黄色或黑棕色。全身有明显的白色斑点，体背斑点排成两行，体侧斑点自然散布，状似梅花，故名“梅花鹿”。雄鹿颈部有卷曲鬣毛。每年换2次毛，夏毛薄、无绒毛；冬毛厚密[1]。

（2）马鹿：又称红鹿，赤鹿，隶属于哺乳动物纲偶蹄目反刍亚目鹿科鹿属，北方草原型动物。马鹿出现较晚，和梅花鹿关系较近，一般认为是由梅花鹿进化而来，野生情况下可以进行交配。马鹿广泛分布于北半球，全世界的马鹿分为22个亚种[2]，中国马鹿有7～9个亚种，主要分布于东北林区，宁夏贺兰山、新疆北部、甘肃、青海、四川、西藏东部等地。现饲养大多为东北马鹿、天山马鹿。而甘肃马鹿亚种、四川亚种趋灭绝。

东北马鹿又称黄臀赤鹿，野生种源主要分布在长白山脉、完达山麓及大兴安岭、小兴安岭地区。以内蒙古和黑龙江省分布较多。东北马鹿属大型的茸用鹿，其茸角分生点较低，双门桩（单门桩率很低），眉、冰枝的间距很近，主干和眉枝较短，茸质较瓷实，茸毛为黑褐色。成角最多可分5～6叉。

天山马鹿俗称青皮马鹿，是指新疆天山以北（除阿勒泰地区）的马鹿，生活在海拔150～300 m森林草原地带。其产茸性能为所有马鹿最高，其体型较东北马鹿短粗，胸深、腹围都较大。其茸主干及各分枝较粗长，除眉、冰枝外，其余各枝间距较大，茸毛较东北马鹿粗长，呈灰色，成角多为6叉。

2. 饲养管理

我国饲养梅花鹿和马鹿主要集中在吉林、辽宁、黑龙江、内蒙古、新疆等地，以圈养为主，部分地方也放牧补饲[3]。野生鹿以蒿草、灌木、幼嫩枝叶、落叶和苔藓等为食，家养鹿饲料由精饲料和粗饲料两大部分构成。精料由玉米、豆饼、麦麸等配制而成，价格较高；粗饲料主要由青绿树叶、幼嫩树枝、牧草、青贮、干草和作物稻秆等组成。雄鹿生茸前期，应给予优质蛋白质；生茸期的日粮应高能量、高蛋白，补充钙、磷，矿物质，保证饮水充足；雄鹿配种期，应给予维生素、多汁和幼嫩青绿等饲料[4]。

3. 资源保护

梅花鹿为国家一级重点保护野生动物，马鹿为国家二级重点保护野生动物。目前2种鹿人工养殖均已获得成功，但单纯追求经济效益，育种单一，缺乏对原种的保护措施，已造成部分鹿种质资源下降。应利用繁殖控制技术、胚胎生物工程技术，对其进行抢救性保护，并建立抢救性保护基因库；开展细胞遗传（染色体、核型）、生化遗传（血液蛋白）、分子遗传（DNA指纹）与识别、血统鉴定和分类，特定基因定位、筛选、克降和种内转基因等技术研究[5]。

【化学成分】 主含蛋白多肽类、甾体类、多糖类、脂类、胶质类及无机元素。

1. 氨基酸、蛋白多肽类物质

张德昌等测定梅花鹿角和马鹿角中含17种氨基酸，总量分别为30.32%、36.44%，必需氨基酸总量分别为6.66%、8.51%，其中胱氨酸含量分别为0.51%、0.52%[6]。王艳梅在研究中发现梅花鹿角中含有人体无法合成的牛磺酸。张宝香等测定鹿角盘中含有16种氨基酸，其中色氨酸、赖氨酸、组氨酸、精氨酸为碱性氨基酸，总含量为231 mg/g，以赖氨酸含量最高；其余12种氨基酸为酸性和中性氨基酸，总含量为242.17 mg/g，以甘氨酸含量最高[7]。王静竹等测定了梅花鹿角和马鹿角最外层、中层和内层中的氨基酸含量，结果表明最外层所含氨基酸量高达80.7%，高于相应鹿茸的特级、一级蜡片。

鹿角盘中粗蛋白含量约为32.8%，水溶性蛋白质含量为8.29%[8]，水溶性蛋白质分子量范围为110～10 kDa。鹿角盘蛋白质多为酸性蛋白质[9]。邱芳萍等测得2种鹿角盘蛋白APPA和APPB，APPA 主要成分为大分子蛋白混合物，APPB的分子量范围为20.1～30.1 kDa[10]。马鹿鹿角盘中的胶原蛋白实验确定为Ⅰ型胶原蛋白，分子量大小为105～220 kDa[11]。鹿角盘胶体物质经过透析超滤分离出具有活性由16种氨基酸组成的小分子多肽。

2. 无机元素

鹿角及鹿角盘含有丰富的必需宏量元素钙、镁、磷，亦有钾、铁、锰、锌、铝、锶、钡等微量元素及痕量元素，鹿角盘中钙、磷含量相对较高，与骨化特征相一致[12-13]。

3. 甾体类激素

包括孕酮、雌二醇、睾酮、垂体泌乳素等性激素[14-15]。

4. 多糖和神经节苷

包括总糖、还原糖、可溶性糖[16]。

5. 脂类

鹿角盘中可测出少量粗脂肪、游离脂肪酸、磷脂。

【鉴别研究】 **1. 成分鉴别**

（1）水溶性蛋白Native-PAGE分析：采用非变性聚丙烯酰胺凝胶电泳（Native-PAGE）可区分正品鹿角与混淆品，花鹿茸、马鹿茸、梅花鹿角和马鹿角均具有4条特征谱带，而混淆品狍子角、坡鹿角、驯鹿角和驼鹿角具有1条特征谱带。但Native-PAGE法无法将正品鹿茸与鹿角进行区分。采用十二烷基硫酸钠-聚丙烯酰胺凝胶电泳（SDS-PAGE）可进一步明确区分正品鹿茸与鹿角，花鹿茸具有4条特征谱带，分子量分别为108.2 kDa、100.2 kDa、37.7 kDa和9.9 kDa。马鹿茸具有7条特征谱带，分子量分别为108.2 kDa、100.2 kDa、72.9 kDa、37.7 kDa、27.5 kDa、9.9 kDa和6.0 kDa。梅花鹿角具有3条特征谱带，分子量分别为108.2 kDa、100.2 kDa和9.9 kDa。马鹿角多具有4条特征谱带，分子量分别为108.2 kDa、100.2 kDa、37.7 kDa和9.9 kDa。而狍子角、坡鹿角、驯鹿角和驼鹿角只观察到1条特征谱带，分子量为9.9 kDa。花鹿茸、马鹿茸、梅花鹿角和马鹿角特征谱带大小和位置存在一定差异，4种正品药材与混淆品差别显著[17]。

（2）X射线衍射Fourier谱法：采用末X射线衍射Fourier谱法对鹿角、麋鹿角及鹿角伪品牛腿骨进行比较鉴别，鹿角的特有标记峰有7个，分别为14.31/33、8.59/22、4.05/23、3.47/35、1.84/27、1.8/23、1.76/23。研究表明，钙和磷可能是角中含量较高的无机元素[18]。

（3）无机元素特征：采用原子吸收石墨炉法测定鹿角中无机元素特征，结果显示，梅花鹿角含其中钙、镁、磷、铁、硼等19 种元素，马鹿角含18 种元素。梅花鹿角的锌含量相对较高，马鹿角铁元素含量较高[19]。

2. 含量测定

（1）氨基酸：采用日立835-50型氨基酸自动分析仪。离子交换柱柱长2.5 mm × 150 mm，树脂2619，柱温53℃；缓冲液流速0.25 ml/min，柱压80 ~ 120 kg/cm^2；茚三酮流速0.3 ml/min，柱压20 ~ 35 kg/cm。样品干粉，过25 mm（60目）筛，称定精确到0.0001 g，称样量在10 ~ 20 mg之内，称好的样品放于水解管内。在水解管内加 6.0 mol/L盐酸15.00 ml，再加入巯基乙酸1.00 ml，盖上胶塞，抽真空，接进 0 psi，将此水解管封口并放在（110 ± 1）℃的恒温干燥箱内保温24 h后，取出冷却。打开水解管，将水解液过滤并冲洗定容50.00 ml容量瓶。吸取滤液1.00 ml于 25 ml烧杯内，在水浴上蒸干，残留物用1～2 ml水溶解再蒸干，反复蒸干3次，最后残留物用0.02 mol/L的盐酸1.00 ml溶解上机测定。鹿角的氨基酸含量为天冬氨酸2.13%、苏氨酸1.35%、丝氨酸0.85%、谷氨酸3.35%、甘氨酸6.12%、丙氨酸2.67%、缬氨酸1.21%、甲硫氨酸0.23%、亮氨酸0.65%、异亮氨酸0.97%、酪氨酸0.34%、苯丙氨酸1.13%、赖氨酸1.39%、组氨酸0.35%、精氨酸2.16%、脯氨酸3.06%，必需氨基酸总量7.28%，氨基酸总量27.96%。鹿角盘的氨基酸含量为天冬氨酸1.92%、苏氨酸4.61%、丝氨酸0.88%、谷氨酸3.63%、甘氨酸6.81%、丙氨酸2.93%、缬氨酸1.05%、甲硫氨酸0.38%、亮氨酸0.53%、异亮氨酸1.20%、酪氨酸0.59%、苯丙氨酸0.59%、赖氨酸1.45%、组氨酸0.34%、精氨酸2.38%、脯氨酸3.76%，必需氨基酸总量10.60%，氨基酸总量33.50%[20]。

采用RP-HPLC法，异硫氰酸苯酯（PITC）作为衍生剂，乙腈-水（4：1）为流动相A，0.1 mol/L乙酸钠溶液（乙酸调 pH 6.5）-乙腈（97：3）为流动相B，检测波长254 nm，流速1 ml/min，柱温36℃，以梯度洗脱的方法（0 min，100% B；11 min，98.5% B；21.7 min，92.4% B；23.9 min，89% B；27 min，86.6% B；39 min，70% B；42 min，30% B；45 min，0% B；52 min，0% B；55 min，100% B；70 min，100% B）检测鹿角脱盘及其5种提取部位中水解氨基酸含量。21种氨基酸质量浓度在0.0019～2.7000 μmol/ml范围内线性关系良好，R^2均大于0.9920，水解氨基酸的加样回收率在93.2%～102.8%，RSD为0.65%～2.6%；5种（酸溶液提取部位、碱溶液提取部位、盐溶液提取部位；鹿角脱盘醇提取液挥乙醇后冻干得醇溶液提取部位，鹿角脱盘水提取液直接冻干得水溶液提取部位）提取部位的氨基酸含量均显著高于鹿角脱盘粉（$P<0.05$），但水提取部位、碱提取部位和醇提取部位氨基酸含量无显著性差异（$P>0.05$）；药用氨基酸的比例达60%以上；鹿角脱盘碱提取部位中必需氨基酸与总氨基酸的含量比值和必需氨基酸与非必需氨基酸的含量比值为各组最高[21]。

（2）矿物质元素：采用火焰原子吸收光谱法测定梅花鹿的角盘其中锌、铜、锰和铁元素的含量。分别取鹿角盘样品，刷洗干净后60℃烘干。粉碎过60目筛，精确称取0.5 g，每个样品称取3个平行样进行消化处理，同时作2个空白对照。将样品分别置于消解试管中，加入混合酸（4 ml浓HNO_3和1 ml $HClO_4$）进行消解，挥尽棕色二氧化氮气体，液体呈淡黄色时，滴加少量H_2O_2，升高炉温使硅脱水，继续加热，散尽白烟，防止烧干，当液体透明没有糊状时，取下冷却。滤液转入25 ml容量瓶中，并用1%硝酸清洗锥形瓶和小漏斗，转入容量瓶中定容，测定时适当稀释。该方法 4种元素的加标回收率均在98.50%～103.52%，相对标准偏差为1.4854%～3.1623%，方法准确度良好。测得不同鹿龄鹿角盘中锌、铜、锰和铁元素的含量差异显著（$P<0.05$）。5岁鹿角盘中铜和铁元素含量最高。鹿角盘中锌元素含量最高，3岁鹿角盘中锰元素含量最高[22]。

采用电感耦合等离子体原子发射光谱法，对梅花鹿、马鹿鹿角不同部位中无机元素进行含量测定分析，取梅花鹿角、马鹿角干燥粉末，分别取1.0 g，精密称定，于聚四氟乙烯坩埚中，逐滴加入浓硝酸3 ml，于电热板上加热，待气泡消失后，再加入高氯酸 1 ml，继续加热，加入浓硝酸、高氯酸各1 ml，至消化完全，浓缩成小体积，定量转移到10 ml容量瓶中，用1%硝酸定容、摇匀备用。测得其中矿物质元素钙、磷、镁的含量都为最高，含量由高到低均依次为钙、磷、镁。锶的含量在二者顶部和基部的含量明显高于其他矿物质元素。锌元素的含量在两种鹿角的顶部分布都明显高于基部[23]。

（3）甾体类生物激素：采用SN-695型放射免疫测量仪测定鹿角中甾体类生物激素，称取干燥鹿角粉（过100目）1.0 g，置10.0 ml刻度试管中，加95%的乙醇至近10.0 ml，摇匀置超声池中萃取10 min，补足醇液至10.0 ml，1000 r/min离心10 min，吸取上清液4.0 ml置刻度试管中，温水浴挥尽乙醇，加生理盐水至近2.0 ml，振摇，超声1 min，补足生理盐水至2.0 ml，摇匀。结果表明，鹿角中含有睾酮、孕酮、垂体泌乳素、雌二醇四种甾体类生物激素，含量在纳克（ng）、皮克（pg）级。

【分子生药】 **1. 抗微生物蛋白**

鹿角冒识别蛋白1（cnPGRP1）是从梅花鹿鹿角冒中提取分离出的一种新的抗微生物蛋白，它在切掉鹿茸的创面上高度表达。采用预冷的5 mmol/L的乙酸钠缓冲溶液进行匀浆提取鹿角冒可溶性蛋白，可溶性蛋白经两倍体积的乙醇沉淀除杂，40℃旋转蒸发除乙醇后，冻干得鹿角冒粗多肽。采用凝胶葡聚糖G-25、CM阳离子吸附树脂及高效液相色谱柱对粗多肽进行分离纯化。纯化后的多肽经SDS-PAGE电泳分析，其分子量为17.2 kDa。鹿角冒多肽经MALDI-TOF-MS鉴定为肽聚糖识别蛋白1，匹配序列为RLYEIIQKWPHYRA。定义该纯化蛋白为cnPGRP1。取分离纯化的cnPGRP1，在浓度为50～250 μg/ml，作用4 h时，均能在不同程度上杀死革兰阳性菌和革兰阴性菌。

2. 分子鉴定

利用CO Ⅰ与SRY基因序列作为其父母本的鉴别标记，对已知样品的CO Ⅰ与SRY 基因进行扩增、测序，进行同源比对后根据其变异位点设计特异鉴别引物，分别基于CO Ⅰ与SRY基因建立对梅花鹿、马鹿及其杂交鹿的鹿茸的特异PCR鉴定方法，建双位点特异PCR 体系，基于CO Ⅰ的鉴别位点，可通过PCR扩增获得232 bp的梅花鹿特异片段，而产生518 bp的马鹿特异片段；而基于SRY的鉴别位点，通过PCR 扩增获得803 bp的梅花鹿特异片段，而产生425 bp的马鹿特异片段。构建有效、稳定、单一的多重PCR鉴别方法，可更简便进行杂交鹿茸的分子鉴定。

利用非标定量法（Label-free）蛋白质组学技术和生物信息学方法，解析比对马鹿鹿角与鹿骨的蛋白质组分。成功鉴定1138种蛋白质，鹿骨蛋白934种、鹿角蛋白835种。通过对鉴定的蛋白质进行功能注释，发现鹿骨蛋白特异富集到了低密度脂蛋白受体代谢、黑质体发育、血管再生、细胞凋亡信号通路调节等过程;而鹿角特有蛋白富集到了肽类激素加工过程、活化T细胞增殖调节等生物学过程，肽类激素加工过程主要蛋白有CPE、CPN1、ECE1，活化T细胞增殖调节蛋白主要有IGF2、PRKAR1A、PYCARD。利结合SPSS软件分析数据，筛选鹿角与鹿骨显著差异表达蛋白（差异倍数>2，$P<0.05$），筛选出差异蛋白质335种，其中75种蛋白在鹿骨中表达上调，260种蛋白在鹿角中表达上调，其中cathelicidin 1与cathelicidin 5在鹿角中为高表达，cathelicidin 6在鹿骨中高表达，为进一步研究鹿角与鹿骨的有效成分奠定基础[24]。

【炮制研究】**1. 镑片或粉**

采用《中国药典》2020年版的规定，将鹿角洗净，锯段，用温水浸泡，捞出镑片，晾干；或锉成粗末。

2. 切片机切片

取主枝先锯除基部突起（习称珍珠盘），其余锯成6～8 cm小段，顺丝劈开，每段2～4瓣，剔除估角。入水浸泡，注意换水浸泡时间可根据季节而定。冬季气温较低，需要8～10 d，夏季气温较高，5～7 d即可，春、秋两季气温适中，可适当掌握，以透为度，防止发酵腐臭，每天换水2次。鹿角浸透后，捞起，沥去水，上笼蒸或上锅蒸30～40 min（以蒸汽上来算起），使软后，趁热取出，立即上机切极薄片（片厚1 mm），如冷却复硬可复蒸后上机干燥即得。

3. 高温加压法

为缩短浸泡时间，取鹿角，踞成20 cm的短节，冬季温水浸泡2 d，夏季浸泡1 d，使其浸透。放入高压锅内，进行高温加压（105～121℃），蒸至15～20 min，趁热切成薄片即得[25]。

4. 炒鹿角

用斧头将鹿角砸成块或段并按大小分档。取河砂筛去石子和极细者，用清水洗净泥土，干燥或置锅内加热并加入1%～2%的食用植物油拌炒，至砂的色泽均匀，砂置铁锅内，用烟煤做燃料武火加热、不断翻动，使砂子均匀受热，用200℃水银温度计，随时测量砂子的温度，加热至砂子滑利状态，翻动灵活时，投入大小分档的鹿角块或段，用加煤减煤的方法，控制砂温在170～180℃。不断翻动，炒至质疏，外表呈深黄色时取出，筛去砂，捣为碎块。

【制剂研究】**1. 工艺研究**

谢鑫梅等采用总浸出物和总氮的含量为指标，鹿角的最佳提取工艺条件为加8倍量水，煎煮3次，每次3 h[26]。幺宝金等利用SDS-聚丙烯酰胺凝胶电泳法（SDS-PAGE）技术，鹿角脱盘蛋白的最佳提取工艺为pH值12的缓冲液（含50 mmol/L EDTA，0.5mol/L NaCl）浸提，料液比为1：5，浸提时间为3 h，浸提次数2次。

2. 水溶性浸出物

取供试品横切片约10 g，粉碎成中粉，混匀，取约4 g，精密称定，置烧杯中，加水90 ml，加热至沸，并保持微沸1 h（随时补足减失的水量），趁热滤过，残渣用热水

10 ml洗涤，滤过，合并滤液，转移至100 ml量瓶中，加水至刻度，摇匀；精密量取25 ml，置已干燥至恒重的蒸发皿中，照水溶性浸出物测定法项下的热浸法测定，不得少于17.0%。

【药理作用】**1. 对乳腺疾病的作用**

目前多数研究认为，乳腺疾病的发生与内分泌失调及精神因素有关。机体黄体素分泌减少，雌激素相对增多，催乳素升高等内分泌异常都是诱发乳腺增生的重要相关危险因素。中医认为肝、肾两经与乳房关系最密切。鹿角可减轻乳头的红肿和乳腺小叶、腺泡、导管的增生，并降低血清中雌二醇、孕酮、睾酮、促黄体生成素的含量，对大鼠的乳腺增生有明显的治疗作用[27]。鹿角提取物可能是通过升高脑多巴胺的含量来抑制PRL的升高。鹿角托盘制剂、多肽成分、水溶性成分和注射液皆能抑制乳腺增生，其抗乳腺增生作用远较丙酸睾丸素强[28]。王雨施利用双酶水解法制备梅花鹿角盘多肽，剂量达到125 mg/kg时，梅花鹿角盘多肽能够显著提高小白鼠的胸腺、胰脏系数，降低卵巢系数，当剂量达到200 mg/kg时，梅花鹿角盘多肽降低了小白鼠的子宫系数，提高了乳腺增生模型小鼠的SOD、GSH-PX活性，降低了MDA含量；降低了血清中E2、PRL含量，提高了血清中P、LH含量；能够显著抑制乳腺组织增生症状，减少腺泡萎缩数量，缓解腺导管腔扩大现象。推测梅花鹿角盘多肽通过上调机体整体免疫水平，加强对外源损伤的应对及自我修复能力，减少组织损伤程度，通过调节下丘脑-腺体的分泌系统，恢复雌激素水平，使得乳腺组织恢复复旧能力，控制并减少性腺器官组织异常型增生，以良好的抗炎特性消除组织炎症，从而对乳腺增生病症起到较好的治疗效果。

2. 对性功能的影响

血浆中LH、T水平过低或PRL水平过高，均可能导致雄性动物的性功能降低。鹿角多肽能显著地增加雄鼠血浆和腺垂体细胞培养液中LH的含量，还能显著地增加雄鼠血浆中T的含量，降低雌鼠血浆和雌鼠腺垂体细胞培养液中PRL含量[29]。鹿角多肽可能是影响性功能的有效成分之一。

3. 对骨质疏松的影响

鹿角的抗骨质疏松作用可能是通过多种细胞通路共同作用下的结果。有研究显示，马鹿角对鼠胚成骨细胞MC3T3-E1有明显的促进增殖和促进分化作用，其抗骨质疏松作用不仅是通过OPG/RANKL/RANK 信号通路发挥作用，同时可能还存在影响其他细胞信号通路进而发挥治疗作用[30]。

4. 对机体免疫功能影响及抗肿瘤作用

鹿角托盘制剂和水溶性成分均可显著地促进小鼠巨噬细胞的吞噬功能和T 淋巴细胞的增殖能力，使T、B淋巴细胞的比值明显增大。鹿角托盘17 kDa蛋白在低浓度时可能具有促进成纤维细胞生长的作用，从而具有增强机体免疫等方面的疗效。鹿角盘水溶液能明显抑制肿瘤的生长，并能改善乳腺癌MA-737小鼠T淋巴细胞的衰竭。鹿血中、鹿花盘中具有药理活性的胆固醇可能有减缓或阻止癌细胞生长的作用。临床报道，有应用鹿角盘治疗胃癌，2年后痊愈的病例[31]。陈思采用肝癌H22荷瘤小鼠模型比较鹿角盘5种提取物中抗肝癌活性，初步筛选抗肝癌活性部位，从免疫学角度阐释作用机制。实验结果显示，鹿角脱盘及其5种提取物均能显著抑制肿瘤生长促进肿瘤细胞凋亡（$P<0.05$）；保护脾脏组织结构，诱导肿瘤组织坏死；提高免疫器官指数和脾淋巴细胞刺激指数（$P<0.05$）；提高脾脏和外周血中$CD4^+/CD8^+$比值（$P<0.05$），提高血清中细胞因子IL-2、IL-6、IL-12、TNF-α、IFN-γ的含量（$P<0.05$），同时降低免疫抑制细胞因子TGF-β的含量（$P<0.05$），提高肝癌H22荷瘤小鼠的细胞免疫水平；提高血清中3种免疫球蛋白IgE、IgG、IgM的含量（$P<0.05$），提高荷瘤小鼠体液免疫水平。实验结果显示鹿角盘的碱提取物抗癌效果最好。王佳宁对梅花鹿的鹿茸、鹿角脱盘、鹿血、鹿肉及鹿骨5种不同药用部位的抗氧化作用与抗肿瘤作用进行比较研究，5种不同药用部位间的DPPH自由基清除率和总抗氧化能力均存在显著性差异（$P<0.05$）。DPPH自由基清除率由高到低的依次为鹿角脱盘、鹿茸、鹿血、鹿骨、鹿肉，总抗氧化能力由高到低的依次为鹿茸、鹿角脱盘、鹿血、鹿骨、鹿肉。鹿茸与鹿角脱盘高压水提物高剂量组能够明显提高H22小鼠脾T淋巴细胞的活性（$P<0.05$）。鹿茸、鹿角脱盘、鹿血、鹿肉和鹿骨高压水提物组、高压水提处理全粉组和鹿茸、鹿角脱盘原粉组能够提高IgE、IgM和IgG的含量，提高血清中TNF-α、IFN-γ、IL-2、IL-6、IL-12的含量，减少TGF-β的分泌，提高外周血与脾细胞中$CD4^+/CD8^+$的值，对改善免疫能力具有显著效果。

5. 抗病毒、抗炎、镇痛、抑菌及对胃黏膜保护作用

鹿角盘多糖具有显著的抗 BVDV 病毒作用，且具有一定的量效关系。鹿角提取物能抑制右旋糖酐和二甲苯所致急性渗出性炎症，对慢性肉芽组织增生性炎症及组胺、5-HT等引起的毛细血管通透性增强均有明显的抑制作用。东北梅花鹿鹿角脱盘中提取的多肽对小鼠二甲苯性耳郭肿胀有明显的抑制作用。鹿角盘蛋白对甲醛致大鼠足肿胀有明显抑制作用，能够明显减少醋酸所致小鼠扭体次数。东北梅花鹿鹿角脱盘多肽具有明显的抑制大肠杆菌、金黄色葡萄球菌和溶血性链球菌的作用。通过对大鼠胃黏膜损伤的试验观察到鹿角胶溶液能够降低胃黏膜损伤指数，增强胃黏膜屏障，具有显著的保护作用[32]。

6. 降血糖作用

鹿角脱盘多肽具有明显的降糖活性，不仅能够降低试验小鼠的血糖水平，并且能显著促进胰岛素抵抗Hep G2细胞模型的葡萄糖消耗[33]，为深入研究鹿角对糖尿病的治疗提供了依据。

7. 抗疲劳、抗氧化作用　鹿角托盘蛋白质PSAB能显著地增强机体的抗疲劳作用和提高肾上腺功能，对油漆应激小鼠有明显保护作用，能显著增加小鼠红细胞数和血红蛋白的含量。此外鹿角胶可通过提高机体抗氧化能力，清除衰老机体产生的过多自

由基，抑制机体组织、细胞的过氧化过程，使机体的各项生命体征得到改善，从而延缓衰老。

8. 改善软骨细胞损伤作用

钟琦通过建立离体兔膝软骨培养模型，证明鹿角蛋白酶解物及鹿角方药物可在一定程度上改善H_2O_2及IL-1β对兔膝软骨细胞的损伤作用。实验显示，酶解鹿角蛋白及鹿角方药物在100 μg/ml的剂量干预下都能显著提高（$P<0.05$）IL-1β诱导的软骨细胞内COL Ⅱ的含量及细胞培养上清中GAG的含量。张靖宜通过建立木瓜蛋白酶合半胱氨酸致大鼠骨性关节炎模型，经实验得出加味鹿角合剂中剂量组对血清IL-1β具有降低作用，可抑制其表达，抑制关节软骨滑膜细胞凋亡，促进组织形态恢复，从而治疗骨性关节炎。高剂量组对血清TNF-α具有降低作用，可抑制其表达，抑制关节软骨滑膜细胞凋亡，促进组织形态恢复，从而治疗骨性关节炎。

9. 对心功能及心肌细胞的影响

用鹿角方给大鼠灌胃后，分离其药物血清，用不同浓度的药物血清培养心肌细胞，发现鹿角方药物血清可升高乳鼠心肌细胞［Ca^{2+}］i，提示鹿角方正性肌力作用可能与升高心肌细胞内的［Ca^{2+}］i有关[34]。

【现代临床】 目前，鹿角已制成多种制剂，临床应用广泛[34]。

1. 乳房疾病

产后乳汁不通常困扰着哺乳期的妇女，也是造成急慢性乳腺炎的一个原因，用鹿角粉10～15 g，分为4餐或5餐，每天3次，黄酒吞服。如效果不好，同时可加服其他中药，如通草、柴胡、当归、王不留行、漏芦各15 g，水煎服，连服3 d。治疗1个疗程后，乳房无胀痛，产妇无发热，乳汁分泌通畅，哺乳时有很强的下奶感，奶量能满足婴儿需要，哺乳后乳房松软无硬块[35]。而乳腺增生是不同年龄的妇女常见多发疾病，日久不愈很容易癌变，用鹿角粉制剂，不同剂量治疗大鼠乳腺增生模型，治疗后乳腺腺泡出现萎缩，腺泡数目减少，导管扩张不明显，部分乳腺已恢复到正常状态。鹿角治疗组与空白组的子宫指数无显著的差别，说明鹿角对子宫刺激性很小，这一点又强于西药对照组TAM的刺激子宫细胞诱发子宫内膜癌，并导致脉血栓、血管舒张等不良反应。在影响体内激素方面，又使大鼠的E2降低、孕酮有所增加，提示鹿角还可以通过调节体内激素的环节治疗乳腺增生。以上反映了鹿角治疗乳腺增生是从多靶点而起效的，显示出中药治疗疾病的优越性。

2. 心脏疾病

周华等通过观察鹿角复方对心脏病人的影响，发现其水煎剂对心脏疾病患者的心电图显示有效改善，ST段及T波回复至正常，心肌耗氧量下降，与单独用正性肌力药物比较，没有使心脏因做工增加而诱发或者加重心绞痛的副作用。鹿角复方治疗45例，显效23例，有效15例，总有效率84.44%。其显效的机制可能是通过鹿角等药补益人体元阳，使缺血的心肌阳气得通，从而使阴寒、痰浊、血瘀等病理产物随之而消除的结果。充血性心力衰竭（CHF）是心脏疾病中的常见多发病，而左心室肥厚（LVH）是其发病的主要环节。用鹿角方和地高辛做对照组治疗充血性心力衰竭，3个月后两组NYHA心功能分级显著改善（$P<0.05$），舒张期室间隔厚度（IVST）、舒张期左心室后壁厚度（PWT）、左心室重量指数（LVMI）均有显著意义的下降（分别为$P<0.001$），而地高辛组未见显著下降（$P>0.05$），而鹿角方治疗后左心室肥厚度明显改善（$P<0.05$），而地高辛组治疗前后无显著差异（$P>0.05$），血浆AngⅡ水平经过鹿角方治疗后显著下降，地高辛组上升无显著意义（$P>0.05$），治疗前后指标的变化提示，鹿角方从不同的环节改善心功能的状态，较以往单纯提高心功常用药物有所进步[36]。

3. 脊椎骨质增生

近年来有报道，服用鹿角利腰汤（《医学见能》）：鹿角霜、当归尾、白芍药、川牛膝、川续断各15 g，牡丹皮10 g，川红花6 g。治疗脊椎骨质增生，停药1个月以上未再疼痛，手足麻木消失，病变部位活动自如，伴随症状和阳性体征消失，能参加劳动和工作。疗程最短者15 d，最长者75 d，平均为40 d。脊椎骨质增生归属于“痹证”“腰痛”范畴，该方是以强筋健骨，补肾壮腰膝为主功，兼以化瘀通络的药物，配伍主次分明，从扶正的这一面为主达到愈病，通过鹿角等温补药物起到“正气存内，邪不可干”的作用[37]。

4. 颈椎病

以鹿角为君药制备的鹿角四虫胶囊，治疗患者102例（属颈型49例、神经根型34例、椎动脉型19例）；对照组50例（属颈型26例、神经根型 15 例、椎动脉型9例）；临床痊愈、显效、好转、无效分别为33例、35例、29例、5例；对照组临床痊愈、显效、好转、无效分别为8例、18例、12例、12例。治疗组、对照组的总有效率分别为95%、76%，差异有极显著性，治疗组疗效优于对照组。其显效的机制可能是通过鹿角的温阳作用配伍搜风通络的虫类药物，加速局部的气血运行而达到“通则不痛”的疗效，从这方面反映出鹿角不只是传统认为的单纯的“温肾阳、壮元阳”，它可以经过适当的配伍，和其他药物相辅相成而具有“通”的特性[38]。

5. 慢性盆腔炎

慢性盆腔炎按照其临床表现的症状，似可以归纳为中医内科中的“腹痛”“瘕”“积聚”范畴，而在中医妇科相当于“带下”“不孕”等范畴，但其总的病机属于痰浊、瘀血、湿邪阻闭胞宫，日久则会依痰傍血而形成有形的实邪。以鹿角片20 g，配合柴胡、当归、赤芍药、白芍药、牡丹皮、红藤、延胡索、乌药等治疗本病55例。分别经30～100 d治疗，症状全部缓解，腹痛消失。B超检查提示盆腔积液全部吸收，附件增粗增大恢复，属治愈。50例治愈，总治愈率为90.5%。22例继发不孕者配合输卵管通液，18例再通，其中15例已孕产。本方按照胞宫为肾脏所主，取鹿角味咸直接归属肾经的导向，既起到引经直达病所的佐使作用，又取其性温行血消瘀的功效，同时配合调肝养血、柔肝理气之品而使痰消、瘀行、湿化，从而达到标本同治良好效果[39]。

【编者评述】 鹿角《神农本草经》列为中品，“主恶疮痈肿”，临床用其抗乳腺增生、抗炎等取得较好效果。近年来，研究主要集中在鹿角活性成分与药理药效等方面，包括蛋白多肽提取、氨基酸分析等；采用蛋白质组学技术对鹿角进行种属鉴别，并结合药理实验进行功效物质基础研究。未来还应加强基础研究与临床应用结合，进一步加强鹿角复方研究，以在癌症等疾病治疗中发挥中医药特殊作用。

参考文献

[1] 宋延龄，刘志涛．珍稀动物－梅花鹿及其研究［J］．生物学报，2005，40（7）：1-3.

[2] 周璨林，陈开旭，马合木提·哈力克．马鹿的演化与种系发生进展［J］．新疆大学学报（自然科学版），2016，33（4）：384-387，398.

[3] 李光玉，杨福合．鹿营养需要及饲料利用研究进展［J］．饲料工业，2010（S2）：20-23.

[4] 毛娅卿，翁崇鹏．鹿的饲养管理技术［J］．饲料与畜牧，2003（6）：28-29.

[5] 任战军．中国鹿科动物遗传资源的现状［J］．西安联合大学学报，2000，3（4）：51-55.

[6] 张德昌，曹谷珍，唐兆义，等．麋鹿角与鹿角的生药学比较［J］．中国中医药信息杂志，2001，8（5）：36-38.

[7] 张宝香，金春爱，赵延平．鹿角盘的化学成分与开发利用［J］．特种经济动植物，2005（12）：7.

[8] 张旭霞，田玉华，齐琳，等．梅花鹿角盘化学成分的研究［J］．吉林畜牧兽医，2013，34（8）：235-236.

[9] 幺宝金，赵雨，牛放，等．鹿角脱盘蛋白的提取工艺研究［J］．时珍国医国药，2010，21（7）：1611-1612.

[10] 邱芳萍，马波，王志兵，等．鹿角盘蛋白的分离纯化与活性研究［J］．长春工业大学学报：自然科学版，2007，28（2）：144-147.

[11] 卫功庆，刘少华，范宇，等．马鹿鹿角盘胶原蛋白特性研究［J］．上海中医药杂志，2014，48（9）：88-92.

[12] 李淑芬，王峰，王玉方，等．鹿角盘的研究进展［J］．黑龙江畜牧兽医，2011（19）：34-37.

[13] 张宝香，金春爱，赵延平．鹿角盘的化学成分与开发利用［J］．特种经济动植物，2005（12）：7.

[14] 权石范，张秀莲，常忠娟．梅花鹿三种茸片和鹿角盘性激素含量测定［J］．特产研究，2014，36（1）：10-11.

[15] 季锡中，方志军，徐志愿．中药鹿角活性成分的探寻［J］．中成药，2009，31（4）：640-

641.

[16] JHON G J. 鹿角中的神经节昔脂的化学结构研究[J]. 国外医学中医中药分册,2000,22(5):308.

[17] 黄瑶，常乐，张思雯，等.电泳技术在鹿茸和鹿角鉴别中的应用[J].沈阳药科大学学报，2017，34(11)：999-1005.

[18] 王丽娟，朱育凤，刘训红，等.鹿角的X射线衍射Fourier谱鉴别[J].现代中药研究与实践，2009，23(2)：24-26.

[19] 包海鹰，王全凯，王晓霞.东北产4种鹿角的无机元素分析[J].经济动物学报，2000，4(2)：27-29.

[20] 李泽鸿，武丽敏，姚玉霞，等.梅花鹿鹿茸不同产品中氨基酸含量的比较[J].氨基酸和生物资源，2007，29(3)：16-18.

[21] 陈思，郜玉钢，臧埔，等.鹿角脱盘及其5种提取部位21种氨基酸含量对比分析[J].药物分析杂志，2017，37(10)：1851-1857.

[22] 刘佳佳，张浩，李然，等.原子吸收光谱法测定不同鹿龄梅花鹿角盘矿质元素含量[J].安徽农业科学，2010，38(5)：2211-2212.

[23] 贡济宇，史立，许天阳，等.电感耦合等离子体发射光谱法测定梅花鹿和马鹿角中无机元素的含量[J].微量元素与健康研究，2003，20(1):46-47.

[24] 张然然，刘华淼，王磊，等.基于Label-free技术的鹿角与鹿骨蛋白组分比较[J].畜牧兽医学报，2017，48(12)：2286-2292.

[25] 盛淑光.鹿角炮制方法的改进[J].中成药，2003，25(8)：632-633.

[26] 谢鑫梅.正交试验优选鹿角的水提工艺[J].时珍国医国药，2005，16(1)：32.

[27] 徐国兵，王峥涛.鹿角对大鼠乳腺增生模型的治疗作用[J].中国药科大学学报，2006，37(4)：349-352.

[28] 王丽虹，高志光.鹿花盘水溶性成分的药理活性与临床应用[J].经济动物学报，1999，3(3)：18-22.

[29] 何刚，何玲利，葛德培.鹿角多肽对雄鼠黄体生成素、睾酮及雄鼠催乳素分泌的影响[J].中成药，2005，27(6)：5-6.

[30] 魏丽，刘盟，高晓黎.密牌钙片与马鹿角多肽对成骨细胞增殖分化的研究[J].中国骨质疏松杂志，2010，16(8)：563-570.

[31] 黄彬彬，南璐璐，杨柳，等. 鹿花盘生物活性的研究进展[J]. 吉林医药学院学报，2013，2(34)：130-132.

[32] 吴静，余仕龙，王峰，等.鹿角胶对大鼠胃黏膜保护作用的实验研究[J].实用医学杂志，2007，23(17)：2636-2637.

[33] 黄凤杰，吉静娴，钱王景，等.鹿角脱盘多肽的分离纯化及其降糖活性的研究[J].药物生物技术，2010，17(2)：151-156.

[34] 赵向上，赵文静，旺建伟. 鹿角的药理作用及临床应用研究进展[J]. 中医药信息，2008，2(25)：23-25.
[35] 胡朝辉. 鹿角粉等中药通乳效果观察及护理[J]. 护理研究，2006，20(8)：2123.
[36] 蔡辉，胡婉英，王艳君，等. 鹿角方对充血性心力衰竭患者左室肥厚程度的影响[J]. 中国微循环，2003，7(1)：43-45.
[37] 胡硕龙. 鹿角利腰汤治疗骨质增生41例体会[J]. 四川中医，2004，22(3)：80-81.
[38] 王毅，王超，王育，等. 鹿角四虫胶囊的制备及临床应用[J]. 中国医院药学杂志，2004，24(12)：782-783.
[39] 戚肖肖. 鹿角片配方治疗慢性盆腔炎55例[J]. 陕西中医，2005，26(10)：1002-1003.

33 鹿角胶 | Lujiaojiao

1 · 335

CERVI CORNUS COLLA

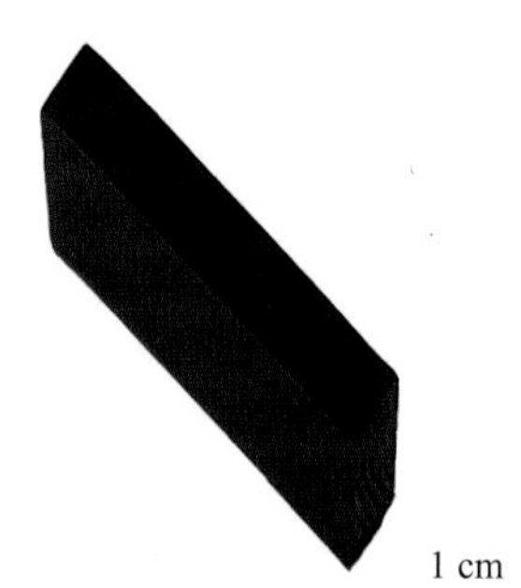

图 2-33-1 鹿角胶

【药典沿革】 首载于1963年版一部第393页，列入“中药成方制剂”之中，分别从处方、制法、功能、主治、用法与用量、贮藏6个指标对其进行了规定，处方来源为鹿角。

1977年版一部第556页，分别从来源、制法、性状、检查、性味、功能与主治、用法与用量、贮藏8个指标对其进行规定，规定其为鹿角经水煎熬，浓缩制成的固体胶，删除了“处方”项，增加了“性状” “检查”“性味”三项，并对各指标有所修订和提升。1985年版一部第283页“功能”项内容调整为“温补肝肾，益精养血”，“主治”项调整为“阳痿滑精，腰膝酸冷，虚劳羸瘦，崩漏下血，便血尿血，阴疽肿痛”。1990年版一部第286页、1995年版一部第598页与1985年版相同。2000年版一部第584页，规定基本与1995年版相同，只是“检查”项明确列出须检查“水分”“总灰分”“重金属”“砷盐”及胶剂项下其他有关规定。2005年版一部第225页在2000年版基础上增加了“鉴别”“含量测定”“规格”3项，并对各项指标进行了细化与提升。2010年版一部第302页又与2005年版规定基本相同。2015年版一部第322页、2020年版一部第335页，在2010年版基础上，“鉴别”项摒弃薄层色谱鉴别法，更改为高效液相-质谱法联用；“含量测定”项更改为以高效液相色谱法测量L-羟脯氨酸、甘氨酸、丙氨酸、L-脯氨酸的含量，以更精确地对鹿角胶进行质量控制。

【本草考证】 始载于《神农本草经》，列为上品。谓：“味甘，平。主伤中劳绝，腰痛，羸瘦，补中益气，女人血闭无子，止痛，安胎。久服轻身、延年，一名鹿角胶。”《名医别录》载：“白胶生云中，煮鹿角作之。”《本经逢原》曰：“鹿角生用则散热行血，消肿辟邪，熬胶则益阳补肾，强精活血，总不出通督脉补命门之用。但胶力稍缓，不如茸之力峻耳。互参二条经旨，乃知茸有交通阳维之功，胶有缘合冲任之用。”《本草分经》曰：“咸温，熬胶炼霜，功专滋补，强骨生精血，能通督脉。”《本草经解》曰：“鹿角胶气平，秉天秋收之金气，入手太阴肺经；味甘无毒，得地中正之土味，入足太阴脾经。气味降多于升，质滋味厚，阴也。"《本经疏证》曰："鹿角寸截，外削粗皮，内去瘀血，浸涤极净，熬炼成胶，浮越嚣张之气，顽梗木强之资，一变而为清纯和缓，凝聚胶固，自然其用在中，收四出浮游之精血，炼纯一无杂之元气，于以为强固之基、施化之本也。"《神农本草经读》曰："白胶即鹿角煎熬成胶，何以《本经》白胶为上品，鹿茸列为中品乎？盖鹿茸温补过峻，不如白胶之甘平足贵也。"李时珍曰："今人呼煮烂成粉者，为鹿角霜；取粉熬成胶，或只以浓汁熬成膏者，为鹿角胶。"综上所述，鹿角胶今之制法、功效与历代本草记述基本一致，且古人特指出其功效与鹿角相异，强调其补益作用。

【药材来源】鹿科动物马鹿*Cervus elaphus* Linnaeus或梅花鹿*Cervus nippon* Temminck已骨化的角，经水煎煮、浓缩制成的固体胶。

【性味归经】甘、咸，温。归肾、肝经。

【功能主治】温补肝肾，益精养血。用于肝肾不足所致的腰膝酸冷，阳痿遗精，虚劳羸瘦，崩漏下血，便血尿血，阴疽肿痛。

【道地主产】参见"鹿角"。

【化学成分】主含动物蛋白、多种氨基酸、多肽、激素、糖类及少量微量元素等。

1. 蛋白质

鹿角胶蛋白质含量高达80%～90%。已鉴定β-3亚型血红蛋白、抗菌肽1、肽聚糖识别蛋白、β-c亚型血红蛋白、Pre-pro血清白蛋白[1]。

2. 氨基酸

孟正木等初步研究认为鹿角胶有4个N-端氨基酸，分别为丝氨酸、缬氨酸、丙氨酸、亮氨酸。周芳妍等利用高效液相指纹图谱技术，已鉴定出其氨基酸成分为18种，为天冬氨酸、谷氨酸、组氨酸、精氨酸等[2]。

3. 无机物

包括铜、锌、铅、镍、钙、氧化钠、氧化钾、氧化钙、氧化镁、铁、锰、锡、钡、钛等。以锌、铁、铜、锰4种微量元素为主[3-4]。

4. 其他成分

含有胶质、磷酸钙及少量雌酮、雄激素、多糖、硫酸软骨素A、胆碱样物质以及人体无法合成的牛磺酸等[5]。

【鉴别研究】1. 蛋白分析

采用液质联用多肽识别技术和数据处理软件对蛋白质酶解后的胶类样品进行分析处理，寻找鹿角胶特征肽段；依据不同动物的胶原，其蛋白氨基酸序列必然存在差异，造成不同胶原蛋白酶解肽段的存在差别原理，对酶解肽进行因子分析，结合正交偏最小二乘法进行两维数据分析（OPLS-DA），将鹿角胶与阿胶、黄明胶、新阿胶、龟甲胶、鹿角胶4种胶类进行比较。确定质荷比（m/z）765.4（双电荷）→554.0

和m/z 765.4（双电荷）→733.0作为鹿角胶专属性检测离子对，建立了液相串联四级杆质谱的多反应检测专属性鉴别方法，可有效区分不同来源的蛋白胶类药材，辨别掺伪情况[6]。

采用聚丙烯酰胺凝胶系列电泳技术（SDS-PAGE、IFE）鉴定鹿角蛋白，SDS-PAGE可根据标准蛋白质分子量对数与迁移率所做的标准曲线求得主要蛋白质分子量。采用IFE技术可解决拖尾问题，得到较清晰图谱用以鉴别药材真伪，也可用于确定样品所含主要蛋白质的等电点（PI）[7]。利用 SDS-PAGE 分析了胶鹿角胶蛋白质组成。鹿角胶蛋白质的分子量基本上小于50 kDa，区域特异性具有鉴定价值。

利用胶原蛋白性质的其他鉴别方法对鹿角胶进行鉴别，例如差热分析（DTA），显示鹿角胶DTA曲线无明显凹陷，而有2个连续凸起（290.0℃和308.0℃）[8]；等电点分析，正品鹿角胶等电点较低，伪品鹿角胶等电点较高；圆二色性分析，S=1灵敏度较高扫描时，特征为225 nm最高峰，227 nm尖峰，232 nm平滑尖峰。另有扫描二维相关红外光谱法，紫外色谱法、运动黏度法，氨基酸分析等法对鹿角胶进行鉴别研究。

2. 氨基酸类分析

采用双向薄层层析法鉴别鹿角胶水解后含有19种氨基酸，以斑点面积评价，其中甘氨酸、精氨酸、脯氨酸、羟脯氨酸的含量较高。

采用异硫氰酸苯酯（PITC）柱前衍生法建立高效液相指纹图谱，梯度洗脱进行分离，选用 Diamonsil C_{18}（2）（4.6 mm × 250 mm，5 μm） 色谱柱，流动相为乙腈-醋酸钠缓冲液（pH 6.5），检测波长254 nm，柱温43℃，流速1.0 ml/min。19种氨基酸在上述色谱条件下，分离良好。可通过保留时间比对法指认，10批鹿角胶药材样品指认13个共有峰，共鉴定18个氨基酸成分（天冬氨酸、谷氨酸、羟脯氨酸、丝氨酸、甘氨酸、组氨酸、精氨酸、苏氨酸、丙氨酸、脯氨酸、酪氨酸、缬氨酸、甲硫氨酸、异亮氨酸、亮氨酸、苯丙氨酸、色氨酸、赖氨酸），与对照指纹图谱的相似度均为1.000%，相似度符合相关规定，表明制剂中氨基酸成分稳定，此方法对于鹿角胶产品的质量控制提供依据。

《中国药典》2010年版一部采用薄层色谱法，以甘氨酸为对照品对鹿角胶进行鉴别，具体方法为取本品粉末0.4 g，加70%乙醇5 ml，超声处理15 min，滤过，滤液作为供试品溶液。另取甘氨酸对照品，加70%乙醇制成每1 ml含0.5 mg的溶液，作为对照品溶液。吸取上述2种溶液各5 μl，分别点于同一硅胶G薄层板上，以正丁醇-冰醋酸-水（3∶1∶1）为展开剂，展开，取出，晾干，喷以茚三酮试液，在105℃加热至斑点显色清晰。观察供试品色谱，在与对照品色谱相应的位置上，应显相同颜色的斑点。石岩等选取4个含量较高的氨基酸（L-羟脯氨酸、甘氨酸、丙氨酸和L-脯氨酸）为对照品进行鉴别，薄层板为硅胶G板（200 mm × 100 mm），以苯酚-0.5%硼砂溶液（4∶1）为展开剂，展距9 cm，茚三酮试液为显色剂，点样量2 μl，105℃

加热至斑点显色清晰检视。实验表明TCL方法可以较好地分析鉴定鹿角胶氨基酸类成分[9]。该方法现已被液质联用方法替代。

【分子生药】 以蛋白质芯片为中药蛋白质/肽相互作用载体分析鹿角胶：采用Ciphergen Biosystems lnc. ProteinChip Biology system（美国PBS Ⅱ+）及配套的NP10芯片、激光解析/离子化-飞行时间质谱技术，分析鹿角胶分子量1500～13000 Da区间蛋白/肽分布及其分子量，建立鹿角胶蛋白质/肽分子量指纹图谱。提取鹿角胶水溶性蛋白/多肽，以蛋白质芯片为载体，SELDI-TOF-MS精确计数其分子量，获得27个显著鹿角胶蛋白质/肽分子量峰：鹿角胶蛋质/肽分子量1500～3000 Da区间3个分子量峰，其中2个分子量相差微小；3000～4000 Da、4000～4750 Da区间分别仅显示1个分子量峰；4800～5400 Da分子量峰较密集，共11峰；5200～6200 Da区间1个分子量峰，8000～8600 Da区间显示5个峰，10000～13000 Da区间显示5个峰。根据对比氨基酸分子量分析，约计16个有意义蛋白质/肽。

采用蛋白质酶切技术和液质联用多肽识别技术鉴别鹿角胶：采用蛋白质酶切技术和液质联用多肽识别技术对鹿角胶进行研究。选择胰蛋白酶对鹿角胶的胶原蛋白进行酶解，得到酶解肽，进而采用液质联用多肽识别技术，建立了鹿角胶药材酶解肽图。并结合MASCOT软件，进行主成分分析和因子分析，找出了鹿角胶2个特征离子（特征肽w/z732.8、m/z765.4），进一步对各鹿角胶的特征离子的二级图谱的分析，结合MASCOT网络软件检索在SWISS-PROT数据库检索，鉴定了鹿角胶1个特征离子的序列（SGETGASGPPPGFAGEK，P表示该肽段的N端第10位脯氨酸发生了羟基化修饰）。以鹿角胶的特征肽作为母离子，采用高效液相色谱-质谱联用技术，建立了鹿角胶的特征图谱和质谱信息库，继而形成了鹿角胶真伪鉴定和快速筛查智能检测技术平台。

【炮制研究】 鹿角胶《神农本草经》称之为白胶。早在梁代就有制作白胶法，南北朝以无灰酒煮成胶，唐代炙、熬令色黄方法，宋代用蛤粉、螺粉炒制鹿角胶，直到明代增了炒如珠子。现代炮制方法以制成胶珠为主，包括直火加介质炒制胶珠，可控温电热设备烫制珠，微波设备炮制胶珠等[10-11]。采用L_4（2^3）正交优选法对炮制胶珠工艺参数进行筛选，选择微波强度、炙珠时间、胶丁大小进行炙珠，以性状、水不溶物和胶原蛋白的量为指标综合评价胶珠质量。实验得出各因素对试验结果的影响程度由大到小依次是微波强度、炙珠时间、胶丁大小。微波强度和时间对胶珠品质有显著影响（$P<0.05$），胶丁的体积对胶珠品质的影响较小[12]。

【制剂研究】 **1. 工艺研究**

（1）传统工艺：《中国药典》2020年版记录的鹿角胶制备工艺为将鹿角锯段，漂泡洗净，分次水煎，滤过，合并滤液（或加入白矾细粉少量），静置，滤取胶液，浓缩（可加适量黄酒、冰糖和豆油）至稠膏状，冷凝，切块，晾干，即得。

（2）不同制胶因素：采用质构仪、分光测色仪测定不同条件下鹿角胶的凝胶强度及颜色，研究加热温度、加热时间与pH值对鹿角胶品质，实验结果显示，鹿角胶的凝胶强度随着加热温度升高、时间延长，逐渐降低；随pH值的升高呈先增大后减小的趋势，pH为8时达到最大；鹿角胶的外观颜色在pH值为7～9，加热时间0～4 h内变化较小[13]。

（3）加阿胶制备工艺：遵循传统工艺基础上，采用蒸球（蒸球内压力控制在0.15～0.20 MPa，转动蒸球使其温度在105～115℃），取得胶液，在二次浓缩工序中加入阿胶等辅料，胶液提沫时间经考察定为15.0～18.0 h。在控制水不溶物量的同时，将混合浓缩胶液的水分控制在25.0%～28.5%，用铲挑起胶液呈片状而不坠落，俗称"挂铲"时出胶汁，以便于切胶。经过加速试验和长期试验考察，结果表明，添加少量阿胶制备的鹿角胶样品性状、水不溶物、含量测定和微生物限度均符合规定，表示所制备的鹿角胶（加阿胶方）比较稳定[14]。

（4）晾胶工艺：采用正交试验和多指标综合评分法，以鹿角胶块的失水率、胶块表观率为指标，对影响晾胶效果的温度、湿度、翻胶时间3个因素进行研究。结果显示，鹿角胶的最佳晾胶工艺为温度25℃、湿度40%、翻胶时间36 h[15]。

2. 制剂研究

针对糖尿病患者研制的无糖鹿角胶冲剂，制备方法为取鹿角胶，甘露醇，分别粉碎成细粉过筛，按量混合均匀，加一定量的甜菊糖粉调味，用适量95%乙醇制成颗粒，60℃以下干燥，整粒后，用铝塑复合袋包装，即得成品。尝试制备鹿角胶口服液，酸水解是制备工艺关键，采用正交实验法对鹿角胶水解工艺进行实验研究，确定其最佳水解工艺为温度105℃、pH值为2、时间120 min[16]。

采用星点设计-效应面法优化鹿角胶-脱蛋白骨支架的制备工艺，煎煮提取鹿角胶后，H_2O_2-乙醚制备脱蛋白骨。以鹿角胶质量浓度、冻干时间和交联时间为自变量，孔隙率为因变量进行多元线性回归和二项式方程拟合，描绘效应面，经实验确定最佳工艺为鹿角胶质量浓度1.20 g/ml、冻干时间64 h、交联时间8 h[17]。

3. 质量标准研究

（1）成分鉴别：取鹿角胶样品粉末0.1 g，加1%碳酸氢铵溶液50 ml，超声处理30 min，用微孔滤膜滤过，取续滤液100 μl，置微量进样瓶中，加胰蛋白酶溶液10 μl（取序列分析用胰蛋白酶，加1% 碳酸氢铵溶液制成每1 ml中含1 mg的溶液，临用时配制），摇匀，37℃恒温酶解12 h，作为供试品溶液。另取鹿角胶对照药材0.1g，同法制成对照药材溶液。采用高效液相色谱法-质谱法，以十八烷基硅烷键合硅胶为填充剂（色谱柱内径2.1 mm）；以乙腈为流动相A，以0.1%甲酸溶液为流动相B，按《中国药典》比例进行梯度洗脱，流速为每分钟0.3 ml。采用质谱检测器，电喷雾正离子模式（ESI+），进行多反应监测（MRM），选择质荷比（m/z）765.4（双电荷）→ 554.0和m/z 765.4（双电荷）→ 733.0作为检测离子对，吸取鹿角胶对照药材溶液和供试品溶液各5 μl注入高效液相色谱-质谱联用仪，测定。以质荷比离子对提取的供试品离子流色谱中，应同时呈现与对照药材色谱保留时间一致的色谱峰。

（2）含量测定：采用高效液相色谱法，以十八烷基硅烷键合硅胶为填充剂；以乙腈-0.1 mol/L醋酸钠溶液（用醋酸调节pH值至6.5）（7：93）为流动相A，以乙腈-水（4：1）为流动相B，按药典规定进行梯度洗脱；检测波长为254 nm，柱温为43℃。理论板数按L-羟脯氨酸峰计算应不低于4000。对照品溶液制备，取L-羟脯氨酸对照品、甘氨酸对照品、丙氨酸对照品、L-脯氨酸对照品适量，精密称定，加0.1 mol/L盐酸溶液制成每1 ml含L-羟脯氨酸70 μg、甘氨酸0.14 mg、丙氨酸60 μg、脯氨酸70 μg的混合溶液，即得。供试品溶液的制备，取本品粗粉约0.25 g，精密称定，置25 ml量瓶中，加0.1 mol/L盐酸溶液20 ml，超声处理（功率300 W，频率40 kHz）30 min，放冷，加0.1 mol/L盐酸溶液至刻度，摇匀。精密量取2 ml，置5 ml安瓿中，加盐酸2 ml，150℃水解1 h，放冷，移至蒸发皿中，用水10 ml分次洗涤，洗液并入蒸发皿中，蒸干，残渣加0.1 mol/L盐酸溶液溶解，转移至 25 ml量瓶中，加0.1 mol/L盐酸溶液至刻度，摇匀，即得。精密量取上述对照品溶液和供试品溶液各5 ml，分别置25 ml量瓶中，各加0.1 mol/L异硫氰酸苯酯（PITC）的乙腈溶液2.5 ml，1 mol/L三乙胺的乙腈溶液2.5 ml，摇匀，室温放置1 h后，加50%乙腈至刻度，摇匀。取10 ml，加正己烷10 ml，振摇，放置10 min，取下层溶液，滤过，取续滤液，即得。分别精密吸取衍生化后的对照品溶液与供试品溶液各5 μl，注入液相色谱仪，测定，即得。本品按干燥品计算，含L-羟脯氨酸不得少于6.6% 、甘氨酸不得少于13.3%、丙氨酸不得少于5.2%、L-脯氨酸不得少于7.5%。

【药理作用】**1. 抗骨质疏松作用**

采用大鼠“摘除双侧卵巢法”建立骨质疏松模型，随机分为假手术组、模型组、阳性组、鹿角胶组，造模2周后开始给药，给药13周后观察鹿角胶组对大鼠骨密度、骨矿物质含量、血清生化指标、骨组织形态等指标的影响。研究结果表明，鹿角胶组能显著提高去卵巢大鼠的骨密度、骨矿物质含量及血清中骨钙素（BGP），降低碱性磷酸酶（ALP）含量，增加骨小梁宽度及骨小梁面积百分比；显著增加成骨细胞数，降低破骨细胞数，表明鹿角胶对去卵巢所致的大鼠骨质疏松症具有拮抗作用[18]。另有采用维甲酸建立了大鼠骨质疏松模型组，治疗组随机分为鹿角胶丸高、中、低3个剂量组，实验结果显示，鹿角胶丸方各剂量组中血清碱性磷酸酶、血清骨钙素、骨密度的指标均明显高于模型组（$P<0.01$），说明鹿角胶具有改善骨代谢，增加骨胶原的作用，促进骨形成作用[19]。同样用维甲酸建立了大鼠骨质疏松模型组，观察鹿角胶钙颗粒剂的药理作用，给予药物14 d，进行相应的指标测定。实验证明了鹿角胶钙颗粒可以降低血清碱性磷酸酶（ALP），提高血钙、血磷和骨密度[20]。

2. 对骨关节炎影响

采用Ⅱ型胶原酶消化法获取3月龄豚鼠膝关节软骨细胞，建立体外培养系，将龟甲胶组、鹿角胶组、盐酸氨基葡萄糖组、对照组4组含药血清分别对其进行干预，采用MTT法检测含药血清干预后软骨细胞增殖情况，实验结果表明，5%含药血清对软骨细胞有明显的促增殖作用，干预72 h后组间差别较大，其促增殖作用由大到小依次为鹿角胶组、盐酸氨基葡萄糖组、对照组（$P<0.05$）。采用荧光定量PCR检测含药血清干预对软骨细胞MKK基因表达的影响，结果显示，含药血清干预后软骨细胞中MKK的基因表达量由大到小依次为鹿角胶组、盐酸氨基葡萄糖组、对照组（$P<0.05$），说明鹿角胶能促进豚鼠骨关节炎（Osteoarthritis，OA）软骨细胞MKK的基因表达，从而促进软骨细胞增殖[21]。另有实验研究建立豚鼠OA软骨细胞体外培养体系，给予含药培养液干预，应用Western-Blot检测鹿角胶对豚鼠OA软骨细胞内JNK、P38 MAPK的表达量影响。结果表明，鹿角胶含药培养液均能有效抑制JNK、P38 MAPK的表达。QPCR测定各组豚鼠OA软骨细胞内JNK、P38 MAPK的mRNA含量，结果显示，鹿角胶能有效下调JNK、P38 MAPK的基因表达，且下调效果较好。说明鹿角胶通过下调豚鼠OA软骨细胞JNK、P38 MAPK mRNA的表达和JNK、P38 MAPK的表达，减轻豚鼠OA软骨细胞的退变，延缓豚鼠骨关节炎的病理进程。

3. 抗炎镇痛作用

采用二甲苯致小鼠耳郭肿胀和角叉菜胶致大鼠足跖肿胀2种非特异性炎症模型评价鹿角胶对早期急性炎症的影响；以醋酸致小鼠扭体和热板法2种用于镇痛药粗筛的经典常用方法评价鹿角胶的镇痛作用。实验结果显示，与正常对照组比较，除鹿角胶低剂量组的镇痛作用和对耳郭肿胀的抑制作用无统计学意义外，各剂量的鹿角胶均有显著的抗炎和镇痛作用（$P<0.05$，$P<0.01$），高剂量组两项实验均显示显著的药理活性[22]。

4. 抗乳腺增生作用

采用长期注射外源性苯甲酸雌二醇、黄体酮方法建立乳腺增生模型。将鹿角胶分低、中、高剂量组，连续给药4周。取乳腺组织做病理切片；测定子宫指数、卵巢指数；放射免疫方法测定血清中雌二醇（E2）、孕酮（P）、睾酮（T）、垂体泌乳素（PRL）、促黄体生成素（LH）和促卵泡生成素（FSH）的含量，结果表明，与模型组相比，全部治疗组大鼠的乳头红肿、乳腺小叶、腺泡、导管增生均较轻；血清中E2、孕酮、睾酮、LH不同程度降低，PRL不同程度升高，提示鹿角胶对大鼠乳腺增生均有明显的治疗作用[37]。另有实验采用相同的造模方法，给药后观察鹿角胶对乳腺增生大鼠乳房直径和乳头高度变化及相应的指标含量及血液流变学指标的影响。结果表明，角胶能够明显调节血清中P、LH、FSH、E2的含量，改善血液流变学指标，降低乳腺增生大鼠乳房直径及乳头高度，表明鹿角胶对乳腺增生模型大鼠具有明显的治疗作用[38]。

5. 对性功能影响

用鹿角胶粉末溶液给雄性Wistar成年大鼠灌胃后，能够显著缩短电刺激诱发阴茎勃起的潜伏期（$P<0.01$），增强大鼠交配的能力，并对雄性大鼠前列腺与精液囊有明显的增重作用。将小鼠随机分为4组，即对照组、小剂量组、中剂量组、大剂量组，给药后观察显示，鹿角多肽能够显著增加雄鼠血浆中睾酮（T）含量，并能显著增加离体腺垂体细胞培养液和雄鼠血浆中黄体生成素（LH）含量，降低垂体细胞悬液中乳素（PRL）含量，且3个剂量组对T、LH、PRL值的影响有明显的量效关系[25]。鹿角醇提取液能促进恢复由电刺激诱发雄性小鼠性功能障碍，并具有一定促性激素样作用[26]。

6. 补血活血作用

采用眼眶后静脉放血的方法建立急性失血性贫血模型，次日取血测红细胞等指标选出贫血小组。灌胃给药4 d，测其血红蛋白，血球压积、红细胞。随后选取5组正常雄性小鼠，灌胃给药9d，对照组给予等量生理盐水，检测如上指标。2组结果表明，无论是对贫血小鼠还是正常小鼠，鹿角胶均有补血作用。通过给正常小白鼠灌胃鹿角胶胶液（20%）11 d后，发现血红蛋白含量可显著增加[27]。采用环磷酰胺诱导的血虚症小鼠模型，连续给药7 d，观察鹿角胶对血虚小鼠红细胞、白细胞、淋巴细胞、血小板等指标的影响。结果显示，与模型组比较，鹿角胶能够明显提高全血中RBC、PLT、WBC、T-LYM的数量，使凝血酶原时间及活化凝血活酶时间明显提升，表明鹿角胶对化学物质导致的血虚小鼠具有活血作用[28]。

7. 抗衰老作用

通过老龄大鼠体内实验研究表明鹿角胶能够明显提高衰老大鼠肝、血清中超氧化物歧化酶（SOD）、谷胱甘肽还原酶、铜蓝蛋白，有利于清除体内自由基；能够降低肝单胺氧化酶（MAO） 活性，有效改善老龄大鼠老化相关酶活性；降低肝丙二醛（MDA）、脂褐质（LPF）含量，可改善大鼠过氧化脂质的产生及降低与衰老相关的氧化酶，从而改善衰老状况[44]。采用 D-半乳糖所致小鼠亚急性衰老模型，发现鹿角提取液能提高衰老小鼠血中SOD活性，降低MDA含量；延长小鼠游泳时间和缺氧条件下的存活时间；增加小鼠脾脏指数，减少胸腺指数。结果表明，鹿角提取液具有抗氧化作用、增强小鼠耐疲劳和耐缺氧能力、调节免疫作用[29]。给小鼠局部涂抹鹿角膏每次1 g，每日2次，分别于30 d和60 d后检测小鼠皮肤中的超氧化物歧化酶（SOD）含量，结果显示，鹿角膏有显著提高衰老皮肤中超氧化物歧化酶活力作用，外用具有一定抗皮肤衰老效果[30]。

8. 抗胃黏膜损伤

采用无水乙醇刺激建立大白鼠胃黏膜损伤模型，将大鼠随机无水乙醇组、鹿角胶组、氢氧化铝组和正常对照组。先分组给药，每只1 ml，30 min后每只灌注无水乙醇1 ml刺激胃黏膜，通过肉眼观察，光镜下胃黏膜标本损伤情况等方法进而测量损伤指数。结果表明，鹿角胶组无论在损伤程度或损伤范围上都显著轻于无水乙醇组，在一定程度上能够降低胃黏膜损伤程度，增强胃黏膜屏障，减少溃疡，具有显著的胃黏膜保护作用[31]。

9. 对骨髓间充质干细胞促增殖作用

建立SD大鼠BMSCs体外培养体系，倒置显微镜、苏木精-伊红染色进行形态学观察；流式细胞仪（FCM）进行BMSCs细胞周期分析；MTT法检测BMSCs生长线；4味温阳补肾药含药血清配制，确定其最佳药物浓度和最佳血清浓度对BMSCs促增殖的影响。结果显示，体外培养大鼠BMSCs经倒置显微镜、苏木精-伊红染色的形态学观察均符合BMSCs的形态及生长特点。高、中、低剂量的鹿角胶含药血清对F3BMSCs 24 h、48 h、72 h的增殖效应显示，以中剂量组20%含药血清对F3BMSCs 48 h后促增殖最明显[32]。应用鹿角胶联合人骨形态发生蛋白7基因转染大鼠骨髓间质干细胞，大鼠骨髓间充质干细胞向成骨细胞分化的能力得到了明显加强。与单基因转染诱导以及单独鹿角胶诱导相比，联合组细胞的成骨功能最强，适合作为组织工程骨的种子细胞。

【现代临床】**1. 骨类疾病**

鹿角胶与龟甲胶、干地黄、菟丝子、柏子仁等配伍，治疗虚劳而见腰脊酸软、筋骨无力，有补肾精益肝血功效；配伍牛乳、白蜜、生姜汁等治疗五劳七伤、腰脊疼痛、四肢沉重[33]。龟鹿二仙胶，由龟甲胶、鹿角胶、人参、枸杞子组成，具有补益肝肾、填精益髓、助阳益气的作用。鹿角胶，味咸、性温，归肝、肾经，具有补肾助阳、强壮筋骨、活血散瘀消肿的效果。临床研究表明，龟鹿二仙胶汤对骨关节炎早期干预治疗，可以改善患者膝关节的运动功能，减轻疼痛的症状，与双醋瑞因胶囊治疗疗效无显著差异，治疗骨关节炎与氨基葡萄糖胶囊效果无显著差异，治疗骨关节炎效果肯定。本方组方，正是针对骨关节炎患者肝肾亏虚的病机而言的。阳和汤加减（熟地黄、肉桂、鹿角胶、白芥子、姜炭、淫羊藿、牛膝、骨碎补），针对65例老年原发性骨质疏松症患者给予水煎，每日1剂，分早、晚2次口服，连续治疗6个月后判定疗效，有效率占93.85%[34-35]。

2. 乳房疾病

研究鹿角胶注射液对乳腺癌患者巨噬细胞吞噬功能的影响将55例患者分为鹿角胶组21例，化疗组14例，联合治疗组20例，注射2周后测定吞噬细胞吞噬功能。研究表明注射鹿角胶注射液后，吞噬细胞吞噬功能明显提高，化疗组吞噬细胞的吞噬功能受到抑制；联合治疗组，使巨噬细胞的吞噬功能不受抑制，可见鹿角胶具有治疗乳癌作用[36]。临床多有报道，应用鹿角胶复方治愈乳腺增生[37-38]。

3. 老年痴呆

采用中药龟鹿二仙胶治疗老年痴呆，并设对照组对其疗效进行系统评价，结果表明，治疗组效果明显优于对照组，尤其是认识能力方面的改善更为显著，表明龟鹿二仙胶在治疗AD延缓衰老方面不但疗效好，而且具有整体调节、多靶点作用的优点[39]。

4. 阳痿宫冷不孕

鹿角胶具有补肾阳、益精血的作用。其与肉苁蓉、阳起石、巴戟天等补肾壮阳药同用，有助肾阳功效，可治疗男子的阳痿滑精；与狗脊、白薇等配伍，用于肾阳不足、冲任虚寒导致的带下过多等病症。鹿角胶复方临床治疗不孕不育取得很好的治疗效果[40-41]。

5. 再生障碍性贫血

鹿角胶为治疗再生障碍性贫血的常用药物[42]。再生障碍性贫血中医辨证分型临床常用方剂中，肾阴虚型常应用左归饮加减，肾阳虚型常应用阳和汤加减，均使用鹿角胶。筛选单验方，也多用鹿角胶。临床应用证明，鹿角胶具有增加红细胞及血红蛋白的作用。

6. 其他

临床上鹿角胶（烊化）配伍茯苓、清半夏、炒莱菔子、厚朴、白芥子、苏子、陈皮、炙甘草、蜈蚣，可治疗咳喘[43]。临床上还可配伍其他中药治疗慢性肾炎蛋白尿、脑动脉硬化、盆腔炎等症。

【编者评述】 鹿角胶为补益之品，常与其他中药配伍使用而获得独特且多样的临床效果。对于治疗再生障碍性贫血、老年痴呆、骨质疏松、骨关节炎等病症有较好临床疗效，但其药效物质基础与作用机制还须进一步深入研究，以期为开发新药提供科学依据。

参考文献

[1] 李娜，曲晓波，姜宗文，等. 动物药整理研究——鹿角胶[J]. 吉林中医药，2014，34(1)：74-76.

[2] 周芳妍，李婷，刘力，等. 鹿角胶中氨基酸类成分的HPLC指纹图谱[J]. 中国实验方剂学杂志，2014，20(9)：47-51.

[3] 黄必胜. 阿胶龟胶和鹿角胶中微量元素的测定与分析[J]. 时珍国医国药，2001，12(6)：487.

[4] 石岩，肖新月，魏锋，等. 基于微波消解和ICP-AES技术的鹿角胶中有害元素测定[J]. 中国实验方剂学杂志，2013，19(16)：51-53.

[5] 曹胜男，包海鹰. 鹿角的化学成分及药理活性研究进展[J]. 经济动物学报，2011，15(4)：230-233.

[6] 程显隆，陈佳，李明华，等. 特征肽段检测技术用于胶类药材专属性鉴别方法研究[J]. 中国药学志，2015，50(2)：104-108.

[7] 常青，陈振江，殷丹．四种胶类药材及蜂王浆的高效电泳鉴别［J］．湖北中医学院学报，2006（4）：15-17.

[8] 钱瑛，邢军．应用热分析鉴定阿胶、龟甲胶、鹿角胶临床研究［J］．辽宁中医杂志，2014，41（9）：1939-1941.

[9] 石岩，范晓磊，肖新月，等．鹿角胶中 4 个主要氨基酸的测定研究［J］．药物分析杂志，2012，32（5）：783-787.

[10] 程一帆，苟虹，谭淇文，等．微波技术用于胶类药材炮制的研究［J］．中国药房，2010，21（15）：1373-1375.

[11] 鲍悦，高久堂，孙佳明，等．中药鹿角胶的研究进展［J］．吉林中医药，2016，36（2）：173-175，204.

[12] 程一帆，苟虹，谭淇文．正交试验优选阿胶、龟甲胶、鹿角胶的微波炮制胶珠工艺的研究［J］．中草药，2010，41（1）：45-48.

[13] 李民，王春艳，陈贵芳，等．不同因素对鹿角胶品质的影响［J］．世界中西医结合杂志，2016，11（2）：196-197，206.

[14] 闫晗，刘静，赵璨，等．鹿角胶工艺和稳定性研究［J］．亚太传统医药，2011，7（9）：39-41.

[15] 李民，王春艳，张路，等．正交试验优化鹿角胶的晾胶工艺［J］．现代药物与临床，2015，30（12）：1443-1445.

[16] 苏双印，张东光．鹿角胶口服液制备工艺的研究［J］．中国医药指南，2013，11（30）：50-51.

[17] 高志惠，孙铁锋，王平，等．星点设计-效应面法优化鹿角胶-脱蛋白骨制备工艺［J］．中成药，2016，38（8）：1838-1841.

[18] 蒙海燕，曲晓波，李娜，等．鹿茸及鹿角胶对去卵巢大鼠骨质疏松症的影响［J］．中药材，2009，32（2）：179-182.

[19] 王志超，李志毅．鹿角胶丸对骨质疏松模型大鼠影响的实验研究［J］．中医正骨，2003，15（11）：16-17.

[20] 侯晨艳，高继光，付尔康．鹿角胶钙颗粒剂对大鼠实验性骨质疏松症的研究［J］．中国现代应用药学杂志，2000，17（1）：66-68.

[21] 陈炳艺，陈泽华，林嘉辉，等．龟甲胶、鹿角胶调控 MKK 基因表达促进豚鼠 OA 软骨细胞增殖的研究［J］．中国骨质疏松杂志，2016，22（7）：805-808.

[22] 张婧卓，林喆，律广富，等．鹿角胶的抗炎镇痛作用研究［J］．吉林中医药，2014，34（10）：975-977.

[23] 徐国兵，王峥涛．鹿角胶对大鼠乳腺增生模型的治疗作用［J］．中国药科大学学报，2006，37（4）：349-352.

[24] 林贺，律广富，田文婷，等．鹿角胶抗乳腺增生的作用研究［J］．吉林中医药，2013，33

（2）：169-171.

[25] 何刚，何玲利，葛德培．鹿角多肽对雄鼠黄体生成素、睾酮及雌鼠催乳素分泌的影响 [J]．中成药，2005，27（6）：5-6.

[26] 成海龙，田郡，卢晓东，等．麋鹿角醇提取液对雄鼠性功能的影响 [J]．解剖学杂志，2009，32（5）：607-609.

[27] 王龙，张晓华，吴祖道，等．六种补胶的比较研究 [J]．中国中药杂志，1992，17（1）：48-50.

[28] 李晶，李娜，律广富，等．鹿角胶对环磷酰胺所致血虚模型小鼠的影响 [J]．吉林中医药，2014，34（10）：973-975.

[29] 秦红兵，杨朝晔，朱清，等．麋鹿角乙醇提取液抗衰老作用研究 [J]．中成药，2004，26（4）：322-324.

[30] 李凌霞，李季委．鹿角膏对老龄小鼠皮肤超氧化物歧化酶活力影响的实验研究 [J]．中国中医药科技，2010（4）：347.

[31] 吴静，余仕龙，王峰陈，等．鹿角胶对大鼠胃黏膜保护作用的实验研究 [J]．实用医学杂志，2007，23（17）：2636.

[32] 黄胜杰，李媚，王和鸣．温阳补肾药对骨髓间充质干细胞促增殖的实验研究 [J]．中国中医骨伤科杂志，2012，20（10）：1-4，8.

[33] 陈富军，白克杰，方玉先，等．略述鹿角胶的临床应用及现代研究 [J]．光明中医，2002，17（5）：50-51.

[34] 刘文源．阳和汤加减治疗老年原发性骨质疏松症 65 例 [J]．中医研究，2013，26（1）：35-37.

[35] 吴子健，何俊君，洪振强．阳和汤在骨伤科疾病治疗中的应用和基础研究进展 [J]．中医正骨，2017，29（4）：39-41.

[36] 杜玉堂．鹿角胶注射液对乳腺癌患者巨噬细胞吞噬功能的影响 [J]．中医杂志，1981，3：36-37.

[37] 吴燕．中医辨证治疗乳腺增生病 89 例临床分析 [J]．基层医学论坛，2009，13（7）：235.

[38] 邱幼冬，黄祥武，常曦东，等．辨证治疗乳腺增生症 43 例临床观察 [J]．湖北中医杂志，2010，32（10）：46.

[39] 甄绍先．鹿角胶平喘偶得 [J]．浙江中医杂志，2010，45（7）：515.

[40] 任秦有，金霞．阳和汤在妇科的新用 [J]．陕西中医，2000（5）：228.

[41] 秦淑芳．路志正教授治疗不孕症验案采撷 [J]．世界中西医结合杂志，2011，6（2）：97.

[42] 向阳，常晓慧，孙锋，等．中医药治疗再生障碍性贫血用药规律的研究 [J]．辽宁中医杂志，2015，42（10）：1828-1831.

[43] 甄绍先．鹿角胶平喘偶得 [J]．浙江中医杂志，2010，45（7）：515.

34 鹿角霜 | Lujiaoshuang

1 · 336

CERVI CORNU DEGELATINATUM

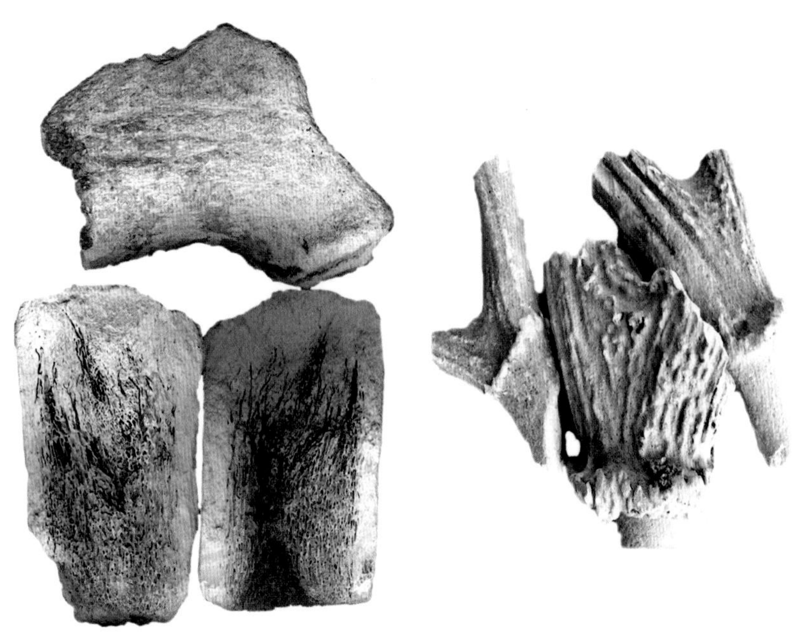

图 2-34-1 鹿角霜

【药典沿革】首载于1963年版一部第249页，分别从来源、鉴别、炮炙、性味、功能、主治、用法与用量、贮藏8个指标对其进行规定，其来源为鹿科动物梅花鹿*Cervus nippon* Temminck或马鹿*Cervus elaphus* L.的雄鹿已成长骨化的角经提制鹿角胶后所余的残角。1977年版一部第556页，分别从来源、性状、炮制、性味、功能与主治、用法与用量、贮藏7个指标对其进行规定，将1963年版中“鉴别”项下内容归于该版的“性状”项中，“鉴别”项内容缺失，“炮炙”改为了“炮制”，合并了“功能”“主治”项，并对其作了调整。1985年版一部第283页，与1977年版规定基本相同，只是增补了归经并与性味合并，对“功能与主治”项稍作调整。1990年版一部第286页、1995年版一部第282页、2000年版一部第264页、2005年版一部第226页，与1985年版规定相同。2010年版一部第303页，在2005年版基础上，增加“检查”项，规定“水分不得过8.0%”，“性味与归经”中增加“涩”味，“功能与主治”项中略去了“食少吐泻，痈疽痰核”，增加了“疮疡不敛”。2015年版一部第323页、2020年版一部第336页，与2010 年版规定相同。

【本草考证】始载唐代孟诜《食疗本草》，曰：“但寸截于瓷器中，用泥裹，文火烧之一日，如玉粉。”而以鹿角霜之名最早见于宋代太医院《圣济总录》，后见于宋代陈言《三因极一病证方论》。二者中均未记载鹿角霜来源。宋代《太平圣惠方》曰：“鹿角，以桑柴火及炭火烧捣罗为末，又以浆水和作团再烧，如此九遍成霜。”虽提到了霜，却未冠全名。以鹿角霜为名称又记载其来源者，首推明代陈嘉谟《本草蒙筌》，曰："鹿角霜，熬过角，晒复研，又名鹿角白霜，主治虽同，功力略缓。"唐、宋以来，有关鹿角霜制法分为两类，一类为鹿角霜中含胶质，包括水煮法、醋煮法、煨法、炖法和炒法。水煮法，如清代张秉成《本草便读》曰："截成寸断，洗刷尽净，用烈火煮三日夜，其角自酥而膏生，去渣再煎，则成鹿角胶，如煎至角酥软尚未出膏，取出，为之鹿角霜。"醋煮法，如明代李时珍《本草纲目》载："敩曰：采全角锯开，并长三寸，以物盛于急水中，浸一百日取出，刀刮去黄皮，拭净，以醋煮七日，旋旋添醋，勿令少歇。戌时不用着火，只从子至戌一日足，角软如粉，捣烂，每一两入无灰酒一镒，煮成胶，阴干研筛用。时珍曰：今人呼煮烂成粉者为鹿角霜。"煨法，如清代严西亭《得配本草》曰："将角截断，入瓦器中，泥裹入火，烧一日状如至粉，名为霜。"炖法，如清代顾靖远《本草必用》曰："一法浸软，刮去粗皮，锉屑置薄瓶内，牛乳浸一日，乳耗再加，油纸封口，用大麦水浸一日，铺锅底，安瓶，四围以麦填满，入水煮一沸后，水耗渐加，待屑软如面，取出焙研成霜用。"炒法，如《中药炮制经验集成》载："先将油砂炒热，再加入鹿角，炒至黄色时，筛去油砂，趁热淋白酒，至酒被吸尽，再烤干，刷去砂研细。或用微火炒至微黄色时，喷匀白酒研细即可[1]。"另一类为鹿角霜中不含胶质。明代李时珍《本草纲目》曰："按：胡瑛《卫生方》云，以米泔浸鹿角七日令软，入急流水中浸七日，去粗皮，以东流水、桑柴火煮七日，旋旋添水，入醋少许，捣成霜用。其汁加无灰酒、熬成胶用。"明代陈嘉谟《本草蒙筌》载："用新角成对者，以锯寸截，流水内浸三日，刷净腥秽，汲河水入砂罐中，投角于内，每角一罐，用楮实子、桑白皮、黄蜡各一两，同煮，以桑叶塞罐口，勿令走气，炭火猛煮三日，如水耗渐添熟汤，直待角烂如熟羊，掐得酥软则止。将角取起，其汁以绵滤净，再入砂锅中，慢火熬稠，碗盛风吹，冷凝成胶入药。……熬过角晒复研，又名鹿角白霜。"综上所述，鹿角霜制法是否去胶质的争议自古就有。明代李时珍《本草纲目》中两种制法均有记载，而之后一些本草著作记载则以提取胶质后的鹿角残渣作鹿角霜入药渐成主流。清代张璐《本经逢原》中指出"鹿角霜……古方多制应用，今人每以煎过胶者代充，其胶既去，服之何益"，质疑去胶后角渣疗效[2]。

关于鹿角霜的功效，本草表述也不尽一致。有的认为与鹿角胶功能相似，如《本草纲目》曰："熟用则益肾补虚，强精活血。炼霜熬膏，则专于滋补矣。"有的认为鹿角霜与鹿角胶补虚、助阳功效完全不同如明代贾所学撰、清代尤乘增辑的《药品辨义》载："其角已枯，名曰角霜，入醋少许，捣末，治滑脱。"清代张德裕《本草正义》也载："（鹿角）煅霜用，固摄精带[3]。"可见鹿角霜因其制法不同，功效也有所不同。《中国药典》1963年版、1977年版、2010年版、2015年版鹿角霜的功能与主治也几经修订才达成共识；现以《中国药典》2020年版为准，制法来源规定为"将骨化角熬去胶质，取角块，干燥"；性味与归经为"咸、涩，温。归肝、肾经”；功能与主治为“温肾助阳，收敛止血。用于脾肾阳虚，白带过多，遗尿尿频，崩漏下血，疮疡不敛”。

【药材来源】 鹿科动物马鹿*Cervus elaphus* Linnaeus或梅花鹿*Cervus nippon* Temminck已骨化的角去胶质的角块。春、秋二季生产，将骨化角熬去胶质，取出角块，干燥。

【性味归经】 咸、涩，温。归肝、肾经。

【功能主治】 温肾助阳、收敛止血。用于脾肾阳虚，白带过多，遗尿尿频，崩漏下血，疮疡不敛。

【道地主产】 参见“鹿角”。

【化学成分】 磷酸钙、碳酸钙、氮化物及少量胶质、氨基酸。

【鉴别研究】 一方面关注其他动物杂骨残渣及非正品来源鹿角作为伪品掺入，另一方面关注鹿角霜掺入鹿茸粉、龙骨。

1. 性状鉴别

本品呈长圆柱形或不规则的块状，大小不一。表面灰白色，显粉性，体轻，质酥，易折断。断面外层为骨密质层，较致密，白色或灰白色，内层为骨松质层，有蜂窝状小孔，灰褐色或灰黄色。较完整的断面齐平，有锯断之痕迹。气微，味淡，舔之粘舌，嚼之有粘牙感。伪品动物牛、羊、猪等杂骨外形不规则、表面无粉性，无纵棱，无瘤状突起，体轻，质硬，不易折断，断面无骨密质与骨松质之分，舔之不粘舌，嚼之无粘牙感[4-5]。另外对于非正品来源的其他鹿类驼鹿、驯鹿、水鹿、豚鹿、白唇鹿、狍的角霜，可通过断面骨密质层占横断面半径的比例（正品鹿角霜骨密质层仅占横切面半径的1/3以下，伪品多为横切面半径1/2以上），蜂窝状孔眼大小和分布情况（有的无蜂窝状小孔，如豚鹿、水鹿角等，仅在中央有一小孔）等鉴别特征，进行真伪鉴别[6-7]。

2. 理化鉴别

鹿茸是未骨化的鹿角，骨化的鹿角与鹿茸的化学成分和理化性质具有差异性，而鹿角霜来源于鹿角，鹿角霜虽然与其上两种来源一致，但经煎煮提胶后，各种成分含量较低，因此可利用化学成分的差异性进行理化鉴别。可按薄层层析方法对鹿茸与鹿角霜进行鉴别。也可利用紫外光谱[8-9]和红外光谱[10]进行鉴别。

3. 显微鉴别

鹿角霜镜检时毛茸偶见。黄棕色团块物较少，形状、大小不一，顺色较浅。未骨化组织碎块极少见。骨化组织碎块极多，形状不一，可清楚区分骨松质和骨密质，骨松质少，表面有细密蜂窝状小孔。孔眼较小，骨密质多，光滑近白色。完整的长管状骨组织极多[11]。

【炮制研究】 现今药用的鹿角霜，依据《中国药典》法定标准，均为提制鹿角胶后剩下的残渣，而古代在炮制鹿角霜的过程中，有不提出胶质的，也有以米泔水浸泡，或加入醋、酒及其他辅料药的[12]。传统制法有将熬制鹿角胶后的角渣回吸胶汁的。鹿角霜炮制方法多为古籍记载，现代炮制工艺研究较少。鹿角的炮制方法还有镑片、锉粉、醋制等多种，现代研究有用高压蒸制法，压力1.4 kg/cm^2，蒸90 min，打碎[13]。结合鹿角胶提取工艺探讨鹿角霜的水提取工艺，提取鹿角胶多为3次水提，采用快速分光光度法和考马斯亮蓝法检测不同沸腾时间节点胶汁的蛋白浓度，明确鹿角霜中胶原蛋白质提取次数，探索鹿角霜提取的工艺条件。实验结果表明，在常压下第四次提取3 h后鹿角霜残留胶增幅递减，可知后续提取的意义不大[14]。

【药理作用】能促进生长发育，振奋机体功能；促进红细胞、血红蛋白及网状红细胞生长，具有激素样作用；能促进溃疡伤口再生过程，加速愈合作用，特别是化脓感染的疮伤[15]。

【现代临床】广泛应用于骨科、妇科、乳腺疾病及溃疡或肿瘤治疗。

1. 骨科疾病及风湿免疫病

（1）骨质疏松：用鹿角霜、杜仲、枸杞子、当归、补骨脂、续断、狗脊、自然铜等治疗原发性骨质疏松症100例，由湖南中医药大学第一附属医院制剂室制成蜜丸，每次10丸，每日3次。连服6月，显效率82.0%[16]。应用鹿角霜辨证论治方制备的正骨止痛散治疗骨折，取得显著疗效[17]。

（2）强直性脊椎炎：制川乌、桂枝、细辛各10 g，虎杖、秦艽、鸡血藤、防己、淫羊藿、鹿角霜、乌梢蛇各15 g，青风藤、黄芪各30 g，制马钱子0.6 g（研末冲服）。配合腹针治疗强直性脊椎炎，能缓解或减轻疼痛，恢复改善脊柱及外周关节功能。疗效明显优于单纯药物组[18]。

（3）急性痛风性关节炎：痛风康（鹿角霜、续断、牛膝、赤芍、毛冬青、威灵仙、豨莶草、黄柏、土茯苓、苍术、山慈菇）对急性痛风性关节炎有明显的抗炎镇痛、抗肿胀的作用[19]。

2. 妇科疾病

（1）带下病：中药方（鹿角霜15 g，补骨脂、益智仁、山药、山茱萸、白术、香附各10 g，土茯苓、椿根皮、益母草各15 g）治疗带下病348例，治愈219例，总有效率达95.9%[20]。

（2）盆腔炎：益母带平煎（鹿角霜、丹参、茯苓各20 g，益母草、败酱草各25 g，当归、桃仁、莪术各10 g，赤芍、牛膝、芡实各15 g，薏苡仁30 g，红花9 g）治疗盆腔炎326例，服20剂为1疗程，1～3疗程后痊愈229例，总有效率达97.55%[21]。

（3）卵巢囊肿：鹿角霜30 g，熟地黄20 g，白芥子30 g，干姜10 g，半夏12 g，陈皮10 g，浙贝母10 g，水煎常规服。治疗24例，效果满意[22]。

（4）功能失调性子宫出血：补肾固冲汤（熟地黄、鹿角霜各20 g，菟丝子、黄芪各30 g，山茱萸、阿胶、杜仲、仙鹤草各15 g，蒲黄、棕榈炭、当归、茜草各10 g，三七3 g，甘草6 g）治疗30例，总有效率达93.3%[23]。

3. 乳腺疾病

（1）急性乳腺炎：取鹿角霜15 g、葱白50 g，加水300 ml，先用旺火煮开后，再用小火慢煎10～15 min，服用时，加少量黄酒同服，日3次，连服3～5 d。服用鹿角霜治疗急性乳腺炎30例，总有效率为93.3%[24]。

（2）乳头皲裂：将鸡蛋煮熟后取蛋黄碾碎，炼油备用。鹿角霜捣碎炒焦黄后研末，与鸡蛋油调和（按鸡蛋黄3个、鹿角霜5 g的比例配置），均匀涂在乳头皲裂处，每日3～4次。疼痛不严重者可继续哺乳，哺乳前用温水洗净乳头，哺乳后复涂鹿角霜。疼痛严重者可暂停哺乳。治疗38例，愈合良好，吸吮时不疼痛[25]。

（3）乳腺增生：鹿角霜、夏枯草、淫羊藿、女贞子各15 g，柴胡10 g，橘核、荔枝核各20 g，麦芽60 g，知母、黄柏各6 g。水煎服，日1剂。治疗250例，总有效率达96%[26]。乳腺安胶囊（鹿角霜、淫羊藿、熟地黄、巴戟天、菟丝子、当归、川芎、白芍、丹参、王不留行、海藻、昆布等）治疗180例，治疗组、对照组的总有效率分别为95.56%、86.67%[27]。单味鹿角霜服用或浸酒服治疗乳痈，22例中全部有效，其中19例服药3周后，症状完全消失，3例患者分别是在4～8周获效，症状完全消失，恢复正常。

（4）乳腺导管瘤：用乳溢汤（鹿角霜、当归、茯苓、白术、山慈菇、郁金、川楝子各15 g，赤芍、瓦楞子、白花蛇舌草各30 g，柴胡、生甘草各10 g，蜈蚣2条）治疗乳腺导管瘤50例，总有效率86%[28]。

（5）乳腺癌：用鹿仙散结汤（鹿角霜、生牡蛎、瓦楞子各30 g，仙茅、淫羊藿、贝母、郁金各15 g，山慈菇、全蝎、蜂房、炙甘草各10 g）治疗乳腺癌30例，总有效率80%[29]。

4. 溃疡

（1）消化性溃疡：用愈溃疡汤（黄芪50 g，鹿角霜20 g，高良姜、荜澄茄、白芍、白及、白芷、海螵蛸、甘草各10 g）治疗消化性溃疡80例。治愈62例，总有效率达96%[30]。

（2）癌性溃疡：鹿角霜为主药碾粉吞服，临床治疗直肠癌性溃疡、肛周放疗后溃疡，效果较好[31]。

5. 遗尿

取鹿角霜，粉碎成细粉；称取鹿角霜粉2～5 g，加适量黄酒调成糊状，用温开水送服，治疗遗尿26例，临床治愈17例，总有效率达88%[32]。鹿角霜复方中药汤剂（桑螵蛸、益智、山药、乌药、炙黄芪、生牡蛎、补骨脂各9 g，炒鸡内金6 g，五味子5 g），按5～8岁、8～11岁、11～14岁3种不同年龄段分别予10 g、15 g、20 g 3种不同剂量规格鹿角霜研末冲服，治疗30例全部治愈[37]。鹿角霜用于治疗小儿遗尿报道较多，其临床疗效广泛认可[34-36]。

6. 化疗、放疗后白细胞减少症

用鹿角霜复方颗粒（黄芪、当归、熟地黄、酒炒白芍、丹参、柴胡、烫穿山甲、王不留行、路路通、鹿角霜、漏芦、天花粉等组成）对肿瘤白细胞减少症进行治疗后发现，鹿角霜复方颗粒组升白效果较利君可对照治疗组显著提高；治疗肿瘤白细胞减少症，总有效率为86.67%[37-38]。用益气培元汤（党参、生黄芪、鹿角霜、阿胶、女贞子等药物组成）在治疗放疗、化疗诱发的以白细胞减少为主要临床表现的60例骨髓抑制患者中亦同样取得了较好的疗效。总有效率达91.6%。

7. 其他

用于治疗免疫性疾病、代谢性疾病、痛风性关节炎、心绞痛、前列腺肥大等多种疾病，并有较好疗效[39]。

【编者评述】 鹿角霜为软坚下结常用药。其制法存在“去胶质”与“不去胶质”争议，以致药用功效、临床应用也众说纷纭，历代医家有的认为其功能近似鹿角的“温肾阳”或鹿角胶“温补肝肾、益精养血”，只是功力稍缓，适于“平补”；也有认为鹿角霜多次煎煮后只有“收敛、固涩”功效。历版《中国药典》及各省炮制规范虽然规定为“去胶”制法，但具体制法未做统一规定且不具体，对鹿角霜的质量标准过于简单，控制质量的实际意义不大。未来还应加强“去胶”“留胶”功效差别和质量标准的研究。

参考文献

[1] 中医研究院中药研究所．中药炮炙经验集成［M］．北京：人民卫生出版社，1974：391-392.

[2] 邵乾，王虹，邵家德．鹿角制霜辨析［J］．环球中医药，2010，3（5）：382.

[3] 中医研究院中药研究所．历代中药炮制资料辑要［M］．北京：中国中医药出版社，1973：72.

[4] 孙菊慧，李艳波．鹿角霜与动物枯骨的鉴别［J］．人参研究，1999（3）：42.

[5] 廖跃德．鹿角霜及其伪品的鉴别［J］．海峡药学，2005（4）：112-113.

[6] 陈代贤，郭月秋，解海．鹿角霜的商品考察及鉴别［J］．中药材，2002（1）：18-20.

[7] 叶纪沟，周友龙，叶李琴．应注意鹿角片和鹿角霜的品质检定［J］．时珍国药研究，1996（4）：44.

[8] 赵义．紫外光谱对鹿茸质量的比较鉴别［J］．中国中药杂志，1991，16（6）：342.

[9] 张守利．鹿茸片、鹿茸粉与鹿角片、鹿茸粉［J］．中药材，1991，14（10）：25.

[10] 赵德永．鹿茸的FTIR性质与传统质量等级之关系［J］．中国中药杂志，1990，15（1）：27.

[11] 赵冰清．鹿茸粉与鹿角霜的性状及显微鉴别［J］．中国现代医学杂志，1996（2）：19.

[12] 商国懋，王文颖．鹿角霜的来源与加工［J］．首都医药，2014，21（5）：42.

[13] 邵乾，王虹，邵家德．鹿角制霜辨析［J］．环球中医药，2010，3（5）：382-383.

[14] 智军丽，冯军伟，郭青照，等．鹿角霜水提工艺可行性研究［J］．河南科学，2017，35（9）：1401-1405.

[15] 苏廷如．“鹿角霜”治疗乳痈症22例临床分析［J］．青海医药杂志，1997（4）：55-56.

[16] 柳景红．抗骨衰丸对原发性骨质疏松症患者临床证候及相关实验室指标的干预［J］．中国

临床康复，2006，10（23）：13-15.
［17］孙昌宏，王宏强．鹿角霜疗骨折［J］．中医杂志，2003，44（5）：334.
［18］桌鹰，黄泳，包力，等．薄氏腹针配合药物治疗强直性脊椎炎 32 例［J］．中国临床康复，2006，10（11）：140-141.
［19］刘友章，黄镇炎，张惠臣，等．痛风康对急性痛风性关节炎病理改变的影响［J］．广州中医药大学学报，2003，20（4）：285-287.
［20］孙效东，杨晓梅．中药治疗带下病 348 例［J］．陕西中医，2000，12（12）：539.
［21］范鲁，李林香．益母带平煎治疗盆腔炎 326 例［J］．陕西中医，1998，19（6）：256.
［22］叶因朴．鹿角霜治疗卵巢囊肿［J］．中医杂志，2003，44（4）：252.
［23］荀存霞，富亚萍．补肾固冲汤治崩漏 30 例［J］．陕西中医，2002，23（5）：399.
［24］周宾，谭苏萍，蒋振芳，等．鹿角霜治疗急性乳腺 56 例［J］．南京中医药大学学报（自然科学版），2000，16（4）：251.
［25］高青，高红．鹿角霜治疗乳头皲裂 38 例分析［J］．山西医药杂志 ，2004 ，33（11）：989.
［26］柳鲁临，孔凡英．鹿角霜为主治疗乳腺小叶增生［J］．中医杂志，2003，44（4）：251.
［27］莫小勤，李廷冠，李敏江，等．乳腺安胶囊治疗乳腺增生病 180 例［J］．广西中医药，2004，27（3）：31-32.
［28］刘烨，杨晨光，魏琳．乳溢汤治疗乳腺导管瘤 50 例［J］．陕西中医，2000，21（5）：206.
［29］李增战，陈捷，苗文红，等. 鹿仙散结汤治疗晚期乳腺癌30例［J］. 陕西中医，2007，28（5）：526-527.
［30］梅明，郭丽．鹿角霜辅佐治疗小儿遗尿 30 例［J］．陕西中医，2006，27（3）：329.
［31］彭富祥．鹿角霜治疗直肠癌性溃疡［J］．中医杂志，2003（4）：251.
［32］朱宁生，孟祥英．鹿角霜黄酒调服治疗小儿遗尿 26 例［J］．现代中西医结合杂志，2005，14（14）：1885.
［33］梅明，郭丽．鹿角霜辅佐治疗小儿遗尿 30 例［J］．陕西中医，2006，27（3）：329.
［34］马冬玲．鹿角霜治小儿遗尿［J］．哈尔滨医药，2003（5）：42.
［35］辛文华．重用鹿角霜治验 3 则［J］．新中医，1999（1）：52-53.
［36］费大声．鹿角霜治小儿遗尿［J］．中医杂志，2003（5）：334.
［37］全天一，陈文裕，黄国虹，等．鹿角霜治疗恶性肿瘤白细胞减少症的临床效果［J］．中国老年学杂志，2015，35（10）：2715-2717.
［38］全天一，陈文裕，黄国虹，等．鹿角霜治疗恶性肿瘤放化疗后白细胞减少症的临床疗效及安全性评价［J］．中国临床药理学杂志，2015，31（19）：1934-1936.
［39］张宁，娄月丽．鹿角霜方的临床应用［J］．山东中医杂志，2009，28（2）：124-126.

35

1 · 336

鹿　茸 | Lurong

CERVI CORNU PANTOTRICHUM

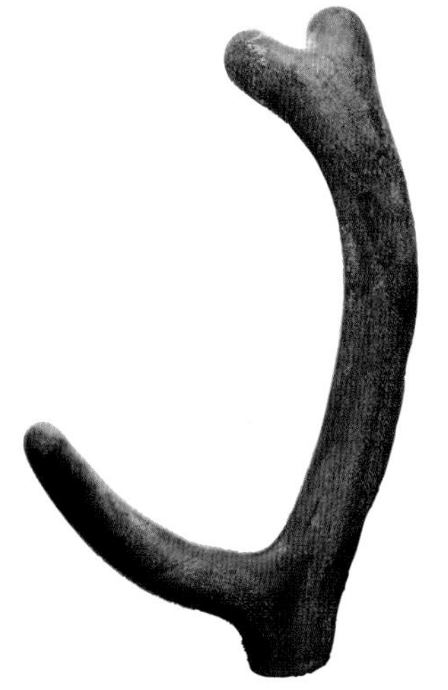

图 2-35-1　花鹿茸（鲜）

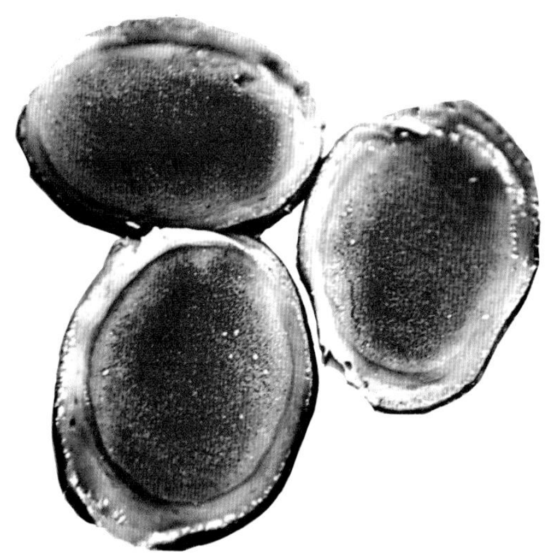

图 2-35-2　花鹿茸饮片（鲜）

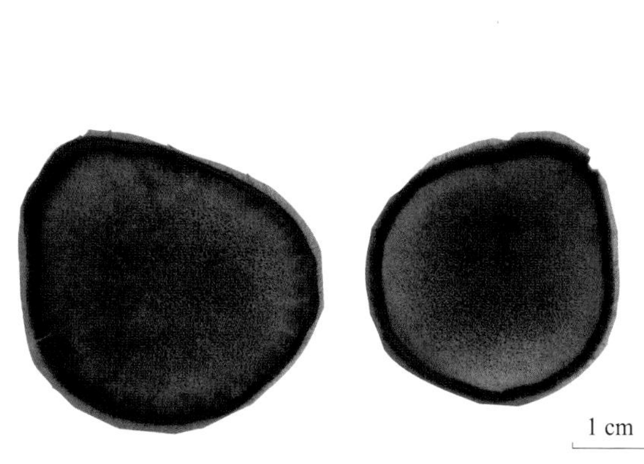

图 2-35-3　花鹿茸饮片

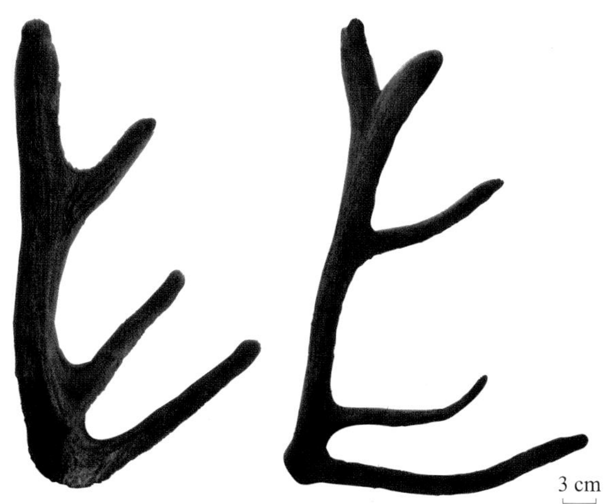

图 2-35-4　马鹿茸

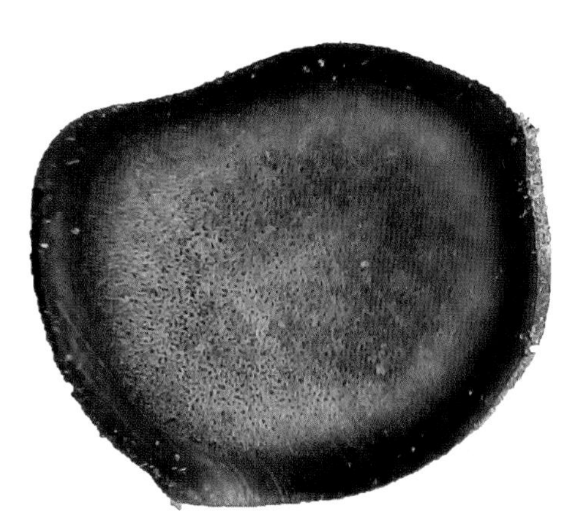

图 2-35-5　马鹿茸饮片

【药典沿革】 首载于1963年版一部第249页，分别从来源、鉴别、炮炙、性味、功能、主治、用法与用量、注意、贮藏9个指标对其进行规定，并从该版至2020年版一部，均规定其为梅花鹿*Cervus nippon* Temminck或马鹿*Cervus elaphus* L.雄性未骨化而带茸毛的幼角。1977年版一部第557页分别从来源、性状、鉴别、炮制、性味、功能与主治、用法与用量、注意、贮藏9个指标对其进行规定，将1963年版中“鉴别”项下内容归于该版的“性状”项中，增补“鉴别”项内容，更改“炮炙”为“炮制”，合并了“功能”“主治”项。1985年版一部第284页、1990年版一部第286页，其规定基本与1977年版相同，只是增补了“归经”，并与“性味”合并。1995年版一部第283页、2000年版一部第264页、2005年版一部第226页、2010年版第303页和2015年版第323页，其在1990年版基础上，在“鉴别”项下增加粉末、化学鉴别特征等，并对其他各项指标进行了修订和提升。2020年版一部第336页，在2015年版一部的基础上在“鉴别”项下增补性状鉴别特征。

【本草考证】 始载于汉代《神农本草经》。宋代苏颂曰：“鹿茸……今山林处皆有之。四月角欲生时，取其茸，阴干。以形如小茄子者为上，或云茄子茸太嫩，血气未具，不若分歧如马鞍形者有力”。宋代寇宗奭曰：“茸，最难得不破及不出血者。概其力在血中，猎时多有损伤故也。所以如紫茄者为上，名曰茄子茸，取其难得耳。然此太嫩，血气未具，其实少力，坚者又太老，惟长四五寸，形如分歧马鞍，茸端如玛瑙红玉，破之肌如朽木者最善。”南朝《雷公炮炙论》载：“其角要黄色，紧重尖好者。”明代李时珍曰：“鹿，处处山中有之。马身羊尾，头倒而长，高脚而行速。牡者有角，夏至则解，大如小马，黄质白斑，俗称马鹿。牝者无角，小而无斑……”综上形态、习性记述，与今之药材所用基本相符。

【药材来源】 鹿科动物梅花鹿*Cervus nippon* Temminck或马鹿*Cervus elaphus* Linnaeus的雄鹿未骨化密生茸毛的幼角。前者习称“花鹿茸”，后者习称“马鹿茸”。夏、秋二季锯取鹿茸，经加工后，阴干或烘干。

【性味归经】 甘、咸，温。归肾、肝经。

【功能主治】 壮肾阳，补精髓，强筋骨，调冲任，托疮毒。用于肾虚，头晕，耳聋，目暗，阳痿，滑精，宫冷不孕，羸瘦，神疲，畏寒，腰脊冷痛，筋骨痿软，崩漏带下，阴疽不敛及久病虚损等。

【道地主产】 花鹿茸主产于吉林、辽宁、山东、湖南、湖北等地；马鹿茸主产于黑龙江、吉林、青海、新疆、四川等地。收茸季节处于盛夏，清晨早饲前锯茸，鹿空腹。茸体饱满、挺圆、质嫩、毛细、皮色红棕、体轻，底部无棱角者为佳。

【资源研究】 **1.品种**

野生梅花鹿被列为国家一级重点保护野生动物，马鹿为国家二级重点保护野生动物，已禁止非法捕猎与贸易。市场现售鹿茸均来自人工养殖梅花鹿或马鹿，而人工养殖的梅花鹿和马鹿的杂交鹿鹿茸产量也逐年增多。

2. 生物学特性

鹿茸属于第二性征，是雄鹿的头部附属器官，由鹿茸本身和鹿茸赖以发生的角柄两部分组成。角柄位于鹿头额骨两侧，属于永久性的，鹿茸每年由角柄脱落和再生一次。鹿茸的形态发生包含发生和再生两个过程。冬末春初，7 ~ 8月龄小鹿进入青春期时，鹿头额外脊处开始发育成角柄。随后，具有天鹅茸样茸皮的初角茸便从角柄的顶部逐渐形成。夏天，初角茸生长迅速。秋天，初角茸骨化，脱去茸皮，露出骨质，变成鹿角。冬季，鹿角牢固的附着在角柄上。从第二年开始，鹿茸角的发育开始形成有规律的年周期：春天鹿角脱落，鹿茸从角柄上再生，夏天生长，秋季骨化。

花鹿茸和马鹿茸均具有种属特异性。花鹿茸分枝数是固定的，最多形成4个分枝（畸形茸除外），作为药用的标准型为二杠茸（2个分枝）和三杈茸（3个分枝）；马鹿茸分枝数是不固定的，最高时可达数十个分枝，作为药用鹿茸一般少于五杈（5个分枝），以三杈茸（3个分枝）和四杈茸（4个分枝）为主。

鹿茸的发生、发育受雄性激素水平的控制，只有高水平的雄激素刺激才能引起角柄的发生，其后鹿茸发生，所以雌鹿一般不发生鹿茸，但在受到外源的雄性激素刺激后也能生成角柄，其后发生鹿茸。外周血中睾酮水平在鹿茸发育周期内呈规律性变化，在鹿茸的快速生长期内，血浆睾酮水平很低（低于1 nmol/L），鹿茸生长高峰期过后，血浆睾酮水平逐渐升高，睾酮水平的升高导致鹿茸的骨化和茸皮的脱落。

鹿茸是自然界唯一能够完全再生的哺乳动物器官，同时也是生长最快（最高达每日2.7 cm）[1] 和骨化最快的动物组织（平均每日沉积骨组织达上百克）。

3. 采收

最常用的采收方式是麻醉锯茸，清晨鹿空腹锯茸，全麻或者局部麻醉（需保定），用茸锯在珍珠盘上侧1.5 ~ 2.0 cm处，与珍珠盘平行下锯，锯取鹿茸后，伤口止血，解麻。锯下的鹿茸送往加工室进行加工处理。

4. 传统加工（煮炸）

保持鹿茸的固有形态、质量不变的前提下，使其干燥，便于长期贮存、运输和利用。加工方式分为排血加工和带血加工。

（1）排血加工：程序是排血、煮炸、回水、烘烤、风干等。过去单纯靠煮炸排血，现改为机械和煮炸相结合排血的方法。鹿茸中的血液排除后，锯口朝上，软毛刷蘸水反复洗刷干净茸表。经过数轮煮炸（100℃）、烘烤（70 ~ 75℃，40 ~ 60 min）后，于风干室悬挂风干。

（2）带血加工：程序是封口、煮炸、回水、烘烤、风干等。锯口朝上立放，撒一层面粉，烙铁炮烙封口。软毛刷蘸水反复刷干净茸表。一般情况下，经过数轮煮炸（100℃）、烘烤（70 ~ 75℃，150 ~ 180 min）后，于风干室悬挂风干。到鹿茸八分干时视情况不定期的煮头、烘烤。

（3）煮炸加工品标准：茸体达到熟化程度，锯口出现粉白色血沫，发出熟蛋芳香气味，茸毛耸立；沟棱清晰、沥水性强，茸头有弹性。

【化学成分】鹿茸自尖部至基部（自上至下）组织类型和所含成分不同，一般来说，分为蜡片区、粉片区、沙片（蜂片，血片）区和骨片区4个区段。主要化学成分有9大类，即无机元素类、脂质、蛋白质、多肽、生长因子、氨基酸、糖类、生物胺和不溶性物质。各成分在不同生长阶段以及药材的不同区段含量存在差异。

1. 矿物质元素

从各类鹿茸样品中检测出16种矿物质元素（原子吸收光谱和电感耦合等离子体发射光谱法），其中包括5种人体必需的常量元素和11种人体所必需的微量元素，这些元素的含量在鹿茸的不同区段中存在差异，在不同鹿种中也存在一定的差异[2]。不同种鹿茸样品中5种人体必需的常量元素含量高低顺序为东北马鹿四杈茸（209286 mg/kg）、塔里木马鹿四杈茸（198075 mg/kg）、塔里木马鹿三杈茸（192576 mg/kg）、东北马鹿三杈茸（190556 mg/kg）、东北梅花鹿三杈茸（154625 mg/kg）、东北梅花鹿二杠茸（122949 mg/kg）；11种人体必需的微量元素含量从高到低的顺序为东北梅花鹿二杠茸（611 mg/kg）、东北梅花鹿三杈茸（605 mg/kg）、塔里木马鹿三杈茸（470 mg/kg）、东北马鹿三杈茸（429 mg/kg）、塔里木马鹿四杈茸（425 mg/kg）、东北马鹿四杈茸（418 mg/kg）[3]。各鹿种鹿茸所含无机元素种类相同（Z-8000型原子吸收分光光度计法），以钙和磷为最高，但含量有所差异，如麋鹿、梅花鹿和马鹿的鹿茸中均以钙、磷、钠、镁、钾、铁、锶、钡等含量较高，麋鹿茸中的12种微量元素的含量要明显大于花鹿茸和马鹿茸[4]。

2. 脂质类

鹿茸中已经分离出10种磷脂组分和9种脂肪酸。薄层色谱法扫描发现磷脂中神经鞘磷脂和磷脂酰胆碱含量最高；气相色谱法发现脂肪酸中棕榈酸和油酸含量最高。不同种类、不同区段的鹿茸的总磷脂含量有显著差异。花鹿茸骨片至蜡片间总磷脂含量介于1.01%～5.14%，但东北梅花鹿二杠茸与三杈茸之间的总磷脂含量差异不大[5]。

3. 蛋白质

不同加工工艺对鹿茸中水溶性蛋白含量有很大影响，鹿茸鲜品含量高于煮炸鹿茸。声波提取法（标准牛血清蛋白作为内参，考马斯亮兰染色）测得花鹿茸自蜡片、粉片、沙片至骨片的水溶性蛋白含量依次降低。利用层析柱分离得到的鹿茸蛋白通过小鼠实验表明具有抗肿瘤功效，超声波提取法得到的水溶性蛋白对小鼠具有免疫活性[6]。

4. 多肽

鹿茸多肽由鹿茸自身合成，是调节生理功能的必需物质，具有很高的生物活性。董万超利用梅花鹿二杠茸得到了两个具有抗炎作用的多肽组分[7]。翁梁用酸性水提取马鹿茸多肽，得到分子量为3216 Da的单一多肽——天然鹿茸多肽，其能促进细胞分裂并有效治疗皮肤黏膜类创伤，并可促进表皮细胞和成纤维细胞的增殖，目前，可以根据天然鹿茸多肽的氨基酸序列进行人工合成[8]。王丰从马鹿鲜茸中分离得到一种能够显著促进表皮细胞和肝细胞增殖的多肽类物质[9]。鹿茸多肽对多种细胞具有促增殖作用，且这种作用无种属特异性。鹿茸多肽在体外对神经干细胞向神经元分化也有显著的促进作用。

5. 生长因子

鹿茸顶部含有大量胰岛素样生长因子及其受体，其中胰岛素样生长因子-1（IGF-1）能够调节软骨生长，促进软骨的发育。马鹿茸中尖部、中部和基部3个部位的醋酸提取物中，IGF-1含量差异显著，其中尖部分别比中部和基部高43.10%（$P<0.01$）、284.83%（$P<0.01$），中部比基部高168.93%（$P<0.01$）；经醇提后，尖部IGF-1含量分别比中部和根部高42.33%（$P<0.05$）、164.04%（$P<0.01$），中部比根部高85.51%（$P<0.05$），均表现出IGF-1含量由上向下递减趋势[10]。

6. 氨基酸

早在1982年，金顺丹等人就发现我国常见的几种鹿茸中氨基酸种类非常丰富，其中含量最高的为甘氨酸、谷氨酸和精氨酸，而含量较低的有含硫的胱氨酸和甲硫氨酸[11]。甘氨酸含量在6.36%～7.16%，甲硫氨酸含量在0.42%～1.32%，且不同产地、不同品种、不同区段的鹿茸所含氨基酸含量差异明显。鹿茸从尖部到基部各区段所含水解氨基酸含量差异极显著，且依次降低，花鹿茸尖部38.822%，中部34.843%，基部30.431%；马鹿茸尖部45.440%，中部43.566%，基部34.661%。不同种类鹿茸的总氨基酸含量也存在差异，三杈茸中的必需氨基酸的含量明显高于二杠茸。

7. 糖类

鹿茸中已发现多种糖类成分，总糖的含量为15.98%～18.86%（3,5-二硝基水杨酸比色法），主要有戊糖、己糖胺、糖醛酸等[12]。梅花鹿三杈茸不同区段的总糖含量分别为蜡片3.21%、粉片2.21%、血片1.04%、骨片0.49%。对鹿茸中的黏多糖（又称糖胺聚糖）进行纯化后可得到一种较纯组分GAG-Ⅲa[13]。鹿茸多糖对胃溃疡有一定的保护作用，可对抗应激型胃溃疡。鹿茸多糖能调节并增强机体免疫功能，促进抗肿瘤免疫应答。

8. 生物胺

梅花鹿茸不同区段中单胺（如5-羟色胺、5-羟吲哚乙酸、多巴胺、组胺）总含量为1.54%，多胺（腐胺、精胺、亚精胺）总含量为0.95%。不同区段所含多胺种类和含量差异很大，鹿茸尖部的多胺含量较高，主要由精脒、腐胺和精胺组成，比鹿茸基部含量高出数倍，并且以精脒为主；而鹿茸中部和基部则以腐胺为主。鹿茸从尖部到基部骨化程度逐渐增强，精脒的含量逐渐减少，同时腐胺和精胺的含量逐渐增加[14]。鹿茸多胺具有抗氧化功能，能明显抑制NADPH-维生素C和Fe^{2+}-半胱氨酸系统诱发的大鼠脑、肝、肾微粒体脂质过氧化反应，并可以在体内抑制四氯化碳和乙醇诱发的小鼠肝脂质过氧化反应（丙二醛形成）。鹿茸多胺（30 mg/kg）在促进小鼠肝组织核酸和蛋白质合成的同时，使核RNA聚合酶活性明显增强，该生物效应可作为鹿茸多种治疗作用的药理学基础。还可以通过测定鹿茸商品药材中的多胺含量，检验商品鹿茸的质量。

9. 不溶性成分

鹿茸的不溶性成分主要指角蛋白和胶原蛋白。胶原蛋白是鹿茸中含量最高的一类蛋白质。胶原蛋白的一个重要特征就是肽链中很长的一段是由Gly-X-Y氨基酸序列重复构成。上文提到甘氨酸是鹿茸中含量最高的一种氨基酸，由此可反映出鹿茸中胶原蛋白含量丰富这一特征。花鹿茸不溶于任何中等极性溶剂组分中的胶原蛋白含量为4.58%，分子量在100～200 kDa。鹿茸Ⅰ型胶原能明显改善细胞的贴壁和增殖情况[15]。

【鉴别研究】1. 性状鉴别

体轻，质硬而脆，气微腥，味咸。常有一或两个分枝，外皮呈红棕色，多光润，表面为细而密的红黄或棕黄色茸毛，皮茸紧贴，不易剥离。其中，鹿茸以粗壮、挺圆、顶端丰满、毛细柔软、色红黄、皮色红棕、有油润光泽的为最佳。而假鹿茸则是通过动物毛皮包裹动物骨胶等仿造而成的，体重，质坚韧，不易切断，气淡，能溶于水，溶液呈浑浊状。根据以上鹿茸共性特征，可从外观性状对真伪鹿茸进行鉴定。花鹿茸片性状特征为圆形或椭圆形，直径约3 cm，外皮红棕色。马鹿茸片性状特征为圆柱状分枝，外皮颜色为红棕色或棕色，多光润；锯口中间颜色为黄白色，无骨化，上密下疏；体质轻软富弹性，气味略腥，味道略咸。驯鹿茸片性状特征为长椭圆形或长圆形，切面长轴直径1～5 cm，短轴直径0.5～2 cm；表面茸毛灰白色，稀疏、粗而长；外皮灰棕色，角质化较厚；中部白色或红棕色，可见由外向内的骨化圈明显，约为直径的1/2，中间可见蜂窝状孔纹，稀疏、质硬、无弹性，有时透明；气微味淡。伪鹿茸片也呈圆形，但其厚薄不均，直径为1.5～3.5 cm，外皮为灰褐色，毛短，切断面为棕紫色，无蜂窝状细孔，偶有圆点，外毛皮容易剥离。

2. 显微鉴别

从鳞片排列方式看，花鹿茸片为覆瓦状多见，平行状少见；马鹿茸片为平行状，中部到基部呈网状；驯鹿茸片为尖部多呈覆瓦状，平行状少见。从髓质形状看，花鹿茸片为连珠状多见，梯纶状少见；马鹿茸片为梯纶状多见，连珠状少见；驯鹿茸片为多网状，尖部可见连珠状。

3. 成分鉴别

采用凝胶过滤层析系统（AKTA purifier）对鹿茸不同区段的水溶性组分进行分析，共出现7个特征峰，形成鹿茸的指纹图谱，其峰型图可用于真伪鹿茸的鉴别[16]。

4. DNA指纹图谱

（1）聚合酶链式反应（PCR）鉴别方法：提取鹿茸样品的DNA，分别利用COⅠ与SRY基因序列作为其父母本的鉴别标记，对鹿茸样品的COⅠ与SRY基因进行扩增、测序，进行同源比对后根据其变异位点，分别基于COⅠ与SRY基因设计特异鉴别引物，如下。

CCeF：TACTCTGCTTGGAGACCAC

CCnF：GCTTCAGTAGACCTGTCC

CCR：TTGTATTTAGGTTTCGGTCTGTT

SCnF：GGACTCCATGTGAATGTAATCTTTCAGAAC

SCeF：GCATTGCTTAAATCATGTTTTATTTTAAG

SCR：TAACAGATGATCAAAAACTAAACAAAACTAAA

基于COⅠ的鉴别位点，可通过PCR扩增获得232 bp的梅花鹿特异片段，而产生518 bp的马鹿特异片段；而基于SRY的鉴别位点，通过PCR 扩增获得803 bp的梅花鹿特异片段，而产生425 bp的马鹿特异片段[17]。

（2）毛细管电泳DNA指纹图谱鉴别方法：采用随机扩增DNA多态性（RAPD）技术扩增鹿茸的线粒体DNA，引物OPK16（序列为GAGCGTCGAA），退火温度的选择在34～38℃；扩增产物用无胶筛毛细管电泳紫外检测，通过毛细管电泳-随机扩增DNA多态性（HPCE-RAPD）指纹图谱。在20 mmol/L NaH_2PO_4-Na_2HPO_4，2 mmol/L EDTA缓冲溶液［0.8%（W/V）HPMC，15 mmol/L TBAP，pH值为7.3］，进样电压为10 kV、分离电压为8 kV的条件下，对梅花鹿茸、马鹿茸、驯鹿茸以及人工伪鹿茸进行分析。结果用“中药色谱指纹图谱相似度评价系统”进行处理，生成对照图谱。梅花鹿茸有9个共有峰（占总面积90%以上），共有峰在8批梅花鹿茸药材中相对保留时间RSD小于0.48%，相似度在0.948～0.981；马鹿茸有21个共有峰（占总面积90%以上），共有峰在3批马鹿茸药材中相对保留时间RSD小于0.72%，相似度在0.936～0.970。花鹿茸、马鹿茸、驯鹿茸、人工伪鹿茸的HPCE-RAPD指纹图谱之间相似度差异较大（$P<0.7$）。此法可用于鹿茸样品快速真伪鉴别。

5. 氨基酸

取本品粉末0.4 g，加70%乙醇5 ml，超声处理15 min，过滤，取滤液作为供试品溶液。取鹿茸对照药材0.4 g，同法制成对照药材溶液。再取甘氨酸对照品，加70%乙醇制成每1 ml含2 mg的溶液，作为对照品溶液。照薄层色谱法试验，吸取供试品溶液和对照药材溶液各8 μl、对照品溶液1 μl，分别点于同一硅胶G薄层板上，以正丁醇-冰醋酸-水（3：1：1）为展开剂，展开，取出，晾干，喷以2%茚三酮丙酮溶液，在105℃加热至斑点显色清晰。供试品色谱中，在与对照药材色谱相应的位置上，显现相同颜色的主斑点；在与对照品色谱相应的位置上，显现相同颜色的斑点。

6. 含量测定

（1）水溶性组分：采用AKTA purifier测定，色谱柱为Superdex TM 7510/300GL凝胶过滤预装柱，洗脱液为0.05 mol/L磷酸盐缓冲液（pH值为6.9），含0.3 mol/L氯化钠，流速0.5 ml/min，进样量1 ml，检测波长280 nm，其中以1 g/L的细胞色素C作为一个定量的内参。将鹿茸用酒精喷灯火燎去毛，切片后放入烘箱内烘干，并研磨成粉。取鹿茸粉末约0.05 g，置2 ml 离心管中。加入0.05 mol/L，pH值为6.9的磷酸盐缓冲液1 ml，超声提取1 h，或者组织破碎仪Bullet Blender或JXFSTPRP-1处理3次，室温，2000 r/min离心15 min，取上清液，用0.22 μm细胞滤器过滤后上样。利用 AKTA purifier中低压色谱系统中的Unicorn 5.31软件对峰下面积进行自动积分，结合鹿茸样品的峰下面积，对水溶性成分进行定量，鹿茸水溶性组分含量自基部到尖部呈线性上升，范围在2.86% ~ 32.51%。

（2）脂溶性组分：采用索氏提取法，测定鹿茸不同区段的脂溶性组分含量。105℃烘干2 h后，运用石油醚浸泡-连续滴定-定时循环相结合，对鹿茸粉样品中的脂肪进行完全抽提。鹿茸的脂溶性组分含量自基部到尖部大致呈线性上升趋势，范围在0.45% ~ 6.22%[18]。

（3）尿嘧啶、黄嘌呤、次黄嘌呤、尿苷：采用高效液相色谱法（HPLC）测定，色谱柱为Diamonsil C_{18}（5 μm，200 mm × 4.6 mm），流动相为0.05 mol/L磷酸氢二铵水溶液（pH值为8.4），检测波长为254 nm，流速为1 ml/min，柱温为25℃。精密称取鹿茸粉末（过40目筛）0.5 g，置离心管中，加入8 ml水，超声提取30 min，离心20 min，取上清液置于25 ml容量瓶中，残渣同上述方法处理4次，合并上清液至容量瓶，定容，摇匀，0.45 μm微孔滤膜过滤，备用。鹿茸尿嘧啶含量为0.159 ~ 1.024 mg/g，鹿茸黄嘌呤含量为0.327 ~ 2.133 mg/g，鹿茸次黄嘌呤含量为0.155 ~ 0.999 mg/g，鹿茸尿苷含量为0.116 ~ 0.511 mg/g，鹿茸总核苷含量为0.815 ~ 2.978 mg/g。

（4）腐胺：采用HPLC法测定，色谱柱为Diamonsil C_{18}（5 μm，200 mm × 4.6 mm），流动相为甲醇-水（58∶42），检测波长为230 nm，流速为1 ml/min，柱温为25℃。精密称取鹿茸粉末（过40目筛）1.5 g，用5%的三氯乙酸30 ml在40 ~ 50℃提取3次，合并提取液，水浴蒸干，残渣加入0.1 mol/L的盐酸15 ml溶解；然后用732强酸阳离子交换树脂，以50 ml浓度为1 mol/L的盐酸洗脱杂质，以50 ml浓度为6 mol/L的盐酸洗脱多胺，收集洗脱液，水浴蒸干，以1 mol/L的盐酸溶解至25 ml容量瓶，用1 mol/L的盐酸定容。通过苯甲酰化衍生后，备用。鹿茸腐胺含量为8.207 ~ 48.061 μg/g。

（5）牛磺酸：对鹿茸腊片、粉片、血片和骨片进行取样，粉碎过筛备用。样品用水浸提12 h，再用超声波提取3次，每次30 min，过滤后用磺基水杨酸沉淀蛋白，离心后取上清液，利用HITACHI 835-50型氨基酸自动分析仪，参照GB/T14965-94的方法上机测试。每一样品均作双平行测定，结果显示不同区段鹿茸中牛磺酸的含量为腊片0.069% ~ 0.092%、粉片0.055% ~ 0.081%、血片0.041% ~ 0.064%、骨片

0.025%～0.046%。

（6）硫酸软骨素蛋白聚糖：适量蒸馏水浸泡二杠茸并将其捣碎，离心取沉淀用盐酸胍浸提，浸提液对尿素液透析后经DEAE-纤维素（DE-23）离子交换柱层析，吸附硫酸软骨素；再用含盐尿素溶液梯度洗脱、分离，经软骨素酶消化及琼脂糖凝胶电泳，与硫酸软骨素标准品比较，证实得到的物质为纯的硫酸软骨素蛋白聚糖，其产率约为48.77%。

【分子生药】**1. PDGFA基因克隆**

采用逆转录聚合酶链式反应（RT-PCR）方法获得梅花鹿PDGFA基因，并运用生物信息学软件对其序列进行了分析。梅花鹿PDGFA基因开放阅读框大小为591 bp，共编码196个氨基酸，蛋白的分子量约为22 kDa，理论等电点（pI）为8.53，是亲水性蛋白，具有信号肽。二级结构分析显示，含有47.45%无规则卷曲、39.29% α-螺旋、13.27%扩展链。进化分析显示，PDGFA蛋白与白尾鹿、家牛、山羊、野猪、白犀牛、小鼠、密西西比鳄、原鸡、绒啄木鸟的蛋白质序列相似度分别为98%、97%、96%、94%、93%、89%、81%、79%、78%[19]。

2. PTHrP及其受体的表达

利用原位杂交方法检测，甲状旁腺激素相关蛋白（PTHrP）mRNA在梅花鹿茸角的表皮层几乎没有表达，在真皮层有较强的表达，主要表达在真皮成纤维细胞上，而在毛囊细胞、皮脂腺细胞和血管周围细胞内均未检测到。PTHrP mRNA在鹿茸的软骨膜上有较高的表达，主要在软骨膜的纤维状细胞上有表达，而在血管周围细胞中未见表达。PTHrP mRNA在鹿茸间充质层中未见表达，在软骨层细胞中有极高的表达量，主要表达在软骨小梁内处于增殖状态的软骨细胞和成软骨细胞中，在软骨小梁周围的血管沟细胞中也有很高的表达量。PTHrP受体（PPR）mRNA在鹿茸组织中的表达位置与PTHrP基本相似，仅在部分组织中存在差异。PPR mRNA在表皮层中有适量表达，主要表达在表皮层的基底细胞和棘细胞层的角蛋白分泌细胞中，在真皮层中表达量较高，毛囊细胞、皮脂腺细胞和血管周围细胞内均未检测到阳性信号的存在，在软骨膜上的纤维状细胞中可见较强的阳性信号。间充质层没有表达，软骨层内的表达主要集中在软骨小梁内处于增殖状态下的软骨细胞、成骨细胞和软骨小梁周围的血管沟细胞中。

3. IGF-1基因cDNA克隆、表达

利用TRIzol试剂提取鹿茸真皮、间充质、前软骨和软骨组织总RNA，逆转录合成互补DNA（cDNA）。根据GenBank已发表的相关序列设计梅花鹿胰岛素样生长因子-1（IGF-1）基因特异引物，克隆梅花鹿茸组织IGF-1基因全长编码区cDNA，该基因长465 bp，编码154个氨基酸长度的多肽；与马鹿、牛、羊、马、猪、人和小鼠IGF-1基因进行同源性分析显示，IGF-1基因与马鹿、牛和羊同源性最高，核苷酸序列分别为99.78%、98.28%和97.85%；氨基酸序列分别为99.35%、98.05%和97.40%。

相对荧光定量（Real-time PCR）法（以鹿的持家基因actin作内参，IGF-1探针序列为5'-TGCCCGTCACATCCTCCTCGC-3'）检测发现，IGF-1基因在鹿茸顶端不同区段组织均有转录，其中，在前软骨和软骨组织的转录水平明显高于真皮和间充质组织。

4. ANX-A1、ANX-A2基因cDNA克隆、表达

用RT-PCR技术克隆鹿茸尖端间充质组织发现包含膜联蛋白A1（ANX-A1）基因与膜联蛋白A2（ANX-A2）基因全部编码区的cDNA序列，ANX-A1与ANX-A2基因序列测序长度分别为1059 bp和1180 bp，分别编码346个氨基酸和339个氨基酸，ANX-A1和ANX-A2基因编码蛋白均为稳定蛋白；分子量分别为38830.4 Da和38612.0 Da；理论等电点分别为6.17和6.92；ANX-A1蛋白一级结构中亮氨酸占最大比例为10.4%，ANX-A2蛋白一级结构中亮氨酸与赖氨酸占最大比例为10.0%；ANX-A1和ANX-A2蛋白均不具备信号肽，不属于分泌蛋白；ANX-A1蛋白亚细胞定位于细胞质，ANX-A2蛋白亚细胞定位于细胞核；二级结构预测这两种蛋白质空间结构均由α螺旋、无规则卷曲和扩展链3部分组成。这两种基因的蛋白质氨基酸序列在不同物种间保守性较高，两种基因在进化中分为两支，一支为哺乳动物类，一支为鸟类，说明这两种基因均由共同祖先基因进化而来，是重要的功能基因。鹿茸不同生长时期ANX-A1和ANX-A2两种基因存在差异，其中ANX-A1基因在鹿茸的生长前期高于中期与后期，ANX-A2基因在鹿茸的生长中期高于前期与后期。

5. Tβ10基因沉默和过表达

利用RNA干扰（RNAi）技术，以p LVTHM为载体质粒，与p SPAX2、p MD2.G质粒共转染HEK 293T细胞获得的重组慢病毒，感染梅花鹿生茸区骨膜干细胞，对胸腺肽β10（Tβ10）基因进行RNA干扰，使Tβ10基因的信使RNA（mRNA）水平下调35.6%，四甲基偶氮唑盐比色法（MTT）试验结果显示Tβ10基因的下调可以抑制梅花鹿生茸区骨膜干细胞增殖；通过克隆鹿Tβ10基因并构建慢病毒过表达载体，感染梅花鹿生茸区骨膜干细胞，实时荧光定量PCR（qRT-PCR）检测表明Tβ10基因表达量相对于对照上调了2.5倍。MTT实验表明，Tβ10基因过表达能极显著抑制梅花鹿生茸区骨膜干细胞增殖（$P<0.01$）；β-半乳糖苷酶染色显示，Tβ10基因过表达极显著地促进了梅花鹿生茸区骨膜干细胞的衰老（$P<0.01$）；细胞划痕实验表明，Tβ10基因过表达显著抑制人脐静脉内皮细胞（HUVEC）的细胞迁移（$P<0.05$）。

6. cbfal基因沉默

利用RT-PCR、cDNA末端快速扩增技术（RACE）等方法对鹿cbfal基因进行克隆，获得梅花鹿cbfal基因的编码序列和3′非翻译区序列，编码区共1599 bp，与牛、马、野猪、猕猴、人、类人猿、小鼠等有较高同源性，分别达到96%、96%、94%、96%、95%、95%、91%，预测的氨基酸同源性分别达到84%、84%、83%、84%、83%、83%、80%。预测其蛋白质分子量为58.4 kDa，等电点为9.33，二级结构由螺旋、转角、无规则卷曲和片层组成。化学合成短发夹RNA（shRNA），包装出慢病毒粒子，通过超滤膜离心管离心浓缩并测定滴度后感染鹿茸再生干细胞，cbfal基因的抑制率达88%，通过微粒体培养，发现该基因的沉默，下调了成骨基因的表达，从而抑制了鹿茸干细胞的成骨分化。

7. Collagen type Ⅹ基因沉默

采用RNAi技术，下调鹿茸干细胞中collagen type Ⅹ（Col Ⅹ）的表达，利用微粒培养对Col Ⅹ沉默后的干细胞进行成软骨诱导，组织切片（结合HE染色和阿辛蓝染色）表明，与阴性对照相比Col Ⅹ下调后微粒体基质中阿辛蓝着色显著减少，说明基质中酸性黏多糖比例下降，同时伴随着部分软骨细胞的死亡，表现为基质中无细胞陷窝空泡的增加。

【制剂研究】**1. 高压脉冲电场工艺**

称取鹿茸干品，粉碎过80目筛，加入40%乙醇作为提取液浸提，最佳提取工艺为电场强度22 kV/cm，脉冲数为8，料液比1∶12（g∶ml）。

2. 多肽制备工艺

鹿茸烘干，粉碎，按料液比1∶10加入蒸馏水，置于100℃沸水中，水煎煮5次，每次2 h，合并上清液，适当浓缩，浓缩液离心（4000 r/min，30 min，30℃），弃掉残渣，上清液即为鹿茸胶原蛋白，备用。加入胃蛋白酶，加入量与鹿茸比为1∶100，调节pH值为2.0，酶解12 h；再加入胰蛋白酶，加入量与鹿茸比为1∶100，调节pH值为8.0，酶解1 h。酶解得到的鹿茸胶原多肽分子量小于3000 Da的约占60.65%，分子量小于5000 Da的约占88.16%，提取率为11.16%。

【药理作用】**1. 对生殖系统作用**

鹿茸提取液使大鼠的睾丸、前列腺、贮精囊重量增加，睾丸精原细胞数目、生精细胞层数增多，进而使体内睾酮含量增多[20]。马鹿茸粉可使雄性大鼠、小鼠前列腺和精囊腺重量增加，可使雌性小鼠阴道涂片上的角化细胞和上皮细胞显著增多，可诱发雌性家兔妊娠效应，说明鹿茸具有雄、雌激素样作用，其有效成分包含在鹿茸脂溶性提取物中。

2. 对神经系统作用

通过副交感神经系统作用于外周血管系统，作用方式同胆碱能物质类似，能增强副交感神经末梢的紧张性，促进神经系统恢复，改善神经肌肉系统功能[21]。鹿茸中含有具有神经生长因子（NGF）样作用及促分化作用的组分，能加速鸡胚和背根神经节突起的生长，促进PC-12细胞的分化，刺激神经纤维的生长。鹿茸神经节苷酯可促进小鼠受损神经功能的恢复，改善记忆障碍，加速中枢神经系统恢复和外周神经再生。鹿茸多肽在体外可明显促进神经干细胞向神经元分化，提高分化细胞数量[22]，从而促进神经系统再生。鹿茸多肽能促进大鼠坐骨神经再生及功能的恢复，鹿茸多肽-PLGA（聚乳酸PLA和聚羟基乙酸PGA的共聚物）复合膜有预防神经粘连作用[23]。鹿茸多肽CNT14特异性地对HT22细胞株的增殖具有促进作用。鹿茸多肽可明显抑制β-淀粉样蛋白诱导的脊髓神经元细胞凋亡现象（$P<0.05$），并使含半胱氨酸的天冬氨酸水解酶-3（caspase-3）的表达量下降[24]，对辐射诱导脊髓神经细胞凋亡起到抑制作用。鹿茸多肽还能诱导脑胆碱能前体细胞增殖和分化，当与银杏内酯B联合用药时效果更显著。

3. 对心血管系统作用

鹿茸精能增强Ca^{2+}-Mg^{2+}-ATPase和Na^{+}-K^{+}-ATPase活性，避免细胞内钙超负荷，保护心肌细胞膜结构和功能完整性，扩张冠脉血管，恢复心肌功能，避免心肌缺血再灌注损伤[25]，对心室纤颤和心律失常也有预防作用。在大鼠急性心肌缺血后期，鹿茸可以通过影响心肌组织中超氧化物歧化酶（SOD）、丙二醛（MDA）含量，一定程度地保护缺血心肌的继发性损伤；鹿茸醇提物通过影响心肌组织中一氧化氮及降钙素基因相关肽（CGRP）含量来保护受损心肌。鹿茸醇提物可使大鼠心肌缺血程度明显改善，减小心肌梗死面积（MIS），降低内皮素（ET）水平，对心肌梗死模型大鼠心肌损伤有一定的保护作用[26]。Karawita发现，鹿茸酶解提取物可通过抑制血管紧张素转化酶（ACE）的活性而达到降压作用[27]。鹿茸多肽能明显减少由结扎冠状动脉引起的心肌缺血损伤大鼠心肌梗死面积，降低血清肌酸激酶（CK）、乳酸脱氢酶（LDH）、天门冬氨酸氨基转移酶（AST）活性，血清及心肌组织MDA含量，从而起到心肌损伤保护作用。

4. 对免疫系统作用

鹿茸可显著增强由环磷酰胺所致的免疫机能缺陷小鼠巨噬细胞的吞噬作用，增加红细胞和白细胞数目[28]。鹿茸能增强机体细胞免疫和体液免疫，具有明显的免疫促进功能。鹿茸多糖不仅能增强免疫且能调节免疫。鹿茸多肽可促进T淋巴细胞和B淋巴细胞的增生，激活小鼠的腹腔巨噬细胞，提高白细胞介素-12（IL-12）的分泌，还能显著提高小白鼠脾脏淋巴细胞增殖转化率、自然杀伤细胞的杀伤活性和腹腔巨噬细胞的吞噬功能，提高免疫机能[29]。

5. 对骨骼系统作用

（1）损伤修复作用：鹿茸提取物、鹿茸多肽均能明显刺激软骨细胞和成骨样细胞的增殖，促进骨痂内骨胶原的积累和钙盐沉积，明显增加骨痂内羟脯氨酸和钙的含量，对骨和软骨细胞分裂、骨痂的形成、骨折修复和愈合作用明显，对缺血性股骨头坏死具有积极的疗效[30]。鹿茸多肽不仅可以通过逆向影响老化相关调控因子的表达来实现其抗软骨细胞退变老化的作用，而且还具有显著的抗软骨细胞复制性老化作用。鹿茸多肽的纳米复合材料能促进人成骨细胞的黏附、增殖、分化成熟、分泌细胞外基质，形成钙结节[31]。鹿茸促进骨折愈合成骨的机制可能是增加转化生长因子-β1（TGF-β1）、骨形态发生蛋白（BMP-2）在骨痂组织中表达，抑制新破骨细胞的生成，诱导破骨细胞死亡。在研究鹿茸多肽对大白兔实验性骨性关节炎的作用的过程中发现，鹿茸多肽能降低白细胞介素-1β（IL-1β）和肿瘤坏死因子α水平，提高TGF-β1的水平，促进关节软骨细胞增殖。除此之外，鹿茸多肽能促进骨髓间充质干细胞（MSCs）向软骨表型分化，间接增加软骨细胞的数量，还可抑制软骨细胞中金属蛋白酶的过度表达，并能逆转骨关节炎软骨细胞的氧化损伤[32]。

（2）治疗骨质疏松：花鹿茸胶原酶解物CS-DV能够明显提高去势骨质疏松症大鼠的骨密度，调节血清碱性磷酸酶水平和骨钙素水平，在防治去势大鼠骨质疏松症方面具有明显作用。鹿茸总多肽能纠正维A酸所致骨重建的负平衡状态，使骨量增加，骨组织显微结构趋于正常，对大鼠骨质疏松有防治作用[33]。鹿茸的氯仿提取物CE-C能抑制分化的破骨细胞的再吞活性，从而调节骨再吸收作用，达到治疗骨质疏松的目的。鹿茸中蛋白聚糖也对去卵巢大鼠所致骨质疏松症的治疗有明显的疗效。对于血清雌二醇水平降低所致的骨质丢失，鹿茸提取物具有保护作用和治疗作用，其保骨作用可能与调节IL-6诱发的破骨细胞形成有关[34]。

6. 对组织、器官损伤

鹿茸能够加快链脲佐菌素诱发的糖尿病动物模型的皮肤伤口愈合速度[35]。鹿茸多肽能通过促进表皮细胞和成纤维细胞增殖，加速皮肤创伤愈合。鹿茸能够加速上皮细胞增殖，进而快速修复褥疮。鹿茸还可降低急性酒精肝损伤小鼠的丙氨酸氨基转移酶（ALT）、天门冬氨酸氨基转移酶（AST）活性，增加白蛋白（ALB）的合成，降低总胆红素（TBil）含量，提高SOD活性，增加乙醇脱氢酶（ADH）活性，对肝脏有保护作用[36]。鹿茸多肽能促进部分肝切除小鼠的肝再生作用，还能抗肝脏纤维化。鹿茸多糖也能对化学性肝损伤、病毒性肝损伤、酒精性肝损伤、急性黄疸型肝损伤具有改善作用，可使小鼠血清ALT活性降低。

7. 抗衰老和抗氧化作用

鹿茸提取物能显著增加人胚肺成纤维细胞中琥珀酸脱氢酶（SDH）和多糖的含量，具有延缓衰老的作用。鹿茸的抗衰老作用与相关抗氧化性有紧密联系。鹿茸及其提取物可显著降低老化小鼠MDA含量并增强SOD活性（$P<0.05$）[37]，抑制羟基自由基，抑制脂质过氧化，降低生物膜损伤，逆转与衰老有关的生理反应。利用超临界CO_2萃取得到的提取物主要含有3个生物活性成分、2个性激素、5种磷脂和羟基苯甲醛，这些成分能够清除羟基自由基，抑制由铁诱导的来自脂蛋白的脂质过氧化，保护D-2-脱氧核糖，体现抗氧化特性。

8. 抗疲劳作用

通过测定小鼠爬杆时间、落地时间、负重游泳时间，血清乳酸含量、血清尿素氮、血清乳酸值、肝糖原含量、肌糖原的储备量、体外软骨细胞复制性老化[38]等指标，证明鹿茸水提物、鹿茸脂溶性成分、鹿茸多肽、鹿茸胶原酶解物均有耐缺氧和抗疲劳作用。还有实验说明，在低氧条件下，鹿茸多肽能促进造血红细胞产生，显著增加小鼠常压缺氧存活时间、断头喘气时间、爬杆时间和负重游泳时间；显著降低游泳后血清乳酸的增加量，提高小鼠耐缺氧和抗疲劳的能力。

9. 其他作用

鹿茸还具有抗肿瘤、抗炎、抗应激、减肥降脂、提高学习和记忆等功效。

【现代临床】 **1. 治疗高血压**

Al Bov对13位心肌活动异常所致的高血压患者，每日注射鹿茸乙醇提取物，连续20 d，末次处理10 d后接受检查，其中84%的患者明显好转[39]。

2. 治疗糖尿病视网膜病变

鹿茸复方治疗40例（80眼）非增殖期糖尿病视网膜病变，连续治疗90 d，显效16眼，有效47眼，无效17眼，总有效率78.75%，优于羟苯磺酸钙[40]。

3. 治疗老年性骨质疏松症

复方鹿茸健骨胶囊治疗老年性骨质疏松症患者36例（男17例，女19例），治疗6个月，治疗组显效15例（41.7%），有效18例（50%），无效3例（8.3%），总有效率91.7%，优于钙尔奇D片[41]。

4. 治疗慢性再生障碍性贫血

观察鹿茸在配合生血汤治疗30例慢性再生障碍性贫血，疗程3个月，2个疗程后，总有效率76.7%，优于单独使用生血汤（总有效率69.8%），肾阳虚型疗效优于肾阴虚型（有效率分别为82.4%和53.8%）[42]。鹿茸壮骨胶囊治疗54例骨折延迟愈合与骨不连，4周为1疗程，连续应用3个疗程后，显效41例，有效10例，无效3例，总有效率94.4%[43]。

5. 治疗化疗后骨髓抑制

采用鲜鹿茸粉治疗化疗后骨髓抑制38例，10日为1个疗程，经1～2个疗程后，提高15例，稳定18例，降低5例，总有效率86.84%[44]。

6. 治疗宫颈糜烂

鹿茸治疗宫颈糜烂30例，治疗时间为4周，治疗组痊愈11例，有效19例，总有效率为100%[45]。

【编者评述】 鹿茸作为鹿科动物雄性附属器官，早在两千多年前就已经得到了东、西方学者的高度关注。东方学者（主要中国）把鹿茸作为一种动物类药材对其临床疗效加以探索、总结；西方学者则把鹿茸视作一个哺乳动物器官，对其生物学特性进行观察、描述。这两个方向在东、西方分别被传承下来。东方学者在鹿茸药效、配伍方面不断发扬光大，在经典本草著作中，有几百种与其他中草药配伍治疗各种疑难杂症的经典名方，鹿茸成为了当之无愧的动物药材之首。20世纪后半期，中国、韩国和日本等学者对鹿茸的活性成分、药理作用和临床疗效进行了系统研究，发表了大量研究论文，使鹿茸成为家喻户晓的名贵中药。而在西方，从20世纪至今，学者们都被神奇的鹿茸生物学特性所吸引，对鹿茸的生长、发育过程进行了比较深入的研究和描述，特别是在内分泌控制鹿茸生长发育的机制、鹿茸的组织学及寻找促使鹿茸发生和再生的组织细胞方面。鹿茸成为了难得的多重生物医学模型。这两个研究方向并不是相互独立的，而是相辅相成的。为寻找至今尚未发现的鹿茸独特药效成分，需要对鹿茸生长发育的研究开辟新的途径，因为刺激鹿茸生长发育的因子很有可能就是鹿茸起独特医疗保健作用的物质，反之亦然。近年来，许多东方学者已经开始利用现代科学技术对鹿茸的生物学特性进行深入、系统地研究，试图从分子水平上揭示这些特性形成的机理，其势头之猛远远地超过西方；而西方学者也开始意识到鹿茸珍贵的医疗和保健作用，开始采收、生产和食用鹿茸制品。

鹿茸作为传统药材和生物医学模型，这两大方向将进一步融合。传统鹿茸应用基本上还是原材料的直接服用，鹿茸从尖部至基部组织类型差异悬殊，从富含干细胞的间充质逐渐向软骨、骨过渡，不同区段组织的类型、结构和成分不同，因此决定了其功效也不完全相同。未来鹿茸应用的发展必将趋向于精准，向精准入药方向发展，根据鹿茸不同区段和（或）不同提取组分的精准功效，为人类健康服务。

参考文献

[1] LI C, SUTTIE J M. Histological studies of pedicle skin formation and its transformation to antler velvet in red deer (Cervus elaphus) [J]. Anat Rec, 2000, 260 (1): 62-71.

[2] 苗健.微量元素与相关疾病[M].郑州：河南医科大学出版社，1997：1-36，239-243.

[3] 董万超，刘春华，赵立波，等.马鹿茸、梅花鹿茸不同部位无机元素含量测定分析[J].特产研究，2004，3：32-36.

[4] 张经华，杨若明.麋鹿、梅花鹿和马鹿鹿茸中微量元素的分析测定[J].微量元素与健康研究，2000，17(4)：39-40.

[5] 王艳梅，初丽伟，王艳红，等.带血和排血梅花鹿茸骨片氨基酸、总磷脂、钙和磷含量的比较分析[J].经济动物学报，2003，7(2)：21-23.

[6] 张梦莹，赵玉娟，李倩竹，等.梅花鹿茸可溶性蛋白提取工艺及免疫活性[J].东北林业大学学报，2014，42(9)：158-160.

[7] 董万超，田野.梅花鹿茸多肽新成分的提取分离及其生物效应研究[J].特产研究，2000，22(2)：7-10.

[8] 翁梁，周秋丽，王丽娟，等.鹿茸多肽促进表皮和成纤维细胞增殖及皮肤创伤愈合[J].药学学报，2001，36(11)：817-820.

[9] 王丰，梅子青，周秋丽，等.鹿茸多肽的分离纯化及药理活性[J].吉林大学学报，2003，41(1)：114.

[10] 郝林琳，刘松财，任晓慧，等.马鹿茸不同部位IGF-1含量的比较分析[J].经济动物学报，2005，9(4)：201-203.

[11] 金顺丹，郑敏芝，潘久如，等.鹿茸、驯鹿角、鹿鞭、鹿茸血的分析：氨基酸、无机元素

的测定［J］. 中成药研究，1982，11：16.
［12］范玉林 . 鹿茸化学成分概论［J］. 吉林农业大学学报，1983，67（1）：33.
［13］郑磊 . 鹿茸糖胺聚糖的提取、分离纯化及结构分析［D］. 哈尔滨：东北林业大学，2010.
［14］于文静，王焕群 . HPLC 法测定花鹿茸饮片中尿嘧啶、次黄嘌呤的含量［J］. 中国药品标准，2006（5）：45-47.
［15］李红艳 . 人参水溶性蛋白及鹿茸胶原蛋白的活性研究［D］. 长春：长春中医药大学，2007.
［16］刘佳，赵海平，杨万云，等 . 梅花鹿和马鹿鹿茸尖部与基部水溶性成分含量测定［J］. 时珍国医国药，2017（3）：567-569.
［17］魏艺聪，蒋超，袁媛，等 . 基于 CO Ⅰ 与 SRY 序列建立梅花鹿、马鹿及其杂交鹿茸的分子鉴别方法［J］. 中国中药杂志，2017，42（23）：1-7.
［18］刘佳，赵海平，张伟，等 . 鹿茸水溶性与脂溶性成分提取方法的优化及含量分析［J］. 中国实验方剂学杂志，2017（15）：65-69.
［19］梁运涛，卢斌山，张强，等 . 梅花鹿鹿茸组织 PDGFA 基因 cDNA 克隆及序列分析［J］. 东北林业大学学报，2017，45（11）:89-93.
［20］董万超，辛炎，张秀连，等 . 梅花鹿茸和尾对大鼠性腺的影响［J］. 特产研究，1996（1）：10-11.
［21］陈雪龙 . 鹿茸的药理作用及其研究进展［J］. 四川畜牧兽医，2008（1）：29-30.
［22］陈东，孟晓婷，刘佳梅，等 . 鹿茸多肽对胎大鼠脑神经干细胞体外诱导分化的实验研究［J］. 解剖学报，2004，35（3）：240-243.
［23］路来金，王克利，李立军，等 . 鹿茸多肽对周围神经再生的影响［J］. 中国修复重建外科杂志，2008，22（12）：1458-1461.
［24］王旭凯，王英，杨有庚，等 . 鹿茸多肽对 β－淀粉样蛋白诱导脊髓神经元细胞凋亡的保护作用［J］. 浙江中医药大学学报，2009，33（1）：45-47.
［25］屈立新，唐越，王向东，等 . 鹿茸精的心肌保护作用机理［J］. 中华实验外科杂志，1999，16（1）：66-67.
［26］陈晓光，王岩，吴岩，等 . 鹿茸多肽对大鼠心肌缺血损伤的保护作用［J］. 中国中药杂志，2009，34（15）：1971-1974.
［27］KARAWITA R，PARK P J，SIRIWARDHANA N，et al. Angiotensin con-verting enzyme（ACE）inhibitory activity of elk（Cervus ela-phus） velvet antler［J］. Journal of Food Science and Nutrition，2005，10：239-243.
［28］陈书明 . 鹿茸醇提物对用环磷酰胺处理的小白鼠红细胞免疫功能的影响［J］. 经济动物学报，2000，4（1）：23-25.
［29］燕飞 . 鹿茸口服液制备及其对小鼠免疫作用的研究［D］. 咸阳：西北农林科技大学，2008.
［30］SHI B，LI G，WANG P，et al. Effect of antler extract on corticos-teroid-induced avascular necrosis of the femoral head in rats［J］.Journal of Ethnopharmacology，

2010, 127: 124-129.

[31] 刘晓峰．鹿茸多肽纳米复合材料对成骨细胞及骨愈合的影响[D]．长春：吉林大学，2011.

[32] 李振华，赵文海，周秋丽．鹿茸多肽对抗骨关节炎软骨细胞氧化损伤作用的实验研究[J]．中国骨伤，2011，24(3)：245-248.

[33] 段冷昕，马吉胜，翁梁，等．鹿茸总多肽对维A酸致骨质疏松大鼠的防治作用[J]．中国药学杂志，2007，42(4)：264-267.

[34] LEE S R, JEON B T, KIM S J, et al. Effects of antler development stage on fatty acid, vitamin and GAGs contents of velvet antler in spotted deer[J]. Asian-Australasian Journal of Animal Sciences, 2007, 20(10): 1546-1550.

[35] MIKLER J R, THEORET C L, HAIGH J C. Effects of topical elk velvet antler on cutaneous wound healing in streptozotoin-induced diabetic rats [J]. Journal of Alternative Complementary Medicine, 2004, 10(5): 835-840.

[36] 齐艳萍．鹿茸对小鼠急性肝损伤的修复作用及相关机理研究[D]．哈尔滨：东北林业大学，2008.

[37] 陈晓光，贾越光，王本祥．鹿茸提取物对老年小鼠单胺氧化酶抑制作用的研究[J]．中国中药杂志，1992，17(2)：107-110.

[38] 陈晓东，林建华．鹿茸多肽对大鼠软骨细胞复制性老化的作用[J]．中国骨伤，2008，21(7)：515-518.

[39] ALBOV N A, KRUPENNIKOVA L F. Information on the use of pan-tocrine in menopausal conditions[J]. Altai Scientific Research Institute of Agriculture, 1969, 2: 73-83.

[40] 王妤杰，徐海娥，张洁．鹿茸方治疗非增殖期糖尿病视网膜病变随机平行对照研究[J]．实用中医内科杂志，2015，29(11)：30-32.

[41] 张雷，林艳．复方鹿茸健骨胶囊治疗老年性骨质疏松症疗效观察[J]．吉林医药学院学报，2015(5)：352-353.

[42] 李朋飞．鹿茸配合生血汤治疗慢性再生障碍性贫血的临床观察[D]．哈尔滨：黑龙江中医药大学，2009.

[43] 解增友，李治国，甄广永，等．鹿茸壮骨胶囊治疗骨折延迟愈合与骨不连54例临床观察[J]．河北中医，2009，31(6)：861.

[44] 段绿化．鲜鹿茸粉治疗化疗后骨髓抑制38例临床观察[J]．浙江中医杂志，2007，42(6)：334.

[45] 牛煜，林庶茹．鹿茸治疗宫颈糜烂临床观察[J]．辽宁中医杂志，2005，32(6)：560.

36 羚羊角 | Lingyangjiao

1 · 339

SAIGAE TATARICAE CORNU

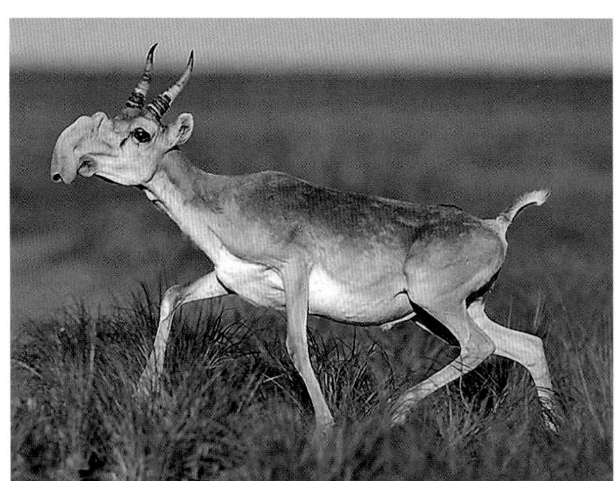
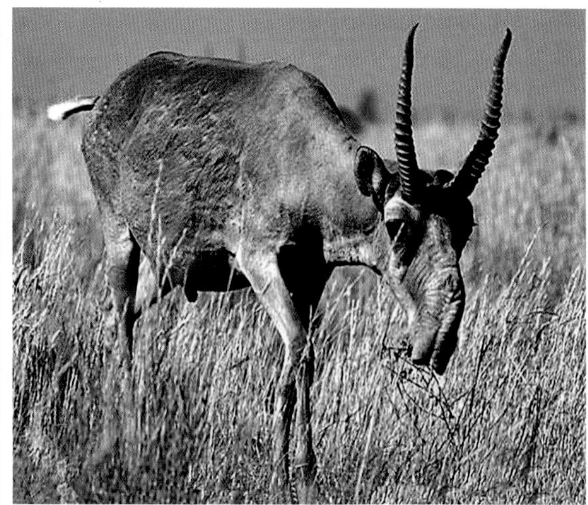

图 2-36-1 高鼻羚羊

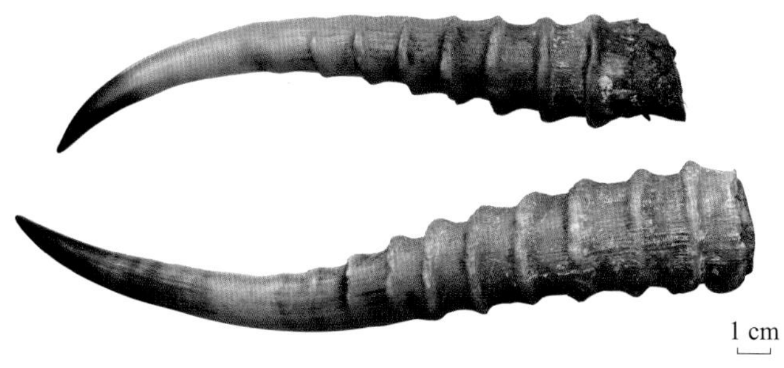

图 2-36-2 羚羊角

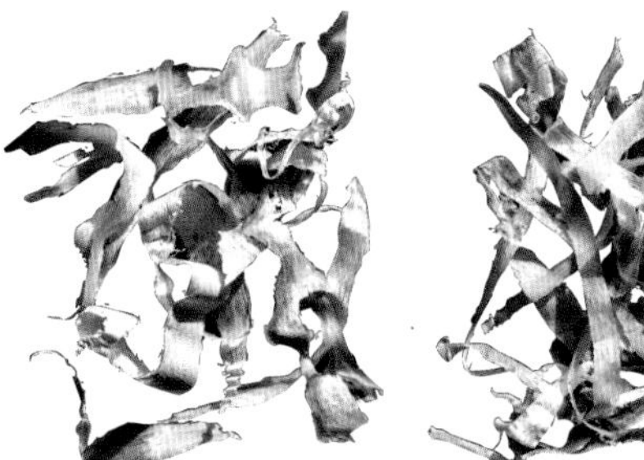

图 2-36-3 羚羊角镑片

【药典沿革】 首载于1963年版一部第251页，分别从来源、鉴别、炮炙、性味、功能、主治、用法与用量、贮藏8个指标对其进行了规定，其为洞角科动物赛加羚羊*Saiga tatarica* L.的角。1977年版未收录本品。从1985年版一部第290页至2020年版一部第339页规定其为牛科动物赛加羚羊*Saiga tatarica* Linnaeus的角。1985年版分别从来源、性状、鉴别、炮制、性味与归经、功能与主治、用法与用量、贮藏8个指标对其进行规定，与1963年版相比，将1963年版中“鉴别”项下内容归于该版的“性状”项中，增补了“鉴别”项内容，更改“炮炙”为“炮制”，增补了“归经”并与“性味”合并，合并了“功能”“主治”项，并对各项指标有所修改和提升。1990年版一部第293页、1995年版一部第289页、2000年版一部第266页及2005年版一部第228页，与1985年版作了相同规定。2010年版一部第305页和2015年版一部第326页，在2005年版的基础上，将羚羊角分为药材和饮片两个部分进行规定，药材部分包括来源、性状、鉴别3个指标，饮片部分包括炮制、性味与归经、功能与主治、用法与用量、贮藏5个指标。2020年版一部第339页，在2015年版的基础上饮片部分增加“性状”“鉴别”两项。

【本草考证】始载于汉代《神农本草经》。晋代《名医别录》载：“羚羊生石城山谷及华阴山。”南朝《本草经集注》云：“出建平、宜都诸蛮中及西域。多两角，一角者胜。角甚多节，蹙蹙圆绕。”唐代《新修本草》记述羚羊角的产地有“南山、商、淅、梁、龙、直、洋”等州，并叙述其形状“细如人指，长四五寸，蹙文细者”。宋代《本草图经》注，羚羊角“今秦、陇、龙、蜀、金、商州山中皆有之”，“戎人多捕得来货。其形如羊，青而大，其角长一二尺，有节如人手指握痕，又至坚劲，今入药者皆用此角”。综上形态、习性记述，与今之药材所用羚羊角基本相符。

【药材来源】牛科动物赛加羚羊*Saiga tatarica* Linnaeus的角。猎取后锯取其角，晒干。

【性味归经】咸，寒。归肝、心经。

【功能主治】平肝息风，清肝明目，散血解毒。用于肝风内动，惊痫抽搐，妊娠子痫，高热痉厥，癫痫发狂，头痛眩晕，目赤翳障，温毒发斑，痈肿疮毒。

【道地主产】历史上主要分布于我国新疆西北部边境地区。现多为进口。

【资源研究】赛加羚羊亦称高鼻羚羊，曾栖息于我国新疆等地，由于栖息地丧失及过度狩猎，我国野生的赛加羚羊在20世纪 40~50年代灭绝。后从国外引种，在甘肃和新疆半散养，为恢复野外种群进行实验研究。经过多年艰苦努力，至2013年7月，国家林业局甘肃濒危动物保护中心称，现有赛加羚种群已达150只，已渡过了种群发展瓶颈期。

赛加羚羊是一种具有游荡性或迁徙性的食草动物，栖于中亚干草原和半干旱荒漠地区，即哈萨克斯坦、蒙古、俄罗斯等，集群生活；在适宜条件下，与相近的有蹄类动物比较，其繁殖率极高，1年种群数量即可增长60%，但寿命很短，野外极少能活到4岁[1-3]。

【化学成分】羚羊角中主含蛋白质、氨基酸、脂类、无机元素等[1]。

1. 蛋白质和多肽

角蛋白占总蛋白质含量的96%，角蛋白中硫元素含量低于12%。水溶性蛋白约占总蛋白质含量的1.54%，分子量分布范围为16 ~ 68 kDa。还含有少量多肽。

2. 氨基酸

酸水解羚羊角粉测得16种氨基酸，即苯丙氨酸、酪氨酸、亮氨酸、异亮氨酸、缬氨酸、丙氨酸、甘氨酸、脯氨酸、谷氨酸、丝氨酸、苏氨酸、天冬氨酸、半胱氨酸、精氨酸、组氨酸、赖氨酸，其中天冬氨酸、谷氨酸、亮氨酸及苯丙氨酸含量较高。

3. 脂类

脂类主要为脂酰甘油类、磷脂类和类固醇类。实验测得胆固醇与磷脂的含量分别为0.30%、0.12%。

4. 矿物质元素

羚羊角含丰富的锌，还含钠、钾、镁、铝、锰、氯、钙、钪、铬、铁、钴、硒、溴、汞、铅、铷、铜等。水提液总磷含量的测定结果为 0.179%。

【药理作用】**1. 解热作用**

因其具有清热解毒功效，常用羚羊角粉配合中药治疗外感高热伴夜寐不宁，烦躁不安以及小儿肺热咳喘等证，其退热功效显著。用羚羊角制成注射液，可降低发热家兔体温，解热作用与安乃近相似。对伤寒、副伤寒甲、乙菌苗致热家兔，也可使其体温降低。对 2,4–二硝基苯酚引起的大鼠发热，有明显的降低体温作用，作用时间可达4 h以上[4-5]。卢燥兴等选用4种发热模型对羚羊角的解热作用进行研究，其中酵母致大鼠发热和内毒素脂多糖致家兔发热属感染性发热，鲜牛奶和2,4–二硝基苯酚致家兔发热属非感染性发热，结果表明多种含有羚羊角成分的药物其解热作用效果极佳，并且具有多重治疗效应[6]。羚羊角胶囊联合局部滴眼液治疗咽结膜热，不仅可加强退热效果，且滋阴补肾，清肝明目，改善微循环，改善患者咽痛目赤症状[7]。

2. 抗惊厥及癫痫作用

将30只震颤大鼠随机分成5组，每组6只，5组分别为低、中、高浓度复方中药组以及西药组、蒸馏水组，对大鼠癫痫小发作的持续时间进行研究，结果发现高剂量复方中药对震颤大鼠每次抑制作用都明显高于其他组[8]。羚羊角颗粒与地西泮片联用，不但能增强镇静、抗惊厥作用，还能发挥其解热、抗病毒等作用，在治疗患者病因的基础上改善患者机体的免疫力，提高自身应激反应水平保护机体[9]。因此，羚羊角是现代医学上极具研究价值的药物，作用广泛且效果显著。

3. 抑菌及抗病毒作用

呼吸道感染是最常见的感染性疾患，发病率高，而羚羊角对感染性疾病有较强的治疗效果。用复方羚羊角注射液进行体外抗病毒活性检测、抑菌试验以及免疫试验，发现其具有抗病毒、抑菌及促免疫功能[4, 10]。

【现代临床】**1. 治疗呼吸道感染**

冯坚等对60例呼吸道感染患者给予羚羊角清肺丸，以及在常规抗感染的基础上进行治疗观察，发现其疗效显著[11]。经临床试验观察发现，羚羊角粉也对上呼吸道感染伴高热具有较高疗效[12]。

2. 治疗病毒性肺炎

用复方羚羊角注射液进行体外抗病毒活性检测、抑菌试验以及免疫试验，发现其具有抗病毒、抑菌及促免疫功能[13]。临床治疗组采用羚羊角注射液（羚羊角、板蓝根、大青叶复合制剂）治疗，对照组采用利巴韦林治疗，对病毒性肺炎患儿分别治疗观察，且在不加其他抗菌抗病毒药物前提下，发现治疗组治愈39例，好转7例，无效4例，总有效率92.0%；对照组治愈33例，好转11例，无效6例，总有效率88.0%。无不良反应。说明复方羚羊角注射液对病毒性肺炎具有一定的治疗效果，且与抗菌药物利巴韦林作用相似，并且在一定程度上疗效优于利巴韦林，对过敏性的小儿更佳[14]。

3. 治疗小儿病毒性脑炎

用羚羊角注射液对小儿病毒性脑炎进行临床实验观察，同样证明羚羊角具有抗菌、抗病毒的作用[15]。戴碧涛用小儿双清颗粒对小儿血液病伴发热进行临床观察，发现其主要成分羚羊角、人工牛黄，厚朴、水牛角都具有抑菌、抗病毒、抗炎的作用，此外还具有增加白细胞数量及增强免疫力的作用[16]。

4. 治疗化脓性扁桃体炎

急性化脓性扁桃体炎大部分由链球菌感染引起，将130例急性扁桃体炎患者均分为常规治疗组、羚羊角治疗组，在同时给予抗生素等药物支持治疗的基础上，羚羊角治疗组采用含有纯中药羚羊角的克比奇羚羊角胶囊，结果发现，其对治疗急性化脓性扁桃体炎效果明显优于常规组，且具有明显抑菌抗炎作用，能有效缩短病程[17]。另有实验证明，羚羊角汤对小儿化脓性扁桃体炎也有奇效[18]。

5. 治疗病毒性心肌炎

对40例成人病毒性心肌炎（VMC）T淋巴细胞亚群患者进行实验研究，分为羚桂龙牡颗粒治疗组、西药对照组，结果显示，治疗组能降低VMC迁延期患者的CD3细胞，而对照组改善不明显，说明羚桂龙牡颗粒对病毒介导的病毒性心肌炎T淋巴细胞亚群失调，具有显著疗效[19]。

6. 治疗急性葡萄膜炎

梁秀栋观察羚羊角胶囊联合激素治疗急性葡萄膜炎的疗效，研究显示羚羊角胶囊能显著降低急性葡萄膜炎患者C反应蛋白值，提示羚羊角胶囊有抗炎和调节免疫作用[20]。

7. 治疗外感高热

观察羚羊角超细粉末治疗外感高热的临床疗效，将98例患者随机分为2组。治疗组68例，采用羚羊角超细粉末治疗；对照组30例，采用羚羊角粗粉治疗。观察临床疗效及治疗前后主要症状体征（包括发热、恶寒、倦怠、泛恶）等变化情况，治疗组和对照组的总有效率分别为92.6%和86.7%，2组比较，差异有显著性意义（$P<0.05$）[21]。

8. 治疗高血压、退热

用羚羊角散（每管0.6 g）治疗高血压，每次0.6 g，每日2次，温开水送服。治疗30例，显效15例，有效12例，无效3例，总有效率90%[22]。对52例急性发热的患儿进行羚羊角注射液治疗，观察其退热情况。羚羊角注射液退热有效率为0.5 h（57.69%）、2 h（90.39%）、4 h（92.31%），未发现明显不良反应[23]。

9. 治疗手足口病

将确诊为手足口病的102例患儿随机分为2组。羚羊角滴丸治疗组51例，剂量为2周岁以内的小儿一次3丸，一日2次，2周岁及以上的小儿一次5丸，一日2次，口服；利巴韦林对照组51例，剂量每日10 mg/kg。比较两组发热及口腔、手、足、肛周皮疹好转的时间，羚羊角滴丸治疗组均较利巴韦林对照组明显缩短（$P<0.05$）；羚羊角滴丸治疗组的显效率明显高于利巴韦林对照组。使用羚羊角滴丸治疗小儿手足口病未见明显的副作用。说明羚羊角口服治疗小儿手足口病可以明显缩短发热、口腔疼痛和手足口部皮疹消退的时间，且耐受性好[24]。羚羊角口服液联合激素对重型手足口病患者治疗效果良好[25]。

10. 治疗小儿急性发热

将90例有热性惊厥病史的急性发热患儿（体温不低于38.5℃），随机分为治疗组45例和对照组45例，两组患儿均给予常规诊疗护理，治疗组加用羚羊角颗粒口服。对比两组患儿再次出现热性惊厥的发生率、惊厥持续时间、发作次数及发作时的体温。结果显示治疗组患儿再次出现热性惊厥的发生率明显低于对照组，差异有统计学意义（$P<0.01$）；治疗组惊厥持续时间、发作次数均少于对照组，差异均有统计学意义（$P<0.05$）；两组患儿惊厥发作时的体温比较，差异无统计学意义（$P>0.05$）[26]。将62例患儿随机分为观察组和对照组，对照组常规治疗，治疗组在常规治疗的基础上口服羚羊角胶囊治疗，观察患儿在留院观察或者住院时体温变化及抽搐再发作的情况。结果显示对照组的再次发热时间间隔短于治疗组，抽搐再发率高于治疗组，其差异有统计学意义，羚羊角胶囊退热及治疗复杂性热性惊厥的临床效果较好[27]。将233例急性发热患儿随机分成治疗组119例和对照组114例。治疗组采用口服羚羊角滴丸，对照组用病毒唑，2组常规对症治疗基本相同。结果显示治疗组治愈91例（76.5%），显效15例（12.6%），有效10例（8.4%），无效3例（2.5%），总有效率97.5%；对照组治愈52例（45.6%），显效21例（18.4%），有效28例（24.5%），无效13例（11.4%），总有效率88.6%[28]。

11. 治疗妊娠期上呼吸道感染

将妊娠期上呼吸道感染合并发热病例224例，随机分为治疗组和对照组各112例，在给予相同治疗的基础上，治疗组给予羚羊角口服液，对照组给予物理降温，治疗3日后，比较两组的疗效。结果显示两组的总有效率分别为95.5%和86.6%，痊愈率分别为49.1%和25.0%，经比较，羚羊角口服液在治疗孕妇上呼吸道感染合并发热方面疗效较好，与西药合用可缩短病程[29]。

【编者评述】羚羊角是一味具有多重功效的中药材。羚羊角及其复方在临床上应用广泛，且效果显著，尤其是在解热作用方面的应用。但在其活性物质、作用机制、药代动力学等方面的研究还需加强。其代用品研究开发更是刻不容缓。

参考文献

[1] 李友宾，彭蕴茹，段金廒．羚羊角的研究概况[J]．江苏中医药，2007，39（12）：75-77.

[2] 李学辉．浅谈赛加羚羊的现状及保护对策[J]．湖北畜牧兽医，2013，34(10)：64-66.
[3] 孟智斌．赛加羚羊资源保护管理的国际公约与国家政策[J]．中国现代中药，2011，13(7)：3-5.
[4] 王宁，庞剑．羚羊角药理作用研究进程[J]．临床合理用药杂志，2017，10(1)：176-177.
[5] 周永霞，陈可静．羚角钩藤汤控制小儿高热惊厥发作临床研究[J]．中国中医急症，2004，13(7)：434-435.
[6] 卢焜兴，李友宾，彭蕴茹，等．羚羊角解热抗惊厥作用研究[J]．中药药理与临床，2007，23(3)：56-58.
[7] 何陈亮，胡振仙．羚羊角胶囊联合局部滴眼液治疗成人咽结膜热的疗效观察[J]．中华中医药学刊，2016(6)：1415-1417.
[8] 李景，蔡际群．自拟羚羊角方对震颤大鼠癫痫小发作作用的实验研究[J]．世界中西医结合杂志，2007，2(4)：203-206.
[9] 陈开娟，董雪芬．羚羊清肺丸联用头孢呋辛治疗呼吸道感染的疗效观察[J]．海峡药学，2013，25(2)：168-169.
[10] 李淑莲，蒋蕾，赵文静.羚羊角的药理作用及临床应用研究进展[J].中医药信息，2006，23(5)：36-37.
[11] 冯坚，张英，周德生，等．地西泮片联合羚羊角颗粒治疗小儿肺炎惊厥的疗效观察[J]．药学与临床研究，2015(4)：391-393.
[12] 李战，倪菊秀.羚羊角粉对小儿上呼吸道感染伴发热退热作用的临床研究[J].中医儿科杂志，2011，7(5)：12-13.
[13] 张保国．羚羊角化学成分和药理研究进展[J]．中华临床医药杂志，2003(20)：109-110.
[14] 李辉，毕百玲，王文丽，等．复方羚羊角注射液治疗小儿病毒性肺炎50例临床分析[J]．临床儿科杂志，2003，21(8)：467.
[15] 吕春禄，吕宏，杨云莲．羚羊角注射液治疗小儿病毒性脑炎疗效观察[J]．中国社区医师，2002(18)：40.
[16] 戴碧涛.小儿双清颗粒治疗小儿血液病伴发热的临床观察[J].儿科药学杂志，2003，9(3)：61-62.
[17] 叶金花，黄勇．克比奇羚羊角胶囊治疗急性化脓性扁桃体炎[J].实用医学杂志，2004，20(2)：176.
[18] 张春红．羚羊角汤治疗小儿化脓性扁桃体炎45例疗效观察[J]．湖南中医杂志，2015，31(1)：71-72.
[19] 张鸿婷，宋俊霞．羚桂龙牡颗粒对成人病毒性心肌炎迁延期T淋巴细胞亚群的影响[J]．中国中医药科技，2007，14(3)：211-212.
[20] 梁秀栋．羚羊角胶囊联合激素治疗急性葡萄膜炎的疗效及其对CRP的影响[D]．广州：广州中医药大学，2008.

[21] 黎家楼，梁雪，何钜楠．羚羊角超细粉末治疗外感高热68例临床观察［J］．新中医，2006，38（12）：28-29.

[22] 杨兴才．羚羊角治疗高血压病的临床研究［J］．辽宁中医杂志，2004，31（11）：911-912.

[23] 陈聪水，陈丽琴，李晓宏．羚羊角注射液退热的效果观察——附52例分析［J］．海峡药学，2005，17（3）：111.

[24] 黄永昌．羚羊角滴丸佐治小儿手足口病的疗效观察［J］．当代医药论丛，2012，10（5）：442-443.

[25] 周一博．羚羊角口服液联合激素治疗重型手足口病60例［J］．中国现代医生，2012，50（14）：77-78.

[26] 陈向坚，陈强，董海英．羚羊角颗粒预防小儿热性惊厥的疗效观察［J］．中外医学研究，2016，14（28）：141-142.

[27] 赖盼建，李小兵．羚羊角胶囊治疗小儿复杂性热性惊厥62例疗效观察［J］．中药药理与临床，2015（2）：196-197.

[28] 廖庆权，伍俊妍，严惠明．羚羊角滴丸治疗小儿急性发热的疗效观察［J］．中国现代药物应用，2008，2（21）：8-9.

[29] 梁珊瑚，文萍，叶新平，等．羚羊角口服液对孕妇上感的退热效果观察［J］．中国妇幼健康研究，2008，19（4）：391-392.

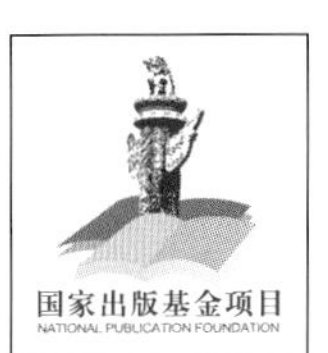

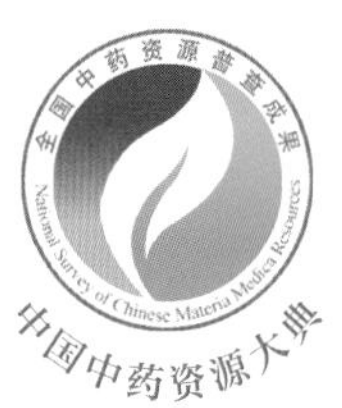

“十三五”国家重点图书出版规划项目
国家新闻出版改革发展项目
国家出版基金项目

Study on Medicinal Materials of Animal-Derivative of Chinese Pharmacopoeia

中国药典动物药材研究

第二册

■ 主 编 李军德 陈仕江 黄璐琦

海峡出版发行集团 THE STRAITS PUBLISHING & DISTRIBUTING GROUP | 福建科学技术出版社 FUJIAN SCIENCE & TECHNOLOGY PUBLISHING HOUSE

37 斑蝥 Ban mao

1 · 345

MYLABRIS

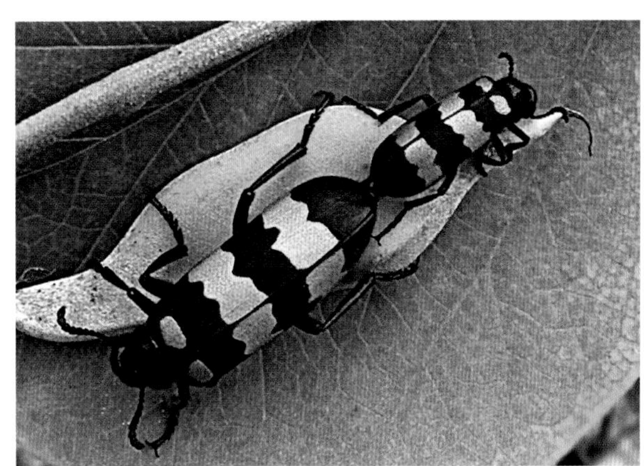

图 2-37-1　南方大斑蝥

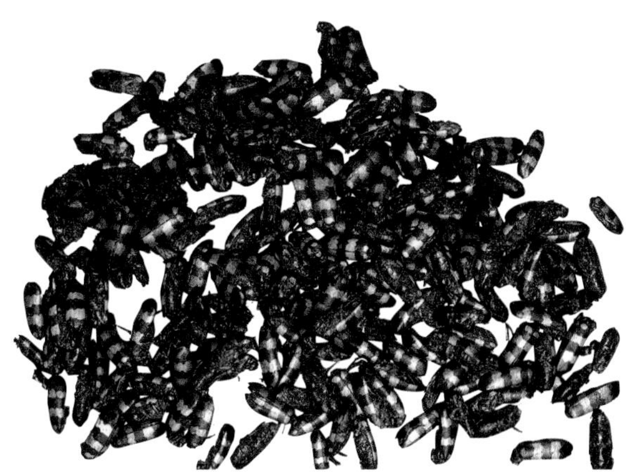

图 2-37-2　斑蝥药材（南方大斑蝥）

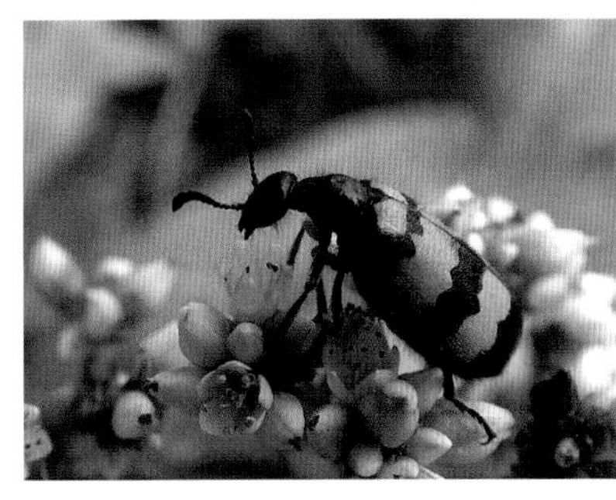

图 2-37-3　黄黑小斑蝥

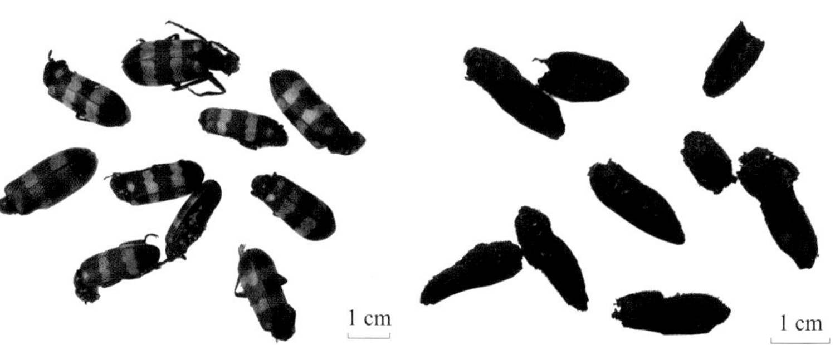

图 2-37-4　斑蝥药材与饮片（黄黑小斑蝥）

【药典沿革】 首载于1963年版一部第261页，分别从来源、鉴别、炮炙、性味、功能、主治、用法与用量、注意、贮藏9个指标对其进行了规定，其为芫青科昆虫南方大斑蝥*Mylabris phalerata* Pallas或黄黑小斑蝥*Mylabris cichorii* Linnaeus的干燥全体。1977年版一部第568页分别从来源、性状、性味、炮制、功能与主治、用法与用量、注意、贮藏8个指标对其进行规定，将1963年版中“鉴别”项下内容归于该版的“性状”项中，更改“炮炙”为“炮制”，合并了“功能”“主治”项。1985年版一部第292页、1990年版一部第297页，其与1977年版相比，增加“含量测定”，增补“归经”并与“性味”合并。1995年版一部第293页、2000年版一部第272页、2005年版一部第233页、2010年版第311页和2015年版第331页，其均在1990年版一部第297页基础上，增加“鉴别”项，共计10个指标，并对各指标有所修改和提升。2020年版一部第345页，在2015年版的基础上，在“鉴别”项下增加“性状鉴别”。

【本草考证】 始载于汉代《神农本草经》。南朝《本草经集注》云：“豆花时取之，甲上黄黑斑色，如巴豆大者是也。”南朝《雷公炮炙论》曰：“斑猫背上一画黄，一画黑，觜尖处一小点赤，在豆叶上居，食豆叶汁。”五代《蜀本草》引《新修本草图经》

云："七月八月，大豆叶上甲虫，长五六分，黄斑文，乌腹者，今所在有之。"宋代《本草图经》曰："斑猫，生河东川谷，今处处有之。七月八月大豆盛时，此虫多在叶上，长五六分，甲上黄黑斑文，乌腹尖喙，如巴豆大，就叶上采之，阴干。古方书多有用此，其字或作斑蠡，亦作斑蚝，入药不可令生，生即吐泻人。"明代《本草纲目》曰："斑言其色，蝥刺言其毒，如矛刺也。"根据以上本草所述，与现今药用斑蝥相符。

【药材来源】芫青科昆虫南方大斑蝥*Mylabris phalerata* Pallas或黄黑小斑蝥*Mylabris cichorii* Linnaeus的干燥体。夏、秋二季捕捉，闷死或烫死，晒干。

【性味归经】辛，热；有大毒。归肝、胃、肾经。

【功能主治】破血逐瘀，散结消癥，攻毒蚀疮。用于癥瘕，经闭，顽癣，瘰疬，赘疣，痈疽不溃，恶疮死肌。

【道地主产】南方大斑蝥主产于除黑龙江、吉林、内蒙古、青海、西藏外全国其他地区。黄黑小斑蝥主产于全国大部分地区。

【资源研究】**1. 生物学特性**

（1）南方大斑蝥：又名大斑芫菁，一年发生1代，6～7月成虫羽化，取食10 d左右性发育成熟，交配后10～25 d开始产卵。8月底至10月，成虫逐渐死亡。卵于9～10月相继孵化为幼虫，幼虫有5个龄期，1龄虫衣鱼型，2～5龄虫体为蛴螬型。进入蛹期后，15 d左右就羽化为成虫。大斑芫菁不同饲养密度与交配、产卵、孵化有以下关系，在每平方米500～1800对的饲养密度范围内，随着饲养密度的增加，其交配率、产卵率和孵化率均随密度的增加而降低。大斑芫菁多在14：00至隔日0：00交配，雌虫一般交配1次，亦有交配2～4次的，交配历期一般在125～240 min，时间最长达450 min，最短115 min。交配时的温度一般为22～28℃，湿度为60%～90%。雌虫多在第1次交配后5～15 d开始产卵，一般在日平均气温21～28℃，相对湿度在53%～96%时进行。其最适产卵温度为26～28℃，相对湿度为60%～68%。产卵多在16：00至隔日0：00，大多数只产1次卵，也有产3次卵的，产卵期25～35 d，产卵高峰期出现在产卵期的第12～21日。产卵间期最长达27 d，最短6 d，平均14.8 d。大斑芫菁卵的最适孵化温度为26～28℃，湿度为70%～75%。

（2）黄黑小斑蝥：又名眼斑芫菁，在野外一年仅发生1代，以卵越冬，幼虫期有6个发育阶段，分别为1龄衣鱼型幼虫，2、3龄的蛴螬型幼虫，4、5龄的坚皮幼虫及最后的蛹阶段。幼虫食性专一，取食蝗虫卵，为有效的天敌资源。成虫体长11～19 mm，体黑色并被密集黑毛。头部密布小刻点，额中有一纵纹，触角短，11节，端部粗。前胸前狭后宽，背板遍布刻点。鞘翅黑色，基部各有一个圆形黄斑，两侧对称如眼状，肩胛外侧各有一小黄斑，鞘翅中部各有两条边缘稍曲的黄色横带。雄性腹部末端后缘呈弧形，雌虫后缘平直，外形与大斑芫菁相似，主要区别是身体小于大斑芫菁，触角末节的基部与第10节约等宽，翅基部的一对黄色斑不呈长方圆形，而是在翅基部自小盾片外侧沿肩胛而下至距离翅基约1/4处向内弯而达到翅缝有一弧圆形黑纹，两个翅的弧形纹在翅缝处汇合成一条横斑纹，在弧形黑纹界内包含着一个黄色小圆斑，两侧相对，形似一对眼睛，故称为眼斑芫菁。

成虫为植食性，寄主极为广泛，可危害豆类、棉麻、薯类、瓜类、蔬菜等多种植物花、芽及嫩叶等，取食后多群集于禾本科植物及杂草的顶端或叶背面，白日活动，迁飞力弱。一般羽化后3～10 d交配，交配时间多在14：00至隔日0：00，交配历期较长，雌、雄虫均可交配一至多次，交配后5～15 d开始产卵，产卵多在16：00至隔日0：00进行，雌虫可产卵一至多次，每头产卵可从几十到几百粒不等，卵多产于土穴内，偶有产于地表。雌、雄成虫的寿命不等，同种雌虫的平均寿命高于雄虫，成虫在虫体受到刺激时便排出毒液，毒液的主要成分为斑蝥素。并且各腿节均可同时排出毒液，排毒多少随刺激而定。眼斑芫菁以卵越冬，所以卵的历期较长。幼虫分5龄，以蝗虫卵为食；1龄幼虫称三爪蚴，行动活跃，耐饥力强，可在短时间内找到附近产在地下的蝗虫卵取食；2～4龄幼虫在卵囊中以卵为食；5龄期幼虫即入土筑穴，继续发育变为蛹和成虫。芫菁幼虫取食与其生长期、入土深度、成虫个体大小呈正相关关系，取食量与死亡率呈反比例关系。一般一蝗虫卵块（约40粒）便可满足1头芫菁幼虫对食物的需求，幼虫在取食量不足的情况下，第2次捕食的能力很弱，蝗卵入土越深，能获取食物的幼虫越少。同、异龄幼虫均有相互残杀的习性；幼虫各龄历期不等，因种类不同相差较大，以幼虫越冬的种类历期长，以卵越冬的种类历期短。蛹的历期较短。芫菁不同种类各虫态历期长短不一，各虫态的发育起点温度和有效积温常数各异，种间差异较大。眼斑芫菁种群的增长能力较低，卵的孵化率低，种群的个体死亡主要发生在年幼阶段（生命早期的幼虫期），其内禀增长率仅为0.0072。

2. 饲养管理

人工养殖过程中的主要问题为其幼虫较难饲养。1～4龄幼虫仅以蝗虫卵为食（或寄生蜂巢），表现出一定专一性。幼虫还有自相残杀行为，在其取食蝗卵时，若两头幼虫相遇，则会互相撕咬，个体大者往往会存活。因此，幼虫饲养空间要足够大，或者隔离饲养，以免自相残杀。斑蝥一年发生1代，5龄幼虫为不吃不动的滞育性假蛹，自然条件下该阶段约持续6个月，这将大大制约斑蝥繁殖速度。打破滞育也是斑蝥人工养殖过程中必须解决问题。

（1）卵孵化：把斑蝥成虫饲养笼搬迁他处，然后用60 cm高的玻璃板把产有卵的土壤紧紧围住，用透明胶带粘连并密封接缝处，以防孵化后的幼虫外逃。在自然温度下进行孵化，每日仅需向土壤内洒少许净化水1次，保持12%～15%的土壤含水量，直至卵全部孵化。

（2）幼虫饲养：卵于8月底陆续开始孵化，将孵化出来的幼虫用毛笔轻轻挑出，转移到放置有蝗虫卵块的养殖容器中，养殖容器中盛8～12 cm厚的土壤，蝗虫卵块竖直埋于其中，微微露头，以便于幼虫找到。

（3）成虫饲养：由于成虫有集群取食、交配的习性，因此成虫采用室内笼养。饲养笼一般0.3～0.5 m^3，成虫饲养密度为每立方米1000～1500头，雌雄各半。笼底铺垫15 cm厚的洁净沙质土壤作大斑斑蝥产卵场地及调节湿度用。以各种豆科植物或葫芦科植物的花类饲喂。每日投食2次，第1次9：00～10：00投料，第2次16：00～18：00投料，投料量以食后略有剩余为度。每日向土壤中洒净化水1次，保持12%～15%的土壤含水量。捡除残渣腐物，保持笼内清洁及环境安静，让成虫在笼内完成交配、产卵过程。经45～60 d的饲养，便可将未死的成虫捕捉烫死后晾干入药。

3. 饲料

（1）天然饲料：多数研究表明，采用斑蝥喜食天然植物饲料和蝗卵进行饲养是一个不错的选择。对南方大斑蝥、黄黑小斑蝥成虫的食性及投食方式研究表明，两种斑蝥成虫喜食植物的花，尤其喜食豆科植物的花，其喜食程度由高到低依次为黄豆花、豇豆花、丝瓜花、南瓜花，一般不取食冬瓜花。

（2）人工饲料：南方大斑蝥少数幼虫取食玉米螟幼虫半人工饲料的改良配方后能发育成正常的成虫，说明该饲料具较大的应用价值。设置2对试验组，用改良的玉米螟幼虫半人工饲料配方再添加天然成分丝瓜花粉配成的半人工饲料饲养的眼斑芫菁成虫，用丝瓜花为天然饲料饲养的眼斑芫菁成虫，用半人工饲料添加天然成分蝗虫粉饲养的幼虫，用蝗虫卵为天然饲料饲养的幼虫。结果发现，取食半人工饲料的成虫的产卵量等指征与取食天然饲料丝瓜花的无显著差异；相对于饲喂蝗虫卵的幼虫，半人工饲料饲养的幼虫发育缓慢且羽化率低，但发现在饲料中添加适量的蝗虫粉对食性专一的芫菁幼虫有很大的引诱取食作用。

【化学成分】1. 斑蝥素

斑蝥中主要化学成分斑蝥素（cantharidin），含量为1%～1.2%，主要存在于芫菁的生殖腺、血液、内脏中，是斑蝥酸的内酐，升华温度为110℃，熔点为215～216℃[1]。斑蝥素不溶于冷水，微溶于热水、乙醇、乙醚，易溶于丙酮（1 g∶40 ml）、氯仿（1 g∶65 ml）、乙酸乙酯（1 g∶150 ml）等，且在不同溶剂中表现出不同的晶形，在丙酮中呈白色针状，在乙醇中呈白色糠片状，在氯仿中呈白色斜方棱柱形。分子式为$C_{10}H_{12}O_4$，分子量为196.21 Da，化学名为六氢-3α,7α-二甲基-4,7-环氧异苯并呋喃-1,3-二酮。斑蝥中还含有结合斑蝥素，如斑蝥酸镁、斑蝥酸钙、斑蝥酸钾、斑蝥酸钠等。斑蝥酸的结合物在酸性环境中能够游离出斑蝥酸或者斑蝥素，同时碱性离子的存在，能够降低斑蝥素的毒性或刺激性[2]。

2. 矿物质元素

斑蝥含有17种矿物质元素，总量为10.53 mg/g。其中与抗癌作用有关的元素锰和镁的含量均较高，分别为0.41 μg/g和27.7 μg/g，致癌元素镍、铬、砷、镉和铍等极低，其他有害元素汞、铅、锡含量也很低[3]。

3. 纤溶活性蛋白

采用硫酸铵盐析法对其蛋白质进行提取，用DEAE-32纤维素层析柱对所分离斑蝥蛋白粗提液进行纯化，得到分子量约为95.5 kDa的单一组分蛋白。经检测，斑蝥活性蛋白具有纤溶活性，每毫克斑蝥活性蛋白相当于14.7尿激酶国际标准活力单位，其蛋白浓度为10 mg/ml，糖含量为11.084%[4]。

4. 蛋白质、氨基酸

利用可见分光光度法对炮制前后的蛋白质含量进行测定；利用高效液相色谱法对其氨基酸进行测定。蛋白质含量由高到低为生斑蝥（48.70%）、净制斑蝥（42.53%）、米炒斑蝥（36.02%），炮制前后各种氨基酸含量亦各不同，总含量由高到低为净制斑蝥、生斑蝥、米炒斑蝥。斑蝥含有15种氨基酸，其中7种是人体必需氨基酸[5]。

5. 其他

聚苯乙烯反相树脂（运用MCI树脂）、硅胶、高效液相反相制备色谱等技术手段从斑蝥的95%乙醇提取物中分离，通过理化性质和质谱法（MS）、1维核磁共振（1D-NMR）、2维核磁共振（2D-NMR）波谱方法，并结合已有的文献鉴定得到化合物5'-［（1R*，2R*，3S*，6R*）-1-甲羟基-2-甲基-3,6-环氧环己烷-1,2-二甲酰亚胺］-2'-甲基-2'-丁烯酸乙酯、环-（L-脯氨酸-L-丙氨酸）、环-（R-脯氨酸-R-亮氨酸）、环-（S-脯氨酸-R-亮氨酸）、环-（D-脯氨酸-L-酪氨酸）、吲哚-3-醛、吲哚乙酸、戊内酰胺、4-Hydroxyphthalid。采用固相微萃取-气相色谱-质谱联用技术（SPME-GC-MS）分析黑黄小斑蝥挥发性成分，从斑蝥样品中分离得到21个色谱峰，鉴定出11个化合物，其中共有峰为斑蝥素、环己甲醇、十三烷、环己醇和1,13-十四碳二烯，但产地间成分和含量差异较大[6]。

【鉴别研究】**1. 显微鉴定**

南方大斑蝥粉末的显微特征显示其体表刚毛极多（主要鉴别要点），细长呈刺状，有众多不规则块片状碎块，较多板状肌纤维，颇多气管壁组织，易见角质不规则翅碎块，随处可见团状的未消化团块。黄黑小斑蝥粉末的显微特征显示其有极多的块状肌肉纤维（主要鉴别要点），较多体表碎块，刚毛较少见（与南方大斑蝥的区别点之一）。

2. 毛细管区带电泳法

采用毛细管区带电泳法（CZE），以50 mmol/L硼砂为背景电解质，运行电压12 kV，检测波长265 nm，重力进样20 s（高度8 cm）。用“中药色谱指纹图谱超信息特征数字化评价系统3.0”软件计算不同批次的斑蝥药材的色谱指纹图谱（CEFP）指数等41个参数进行潜信息特征数字化评价。以双定性双定量相似度法评价了10批不同产地斑蝥药材及斑蝥不同部位质量。以尿苷峰为参照物峰，确定了10个共有峰，建立了斑蝥药材的数字化CEFP，获得了判别斑蝥药材质量的重要数字信息。建立的数字化CEFP具有较好的精密度和重现性，为斑蝥药材质量控制提供了新方法[7]。

3. 高效液相色谱法

采用高效液相色谱法（HPLC）对各产地斑蝥超微粉体进行分析，采用“中药色谱指纹图谱相似度评价系统”软件比较指纹图谱的相似度，采用SPSS 13.0统计软件对10批样品进行聚类分析，并测定斑蝥素含量。结果，不同产地斑蝥超微粉体指纹图谱有较大相似性，但斑蝥素的含量有一定的差异。聚类分析结果表明，不同产地斑蝥药材存在一定差异，但差别不大。建立的HPLC指纹图谱具有较好的精密度、重复性和稳定性，结合斑蝥素的含量，可为斑蝥药材及其超微粉体质量评价提供依据[8]。对斑蝥药材的挥发性成分以及水溶性成分进行分析比较，并测定了水溶性成分中斑蝥素的含量，从多方面建立了斑蝥来源不同、信息互补的指纹图谱，包括固相微萃取-气相色谱-质谱联用（SPME-GC-MS）指纹图谱和HPLC指纹图谱，对不同产地不同品种的22批斑蝥药材进行分析，建立了斑蝥挥发性成分SPME-GC-MS指纹图谱及斑蝥水溶性成分的指纹图谱，结果表明不同产地、不同品种的斑蝥药材水溶性成分中的各类化学成分差异较大。

【分子生药】**1. 分子鉴定**

利用16S rDNA昆虫通用引物对来源为欧洲、非洲、北美洲芫菁科昆虫斑芫菁族共24种进行了分子系统发育研究，获取研究的斑芫菁族24条和外群1条共25条16S rDNA序列，序列片段长度为546 ~ 558 bp，同源比对相似度很高[9]。对芫菁科的系统发育和演变历史进行研究，利用16S rDNA和核基因ITS2对芫菁科4个亚科25属35种代表种的形态系统发育进行检测，结果为Eleticinae 2种、Meloinae 26种、Tetraonycinae 2种和Nemognathinae 5种，表明了形态学和生物学特征的单独性和组合性，最终对芫菁科的系统发育进行假说，分子数据符合芫菁的主要历史演变。Alcobendas等学者于2008年对芫菁Euzonitisharoldi这个种进行了形态学及分子鉴定方面的研究，得出了一些分子数据来验证和补充，国内学者对我国7种中药材斑蝥COⅠ基因序列的分子系统学进行研究，系统进化树显示，不同属各自聚为一支，同属不同物种的个体也形成各自独立的分支，基于COⅠ基因的DNA条形码在识别芫菁方面和形态学一致，从而表明以COⅠ基因作为芫菁DNA条形码进行鉴定具有一定的可行性。选取4个DNA基因序列，即线粒体基因COⅠ和16S rDNA，核基因28S rDNA和ITS2，进行筛选，对10种贵州药用芫菁样本进行了DNA条形码基因片段筛选，共获成功序列40条，并对其进行了碱基组成成分、遗传距离和系统发育信号分析，确定ITS2基因片段可作为贵州药用芫菁DNA条形码，10种贵州药用芫菁ITS2基因片段长度为477 ~ 543 bp，其保守位点为48.2%，变异位点为58.4%。碱基组成A、T、C、G的平均含量分别为29.7%、46.0%、7.8%、16.6%，可知其具有非常高的A+T含量，为75.7%；ITS2基因片段属种间种内遗传距离分别为0.6079 ± 0.0460、0.5622 ± 0.0706、0.1622 ± 0.0206，说明贵州药用芫菁属种间差异较大，种内差异小[10]。

2. 丝氨酸蛋白酶基因

通过实时定量的聚合酶链式反应（PCR）对眼斑芫菁选定基因表达中合适的内参基因和眼斑芫菁丝氨酸蛋白酶基因的全长cDNA克隆及序列分析研究，发现内参基因在芫菁科不同基因表达时作为标准基因是必不可少的，通过定量PCR方法分析并推断出眼斑芫菁在雌虫合适的内参基因与雄虫合适的内参基因是不一样的；丝氨酸蛋白酶是眼斑芫菁消化系统内重要的消化酶，序列分析基因编码的蛋白含有丝氨酸蛋白酶的保守功能位点，与赤拟谷盗在系统进化关系上最近[11]。

【炮制研究】**1. 米炒**

斑蝥中斑蝥素会引起肾衰竭或循环衰竭而致人死亡，故口服必须经过炮制。由于斑蝥素在84℃开始升华，升华点为120℃，米炒时锅温为128℃，正适合斑蝥素的升华，又不至于温度太高使斑蝥焦化。当斑蝥与糯米同炒时，由于斑蝥均匀受热，使斑蝥素部分升华而含量降低，从而使其毒性降低。其次，斑蝥呈乌黑色，单炒难以判断炮制火候，而米炒既能很好地控制温度，又能准确地指示炮制程度。斑蝥通过米炒可使半数致死量（LD_{50}）升高，显著降低其毒性。通过比较不同米制法炮制斑蝥的工艺，以外观、气味、质地、净度、辅料米的性状及斑蝥素含量为综合评价指标，研究斑蝥米贴炒、米拌炒、米泔水制3种炮制方法及其质量，结果发现，斑蝥米炒炮制品外观油润，饱满，无毛绒状灰屑，具有特异的焦香气味，质地酥脆，易研磨成粉末状，略有油质感；炮制后的辅料米呈黄棕色，表面有不规则裂纹和斑蝥绒屑；生品中斑蝥素含量为0.503%，斑蝥3种米炮制品中斑蝥素的含量为0.017%～0.397%，说明斑蝥3种米制斑蝥炮制方法均具有重要的科学意义，其中以米贴炒法为优[12]。

2. 以烘代炒

近年有人对其炮制工艺进行了一系列的研究，以烘法代替米炒法对斑蝥进行炮制，分别以110℃烘26 min和30 min，其斑蝥素含量和米炒品比较相差甚微。药理实验结果也表明，110℃烘30 min 者与米炒品比较其LD_{50}无显著差异，说明烘法既不会明显降低斑蝥素含量，影响疗效，也不会增加其毒副作用[13]。

3. 碱制法

使用低浓度的碱溶液炮制，使斑蝥素直接在虫体内转化成溶于水的斑蝥酸二钠盐。碱处理品的毒性降低，安全范围扩大。药理与临床试验表明在体内体外均显示有较强的抗癌活性[13]，说明斑蝥素的内酐环被水解后，生成的斑蝥酸钠在最大限度保持斑蝥素的抗癌活性，其毒副作用也较斑蝥素明显降低，达到了降低毒性，增强疗效的炮制目的，同时也弥补了传统炮制方法的不足。该提取方法的建立摆脱了传统工艺中大量使用有机溶剂的限制[14]。

【制剂研究】**1. 工艺研究**

（1）回流提取法：该法是斑蝥素提取的常用方法，使用丙酮、三氯甲烷、乙醇、甲苯等直接浸泡斑蝥成虫粉末，过滤，然后经多次回流得到纯品。通过正交试验研究了斑蝥中斑蝥素的提取工艺，选择丙酮为提取溶剂，得到最佳条件为回流提取，即用7倍量的丙酮，浸泡3 h，回流提取3次，每次1 h。通过斑蝥药材指纹图谱分析方法综合比较了振荡静置法、超声波振荡法及热回流法之间的差异，得出了斑蝥药材最佳提取工艺，即以三氯甲烷热回流提取3 h。采用正交试验设计考察溶剂浓度、乙醇溶剂用量、回流提取次数、回流提取时间，通过HPLC测定斑蝥素的含量，浸膏得率和评价指标等综合评价确定最佳提取工艺，结果发现用75%乙醇回流提取3次，每次加入10倍量，每次1.5 h为提取斑蝥中斑蝥素的最佳工艺，其中回流次数是主要影响因素。以总斑蝥素含量为指标，采用正交设计法对盐酸pH值、超声功率、超声时间、三氯甲烷用量等4个因素进行优化筛选，以10 ml三氯甲烷和10 ml pH值为1的盐酸溶液，超声处理（功率400 W，频率40 kHz）15 min所得样品中总斑蝥素的含量最高[15]。

（2）碱水提取法：采用气相色谱法测定提取液斑蝥素的含量，用碱水（8、5、5倍）3次处理斑蝥药材，药材提取液在用相当于斑蝥药材2.5倍的氨水碱化后除杂，此法提取澄明度较好，含量较高，药材提取率比药典方法检测率高，而且方法简便易行[14]。

（3）水提取法：以斑蝥素质量分数为指标，通过调节水提液pH值使结合型斑蝥素转化为游离型，并采用正交设计法对斑蝥水提液的pH值、水提液与三氯甲烷的体积比、萃取次数3个因素进行优化，确定最优提取条件是：水提液pH值为1，水提液与三氯甲烷的体积比为1∶3，萃取3次。运用上述条件进行3次验证试验后得到的总斑蝥素平均质量分数为10.69 mg/g，相对标准偏差（RSD）为1.04%[16]。

（4）超声波提取法：以0.125 mol/L氢氧化钠溶液作溶剂，600 kHz超声波提取斑蝥素40 min可获得与煎煮法相当提取率（$P>0.05$），因此，超声波提取工艺可行[17]。

2. 质量标准研究

斑蝥素含量测定：斑蝥素较稳定，现已报道的含量测定方法有重量法、酸碱滴定法、紫外分光光度法、高效液相色谱法、气相色谱法等。重量法不需要基准物质或标准物质作参比，通过直接沉淀和称量而测得物质的含量，因此，其测定的结果的准确度很高。日本、美国、英国药典就曾采用重量法测定斑蝥素的含量。重量法的缺点是操作冗繁，分析周期长，也不适用于微量组分的测定。利用酸碱滴定法测定斑蝥素的含量能取得较好的效果。酸碱法具有设备易实现、通用性强的优点，其缺点在于对样品中斑蝥素的检测限较高。利用紫外分光光度法测定斑蝥中斑蝥素含量，虫体于60℃干燥1 h后用氯仿溶解，60℃水浴挥去除氯仿，真空干燥，利用溶剂效应增强斑蝥素在紫外区域的吸收值，用紫外分光光度计在228 nm测定斑蝥素的含量[18]。气相色谱法方法简便，灵敏度高，重现性好。以正十四醇为内标物，采用RTX-1701毛细管气相色谱柱（15 m×0.32 mm，0.25 μm），以正十四醇做内标物，斑蝥素对照品线性范围0.05188～0.62256 μg（r=0.9993），RSD为2.0%，以酸水解后超声提取方法处理的样品中斑蝥素含量约是采用药典方法处理的样品含量的1.5倍，可作斑蝥及斑蝥素制品中斑蝥素的含量测定方法。利用毛细管气相色谱法建立的内消片、艾迪滴丸中斑蝥素含量测定方法简单、准确、可靠。化妆品尤其是育发类制剂中多含有表面活性剂成分，则采用气质联用法测定生发类化妆品中斑蝥素的含量。以三氯甲烷为提取剂、以m/z 128为定量离子，采用气相色谱/质谱-选择离子储存技术（GC/MS-SIS），线性范围为1～50 μg/ml，检出限为0.2 ng，回收率为91.0%～97.1%，RSD为0.80%（n=6），显示该方法简便、快速、准确[19]。高效液相色谱法以C_{18}色谱柱为分析柱，甲醇-水（23：77）为流动相，检测波长为230 nm。另有研究报道，以C_{18}色谱柱为分析柱，乙腈-水（40：60）为流动相，检测波长为210 nm，结果显示斑蝥素进样浓度在0.502～5.02 μg/ml范围内与峰面积呈线性关系，平均回收率100.18%，RSD为1.9%。以C_{18}色谱柱为分析柱，乙腈-水（80：20）为流动相，检测波长为209 nm。结果斑蝥素进样量在0.4012～2.0060 μg范围内与峰面积呈线性关系，平均回收率为100.1%，RSD为2%。再采用反相高效液相色谱法对斑蝥虫体内斑蝥素的含量进行测定，得到斑蝥素的含量与峰面积回归方程为$Y=809512X-25642$（r=0.9999），表明斑蝥素在0.2～1.0 mg/ml的范围内具有良好的线性关系，同时证明使用反相高效液相色谱法对斑蝥中斑蝥素的含量进行测量具有良好的精密度、重复性和稳定性[20]。以上方法准确可靠，均能有效地控制斑蝥药材的质量。

【药理作用】**1. 抗肿瘤作用**

斑蝥素能抑制肿瘤细胞的蛋白质合成，继而影响RNA和DNA的合成及细胞周期的进程，促进肿瘤细胞凋亡，抑制肿瘤细胞增殖[21]。提取或合成斑蝥素后再进行结构转化，生成斑蝥素衍生物，不仅保留或提高了斑蝥素的抗癌活性，同时毒副作用也大大降低。如斑蝥酸钠分子量小，易入细胞内，产生细胞毒作用，具有较强的抗肿瘤作用，是一种较为理想的抗癌中药制剂。

（1）促进肿瘤细胞凋亡：斑蝥素可通过抑制肿瘤细胞蛋白质的合成，影响RNA和DNA合成以及细胞周期进程，从而促进肿瘤细胞凋亡[22]。斑蝥素能改变Dalton's淋巴瘤细胞内线粒体结构，并促使线粒体内细胞色素C释放，活化半胱氨酸蛋白酶-9（Caspase-9）和半胱氨酸蛋白酶-3（Caspase-3），最终诱导肿瘤细胞发生线粒体介导凋亡。将不同浓度的斑蝥素溶液加入到胃癌SGC7901细胞中，孵育24 h后发现斑蝥素浓度为10.20 μmol/L时对SGC7901细胞有显著抑制作用，且随药物浓度升高抑制作用增强，呈现出时间和剂量依赖性[23]。

（2）调控细胞周期：斑蝥素能使肿瘤细胞周期发生阻滞，并可抑制多种肿瘤细胞[24]。如斑蝥素能下调胰腺癌细胞内细胞周期素依赖性激酶1（CDK1）的表达水平，上调CDK抑制因子P21的表达，实现G_2/M期阻滞。斑蝥素也可通过促使G_2/M期细胞比例上升，抑制舌癌细胞生长[25]。此外，斑蝥素可损伤肿瘤细胞DNA，影响细胞周期调控蛋白，从而阻滞肿瘤细胞周期，抑制其增殖。

（3）诱导细胞自噬：细胞自噬是一种细胞程序性死亡方式。斑蝥素的抗肿瘤作用也与诱导细胞自噬有关，如斑蝥素可通过诱导自噬抑制鼠埃利希腹水癌生长[26]。

（4）抗肿瘤侵袭与转移作用：斑蝥素抗肿瘤机制研究发现，其作用机制主要与核因子NF-κB、局部黏着斑激酶（FAK）、Caspase-3和Smad3蛋白等靶点有关[27]。斑蝥素是一种特异性的蛋白磷酸酶（PPS）抑制剂，能使NF-κB（P65）、NF-κB（P65）mRNA、Caspase-3、Smad3的表达水平明显下降，并下调FAK酪氨酸磷酸化水平，达到抗肿瘤细胞侵袭与转移的目的，斑蝥素也可通过抑制基质金属蛋白酶（MMP）活性，从而抑制肿瘤细胞的侵袭与转移能力。研究发现，斑蝥素可使舌癌细胞株Tca8113、CAL-27的侵袭能力分别下降（93.50 ± 3.32）%和（61.33 ± 4.11）%，并明显下调基质金属蛋白酶-2（MMP-2）、基质金属蛋白酶-9（MMP-9）的mRNA 表达。斑蝥素能通过抑制PI3K/AKT信号通路，降低MMP-2的活性，从而减少细胞外基质的降解，对抗肺癌细胞的转移[28]。

2. 免疫增强作用

斑蝥素能降低癌细胞对氨基酸的摄取量，抑制蛋白质的合成，刺激淋巴细胞、巨噬细胞、多形核细胞生成白细胞介素，从而增强机体对肿瘤细胞的免疫杀伤作用。斑蝥合剂（斑蝥、陈皮、谷芽等）可明显抑制荷瘤小鼠肿瘤的生长，抑瘤率达65.76%，作用机制可能与增强荷瘤小鼠脾淋巴细胞中$CD4^+$、$CD8^+$T功能和改变$CD4^+/CD8^+$比值，增强自然杀伤细胞（NK）的杀伤作用，诱导干扰素-γ（IFN-γ）和白细胞介素-4（IL-4）分泌，从而增强荷瘤小鼠的细胞及体液免疫有关[29]。

3. 升高白细胞作用

斑蝥素具有升高白细胞的作用，它对骨髓造血系统的影响，可能与加速骨髓粒细胞成熟，释放及促进骨髓造血细胞增殖有关[30]。斑蝥素能够刺激骨髓引起白细胞数升高，给大鼠灌胃斑蝥素后，骨髓检查显示白细胞增生活跃。

4. 抗纤维化和抗氧化损伤作用

通过在体外培养NIH/373细胞株，加入不同浓度的斑蝥素，24 h后发现各种浓度的斑蝥素均能改变成纤维细胞的形态，使其排列混乱[31]；抑制细胞增殖，使成纤维细胞数目明显下降；增加代谢产物。证实了斑蝥素能抑制NIH/373细胞的增殖，并且呈剂量依赖性。

5. 其他药理作用

斑蝥素可使人和动物皮肤发红起疱，但不损伤皮肤深层，形成的疱很快会痊愈。此外，斑蝥素还具有抗真菌、抗病毒、充当雌激素样等药理作用[32]。

【现代临床】 **1. 治疗恶性肿瘤**

利用中药复方斑蝥汤治疗45例晚期鼻咽癌，治疗组采用复方斑蝥汤加减，治疗结果中药组总有效率为80%（36例）[33]。应用复方斑蝥胶囊联合化疗可以提高癌症的治疗效果。选取普外科直肠癌术后1个月行化疗并联合服用复方斑蝥胶囊的患者88例作为A组，选取同期行单纯化疗患者98例为B组。结果A组总有效率为44.32%，明显高于B组的30.61%；A组进展率为18.18%，明显低于B组的34.69%；A组生活改善率为69.31%，明显优于B组的56.12%。复方斑蝥胶囊联合化疗治疗老年晚期胃癌，观察组患者的治疗有效率以及生活质量改善有效率明显高于对照组，观察组患者的白细胞下降发生率低于对照组，用药后患者的1年生存率提高，且能够减轻化疗带来的骨髓毒性，具有较高的临床应用价值。复方斑蝥胶囊联合化疗治疗中晚期原发性肝癌的临床疗效研究，观察组有效率高于对照组，观察组进展率低于对照组，观察组生活质量（KPS）高于对照组，复方斑蝥胶囊有抗肿瘤和免疫复活作用，可提高化疗的疗效，同时能提高患者生活质量。艾迪注射液（斑蝥、人参、黄芪、刺五加）联合化疗方案治疗晚期胃癌、肺癌、结直肠癌、卵巢恶性肿瘤及恶性胸腔积液等临床效果显著，患者不良反应较轻，并能有效改善患者的生存质量[34]。

2. 治疗周围性面神经麻痹

周围性面神经麻痹是临床常见病，多发于秋、冬季，是由于面部受凉、受风或劳累、病毒感染等原因引起的面部血管痉挛，面神经水肿，传导功能下降或消失。运用自制巴豆斑蝥膏治疗周围性面神经麻痹急性发病初期患者70例，取得满意疗效。治疗方法为巴豆10粒，斑蝥5只，生姜50 g。碾碎后贴敷于患侧面部8 h，外用敷料固定，待形成水疱后，用无菌注射器将疱内液抽出，油纱覆盖患处，使其自然愈合。结果痊愈57例，好转9例，无效4例，总有效率94.3%[35]。

3. 治疗神经性皮炎

应用斑蝥发疱灸治疗28例颈后神经性皮炎，试验组28例，全部治愈，1个疗程治愈16例（57%），2个疗程治愈10例（36%），3个疗程治愈2例（7%）[36]。斑蝥酊治疗神经性皮炎，斑蝥15 g，浸入70%乙醇10 ml中，1周后取浸出液涂患处，涂药后数小时，局部即发生水疱，用针刺破，敷料包扎，3～4 d后即结痂脱落而愈。一般涂药1～3次。单用斑蝥酊外涂治疗24例，除1例中断治疗外，均获痊愈，加用普鲁卡因封闭治疗54例，除2例观察脱落结果不明外，亦均治愈。

4. 治疗网球肘

采用斑蝥芥寻膏治疗41例网球肘，经1～2个疗程治疗后，治愈31例，显效6例，好转4例，总有效率100%，半年后随访，仅1例于治疗后5个月复发[37]。

5. 治疗尖锐湿疣

观察斑蝥素乳膏治疗尖锐湿疣的临床效果，门诊观察30例尖锐湿疣患者，斑蝥素乳膏能有效治疗尖锐湿疣，1个疗程治愈率达90%，有效率为100%，斑蝥素乳膏治疗尖锐湿疣的疗效也远较5-氟尿嘧啶乳膏为高，用斑蝥素乳膏治疗尖锐湿疣简便、有效，不受病变部位及病变类型影响，治愈率达90%以上[38]。观察斑蝥素乳膏加贞芪扶正颗粒对尖锐湿疣的临床治疗作用，治疗50例尖锐湿疣患者，与同期单纯作用斑蝥素乳膏外涂治疗者30例做对照，两组疣体脱落时间有显著性差异，治疗组7 d内疣体脱落，对照组需要10 d，复发率也有显著性差异，治疗组无复发，对照组则有5例。外用斑蝥素乳膏加内服贞芪扶正颗粒治疗尖锐湿疣可以加速疣体脱落，降低复发概率。

6. 抗宫颈HPV感染

斑蝥素乳膏抗宫颈人乳头瘤病毒（HPV）感染，治疗6个月转阴率为50.0%，比宫颈物理治疗联合保妇康栓治愈率（36.7%）明显提高，可见斑蝥素乳膏对HPV感染、宫颈湿疣有一定疗效，能提高宫颈湿疣及癌前病变的治愈率，降低复发率[39]。

【编者评述】 斑蝥是我国传统中药，现多用于治疗多种恶性肿瘤尤其是晚期癌症，并在提高免疫力和升高白细胞方面有一定效果。但斑蝥有大毒，口服易引起消化道炎症、坏死及肾毒性，临床应用应遵循传统炮制方法，减低毒性。在对斑蝥素的深入研究中已相继合成了多种斑蝥素衍生物及制剂，其毒性低而药效明确，但是当剂量增大时，仍有一定肾脏毒性，影响抗癌效果。应加强开发新的高效低毒斑蝥素衍生物及其制剂。

参考文献

[1] 刘沁．斑蝥质量分析与毒性研究［D］．南京：南京中医药大学，2011.

[2] 李晓飞，陈祥盛，王雪梅，等．芫菁体内斑蝥素的含量及存在形式［J］．昆虫学报，2007，50（7）：750-754.

[3] 李晓飞．芫菁体内结合斑蝥素与金属元素含量的比较［J］．湖北农业科学，2011，50（13）：2762-2764.

[4] 汪威．斑蝥纤溶活性蛋白的提取纯化及其作用性质研究［D］．广州：广东工业大学，2011.

[5] 王艳杰，董欣，刘晓波，等．斑蝥炮制前后蛋白质及氨基酸含量测定［J］．吉林中医药，2010，30（10）：904-905.

[6] 裴显，娄方明，张建永，等．黑黄小斑蝥中挥发性化学成分的SPME-GC-MS分析［J］．湖北农业科学，2015，54（6）：1461-1464.

[7] 雒翠霞，孙国祥，史香芬．斑蝥的毛细管电泳数字化指纹图谱研究[J]．中南药学，2008，6(2)：230-235.

[8] 何杰，张水寒，李跃辉，等．不同产地斑蝥超微粉体的HPLC指纹图谱及斑蝥素的含量测定[J]．中国药房，2014（35）：3302-3304.

[9] BOLOGNA M A，D'INZILLO B，CERVELLI M，et al. Molecular phylogenetic studies of the Mylabrini blister beetles（Coleoptera，Meloidae）［J］. Molecular Phylogenetics &

Evolution, 2005, 37 (1): 306-311.

[10] 刘洋洋.贵州药用芫菁形态学和分子鉴定 [D].贵阳：贵州大学，2016.

[11] 王宇，王中康，廖玉凤，等.眼斑芫菁丝氨酸蛋白酶基因的全长 cDNA 克隆及序列分析 [J].西南农业学报，2014，27 (1): 112-116.

[12]董磊，谢丽娜，李超英，等.斑蝥不同米炮制方法及其质量评价[J].科技导报，2015，33(13): 61-65.

[13] 张振凌，王正益.斑蝥不同炮制品药理作用的研究 [J].中国中药杂志，1990，15 (4): 22.

[14] 彭晓敏，贾志伟，麻明亮.碱水提取斑蝥药材中斑蝥素的研究 [J].中国当代医药，2012，19 (13): 66-67.

[15] 王一硕，赵丽娜，张振凌.正交设计法研究斑蝥中总斑蝥素提取工艺 [J].时珍国医国药，2010，21 (12): 3175-3176.

[16] 王君为，陈凯，余满，等.斑蝥水提液中总斑蝥素提取工艺的优化 [J].广东药学院学报，2015，31 (6): 709-712.

[17]梅清华，励石寒，李华忠.斑蝥素超声波提取工艺研究[J].中国医院药学杂志，2005，25(3): 204-206.

[18] 刘力，徐德生，谢德隆，等.斑蝥体中斑螯素的紫外分光光度测定法 [J].中国中药杂志，1989，14 (7): 40-41.

[19]任睿，李坤丽，汪瑾彦，等.气相色谱－质谱法测定育发类化妆品中氮芥、斑蝥素的含量[J].香料香精化妆品，2016 (5): 40-43.

[20] 秦静海.建立反相高效液相色谱法测定斑蝥虫体内斑蝥素的含量 [J].亚太传统医药，2012，8 (9): 17-18.

[21] 施秀青，徐瑞荣.斑蝥素及其衍生物抗肿瘤作用机制的研究进展 [J].浙江中西医结合杂志，2007，17 (12): 792-793.

[22] 张恒，李晓飞，陈祥盛.斑蝥素、斑蝥素酸钾及斑蝥素酸钠作用胃癌细胞的研究 [J].山地农业生物学报，2011，30 (1): 52-55.

[23] 李晓飞，侯晓晖，陈祥盛.芫菁斑蝥素对喉癌细胞和胃癌细胞的抑制作用 [J].昆虫学报，2009，52 (9): 946-951.

[24]郑乔丹，李伟，殷红.斑蝥素抑制舌癌细胞生长及转移能力[J].中山大学学报(医学科学版)，2014，35 (5): 650-656.

[25] VERMA A K, PRASAD S B. Antitumor effect of blister beetles: An ethno-medicinal practice in Karbi community and its experimental evaluation against a murine malignant tumor model [J]. Journal of Ethnopharmacology, 2013, 148 (3): 869-879.

[26] 何太平，莫丽儿，梁念慈.斑蝥素对高转移卵巢癌细胞 HO-8910PM 中 NF-κB (P65)、FAK 表达及 FAK 磷酸化水平的影响 [J].中国药理学通报，2005，21 (6): 698-701.

[27] KIM Y M, KU M J, SON Y J, et al. Anti-metastatic effect of cantharidin in A549 human lung cancer cells [J]. Archives of Pharmacal Research, 2013, 36 (4): 479-484.

[28] 周阿高，张勇，孔德云，等. 斑蝥合剂对H22肝癌小鼠的抑瘤及免疫调节作用[J]. Journal of Integrative Medicine, 2006, 4 (5): 504-508.

[29] 王广生，董成，张贺忠，等. 去甲斑蝥素升高白细胞作用的研究[J]. 中国药学杂志, 1987, 22 (9): 517-519.

[30] 高振梅，万鲲，王芮，等. 斑蝥素抑制NIH/3T3细胞增殖对防治器官组织纤维化的作用[J]. 中国临床康复, 2004 (2): 294-295.

[31] 王浴生，邓文龙，薛春生. 中药药理与应用[M]. 北京：人民卫生出版社, 1998.

[32] 郭小部，陈永基. 复方斑蝥汤治疗晚期鼻咽癌的临床疗效分析[J]. 实用医技杂志, 2006, 13 (13): 2312-2313.

[33] 朱桂平. 复方斑蝥胶囊联合化疗治疗老年晚期胃癌的疗效观察[J]. 中国医药指南, 2016, 14 (2): 178-179.

[34] 徐洁，居文政，谈恒山. 艾迪注射液药理作用及临床应用研究概况[J]. 药学与临床研究, 2012, 20 (1): 48-52.

[35] 邵长艳，毕臻. 巴豆斑蝥膏治疗周围性面神经麻痹70例[J]. 江苏中医药, 2004, 25 (2): 33.

[36] 刘赫哲. 斑蝥发泡灸治疗28例颈后神经性皮炎[J]. 中国社区医师（综合版）, 2005 (19): 26.

[37] 邓志坚，徐许新. 斑蝥芥寻膏敷贴治疗网球肘41例[J]. 江苏中医药, 2003, 24 (2): 38.

[38] 王新华. 尤斯洛（斑蝥素）治疗尖锐湿疣30例报道[J]. 中国民康医学, 2004, 16 (11): 680-681.

[39] 张宏，郑晓霞，杨秋红. 斑蝥素乳膏抗宫颈HPV感染的临床疗效观察[J]. 中国妇幼保健, 2010, 25 (14): 1998-1999.

38 蛤 壳 | Geqiao

1 · 357

MERETRICIS CONCHACYCLINAE CONCHA

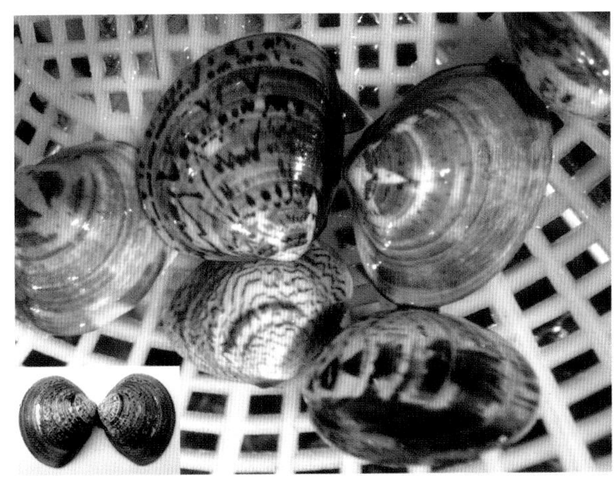

图 2-38-1　文蛤

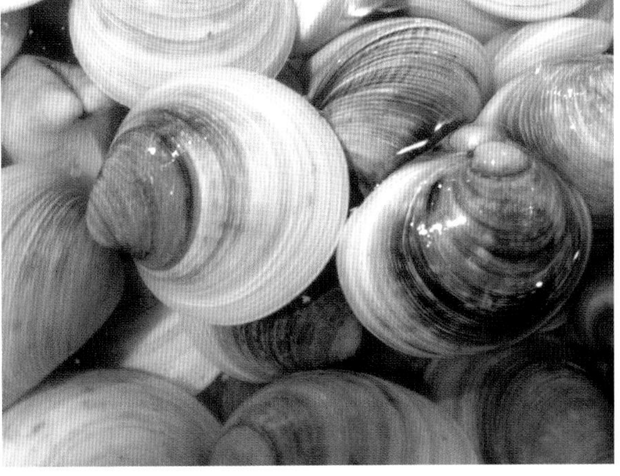

图 2-38-2　青蛤

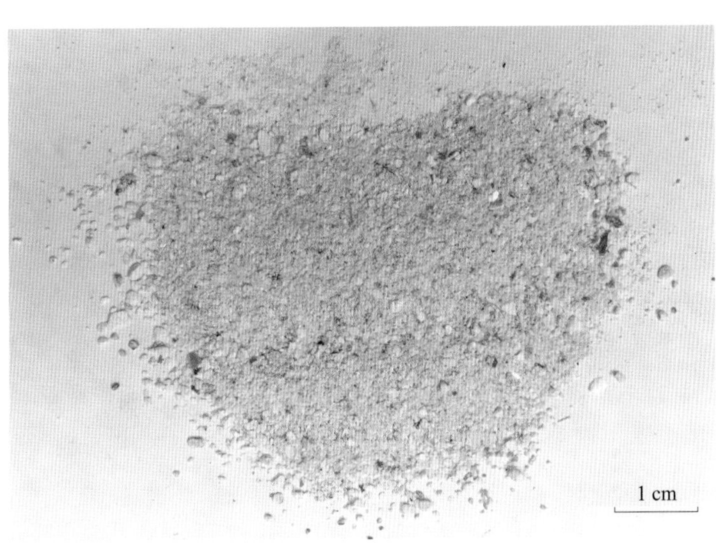

图 2-38-3　蛤壳饮片

【药典沿革】 首载于1963年版一部第283页，分别从来源、鉴别、炮炙、性味、功能、主治、用法与用量、贮藏8个指标对其进行规定。从1963版开始至2020年版一部均规定其为帘蛤科动物文蛤*Meretrix meretrix* Linnaeus或青蛤*Cyclina sinensis* Gmelin的贝壳。1977年版一部第592页分别从来源、性状、炮制、性味、功能与主治、用法与用量、贮藏7个指标对其进行规定，将1963年版中的“鉴别”项下内容归于该版的“性状”项中，合并了“功能”“主治”项。1985年版一部第304页、1990年版一部第308页、1995年版一部第305页、2000年版一部第282页、2005年版一部第240页，其规定基本与1977年版相同，只是增补“归经”，并与“性味”合并，以及修改和提升了“功能主治”中的内容。2010年版一部第322页在2005年版一部第240页的基础上对“炮制”项中的内容有所修改和提升，并增加了“含量测定”指标，共计8个指标。2015年版一部第343页、2020年版一部第357页在2010年版基础上，增加了“鉴别”和“检查”项，共计10个指标。

【本草考证】 始载于汉代《神农本草经》，曰：“主恶疮，蚀五痔。”晋代《名医别录》曰：“文蛤生东海。表有文。取无时。”明代《本草纲目》曰：“文蛤即今吴人所食花蛤也。其形一头小，一头大，壳有花斑者便是”；“海蛤者，海中诸蛤烂壳之总称，不专指一蛤也”，“蛤类甚多，不能分别其为何蛤，故通谓之海蛤也”。根据以上本草所述，与现今药用蛤壳相符。

【药材来源】 帘蛤科动物文蛤*Meretrix meretrix* Linnaeus或青蛤*Cyclina sinensis* Gmelin的贝壳。夏、秋二季捕捞，去肉，洗净，晒干。

【性味归经】 苦、咸，寒。归肺、肾、胃经。

【功能主治】 清热化痰，软坚散结，制酸止痛；外用收湿敛疮。用于痰火咳嗽，胸胁疼痛，痰中带血，瘰疬瘿瘤，胃痛吞酸；外治湿疹，烫伤。

【道地主产】 江苏、浙江、广东等地。

【资源研究】 **1. 生物学特性**

（1）青蛤：青蛤贝壳近圆形，壳面极凸出，宽度为高度的2/3。壳顶突出，尖端向前方弯曲。无小月面，盾面狭长。贝壳表面无放射肋，有生长轮脉（顶端细密不显著，至腹面渐次变粗，突出壳面）。壳面淡黄色、棕红色或黑紫色，1cm以下的幼贝多呈紫色；壳内面为白色或淡红色，边缘呈淡紫色，有整齐的小齿，靠近背缘的小齿稀而大，左右两壳各具主齿3枚。韧带黄褐色，不突出壳面。肌肉系统由闭壳肌、足伸缩肌、外套膜肌、水管肌和足肌等组成。前闭壳肌痕呈半月形，后闭壳肌痕呈椭圆形。青蛤主要滤食底栖硅藻，以新月菱形藻、圆筛藻、羽纹藻、扁藻和舟形藻居多，还有桡足类残肢和有机碎屑等。在一定的温度范围内，温度越高，摄食能力越强，但个体大小的差异并不引起食料组成的改变。青蛤广泛分布于我国南北沿海一带，生活于近海泥沙或沙质底的潮间带中，并多在有淡水流入的河口附近营埋栖生活，在泥沙中的形态为壳前向下、后缘向上。埋栖深度随个体大小、季节及底质而异，幼苗埋栖在表层约 0.5 cm，2 ~ 3 龄可埋栖6 ~ 8 cm，大个体甚至可达15 cm；夏季埋栖较浅，冬季较深；同一季节在细粉沙比在沙质、泥质埋栖得深，大个体比小个体埋栖得深，生活在潮间带的比生活在近排水沟里的埋栖得深。移动方式主要有两种，一种是利用斧足伸缩爬行，这种方式的活动范围较小，而且不规则，经过短距离的爬行后即就地潜入，该运动方式多见于成蛤。稚贝和幼贝的运动方式是将外套腔内积存的海水迅速排出，贝壳快速闭合使外套腔内充气而减轻自身重量，随潮水的流动，漂移到适宜的地方。青蛤雌雄异体，满一年可达性成熟，每年性成熟 1 次，一般当水温达到 25 ~ 28℃时，性腺发育到最高峰，精巢呈乳白至乳黄色，卵巢呈粉红色。研究发现，性腺发育可分为5个时期，分别为增殖期、生长期、成熟排放期、衰退期和休止期。繁殖一般多发于大潮期，亲贝一次排卵量可达10万个以上，而且可分批多次地排卵、排精[1]。

（2）文蛤：文蛤贝壳略呈三角形，腹缘接近圆形，两壳大小相等，但前后不对称，壳质坚厚，壳表面光滑，被有一层黄褐色或红褐色光滑似漆的壳皮，壳顶开始有锯齿状或皮纹状的褐色花纹。文蛤喜欢埋栖于有淡水注入的内湾及河口附近的沙质滩涂上，一般贝苗多分布在中、高潮交界处，成贝则分布在中、低潮区。体长3～4 cm时最为活跃，运动能力强，在沙中来回移动，当体长达到5 cm时运动能力降低。文蛤具有迁移习性，通常是由于水温、底质等环境发生变化而引起，夏天水温升高或冬天水温降低，均会促使文蛤向深水处移动；随着个体增长，文蛤会逐渐由中潮区向低潮区或潮下带移动。文蛤具有较强的耐干旱能力，能较长时间暴露在空气中而不死，此特质有利于捕捞后对活体的运输。文蛤雌雄异体，2龄时性腺开始达到成熟，性腺包围在内脏团周围，并延伸到足的基部。雌性生殖腺呈淡黄色，雄性呈乳白色。繁殖时间随地区而异，而且海况和气候因子也会对繁殖产生影响[2]。

2. 养殖技术

青蛤、文蛤养殖报道较多，从不同角度对其养殖技术进行了介绍[3-12]。青蛤、文蛤受精卵适宜的培育密度均为每毫升20个，密度过高会降低受精卵的变态率，同时增加受精卵的畸形率[3]。青蛤、文蛤D型幼虫的开口饵料以金藻为宜，后期使用混合饵料效果显著，可以促进D型幼虫的生长和发育。温度对于青蛤、文蛤幼贝潜沙行为具有显著影响，青蛤幼贝适宜潜沙温度为17～25℃，文蛤幼贝适宜潜沙温度为13～25℃，温度过高或过低会对幼贝的潜沙行为产生阻碍作用。青蛤和文蛤幼贝的适宜潜沙盐度均为23～28，盐度过高或过低都会对幼贝潜沙行为产生显著的阻碍作用。不同底质只对幼贝的潜沙率和潜沙深度具有影响，底播养殖时，青蛤幼贝适宜的底播底质为含有少量沙的泥质底，文蛤幼贝适宜的底播底质为含有少量泥的沙质底。青蛤幼贝底播的适宜规格为1.5 cm以上的个体，文蛤幼贝适宜选择3 cm左右的个体作为底播苗种[3]。

3. 疾病防治

目前对病毒性疾病尚没有十分有效的治疗方法，采用免疫注射治疗是近几年研究的重点，并取得一定效果。细菌引起的疾病可能是由多种弧菌共同感染所导致，主要致病菌有副溶血弧菌、弗尼斯弧菌、溶藻弧菌、哈氏弧菌和需钠弧菌等，普遍使用各种抗生素药物治疗，如四环素对副溶血弧菌感染有一定的治疗作用，氯霉素对弗尼斯弧菌感染有一定的预防和治疗作用，新生霉素对藻弧菌感染有一定的预防和治疗作用等。目前，寄生虫病的防治以预防为主，防治结合，定期泼洒生石灰，并混以少量敌百虫，可防止寄生虫病的发生蔓延。若局部死亡，则用漂白粉等含氯药物治疗，且苗种放养前要彻底清塘消毒。敌害生物主要有玉螺、蟹类、虾虎鱼等，虾虎鱼对小苗的危害很大，能咬碎壳长小于1 cm的青蛤苗，而对于虾虎鱼的防治，要防止鱼卵或鱼苗进入池内，进水时应使用过滤网，如果池内已发现大量虾虎鱼存在，可采取人工捕捞的办法，也可采取彻底换水的办法排除，或者只保留池内边沟水，投放大剂量漂白粉杀死虾虎鱼[13-17]。

【化学成分】蛤壳中主含无机盐、氨基酸、甲壳素、矿物质和微量元素等[18]。

【鉴别研究】**1. 性状鉴别**

贝壳类药材在临床配方使用中，生品、煅制品兼有，生品一般直接打碎使用，多保持了原药材的色泽、局部性状等基本特征。为了贮藏和使药物质地酥脆、易于煎出有效成分，一般会将贝壳类药材煅制、打碎使用，如珍珠母、牡蛎、蛤壳等，这些药材经过炮制后具备一些共性，如呈现白色至灰色区间的近似色泽，且多为大小不等碎块且混有粗细不均一定量的药材粉末，如不仔细鉴别，贝壳类药材有可能会混淆[19]。

（1）文蛤贝壳特点：呈扇形或类圆形，背缘呈三角形，腹缘呈圆形，两壳大小相等，两侧不等，两壳顶紧接。壳顶突出，位于背面，稍靠前方。小月面狭长呈矛头状，韧带深褐色，凸出壳面，壳长略大于壳高，长6 ~ 12 cm，高5 ~ 10 cm。壳外面光滑，被有一层黄褐色光滑似漆的壳皮。同心生长轮脉清晰，由壳顶开始常有环形的褐色带，壳面花纹变化大，通常在贝壳近背缘部分有锯齿状或波纹状的褐色花纹。贝壳中部及边缘部分壳皮常磨损脱落，使壳面呈白色；壳内面白色，前后壳缘有时略呈紫色。铰合部宽，右壳具3个主齿及2个前侧齿，两个前主齿短而高，呈“Λ”形排列，后主齿强大、斜长；左壳具3个主齿及1个前侧齿，两个前主齿略呈三角形，后主齿长，与贝壳背缘平行，齿面具纵沟，沟内有波形横脊，前侧齿短而高。前闭壳肌痕小，略呈半圆形；后闭壳肌痕大，呈卵圆形。质坚硬，断面有层纹。气微，味淡[20]。

（2）青蛤贝壳特点：呈类圆形，壳顶突出，位于背侧近中部，无小月面。贝壳表面极突出，壳面淡黄色或棕红色。同心生长纹突出壳面，略呈环肋状。壳内面白色或淡红色，边缘常带紫色，并有整齐的小齿。铰合部狭长而平，左右两壳均具主齿3个，集中于铰合面前部，无侧齿。前闭壳肌痕细长呈半月状，后闭壳肌痕大，呈椭圆形。质坚硬而脆，断面层纹不明显。气微，味淡[20]。

（3）煅蛤壳特点：饮片煅品性状为不规则碎片或粗粉。灰白色，碎片厚度0.05 ~ 0.2 cm外面有时可见同心生长纹。质酥脆。断面有层纹。有时可见铰合部碎块，具主齿残齿1 ~ 3个，无侧齿。气微，味淡[19]。

2. 显微鉴别

采用扫描电子显微镜对湛江地区的丽文蛤、琴文蛤、文蛤、波纹巴非蛤、菲律宾蛤仔、杂色蛤仔、伊萨伯雪蛤、格粗饰蚶、泥蚶、栉孔扇贝、尖紫蛤、锈色朽叶蛤和栉江珧这6科13种双壳类的贝壳形态微观结构特征进行观察[22]。结果表明，不同种的贝壳表面和横切面微观结构有一定差异。这些差异主要表现在晶体的组成和排列方式两个方面。贝壳角质层根据表面形态特征分为5种类型，即光滑平整、颗粒状、不规则多边形、蜂窝状和沟壑状。贝壳棱柱层的晶体形状有棱柱状、短柱状、片状和不规则形状。不同贝壳的晶体有两种排列方向，垂直于横切面和平行于横切面。13种贝壳珍珠层的晶体有颗粒状、砖块状、圆形、块状和不规则的多边形。不同种的贝壳角质层、棱柱层和珍珠层的厚度也不同。文蛤壳表面光滑平整，其棱柱层横切面的微观结构特征为晶体类型短柱状，排列疏松、不规则，晶体排列平行于切面。文蛤珍珠层微观结构特征为晶体形状圆形，晶体排列紧密、不规则[21]。

【分子生药】 利用COⅠ序列对蛤壳及其混伪品进行 DNA分子鉴定。对蛤壳及其混伪品的11份样品的COⅠ序列进行研究，分析其种内及种间遗传距离，并构建珍珠母及其混伪品的邻接（NJ）树。结果显示，蛤壳种内COⅠ序列变异很小比较稳定。文蛤、青蛤与其主要混伪品 COⅠ序列间存在较多的变异位点 ，种间的遗传距离显著大于种内的遗传距离。同时，从基于COⅠ序列构建的蛤壳及其混伪品 NJ树可以看出 ，蛤壳不同来源个体均聚在一起，与其他混伪品能够很明显区分开。结果表明，基于COⅠ序列的DNA 条形码技术可以很好地鉴定蛤壳及其混伪品，为该药材的准确鉴定提供可靠、有效的方法[22]。

【炮制研究】 **1.炮制方法**

将药材洗净，去除表面附着物及泥沙，干燥，作生蛤壳备用。制备煅蛤壳供试品，在250～900℃，每间隔50℃作为一个考察温度，生蛤壳称重后置DLD-9煅药炉的药槽内，以125℃/min程序升温至目标温度并继续煅制30 min；另制备300℃ 8 h和900℃ 10 min样品，每份样品达到规定温度及煅制时间取出，放冷至室温，称重，计算产率，作为煅蛤壳供试品。在同一自然光条件下比较其色泽、气味、质地。$CaCO_3$的分解温度为825～896.6℃，故将蛤壳煅制温度考查范围设为250～900℃。实验结果表明，在250～900℃的温度变化中，蛤壳煅制品外观色泽呈浅-深-浅的变化，酥脆程度随煅制温度升高逐渐增大。700℃以上煅品基本为白色，光泽消失，口尝有涩感，易碎。800℃以下样品基本保持药材原形，900℃时部分煅品已成粉末状。800℃以下产率为 95%～99%，850℃时产率明显降低。煅制温度达250℃时，蛤壳产生明显的似毛发焦煳的特殊气味，并伴有爆裂声，外表面颜色发生变化，继续升温则慢慢消失。蛤壳煅制的目的是增强其制酸止痛功效。实验表明，水煎液中Ca^{2+} 溶出量能反映生、煅品变化。700～800℃煅品水煎液中Ca^{2+} 溶出显著提高，分别是生品的9.3倍、20倍、22倍，水煎液呈强碱性。此时，样品性状符合“灰白色，质酥脆，味涩”的传统性状要求。试验结果提示，目前市场“以炒代煅”低温加热的制法，似达不到蛤壳传统煅制目的。蛤壳煅制工艺的温度应在 700℃左右为优。现在市场上多将蛤壳磨成细粉入药，方便配方并认为可提高其煎出率。实验表明，蛤壳的粒度在20目时煎出率最高，传统捣碎配方是合理的。磨成细粉入药并不利于蛤壳主成分的溶出。煅蛤壳在800℃以上时，极易粉碎，难以得到20目颗粒。对蛤壳生品及300℃和850℃煅品粉末进行X射线分析表明，蛤壳煅制后由文石型碳酸钙转化为方解石型碳酸钙，并没有发生碳酸钙的分解。许多文献将煅蛤壳制酸止痛作用推测为碳酸钙转化为氧化钙使碱性增强的说法，应重新认识[23]。

2. 不同炮制时间对砷含量的影响

不同产地、来源的13种蛤壳于60℃干燥2 h，冷却，过20目筛，备用。生蛤壳制备，称取净蛤壳50 g，碾碎后过200目筛，备用。煅蛤壳制备，称取净蛤壳10 g，于洁净的瓷坩埚内，置已烧至650℃的马福炉中恒温（5 min、10 min、15 min、20 min、25min、30 min、40 min、50 min），煅至红透，取出放冷，碾碎后过200目筛，备用。标准曲线制备，精密吸取砷标准液0.00 ml、1.00 ml、2.00 ml、3.00 ml、4.00 ml、5.00 ml、6.00 ml（相当于砷含量为0.00 μg、2.00 μg、4.00 μg、6.00 μg、8.00 μg、10.00 μg、12.00 μg），分别置入砷化氢发生器的三角瓶中，加1∶1硫酸7 ml，以去离子水补至40 ml，加入30%碘化钾溶液3 ml，40%氯化亚锡溶液1.5 ml，放置15 min，加入50%酒石酸溶液1 ml，放置5 min，加入无砷锌粒3 g，立即接上装有醋酸铅棉花等气管的瓶塞，导管通入盛有5 ml DDC-Ag 吸收液的吸收管中，反应45 min后，用三氯甲烷补至5 ml，置1 cm吸收池中，以0管为空白，以721型分光光度计在527 nm处测定吸收值，砷浓度在0.00 ~ 12.00 μg与吸收值呈线性关系，回归方程$Y=0.03116X-3.27\times10^{-3}$（$r=0.9998$）。

不同处理时间的蛤壳中砷含量的测定，精密称取干燥的蛤壳粉0.5 g于砷化氢发生器的三角瓶中，加入7 mol/L HCl，以下操作同标准曲线的操作，每份样品平行操作3份，同时作一空白，以标准曲线项下0管调“0”点，测定吸收值，按标准曲线的回归方程计算砷含量。从实验测定结果可以看出，蛤壳经火煅后，砷含量均有不同程度的降低，与生品相比，砷含量降低5.05% ~ 100%，表明蛤壳经火煅炮制后均可降低或除去毒性。从同一产地 、同一温度、不同炮制时间的蛤壳中，砷含量的测定结果来看，虽然砷含量的降低趋势不大，但有一定的规律性，蛤壳火煅时间越长，砷越易挥发，越易除去有害元素砷，但并非火煅时间越长越好，煅制时间与蛤壳中有效成分的变化关系还需做进一步的实验研究[24]。

【药理作用】**1. 生物埋置剂**

将转化的蛤壳样品植入小鼠大腿骨受损部位6个星期，然后用微观X线断层摄影术检测，发现在骨骼埋植剂周围有新的骨骼长出，且没有出现纤维组织，埋植剂也没有松弛。与此相反，未处理的对照组没有长出新的骨骼，在受损部位出现了一些纤维组织。

2. 其他作用

蛤壳油糊外用对小鼠湿疹、烫伤等模型具有一定的疗效，为蛤壳外用提供了实验依据。此外，蛤壳还具有一定的抗肿瘤等活性[25-27]。

【现代临床】**1. 治疗婴幼儿急性湿疹**

甘氏等人用青蛤散（含煅蛤粉）治疗婴幼儿急性湿疹32例，2周为一个疗程，经过一个疗程治疗，临床痊愈10例，显效10例，有效8例，无效4例，总有效率87.50%。蛤壳粉是临床上常用的中药材，用香油调配蛤壳粉后，其糊性质缓和，对皮肤刺激性小，能迅速缓解烫伤所致的剧烈疼痛，具有治疗烫伤的功效[28]。

2. 治疗儿童特应性皮炎

张氏等人用复方松馏油糊治疗儿童特应性皮炎，将复方松馏油糊局部封包患处，疗程3周，结果显示有效率为91.11%，且无任何不良反应[29]。

3. 治疗外阴皮炎、湿疹

李氏用蛤壳粉外涂及0.02%呋喃西林溶液冷敷，每日2次，共3周。治疗30例门诊病人，结果治愈21例，显效6例，有效2例，无效1例，总有效率为96.7%，未发现不良反应。表明蛤壳粉与0.02%呋喃西林溶液合用是治疗外阴皮炎、湿疹的有效方法[30]。

【编者评述】蛤壳作为一味传统中药，资源丰富。应加强蛤壳复方制剂在临床、药理等方面的研究，特别是有效成分、作用机制、药效学、药代动力学等方面的研究。

参考文献

[1] 王兴强，曹梅，阎斌伦，等．青蛤的生物学及其繁殖［J］．水产科学，2006，25（6）：312-316.

[2] 张锡佳，曲于红，王广成，等．文蛤的生物学特性：文蛤增养殖技术讲座之一［J］．齐鲁渔业，2005（8）：54-55.

[3] 张嵩．生态因子对青蛤、文蛤的潜沙及其苗种生长与存活的影响［D］．大连：大连海洋大学，2014.

[4] 丁理法，徐敏娴，周敏华．海水池塘主养青蛤混养虾蛏模式研究［J］．科学养鱼，2013（2）：62-63.

[5] 柯巧珍，李琪，陈常杰，等．黄河三角洲青蛤的繁殖生物学研究［J］．中国海洋大学学报（自然科学版），2010（s1）：99-104.

[6] 闫海强，黄芳芳，杨最素，等．青蛤的研究进展［J］．中国药房，2014（39）：3722-3724.

[7] 张克烽．青蛤海区养殖技术［J］．水产养殖，2014，35（3）：32-33.

[8] 祁保霞，李树国，任海芳．青蛤提早繁殖技术［J］．科学养鱼，2011（4）：35-36.

[9] 赵莎莎，刘晨晨，杨最素，等．文蛤的研究进展［J］．安徽农业科学，2014（9）：2617-2618.

[10] 张彬，黄婷，熊建华，等．养殖文蛤病害研究进展及前景展望［J］．西南农业学报，2012，25（5）：1934-1939.

[11] 侯洪建，于诗群．文蛤人工育苗技术探讨［J］．中国水产，2008（2）：55-56.

[12] 李金明，高文祥，任贵如，等．文蛤网围增殖护养技术的试验［J］．齐鲁渔业，2003（6）：3-4.

[13] 刘连生，闫茂仓，赵海泉，等．文蛤疾病学研究进展［J］．水产科学，2009，28（4）：234-237.

[14] 谢飞，苏浩，丁仁博，等．文蛤益生菌的研究及其进展［J］．安徽农学通报，2010，16（18）：23.

[15] 张彬，黄婷，熊建华，等．文蛤主要弧菌性病害研究进展［J］．广东农业科学，2012，39（17）：128-130.

[16] 张彬，黄婷，熊建华，等．养殖文蛤病害研究进展及前景展望［J］．西南农业学报，2012，25（5）：1934-1939.

[17] 李凯，王国良．温州青蛤死亡原因分析及防控对策［J］．科学养鱼，2013（10）：54-56.

[18] 杜正彩，侯小涛，黄庆，等．文蛤化学成分与药理作用研究进展［J］．安徽农业科学，2014（2）：439-441.

[19] 张蓉，乔明．几种贝壳类药材的煅制品快速鉴别经验［J］．中国医药指南，2013（30）：174-175.

[20] 郑继明，朱婕妤．蛤壳及其混淆品的性状鉴别［J］．中国药业，2006，15（5）：60-61.

[21] 陈道海，霍颖娴.13 种双壳类贝壳的扫描电镜观察［J］．动物学杂志，2015，50（1）：122-130.

[22] 杜鹤，崔丽娜，孙佳明，等．基于COⅠ序列的蛤壳及其混伪品的DNA分子鉴定［J］．吉林中医药，2012，32（1）：451-452.

[23] 李莹莹，孙承三，丘花花，等．可控条件下蛤壳煅制温度的初步研究［J］．中国实验方剂学杂志，2011，17（2）：40-42.

[24] 铁步荣，陈秀梅，张谦．海洋动物药蛤壳、鱼脑石炮制前后砷含量的研究［J］．中国中药杂志，2003，28（4）：381-382.

[25] 高爽．海洋中药蛤壳的应用研究进展［C］// 中国药学会，河北省人民政府．2008 年中国药学会学术年会暨第八届中国药师周论文集．石家庄：中国药学会，河北省人民政府，2008：4.

[26] 刘志新，赵莎莎，闫海强，等．青蛤的养殖与药用价值研究进展［J］．安徽农业科学，2014（14）：4365-4366.

[27] 谢辉，钟正伟，朱文仓，等．文蛤药用价值研究进展［J］．承德石油高等专科学校学报，2005，7（2）：9-12.

[28] 甘金林，龚丽萍．青蛤散治疗婴幼儿急性湿疹 32 例［J］．中医外治杂志，2011，20（2）：59.

[29] 张禁，姜功平，范平．复方松馏油糊治疗儿童特应性皮炎的疗效观察［J］．中国皮肤性病学杂志，2009，23（1）：32-33.

[30] 李培杰，王庆毅，周爱萍．蛤壳粉与呋喃西林溶液合用治疗外阴皮炎、湿疹 30 例疗效观察［J］．中国海洋药物，2002，21（3）：33-34.

39 蛤 蚧 | Gejie

1 · 358

GEKKO

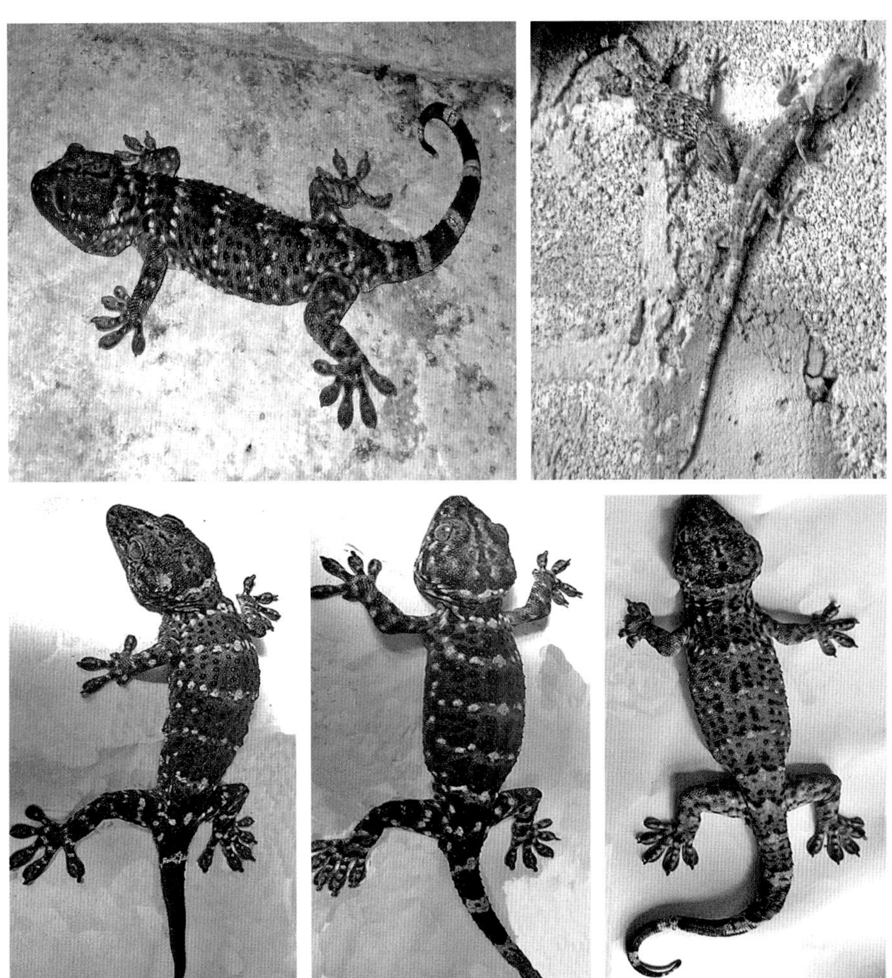

图 2-39-1　蛤蚧

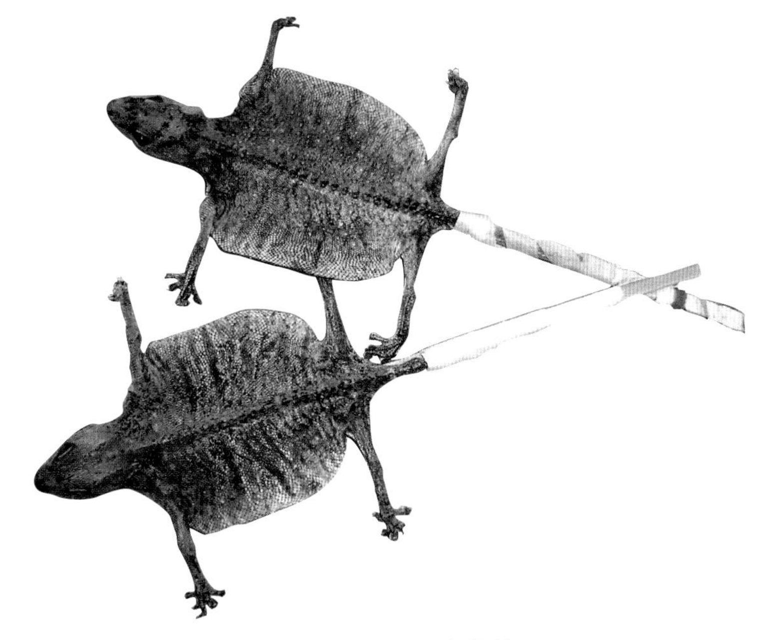

图 2-39-2　蛤蚧药材

【药典沿革】首载于1963年版一部第284页，分别从来源、鉴别、炮炙、性味、功能、主治、用法与用量、注意、贮藏9个指标对其进行规定，其来源为守宫科蛤蚧*Gekko gecko* L.。1977年版一部第592分别从性状、炮制、性味、功能与主治、用法与用量、贮藏6个指标对其进行规定，略去“来源”“注意”项，将1963年版中“鉴别”项下内容归于该版“性状”项中，更改“炮炙”为“炮制”，合并了“功能”“主治”项。从1985年版一部第304页开始至2020年版一部第358页均规定其来源为壁虎科动物蛤蚧*Gekko gecko* Linnaeus。1985年版一部第304页、1990年版一部第309页、1995年版一部第305页、2000年版一部第283页、2005年版一部第240页，其规定与1977年版基本相同，只是增补“归经”，并与“性味”合并。2010年版一部第323页，在2005年版基础上增加“鉴别”项，并且把“炮制”“性味与归经”“功能与主治”“用法与用量”“贮藏”归类为“饮片”。在“鉴别”项中规定了显微鉴别特征和薄层色谱法鉴别指标。2020年版一部第358页、2015年版一部第343页在2010年版基础上增加了“浸出物”项。

【本草考证】始载于西汉扬雄《方言》，曰：“桂林之中，守宫能鸣者，俗谓之蛤解，盖相似也。”秦汉时期的桂林郡治所在今广西桂平市西南，而非今之桂林市。晋代郭璞注曰：“似蛇医而短，身有鳞采，江东人呼为蛤蚧。”南朝雷敩《雷公炮炙论》将之收载入药，云：“雄为蛤，皮粗，口大，身小，尾粗；雌为蚧，口尖，身大，尾小。勿伤尾，效在尾也。”唐代段公路《北户录》云：“其首如蟾蜍，背绿色，上有黄斑点，如古锦纹，长尺许，尾短，其声最大，多居木窍间，亦守宫、蜥蜴之类也。”唐代刘恂《岭表录异》云：“蛤蚧，首如虾蟆，背有细鳞如蚕子，土黄色，身短，尾长，多巢于树中。端州（广东肇庆）古墙内有，有巢于厅署城楼间者，暮则鸣，自呼蛤蚧。或云，鸣一声是一年者。”宋代刘翰、马志等《开宝本草》云：“蛤蚧生岭南山谷及城墙或大树间，身长四五寸，尾与身等，形如大守宫……最护惜其尾，或见人欲取之，多自啮断其尾，人即不取之。药力在尾，尾不全者不效。”此外，《海药本草》《日华子本草》《本草衍义》《本草备要》《本草经疏》等本草专著都有关于蛤蚧的记载，以明代李时珍《本草纲目》为详，将之列于鳞部龙类，收载了“蛤蟹”和“仙蟾”另外两个称谓，并云：“一雌一雄，常自呼其名。蛤蚧因声而名，仙蟾因形而名。岭南人呼蛙为蛤，又因其首如蛙、蟾也。以雄为蛤，以雌为蚧……生广南水中，夜即居于榕树上，雌雄相随，投一获二。”又云：“主治久咳嗽，肺痨传尸，杀鬼物邪气，下淋沥，通水道”，“补肺气，益精血，定喘止嗽，疗肺痈消渴，助阳道。昔人言补虚弱，人参、羊肉之属。蛤蚧补肺气，定喘止咳，功同人参；益阴血，助精扶羸，功同羊肉”[1-2]。

诸书记载虽然零星、片段、简单，但能与爬行纲中形态、个体相近的鬣蜥科种类截然分开。再据所记载的栖息环境、能鸣、断尾、身长四五寸、尾与身等长等一些特征，可以判断，古代所载之蛤蚧，即为壁虎科动物蛤蚧无疑。

蛤蚧古代异名很多，如蛤解（扬雄《方言》）、蛤蟹（唐代《日华子本草》）、仙蟾（宋代《开宝本草》）等。现今各地别名也很多，如蛤蚧蛇（广东湛江、广西梧州等地）、仙蝉（云南文山）、多格（云南红河、西双版纳）、多节（云南文山）、四脚蛇（云南文山）、得哥蛇（广西钟山）、喔哦（右江流域）、蚧蛇、德多、握儿、石牙（广西）、喔介（越南）、独架（泰国）。另外，蛤蚧还有许多民族用药记载，在壮族、彝族、傣族医药中都有应用。例如，蛤蚧在傣语中称为"打朵"，具有补肺益肾、定喘咳之功。傣医传统用于治疗风湿，以活蛤蚧泡酒内服，经常服用可治疗性机能衰弱和哮喘[1]。

【药材来源】 壁虎科动物蛤蚧*Gekko gecko* Linnaeus的干燥体。全年均可捕捉，除去内脏，拭净，用竹片撑开，使全体扁平顺直，低温干燥。

【性味归经】 咸，平。归肺、肾经。

【功能主治】 补肺益肾，纳气定喘，助阳益精。用于肺肾不足，虚喘气促，劳嗽咯血，阳痿，遗精。

【道地主产】 广西为灰斑蛤蚧（也称黑点蛤蚧）道地产区，广东、海南、福建、云南和台湾等地有少量分布[3]。人工养殖在10～11月蛤蚧冬眠前捕捉。以个体体表有光泽，反应灵敏，体质健壮，无外伤，无疾病，尾巴完整或再生尾6 cm以上者为佳[4]。

【资源研究】 **1. 品种**

作为药材使用的蛤蚧按商品收购分为灰斑蛤蚧、红斑蛤蚧（也称红点蛤蚧）2种，目前分类学上还没有对灰斑蛤蚧和红斑蛤蚧做出明确的定义。根据古代医药典籍对二者体表颜色的描述，《中国药典》收载的应为灰斑蛤蚧。以往因为传统道地灰斑蛤蚧产区广西能源源不断地满足国内外的需求，所以红斑蛤蚧一直没能引起人们太多的关注。由于广西等地长期大量捕杀、栖息地严重破坏，野生蛤蚧越来越少，灰斑蛤蚧日趋濒危，被列为国家二级重点保护野生动物。从20世纪80年代末起，广西每年从口岸和边境贸易进口的泰国、柬埔寨、越南产红斑蛤蚧多达30万～40万对，以压倒性数量主宰了市场，成为了我国近20年来蛤蚧的新药源。由于红斑蛤蚧未载于历代本草，甚至被斥为伪品，直至今天，许多中医师仍不认同其疗效，故红斑蛤蚧价格仅是灰斑蛤蚧的1/2，甚至1/3左右[4]。灰斑蛤蚧主产于广西、广东和云南，尤以广西为主产区，红斑蛤蚧主产于印度、缅甸、泰国、越南、马来西亚、印度尼西亚等地[3]。现在蛤蚧养殖主要分布在广西和云南，均以养殖灰斑蛤蚧为主。

2. 生物学特性

雄性蛤蚧在拨开大肠后可见两个扁豆大小的精巢，黄白色，位于大肠后面，右精巢稍前，左精巢稍后，每个精巢借助系膜悬挂在体腔背侧；精巢下为附睾，是贮藏与排送精液的器官；左右附睾均延续而成细长的输精管。输精管以小孔（从背侧）通入泄殖腔；泄殖腔与肛后囊相连；用手指挤压肛后囊，囊内有两个突起的半阴茎。雌性的卵巢1对，不规则，位于脊柱腹部下方，浅黄色，生殖季节变化大，未发育时，略成椭圆形，右卵巢稍靠前，左卵巢稍靠后，借助系膜悬挂在体腔的背侧；卵巢包含有不同发育阶段的卵（卵细胞），肉眼可见8～10个不同的卵；繁殖期卵巢通常较大，下方与带状的输卵管相连；输卵管1对，位于大肠后面，卵巢的外侧悬挂在系膜上；输卵管前端开口于泄殖腔背部；卵成熟后，卵巢壁即破裂，成熟的卵落入体腔内，进入喇叭口，顺着输卵管逐渐下行；交配后，与精子在输卵管内相遇受精；受精卵在沿管下行过程中被输卵管壁分泌的石灰质和胶质包裹，形成卵壳后产出体外[1]。

在蛤蚧卵孵化期的初步研究中，不同区域的研究基地（广西南宁市）、养殖基地（广西崇左大新县）蛤蚧的孵化期不同。每组供试验的卵18枚，研究基地平均温度26.8℃，平均孵化期为105 d；养殖基地平均温度29.3℃，平均孵化期92 d。说明在一定温度范围内，温度高更有利于蛤蚧卵的自然孵化，孵化期随着温度的升高而缩短[4]。

蛤蚧消化系统包括消化道和消化腺。消化道包括口腔、咽、食道、胃、小肠、大肠；口腔的结构有利于蛤蚧捕食昆虫，口宽大、口裂长，开裂可达眼后前缘；口内上下颌着生有一列同型侧生齿，这样的牙齿只适合捕捉和咬住昆虫食物，不具备咀嚼功能，舌肌肉质，扁平，长而宽，前端微凹，能伸出口外，有助于捕食、吞咽和提升触觉功能；咽位于口腔后方，呈漏斗状，与食道相连；食道细而长，位于气管后，食道下方与胃相连，胃比食道粗大，位置偏于体之左侧，在肝脏的后方，呈长袋状，胃壁厚，内壁有纵行皱褶，可分泌胃液消化食物；小肠与胃连接，相接处为幽门瓣，是肠和胃的分界线，小肠很短，颜色比胃和大肠深；小肠蠕动时瓣膜关闭，防止小肠中的食物倒流；大肠与小肠连接，两者相接处的左侧有一小突起，为盲肠，盲肠很短；大肠之后接粗短的直肠，直肠开口于泄殖腔。消化腺包括肝、胆、胰脏；肝脏位于胃的前方，肺的后方，分左右两叶，长三角形，赭红色；胆囊位于肝脏之腹面，圆形，似黄豆大小，呈蓝色，胆汁味苦带甘，胆囊壁薄，有一细小的胆管通小肠；胰脏紧贴小肠，长条形，白色为消化腺体[1]。蛤蚧以捕食昆虫饲料为主，有一定规模的养殖场都是饲喂自繁自养的昆虫，如蝗虫、土鳖虫、黄粉虫等。

3. 饲养管理

大部分蛤蚧养殖场采用便于管理的室内养殖模式。活动期蛤蚧适宜生长繁殖的环境温度为25～30℃，相对湿度为60%～70%，养殖室内四周须悬挂干净麻袋遮光，在麻袋下放置人工木洞穴，洞穴上覆盖麻袋，供蛤蚧栖息。每天在观察蛤蚧情况（如捕食、活动、健康等）后，将吃剩的昆虫和被蛤蚧咬死不吃的昆虫清理出去，然后清洁室内环境，保持室内空气流通，定期更换遮光麻袋。冬眠期蛤蚧管理要点是防寒保暖，在此期间，可把蛤蚧集中转移到背风温暖的室舍或养殖箱内，将门窗关闭，以防冷空气大量侵袭；不要刻意惊动已经进入冬眠状态的蛤蚧；在冬眠初期如气温偶尔回升，高于20℃持续一段时间后，可考虑暂时打开门窗，让养殖室处于通风透气的状态；在持续阴冷天气时，门窗保持关闭状态，一直持续到惊蛰气温上升到20℃以上后，蛤蚧开始苏醒为止；在室内温度持续一周低于10℃以下，并继续维持低温时，可将蛤蚧集中在冬眠箱内保暖。或采用控温控湿系统，打破冬眠，将室内温度控制在27℃，相对湿度控制在60%～65%，在这一条件下蛤蚧不仅能安全越冬，还可避免冬眠期消耗，正常生长发育[4]。

4. 饲料

蛤蚧以捕食活体为主，捕食昆虫达40多科70多种，其中蛤蚧喜食的昆虫有蝗虫、蟑螂、蚕蛹、蛾类、蝶类、黄粉虫、蚊虫、土鳖虫、蜘蛛、蟋蟀、苍蝇、金龟子、蚁类等多种活体昆虫。选择年龄为1年以上、2年以下的蛤蚧200只，雌雄不论，随机抽取分试验Ⅰ组、试验Ⅱ组，每组100只。在蛤蚧活动期，每天傍晚给试验Ⅰ组蛤蚧投放黄粉虫，并打开黑光诱虫灯；给试验Ⅱ组蛤蚧投放黄粉虫、土鳖虫，并加入野外捕捉的蝗虫及其他昆虫。两组供给充足的饮水，次日早上清扫未吃完的死虫及较大的甲虫等，日常管理都按养殖蛤蚧正常防疫措施操作；每半个月做一次蛤蚧体表消毒和场地消毒；在蛤蚧冬眠期则关好门窗，并在室内温度低于12℃时，将蛤蚧放入冬眠箱；试验期为1年。经过2004年的试验和2005年的重复试验，试验Ⅱ组总成活率为84.5%，试验Ⅰ组总成活率为66%；试验Ⅱ组成活率明显高于试验Ⅰ组[4]。因此，并不是捕食昆虫品种越多越有利于蛤蚧的生长发育乃至繁殖。在实际工作中，一般选择蝗虫、土鳖虫、黄粉虫等作为自繁自养的昆虫饲喂蛤蚧。蝗虫是蛤蚧最喜欢捕食的昆虫之一，蝗虫的活动性强可锻炼蛤蚧的运动捕食能力，增强其体质；而土鳖虫为药用昆虫，对蛤蚧的疾病防治有积极的作用。

5. 病害防治

炎性疾病是蛤蚧常见的一类病，蛤蚧常发生的疾病有口腔炎症、脚趾脓肿、眼睛化脓、软骨病等。

（1）口腔炎症：用0.1%高锰酸钾溶液进行体表消毒，然后用复方磺胺甲噁唑片配制药膏涂擦口腔患处，并将复方磺胺甲噁唑片（每只成年蛤蚧可用10～16 mg）溶于水中用滴管灌服，或者肌内注射头孢拉定（每只成年蛤蚧可用5.0～7.5 mg），每日1次，连续3～5 d。

（2）脚趾脓肿：肿胀部发病初期表现为红肿，待肿胀处有波动感时，再用手术刀切开（尽量控制较小的切口）做排脓处理，然后用3%过氧化氢溶液反复清洗脓肿创口，并在伤口上撒上磺胺结晶即可。病情严重的可肌内注射抗生素消炎。

（3）眼睛化脓：多采用内服抗菌消炎药治疗，复方磺胺甲噁唑片对眼睛化脓蛤蚧有一定的疗效，严重时，虽可治愈，但患病眼睛变瞎。

（4）软骨病：在蛤蚧的饮水中添加葡萄糖酸钙和灌服鱼肝油，严重时，可肌内注射维丁胶性钙，或其他补钙注射液，每只成年蛤蚧注射维丁胶性钙0.1 ml[4]。

【化学成分】 蛤蚧中含有18种氨基酸、15种微量元素、5种磷脂成分、21种脂肪酸。蛤蚧肉含肌肽、胆碱、肉毒碱、鸟嘌呤、蛋白质、胆甾醇、脂肪酸等，蛤蚧肝含谷胱甘肽、甲基对硫酮、还原型谷胱甘肽S-甲基转移酶等。蜕皮外层含β-角蛋白，内层含α-角蛋白。视色素是视网膜基础色蛋白，其毛地黄皂苷提取物的最大吸收为521 nm，其活性官能团为-SH素。甲状腺含甲状腺素、碘酪氨酸[1]。蛤蚧尾中锌含量比蛤蚧体高42倍以上。蛤蚧尾中8种游离的人体必需氨基酸均高于蛤蚧体，提示蛤蚧尾滋补作用强于蛤蚧体[1]。

近年来对蛤蚧的化学成分分析，多分为3个部分进行，即脂溶性、醇溶性和水溶性成分。

1. 脂溶性成分

有实验从蛤蚧脂溶性成分中分离出5个结晶，其中4个有李伯反应（Liebermann-Burchard），系甾体类化合物，其中一个结晶经鉴定为胆固醇。又有实验从蛤蚧醇提取物的脂溶性成分中分离出胆固醇酯、甘油酯、糖脂、磷脂，并分出21种脂肪酸，已鉴定的17种，如亚油酸。另有人测出了蛤蚧中5种磷脂组分的含量，其中以磷脂酰乙醇胺含量最高，总磷脂含量可达1.1%以上。同时分离测定了9种脂肪酸成分，以亚油酸、棕榈酸、花生酸、油酸和亚麻酸的含量较高，其中人体必需脂肪酸亚油酸和亚麻酸占总量的50%[1]。

2. 醇溶性成分

蛤蚧醇提取物为白色凝胶状物，含蛤蚧多肽（分子量约为7.6×10^4Da）及多种氨基酸。蛤蚧多肽具抗炎活性[1]。氨基酸包括甘氨酸（15.4%）、脯氨酸（7.8%）、谷氨酸（6.5%）、丙氨酸（5.29%）、精氨酸（5.1%）、天门冬氨酸（3.2%）、丝氨酸（2.4%）、赖氨酸（2.2%）、缬氨酸（1.8%）、亮氨酸（1.7%）、苏氨酸（1.2%）、苯丙氨酸（1.1%）、异亮氨酸（0.9%）、组氨酸（0.4%）等，其中甘氨酸（15.4%）、脯氨酸（7.8%）含量最高。

3. 水溶性成分

传统蛤蚧药材含有多种无机元素，以钙为主，其次是磷（含量高于5%）、镁（含量高于3%）、硅、钠、铁、钡、铅、锰、铬、镍、钛、铝、铜、锆、银、锶等18种无机元素[1]。

在对广西灰斑蛤蚧的研究中，进行了8种重要无机元素的检测，即钙2.74 mg/kg、铁33.0 mg/kg、锌43.6 mg/kg、镁68.4 mg/kg、锶28.2 mg/kg、钡4.16 mg/kg。此外，通过人工养殖和野生蛤蚧的6种元素（钙、镁、磷、硒、锌、铜）含量比较，这6种元素的含量较为丰富，如钙元素的含量高于4.51%，野生蛤蚧锌元素含量高达52.0 mg/kg，除铜、锌元素外，两种来源的蛤蚧中磷、钙、镁、硒4种元素的含量均相差不大。这表明作为药材使用人工养殖和野生蛤蚧应该是安全等效的[5]。

中药含有的无机元素与疗效有一定的相关性。研究中药无机元素的组成与含量对揭示中药致病机制具有重要意义。蛤蚧所含常量与微量元素中，钙可调节兴奋和抑制过程的平衡失调，还有消炎、消肿、抗过敏及解毒作用；铁是血红蛋白、过氧化氢酶的组成部分，缺乏会导致贫血；锌是300 多种酶和功能蛋白的组成成分，参与糖类、蛋白质、核酸的合成与降解，能提高机体免疫力，促进生长发育；睾丸内含大量锌，抗体缺锌时，精子的生成和活动能力均下降，阳虚患者有血锌水平下降的现象，因此蛤蚧所含锌等元素及其配合物是其助阳的物质基础之一。硒本身是抗氧化剂，可以保护心血管系统，防治肝病及多种癌症，同时还能清除铅、镉、汞等重金属；锰是维持人和动物性功能的必需元素，对于胆固醇合成和凝血必不可少，参与造血，并具有明显的消炎作用；钴具有刺激补肾助阳、增强免疫力的作用，与肿瘤的治疗也密切相关[6]。

【鉴别研究】**1. 性状鉴别**

根据蛤蚧的长度、头部、吻鳞、眼睑、鳞片、背腹部、指趾、尾部等差异进行鉴别。干燥的蛤蚧呈扁片状，头部略呈三角形，口内有细齿。吻部半圆形，吻鳞不接鼻孔，与鼻鳞相接，上鼻鳞左右各1片；无眼睑；有鳞片；背腹部粒鳞中杂有疣鳞，腹部鳞片较大，略成六角形；四足均五指，指趾腹面攀瓣单行，指趾间微有蹼，除第一指趾外均具爪，爪短呈钩状；尾稍纵扁，尾长短于头体长。四肢及尾背具横斑，尾背的横斑6～8条。主要分布于广西、广东、云南等地。

2. 显微鉴别

在蛤蚧显微鉴定中，主要是通过观察其鳞片、皮肤碎片、骨碎片等差异进行鉴定。将灰斑蛤蚧和红斑蛤蚧的头部、背部、腹部及尾部鳞片分别用温水浸软后直接在载玻片上装片。显微镜放大倍数10×10，用台尺校正后的目尺每小格长度为0.0137 mm，显微镜放大倍数10×4，用台尺校正后的目尺每小格长度为0.0333 mm，观察发现灰斑蛤蚧头部鳞片孔洞19～35个，突起覆瓦状排列，无纹理，无粒状物，直径0.836～1.083 mm；腹部鳞片无孔洞，突起较少，呈覆瓦状排列，无纹理，无粒状物，直径1.3320～1.4219 mm，透明；背部鳞片空洞4～9个，远离脊柱一侧，突起覆瓦状排列，无纹理，无粒状物，直径0.754～1.110 mm，不透明；尾部鳞片孔洞9～15个，突起覆瓦状排列，无纹理，部分有粒状物，直径0.864～1.138 mm，部分透明。而红斑蛤蚧有纹理和粒状物，头部鳞片有孔洞且数量不定（2～25个），多为5～8个排列于鳞片一侧[7]。

3. 理化鉴别

（1）乙醇提取液鉴别：分别称取灰斑蛤蚧、红斑蛤蚧、红螺疣螈粉末各1 g，用60%乙醇50 ml回流2 h，过滤。然后分别取各样品60%乙醇提取液各2 ml，分别加入硅钨酸、苦味酸、碘化铋钾试剂，振摇后5 min观察，加入硅钨酸后，红斑蛤蚧产生的白色浑浊较多，而灰斑蛤蚧和红螺疣螈产生的白色浑浊较少。加入碘化铋钾后，红螺疣螈会产生橙黄色浑浊，但灰斑蛤蚧和红斑蛤蚧产生橘黄色浑浊更多。上述方法可将三者区别[7]。

（2）紫外光谱鉴别：分别称取灰斑蛤蚧、红斑蛤蚧、红螺疣螈粉末各1 g，用50 ml石油醚浸泡24 h，然后用滤纸滤过后再经滤膜抽滤，以相应溶剂做空白，用岛津UV-16A型紫外分光光度计测紫外吸收，广西蛤蚧石油醚提取物在230.5 nm处有最大吸收，红斑蛤蚧、红螺疣螈的石油醚提取物最大吸收波长分别为219.4 nm和220.0 nm。上述方法可将三者区别[7]。

（3）高效液相色谱法鉴别：采用高效液相色谱法（HPLC）测定，精密称取灰斑蛤蚧粉末0.3006 g、红斑蛤蚧粉末0.3004 g、红螺疣螈粉末0.3005 g，分别置于磨口三角瓶中，以30 ml石油醚浸泡24 h，过滤，用少量石油醚冲洗滤纸3次，滤液自然挥干，残渣用无水乙醇至刻度，摇匀，用高速微量离心机离心后取10 μl进样，进行高效液相色谱测定，色谱柱为ODS柱（即碳十八烷基硅烷柱），流动相为甲醇，流速为1.0 ml/min，柱温为25℃，检测波长为254 nm，柱温为室温。广西蛤蚧、泰国蛤蚧的石油醚提取物在240 nm的两个主要成分的保留时间相同，分别为3.024 min、3.615 min，在3.024 min处灰斑蛤蚧、红斑蛤蚧、红螺疣螈峰面积分别为9061、18317、6829。在3.615 min处灰斑蛤蚧、红斑蛤蚧和红螺疣螈峰面积分别为25827、4193、2775。利用相同保留时间不同峰面积可将三个样品区别。红螺疣螈和灰斑蛤蚧、红斑蛤蚧也可从保留时间上得到鉴别，红螺疣螈在0.492 min、1.492 min处有两个吸收峰，而灰斑蛤蚧、红斑蛤蚧没有[7]。

（4）蛋白电泳鉴别：取蛤蚧、壁虎、无蹼壁虎、喜山鬣蜥及疣螈去皮后的骨肉各1 g，分别加4 ml生理盐水在水箱中浸泡l h，研磨成匀浆状，转移5 ml至离心管中，4000 r/min离心15 min，分别取上清液后各加入清液体积1/2量的丙酮，再以4000 r/min离心10 min，然后加入等体积40%蔗糖溶液，小心混匀，置冰箱中备用。用50 μl微量注射器分别取上述已制备好的样品液各30 μl，注入已制备好的凝胶样品槽内，加入电极缓冲液，并向上槽缓冲液中加入l～2滴溴酚蓝指示剂示踪，接通电源，电泳开始时。电流控制在10～15 mA，样品进入分离胶后加大到20～30 mA，待指示剂行至末端l cm时，停止电泳，电泳时间约需2 h。电泳完毕后，取出胶板，浸入含有20%甲醇溶液和7%醋酸溶液的0.1%考马斯亮蓝水溶液中，脱色1 h左右，再用20%甲醇溶液和7%醋酸溶液脱色至背景清晰为止。电泳谱分为A、B和C 3个区域。蛤蚧具7条谱带，从正品蛤蚧与伪品壁虎、无蹼壁虎、喜山鬣蜥及疣螈的分布区域看，其他4种伪品与正品的主要区别为A 区均无带、C区均具1条带。因此，A、C区谱带的有无，B区谱带数目、等级以及迁移率可提供正品与伪品、伪品与伪品之间的重要鉴别依据[8]。

（5）蛋白质黏度法鉴别：精密称取蛤蚧、伪品（壁虎、多疣壁虎、红螺疣螈和西藏沙蜥）粉末适量，用乙醇脱脂后，药渣精密加入生理盐水适量，超声波流水提取3 h，3000 r/min离心45 min，取上清液备用。然后用黏度计测定黏度，恒温水浴25℃，电极选择为四极，每次测定均以生理盐水为参比，蛋白黏度标识为样品液流出毛细管所需的时间与生理盐水的时间之比值（Ts/Tr）。样品浓度在2.5%～15%范围内与其相应的蛋白黏度呈线性关系，其相关系数为0.9987，大于检验表值。蛤蚧及其伪品的蛋白黏度均值有极显著性差异（$P<0.01$），这可以作为蛤蚧及其伪品间的鉴别[9]。

（6）X衍射傅里叶谱鉴别：取样品蛤蚧标本2个和西藏蛤蚧标本1个，不分雌雄，去头足，余入药，粉碎制成样品，经研磨，过100目筛制成细粉供X衍射用。鉴别条件为CuK$_{\alpha1}$辐射，石墨单色器，管压40 kV，管流150 mA，扫描速度8°/min，步长0.02°，扫描范围3°～60°。衍射特征标记峰实质反映该药材中所含某化学成分（d值）及其含量（峰值），本实验表明蛤蚧专属之X衍射傅里叶图谱及所含全部化学成分的分布（拓扑），在西藏蛤蚧中得到了它的另一种专属的X衍射傅里叶图谱及其所含全部化学成分的分布。与蛤蚧的不同之处表明了二者的差异；相同的d值又表明所含成分的相同之处[10]。

（7）乙酸纤维素薄膜电泳鉴别：称取样品蛤蚧、壁虎和马鬃蛇样品0.5 g，加6倍质量的电极缓冲液研磨成匀浆，3000 r/min离心15 min，离心后置冰箱备用。取样品上清液，用血红蛋白吸管于薄膜一端1.5 cm处直线状点加样品，待样品渗入膜内，将薄膜贴在电泳槽支架的滤纸上（点加样品端靠负极），中部悬空平直，加盖，平衡3～5 min后通电，电压110 V，电流0.4～0.8 mA/cm，时间为50 min。电泳完毕，立即将膜取下，浸于染色液15 min取出，用漂洗液浸数次，直至背景完全漂净呈白色为止。蛤蚧、壁虎和马鬃蛇的蛋白电泳图谱有明显的区别，并具有各自的特征区带，整个图谱可分为A、B、C 3个区域，从谱带数量看，蛤蚧有A_1 1条区带，壁虎有A_2、A_3、B_1 3条区带，马鬃蛇有A_1、A_2、A_3、B_1、B_2、C_3 6条区带。3种样品的分布、颜色和宽度上都有区别，这一特点，可为鉴别蛤蚧及其伪品[11]。

4.含量测定

（1）胆甾醇：采用高效液相色谱法（HPLC）测定，色谱柱为Hypersil ODS2柱（4.6 mm×150 mm，5 μm）为色谱柱，流动相为甲醇，检测波长为208 nm，流速为1.0 ml/min，柱温为40℃。取蛤蚧粗粉约0.5 g，精密称定，置索氏提取器中，以30 ml石油醚（30～60℃）回流提取5 h，回收石油醚并将浸膏挥至无醚味，精密称定浸膏0.0291 g，加入4 ml 0.5 mol/L氢氧化钾乙醇溶液混匀，置80℃水浴中皂化20 min，皂化过程中每5 min涡旋30 s，以保证脂肪完全皂化，皂化液置冰水中冷却，向其中加入0.8 ml蒸馏水混匀，再加入4 ml正己烷，500 r/min离心2 min，取上层有机相，用氮气吹干，残渣用甲醇0.5 ml涡旋溶解，0.45 μm有机膜过滤，备用。胆甾醇质量在线性范围0.885～14.000 μg内与峰面积的值线性关系良好（r=0.9995），平均回收率为99.65%，相对标准偏差（RSD）为3.45%（n=6）[12]。

（2）总磷脂：采用钼蓝比色法测定，精密称取于50℃恒温干燥的各蛤蚧样品粉末2 g（过40目筛），精密加入Folch试剂20 ml，称定重量，超声提取l h，放置至室温，称定重量，加Folch试剂补至原重，3000 r/min离心5 min，取上清液定容到25 ml量瓶中，冷藏，备用。分别精密吸取磷对照品溶液20 μl及供试品溶液0.50 ml于刻度试管中，加入0.25 ml消化剂消化至液体无色，冷却后加入4 ml显色液，60～70℃水浴10 min显色，冷却，同法制备空白溶液，按紫外-可见分光光度法，于600～900 mm区间扫描，结果表明标准品与样品液均在823.0 nm处有最大吸收，样品中总磷脂含量为0.24%～1.90%，平均回收率为99.32%，RSD为2.57%（n=5）[13]。

（3）尿嘧啶：采用反相高效液相色谱法测定，色谱柱为Shim-pack CLC-ODS C_{18}柱，流动相为0.05 mol/L磷酸氢二铵溶液（pH值为8.4），流速为0.6 ml/min，检测波长为254 nm，柱温为25℃，进样量为20 μl。将蛤蚧药材于105℃干燥5 h后，粉碎过3号筛，精密称取l g，置具塞锥形瓶中，精密加水25 ml，密塞，称定质量后超声处理30 min，放冷，再次称定质量并用水补足减失的质量，摇匀，滤过，备用。样品加样回收率为99.79%，RSD为1.93%（n=5）。蛤蚧中的尿嘧啶含量为0.065 mg/g，RSD为0.97%（n=5）[14]。

（4）核苷类：采用高效液相色谱法测定蛤蚧药材中尿嘧啶、黄嘌呤、次黄嘌呤的含量。色谱条件为Doamonsil C_{18}柱（5 μm，200 mm×4.6 mm），以0.05 mol/L磷酸氢二铵水溶液（pH值为8.4）为流动相；检测波长为254 nm；流速为1 ml/min。尿嘧啶、黄嘌啶、次黄嘌呤分别在0.06～0.14 μg、0.17～0.50 μg、0.27～0.60 μg范围内具有良好线性关系（r值分别为0.9996、0.9998、0.9996），平均加样回收率分别为102.3%、100.6%、100.7%；RSD分别为1.84%、1.72%、1.65%[15]。

【分子生药】**1. 同工酶鉴别**

采用垂直板状聚丙烯酰胺凝胶电泳（PAGE）方法，比较泰国、广西和越南产的蛤蚧种群的乳酸脱氢酶、酯酶和乙醇酸脱氢酶同工酶的酶谱变化，广西种群，即灰斑蛤蚧，与越南种群不仅在外部形态相似性高，而且在乳酸脱氢酶、酯酶和乙醇酸脱氢酶同工酶方面也具有较多的共同酶带，而泰国种群，即红斑蛤蚧的乳酸脱氢酶和酯酶酶带与广西和越南种群之间差异较大[16]。

2. 基于PCR方法的鉴定

采用特异性PCR技术鉴定蛤蚧及伪品。以线粒体细胞色素b（Cytb）、COⅠ、12S rRNA、16S rRNA基因序列为基础，设计了4对位点特异性引物分别扩增蛤蚧及伪品，在复性温度为65℃时，4对引物都出现了理想的结果，蛤蚧正品出现了扩增条带，而伪品没有扩增条带[17]。此外，通过对比蛤蚧及其伪品细胞色素C氧化酶Ⅰ亚基基因（COⅠ）序列，设计蛤蚧特异性PCR鉴别引物，优化特异性PCR条件，对蛤蚧及其7种常见混淆品进行扩增及荧光检测。结果扩增产物经琼脂糖凝胶电泳和荧光检测，所有蛤蚧药材均能扩增出约400 bp的特异性条带，加入SYBR Green I染料后，在365 nm下出现强烈绿色荧光，混伪品不具特异条带和绿色荧光，鉴别操作可在30 min内完成。这种快速PCR结合荧光染料检测法可快速鉴别蛤蚧及其常见伪品[18]。

3. 基于DNA序列分析鉴定

（1）随机扩增多态性DNA（RAPD）：对广西（河池、南宁、桂林、百色）、越南和泰国产的蛤蚧进行了分析。21 个RAPD引物共扩增了218个位点，片段大小在200～2000 bp，其中184个是多态位点，占84.4%。地域之间的遗传距离指数在0.0112～0.9631，遗传相似性系数在0.3817～0.9888，根据遗传距离指数和遗传相似性系数，用NTSYS pc 2.10软件包中的UPGMA 法构建了系统聚类图。南宁地区、桂林地区、百色地区和河池地区的蛤蚧先聚在一起，再和越南聚在一起，最后和泰国群体聚类。这与形态、地理分布特征相一致[19]。

（2）12S rRNA：测定蛤蚧两个类群（广西灰斑蛤蚧和越南红斑蛤蚧）的6个个体线粒体的12S rRNA 基因片断序列，结合多疣壁虎、无蹼壁虎、铅山壁虎同源DNA序列进行比较，进行分子系统学分析，红斑蛤蚧间变异范围为1.18%～1.91%，黑斑蛤蚧间变异范围为2.36%～ 3.64%，红斑蛤蚧与黑斑蛤蚧之间变异范围为4.81%～6.73%，外群壁虎与蛤蚧内群间变异范围为30.44%～35.69%[20]。

（3）Cyt b：以Cyt b作为分子标记，对广西12个地区以及越南和老挝蛤蚧进行序列测定，获得Cyt b基因424 bp的序列片段，共有7个单倍型。以白脊壁虎和沙虎为外群，用邻接法和最大简约法构建了大壁虎不同地理种群的系统发育关系。结果表明广西4个不同单倍型灰斑蛤蚧之间的平均遗传距离为0.20%～1.20%，越南红斑蛤蚧与老挝红斑蛤蚧之间的平均遗传距离为0.50%，广西灰斑蛤蚧种群与红斑蛤蚧种群之间的平均遗传距离为8.60%～9.50%[21]。

（4）标准DNA条形码（COⅠ）：使用标准DNA条形码技术鉴定蛤蚧及伪品。提取蛤蚧及伪品的总DNA，采用标准DNA条形码的引物（LCO1490：5′-GGTCAACAAATCATAAAGATATTG-3′，HCO2198：5′-TAAACTTCAGGGTGACCAAAAAATCA-3′）进行扩增，条件为反应体积为25 μl，每PCR反应体积所加试剂包括5 IU/μl Taq DNA 聚合酶0.5 μl，10 mmol/L dNTP 1 μl，10 pmol/ μl 上下游引物各0.5 μl，10×PCR buffer 2.5 μl，Mg^{2+} 1.5 μl，DNA 模板1 μl。PCR反应在PTC-200（Bio-Rad）扩增仪上进行，反应参数为95℃ 3 min；94℃ 45 s，55℃ 45 s，72℃ 45 s，循环39次；72℃ 5 min；4 ℃保存。1%琼脂糖凝胶电泳检测。经测序仪获得DNA条形码序列后，采用Clustal X软件进行比对并校正，两两序列之间的多态性用PAUP 4.0 beta 10软件进行分析。蛤蚧种内的序列差异小于6.0%，平均序列差异为3.0%；蛤蚧同其伪品间的序列差异为6.0%～64.0%，平均序列差异为35.0%。种间差异明显高于种内差异，可有效鉴定蛤蚧及伪品[22]。

（5）微型DNA条形码（COⅠ）：使用微型DNA条形码技术鉴定蛤蚧及伪品。提取蛤蚧及伪品的总DNA，采用微型DNA条形码引物（mini-barcode F2：5′-TCRACCAATCAYAAAGATATYGGCAC-3′，mini-barcode R2：5′-GAARATYATTACMARTGCATGAGC-3′）进行扩增，条件为反应体积为25 μl，每

PCR反应体积所加试剂包括5 IU/μl Taq DNA 聚合酶0.5 μl，10 mmol/L dNTP 1 μl，10 pmol/μl上下游引物各0.5 μl，10×PCR buffer 2.5 μl，Mg^{2+} 1.5 μl，DNA 模板1 μl。PCR反应在PTC-200（Bio-Rad）扩增仪上进行。反应参数为95℃ 3 min；94℃ 45 s，55℃ 45 s，72℃ 45 s，循环39次；72℃ 5 min；4℃保存。1%琼脂糖凝胶电泳检测。经测序仪获得DNA条形码序列后，采用Clustal X软件进行比对并校正，两两序列之间的多态性用PAUP 4.0 beta 10软件进行分析。蛤蚧种内的序列差异小于8.0%，平均序列差异为4.0%；蛤蚧同其伪品间的序列差异为6.0%～61.0%，平均序列差异为33.5%。可见，微型条形码具有和标准条形码相似的鉴定蛤蚧及伪品作用，对于药材保存年限长，DNA部分降解的样本能发挥更突出的作用[23]。

【制剂研究】**1. 工艺研究**

（1）醇提工艺：将干品蛤蚧体60℃烘干后打成粉末，95%乙醇溶液浸泡7 d后过滤去残渣，滤液用旋转蒸馏器蒸馏去除乙醇达饱和后置于4℃冰箱备用，提取比例约为25∶1，蛤蚧乙醇提取物浓度为0.3 g/ml。该醇提取液可能诱导骨微环境中转化生长因子-β1（TGF-β1）表达增加，进而抑制破骨样细胞的生成，有效地预防绝经后骨质疏松的发生[24]，此外有效抑制大鼠卵巢颗粒细胞的凋亡，从而改善大鼠卵巢功能，并可能由此延缓大鼠卵巢的衰老[25]。

（2）多肽分离提取工艺：取鲜活蛤蚧处死，去头和内脏，剪成小组织块，称重，以0.3% NaCl溶液按5 ml/g稀释，用匀浆机粉碎匀浆，液氮反复冻融3周期后以4℃，10000 r/min低温高速离心30 min，保留上清，将沉淀再次稀释，反复冻融3次重复上述操作1次。所得上清液经滤纸过滤，除去不溶性脂类，用0.45 μm滤器过滤后再用截流分子量为50 kDa的超滤离心管进行超滤，除去大分子物质，所得滤液进行冷冻干燥，得到棕色固体粉末。取蛤蚧蛋白粉0.6 g溶解于15 ml双蒸水中，玻璃棒搅拌均匀后于4℃冰箱静置30 min，使其充分溶解，于5000 r/min，4℃低温高速离心20 min，留上清溶液准备上柱。Sephadex G-50（2.6 cm×100 cm）凝胶柱用双蒸水平衡好，取备用上清上柱，双蒸水洗脱，每管7 ml，流速0.6 ml/min，自动收集器收集洗脱液，记录仪自动记录波长280 nm的洗脱曲线。以洗脱液在波长280 nm处的吸光度（A_{280nm}）为纵坐标，以洗脱液管数为横坐标绘出蛋白质峰组分。蛤蚧蛋白经Sephadex G-50凝胶柱，获得3个主要蛋白质峰，分别标记为蛋白质峰Ⅰ、Ⅱ、Ⅲ。此法提取的蛤蚧肽在体外应用可提高免疫细胞活性，从而激活机体的细胞免疫，对肝癌 Hep G2 细胞和白血病 K562 细胞生长抑制作用[26]。

2. 质量标准研究

（1）氨基酸：取蛤蚧干品药材，60℃烘干2 h后，用剪刀将其分为头部、躯干部（体）及尾部3个部分，分别打成粗粉后过40目筛备用。取蛤蚧粗粉加5倍量60%乙醇溶液提取3次；滤液经减压浓缩，得蛤蚧稀醇提取物，试验时用蒸馏水溶解并稀释至受试浓度。分别称取3个不同部位的蛤蚧干燥粉末约1 g，加入6 mol/L盐酸，于110℃

烘箱中水解24 h。水解液水浴蒸干，用日立835-50型氨基酸自动分析仪测试[27]。

（2）蛤蚧定喘丸中蛤蚧显微鉴别：横纹肌纤维显微特征为淡黄色，侧面观有细密横纹，呈平行的波峰状，横断面呈三角形。骨碎片显微特征为淡黄色，呈不规则形碎块，表面有细小裂状孔隙，骨陷窝呈裂缝状，多为同方向排列[28]。

（3）蛤蚧定喘丸蛤蚧薄层色谱鉴别：取蛤蚧定喘丸2丸（10 g），剪碎，加硅藻土24 g，研匀。加石油醚250 ml，浸渍24 h，其间不时振摇，过滤，合并两次滤液，常压回收至2 ml，即得样品液。按处方量自制缺蛤蚧的成药18 g，与样品平行操作，同法制备，即得阴性对照液。取蛤蚧药材0.2 g，粉碎，加石油醚10 ml，浸渍24 h，其间不时地振摇，过滤，滤渣继续加石油醚10 ml，浸渍24 h，过滤，合并两次滤液，常压回收至2 ml即得蛤蚧药材对照液。吸取蛤蚧药材对照液、样品液、阴性对照液各3 μl，分别点于同一自制的硅胶GCMC-Na薄层板上，以氯仿-甲酸（97：3）为展开剂展开，展距19 cm，取出，晾干。喷10%磷钼酸乙醇溶液后烘至斑点显色清晰。结果显示，在样品色谱中，与蛤蚧药材色谱相应的位置上有一个相同的蓝色斑点，而阴性对照色谱则无[28]。

【药理作用】**1. 平喘作用**

以卵清蛋白致敏方法建立BALB/c 小鼠过敏性哮喘模型，给予蛤蚧粉干预治疗，结果发现肺组织炎症改变不明显；嗜酸性粒细胞占白细胞总数百分比以及IgE 水平显著低于实验对照，这说明蛤蚧可能通过改善气道炎性反应，对哮喘具有较好的治疗作用。此外，采用蛤蚧粉对哮喘模型小鼠连续灌胃1周，然后摘眼取血，酶联免疫吸附法检测小鼠血清中白细胞介素4（IL-4）、白细胞介素5（IL-5）和干扰素γ（IFN-γ）的变化，发现蛤蚧能下调小鼠血清中的IL-4、IL-5 水平，同时上调IFN-γ水平。作用机制为通过双向调节Th1/ Th2 失衡，抑制哮喘气道炎症[29]。

2. 性激素样作用

（1）雌激素样作用：将干品蛤蚧体60℃烘干后打成粉末，60%乙醇浸泡7日后过滤去残渣，滤液用旋转蒸馏器蒸馏去除乙醇达饱和后置于4℃冰箱备用，每毫升蛤蚧乙醇提取液含蛤蚧原药0.25 g。取Wister大鼠3月龄［平均体重（180 ± 11）g］和6月龄［平均体重（230 ± 13）g］各20只，随机分为实验组和对照组，每组各10只。实验组每日按原生药2 g/kg剂量灌胃，对照组相同体积生理盐水灌胃，共15 d。15 d后取卵巢做免疫荧光试验，分别用激光共聚焦显微镜检测类胰岛素一号增长因子（IGF-1）、抑制素-A（inhibin-a，Inh A）并测各组的荧光强度值。实验组与对照组比较，IGF-1、InhA均有升高，且差异有统计学意义。对照组IGF-1的表达6月龄组高于3月龄组（$P<0.05$），Inh A的表达在实验组和对照组中6月龄组均高于3月龄组（$P<0.01$）。可见，蛤蚧乙醇提取液能显著提高IGF-1和Inh A大鼠卵巢中的表达，从而改善大鼠卵巢功能，促进优势卵泡和黄体的发育[30]。此外，采用同样方法制备蛤蚧乙醇提取液对上述龄大鼠卵巢颗粒细胞凋亡的影响，15 d后取各组大

鼠卵巢经脱氧核糖核苷酸末端转移酶介导的缺口末端标记法（TUNEL）和碘化丙啶（P1）染色、磷脂结合蛋白V/碘化丙啶（AnnexinV/PI）双染经流式细胞术（FCM）检测颗粒细胞凋亡及其周期分布情况，3月龄和6月龄实验组大鼠卵巢颗粒细胞凋亡均明显少于对照组（$P<0.01$或$P<0.05$）。蛤蚧乙醇提取液能有效抑制大鼠卵巢颗粒细胞的凋亡，从而改善大鼠卵巢功能，从而延缓大鼠卵巢的衰老[25]。蛤蚧乙醇提取物皮下注射可使未成年雌性大鼠子宫增重，提前出现动情期，但未能使去卵巢大鼠出现动情期。增加幼年雌小鼠子宫和卵巢重量，使幼年小鼠阴道开放的时间提前，表明蛤蚧乙醇提取物对大鼠性器官主要为直接作用，但其完全作用还需通过卵巢、垂体和下丘脑[30]。此外，蛤蚧乙醇提取物可显著减低雌性大鼠血中卵泡雌激素（FSH）浓度，显著提高大鼠血中雌二醇浓度，对下丘脑–垂体–性腺轴功能有明显改善作用[31]。

（2）雄激素样作用：蛤蚧乙醇提取物的雄性激素样作用表现在可增加去势动物精囊腺和前列腺的重量，使正常小鼠睾丸显著增重[30]，此外还可缩短雄性果蝇交配潜伏期，延长交配时间[32]。

3. 抗肿瘤作用

（1）提取物：以S180荷肉瘤小鼠为模型，随机分为6 组，分别给予生理盐水、低剂量蛤蚧（浓度为2.4%）、高剂量蛤蚧（浓度为12.4%）、顺铂（腹腔注射）和生理盐水、顺铂（腹腔注射）和低剂量蛤蚧、顺铂（腹腔注射）和高剂量蛤蚧灌胃。小鼠皮下接种S180肉瘤后24 h 开始灌胃给药（每日0.4 ml），连续10 d，停药后次日处死小鼠，观察对小鼠生命延长时间、瘤重变化、抑瘤率及对脾脏重量、脾指数、淋巴细胞转化率变化的影响。并对瘤组织及脾组织进行病理学检查。结果表明蛤蚧明显延长小鼠生命，减轻瘤重，具有抑瘤和促进S180荷肉瘤小鼠免疫系统增强作用，且呈剂量依赖性。此外，蛤蚧能升高脾脏指数、胸腺指数，并促进荷瘤鼠脾淋巴细胞增殖，说明蛤蚧具有提高机体免疫应答的能力，进而调控肿瘤免疫逃逸，抑制肿瘤生长[33]。同时，蛤蚧对S180 荷瘤小鼠Th1/Th2 细胞因子免疫失衡亦有影响。可增加荷瘤动物Th1 类细胞因子IFN-γ、IL-2 的含量，减少Th2 类细胞因子IL-4、IL-10 的含量。这可在一定程度上纠正荷瘤机体的Th1/ Th2失衡，维持Th1 的优势状态，促进Th2/Th1 型偏移，具有免疫增强作用[34]。

（2）多肽：提取蛤蚧蛋白，用Sephadex G-50凝胶层析分离出不同分子量的蛤蚧蛋白组分，采用MTS法观察蛤蚧蛋白各组分对肝癌Hep G2细胞的生长抑制作用；Hoechst 33342/PI双荧光染色法观察其作用前后的细胞凋亡，并用逆转录–聚合酶链反应（RT-PCR）法检测蛤蚧蛋白组分作用后bax、bcl-2、cmyc和p53基因的表达情况。结果Sphadex G-50凝胶层析可分离出3种分子量不同的蛤蚧蛋白组分，3种蛤蚧蛋白组分都具有不同程度地抑制Hep G2细胞生长的作用，分子量3 ~ 20 kDa的蛤蚧蛋白组分抑制作用最强。其作用机制可能为蛤蚧蛋白通过调高肿瘤bax基因mRNA表达水平诱导肝癌Hep G2细胞凋亡[26]。以S180和Hepal-6荷瘤小鼠为模型，研究蛤蚧肽及其联合环磷酰胺（CTX）对肿瘤的治疗效果，采用MTS法测定小鼠腹腔巨噬细胞杀瘤活性、脾淋巴细胞刺激指数、自然杀伤细胞（NK）活性，并称瘤重，计算抑瘤率。单纯蛤蚧肽灌胃每日400 mg/kg，连续12 d，可显著提升S180荷瘤小鼠的腹腔巨噬细胞杀瘤活性及Hepal-6荷瘤小鼠的腹腔巨噬细胞吞噬功能（$P<0.05$），蛤蚧肽治疗后S180及Hepal-6荷瘤小鼠脾淋巴细胞增殖能力及NK细胞活性均显著提高（$P<0.05$）。与CTX联合应用时，蛤蚧肽能使受CTX抑制的上述免疫指标得到改善，并能显著提高抑瘤率。可见，蛤蚧肽对肿瘤及化疗药物造成的免疫功能抑制有调节作用，并可通过此途径达到协同化疗药物抗肿瘤效果[33-34]。

4. 防治骨质疏松作用

将干品蛤蚧体60℃烘干后打成粉末，95%乙醇溶液浸泡7 d后过滤去残渣，滤液用旋转蒸发仪蒸馏去除乙醇达饱和后置于4℃冰箱备用，提取比例约为25∶1，蛤蚧乙醇提取物浓度为0.3 g/ml。采用12月龄SD雌性大鼠60只。随机分为对照组、去势组和实验组。去势组和实验组均切除双侧卵巢，实验组给予蛤蚧乙醇提取液灌胃处理；对照组给予假手术处理。3组大鼠分别于术后4、12周，随机各取10只，测定骨密度（BMD）后处死，取右侧胫骨，脱钙后包埋切片，苏木精-伊红（HE）染色，计数破骨样细胞；常规SABC法进行免疫组化染色，图像分析灰度值。蛤蚧乙醇提取液可能诱导骨微环境中转化生长因子-β（TGF-β），表达增加，进而抑制破骨样细胞的生成，有效地预防绝经后骨质疏松的发生[35]。

5. 保肝作用

以60 只健康雄性C57BL/6 小鼠进行研究，高脂饲料喂养的小鼠纳入模型组（$n=30$），普通饲料标准喂养的小鼠纳入正常对照组（$n=30$）。模型组中应用中药蛤蚧的小鼠为A 组，生理盐水为B 组；正常对照组中应用中药蛤蚧的小鼠为C 组，生理盐水组为D 组。比较建模前后、喂药前后小鼠肝脏内质网应激反应，具体用丙二醛（MDA）、还原性谷胱甘肽（GSH）及氧化型谷胱甘肽（GSSG）等指标。A组喂中药蛤蚧后MDA 与GSSG 均明显降低、GSH 升高（$P<0.05$），其他组喂药前后差异无统计学意义（$P>0.05$）。可见，蛤蚧具有调节脂质代谢、保肝、抗炎、抗氧化、增强免疫、提高细胞对内质网应激忍耐性等作用，在非酒精性脂肪肝中的应用可通过发挥降脂作用启动肝细胞内质网胁迫机制，最终保护肝脏组织[35]。在此基础上，继续深入研究蛤蚧肽溶液对非酒精性脂肪肝小鼠脂代谢、肝功能及炎性因子的影响，以脂代谢、肝功能及炎性因子为指标，使用肽溶液后使小鼠甘油三酯（TG）、胆固醇（TC）等脂代谢指标，丙氨酸氨基转移酶（ALT）、天门冬氨酸氨基转移酶（AST）等肝功能指标及IL-6、肿瘤坏死因子（TNF-2）等炎性因子指标均较干预前显著降低，超氧化物歧化酶（SOD）水平则显著提升。因此蛤蚧应用于非酒精性脂肪肝小鼠的治疗能有效改善其肝功能，减轻炎性反应，保肝效果良好[35]。

6. 抗炎作用

蛤蚧乙醇提取物能抑制大鼠甲醛性裸关节肿胀，降低醋酸所致的小鼠腹腔毛细血管通透性增加，对抗二甲苯所致小鼠耳郭肿胀，可见蛤蚧具有抑制炎症急性期渗出水肿等作用。此外，对正常或去肾上腺大鼠的蛋清性足肿胀有明显的抑制作用，说明蛤蚧具有抑制炎症前期血管通透性增加、渗出和水肿等作用[36]。

7. 抗衰老作用

周小棉等人通过蛤蚧乙醇提取物对大鼠肝肾组织抗氧自由基代谢的研究发现，蛤蚧乙醇提取物能明显降低鼠脑B型单胺氧化酶（MAO-B）的含量，对其具有显著的抑制作用[31]。刘建武等人研究表明蛤蚧提取物可使大鼠肝、肾胞浆中铜锌超氧化物歧化酶以及心肌组织中线粒体内锰超氧化物歧化酶、谷胱甘肽过氧化酶活性和细胞匀浆还原性谷胱甘肽（GSH）的含量显著增加，线粒体过氧化脂质水平及细胞匀浆过氧化氢酶活性显著下降[37]。赵光将大鼠分为实验组与对照组，实验组灌喂蛤蚧口服液，对照组灌喂等量生理盐水比较两组在力竭运动时的运动能力，以及线粒体中MDA、GSH-Px、SOD、血乳酸、过氧化氢酶（CAT）的含量变化，以及ATP的合成能力变化。结果表明，实验组相较于对照组运动能力显著提高，MDA 降低明显，GSH-Px、SOD显著增高，血乳酸降低，ATP 和CAT 明显增高，这说明蛤蚧可减轻和防止自由基对机体组织的损伤和抗疲劳作用[38]。

8. 降糖作用

蛤蚧60%乙醇提取物对四氧嘧啶造成的高血糖小鼠的血糖有一定的降低作用，蛤蚧尾的作用更显著[39]。

【现代临床】 **1. 治疗支气管哮喘治疗**

林丹曦探讨蛤蚧定喘胶囊对支气管哮喘的治疗作用，将48例支气管哮喘患者随机分为2组。治疗组25例，应用蛤蚧定喘胶囊治疗；对照1组23例，应用丙酸倍氯米松气雾剂与喘康速气雾剂治疗，观察两种治疗方法的临床疗效，肺功能变化情况。另选健康者15例为对照2组，比较3组体内血浆内皮素含量的变化情况。治疗组、对照1组2种方法对临床控制及肺功能改善均有明显作用，蛤蚧定喘胶囊治疗支气管哮喘疗效确切，并有降低患者体内血浆内皮素的功能[40]。韩德龙和张进利用蛤蚧散（蛤蚧、红参、橘红、紫河车、炙麻黄、炙紫菀、炙款冬花、前胡、炙甘草）治疗肾不纳气咳喘（以吸气延长为主要特征的慢性支气管病人）30例，结果表明以蛤蚧散予以对证施治，疗效显著，且便于施用[41]。马战平等人采用易喘平胶囊（炙黄芪、炒白术、蛤蚧、川贝母等）治疗支气管哮喘55例，并设对照组（中成药桂龙咳喘宁胶囊治疗）48例对比，结果为治疗组总有效率90%，对照组总有效率75%，可见易喘平胶囊对支气管哮喘具有益气活血，化痰平喘的功效[42]。祁阿朝等对变异性哮喘46例患儿进行分析并采用舒喘灵气雾剂、普米克气雾剂及蛤蚧定喘胶囊治疗，结果43例临床痊愈，3例发展为典型哮喘[43]。李平将140例支气管哮喘患者随机分为对照组（采用丙酸倍氯米松气雾剂与喘康速气雾剂治疗）70例，治疗组（在对照组治疗基础上加用蛤蚧防喘丸）70例，结果为治疗组疗效明显优于对照组，可见蛤蚧防喘丸具有防治哮喘的作用[44]。何乐为探讨孟鲁司特钠联合蛤蚧定喘胶囊治疗支气管哮喘的疗效，选择轻中度支气管哮喘患者106例，随机分为孟鲁司特钠联合蛤蚧定喘胶囊治疗组58例及单用孟鲁司特钠对照组48例，结果为治疗组哮喘缓解时间比对照组明显缩短，临床症状及肺功能两组比较有显著性差异，认为孟鲁司特钠联合蛤蚧定喘胶囊治疗轻中度支气管哮喘临床疗效更佳[45]。栾宇通过临床观察蛤蚧定喘胶囊对慢支及哮喘206例的治疗，取得了满意疗效，认为蛤蚧定喘胶囊可以用于慢支及哮喘的治疗[46]。陈斯宁等采用补肺汤（黄芪、蛤蚧、党参、白术、防风等）治疗支气管哮喘35例，并设对照组（用沙美特罗、氟替卡松治疗）35例，总有效率分别为94.28%、74.8%，治疗组疗效显著优于对照组，该方法可缓解症状、改善肺功能及有调节免疫的作用[47]。张志文等采用补肺定喘汤（黄芪、白术、防风、党参、蛤蚧粉等）对48例明确诊断为支气管哮喘的患者进行治疗，治愈9例（18.75%），显效21例（43.75%），有效16例（33.33%），无效2例（4.17%），表明补肺定喘汤对支气管哮喘缓解期有一定疗效[48]。张爱灵采用银蛤散治疗缓解期儿童哮喘患者33例，治愈26例，好转7例，取得了满意的效果[49]。

2. 治疗慢性阻塞性肺病

吕华采用参蛤河车胶囊（西洋参、蛤蚧、紫河车等）治疗慢性阻塞性肺疾病160例，结果总有效率达76.8%[50]。范长秋等将符合入选标准的慢阻肺缓解期患者随机分为对照组（采用慢阻肺缓解期常规治疗）和观察组（在常规治疗基础上加用复方蛤蚧胶囊），结果观察组呼吸困难缓解程度高于对照组，可见复方蛤蚧胶囊在治疗中能改善慢阻肺缓解期患者的生活质量[51]。吴继良将168例慢性阻塞性肺病急性发作期患者随机分为对照组（常规应用抗感染治疗）72例，治疗组（对照组治疗的基础上加服椒目润肺蛤蚧散）96例，观察治疗前后临床的各项指标，结果总有效率分别为72.2%、96.9%，治疗组与对照组比较有显著差异，表明椒目润肺蛤蚧散能显著地提高肺通气功能，有较好的治疗作用[52]。

3. 其他治疗作用

苏子英等人采用蛤蚧补肾丸（胶囊）对临床诊断明确的身体虚弱、真元不足、小便频数等肾阳虚证（小便频数）患者进行临床观察，取得了较好的疗效[53]。万静等应用蛤蚧大补丸联合654-2治疗95例患儿，其总有效率为100%，为治疗小儿神经源性膀胱功能障碍提供了一个很好的治疗方法[54]。孔霞等采用中药汤剂（蛤蚧、黄芪、党参、肉苁蓉、丹参等）加抗结核西药治疗肺结核患者63例，对照组42例仅服用抗结核西药，治疗组治疗1个疗程痊愈13例，显效18例，有效32例；2个疗程痊愈38例，显效25例，明显优于对照组，中药汤剂加西药抗结核药治疗肺结核疗效好[55]。

【编者评述】蛤蚧是一种驰名中外的珍贵药用动物，也是一味传统的动物药材，千百年来在中医界内备受推崇，历代医药学家均认为其是治疗肺肾虚喘之要药。现代研究表明，蛤蚧具有平喘、抗炎、抗肿瘤、激素样等作用。然而，蛤蚧的药效物质基础仍未明确，现代药理研究不够深入且集中于原药材或粗提物上。因此，利用现代科技深入、系统地研究蛤蚧活性成分和作用机制，对指导临床用药、拓宽药用范围、保证临床疗效都有重要意义。

参考文献

[1] 姜大成．龟甲　鳖甲　蛤蚧［M］．北京：中国农业出版社，2004.

[2] 袁经权，周小雷，王硕，等．蛤蚧本草再考［J］．中药材，2011，34（3）：474-477.

[3] 赵尔宓，赵肯堂，周开亚，等．中国动物志［M］．北京：科学出版社，1999：38.

[4] 张月云．蛤蚧人工养殖与加工利用［M］．北京：金盾出版社，2015.

[5] 韦筱媚，黄勇，赵成坚，等．人工养殖与野生蛤蚧药材元素含量的比较研究［J］．时珍国医国药，2017，28（1）：211-212.

[6] 臧皓，张海丰，徐倩，等．蛤蚧的化学成分及药理作用［J］．吉林中医药，2016，9（36）：919-921.

[7] 朱华，林冬杰，莫小玲，等．广西蛤蚧、泰国蛤蚧及其混伪品海蛤蚧（红瘰疣螈）的生药鉴定［J］．广西中医学院学报，1996，2（1）：42-44.

[8] 鞠爱华，杨来秀，青梅，等．蛤蚧及其伪品的蛋白电泳鉴别［J］．中国中药杂志，1994，19（1）：3-4.

[9] 刘训红，王春根，陈彬．蛤蚧及其伪品的粘度鉴别［J］．中药材，1992，15（8）：20-21.

[10] 朱志峰，王树春，刘旭英，等．中药材蛤蚧的X衍射Fourier谱分析［J］．中草药，2001，32（10）：932-934.

[11] 芮代莉，滕茜华，梁秀云，等．乙酸纤维素薄膜电泳鉴别蛤蚧及其伪品［J］．中药材，1994，17（2）：23-24.

[12] 邱葵，吴华，王鹤尧.HPLC法测定蛤蚧中胆甾醇含量［J］.中国中医药信息杂志，2008，15（9）：43-44.

[13] 张阳，李峰，王成芳．商品蛤蚧药材中总磷脂的含量测定［J］．辽宁中医药大学学报，2008，10（4）：143-144.

[14] 张洁，李成网．反相高效液相色谱法测定冬虫夏草等6味动物药中尿嘧啶含量［J］．安徽中医学院学报，2009，28（3）：56-58.

[15] 张阳，李峰，孟凡科.HPLC法测定商品蛤蚧中核苷类成分的含量［J］．中药材，2008，31（2）：237-239.

[16] 秦新民，梁燕妮，黄夕洋. 3个地理种群蛤蚧不同组织同工酶分析 [J]. 广西科学，2006，13（4）：310-315.
[17] 顾海丰，夏云，徐永莉，等. 中药材蛤蚧的特异性PCR鉴定 [J]. 四川动物，2011，1（2）：226-231.
[18] 蒋超，赵群，金艳，等. 快速PCR技术鉴别中药材蛤蚧的方法研究 [J]. 中国现代中药，2017，19（1）：21-25.
[19] 秦新民，梁燕妮，黄夕洋，等.不同地理区域蛤蚧的RAPD分析 [J].动物学杂志，2005，40（6）：14-18.
[20] 张月云，莫新春，曾维铭，等. 从12S rRNA基因序列差异分析黑斑蛤蚧和红斑蛤蚧的进化关系 [J]. 广西医学，2006，28（6）：793.
[21] 秦新民，钱芳，曾振华. 红斑大壁虎与黑斑大壁虎细胞色素b基因序列差异与分化 [J]. 安徽农业科学，2009，37（14）：6383.
[22] GU H F, XIA Y, PENGA R, et al. Authentication of Chinese crude drug gecko by DNA barcoding [J]. Natural Product Communications, 2011, 6（1）: 67-71.
[23] 李力，顾海丰，夏云，等. 蛤蚧及其伪品微型DNA条形码的引物筛选 [J]. 时珍国医国药，2010，22（1）：202-205.
[24] 张胜昌，白鹭，蓝玲，等. 蛤蚧乙醇提取液影响去势大鼠胫骨TGF-β1表达的研究 [J]. 广西医科大学学报，2010，27（2）：191-194.
[25] 蒋兴伟，胡丽娜. 蛤蚧乙醇提取液对大鼠卵巢颗粒细胞凋亡的影响 [J]. 实用妇产科杂志，2010，26（4）：290-292.
[26] 席玮. 蛤蚧肽的免疫调节及抗肿瘤作用实验研究 [D]. 南宁：广西医科大学，2011.
[27] 骆航，李玉婷，孙兴力. 蛤蚧不同部位化学成分及药理作用的比较[J]. 湖北民族学院学报（医学版），2010，27（10）：10-12.
[28] 张丽娟，宋新波，夏广萍，等. 蛤蚧定喘丸质量控制 [J]. 中草药，2001，32（2）：132-133.
[29] 廖成成，臧宁，班建东，等. 黑斑蛤蚧对哮喘模型小鼠的免疫调节的影响 [J]. 中成药，2014，36（10）：2037-2040.
[30] 林安平，胡丽娜，李聪. 蛤蚧乙醇提取液对大鼠卵巢颗粒细胞影响的实验研究 [J]. 儿科药学杂志，2007，13（3）：13-15，21.
[31] 周小棉，邹晓. 蛤蚧对鼠脑B型单胺氧化酶及血中卵泡刺激素和雌二醇的影响 [J]. 第一军医大学学报，1994，14（1）：42.
[32] 许士凯，吴国忠，叶新，等. 人参、蛤蚧及其复方对果蝇性活力的定量实验研究[J]. 中成药，1989，11（9）：30-32.
[33] 周蓓，邓家刚，吴燕春，等. 蛤蚧对S180荷瘤鼠免疫逃逸功能的影响 [J]. 时珍国医国药，2015，26（12）：2883-2884.

［34］周蓓，陈豪，吴丽丽，等．蛤蚧对 S180 荷瘤小鼠 Th1/Th2 免疫细胞平衡的影响［J］．亚太传统医药，2016，12（9）：11-13.
［35］潘磊，崔荣岗，赵保辉，等．蛤蚧肽溶液对非酒精性脂肪肝小鼠脂代谢、肝功能及炎性因子的影响［J］．陕西中医，2016，37（3）：376-379.
［36］王筠默，陈长勋，钱基敏，等. 蛤蚧的药理作用研究［J］.现代应用药学，1987，4（3）：4-7.
［37］刘建武．蛤蚧提取液对大鼠肝、肾组织自由基代谢的影响［J］．中药药理与临床，1994，10（3）：26.
［38］赵光．蛤蚧口服液对大鼠力竭游泳的抗自由基作用［J］．北京体育大学学报，27（3）：347-348，358.
［39］郭建民．现代中药炮制手册［M］．北京：中国中医药出版社，2002，875-876.
［40］林丹曦．蛤蚧定喘胶囊治疗支气管哮喘的临床观察［J］．广西中医药，1999，22（1）：1-4.
［41］韩德龙，张进．蛤蚧散治疗肾不纳气咳喘 30 例疗效观察［J］．中医药信息，22（3）：31.
［42］马战平，鱼涛，蔺利军．易喘平胶囊治疗支气管哮喘 55 例［J］．陕西中医，2005，26（4）：291-292.
［43］祁阿朝，王占山．以咳嗽起病的变异性哮喘 46 例观察［J］．陕西中医学院学报，2005，28（2）：22-23.
［44］李平．蛤蚧防喘丸治疗支气管哮喘临床研究［J］．中国中医急症，2007，16（9）：1055-1056.
［45］何乐．孟鲁司特钠联合蛤蚧定喘胶囊治疗支气管哮喘疗效分析［J］．中国误诊学杂志，2008，29（8）：7089-7090.
［46］栾宇．蛤蚧定喘胶囊治疗慢支及哮喘 206 例临床观察［J］．中国实用医药，2009，16（4）：170.
［47］陈斯宁，黄美杏，梁爱武．补肺汤治疗支气管哮喘及对免疫功能的影响［J］．陕西中医，2009，30（8）：939-940.
［48］张志文，马科．自拟补肺定喘汤对支气管哮喘缓解期的疗效观察［J］．宁夏医科大学学报，2009，31（2）：258-259.
［49］张爱灵．银蛤散治疗缓解期儿童哮喘症［J］．山西中医，2005，21（1）：8.
［50］吕华．参蛤河车胶囊治疗慢性阻塞性肺痰病 160 例［J］．陕西中医，2007，28（12）：1586-1587.
［51］范长秋，蒋文风．复方蛤蚧胶囊对慢性阻塞性肺疾病缓解期患者生活质量的影响［J］．中国自然医学杂志，2008，10（4）：289-291.
［52］吴继良．椒目润肺蛤蚧散治疗慢性阻塞性肺病急性发作期 96 例临床观察［J］．实用中西医结合临床，2007，7（4）：14-15.
［53］苏子英，蒋荣珍，李琴，等．蛤蚧补肾丸（胶囊）治疗肾阳证虚证临床观察［J］．中国中

医药信息杂志，2008，15(10)：61.
[54] 万静，李凤美，曹爱莲. 蛤蚧大补丸联合654-2治疗小儿神经源性膀胱功能障碍95例[J]. 现代康复，2001，5(11)：134.
[55] 孔霞，张丽，杨晓景. 自拟中药汤剂加用西药治疗肺结核63例[J]. 中国医药导报，2009，6(9)：67-68.

40 蜈 蚣 | Wugong

1 · 372

SCOLOPENDRA

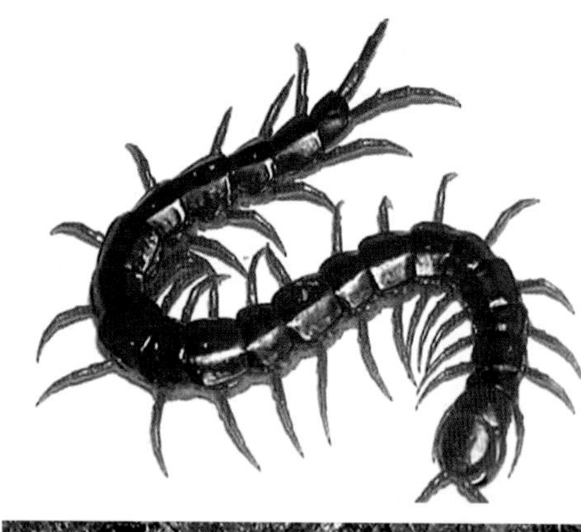

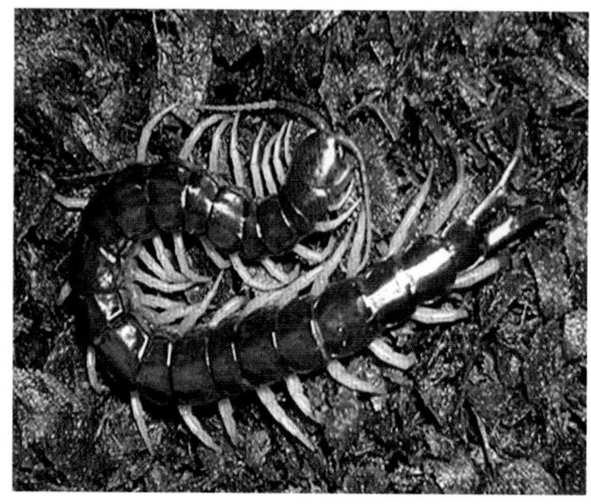

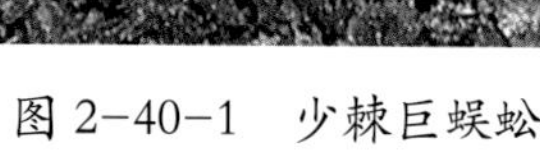

图 2-40-1 少棘巨蜈蚣

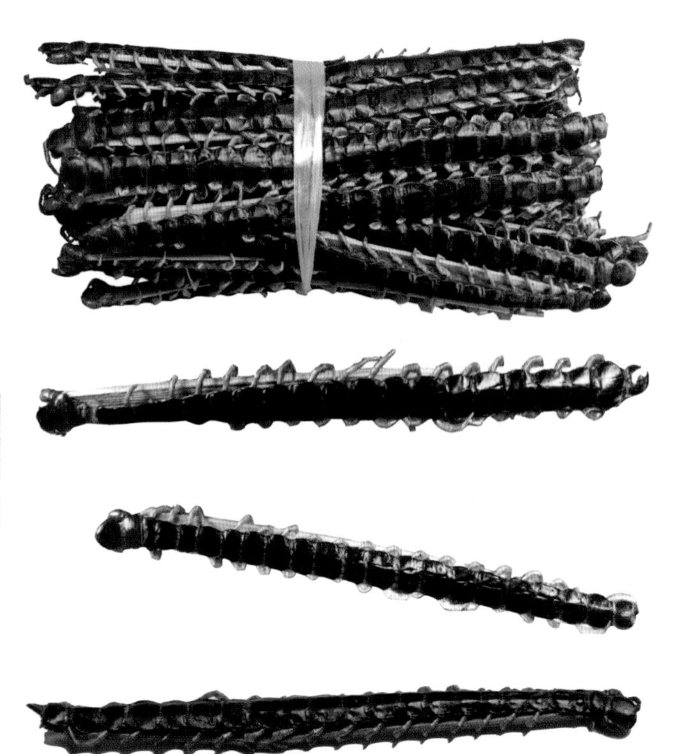

图 2-40-2 蜈蚣药材与饮片

【药典沿革】 首载于1963年版一部第292页，分别从来源、鉴别、炮炙、性味、功能、主治、用法与用量、注意、贮藏9个指标对其进行规定。从1963年版开始至2020年版一部第372页均规定其为蜈蚣科动物少棘巨蜈蚣*Scolopendra subspinipes mutilans* L. Koch的干燥体。1977年版一部第614页分别从来源、性状、性味、功能与主治、用法与用量、贮藏等6个指标对其进行规定，将1963年版中“鉴别”项下内容归于该版的“性状”项中，略去“注意”项，合并“功能”“主治”项。1985年版一部第317页、1990年版一部第320页、1995年版一部第315页与1977年版基本相同，只是增补“归经”并与“性味”合并，更改“用法与用量”项的指标。2000年版一部第294页、2005年版一部第248页、2010年版一部第335页、2015年版一部第357页，2020年版一部第373页在1995年版基础上增加了“浸出物”项和“检查”项，其中2010年版“检查”项中增加灰分检查，2015年版、2020年版在2010年版的基础上，在“检查”项中又增加黄曲霉毒素检查。

【本草考证】 始载于汉代《神农本草经》，列为下品，原名吴公，历代本草所载蜈蚣都与之一脉相承。宋代寇宗奭《本草衍义》中载：“蜈蚣，背光，足赤，腹下黄”。五代《蜀本草》载蜈蚣“入家屋壁中，亦有形似马陆身扁而长，黑头赤足者良”。晋代《名医别录》载蜈蚣“生大吴、江南，赤头足者良”。说明古代多用赤头蜈蚣，包括多棘蜈蚣、少棘巨蜈蚣、哈氏蜈蚣等，也用黑头蜈蚣，如墨江蜈蚣等。

【药材来源】 蜈蚣科动物少棘巨蜈蚣*Scolopendra subspinipes mutilans* L. Koch的干燥体。春、夏二季捕捉，用竹片插入头尾，绷直，干燥。

【性味归经】 辛，温；有毒。归肝经。

【功能主治】 息风镇痉，通络止痛，攻毒散结。用于肝风内动，痉挛抽搐，小儿惊风，中风口㖞，半身不遂，破伤风，风湿顽痹，偏正头痛，疮疡，瘰疬，蛇虫咬伤。

【资源研究】 **1. 品种**

根据研究我国药用蜈蚣有以下6种，少棘巨蜈蚣，主要分布于长江中下游沿长江水系，包括湖北、湖南、安徽、江苏、浙江等省，其中湖北宜昌、随州、荆门、襄樊为蜈蚣主产区，为商品蜈蚣药材的主要品种；多棘蜈蚣，主要分布于广西、广东、云南、海南等地沿珠江、云南三江水系区域，商品习称广西蜈蚣，产量较少；墨江蜈蚣，主要分布于云南墨江及临近的元江、镇源、红河、绿春、江城、普洱等县，产量很少，多自产自销；黑头蜈蚣，主要分布于湖北京山、钟祥、随州和安徽巢湖等长江水系少数地区；哈氏蜈蚣，主要分布于海南、广西、广东、云南西双版纳等南部热带地区；模棘蜈蚣，主要分布于广西、广东、云南漾濞等地[1-2]。

其中，以哈氏蜈蚣和多棘蜈蚣体型最大，可达20 cm，少棘巨蜈蚣体型稍小，为9～15 cm，其他药用蜈蚣体型较小。现湖北、湖南等地规模化人工养殖蜈蚣品种主要为少棘巨蜈蚣。

2. 生物学特性

蜈蚣多生活于南方丘陵地带，常在温暖、潮湿、阴暗环境下，藏身于通风条件好、富有腐殖质的石缝、草堆、落叶层中。蜈蚣适宜生长温度一般为25～32℃，活动时间多为每年4～10月。其活动与光照、气温、海拔、气压、湿度、降雨量等气候因子呈现密切关系。具体表现为不同种类在不同海拔高度范围内生活，光照时间长、气温高、气压大、湿度大、降雨量多的季节其活动频率大，但超过其耐受条件时，如夏天温度超过32℃或下雨天，则往往采取躲避措施，减少活动。因此，其活动规律主要为夜间活动多，白天活动少；在晴朗少风的夜晚，一般20：00～23：00为活动高峰期。气温高于25℃时活动多，10～15℃时活动少，10℃以下基本停止活动；天气闷热的夜晚活动多，气温低的夜晚活动少；无风或微风的夜晚活动多，大风的夜晚活动少；雨后的夜晚活动多，雨天的夜晚活动少[1, 3]。

3. 饲养管理

选择蜈蚣养殖地点应充分考虑蜈蚣的生活习性，选择在背风向阳的山坡上，既可避免冬季西北风的吹打和雨季积水，又有充足的阳光保证温度。室外养殖池可用砖石水泥建造，池的大小根据具体情况确定，底部用砖砌制，以防蜈蚣遁逃，又有利于池内渗水，池壁要光滑，防止蜈蚣攀附外逃；亦可在四周掘水沟，水沟深、宽均在15 cm 左右，可内防蜈蚣外逃，外防蚂蚁侵扰。种虫应选择性腺成熟的3、4龄蜈蚣，雌雄比例约为3∶1，引种宜在4月下旬或5月上旬进行，以便当年产卵孵化。幼体引种宜在8、9月进行。一般每平方米养殖地1龄蜈蚣饲养1000条左右，2 龄蜈蚣饲养约500条，3龄蜈蚣饲养300条上下，4龄以上蜈蚣可饲养约100条。不同龄蜈蚣切忌混养，特别是幼体蜈蚣脱离母体后应分池养殖[3-4]。

4. 饲料

蜈蚣为典型的肉食性节肢动物，以各种昆虫为主食，也食小型脊椎动物，如麻雀、壁虎、青蛙等，在人工饲养条件下也食加工植物充饥，一次饱食后可2～3 d不食。蜈蚣对食物的新鲜度要求颇高，食物腐烂变质则不食。饲养时可2～3 d喂食一次，喂食宜在傍晚，第二日早上需及时清除剩余食物。为便于观察清理，保持池内清洁，防止疾病传染，应用器皿喂食。蜈蚣有饮水的要求，可在池内放上盛水器皿，用水沟防逃的可兼用[3]。

5. 病害防治

主要病害包括蚂蚁、铁线虫、绿僵菌等。在养殖场周围设置水沟可预防蚂蚁从地面入侵，但同时要提防蚂蚁从地下入侵，排查池内潜在蚁穴。铁线虫原寄生于大青蝗等蝗虫体内，蜈蚣感染铁线虫多因人工饲养中喂食产生。需注意喂食饲料的选择，加强食物的消毒管理。如果发现蜈蚣感染绿僵菌，应拣出饲养的蜈蚣，清除池内土壤，用1%～2%甲醛消毒池壁，换上新土，放入健康蜈蚣。另外还要提防蜈蚣的天敌老鼠、飞鸟、鸡等侵害蜈蚣[3-4]。

【化学成分】 主要活性成分以少棘巨蜈蚣、多棘蜈蚣和黑头蜈蚣为例。主要包括酶类、氨基酸、脂肪酸、矿物质元素，还含有1-硬脂酰-甘油-3-磷酰胆碱、蜈蚣素甲、乙酰胆碱、1,2-二油酰-甘油-3-磷酰胆碱等物质[5-8]。

1. 蛋白质（酶）、氨基酸

蜈蚣干燥品总蛋白质含量达 59.7 %，游离氨基酸达9.02%，含量最高的5种氨基酸依次为精氨酸、谷氨酸、丙氨酸、甘氨酸、亮氨酸，此外还含有较高含量的牛磺酸和鸟氨酸[8]。少棘巨蜈蚣毒粗提物中有磷酸酶A、蛋白水解酶、乙酰胆碱酯酶、精氨酸酯酶、类凝血酶、纤维素酶、α-淀粉酶、透明质酸酶、碱性磷酸酶和酸性磷酸酶等10种酶，还有羟肽酶、ATP酶、核苷酸焦磷酸酶、氨基酸萘胺酶、精氨酸酯酶等[9]。

2. 脂肪酸

少棘巨蜈蚣药材总脂肪酸达10.2%，含十四碳酸、十五碳酸、棕榈烯酸、棕榈酸、十七碳酸、油酸、硬脂酸、亚麻酸、亚油酸、花生四烯酸、二十碳一烯酸、二十碳二烯酸、二十二碳一烯酸、花生酸、山嵛酸等[7]。

3. 矿物质元素

少棘巨蜈蚣药材含钾、铝、钙、镁、锌、铁、锰等12种无机元素[8]。

【鉴别研究】1. 性状鉴别

药材呈扁平长条形，长9～15 cm，宽0. 5～1 cm。由头部和躯干部组成，全体共22个环节。头部暗红色或红褐色，略有光泽，有头板覆盖，头板近圆形，前端稍突出，两侧贴有颚肢1对，前端两侧有触角1对。躯干部第一背板与头板同色，其余20个背板为棕绿色或墨绿色，具光泽，自第四背板至第二十背板上常有两条纵沟线；腹部淡黄色或棕黄色，皱缩；自第二节起，每节两侧有步足1对；步足黄色或红褐色，偶有黄白色，呈弯钩形，最末一对步足尾状，故又称尾足，易脱落。质脆，断面有裂隙。气微腥，有特殊刺鼻的臭气，味辛、微咸。

2. 性状鉴别

采用微性状鉴别方法，拍摄不同景深条件下的一系列图片，将所得图片运用Photoshop CS6软件程序进行图片合成，发现不同品种进口蜈蚣在头壳和蜈蚣足的爪、爪刺、跗刺等方面均有较明显的区别，而在蜈蚣口器、气门、头部腹面、触须、背部腹面、尾部及尾部背面则区别不大，其中少棘巨蜈蚣末爪基部两侧各有1个副爪，第二跗节腹部有1根跗刺，跗刺离第一跗节和第二跗节间的关节交界处0.14～0.15 mm，跗刺长0.27～0.29 mm，跗刺根部直径0.03～0.04 mm[10]。

3. 含量测定

（1）3,8- 二羟基喹啉：采用高效液相色谱法（HPLC）测定，色谱柱为Kromasil C_{18}（250 mm×4.6 mm，5 μm），流动相为甲醇–10 mmol/L的磷酸二氢钾溶液（32∶68），流速0.8 ml/min，检测波长252 nm，柱温40℃。3,8–二羟基喹啉的线性范围为0.0362～0.2896 μg（r=0.9994），平均加样回收率为99.2%，相对标准偏差（RSD）为1.4%（n=6），17批样品中3,8–二羟基喹啉的含量范围为0.175～2.28 mg/g[11]。

（2）次黄嘌呤：采用高效液相色谱法（HPLC）测定，色谱柱为Hedera ODS–2 C_{18}色谱柱（4.6 mm×250 mm，5 μm），流速1 ml/min，柱温30℃，流动相为甲醇（A）–水（B），梯度洗脱（0～10 min，0.3%A；10～20 min，0.3%～5%A；20～35 min，5%～15%A；35～36 min，15%～0.3%A；36～41 min，0.3%A）。采用Waters 2998 PDA型检测器检测。测得蜈蚣次黄嘌呤含量为2.342～3.216 mg/g[12]。

【分子生药】1. 分子鉴别

（1）特异性PCR法：取药材样品，使用DNA提取试剂盒提取总DNA，以WG–F 5′–CGGTCCAGCATGAGTAATATTTGA–3′和WG–R 5′–AGGAAGTTTAATCGGAGATGAT–3′为引物，60℃为退火温度进行PCR扩增，扩增产物经琼脂糖凝胶电泳法检测，蜈蚣正品基原少棘巨蜈蚣在250～500 bp处出现了一条明亮的条带，伪品样本则无条带。说明特异性PCR方法可以准确鉴别蜈蚣药材的基原[13–14]。

（2）DNA条形码：取药材样品，经过75%乙醇表面消毒后，用已灭菌的手术刀，取样品40 mg，使用血液/细胞、组织基因组提取试剂盒提取总DNA。扩增引物为COI序列通用引物，正向为LCO1490：5′–GGTCAACAAATCATAAAGATATTGG–3′，反向为HCO2198：5′-TAAACTTCAGGGTGACCAAAAAATCA-3′，经通用PCR反应程序进行扩增反应后进行双向测序。通过邻接（NJ）法对序列构建系统聚类树，蜈蚣药材少棘巨蜈蚣不同来源个体均聚在一起，单独聚为一支，支持率为100，蜈蚣混伪品的COⅠ序列也分别单独聚为一支，支持率也达到了100。因此，COⅠ序列条形码可准确鉴别药材蜈蚣及其混伪品[15]。

2. 蜈蚣毒素多肽基因克隆

对少棘巨蜈蚣基因进行克隆。通过分析湖北少棘巨蜈蚣毒腺转录组数据库，根据与已知毒素的同源性比对，筛选出一个新的毒素多肽基因NTX-Ssm97，根据多肽基因序列设计引物。以少棘巨蜈蚣毒腺mRNA为模板，反转录成cDNA，进行PCR反应，产物经克隆和双向测序，最后通过拼接得到NTX-Ssm97的cDNA序列，NTX-Ssm97的先导cDNA序列全长394 bp，ORF编码70个氨基酸残基的前肽，NTX-Ssm97前肽中含有23个氨基酸残基构成的信号肽，紧跟其后的是由47个氨基酸残基构成的成熟肽，成熟肽通过6个半胱氨酸形成的3对二硫键维持空间结构。NTX-Ssm97与已报道的蜈蚣毒素多肽μ-SLPTX-Ssm6a具有极高的同源性，可能具有与μ-SLPTX-Ssm6a相似的选择性阻断哺乳动物Na_V1.7通道电流的作用。通过构建NTX-Ssm97表达载体，导入大肠杆菌进行表达，成功分离出NTX-Ssm97成熟肽。使用相似的方法，也对少棘巨蜈蚣毒腺多肽基因KTX-Ssm175进行了克隆，并对其成熟肽进行纯化和鉴定[16-17]。

【制剂研究】**1. 工艺研究**

（1）醇提工艺：取蜈蚣原料，采用4倍量65%乙醇回流提取15 h，共提2次，所得蜈蚣醇提浸膏量多，提取物质量稳定[18]。

（2）仿生酶解法：称取2 g蜈蚣药材细粉于50 ml圆底烧瓶中，再加入40 ml人工胃液，密闭于37℃水浴锅30 min后加入60 mg胃蛋白酶水解，3 h后用1 mol/L NaOH溶液调至酶解液的pH值为6.8，加入100 mg胰蛋白酶酶解4 h，于85℃水浴灭酶15 min，4200 r/min离心15 min，取上清液，60℃真空干燥为最佳提取工艺，酶底比和酶解时间均对提取效果有影响。与原粉冷浸、水煎煮、水煎醇沉、胃蛋白酶酶解、胰蛋白酶酶解法相比，仿生酶解法所得样品液抗凝血及溶栓作用较常规方法有极大提高[19-20]。

2. 质量标准研究

（1）薄层和抗凝活性标准：采用凝血酶滴定法测定蜈蚣药材水提液抗凝血酶活性，蜈蚣药材经甲酸-95%乙醇（1∶1）超声处理后，以正丁醇-乙酸-水（12∶5∶4）体系于硅胶G板上进行薄层层析，经茚三酮显色后，其薄层层析斑点清晰，杂质及拖尾影响较小，目标成分分离度较好。以凝血酶滴定法测定蜈蚣药材抗凝活性，所制供试品抗凝血酶活性为（14.00 ± 1.53）IU/g；测3批不同批次蜈蚣药材抗凝活性分别为（13.00 ± 0.58）IU/g、（17.00 ± 1.15）IU/g、（15.67 ± 1.53）IU/g，其操作简单易行，结果较可靠，适合作为蜈蚣药材定量方法[21]。

（2）脑血通片中蜈蚣显微鉴别：随机取脑血通片20片，用乳钵研成粉末状后取少许加水搅拌洗涤，离心后取沉淀装片，置显微镜下观察。蜈蚣体壁碎片及体表面观，外表面可见多角形网状纹理，其间散布小孔，呈双圈形表面光滑，体壁碎片淡棕色，具有圆突状毛或尖[22]。

【药理作用】**1. 抗肿瘤作用**

（1）肝癌：蜈蚣对癌细胞具有广泛的抑制作用，尤其在抗肝癌方面的研究尤为突出。使用裸鼠Bel-7404人异位肝癌移植模型，以蜈蚣提取液予以灌服，观察肿瘤生长、裸鼠胸腺与脾质量及肝癌转移情况，发现蜈蚣提取液对裸鼠Bel-7404移植瘤有明显抑制作用，能提高荷瘤裸鼠的胸腺指数及脾指数，下调连锁凋亡抑制蛋白、血管内皮细胞生长因子及促血管生成素2的表达，上调Bax基因表达，具有增强裸鼠免疫功能作用。用小鼠接种S180实体瘤后检测多棘蜈蚣和少棘巨蜈蚣对小鼠S180实体瘤生长的抑制作用。结果两种蜈蚣均可明显抑制肝癌细胞株Bel-7402的增殖；两种蜈蚣对小鼠S180实体型肿瘤均有明显抑制作用（$P<0.01$）。将蜈蚣油性提取液加入肝癌细胞株中一起培养，发现蜈蚣油性提取液对肝癌细胞增殖抑制率为（82.12 ± 8）%，明显优于碘化油组及对照组的抑制率，说明蜈蚣油性提取成分对肝癌细胞增殖有较强的抑制作用[23-26]。

（2）舌癌：刘氏用噻唑兰比色法（MTT比色法）测定少棘巨蜈蚣活性蛋白对人舌癌细胞Tea-8113 增殖的影响。在一定范围内，随着药物浓度的增大，作用时间的增长，表明少棘巨蜈蚣活性蛋白对Tea-8113细胞增殖的抑制率逐渐增大且呈明显的量效依赖关系及时间依赖关系，说明少棘巨蜈蚣活性蛋白有一定的体外抗肿瘤活性[27]。

（3）胰腺癌：蔡氏用SD大鼠灌服蜈蚣提取液一定时间后，观察胰腺肿瘤的发生及生长情况，发现给药组与模型组的胰腺肿瘤发生率及肿瘤大小差异比较均有统计学意义（$P<0.05$），即蜈蚣提取液能抑制SD大鼠胰腺癌的发生和生长[28]。

（4）其他癌症：周氏检测蜈蚣提取物与顺铂联用对人肺癌A549细胞裸鼠皮下移植瘤的影响。造模成功后用顺铂、蜈蚣提取物干预，发现二者联用较单用顺铂能更有效地抑制裸鼠皮下移植瘤，表现为重量与体积的减小。蜈蚣醚提物和醇提物在浓度为 32 g/L生理盐水中对宫颈癌 Caski 细胞抑制率可分别达到 60.71%、50.39%[29]。周氏采用 MTT 比色法测定细胞代谢率，以流式细胞术检测蜈蚣不同浓度的乙醚、乙醇提取物对培养的Caski 细胞DNA含量和凋亡的变化情况。发现蜈蚣乙醚、乙醇提取物对宫颈癌 Caski 细胞的生长有明显的抑制作用，并呈现一定的量效和时效相关性，其机制与影响癌细胞的 DNA 合成、阻止瘤细胞的分裂增殖和促进其凋亡有关[30]。

2. 对心血管系统作用

王氏采用线栓法建立大脑中动脉局灶性脑缺血再灌注大鼠模型，研究蜈蚣提取液对局灶性脑缺血再灌注大鼠血浆血管假血友病因子（vWF）和血小板生成素（TPO）的影响。发现蜈蚣提取液能降低局灶性脑缺血再灌注大鼠血浆vWF 和TPO的含量及生物活性，改善内皮细胞损伤和血小板功能，抑制血小板黏附和聚集，防止血栓形成，从而减轻大鼠脑缺血再灌注造成的损伤[31]。赵氏研究了蜈蚣酸性蛋白（CAP）对血管紧张素-Ⅱ（Ang Ⅱ）诱导培养心肌细胞凋亡的影响及机制。发现CAP高、低剂量组与Ang Ⅱ模型组比较，心肌细胞活力明显增加，凋亡明显降低；半胱胺酸-天门冬胺酸酶活性显著降低，c-fos mRNA的表达显著降低。说明CAP对Ang Ⅱ诱导的心肌细胞凋亡具有明显的抑制作用[32]。司氏用脑垂体后叶素建立小鼠心肌缺血模型，再使用不同剂量蜈蚣提取液灌胃，20 min 后发现蜈蚣治疗组低密度脂蛋白明显降低，说明蜈蚣可抑制心肌酶释放，能够改善心肌缺血，且大剂量组在采用蜈蚣治疗后一氧化氮释放量明显升高，表明蜈蚣大剂量对心肌缺血有明显保护作用。此研究对冠心病心肌缺血保护作用方面的研究提供实验依据[33]。

3. 抗炎、镇痛作用

汪氏等人采用热板法和醋酸扭体法等测试蜈蚣的镇痛作用发现，蜈蚣水提物给药后与给药前比较，热极法实验中小鼠舔足间隙时间明显延长，醋酸致小鼠扭体反应实验中蜈蚣组小鼠扭体次数明显减少。表明蜈蚣水提物对热板、醋酸导致的疼痛均有明显的缓解作用[34]。邹氏发现蜈蚣粗提物和多肽单体对醋酸引起的小鼠腹腔疼痛具有明显的抑制作用，其抗炎、镇痛作用可能是通过抑制花生四烯酸和环氧化酶产生，阻断前列腺素的生物合成或抑制5-脂氧化酶实现[35]。

4. 毒性

蜈蚣毒是由蜈蚣头部颚肢所分泌的无色透明黏稠液体。蜈蚣毒高度多样化，是由61个系统发育出的不同蛇毒蛋白和肽家族[36]。用皮下注射法对子龄3日家蚕注射不同浓度的少棘巨蜈蚣毒液，发现家蚕死亡率与毒液浓度存在很高的剂量依赖性，在浓度为1.0 μg /μl 时，家蚕死亡率达到100%[37]。

【现代临床】 **1. 神经根型颈椎病**

周氏将患有神经根型颈椎病的90例病人随机分为两组，试验组口服黄芪桂枝五味汤加全蝎蜈蚣中药汤剂，对照组口服甲钴胺片，15 d后发现在疼痛积分、纤颤电位数量和正相电位数量均存在统计学差异且观察组效果优于对照组，表明蜈蚣作为通络止痛药对黄芪桂枝五味汤有增效作用[38]。

2. 风湿关节炎

黄氏等人将82例风湿关节炎患者分为两组，对照组口服双氯芬酸钠缓释片，实验组加服热痹通片和蜈蚣胶囊，以一个月为一个疗程，连续观察两个疗程。发现实验组和对照组有效率分别为85.71 %和65.00 %，实验组明显优于对照组，且观察组的各种指标如血沉（ESR）、C反应蛋白（CRP）等均优于对照组，表明热痹通片、蜈蚣胶囊联用在通络止痛、改善关节方面有增效作用[39]。

【编者评述】 蜈蚣是一味常用虫类中药，疗效明确。基原动物已初步实现人工养殖。临床主要用于息风镇痉、通络止痛，也具有显著抗肿瘤作用，其作用方式可能与抗血栓、抗心肌缺血有关。蜈蚣有效成分可能为蜈蚣毒液，应加大蜈蚣毒素多肽的药理、药效和作用机制研究，发挥蜈蚣以毒攻毒的功效。

参考文献

[1] 康四和，邓海英，江珍玉，等．我国药用蜈蚣分类鉴定及资源研究［J］．中药材，2016，39（4）：727-731.

[2] 宋志顺．中国蜈蚣目的分类研究（多足总纲：唇足纲）［D］．保定：河北大学，2004.

[3] 刘亚珠．少棘蜈蚣的规范化养殖［J］．基层中药杂志，2002（6）：46-47.

[4] 李薇，梁倩影，喻良文，等．药用动物规范化养殖研究中的关键问题［J］．中草药，2008，39（12）：1899-1901.

[5] 孙琳娜．蜈蚣中有效成分的研究［D］．天津：天津理工大学，2015.

[6] 朱佳石，吴建勇．天然冬虫夏草多菌共存生物体分子异质性的检验与讨论［J］．中国细胞生物学学报，2015，37（2）：284-298.

[7] 方红，邓芬，严宜昌，等．黑头蜈蚣的化学成分［J］．中药材，1999（5）：226-228.

[8] 方红，邓芬，王克勤．多棘蜈蚣化学成分的研究［J］．中国药学杂志，1997（4）：10-12.

[9] 陶勇．蜈蚣毒的研究进展［J］．中国生化药物杂志，2000，21（2）：94.

[10] 胡云飞，鞠康，荣百玲，等．不同品种进口蜈蚣的微性状鉴别［J］．中国实验方剂学杂志，2017，23（8）：39-44.

[11] 刘武占，范建伟，李艳芳，等．蜈蚣药材中3,8-二羟基喹啉的定性定量分析方法研究［J］．药物分析杂志，2017，37（4）：639-643.

[12] 张琪，朱叶华，文红梅，等．HPLC-PDA同时测定不同品种及产地蜈蚣中8种核苷类成分［J］．中国实验方剂学杂志，2017，23（14）：57-61.

[13] 王晶娟，张贵君，白根本．蜈蚣等5种动物类中药18S rRNA基因酶切鉴定的初步研究［J］．中国药学杂志，2002（8）：24-26.

[14] 于静．市售鹿茸片、蜈蚣的DNA条形码及蜈蚣特异性位点的研究［D］．乌鲁木齐：新疆医科大学，2016.

[15] 张红印，陈俊，贾静，等．中药材蜈蚣及其混伪品DNA条形码鉴别研究［J］．中国中药杂志，2014，39（12）：2208-2211.

[16] 尹世金，陈璇，闻闫瀚，等．少棘蜈蚣钾通道毒素多肽KTX-Ssm175的表达、纯化与鉴定［J］．中南民族大学学报（自然科学版），2016，35（4）：43-47.

[17] 尹世金，李羽欣，陆春兰，等．少棘蜈蚣钠通道毒素NTX-Ssm97的表达、纯化和鉴定［J］．

中南民族大学学报（自然科学版），2014，33（2）：49-53.

[18] 胡容峰，王健，李净，等．蜈蚣提取工艺的正交设计研究［J］．中国实验方剂学杂志，2003（3）：10-11.

[19] 黄能听，王玉蓉，许文博，等．仿生酶解法提取蜈蚣的工艺研究［J］．北京中医药大学学报，2009，32（10）：706-709.

[20] 代龙，张红．蜈蚣不同提取工艺抗凝血及溶栓作用的比较研究［J］．中华中医药学刊，2009，27（8）：1777-1779.

[21] 李桃，谭晓梅，龙群，等．蜈蚣药材薄层鉴别及抗凝活性定量的研究［J］．中药材，2012，35（5）：686-689.

[22] 童志远，陈燕，马才敬，等．脑血通片显微及薄层鉴别方法研究［J］．西南军医，2016，18（5）：420-422.

[23] 徐晓琳，王春梅，赓迪，等．蜈蚣提取物对 S180 及 H22 荷瘤小鼠的影响及其毒性的实验研究［J］．中药材，2010，33（4）：499-503.

[24] 刘国清，田秉漳，皮执民，等．蜈蚣油性提取液对肝癌细胞增殖的影响［J］．中国现代医学杂志，2002，12（4）：55-56.

[25] 刘细平，钟德玝．蜈蚣提取液对裸鼠移植肝癌抑癌作用及机制的研究［J］．中国普通外科杂志，2010，19（2）：164-168.

[26] 刘细平，钟德玝，周伦祥，等．蜈蚣提取液治疗肝癌 Bel-7404 细胞后的差异表达蛋白研究［J］．中国现代医学杂志，2011，21（8）：938-946.

[27] 刘兵，谭竹钧，孔祥平，等．少棘蜈蚣活性蛋白对舌癌细胞 Tea-8113 的抑制作用研究［J］．时珍国医国药，2013，24（6）：3-4.

[28] 蔡文武，李清龙，苗雄鹰，等．蜈蚣提取液对大鼠胰腺癌治疗作用的研究［J］．中国医师杂志，2013，15（12）：1646-1649.

[29] 周智慧．蜈蚣提取物联合顺铂对人肺癌 A549 细胞裸鼠移植瘤的影响［J］．湘南学院学报（医学版），2013，15（1）：30-32.

[30] 周永芹，韩莉，刘朝奇，等．蜈蚣提取物对小鼠宫颈肿瘤生长的影响及其作用机制的实验研究［J］．中药材，2011，34（6）：859-864.

[31] 王丽娜，何玲，程卉，等．蜈蚣提取液对局灶性脑缺血再灌注大鼠血浆 vWF 和 TPO 的影响［J］．中国实验方剂学杂志，2012，18（14）：192-195.

[32] 赵志国，关胜江，张伟，等．蜈蚣酸性蛋白对 Ang Ⅱ诱导心肌细胞凋亡的影响［J］．北京中医药大学学报，2010，33（6）：394-397.

[33] 司秋菊，王亚利，王鑫国，等．蜈蚣有效成分抗心肌缺血作用的研究［J］．河北中医药学报，2001，16（2）：1-7.

[34] 汪梅姣，谢志军，谷焕鹏，等．蜈蚣、地龙、地鳖虫镇痛作用比较的实验研究［J］．中国中医急症，2012，21（9）：1435-1436.

[35] 邹吉利．蜈蚣多肽的提取分离及镇痛活性研究［D］．武汉：湖北中医药大学，2010.

[36] UNDHEIM E A, FRY B G, KING G F. Centipede Venom: Recent Discoveries and Current State of Knowledge［J］. Journal List Toxins (Basel), 2015, 7 (3): 679-704.

[37] 华卫键，季庐娣，徐丽萍，等．中国少棘蜈蚣毒对家蚕的毒性研究初报［J］．江苏蚕液，2004，4：8-10.

[38] 周杰，姜仁建，雷鸣，等．黄芪桂枝五味汤加全蝎、蜈蚣神经根型颈椎病 90 例［J］．中国中医急诊，2014，23 (4)：725-726.

[39] 黄赛花，郑宝林，杨同广，等．热痹通片、蜈蚣胶囊治疗类风湿关节炎的疗效观察［J］．吉林医学，2014，35 (3)：457-458.

41 蜂 房 | Fengfang

1 · 373

VESPAE NIDUS

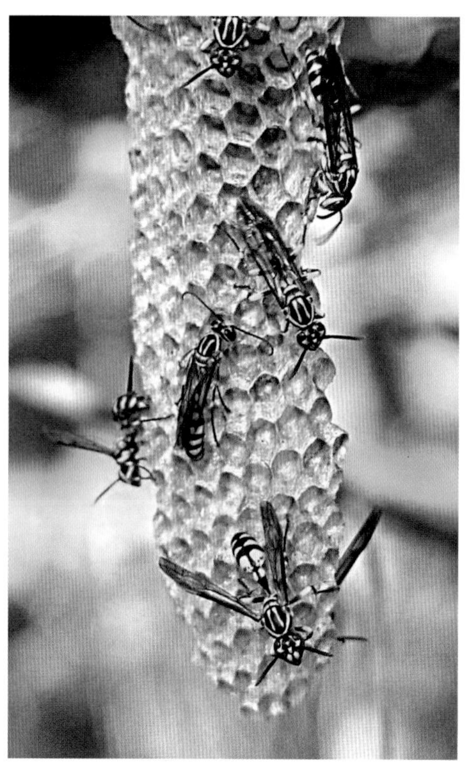

图 2-41-1　异腹胡蜂

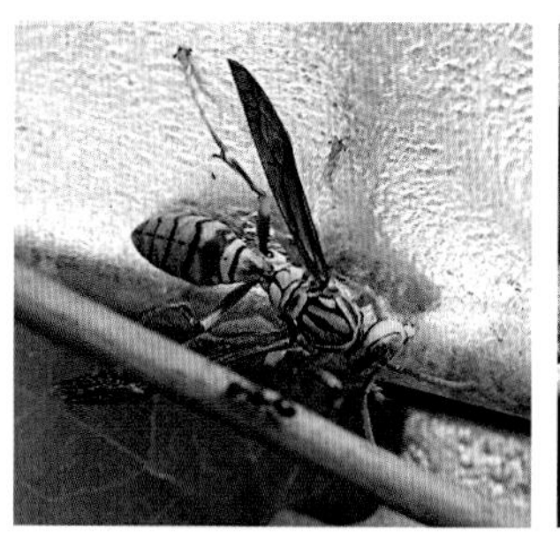

图 2-41-2　果马蜂

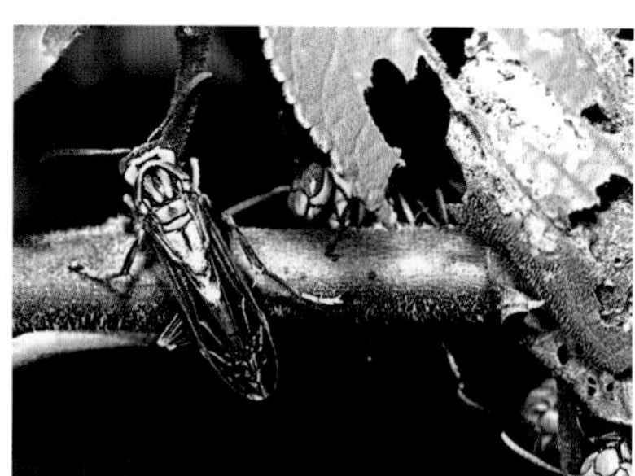

图 2-41-3　日本长脚胡峰

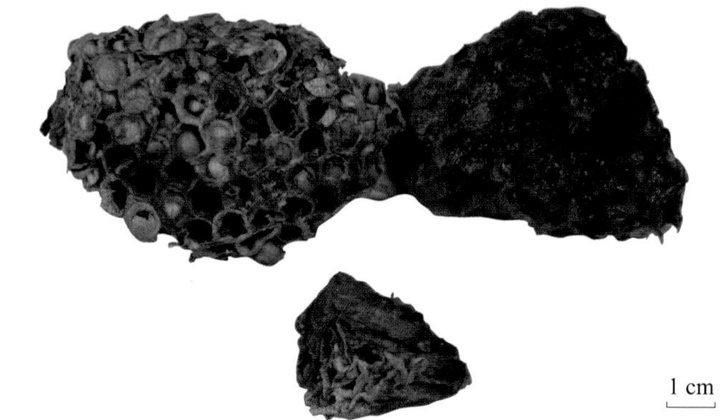

图 2-41-4　蜂房药材

【药典沿革】首载于1963年版一部第293页，分别从来源、鉴别、炮炙、性味、功能、主治、用法与用量、注意、贮藏9个指标对其进行规定，其为胡蜂科昆虫大黄蜂*Polistes mandarinus* Sauss.或同属近缘昆虫的巢。1977年版一部第615页分别从来源、性状、炮制、性味、功能与主治、用法与用量、贮藏7个指标对其进行规定，将1963年版中“鉴别”项下内容归于该版的“性状”项中，更改“炮炙”为“炮制”，略去了“注意”项，合并了“功能”“主治”项，并从该版开始至2020年版一部第373页，均规定其为胡蜂科昆虫果马蜂（又名：普通长脚胡蜂）*Polistes olivaceous*（DeGeer）、日本长脚胡蜂*Polistes japonicus* Saussure或异腹胡蜂*Parapolybia varia* Fabricius的巢。1985年版一部第317页、1990年版一部第468页、1995年版一部第316页、2000年版一部第294页、2005年版一部第249页，其在1977年版基础上增补“归经”并与“性味”合并。2010年版一部第336页、2015年版一部第357页、2020年版一部第373页，在2005年版基础上增补“检查”项，对应“炮制”项增补“饮片”说明和该“饮片”的“检查”指标，并对各指标有所修改和提升。2020年版在2015年版的基础上增加“检查”指标“黄曲霉素”。

【本草考证】始载于汉代《神农本草经》，列为中品，曰：“味苦平，主惊痫瘛疭、寒热邪气等症。”唐代《新修本草》载：“此蜂房用树上悬得风露者，其蜂黄黑色，长寸许……”明代《本草纲目》列于虫部第三十九卷，云：“露蜂房，阳明药也”，“强筋骨，去风湿，利关节”。《四川省中药材标准》1987年版将蜂房分为两类，一类为软蜂房，全国大部分地区有使用；另一类为硬蜂房，与五代《蜀本草》所记载的“露蜂房，树上大蜂窠也，大者如瓮，小者如桶，今所在有，十一月、十二月采”相符。本品原动物种类较多，经本草考证，古代使用蜂房以胡蜂科某些胡蜂的巢为主，而今多数地区使用的蜂房以马蜂科多重马蜂的巢为主，少数地区仍以胡蜂科某些胡蜂的巢为主。

【药材来源】 胡蜂科昆虫果马蜂（又名普通长脚胡蜂）*Polistes olivaceous*（DeGeer）、日本长脚胡蜂*Polistes japonicus* Saussure 或异腹胡蜂*Parapolybia varia* Fabricius的巢。秋、冬二季采收，晒干，或略蒸，除去死蜂死蛹，晒干。

【性味归经】 甘，平。归胃经。

【功能主治】 攻毒杀虫，祛风止痛。用于疮疡肿毒，乳痈，瘰疬，皮肤顽癣，鹅掌风，牙痛，风湿痹痛。

【道地主产】 云南、江苏、江西、四川、广东、广西、福建、贵州等地。

【资源研究】 **1. 品种**

蜂房主要来源于果马蜂、日本长脚胡蜂和异腹胡蜂3种胡蜂科昆虫的巢。

2. 生物学特性

（1）果马蜂：头额、颅顶、颊部、唇基均为黄色。后单眼有1块弧形黑斑。中胸背板中间的纵隆线黑色，两侧各有2条黄色纵带。翅棕色。雄蜂近似雌蜂，腹部有7节。

（2）日本长脚胡蜂：头额上半部及颅顶密布刻点。复眼间有黑色横带。触角棕黑色。中胸背板黑色，两侧各有2条长橙黄色纵带。前翅前缘色略深。

（3）异腹胡蜂：额部两触角窝之间的隆起呈黄色，颊部大部分黄色，均较光滑，覆有短茸毛。触角棕色。中胸背板深褐色，中央两侧各有1个长刀状黄色纵斑。

3. 药材性状

本品呈圆盘状或不规则的扁块状，有的似莲房状，大小不一。表面灰白色或灰褐色。腹面有多数整齐的六角形房孔，孔径3～4 mm或6～8 mm；背面有1个或数个黑色短柄。体轻，质韧，略有弹性。气微，味辛、淡。质酥脆或坚硬者不可供药用。

【化学成分】 蜂房中包含水分10.3%，灰分11.3%。矿物质元素中钙占0.13%，铁占0.013%，氮占7.51%（相当于蛋白质46.93%），还含丰富的锌、硅、锰、铜等微量元素[1]。有机成分包括蜂蜡、树脂和有毒的蜂房油，挥发油成分占0.004‰～0.0066‰[2]。目前，国内外学者从该药材中分离得到的化学成分主要包括黄酮类、萜类、酚酸类、甾类、蛋白质等[3]。

1. 黄酮类

黄酮类化合物生理作用广泛，具有增强免疫力，调节内分泌功能、镇痛、抗菌、抗炎、抗感染、抗氧化等功效。目前，从蜂房中提取得到的黄酮类化合物结构类型为黄酮醇类[4]。

2. 萜类

蜂房药材中的萜类化合物有倍半萜和三萜等类型。从蜂房可分离得到马桑毒素、羟基马桑毒素和乌苏酸[5-6]。

3. 酚酸类

从蜂房可分离得到一系列酚酸类化合物，主要骨架类型：一是以苯甲酸为母核（C_6-C_1）的酚酸类化合物；二是苯丙酸类化合物（C_6-C_3），如咖啡酸和阿魏酸。在蜂房中还含有羟基苯甲酸、原儿茶酸、没食子酸等[7]。

4. 甾类

在蜂房中可分离得到β-谷甾醇、α-谷甾醇、α-胡萝卜苷[8]。

5. 脂肪类

从蜂房可分离出正十六烷酸、棕榈酸、亚油酸、油酸等高级脂肪酸。在蜂房挥发物中发现大量烃类化合物和酯类化合物，其中包括十七烷、十八烷、十九烷、鲸蜡烷、11-丁基二十二烷、9-丁基二十二烷、鲨烯及癸二酸二乙酯、肉豆蔻酸乙酯、软脂酸乙酯、十八碳-9,17-二烯醛、甘油等化合物[9]。

6. 芳香类

从蜂房可分离得到茴香醛及（2R,3S）-2-（3′,4′ -二羟基苯基）-3-乙酰氨基-7-羟基-1,4-苯并二噁烷、1,4-二羟基-2-甲氧基苯、3,5-二羟基-1,7-二（4-羟基苯基）庚烷、2,4-二羟基-3,6-二甲基苯甲酸甲酯、2-（4-甲氧基苯）乙酸、vomifoliol、*N*-苯甲酰-L-苯丙氨、thymidine，6个二芳基庚烷类化合物，及甲壳昆虫类共性成分asperglaucide和neoechinulin A、8-羟基喹啉-4-酮、对苯二酚、酪醇、邻苯二甲酸二异丁酯、2β,3α-4-乙酰基-7-（2,2-乙酰氨基乙基）-3-羟基-2-（3,4-二羟基苯基）苯并噁嗪及胸腺嘧啶脱氧核苷、酞酸丁基苄酯、四特丁基焦儿茶酚、（+）-2,6-二（3-羟基-4-甲氧基苯基）-3,7-二氧双环［3,3,0］辛烷[10-11]。

7. 蛋白质

利用双蒸水长时间4℃浸提，硫酸铵沉淀，0.22 μm的滤膜透析脱盐，Sephdex-G50凝胶过滤，反相高效液相色谱层析等方法，从蜂房中分离纯化出一种蛋白质，质谱分析其分子量为6.6 kDa，并定义它为NVP（1）[12]。

【鉴别研究】 **1. 性状鉴别**

质量好的蜂房不含病死的蜂体或幼虫尸体、蜡螟幼虫及钻蛀隧道、霉变和其他杂质等。蜂房上有蜂蜜、蜂粮及正常死亡的蜜蜂或幼虫体等，均属于正常现象。手掂新蜂房重量较轻，蜂房越老越有重量。新蜂房用手划碰易碎，陈年蜂房坚固。质量好的陈年蜂房应有蜂蜜、花粉、蜂蜡等散发的甜香气味，无酸臭味及其他异味。将蜂房撕割一小块咀嚼，味道酸甜及有2种特殊的蜂巢蜡的味道。蜂房残留蜂蜜等蜂产品多，则甜香味大；蜂房越老，酸味越大。

2. 理化鉴别

（1）氨基酸分析法：用氨基酸自动分析仪测定蜂房，结果表明蜂房的不同氨基酸组份有显著差异。蜂房总氨基酸含量为24.32%，丙氨酸为3.95%[13]。

（2）层析法：样品液点样于硅胶GF254板上，用正丁醇-冰醋酸-水（19∶5∶5）展开，茚三酮显色，扫描，样品波长λ_S为487 nm，参比波长λ_R为650 nm，散射系数S_X为7，锯齿扫描。结果蜂房有显著的鉴别特点[14]。

【分子生药】研究蜂房蛋白NVP（1）抑制Hep G2细胞增殖的机制。6.6 μg/ml NVP（1）抑制Hep G2 细胞增殖作用发生在细胞周期的G_1期，并且抑制cyclin B，cyclin D1和cyclin E mRNA的表达，也抑制了cdk2蛋白质的表达，但能增加p27、p21蛋白质的表达，且不能明显改变p16蛋白质的表达水平。通过细胞核染色质浓缩检测发现，NVP（1）可促进Hep G2细胞凋亡。此外，NVP（1）激活了细胞外调节激酶（ERK）信号通路，当Hep G2细胞提前用ERK的特异性抑制剂处理后，p-ERK蛋白质的表达量明显降低。这些结果表明，NVP（1）抑制Hep G2细胞增殖是通过激活ERK信号通路，NVP（1）有可能成为肝癌治疗的一种潜在药物。

【制剂研究】**1. 炒蜂房**

将蜂房剪成小块，炒至微黄。

2. 煅蜂房

取剪碎蜂房，置罐内，盐泥封固，烧存性。

3. “蜂房丸”新工艺提取物质量控制

以总氮量为指标，采用正交试验法优化水杨酸-次氯酸钠法测定蜂房、“蜂房丸”原药及新提取物总氮含量方法；以总生物碱、总黄酮为指标，采用正交试验法优化乙醇回流提取“蜂房丸”部分药材方法，测定原药及新提取物中总生物碱、总黄酮含量；以氨基酸权重和、蜂房酸提物过筛率为指标，采用正交试验法优化酸醇提取蜂房药材方法；采用苯甲酸雌二醇联合黄体酮法建立乳腺增生模型；采用直接接触法，对大鼠乳房进行彩超观察；采用苏木精-伊红染色法（HE染色法）进行病理学观察。结果表明，蜂房总氮含量测定经正交试验优化后的最佳条件为磷酸缓冲钠溶液4.0 ml，水杨酸钠溶液7.0 ml，次氯酸钠溶液1.5 ml；“蜂房丸”部分药材的醇提工艺经正交试验优化后的最佳工艺条件为10倍量80%乙醇，热回流提取3次，每次4 h。原药和新提取物中各有效部位平均含量分别为总氮13.45 mg/g和10.78 mg/g；总生物碱5.94 mg/g和5.54 mg/g；总黄酮64.96 mg/g和53.39 mg/g。结论为新提取物药效学等于或优于原药。

【药理作用】**1. 抗炎、抗过敏作用**

通过小鼠耳郭肿胀实验发现，蜂房水提液（1 mg/ml）能够显著抑制二甲苯导致的小鼠耳郭肿胀（$P<0.05$），并对小鼠耳郭肿胀的抑制率呈良好的量效关系，从而提示

蜂房水提液能够抑制炎性水肿，具有抗炎作用。蜂房提取物对透明质酸酶活性具有明显的抑制作用，从而具有抗过敏作用，且其抗过敏作用呈浓度依赖性。

2. 抗菌作用

蜂房的提取液可显著抑制产酸链球菌、变形链球菌[15]。蜂房水提液和醇提液均对金黄色葡萄球菌、表皮葡萄球菌、铜绿假单胞菌、乙型溶血性链球菌、肺炎链球菌菌株有一定的抑制效果，且抑菌效果醇提液优于水提液，并呈浓度依赖效应。蜂房醇提物对铜绿假单胞菌的耐药性有逆转作用，从而可发挥杀菌作用，其机制可能是通过抑制耐药基因表达实现。其单一使用时单一杀菌浓度（MBC）为2.5 g/ml 或1.25 g/ml；若与不同抗菌药物联合使用，在降低其MBC的同时，还可将联合使用抗菌药物的杀菌浓度降低。因此，蜂房与其他抗菌药物联合使用时具有协同杀菌作用[16]。用95%乙醇浸渍蜂房，乙酸乙酯萃取，再经层析分离得到4个不同化学组分，各组分作用于口腔常居菌（血液链球菌、唾液链球菌）及致龋菌（变形链球菌、内氏放线菌、黏性放线菌和乳酸杆菌）结果显示，蜂房各组分均具有一定抑菌作用，并且通过pH监测得知蜂房提取液通过抑制细菌产酸而发挥抑菌作用[17]。体外抗菌实验结果表明，蜂房的乙醇提取物及多个萃取部位对口腔变形链球菌、内氏放线菌、黏性放线菌、乳酸杆菌和金黄色葡萄球菌的生长、产酸均有一定的抑制作用，并显示出抗糖基转移酶、抗黏附和抗生物膜形成的作用，对变形链球菌和血链球菌能够产生水不溶性葡聚糖[18-22]。

3. 抗肿瘤作用

蜂房不同溶媒的提取物，其抗肿瘤活性不同，通过观察提取物对胃癌细胞BGC823增殖的影响，得知95%乙醇提取物作用最强；石油醚提取物仅高剂量组有抑制作用，中、低剂量组对癌细胞有促生长作用；而水提取物高、中、低剂量均具有一定的抗肿瘤活性，且不受温度影响[23]。通过对实体瘤小鼠及腹水瘤小鼠模型注射蜂房乙醇提取物，结果显示其有延长实体瘤组生命及抑制腹水瘤生长的作用，并且存在一定量效关系[24-25]。用不同溶媒提取蜂房，各提取物作用于人肝癌细胞Hep G2细胞株，发现均有抑癌作用，其中石油醚和乙酸乙酯提取物抑癌作用最强，抑制率分别达到38.6%～99.6%和21.4%～98.7%。从蜂房中分离到一个分子量为6.6 KDa的蛋白质NVP（1）。将NVP（1）作用于Hep G2细胞，通过细胞核染色质浓缩检测发现，NVP（1）可使Hep G2细胞发生凋亡，表明NVP（1）可能是一种能够有效抑制细胞增殖的蛋白[26]。

4. 镇痛作用

蜂房水提液具有显著的镇痛作用，通过实验在皮下注射不同剂量蜂房水溶性分离物，然后给小鼠腹腔注射0.6%醋酸0.1 ml/g，分别记录小鼠扭体次数。结果显示，随蜂房剂量递增，扭体次数减少，呈量效关系[27]。

5. 对心血管系统的影响

蜂房的各浸出物均具有强心、扩张血管、引起一时性血压下降及显著的促凝血作用。在家兔耳灌流液中注入蜂房提取物，发现可使家兔耳血管明显扩张，在离体蛙心灌流试验中，0.05%蜂房成分溶液可使心运动振幅稍增大，0.5%溶液可使振幅明显增大，然而，5%溶液反使振幅减少，运动不规则，搏动率减少，并几乎接近停止。

6. 补肾壮阳作用

蜂房加热回流法提取所得水提液、醇提液及系统溶剂提取法提取所得的正丁醇液、75%乙醇液、水提液，以上浓缩液分别给各组大鼠灌服14 d，称取大鼠精囊前列腺、包皮腺、肛提肌、胸腺、肾上腺质量，计算脏器指数作为评价指标。结果显示，蜂房水溶性和醇溶性成分均可以使幼年去势大鼠的副性器官重量增加，却不能使其胸腺质量减少。因此，蜂房具有雄性激素样作用，而无睾丸素样副作用，可用于补肾壮阳[28]。

7. 其他作用

蜂房提取物可改善糖尿病导致的胃肠神经功能紊乱，其机制可能是蜂房提取物能对抗糖尿病引起的胃肠神经病变。蜂房水提液对淋巴细胞的转化具有明显的抑制作用，即可抑制T细胞介导的免疫功能，其作用随浓度增加而增强，在抗移植排斥反应方面具有重要作用[29-30]。此外，蜂房水提物还具有显著的血栓溶酶样作用[31]。

【现代临床】 **1. 治疗关节痛**

运用自拟扶正行痹汤治疗类风湿关节炎100例，该方中主要药物为蜂房、制马钱、雷公藤、生黄芪等，服用几个疗程后，其治疗效果有效率为97.0%，治疗类风湿关节炎效果明显[32]。以蜂房为主，佐以雷公藤、北防风、制川乌等其他中药配制成的蜂房冲剂治疗类风湿关节炎，对关节肿胀药效明显且副作用小，共治疗类风湿关节炎96例，总有效率为96.8%[33]。采用蜂房、葛根、三七、桑枝、鸡血藤、防风、威灵仙、忍冬藤、地骨皮、白芍等制成的通络汤，治疗肱二头肌肌腱炎患者150例，经1～3个疗程的治疗，总有效率达到96.7%，疼痛部位明显减轻，取得较好的治疗效果[34]。

2. 治疗皮肤病

以自拟蜂房消银汤治疗银屑病108例，治疗后皮损恢复50%～80%，皮疹消失；痊愈后，复发率低，用药安全，副作用小[35]。

3. 治疗呼吸系统疾病

以自拟蜂房汤治疗慢性鼻炎60例，其药方为蜂房、苍耳子、辛夷、黄芩、细辛、防风、连翘。用药6周后观察疗效，发现患者鼻塞、鼻痛等鼻炎症状完全消失，治疗组总有效率为90.8%，作用于慢性单纯性鼻炎的总有效率显著高于作用于慢性肥厚性鼻炎[36]。

4.治疗盆腔炎

把70例盆腔炎患者，随机分为研究组和对照组，每组35例。对照组患者采用常规方法进行治疗，研究组患者采用宫腔注药配合复方蜂房灌注液保留灌肠进行治疗，治疗后对两组患者临床疗效进行记录并对比。结果表明，治疗后研究组总有效率为97.1%，对照组为71.4%，两组对比差异具有统计学意义（$P<0.05$）。因此，采用中医联合西医治疗的临床效果明显，可以帮助患者更快康复，为患者生活提供质量保障，可在临床医疗中推广使用[37]。

【编者评述】 蜂房作为一味传统虫类中药，资源丰富，疗效明确。在抗肿瘤、抗炎、抗过敏、抗菌、镇痛、强心、扩张血管、降血压、促凝血、补肾壮阳、抗移植排斥反应等方面具有重要作用。尤其在肿瘤治疗中，NVP（1）可能是一种能够有效抑制细胞增殖的蛋白，是抗肿瘤的有效成分。未来应在蜂房抗肿瘤方面进行更加深入的研究。

参考文献

[1] 武鸿翔．露蜂房中化学成分的研究与临床应用概况[J]．云南中医中药杂志，2001，22(3)：29-31.

[2] 赵维诚，肖伟，于德泉，等．蜂房抗肿瘤成分的提取及分析检测[J]．实用肿瘤学杂志，2000，14(1)：14.

[3] 张娜，解红霞．蜂房的化学成分及药理作用研究进展[J]．中国药房，2015，26(24)：3447-3449.

[4] 王锦军，张秀梅，张冕，等．RP-HPLC法同时分析蜂房中槲皮素、山萘酚、木犀草素、芹菜素[J]．海峡药学，2009，21(7)：76.

[5] HE J B，YAN Y M，MA X J，et al. Sesquiterpenoids and diarylheptanoids from Nidus vespae and their Inhibitory effects on nitric oxide production[J]. Chemistry and Biodiversity，2011，8(12)：2270-2276.

[6] 何江波，刘光明，程永现．蜂房化学成分研究[J]．中草药，2011，42(10)：1905.

[7] 刘东洋，史国兵，赵庆春．HPLC法测定不同产地蜂房中没食子酸、对羟基苯甲酸和原儿茶酸[J]．中草药，2009，40(6)：977.

[8] 左渝陵，谢倩，李继遥．天然药物蜂房化学成分提取物对口腔细菌生长的实验研究[J]．中国微生态学杂志，2005，17(1)：23.

[9] 范家佑，郁建平．露蜂房挥发性化学成分分析[J]．山地农业生物学报，2010，29(4)：368.

[10] 汪长东，陈鹏，闫旭，等．低电导钙激活的钾通道(rSK3，rIK)抑制露蜂房蛋白1(NVP(1))抗细胞增殖作用[J]．中国药理学通报，2009，25(5)：77.

[11] 王伟，赵庆春，安晔，等．中药蜂房的化学成分研究[J]．中国药物化学杂志，

2008，18（1）：54.

［12］戴关海，杨锋，童晔玲．蜂房提取物体外抗人肝癌细胞株 Hep G2 细胞作用的实验研究［J］．医学研究杂志，2011，40（11）：149.

［13］李海燕．陈年蜂房在临床上的应用研究［J］．中国蜂业，2006，157（12）：5-7.

［14］张莅峡，韩薇，刘泓．八种动物药的氨基酸分析及薄层扫描鉴定［J］．中药材，1990，13（1）：11-14.

［15］XIAO J，LIU Y，ZOU Y L，et al. Effects of Nidus Vespae extractand chemical fractions on the growth and acidogenicity of oral microorganisms［J］. Archives of oral biology，2006，51（9）：804.

［16］庄爱文，饶芳，刘文洪，等．蜂房醇提物逆转铜绿假单胞菌耐药性的研究［J］．中国中医药科技，2011，18（2）：123.

［17］左渝陵，李继遥，谢倩，等．蜂房提取物对三种口腔常驻细菌产酸影响的体外研究［J］．四川大学学报（医学版），2005，36（3）：375.

［18］黄正蔚，肖悦，刘天佳，等．蜂房粗提物对致龋菌影响的实验研究［J］．上海口腔医学，2002，11（1）：50-52.

［19］肖悦，刘天佳，黄正蔚，等．天然药物对粘性放线菌生长和产酸影响的体外研究［J］．华西医大学报，2002，33（2）：253-255.

［20］XIAO J，ZHOU X D，FENG J，et al. Activity of Nidus Vespae extract and chemical fractions against Streptococcus mutans biofilms［J］. Letters in applied microbiology，2007，45：547-552.

［21］XIAO J，ZUO Y L，LIU Y，et al. Effects of Nidus Vespae extract and chemical fractions on glucosyltransferases，adherence and biofilm formation of Streptococcus mutans［J］. Archives of oral biology，2007，52：869-875.

［22］邵萌，王启瑞，范钦，等．露蜂房的化学成分和药理作用研究进展［J］．中国中医药现代远程教育，2015，13（4）：157-159.

［23］袁红宇，徐华娥，欧宁，等．MTT 法测定蜂房提取物对胃癌细胞 BGC823 增殖的影响［J］．现代中药研究与实践，2009，22（6）：31.

［24］贾爱明，胡文梅，张红，等．露蜂房提取物对 H22 肝癌小鼠防治作用及其机制的实验研究［J］．世界中西医结合杂志，2012，7（12）：1045.

［25］姚娓，刘艳红，张红，等．蜂房提取物抑制 H22 小鼠移植瘤增殖的作用研究［J］．肿瘤学杂志，2012，18（4）：270.

［26］汪长东，陈鹏，闫旭，等．露蜂房蛋白抑制大鼠支气管平滑肌细胞体外增殖的可能机制［J］．基础医学与临床，2009，29（7）：683-687.

［27］孟海琴，宁秀英，郭惠甫，等．露蜂房分离物的抗炎症作用［J］．基础医学与临床，1982，2（9）：30.

[28] 王身艳，秦明珠，李飞．蜂房补肾壮阳活性部位研究［J］．中国中药杂志，2002，27（5）：383.
[29] 刘庆山，崔箭．蜂房提取物治疗大鼠糖尿病胃肠神经功能紊乱的实验研究［J］．中国药理通讯，2009，26（2）：68.
[30] 吴德全，陈明，黄跃南，等．露蜂房对淋巴细胞与胰岛混合培养系统中淋巴细胞转化的影响［J］．中国普外基础与临床杂志，2007，14（2）：168.
[31] AHN M Y, HAHN B S, RYU K S, et al. Effects of insect crude drugs on blood coagulation and fibrinolysis system［J］. Natural product science, 2002, 8（2）：66-70.
[32] 李林雅．扶正行痹汤治疗类风湿性关节炎 100 例［J］．江西中医药，2001，32（5）：59.
[33] 李传皓．露蜂房冲剂治疗类风湿性关节炎［J］．江西中医药，1995，26（S1）：80.
[34] 魏国强，吴卓，欧建锋．疏风通络活血止痛法治疗肱二头肌肌腱炎 150 例［J］．新中医，2006，38（8）：79-80.
[35] 张风华，李和．蜂房消银汤治疗银屑病 108 例［J］．四川中医，1999，17（8）：42-43.
[36] 王秀华．宫腔注药配合复方蜂房灌注液保留灌肠应用于 70 例盆腔炎患者的有效性分析［J］．中国现代药物应用，2015，9（20）：159-160.
[37] 贾文斌．自拟露蜂房汤治疗慢性鼻炎［J］．实用医药，2007，24（5）：576.

42 蜂 胶 | Fengjiao

1 · 373

PROPOLIS

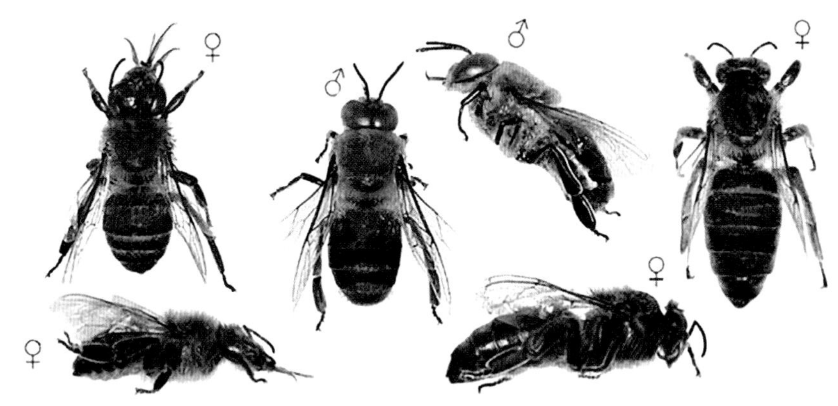

图 2-42-1　意大利蜂

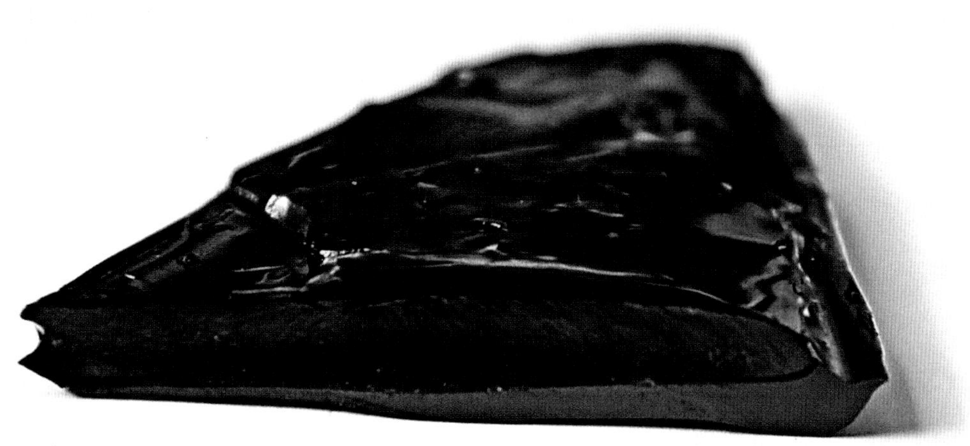

图 2-42-2　蜂胶

【药典沿革】 首载于2005年版一部第249页，分别从来源、性状、鉴别、检查、浸出物、含量测定、炮制、性味、适应证、用法与用量、注意、贮藏12个指标对其进行规定，其为蜜蜂科昆虫意大利蜂*Apis mellifera* L.的干燥分泌物。2010年版一部第336页分别从来源、性状、鉴别、检查、浸出物、含量测定、炮制、性味与归经、功能与主治、用法与用量、注意、贮藏12个指标对其进行规定，“炮制”项增补“饮片”说明，在2005年版一部第249页的基础上增补“归经”并与“性味”合并，略去“适应证”，增补“功能与主治”项。2015年版一部第358页、2020年版一部第373页对蜂胶的来源进行了修改，由2005年版、2010年版规定的蜂胶为“蜜蜂科昆虫意大利蜂*Apis mellifera* L.的干燥分泌物”修改为“蜜蜂科昆虫意大利蜂*Apis mellifera* L.工蜂采集的植物树脂与其上颚腺、蜡腺等分泌物混合形成的具有黏性的固体胶状物”，并对部分指标有所修改和提升。

【本草考证】历代本草中未载。

【药材来源】蜜蜂科昆虫意大利蜂*Apis mellifera* Linnaeus工蜂采集的植物树脂与其上颚腺、蜡腺等分泌物混合形成的具有黏性的固体胶状物。多为夏、秋二季自蜂箱中收集，除去杂质。

【性味归经】苦、辛，寒。归脾、胃经。

【功能主治】补虚弱，化浊脂，止消渴；外用解毒消肿，收敛生肌。用于体虚早衰，高脂血症，消渴；外治皮肤皲裂，烧烫伤。

【道地主产】全国大部分地区均产。在暖和季节每隔10 d左右开箱检查蜂群时刮取，刮取后紧捏成球形，包上一层蜡纸，放入塑料袋内，置凉爽处收藏。

【资源研究】**1. 品种**

蜂胶主要来源于蜜蜂科昆虫意大利蜂工蜂采集的植物树脂与其上颚腺、蜡腺等分泌物混合形成的具有黏性的固体胶状物[1]。

2. 生物学特性

意大利蜂的工蜂、雌性蜂王与雄蜂分化明显。不同地区具有不同的亚种及生态型（或品系）。与中华蜜蜂的工蜂形态上的主要区别为唇基黑色，不具黄或黄褐色斑；体型较大，长12 ~ 14 mm；体色变化大，深灰褐色至黄或黄褐色；后翅中脉不分叉[2]。

【化学成分】从蜂胶中分离鉴定出的成分有黄酮类、萜烯类、醌类、酯类、醇类、酚类、醚类、有机酸类、酶类、维生素类（维生素B_1，维生素B_2、维生素B_6、维生素E和维生素A）以及矿物质元素等[3]。现把主要化学成分简述如下。

1. 黄酮类

黄酮类化合物是一大类以C_6–C_3–C_6为基本骨架的低分子量多酚化合物。在蜂胶复杂的化学组成中，黄酮类化合物作为主要的功效成分，很大程度上决定了蜂胶的特殊药理活性。因此，黄酮类化合物的含量通常作为评价蜂胶质量的指标之一。迄今为止，从世界各地不同蜂胶中分离出的黄酮类化合物已达100多种，主要包括黄酮、黄酮醇、二氢黄酮、二氢黄酮醇、异黄酮、二氢异黄酮、查尔酮、二氢查尔酮和新黄酮类化合物等。蜂胶中新发现的黄酮类化合物大多是其原类黄酮化合物的衍生物，按其化学结构所属的基本骨架可分为黄酮醇、二氢黄酮及二氢黄酮醇、异黄酮及二氢异黄酮、查尔酮。此外，Popova和Righi等人分别从克里特蜂胶和巴西红蜂胶中分离出了异鼠李素–3–氧芸香糖苷和黄酮碳苷两种黄酮苷[4]。

2. 萜类

萜类化合物是指具有（C_5H_8）$_n$通式以及其含氧和不同饱和程度的衍生物，可以看成是由异戊二烯或异戊烷以各种方式连接而成的一类天然化合物。根据其化学结构所属的基本骨架，萜类化合物可分为单萜、倍半萜、二萜和三萜等。单萜类化合物主要是以肉桂烯烷、薄荷烷、桉叶素类、蒎烷、莰烷为基本碳骨架的化合物，根据成环的个数，单萜类化合物可分为无环单萜、单环单萜以及双环单萜三大类。而倍半萜的基本碳骨架主要为金合欢烷、没药烷、桉叶烷、柏木烷。二萜类化合物作为萜类的C_{20}代表化合物，由四个异戊二烯前体物质“头–尾”相接合成而来。蜂胶中的二萜类化合物类型较多，已从蜂胶中发现了以西柏酸、柏酸、枞酸、海松酸为基本骨架的二萜类化合物47种。蜂胶中三萜类化合物主要以环菠萝蜜烷型和乌苏烷型为主，多为四环三萜和五环三萜[4]。

3. 酚类及酚酸类

蜂胶中的酚酸类化合物主要有两种类型，即以C_6–C_1为骨架的苯甲酸型和以C_6–C_3为骨架的苯丙酸型。从巴西蜂胶中发现了大量的绿原酸类化合物。酚类化合物包括二苯乙烯类化合物、木酚素类化合物和其他复杂的酚类化合物。二苯乙烯类化合物是由一种共同的C_6–C_2–C_6中间产物交联合成而来，主要可分为1,2–二苯乙烯类、菲类及与其对应的二氢衍生物[4]。

【鉴别研究】**1. 性状鉴别**

团块状或不规则碎块，呈青绿色、棕黄色、棕红色、棕褐色或深褐色，表面或断面有光泽。20℃以下逐渐变硬、脆，20～40℃逐渐变软，有黏性和可塑性。气芳香，味微苦、略涩，有微麻感和辛辣感[1]。

2. 成分鉴别

取本品适量，置载玻片上，用火焰加热至熔化并有轻烟产生，嗅之有树脂乳香气。放冷，深色树脂状物质周围有淡黄色或黄色蜡状物产生[1]。

3. 理化鉴别

（1）光谱检测：光谱法不仅可以检测蜂胶的总黄酮和总多酚，还可以检测总黄烷酮、黄烷酮醇和总黄酮、黄酮醇。对蜂胶中黄酮类物质的定量有两种比色方法。一种是三氯化铝法，该法的原理主要是利用三价铝离子与黄酮和黄酮醇的羰基、羟基结合，测定425 nm下的吸光度。另一种方法是2,4–二硝基苯酚法（DNP），该方法的原理是DNP与黄烷酮、黄烷酮醇在酸性条件下产生有颜色的苯腙，测定486 nm下的吸光度。这两种方法测得结果的总和与实际上黄酮类物质的含量十分接近[5]。

（2）层析技术：包括薄层色谱法（TLC）、气相色谱法（GC）和高效液相色谱法（HPLC）。

1）薄层色谱法：取本品粉末0.5 g，加甲醇20 ml，超声处理20 min，滤过，取滤液作为供试品溶液。另取蜂胶对照药材0.5 g，同法制成对照药材溶液。再取白杨素对照品、高良姜素对照品和乔松素对照品，加甲醇制成每1 ml含1 mg的混合溶液，作为对照品溶液。照薄层色谱法试验，吸取上述三种溶液各1 μl，分别点于同一高效硅胶G薄层板上，以甲苯–乙酸乙酯–冰醋酸（10∶3∶0.5）为展开剂，展开，取出，晾干，喷以三氯化铝乙醇试液，热风吹干，在紫外光（365 nm）下检视。供试品色谱中，在与对照药材色谱和对照品色谱相应的位置上，显相同颜色的荧光斑点[1]。

2）气相色谱法：既可以给多酚类物质定性，也可以给其定量。由于蜂胶中的很多组分是不挥发物质，普通的气相色谱-质谱法（GC-MS）不能将其分析出来，所以常用高温气相色谱质谱法（HT-GC-MS）进行分析[5]。

3）高效液相色谱法：HPLC已经成为一种非常普遍的、最可靠的分析蜂胶中多酚类物质的方法，HPLC不仅可以与质谱联用，也可以与核磁共振谱联用，对蜂胶化学成分的结构进行鉴定[5]。

（3）毛细管电泳分析技术：用毛细管电泳技术分析蜂胶中的黄酮类化合物是很有效的[5]。

【分子生药】咖啡酸苯乙酯（CAPE）是蜂胶中的一种活性组分，长期在民间医药中使用，具有多种生物学活性。CAPE抑制肿瘤细胞生长是近年来的研究热点。CAPE主要通过清除ROS，抑制NF-κB，诱导细胞周期阻滞及诱导肿瘤细胞凋亡来抑制肿瘤的生长。CAPE作为一种潜在的抗肿瘤药物具有广阔的应用前景[6]。

【制剂研究】**1. 超临界CO_2萃取**

蜂胶的超临界CO_2加工是将蜂胶原料与处于超临界状态的CO_2气体混合在一起，然后通过调节压力和温度，就可以把蜂胶中的有效成分按在超临界CO_2中溶解度的大小，先后萃取出来，通过改变CO_2气体压力和温度，使超临界状态变为非超临界状态，使溶解在CO_2中的物质释放出来，提取所得的蜂胶超级天然因子，还原了蜂胶的本色——金黄色，而且成分全，不含重金属，没有溶剂残留[7]。

2. 乙醇常温动态提取

蜂胶中含有的挥发性成分比较丰富，传统的加热回流提取对挥发性成分的破坏比较严重。乙醇常温动态提取是在常温条件下的动态提取，对提取液的浓缩也是在常温条件下进行。因此，蜂胶乙醇提取物的整个提取过程都是在常温下进行的，提取物中的挥发性成分的提取和保存都比较完全[7]。

【药理作用】**1. 抗菌作用**

利用蜂胶乙醇提取物与芍药甘草汤配伍制成复合蜂胶制剂，以福氏痢疾杆菌、沙门菌、金黄色葡萄球菌、大肠杆菌、铜绿假单胞菌、变形杆菌等肠道致病菌和条件致病菌为对象，进行体外抑菌试验。结果表明，复合蜂胶制剂对各受试肠道致病菌和条件致病菌均有较强的抑菌能力，尤其对沙门菌和福氏痢疾杆菌的抑菌力更强[8]。蜂胶对金黄色葡萄球菌耐药株有明显的抗菌活性，并受环境pH的影响，随着pH增加，抑菌活性呈阶段性减弱，在pH值为5.0时最强。蜂胶对口腔中主要致龃菌变形链球菌也有明显的抑制作用[9-10]。

2. 糖尿病相关作用

蜂胶水提液和醇提液均能降低糖尿病大鼠的尿酸、尿素、肌酐水平，并且蜂胶给药组大鼠的肾重、体重均比模型组低，说明蜂胶对糖尿病机体内的肾脏组织具有保护作用。他们还发现蜂胶能降低糖尿病大鼠体内蛋白质的消耗，升高糖尿病大鼠体内总蛋白、白蛋白的水平，同时升高白蛋白/球蛋白的比值，表明蜂胶可以调节糖尿病大鼠体内蛋白质的代谢[11-12]。蜂胶水提液和醇提液能改善糖尿病SD大鼠的糖、脂肪、蛋白质代谢，减少糖尿病肾病的危害；还能控制糖尿病大鼠空腹血糖的升高，且随着使用时间的延长，效果越来越明显。蜂胶复合软胶囊可显著降低四氧嘧啶所致糖尿病大鼠的血糖值，对正常大鼠的血糖也有一定的降低作用[10, 13]。

3. 抗氧化作用

以蜂胶提取液灌胃测定蜂胶对小鼠睾丸及卵巢组织过氧化物歧化酶（SOD）活性的影响，发现蜂胶提取物可明显提高组织中SOD活性，提示蜂胶具有清除自由基和抗氧化作用[14]。试验组的小鼠胸腺SOD活性明显高于未服用蜂胶的对照组，丙二醛（MAD）及一氧化氮（NO）的含量则明显低于对照组，提示蜂胶对衰老小鼠胸腺细胞的退行性变化具有改善或延缓作用[15]。蜂胶的各种溶剂提取物均有抗氧化作用，且在一定范围内与蜂胶提取物的添加量成正比。蜂胶黄酮具有较强的清除自由基、抗氧化作用。复方蜂胶片（由精制蜂胶、枸杞和葛根加工而成）对化学性肝损伤具有保护作用，可能的机制为清除自由基、抗氧化作用[10, 16]。

4. 降血脂作用

通过测定和比较蜂胶水提液和醇提液对实验性高血脂SD大鼠血液和肝脏脂质的影响，表明蜂胶能够改善脂质代谢，并具有一定的抗氧化作用[17]。与饲喂高脂饲料的对照组大鼠相比，同时给予高剂量的蜂胶可使大鼠血清总胆固醇（TC）浓度显著降低，高密度脂蛋白与胆固醇的比值（HDL-C）/TC显著升高，表明蜂胶具有调节血脂的作用[10, 18]。

5. 抗肿瘤作用

蜂胶对胃S180实体型小鼠的抑瘤率为79.92%[19]。适量蜂胶饲养小鼠对其移植瘤细胞株的生长有抑制作用。蜂胶的乙醇提取物在体外对肿瘤细胞具有抑制作用，其抗肿瘤作用是通过诱发细胞凋亡实现的[20]。蜂胶对肝癌细胞均有杀伤作用，且浓度与抑制率相关，而对正常细胞的影响较小[21]。蜂胶提取物与环磷酰胺合用，具有协同抗肿瘤作用，并能减轻化疗药物的毒副作用[10]。

6. 增强免疫功能

蜂胶乙醇提取液具有免疫增强和免疫调节作用，可以使氢化可的松致免疫功能低下模型鼠的细胞免疫功能恢复至正常水平[10, 22]。

7. 抗辐射作用

采用3.0 Gy ^{60}Co γ射线一次性全身照射大鼠，观察不同时期给予蜂胶对大鼠外周血白细胞计数和骨髓细胞有丝分裂指数的影响，结果表明，照射前后给予蜂胶均能够显著抑制大鼠骨髓细胞有丝分裂指数的降低，减轻大鼠骨髓的辐射损伤并促进白细胞的恢复[23]。鲜皇浆蜂胶混合物可提高辐射后小鼠30 d的存活率，具有明显的抗急性辐射作用，且能预防辐射造成的外周白细胞数量减少，促进造血干细胞的分化和增殖，说明其混合物对造血和免疫系统有保护作用[10, 24]。

8. 抗炎作用

蜂胶醇提液和水提液对小鼠毛细血管通透性、大鼠急性关节炎、大鼠急性胸膜炎的影响实验表明2种蜂胶提取液对急性炎症均有明显的抑制作用，但作用机制似乎有所不同，提示蜂胶发挥抗炎作用的主要成分除了黄酮类化合物外，还存在其他水溶性物质[25]。

9. 其他作用

蜂胶制剂及其与芍药甘草汤的复合制剂对某些理化因素引起的哺乳动物内脏和躯体疼痛，有良好的镇痛作用[26]。小鼠的负重持续游泳时间和常压耐缺氧时间试验证实了蜂胶对小鼠有抗疲劳、耐缺氧作用[10, 27]。

【现代临床】 **1. 治疗心血管疾病**

160例典型高黏脂血症患者于饭前口服30%蜂胶酊50滴，每日3次，同时服用蜂胶片，每日3次，每次0.1 g，服药前后分别测定血比黏度、血浆比黏度、血沉和血细胞比容各1次。结果表明，高黏脂血症患者血浆中上述指标差异均显著或极显著，证实蜂胶确有防止或延缓动脉粥样硬化、狭窄和阻塞的作用，对心血管疾病起到防治作用[28]。

2. 治疗胃痛

用蜂胶益胃胶囊治疗胃脘痛35例，对照组服快胃片，结果肝气郁滞型胃脘痛的治愈率和总有效率优于对照组（$P<0.01$）[29]。

3. 治疗外科疾病

用蜂胶结扎痔疮技术治疗外痔、混合痔336例，治疗期6～14 d，无感染、出血，止痛效果明显，336例均达到治愈[29]。

4. 治疗妇科疾病

用对抗疗法与蜂胶疗法联合治疗宫颈炎症、溃疡和溃疡形成的患者，证实蜂胶是一种具有防腐、抗真菌和抗滴虫作用的药物[29]。

5. 治疗口腔疾病

用蜂胶制剂治疗失活牙髓300例的成功率为97.33%，未见因封药造成牙髓缺损坏死，也未见封药后全身过敏反应和毒性反应[29]。

6. 治疗肿瘤

用复方蜂胶治癌丸治疗晚期食管癌、贲门癌12例，显效6例，好转4例，其中2例食管狭窄得到不同程度改善，显效率为49.99%，好转率为33.33%，总有效率为83.22%[29]。

【编者评述】 蜂胶作为传统中药，在抗氧化、抗菌、抗炎、降血脂、降血糖、抗辐射、增强免疫力和抗肿瘤等方面具有重要作用。应侧重于对以上药理作用的分子机制探讨，并研究实现对蜂胶及其相关产品的质量控制，以便对中药蜂胶进行更好地开发和利用。

参考文献

[1] 国家药典委员会．中华人民共和国药典：一部［M］．2020 年版．北京：中国医药科技出版社，2020：373-374.

[2] 吴燕如．中国动物志：第二十卷　昆虫纲［M］．北京：科学出版社，2000：374-378.

[3] 李勇，杨晶凡．蜂胶的化学成分及药理作用研究进展［J］．黑龙江医药，2005，18（5）：333-334.

[4] 黄帅，张翠平，胡福良．2008 ~ 2012 年蜂胶化学成分研究进展［J］．天然产物研究与开发，2013，25：1146-1153，1165.

[5] 董捷，张红城，尹策，等．蜂胶研究的最新进展［J］．食品科学，2007，28（9）：637-642.

[6] 玄红专，李振，付崇罗，等．咖啡酸苯乙酯抗肿瘤活性的分子机制研究进展［J］．食品研究与开发，2013，34（11）：97-100.

[7] 杨琴，朱美玲，郦宏岩，等．蜂胶提取物及蜂胶保健食品的质量标准探讨及质量安全控制［J］．蜜蜂杂志，2008，1：10-14.

[8] 王南舟．复合蜂胶制剂调节肠道功能的体外实验研究［J］．食品科学，2003，24（3）：119-122.

[9] 何薇莉，闫继红，张筱林，等．蜂胶漱口液抑制变型链球菌生长的配方筛选实验［J］．蜜蜂杂志，2003，11：7-8.

[10] 何晓波，周俐斐，芦柏震．蜂胶的药理活性［J］．中国药业，2006，15（1）：27-28.

[11] 胡福良，玄红专，詹耀锋．蜂胶对糖尿病大鼠肾脏的影响［J］．蜜蜂杂志，2004，2：3-4.

[12] 胡福良，玄红专，詹耀锋．蜂胶对糖尿病大鼠蛋白质代谢的影响［J］．养蜂科技，2004，1：2-3.

[13] 董捷，闫继红，孙丽萍．胶复合软胶囊降糖作用的实验研究［J］．养蜂科技，2003，5：2-4.

[14] 张国文，魏永春，余集凯，等．蜂胶对小鼠睾丸及卵巢组织过氧化物歧化酶活性的影响［J］．时珍国医国药，2004，15（2）：70.

[15] 王桂云，于赫，于英君．蜂胶提取物对小鼠胸腺一氧化氮与抗氧化作用的影响［J］．中医药学报，2004，32（3）：67-68.

[16] 钟立人，韩文辉，张燕萍．蜂胶抗氧化性能的研究［J］．中草药，2002，33（9）：803-804.

[17] 胡福良，詹耀锋，陈民利，等．蜂胶对高脂血症大鼠血液和肝脏脂质的影响［J］．浙江大学学报（农业与生命科学版），2004，30（5）：510-514.

[18] 李晶，林松毅．蜂胶酊剂调节血脂功能的动物试验研究［J］．江苏农业科学，2004，5：118-119.

[19] 高有领，胡福良，朱威，等．蜂胶、蜂花粉、蜂王浆抗肿瘤效果的比较研究［J］．蜜蜂杂志，2003，7：3-4.

[20] 张建，高春义，赵跃然，等．蜂胶体外抗肿瘤实验及其诱发肿瘤细胞凋亡的研究［J］．中华肿瘤杂志，2000，22（6）：468-469.

[21] 郭秀婵，叶梁，张永利．国产蜂胶对肝癌细胞体外杀伤作用的研究［J］．中国肿瘤，2002，11（7）：431-432.

[22] 李淑华，于晓红，于英君，等．蜂胶对免疫功能低下模型鼠细胞免疫功能的影响［J］．中医药学报，2001，29（3）：38-39.

[23] 郭月风，赵怀璞，吴启庆，等．蜂胶对大鼠骨髓辐射损伤的防治作用［J］．辐射防护，2004，24（1）：56-58.

[24] 陈玉满，傅剑云．鲜皇浆蜂胶混合物抗辐射作用的实验观察［J］．浙江预防医学，2002，14（12）：78.

[25] 胡福良，李英华，陈民利，等．蜂胶醇提液和水提液对急性炎症动物模型的作用［J］．浙江大学学报（农业与生命科学版），2003，29（4）：444-448.

[26] 王南舟．蜂胶制剂镇痛抗炎作用初探［J］．蜜蜂杂志，2004，5：3-5.

[27] 金水，王南舟，田路．蜂胶的药理作用研究［J］．中药材，2000，23（6）：346-348.

[28] 王玉芬．蜂胶的研究进展［J］．河北医药，2002，24（3）：227-228.

[29] 武鸿翔．露蜂房中化学成分的研究与临床应用概况［J］．云南中医中药杂志，2001，22（3）：29-30.

43 蜂蜡 | Fengla

1 · 374

CERA FLAVA

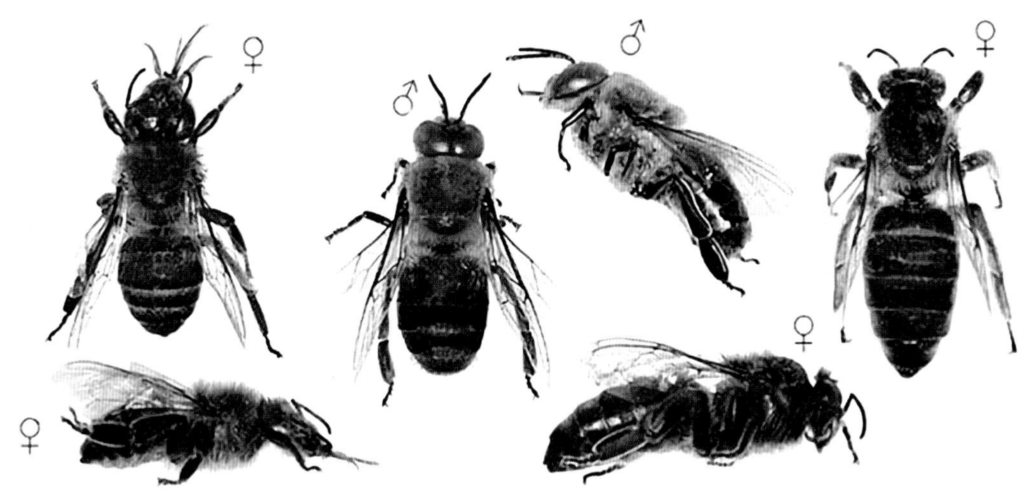

图 2-43-1 意大利蜂

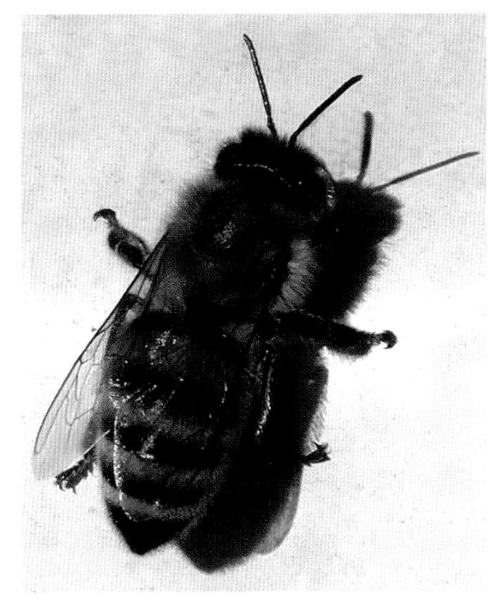

图 2-43-2 中华蜜蜂

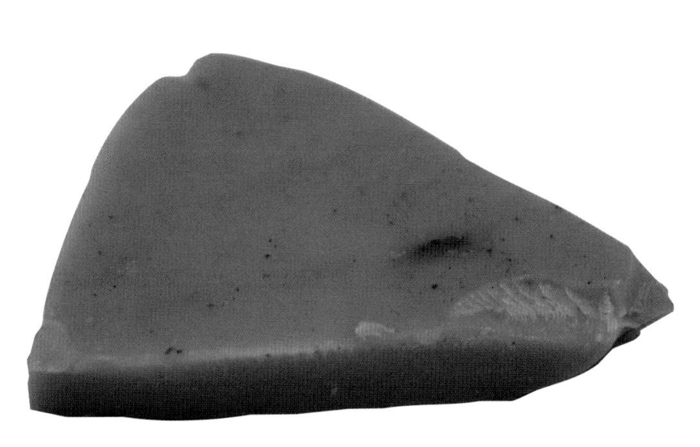

图 2-43-3 蜂蜡

【药典沿革】 首载于1953年版第279页，分别从来源、性状、鉴别、检查、贮藏5个指标对其进行规定，其为蜂科昆虫蜜蜂*Apis mellifica* Linné或其他蜂属昆虫的蜂巢中得到并精制的一种蜡质。1963年版一部第294页分别从来源、鉴别、炮炙、性味、功能、主治、用法与用量、贮藏8个指标对其进行规定，略去“性状”和“检查”项，增补“炮炙”“性味”“功能”“主治”“用法与用量”等项；并修订其为蜜蜂科昆虫中华蜜蜂*Apis cerana* Fabr.分泌的蜡质经精制而成。1977年版一部第616页分别从来源、性状、炮制、性味、功能与主治、用法与用量、贮藏7个指标对其进行了规定，将1963年版中的“鉴别”项下内容归于该版“性状”项中，更改“炮炙”为“炮制”，合并“功能”“主治”项，从该版开始至2020年版一部第374页，均规定其为蜜蜂科昆虫中华蜜蜂*Apis cerana* Fabricius或意大利蜂*Apis mellifera* Linnaeus分泌的蜡。1985年版一部第319页、1990年版一部第321页、1995年版一部第316页、2000年版一部第294页、2005年版一部第250页，其与1997年版规定基本相同。2010年版一部第337页、2015年版一部第359页、2020年版一部第374页，其略去“炮制”项，在之前版本的基础上增补“归经”并与“性味”合并，并对部分指标进行了修改和提升。

【本草考证】 始载于汉代《神农本草经》，称蜜蜡，有“益气、不饥、耐老”之功，列为上品。明代《本草纲目》列于虫部第三十九卷。南朝陶弘景谓：“生于蜜中，故谓蜜蜡。”宋代寇宗奭曰：“新蜡色白，随久则黄。白蜡乃蜡之精英者也。”明代李时珍云：“蜡乃蜜脾底也，取蜜后炼过，滤入水中，候凝取之，色黄者俗名黄蜡，煎炼极净色白者为白蜡，非新则白而久则黄也。与今时所用虫造白蜡不同。”综上所述，与现今药材蜂蜡特征一致。

【药材来源】 蜜蜂科昆虫中华蜜蜂*Apis cerana* Fabricius或意大利蜂*Apis mellifera* Linnaeus分泌的蜡。将蜂巢置水中加热，滤过，冷凝取蜡或再精制而成。

【性味归经】 甘，微温。归脾经。

【功能主治】 解毒，敛疮，生肌，止痛。外用于溃疡不敛，臁疮糜烂，外伤破溃，烧烫伤。

【道地主产】 全国大部分地区均产。春、秋二季，将去蜂蜜后的蜂巢放入水锅中加热熔化，除去上层泡沫杂质，趁热过滤，放冷，蜂蜡凝结成块而浮于水面，取出，即为黄蜡。黄蜡再经熬炼、脱色等加工过程，即成蜂蜡。

【资源研究】 **1. 品种**

中华蜜蜂，原产于中国，广布于除新疆以外的中国各省区，主要集中在长江流域和华南各省的山区，是我国第2大经济蜂种；意大利蜂，19世纪初引入我国，现为我国养蜂业中的主要蜂种，广布于国内（除热带地区）各地，是提供蜂产品和为作物传粉的最重要经济蜂种。

2. 生物学特性

（1）中华蜜蜂：学名为东方蜜蜂中华亚种。

1）工蜂：体长10～13 mm；前翅长7.5～9.0 mm；喙长4.5～5.6 mm。头部呈三角形，前端窄小；唇基中央稍隆起，中央具三角形黄斑；上唇长方形，具黄斑；上颚顶端有1黄斑；触角柄节黄色；小盾片黄、棕或黑色；体黑色；足及腹部第3、4节背板红黄色，第5、6节背板色稍暗，各节背板端缘均具黑色环带；后足胫节扁平，呈三角形，外侧光滑，有弯曲的长毛（花粉篮），端部表面稍凹，胫节端缘具栉齿；后足基跗节宽而扁平，基部端缘具夹钳，内表面具整齐排列的毛刷；后翅中脉分叉。体毛浅黄色；单眼周围及颅顶被灰黄色毛[1]。

2）蜂王：体长14～19 mm；前翅长9.5～10.0 mm。体色分为黑色和棕红色2种类型。体被黑色及深黄色混杂的绒毛[1]。

3）雄蜂：体长11～14 mm；前翅长10～12 mm；体黑色或棕黑色；复眼大，在头顶处靠近；足无采粉结构[1]。

（2）意大利蜂：工蜂、雌性蜂王与雄蜂分化明显。不同地区具有不同的亚种及生态型（或品系）。与中华蜜蜂的工蜂形态上的主要区别为唇基黑色，不具黄或黄褐色斑；体型较大，长12～14 mm；体色变化大，深灰褐色至黄或黄褐色；后翅中脉不分叉[1]。

3. 饲养管理

（1）准备养蜂箱：养蜂箱可以购买也可以自制。准备好的蜂箱，检查其完整性。若有破损或缺损，应及时用黄泥封堵。此外，常规的管理工具，如喷烟器、防蜇伤面网、割蜜刀、摇蜜机等，都应准备齐全[2]。

（2）选择场地和蜜源：蜂场要求在地势较高、排水便利、气候相对干燥，背风向阳，环境适宜的自然区域。蜂场附近最好有充足的无污染的水源，并且交通也应该比较便利，这样才有利于蜜蜂的饲养及蜜蜂产品的运输和销售。花粉和花蜜为养蜂的重要饲料来源，通常情况下，春季的蜜源有油菜花、梨花等；夏季的蜜源主要有槐树花和山野花；秋季有桉树花等；冬季的蜜源主要有枇杷等。饲料需要有多花期交替的花粉、花蜜的来源。

（3）养蜂的日常管理：通常情况下，头年采集的蜜蜂，不建议采收其蜂蜜，要为来年留足食物，养精蓄锐，贮备足够的能量，为扩大养蜂规模做好准备。繁殖期有春夏繁殖期和秋季繁殖期，管理工作集中在春季和秋季。春季管理须控制外界温度在10℃左右，并清扫其居住的蜂箱。在18：00～20：00左右，要对其进行温糖水喂养或者进行温蜂蜜水喂养。夏季须加强管理，可考虑重新选择繁殖力强、活动力强的蜜蜂做蜂王。同时，及时清理蜂箱内残存的旧蜱。夏季高温酷暑，注意降温。秋季处于夏冬季节过度季，此时蜂群管理的关键在于根据蜜源和环境的变化培育越冬蜂。越冬蜂建议人工合并种群。冬季初始繁殖阶段，建议进行多次喂养，鼓励生长繁殖，若花粉不足，可考虑进行人工添加。冬季温度偏低，冷热交替频繁，注意防治因冷热交替而感染的病变，及时消毒蜂房。

（4）流蜜期管理：注意避免分蜂现象的产生，确保蜂群处于积极工作状态；组织好生产群；解决好育虫与贮蜜的矛盾。

（5）蜜蜂的饲养：蜜蜂的饲养须选择品种优良的蜂王，再准备足量的饲料。当花蜜、花粉的来源不足，而蜜蜂群中又没有储备时，要采用灭菌的花粉进行人工喂养，缺少蜂蜜时应用饲喂器进入蜜蜂的蜂箱进行喂养。

4. 病害防治

日常管理期间，建议采取必要的应急救急措施，提前采取相应的预防救治措施，做好病虫害的防治。常见的病害有囊状幼虫病、螨病等。

5. 药材性状

本品是半透明、带光泽、浓稠的液体，白色至淡黄色或橘黄色至黄褐色，放久或遇冷后渐有白色颗粒状结晶析出。气芳香，味极甜。

【化学成分】 蜂蜡主要化学成分有烷醇和烷酸形成的酯类，还有部分烷烃类、游离脂肪酸类、游离脂肪醇类以及少量黄酮类、维生素类等[3]。

1. 酯类

酯类是蜂蜡中的主要成分。通过比较中华蜂蜡和意大利蜂蜡的化学成分发现，单脂类的成分含量最高，在中华蜂蜡中高达54.0%，其中，碳数为46的单脂含量最高，软脂酸和三十烷醇形成的酯含量为21%；在意大利蜂蜡中含量为43.2%，其中，碳数为48的单脂含量最高[4]。有研究报道蜂蜡中含有约35%的单酯类（主要是软脂酸形成的酯类），也有研究从蜂蜡中测得43%的棕榈酸和油酸形成的酯类[5-6]。

2. 烷烃类

蜂蜡中含有的烷烃类成分的碳数由23至37不等[4]。研究发现蜂蜡中含有碳数为16至30的烷烃，碳数为27的烷烃含量最高，为23.16%；其次是碳数为25和26的烷烃，分别为15.00%和10.00%[7]。也有研究发现烷烃类成分占蜂蜡总量的14%，其中，39%为碳数23至33的烷烃[5-6]。

3. 烷酸类

研究发现，蜂蜡同时含有碳数为19的烯酸和二烯酸，约占5.33%。另有研究报道从西班牙蜂蜡中共获得30%的烷酸，其中包括13%的游离酸类和11%的总羟基酸[5, 7]。

4. 烷醇类

蜂蜡中含有长链脂肪醇类，分别为十八烷醇、三十烷醇、三十一烷醇，其中三十烷醇含量较高[7-10]。有研究报道，地产蜂蜡中共含有31%的总烷醇，其中包括1%的游离醇类及3%的二元醇[5]。在美国伊利诺斯州本地蜂蜡中发现中长链脂肪醇，包括9.0%的二十四烷醇、13.9%的二十六烷醇、18.3%的二十八烷醇、36.9%的三十烷醇、20.8%的三十二烷醇、1.0%的三十四烷醇[6]。

【鉴别研究】 **1. 性状鉴别**

不规则团块，大小不一，呈黄色、淡黄棕色或黄白色，不透明或微透明，表面光滑。体较轻，蜡质，断面砂粒状，用手搓捏能软化。有蜂蜜样香气，味微甘[1]。不溶于水，可溶于乙醚、氯仿。熔点62～67℃[11]。

2. 软脂酸含量

（1）气相色谱条件：采用气相色谱法（GC-17A气相色谱议，包括C-R7A数据处理机），填充柱为2.6 mm×2 m毛细管柱，10%固定液DEGS，80～100目单体，火焰离子化（FID）检测器，柱温170℃，检测器温度为200℃，载气为氮气，流速为80 ml/min。

（2）标准曲线的建立：精密称取200.19 mg软脂酸对照品，置于50 ml量瓶中，加甲醇溶解并定容，再分别精密吸取0.2 ml、0.5 ml、1.0 ml、1.5 ml、2.0 ml的溶液置于刻度试管中，加20% BF_3/CH_3OH溶液3 ml进行甲酯化（60℃，10 min）至完全反应，然后再加入2 ml正己烷溶液和2 ml饱和氯化钠溶液，振摇混匀，静止片刻，取上清液1 μl，进样。以进样量为横坐标，峰面积积分值为纵坐标绘制标准曲线，得回归方程为$Y=242509.41X+17837.66$，相关系数$r=0.9997$，进样量在66.7～667 ng范围内，线性关系良好。

（3）蜂蜡样品中软脂酸的测定：精密称取蜂蜡样品0.1 g左右，置于刻度试管中，加入0.5 mol/L KOH/CH_3OH溶液3 ml，于90℃水浴皂化30 min，冷却后离心5 min，取上清液1 μl，加20% BF_3/CH_3OH溶液3 ml，甲酯化（60℃，10 min），然后加2 ml正己烷溶液和2 ml饱和氯化钠溶液，振摇混匀，静止后取上清液1 μl，进样[12]。

【制剂研究】**1. 超临界CO_2萃取**

（1）蜂蜡的皂化：于300 ml高压釜中加6.0 g NaOH和100 ml水，再将50.0 g蜂蜡融化后加入高压釜。在一定温度下皂化一定时间，冷却。加入20%氯化钙溶液50 ml，搅拌，使之沉淀完全，减压过滤。滤饼用水洗涤3次，于105℃干燥1 h。冷却后粉碎，过40目筛，得51.0 g脂肪酸钙和高级脂肪醇的混合物。

（2）超临界二氧化碳萃取高级脂肪醇：将以上制备的原料2.0 g装入萃取釜，密封，设定萃取参数。接受瓶加入10 ml乙醇，溶解萃取物。萃取结束后将溶剂蒸发至干，称重，计算萃取率[13]。

2. 皂化法从蜂蜡中提取二十八烷醇及分离

（1）除去商品蜂蜡中的杂质：将若干商品蜂蜡和适量蒸馏水放入烧杯中，加热溶解，室温静置冷却，然后把上层固体蜂蜡取出，并除去黏附在蜂蜡下表面的杂质，自然晾干备用。

（2）提取：称取洁净蜂蜡25 g，加入90 ml甲苯，加热溶解，再加入10% KOH乙醇溶液30 ml，加热回流30 min，完成皂化反应后，加水60 ml，继续加热回流10 min，然后倒入烧杯中水浴分层，取上层甲苯层，在甲苯层中加入10 ml新鲜甲苯，于25℃恒温水浴中结晶1 h，减压抽滤，回收残留甲苯，干燥沉淀物，得粗制品。

（3）常压蒸馏：在粗制品中除二十八烷醇外，尚有大量低碳醇、高碳醇以及脂肪烃类。为了得到较纯的二十八烷醇，需进行常压蒸馏。

（4）提纯：在蒸馏剩余物中加入1,4–二氧杂环己烷（二氧六环）溶解，然后加入活性炭脱色，趁热过滤，取滤液冷却结晶，减压抽滤，干燥晶体。

（5）结果：二十八烷醇粗制品为淡黄色固体，回收率为19.63%。高碳脂肪醇为黄色固体，回收率为 2.4%[14]。

【药理作用】蜂蜡的主要活性成分为其中的长链脂肪醇族（D–002）及长链脂肪酸族（D–003），药理活性包括抗溃疡、抗皮肤炎症、降血脂、抗氧化、抗血栓等作用[3]。

1. 抗溃疡作用

考察蜂蜡治疗十二指肠溃疡的效果发现，尽管治疗效果与一线抗溃疡药物还有差距，但因蜂蜡的细胞保护机制，可用于治疗复发性溃疡[15-16]。D-002能明显改善由卡拉胶引起的豚鼠结肠溃疡的前期症状[17]。口服25 mg/kg的D-002可增加非溃疡大鼠的可溶性黏液的分泌量，并且可保持溃疡大鼠可溶性黏液量，从而达到保护胃黏膜的作用[16]。

2. 抗皮肤炎症作用

研究发现，用古巴蜂蜡中的D-002饲养小鼠，通过降低小鼠的人白三烯B_4（LTB_4）水平，可达到抗皮肤炎症的作用[18]。

3. 降血脂作用

D-002具有降血脂的作用，其中降血脂的活性成分是二十八烷醇、三十烷醇和三十一烷醇[8-19]。

4. 其他作用

蜂蜡中的D-002能有效抑制体外四氯化碳和甲苯诱导的肝组织及脑组织中的微粒体脂质过氧化，并且通过口服给药后也能抑制肝及脑组织中的微粒体脂质过氧化[20]。蜂蜡中的D-003与阿司匹林联合用药，能够明显延长出血时间，抗血小板凝聚和血栓形成，降低由花生四烯酸引起的实验动物的猝死率，作用效果要明显高于两种药物单用，其作用机制可能是降低血栓素B_2及前列腺素水平[21]。

【现代临床】 用于慢性胃溃疡　蜂蜡中的D-002对由醋酸引起的慢性胃溃疡有很好的治疗作用，有效率达65.8%[22]。

【编者评述】 蜂蜡作为传统中药，对其化学成分的研究主要集中在烷醇和烷酸形成的酯类，而关于其中具有药理活性的氨基酸类和黄酮类等成分的研究比较少，对蜂蜡分子生药学方面的研究也不足。未来应不断深入在以上方面的研究，为建立蜂蜡全面的质量标准打下基础，并为进一步开发蜂蜡的药用价值提供理论帮助。

参考文献

[1] 吴燕如．中国动物志：第二十卷　昆虫纲［M］．北京：科学出版社，2000：374-380.

[2] 曹大刚．浅析蜜蜂养殖技术［J］．中国畜牧兽医文摘，2016，32（2）：72.

[3] 李光，张宁，雷勇，等．蜂蜡的现代研究［J］．中国医药导报，2010，7（6）：11-13.

[4] 徐景耀，周勤，杨慧珍，等．中华蜜蜂与意大利蜜蜂蜂蜡成分研究［J］．色谱，1989，7（3）：53-54.

[5] JIMENEZ J J, BEMAL J L, DEL N M, et al. Sample preparation methods for beeswax characterization by gas chromatography with flame ionization detection［J］. Journal of Chromatography A, 2006, 1129（2）：262-272.

[6] JACKSON M A, ELLER F J. Isolation of long-chain aliphatic alcohols from beeswax using

lipase-catalyzed methanolysis in supercritical carbon dioxide [J]. The Journal of Supercritical Fluids, 2006, 37(2): 173-177.

[7] 刘法锦. 蜂蜡烷烃成分的气-质谱分析 [J]. 中国中药杂志, 1995, 20(1): 41.

[8] 刘法锦, 孙冬梅. 中药蜂蜡降血脂有效成分的研究 [J]. 中国中药杂志, 1996, 21(9): 41-42.

[9] 刘法锦, 孙冬梅, 胡成新. GC 法测定蜂蜡总烷醇中两种烷醇的含量 [J]. 时珍国医国药, 1998, 9(2): 37-38.

[10] 赵金英, 赵伏生. 中国蜂蜡组成的研究(Ⅱ)-非皂化部分 [J]. 表面活性剂工业, 1991, 1: 45-48.

[11] 杜卫萍, 孙桂明. 蜂蜡及血余炭的真伪鉴别 [J]. 时珍国医国药, 2007, 18(5): 1027.

[12] 丁晨光, 钟红玲, 安君. 气相色谱法测定蜂蜡中软脂酸的含量 [J]. 中成药, 2005, 27(3): 348-349.

[13] 王宏雁, 夏萍, 陈巧. 超临界 CO_2 萃取蜂蜡中的高级脂肪醇 [J]. 应用化工, 2008, 37(3): 320-322.

[14] 关杏英. 从蜂蜡中提取二十八烷醇及分离 [J]. 中国中医药现代远程教育, 2011, 9(16): 141-142.

[15] ILLNAIT J, TERRY H, MAS R, et al. Effects of D-002, a product isolated from beeswax, on gastric symptoms of patients with osteoarthritis treated with piroxicam: a pilot study [J]. Journal of Medicinal Food, 2005, 8(1): 63-68.

[16] CARBAJAL D, MOLINA V, VALDÉS S, et al. Possible cytoprotective mechanism in rats of D-002, an anti-ulcerogenic product isolated from beeswax [J]. Journal of Pharmacy and Pharmacology, 1996, 48(8): 858-860.

[17] NOA M, MAS R. Effect of D-002 on the pre-ulcerative phase of carrageenan-induced colonic ulceration in the guinea-pig [J]. Journal of Pharmacy and Pharmacology, 1998, 50(5): 549-553.

[18] CARBAJAL D, MOLINA V, VALDÉS S, et al. Anti-inflammatory activity of D-002: an active product isolated from beeswax [J]. Prostaglandins, Leukotrienes and Essential Fatty Acids, 1998, 59(4): 235-238.

[19] 刘先俊, 刘方欣, 王敏. 蔗蜡长链脂肪酸, 长链脂肪醇的分离及其降血脂作用 [J]. 天然产物研究与开发, 2007, 19(5): 98-101.

[20] MENÉNDEZ R, MAS R, ILLNAIT J, et al. Effect of D-002 on lipid peroxidation in older subjects [J]. Journal of Medicinal Food, 2001, 4(2): 71-77.

[21] MOLINA V, ARRUZAZABALA M L, CARBAJAL D, et al. Effect of D-003 and aspirin on experimental thrombosis models [J]. Prostaglandins, Leukotrienes and Essential Fatty Acids, 2003, 64(5): 305-310.

[22] MOLINA V, CARBAJAL D, ARRUZAZABALA L, et al. Therapeutic effect of D-002 (abexol) on gastric ulcer induced experimentally in rats [J]. Journal of Medicinal Food, 2005, 8(1): 59-62.

44 1·374 蜂 蜜 | Fengmi

MEL

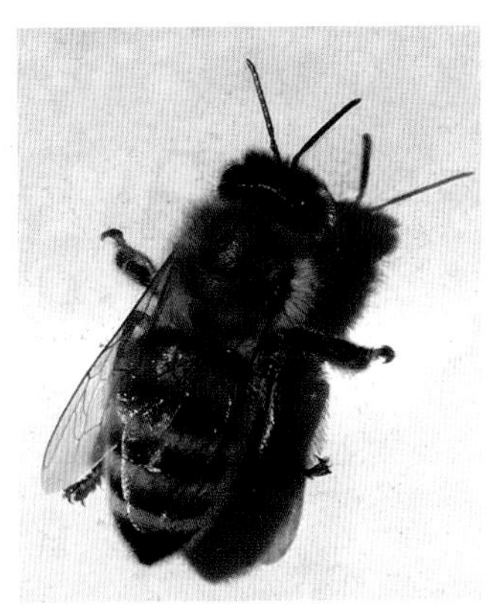

图 2-44-1 中华蜜蜂

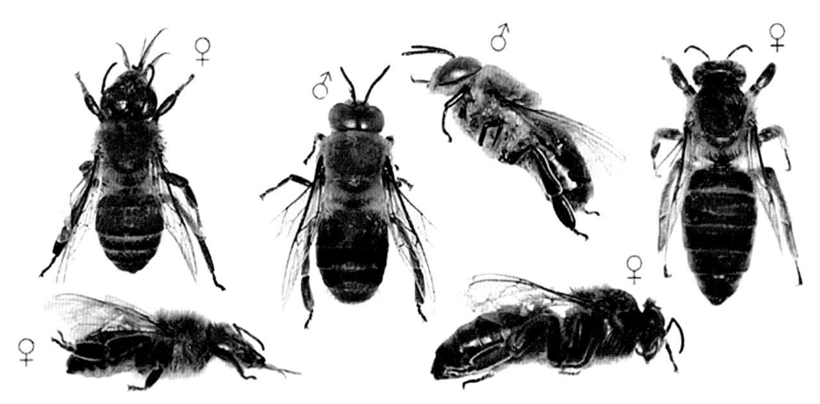

图 2-44-2 意大利蜂

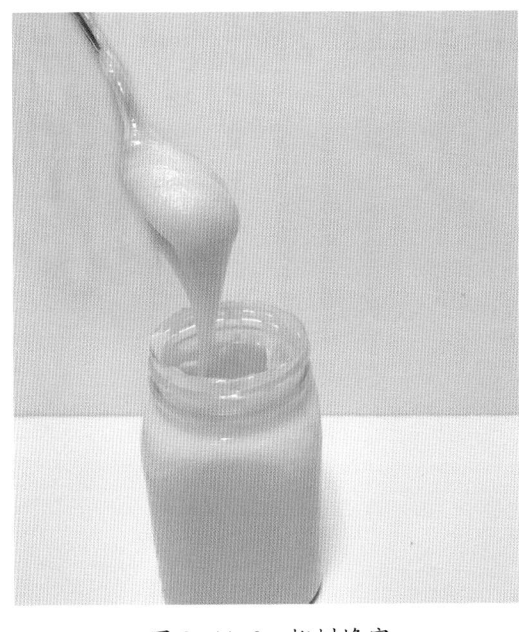

图 2-44-3 椴树蜂蜜

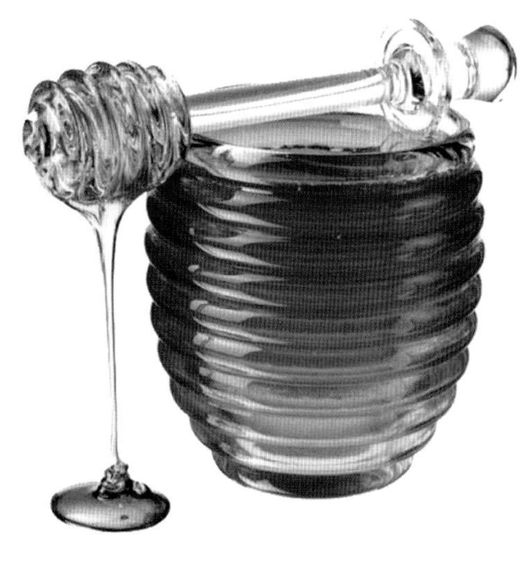

图 2-44-4 蜂蜜

【药典沿革】 首载于1953年版第148页，药材名为“纯净蜂蜜”，分别从来源、性状、鉴别、检查、贮藏、常用量6个指标对其进行规定，其为蜜蜂科昆虫蜜蜂*Apis mellifica* Linné巢中的蜂蜜，加水溶解后，加适量的白陶土，混合，在水浴上加热半小时，放置，俟沉淀，乘温滤过，滤液置水浴上蒸发，使成规定的比重制成。1963年版一部第293页分别从来源、鉴别、炮炙、性味、功能、主治、用法与用量、贮藏8个指标对其进行规定，略去“性状”“检查”“常用量”项，增补“炮炙”“性味”“功能”“主治”“用法与用量”等项，规定其为蜜蜂科昆虫中华蜜蜂*Apis cerana* Fabr.所酿的蜜，从1963年版开始至2020年版一部第374页均规定其药材名为“蜂蜜”。1977年版一部第616页分别从来源、性状、检查、性味、功能与主治、用法与用量、贮藏7个指标对其进行规定，略去“炮炙”项，增补“检查”项，将1963年版中的“鉴别”项下内容归于该版“性状”项中，合并“功能”“主治”项，从1977年版开始至2020年版均规定其来源为蜜蜂科昆虫中华蜜蜂*Apis cerana* Fabricius或意大利蜂*Apis mellifera* Linnaeus所酿的蜜。1985年版一部第318页、1990年版一部第321页、1995年版一部第317页、2000年版一部第295页、2005年版一部第250页、2010年版一部第337页、2015年版一部第359页、2020年版一部第374页，在1977年版的基础上增补“含量测定”指标，增补“归经”并与“性味”合并，对各指标有所修改和提升。

【本草考证】 始载于汉代《神农本草经》，原名石蜜，列为上品。南朝《神农本草经集注》将蜂蜜分为石蜜、木蜜、土蜜和白蜜。明代《本草纲目》列于虫部第三十九卷。南朝陶弘景云：“凡蜂作蜜，皆须人小便以酿诸花，及得和熟，状似作饴须蘖也。”唐代陈藏器曰：“寻常蜜亦有木中作者、土中作者。北方地燥，多在土中；南方地湿，多在木中。各随土地所宜，其蜜一也。”唐代苏恭云：“此蜜既蜂作，宜去石字。”宋代苏颂谓：“食蜜亦有两种：一在山林上作房，一在人家作窠槛收养之，蜜皆浓厚味美。近世宣州有黄连蜜，色黄，味小苦，主目热。雍、洛间有梨花蜜，白如凝脂。亳州太清宫有桧花蜜，色小赤。柘城县有何首乌蜜，色更赤。并蜂采其花作之，各随花性之温凉也。”根据上述记载，与现今蜂蜜一致。

【药材来源】 蜜蜂科昆虫中华蜜蜂*Apis cerana* Fabricius或意大利蜂*Apis mellifera* Linnaeus所酿的蜜。春至秋季采收，滤过。

【性味归经】 甘，平。归肺、脾、大肠经。

【功能主治】 补中，润燥，止痛，解毒；外用生肌敛疮。用于脘腹虚痛，肺燥干咳，肠燥便秘，解乌头类药毒；外治疮疡不敛，水火烫伤。

【道地主产】 全国大部分地区均产。采收多在春、夏、秋三季。取蜜时先将蜂巢割下，置于布袋中，将蜜挤出。新式取蜜法是将人工蜂巢取出，置于离心机内，把蜜摇出过滤，除去蜂蜡、碎片及其他杂质即可。

【资源研究】 参见“蜂蜡”有关条目。

【化学成分】 蜂蜜中含量较高的是黄酮类、酚酸类、糖类等成分，还含蛋白质、有机酸、氨基酸、酶类、挥发性成分、矿物质元素等[1]。

1. 糖类

蜂蜜是一种高度复杂的糖类过饱和混合物。含量约占蜂蜜干物质的95%～99%，其中以果糖和葡萄糖含量最高，其次是蔗糖，3种糖含量占总糖的80%～90%[2]。蜂蜜中的二糖还有麦芽糖、曲二糖、异麦芽糖、海藻糖、松二糖、昆布二糖、黑曲霉二糖、龙胆二糖等。此外，还有少量的低聚糖，如松三糖、麦芽三糖、1-蔗果三糖、棉子糖、果糖麦芽糖、异麦芽四糖、异麦芽五糖等[3]。在矮丛蓝莓蜜中有潘糖，在木莓蜜中含有四没食子酰基葡萄糖[4]。

2. 黄酮类

随着蜜源不同，每100 g蜂蜜中总黄酮含量为20 μg ~ 6.35 mg[5]。蜂蜜中的黄酮多以苷元的形式存在，主要有黄酮类，如木犀草素、芹菜素、白杨素、杨芽黄素、三粒小麦黄酮、黄芩素、汉黄芩素；二氢黄酮类，如橙皮素、乔松素；黄酮醇类，如槲皮素、山柰酚、杨梅酮、异鼠李素、高良姜素、菲瑟酮、桑色素；异黄酮类，如染料木素以及黄烷类，如柚皮素、短叶松素和儿茶素。

3. 酚酸类

蜂蜜中的酚类物质含量很高，且含量越高，蜂蜜的颜色越深[6]。蜂蜜中酚类化合物主要为酚酸[7]，总酚酸的含量在13.30 ~ 148.46 mg/100 g[8]。花蜜中广泛存在的酚酸类物质有咖啡酸、没食子酸、氯原酸、桂皮酸、对–香豆酸、鞣酸、阿魏酸、紫丁香酸、香草酸、苯甲酸（对–羟基–苯甲酸、3–羟基苯甲酸）。

4. 氨基酸类

蜂蜜中的游离氨基酸含量为0.1% ~ 0.78%，主要包括赖氨酸、组氨酸、精氨酸、苏氨酸等17种氨基酸，且不同产地的蜂蜜中所含的氨基酸比例不同[9-10]。

5. 其他有机酸类

蜂蜜中含多种脂肪酸及其甲酯，如脱落酸、脂肪酸、棕榈酸和亚油酸等，还含有L–苹果酸、马来酸、琥珀酸、柠檬酸、D–苹果酸等小分子有机酸[11-15]。

6. 生物碱类

有研究发现在蜂蜜中含有犬尿喹啉酸和4–喹诺酮–2–羧酸[16]。

7. 酶类

蜂蜜中含有多种酶，包括淀粉酶、蔗糖酶、葡萄糖氧化酶、过氧化氢酶，还有还原酶、酯酶、类蛋白酶等[17]。

8. 维生素

蜂蜜中主要包括B族维生素、维生素 C 和维生素K等。在医学上，B族维生素主要参与神经传导和能量代谢等过程，具有维持免疫功能、预防机体衰老、提高机体活力和增强记忆力等作用；维生素 C 具有促进伤口愈合、抗疲劳和提高抵抗力等作用；维生素K能够参与骨骼代谢并且具有凝血功能[18]。

9. 矿物质元素

蜂蜜中钾、钙、钠、镁、铝、铁、锌、铜、磷、硒、钡、锰、镍、钼、钴、砷、银、铍、锶、镉等元素，不同地域的蜂蜜中各元素的种类和含量可能不一样，蜂蜜中元素种类及含量存在地域性差异[19-22]。

【鉴别研究】1. 成分鉴别

（1）淀粉和糊精：取本品2 g，加水10 ml，加热煮沸，放冷，加碘试液1滴，不得显蓝色、绿色或红褐色。

（2）酸度：取本品10 g，加新沸过的冷水50 ml，混匀，加酚酞指示液2滴与氢氧化钠滴定液（0.1 mol/L）4 ml，应显粉红色，10 s内不消失。

（3）寡糖：取本品2 g，置烧杯中，加入10 ml水溶解后，缓缓加至活性炭固相萃取柱（在固相萃取空柱管底部塞入一个筛板，压紧，置固相萃取装置上。称取硅藻土0.2 g，加水适量混匀，用吸管加至固相萃取柱管中，自然沉降形成3 mm厚的硅藻土层，打开真空泵吸引，称取活性炭0.5 g加10 ml水搅拌，混匀，用吸管加入，在真空泵的吸引下使活性炭沉降，当水面接近活性炭层面时，再次注入0.2 g用水混匀的硅藻土，在真空泵的吸引下，以每秒1滴的速度用25 ml的水预洗，当液面到达柱面上2 mm时关掉活塞，再压入上筛板，备用）中，打开活塞，在真空泵的吸引下，使溶液通过柱子，待液面下降到柱面以上2 mm时，用7%乙醇25 ml洗脱，弃去洗脱液。再用50%乙醇10 ml洗脱，收集洗脱液，置65℃水浴中减压浓缩至干，残渣加30%乙醇1 ml溶解，作为供试品溶液。另取麦芽五糖对照品，加30%乙醇制成每1 ml含1 mg的溶液，作为对照品溶液。照薄层色谱法试验，吸取供试品溶液与对照品溶液各3 μl，分别点于同一高效硅胶G薄层板上，以正丙醇-水-三乙胺（60：30：0.7）为展开剂，展开，取出，晾干，喷以苯胺-二苯胺-磷酸的混合溶液（取二苯胺1 g，苯胺1 ml，磷酸5 ml，加丙醇至50 ml，混匀），加热至斑点显色清晰，在日光下检视。供试品色谱中，在与对照品相应位置的下方，应不得显斑点。

2. 含量测定

（1）5-羟甲基糠醛测定：首先，进行色谱条件与系统适用性试验。以十八烷基硅烷键合硅胶为填充剂；以乙腈-0.1%甲酸溶液（5：95）为流动相；5-羟甲基糠醛检测波长为284 nm，鸟苷检测波长为254 nm。理论板数按鸟苷峰计算应不低于3000。其次，制备对照品溶液。取鸟苷对照品适量，精密称定，加10%甲醇制成每1 ml含鸟苷0.2 mg的溶液，即得。另取5-羟甲基糠醛对照品适量，加10%甲醇制成每1 ml含4 μg的溶液，用于定位。再次，制备供试品溶液。取本品1 g，置烧杯中，精密称定，加10%甲醇适量溶解，并分次转移至50 ml量瓶中，精密加入鸟苷对照品溶液1 ml，加10%甲醇至刻度，摇匀，即得。最后，进行测定。精密吸取供试品溶液10 μl，注入液相色谱仪，测定；另取鸟苷对照品溶液，5-羟甲基糠醛对照品溶液各10 μl，注入液相色谱仪，测定，用以确定供试品色谱中5-羟甲基糠醛及鸟苷的色谱峰；以鸟苷对照品计算含量并乘以校正因子0.340进行校正，即得。本品中5-羟甲基糠醛含量不得过0.004%。

（2）蔗糖和麦芽糖测定：本品蔗糖和麦芽糖含量分别不得超过5.0%。

（3）果糖（$C_6H_{12}O_6$）和葡萄糖测定：首先，进行色谱条件与系统适用性试验。以Prevail Carbohyrate ES为色谱柱，以乙腈-水（75：25）为流动相；示差折光检测器检测。理论板数按果糖峰计算应不低于2000。其次，绘制标准曲线。分别精密称取果糖对照品1.0 g，葡萄糖对照品0.8 g，置同一具塞锥形瓶中，精密加入40%乙腈20 ml，溶解，摇匀，作为果糖、葡萄糖对照品储备液。另精密称取蔗糖对照品

0.2 g，麦芽糖对照品0.2 g，置同一具塞锥形瓶中，精密加入40%乙腈10 ml，溶解，摇匀，作为蔗糖、麦芽糖对照品储备液。分别精密量取果糖、葡萄糖对照品储备液和蔗糖、麦芽糖对照品储备液，加40%乙腈配成不同浓度的果糖、葡萄糖、蔗糖、麦芽糖混合对照品溶液。精密吸取混合对照品溶液各15 μl，注入液相色谱仪，分别测定。以对照品浓度为横坐标，以峰面积值为纵坐标，绘制标准曲线，计算回归方程。再次，制备供试品溶液并测定其含量。取本品约1 g，精密称定，置具塞锥形瓶中，精密加入40%乙腈20 ml，溶解，摇匀，滤过，取续滤液，即得供试品溶液。最后，进行测定。精密量取供试品溶液15 μl，注入液相色谱仪，测定，按标准曲线法计算含量。本品含果糖（$C_6H_{12}O_6$）和葡萄糖（$C_6H_{12}O_6$）的总量不得少于60.0%，果糖与葡萄糖含量比值不得小于1.0。

3. 相对密度

如有结晶析出，可置于不超过60℃的水浴中，待结晶全部融化后，搅匀，冷至25℃，照相对密度测定法项下的韦氏比重秤法测定，相对密度应在1.349以上。

【制剂研究】 蜂蜜加工主要的工艺技术有浓缩技术、净化技术、树脂吸附脱除技术，其中浓缩技术是目前最常用、最成熟的技术[23]。

1. 浓缩技术

加工前先粗滤，再精滤，通过加热或稀释降低其黏度，提高滤速，同时又要保证其热敏成分达到最大变化极限，在55～60℃下加热原料蜜25～30 min，加热时应不时搅拌，使蜂蜜受热均匀，逐步融化，防止糊化产生胶状结块；搅拌使蜂蜜温度降至40℃左右时，多道过滤蜂蜜，以除去杂质和少量较大颗粒晶体。应尽量在密封装置中采用机械加压过滤，以缩短加热时间，减轻风味和营养的损失。

2. 净化技术

（1）超滤技术：超滤是一种过滤、提纯、浓缩食品或其他有机物的有效方法。超滤膜的选择和工艺参数的确定是超滤蜂蜜加工中最重要，同时也是最难掌握的环节。超滤膜的选择包括膜材质的选择和膜孔径大小的确定。常用的膜材质有聚丙烯腈、聚醚酮、聚砜树脂、聚酰胺和聚偏氟乙烯等，由于在膜面处溶质和膜会有静电作用或电荷转移反应，膜表面的极性和膜所处的操作环境（流速、温度、压力和pH值等）对蜡的分离效率影响很大，因此应特别注意膜材质表面物化性质。

（2）电磁净化技术：电磁技术利用电性能与磁性能的差异来实现蜂蜜和夹杂物的分离，同时利用电磁波杀死一些细菌，该方法快捷、方便、无污染，不会改变蜂蜜的色、香、味和营养，有很好的保鲜作用。该系统流程是过滤、等压过滤、（预磁）超导、团聚、沉淀、过滤。系统安装在多重过滤后消毒或浓缩前，这不仅是工艺流程创新设计的需要，还有利于观察目前的多重过滤方法还剩多少杂质有待剔除。

（3）高压脉冲电场技术：高压脉冲电场技术是一种新兴的非热力杀菌技术，可以在较低温度下杀灭致病菌，具备杀菌效果好、速度快、很好地保留营养成分、安全性较高、能耗低、污染小和杀菌后易处理等优点。将高频脉冲电压施加于脉冲处理室的两个电极，两个电极间就可产生瞬时高压脉冲强电场，通过强电场作用于物料，达到杀菌的目的。高压脉冲电场设备的电源电压一般为几千伏至几万伏，电场强度为5 ~ 100 kV/cm，脉冲宽度一般为1 ~ 100 μs，甚至是几毫秒。

3. 树脂吸附脱除技术

目前普遍使用离子交换树脂吸附和大孔树脂吸附。离子交换树脂是一类网状结构、带有功能基团的高分子化合物，是由不溶性的三维空间网状骨架、连接在骨架上的功能基团和功能基团所带的相反电荷的可交换离子3个部分组成。大孔树脂是在离子交换树脂的基础上发展起来的，大孔树脂吸附法是利用其多孔结构和选择性吸附功能将食品中的有害药物成分吸附脱除的一种方法。

【药理作用】**1. 抗菌作用**

蜂蜜的抗菌机制大致可以归结为3个方面：蜂蜜高渗透压、黏稠性、酸度等物理特性使蜂蜜发挥抗菌作用；葡萄糖氧化酶分解蜂蜜中的葡萄糖产生的过氧化氢具有天然的抑菌活性；酚类化合物、黄酮类、香豆素类和挥发性物质等非过氧化物对微生物具有一定的抑制作用[24-25]。

2. 抗氧化作用

蜂蜜的抗氧化能力主要与酚酸类、黄酮类、氨基酸以及美拉德产物的含量有关。对苹果蜜等10种蜂蜜的总酚酸含量与抗氧化活性的评价结果表明，10种蜂蜜对脂质过氧化和超氧阴离子自由基有抑制作用，且荞麦蜜的抗氧化性最强，这可能与荞麦蜜的总酚酸含量较高有关。通过向40例志愿者提供两组不同浓度的荞麦蜜和玉米糖浆，几小时后，高浓度荞麦蜜试验组血浆中的酚类含量最高，其抗氧化能力最强，低浓度荞麦蜜组次之，玉米糖浆组中的酚类含量最低，其抗氧化能力也最低[25-26]。

3. 促进组织再生、治疗创面作用

蜂蜜可通过提供创面营养、控制创面感染、抗炎、清除坏死组织、调节创面愈合相关细胞因子等多条途径促进创面愈合[27-28]。蜂蜜敷料作为非抗生素类的治疗药物已成为慢性感染性伤口处理的有效措施[29]。

4. 润肺止咳作用

蜂蜜作为无副作用的食物，已在我国民间用于缓解儿童咳嗽，例如将猪油与蜂蜜熬制成的蜂蜜猪油膏，以及由蜂蜜与白萝卜、枇杷、百合炼制成的镇咳制剂，对儿童咳嗽都有较好的缓解作用[30]。

5. 调节胃肠道、促进消化、润肠通便作用

蜂蜜对胃肠功能具有调节作用，可使胃酸分泌正常，使胃痛及胃烧灼感消失，增加红细胞及血红蛋白数量；能增强肠蠕动，可显著缩短排便时间。某些蜂蜜还可以使胃酸的酸度降低[31]。研究表明，蜂蜜能改善便秘的机制主要与其富含果糖有关。健康成年人食用正常剂量蜂蜜后出现的糖类物质吸收不良，特别是果糖的不完全吸收，对改善便秘具有良好的效果。由于果糖的不完全吸收使其在结肠内被分解糖的细菌分解出低分子有机酸，使肠道内pH值降低，从而使肠内渗透压增高，粪便湿化，易于排出；同时果糖酸化了肠道使肠蠕动加快，也就加快了粪便的排泄。

6. 增强免疫功能作用

蜂蜜富含维生素，具有抗氧化性和抗菌性，具有双向调节血压和血糖的作用，能促进肝脏的脂肪代谢，作为无副作用的食物对冠心病有良好的防治效果。蜂蜜能清除人体血蛋白中23%的有害物质，增加谷氨酸、酵素、苹果酸、脱氧化酶和转化酶等优良成分的含量，坚持服用蜂蜜可以防治高血压、血管硬化及血栓塞等疾病[32]。

7. 辅助治疗神经系统疾病的作用

蜂蜜配合其他的蜂产品按照验方服用可以治疗神经系统疾病，如阿尔茨海默症、神经衰弱、强迫性神经官能症、神经炎和神经性头痛等[33-34]。

8. 抗肿瘤作用

顺铂是常用的肿瘤化疗物质，顺铂与DNA结合形成链内和/或链间链加合物造成遗传物质的损伤，诱发一系列信号蛋白的改变，启动复杂的诱导细胞死亡的机制，如人体抑癌基因p53活化等。在顺铂诱导肿瘤细胞死亡的过程中p53的作用非常重要。p53可以诱导转录依赖和非转录依赖的凋亡。在体外培养肿瘤细胞中，蜂蜜中的白杨素联合顺铂能够有效促进肿瘤细胞凋亡；同时也可以通过ERKl/2活化促进p53磷酸化，稳定p53使其不被降解，发挥p53诱导肿瘤细胞凋亡的肿瘤抑制蛋白作用，提高顺铂对肿瘤细胞的细胞毒性。因此，蜂蜜中的白杨素具有应用到肿瘤临床治疗中的潜力。

【现代临床】 **1. 治疗烧伤**

将104例烧伤病人分为试验组和对照组。7 d后，用蜂蜜治疗的试验组感染消失的占91%，而对照组低于70%；15 d后，试验组痊愈者占87%，对照组为10%。另有研究表明，蜂蜜试验组烫伤病人无过敏反应，与对照组相比，总体上愈合的平均病程更短，肉芽形成时间更早，感染病例也更少。有研究人员使用自制的蜂蜜鸡蛋油对100例烫伤病人进行创面外敷，治疗发现全部病人在3周内完全愈合，且未留瘢痕。

2. 愈合口腔创面

对50例Ⅰ至Ⅳ度的口腔溃疡患者采用蜂蜜治疗，治疗结果为2 d内32例患者疼痛感消失，3 d内剩余18例患者疼痛感减轻，溃疡逐渐愈合。对130例复发性口疮患者，采用口服大补阴丸加味剂外用蜂蜜治疗法，在用药后1、3、6、12个月时追踪观察。治疗结果为总有效率89.23%，其中7例痊愈，64例显效，45例有效，14例无效[35]。

3. 治疗呼吸系统疾病

用荞麦蜜和右美沙芬（Dextromethorphan，DM）对105名2～18岁患有上呼吸道感染的儿童进行临床治疗研究，发现在睡前给予夜间咳嗽和有睡眠困难的儿童少量荞麦蜂蜜，其症状改善效果要比未治疗或给予DM的效果好[36]。

4. 治疗胃肠疾病

用小剂量通便灵与蜂蜜治疗46例老年便秘患者，临床效果为治愈9例、显效15例、有效14例、无效8例，总有效率82.61%。

5. 治疗心血管疾病

每日用蜂蜜对高胆固醇血症、动脉硬化症等7名患者进行皮下注射，每日40 mg，治疗约3 d后，3名患者的血清胆固醇下降。

【编者评述】 蜂蜜具有抗菌、促进组织生成、治疗创面、润肺止咳、促进消化、润肠通便、保护心血管、护肝及安神等功效。目前研究主要集中于蜂蜜的以上药理和临床方面，关于药理的分子机制研究很少，特别是对蜂蜜抗肿瘤作用的分子机制研究更少，希望加强以上方面的研究，为充分开发利用蜂蜜的各项功能提供依据。

参考文献

[1] 赵立夫，徐云友，董蕊，等．单花蜜的化学成分研究进展［J］．食品科学，2013，34（7）：330-334.

[2] 闫玲玲，杨秀芬．蜂蜜的化学组成及其药理作用［J］．特种经济动植物，2005，8（2）：40-44.

[3] 冯立彬，武生，张晓冬．蜂蜜中糖类成分的分离及含量测定［J］．中医药学报，2004，32（3）：26-27.

[4] SALONEN A, HILTUNEN J, JULKUNEN-TIITTO R. Composition of unique unifloral honeys from the boreal coniferous forest zone: fireweed and raspberry honey［J］. Journal of Apiproduct and Apimedical Science, 2011, 3（3）: 128-136.

[5] YAO L H, JIANG Y M, SINGANUSONG R, et al. Flavonoids in Australian melaleuca, guioa, lophostemon, banksia and helianthus honeys and their potential for floral authentication［J］. Food Research International, 2004, 37（2）: 166-174.

[6] 郭夏丽，罗丽萍，冷婷婷，等．7种不同蜜源蜂蜜的化学组成及抗氧化性［J］．天然产物研究与开发，2010，22：665-670.

[7] ALVAREZ-SUAREZ J M, TULIPANI S, DIAZ D, et al. Antioxidant and antimicrobial capacity of several monofloral cuban honeys and their correlation with color, polyphenol content and other chemical compounds［J］. Food and Chemical Toxicology, 2010, 48（8/9）: 2490-2499.

[8] 曹炜，陈卫军，宋纪蓉，等．不同种类蜂蜜总酚酸含量测定和抗氧化作用的研究［J］．食品科学，2005，26（1）：48-51.

[9] 董蕊，郑毅男．蜂蜜中氨基酸含量对抗氧化能力的影响［J］．食品科学，2011，32（21）：

66-70.

[10] REBANE R, HERODES K. Evaluation of botanical origin of Estonian uni- and polyfloral honeys by amino acid content [J]. Journal of Agricultural and Food Chemistry, 2008, 56 (22): 10716-10720.

[11] YAO L H, JIANG Y M, SINGANUSONG R T, et al. Phenolic acids and abscisic acid in Australian eucalyptus honeys and their potential for floral authentication [J]. Food Chemistry, 2004, 86 (22): 169-177.

[12] TUBEROSO C I G, BIFULCO E, CABONI P, et al. Floral markers of strawberry tree (*Arbutus unedo* L.) honey [J]. Journal of Agricultural and Food Chemistry, 2004, 86 (22): 169-177.

[13] ISIDOROV V A, CZYZEWSKA U, JANKOWSKA E, et al. Determination of royal jelly acids in honey [J]. Food Chemistry, 2011, 124: 387-391.

[14] 朱晓玲，朱婕妤，朱露，等．四种蜂蜜中脂肪酸的气相色谱－质谱分析 [J]. 食品科学，2011，32 (16)：338-342.

[15] 朱晓玲，叶飞，杨洁，等．固相萃取－高效液相色谱法测定蜂蜜中的有机酸 [J]. 色谱，2010，28 (10)：945-949.

[16] TRUCHADO P, MARTOS I, BORTOLOTTI L, et al. Use of quinoline alkaloids as markers of the floral origin of chestnut honey [J]. Journal of Agricultural and Food Chemistry, 2009, 57 (13): 5680-5686.

[17] 章彬佳，程春生，胡福良．蜂蜜中几种常见酶的研究进展 [J]. 蜜蜂杂志，2007，6：11-13.

[18] 谭洪波，王光新，张红城，等．蜂蜜的营养成分及其功能活性研究进展 [J]. 蜜蜂杂志，2016，7：12-15.

[19] 郭岚，王蕊，柳英霞，等．电感耦合等离子体－原子发射光谱法同时测定不同种类蜂蜜中的 20 种微量元素 [J]. 分析科学学报，2011，27 (4)：530-532.

[20] 陈兰珍，芮玉奎，赵静，等．应用 ICP-MS 测定不同种类蜂蜜中的微量元素和重金属 [J]. 光谱学与光谱分析，2008，28 (6)：1403-1405.

[21] CHAKIR A, ROMANE A, BARBAGIANNI N, et al. Major and trace elements in different types of Moroccan honeys [J]. Australian journal of basic and applied sciences, 2011, 5 (4): 223-231.

[22] 孙建民，刘博静，孙汉文，等．不同产地蜂蜜中若干金属元素含量的分布比较 [J]. 河北大学学报（自然科学版），2010，30 (3)：271-274.

[23] 武文洲．国内外蜂蜜加工工艺应用进展 [J]. 现代食品，2016，8 (15)：67-68.

[24] 徐瑞晗，杨玉杉，胡月婷，等．蜂蜜的抗氧化和抑菌活性研究进展 [J]. 中国蜂业，2010，61 (12)：33-34.

[25] 谢文闻，童越敏，何微莉，等．蜂蜜保健和药理作用研究进展 [J]. 中国食物与营养，

2012, 18 (10) : 58-63.

[26] SCHRAMM D D, KARIM M, SCHRADER H R, et al. Honey with high levels of antioxidants can provide protection to healthy human subjects [J]. Journal of Agricultural and Food Chemistry, 2003, 51: 1732-1735.

[27] TONKS A J, COOPER R A, PRICE A J, et al. Stimulation of TNF-alpha release in monocytes by honey [J]. Journal of Agricultural and Food Chemistry, 2003, 51: 1732-1735.

[28] TONKS A J, COOPER R A, JONES K P, et al. Honey stimulates inflammatory cytokine production from monocytes [J]. Cytokine, 2003, 21 (5) : 242-247.

[29] 诸葛毅，胡炜，祝进，等．天然蜂蜜的抗菌机制研究与临床应用进展[J]．中草药，2009, 40 (增刊) : 61-63.

[30] 曹炜．蜂蜜对治疗儿童咳嗽的临床研究进展[J]．中国蜂业，2011, 62 (2) : 27, 31.

[31] BALTUSKEVICIUS A, LAISKONIS A, VYSNIAUSKIENE D, et al. Use of different kinds of honey for hepatitis Atreatment and for reduction of increased acidity of gastric juice [J]. Zemdirbyste Mokslo Darbai, 2001, 76: 173-180.

[32] 朱金明．蜂蜜与冠心病的防治[J]．蜜蜂杂志，2008, 4: 28-30.

[33] 常丹，周梦遥，徐瑞晗，等．蜂蜜抗氧化成分的研究进展[J]．中国蜂业，2010, 61 (11) : 38-40.

[34] 郑庚智．蜂产品治病验方(一)[J]．蜜蜂杂志，2016, 1: 25-27.

[35] 洪邑善．大补阴丸加味配合蜂蜜外用治疗复发性口疮130例[J]．广西中医药，2009, 32 (1) : 45-46.

[36] 方妮，丁志贤．蜂蜜对咳嗽患儿有利[J]．蜜蜂杂志，2008, 3: 22.

45 蝉蜕 | Chantui

1 · 385

CICADAE PERIOSTRACUM

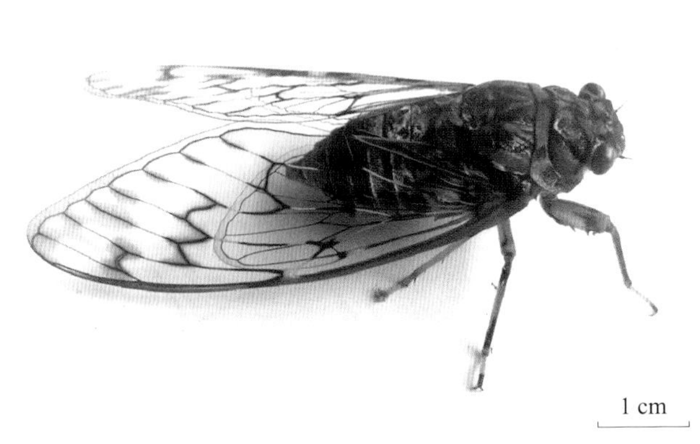

图 2-45-1　黑蝉

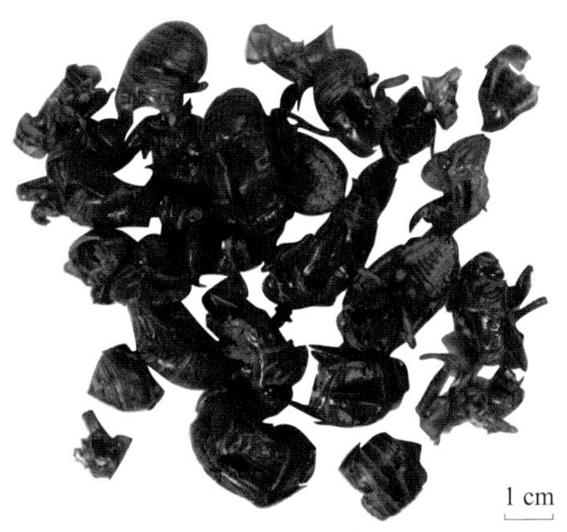

图 2-45-2　蝉蜕

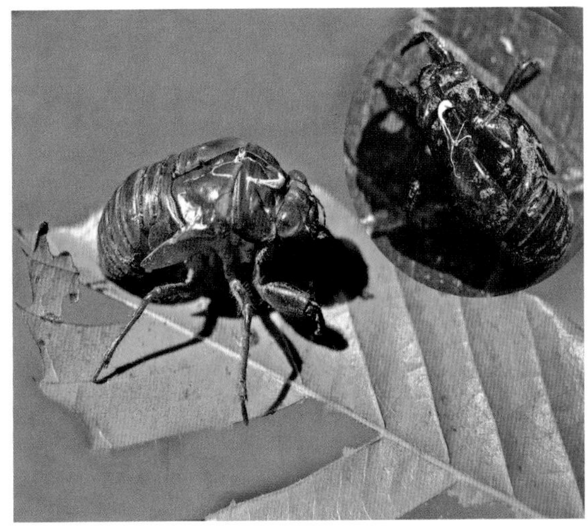

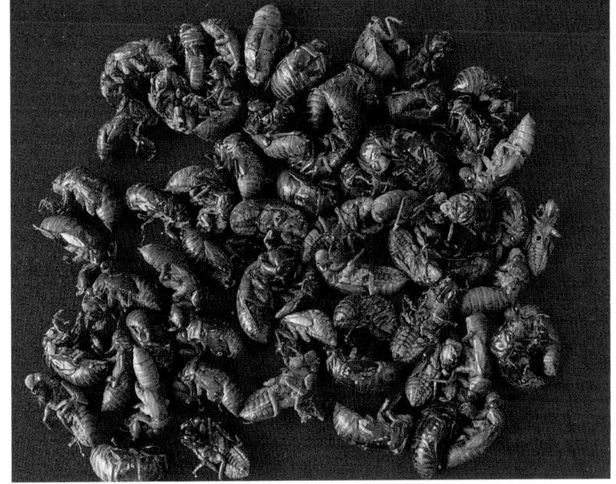

图 2-45-3　蝉蜕

【药典沿革】 首载于1963年版一部第303页，分别从来源、鉴别、炮炙、性味、功能、主治、用法与用量、注意、贮藏9个指标对其进行规定，其为蝉科昆虫黑蚱*Cryptotympana atrata* Fabr.羽化时的蜕壳。1977年版一部第634页分别从来源、性状、炮制、性味、功能与主治、用法与用量、贮藏7个指标对其进行规定，更改"炮炙"为"炮制"，略去"注意"，将1963年版中的"鉴别"项下内容归于该版"性状"项中，合并"功能""主治"项，并从该版开始至2020年版一部，将其来源中蝉科昆虫黑蚱的拉丁名更正为*Cryptotympana pustulata* Fabricius。从1985年版一部第327页、1990年版一部第329页、1995年版一部第325页、2000年版一部第302页、2005年版一部第256页。在1977年版的基础上增补了"归经"并与"性味"合并。2010年版一部第346页、2015年版第一部第369页，在2005年版的基础上，增补了"饮片"指标，并对各指标有所修改和提升。2020年版还在2015年版"饮片"下增加"性状"项。

【本草考证】蝉蜕原名枯蝉，又名伏蜟。始载于晋代《名医别录》，至唐代《药性论》方有蝉蜕之名。明代《本草纲目》列于虫部第四十一卷，附于蚱蝉项下。李时珍曰："蝉乃土木余气所化，饮风吸露，其气清虚。故其主疗，皆一切风热之证。古人用身，后人用蜕，大抵治脏腑经络当用蝉身，治皮肤疮疡风热当用蝉蜕。"经考证，古代蝉蜕原动物为蝉科昆虫黑蚱，古今一致。

【药材来源】蝉科昆虫黑蚱*Cryptotympana pustulata* Fabricius的若虫羽化时脱落的皮壳。夏、秋二季收集，除去泥沙，晒干。

【性味归经】甘，寒。归肺、肝经。

【功能主治】疏散风热，利咽，透疹，明目退翳，解痉。用于风热感冒，咽痛音哑，麻疹不透，风疹瘙痒，目赤翳障，惊风抽搐，破伤风。

【道地主产】主产于山东、河南、河北、湖北、江苏、四川等地。全国大部分地区亦产。夏、秋二季从树枝或树叶上采集，除去泥沙，晒干，置木箱、竹篓中，放置于通风干燥处。

【资源研究】**1. 品种**

蝉蜕来源于蝉科昆虫黑蚱的若虫羽化时脱落的皮壳[1]。

2. 生物学特性

黑蚱体大，黑色，有光泽，被金黄色细毛。雄虫长4.4～4.8 cm，翅展约12.5 cm，雌虫体长稍短；复眼1对，单眼3只，三角形排列；触角1对；足3对；翅2对，膜质；腹部分7节，雄蝉腹部第1节间有特殊的发音器官，雌蝉同一部位有听器[2]。

【化学成分】蝉蜕中主要含有甲壳质、蛋白质、氨基酸以及人体所需的多种矿物质元素[3]。

1. 甲壳质

甲壳质分布于节肢动物、昆虫纲、软体动物、环节动物、原生动物、腔肠动物、海藻、真菌及其他动物的关节、蹄、足的坚硬部分中。从甲壳质中分离提纯的甲壳素具有抗癌、抑制癌细胞转移、提高人体免疫力及护肝解毒作用[3]。

2. 氨基酸

蝉蜕中含有大量氨基酸类成分，分为游离氨基酸和水解氨基酸。包括12种游离氨基酸，17种水解氨基酸。其中丙氨酸、天冬氨酸、脯氨酸含量较高；丝氨酸、丙氨酸、苏氨酸、酪氨酸、谷氨酸、氨基丁酸次之；异亮氨酸、苯丙氨酸、亮氨酸、缬氨酸、鸟氨酸、甲硫氨酸含量较低[4]。

3. 矿物质元素

蝉蜕中含有矿物质元素，其含量与品种有关[5]。研究表明，其中铝的含量最高[6]，其次是铁、钙、镁、锰、锌、磷[7]。

【鉴别研究】**1. 性状鉴别**

略呈椭圆形而弯曲，长约3.5 cm，宽约2 cm。表面黄棕色，半透明，有光泽。头部有丝状触角1对，多已断落，复眼突出。额部先端突出，口吻发达，上唇宽短，下唇伸长成管状。胸部背面呈十字形裂开，裂口向内卷曲，脊背两旁具小翅2对；腹面有足3对，被黄棕色细毛。腹部钝圆，共9节。体轻，中空，易碎。气微，味淡[1]。真、伪品在体长、体型、颜色上有显著差异，可通过观察其透明度及光泽度区分真伪，且真品背面十字形裂口向内卷曲，伪品蟪蛄壳不向内卷曲也可作为鉴别真伪的一个重要指标[3, 8]。

2. 显微鉴定

对黑蚱、蟪蛄、焰蜂蝉的蜕壳进行显微鉴别时，可见蝉蜕（黑蚱的蜕壳）长刚毛种类较多，呈明显弯曲的淡黄色或无色细长刚毛；蟪蛄短刚毛先端较锐尖，髓质多不明显；金蝉衣（焰蜂蝉的蜕壳）长刚毛多呈红棕色，髓质发达，在髓腔中呈明显的线形波浪状弯曲[9-10]。

【制剂研究】 以蝉蜕为材料，采用不同提取方法对蝉蜕的活性成分进行初步分离，并对各种提取方法所得蝉蜕提取物进行了体外抑菌活性研究，为深入了解蝉蜕的化学组成和抑菌作用提供基础数据[10]。

1. 样品预处理

蝉蜕拣选清洗除杂3或4次，反复漂洗，直至水澄清，然后将样品放在报纸上摊开，置于60℃鼓风干燥箱中恒温鼓风加热干燥8 h，称重后用高速粉碎机粉碎，粉碎后样品过60目筛备用。

2. 样品提取方法比较

分别采用冷浸法[11]、煎煮法[12]、超声波提取法[13]、微波提取法[14]进行提取。不同方法各提取3次，各自合并提取液。将每种方法收集到的提取液在旋转蒸发仪上蒸发为浸膏。称其质量，计算产率。每组试验平行进行3次，结果取平均值。

3. 提取溶剂的选择

分别采用石油醚、二氯甲烷、乙酸乙酯、丙酮、95%乙醇溶液、甲醇作为提取溶剂，按照超声波提取法提取，分析比较各种溶剂的提取效果。每组试验平行进行3次，结果取平均值。

4. 蝉蜕提取物生物活性测定

对4种提取方法和6种提取溶剂的提取效果进行了平行比较研究，研究结果显示，以体积分数95%乙醇溶液作为提取溶剂，4种提取方法中，以超声波提取法的浸膏产率最高。采用超声波提取法时，在6种提取溶剂中，以95%乙醇溶液提取浸膏的产率最高[10]。

【药理作用】 蝉蜕具有抗惊厥、镇静止痛、镇咳、祛痰、平喘、解痉、抗感染、抗氧化、抗肿瘤、抗凝、保护心脑血管等作用[3]。

1. 抗惊厥作用

蝉蜕中含有大量的氨基酸，经过对成分进行分析发现无机元素中铝、磷、钙、镁的含量对抗惊厥的作用有影响。小鼠实验证实蝉蜕提取物可以延长发生惊厥的潜伏期，显著降低小鼠惊厥的发生率，并延缓惊厥小鼠的死亡[3]。

2. 镇静止痛作用

蝉蜕的各部分均具有镇静止痛、解热的作用。有研究认为不同部位的疗效不同[15]。

3. 镇咳、祛痰、平喘、解痉作用

研究发现蝉蜕具有镇咳、祛痰、平喘、解痉的作用，其作用机制不是直接舒张支气管平滑肌，而是通过改善白细胞的含量，改善微观血瘀的状态来缓解炎症，进而达到解痉的作用[16]。

4. 抗感染、抗氧化作用

在蝉蜕的提取物中发现乙酰多巴胺二聚体，通过药理实验证实与抗感染、抗氧化作用有关[17]。蝉蜕能改善脂质代谢，减少蛋白尿，抑制肾小球系膜细胞的增殖而达到抗感染、抗氧化的作用[3]。

5. 保护心脑血管系统作用

对正常大鼠，高血脂模型大鼠进行药理实验表明，蝉蜕水提液不能改变正常大鼠的血液流变学，但能显著改善高脂血症病态下的血液流变学，使其全血和血浆黏度显著降低，防止体外血栓的形成，降低甘油三酯和总胆固醇水平，对红细胞起到保护作用，从而保护心血管系统[18]。

6. 抗凝作用

通过蝉蜕水提液对高脂血症大鼠血液流变学的影响实验，发现蝉蜕水提液能显著降低高脂模型大鼠全血黏度和红细胞的聚集指数，防止体外血栓形成，有一定的抗凝作用[19]。

7. 抗肿瘤作用

对蝉蜕抗肿瘤活性的研究表明，在体外细胞的培养中，蝉蜕能选择性地抑制癌细胞的增殖并且不影响正常细胞的生长，具有良好的选择性[20-21]。

【现代临床】 **1. 治疗急性肾小球肾炎**

蝉蜕25 g、浮萍15 g，随证加减，水煎服，每日1剂，对急性肾小球肾炎68例临床应用结果为治愈54例，显效9例，好转5例，表明有明显疗效[22]。

2. 治疗头痛

蝉蜕16 g、葛根15 g、川芎15 g、白芷15 g、细辛3 g、甘草6 g，水煎服，每日1剂，对头痛19例应用结果为治愈7例，显效10例，好转2例[22]。

3. 治疗尿潴留

蝉蜕9 g，水煎服，每6 h 1次，经125例临床验证，6 h内治愈108例，好转14例，无效3例，表明对尿潴留有明显疗效[22]。

4. 治疗慢性荨麻疹

蝉蜕洗净，晒干，炒焦，碾成细末，制成每丸重9 g的蜜丸，每次1丸，每日2 ~ 3次，治疗慢性荨麻疹30例，治愈7例，显效15例，好转5例[3]。

5. 治疗小儿夜啼

采用蝉蜕清心汤（蝉蜕、钩藤、玄参等）随证加减治疗，水煎服，每日1剂，分多次服，共服3～5剂不等，随访1个月。46例患儿全部治愈，总有效率100%，未见复发[23]。

【编者评述】 蝉蜕毒副作用小，具有抗惊厥、镇静止痛、镇咳、祛痰、平喘、解痉、抗感染、抗氧化、抗肿瘤、抗凝、保护心脑血管等作用，还需加快其现代药理学的研究，为临床合理用药提供理论依据。

参考文献

[1] 国家药典委员会．中华人民共和国药典：一部[M]．2020年版．北京：中国医药科技出版社，2020：385.

[2] 李军德．常用动物药材识别图鉴[M]．福州：福建科学技术出版社，2017：18-19.

[3] 赵子佳，周桂荣，王玉，等．蝉蜕的化学成分及药理作用研究[J]．吉林中医药，2017，37（5）：491-493.

[4] 李俊义．蝉蜕的临床应用和药理作用[J]．内蒙古中医药，2011，30（12）：89.

[5] 肖垒，袁鑫，汪华锋，等．浙江天目山地区蝉蜕微量元素含量测定及分析[J]．浙江中医药大学学报，2015，5：378-382.

[6] 秦伯勇．蝉蜕中氨基酸及微量元素的分析[J]．中国中药杂志，1990，15（12）：35.

[7] 刘思源，王慧，邱洪，等．蝉蜕的化学成分及其药理作用研究概况[J]．中外健康文摘，2011，8（32）：38-39.

[8] 刘宪伟，近藤健儿，司马真央，等．中国中药材市场流通的蝉蜕种类调查[J]．天然产物研究与开发，2013，25（3）：421-429.

[9] 苑冬敏，康廷国．动物药残留毛的显微鉴定研究：蝉蜕及其混淆品的鉴别[J]．中国现代应用药学，2008，25（1）：31-34.

[10] 王珏，田强强，陶刚，等．蝉蜕活性成分的提取及其抑菌活性的研究[J]．昆虫知识，2010，47（6）：1109-1112.

[11] 林忠泽，刘东辉，关世侠．冷浸法提取丹参脂溶性部位工艺研究[J]．广州中医药大学学报，2009，26（4）：388-390.

[12] 唐爱莲，刘笑甫，冯冬梅．用煎煮法和冷浸法对黄藤中巴马丁成分提取的比较研究[J]．华夏医学，2003，16（1）：75-76.

[13] 李健，张令文，刘宁．超声波提取苦瓜总皂苷的研究[J]．化学世界，2007，2：104-106.

[14] 刘春娟．微波萃取技术应用及其研究进展[J]．广东化工，2008，35（3）：53-58.

[15] 杨璐，李国玉，王金辉．蝉蜕化学成分和药理作用的研究现状[J]．农垦医学，

2011，33（2）：184-186.

［16］徐树楠，张美玉，王永梅，等．蝉蜕镇咳、祛痰、平喘作用的药理研究［J］．中国药理学通报，2007，23（12）：1678-1679.

［17］于俊生，杜雅静，汪慧惠．蝉蜕、僵蚕对系膜增生性肾小球肾炎模型大鼠肾组织 Toll 样受体 4 表达的影响［J］．中华中医药学刊，2015，33（1）：7-9，1.

［18］关兵兵，王冰，刘艳微，等．蝉蜕诱导对球孢白僵菌生物学特性及其毒力影响的研究［J］．中国农学通报，2014，30（34）：51-55.

［19］何亮颖，曹唯仪，徐文慧，等．大孔吸附树脂分离蝉蜕抗凝纤溶组分的研究［J］．中华中医药杂志，2015，30（1）：86-90.

［20］刘善庭，李建美，王立赞，等．蝉蜕对大鼠血液流变学影响的实验研究［J］．中医药学报，2004，32（3）：56-58.

［21］郑梅，杨榆青，海青山，等．蝉蜕水煎剂对未孕大鼠离体子宫平滑肌作用的研究［J］．中华中医药学刊，2007，25（11）：2300-2301.

［22］牛跃华，陈锡林．中药蝉蜕传统应用和现代研究概况［J］．浙江临床医学，2000，2（4）：281-282.

［23］李兰铮．蝉蜕清心汤治疗小儿夜啼 46 例［J］．实用医学杂志，2000，16（1）：75.

46 薪蛇 | Qishe

1 · 388

AGKISTRODON

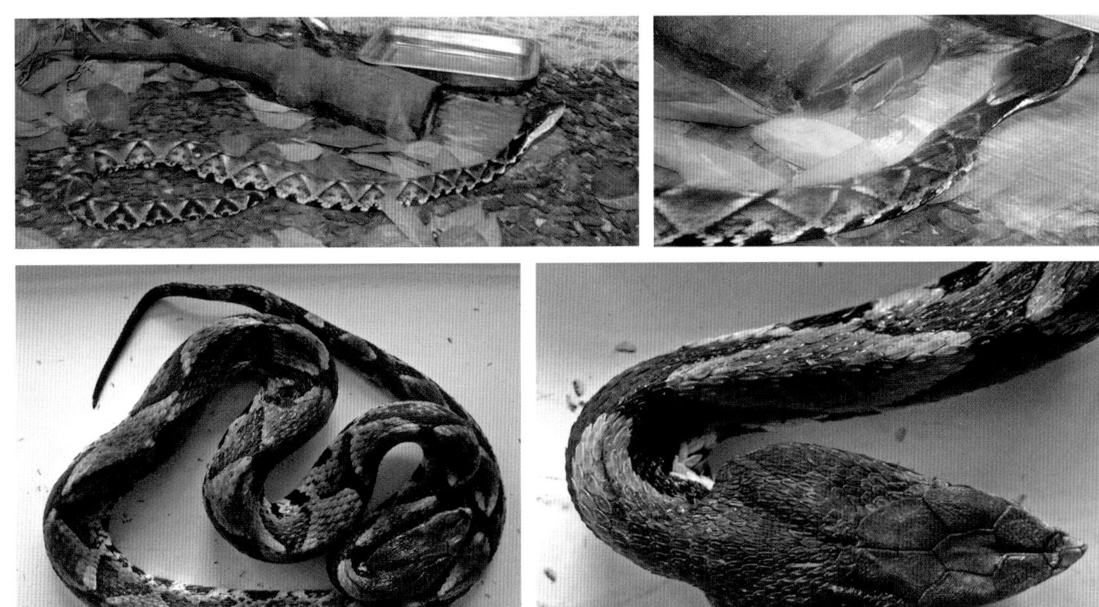

图 2-46-1　五步蛇

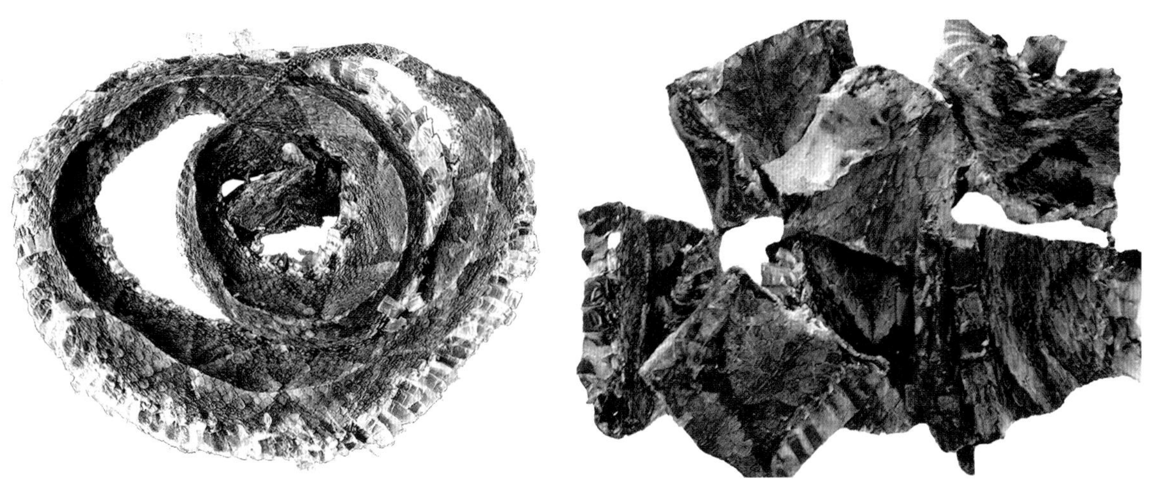

图 2-46-2　蕲蛇

【药典沿革】 首载于1963年版一部第83页，命名为白花蛇（蕲蛇），分别从来源、鉴别、炮炙、性味、功能、主治、用法与用量、贮藏8个指标对其进行规定，其为蝮科动物五步蛇*Agkistrodon acutus* Guenther除去内脏的干燥品。1977年版一部第639页将该药材名改为蕲蛇，并沿用至今，分别从性状、炮制、性味、功能与主治、用法与用量、贮藏6个指标对其进行规定，将1963年版中的“鉴别”项下内容归于该版“性状”项中，更改“炮炙”为“炮制”，合并“功能”“主治”项，并从1977年版开始至2020年版，修订其来源为蝰科动物五步蛇*Agkistrodon acutus*（Guenther）的干燥体。

1985年版一部第330页、1990年版一部第333页、1995年版一部第329页与1977年版规定基本相同，仅在“炮制”项下新增“酒蕲蛇”，增补“归经”并与“性味”合并。2000年版一部第304页、2005年版一部第258页均增加质量控制指标“浸出物”。2010年版一部第349页、2015年版一部第372页、2020年版一部第388页，其均在2005年版基础上，增加鉴别指标，共计8个指标。2020年版还在“饮片”下增加“检查”项。

【本草考证】 始载于南朝《雷公炮炙论》，收载了白花蛇（蕲蛇）的功效和炮制。宋代《本草图经》曰：“其文作方胜花，喜螫人足……有大毒。”宋代《政和本草》则曰“一名褰鼻蛇”，“褰”有“撩起”之意。宋代《本草衍义》云：“诸蛇鼻向下，独此蛇鼻向上，背有方胜花纹。”明代《本草蒙筌》曰：“头长小角锋，尾生佛指甲，项绕真珠白点，背缠方胜花纹。因而得名，观之犹异。”明代《本草纲目》则云：“其蛇龙头虎口、黑质白花，胁有二十四个方胜纹，腹有念珠斑，口有四长牙，尾上有一佛指甲，长一二分。”从《中国药典》1977年版起虽将药材名由“白花蛇”改为“蕲蛇”，但传统中医和药材市场还是普遍称之为“白花蛇”和“大白花蛇”，又因该蛇咬伤时排毒量大，甚者数步即倒，故称“五步蛇”。

【药材来源】 蝰科动物五步蛇*Agkistrodon acutus*（Güenther）的干燥体。多于夏、秋二季捕捉，实施安死术后，剖开蛇腹，除去内脏，洗净，用竹片撑开腹部，盘成圆盘状，干燥后拆除竹片。

【性味归经】 甘、咸，温；有毒。归肝经。

【功能主治】 祛风，通络，止痉。用于风湿顽痹，麻木拘挛，中风口眼㖞斜，半身不遂，抽搐痉挛，破伤风，麻风，疥癣。

【道地主产】 福建、浙江、安徽、江西、湖南、湖北、四川、贵州、广东、广西和台湾等省。

【资源研究】 **1. 品种**

五步蛇全身黑质白花，三角形，吻鳞与鼻间鳞均向背方翘起，褰（翘）鼻蛇。属爬行纲蛇目蝰科蝮亚科尖吻蝮属，具有长管牙的毒蛇。主要分布于东经104°以东、北纬25～31°的长江中下游地区及台湾省等[1]。五步蛇为国家二级重点保护野生动物，安徽省一级重点保护野生动物。成蛇体长达1～1.5 m。头大扁平，呈三角形，吻端有一翘起的吻突，覆以延长的吻鳞与鼻间鳞。鼻孔大，开口于两鼻鳞之间，后鼻鳞向内凹入呈弧形。体鳞17～21（～23）行，起棱。腹鳞157～171片。尾下鳞40～60对，其前端1～10片常不成对。肛鳞1片。体背灰褐色，有灰白色菱形斑纹，两侧有“∧”形暗褐色大斑纹24个，其顶端在背中线相接。腹面黄白色。两侧有黑色圆斑。头顶暗黑色，头侧黄色。生活于海拔100～1350 m的山区或丘陵等林木茂盛的阴湿地方，湿度要求较高，以6～9月活动最为频繁。蕲蛇视力、听力很差，平时盘曲。以颊窝红外感受器感觉动物体温来捕食，食物以蛙、蟾蜍、蜥蜴、蚯蚓、昆虫、鸟类、鼠类为主。初冬离开山坑，到向阳、避风、干燥而离水源不远的山坡取暖并准备进穴冬眠。

2. 生物学特性

黄松研究表明，地理对五步蛇的遗传多样性有影响，其中黄山单元的核苷酸多样性水平（1.37%）在5个地理单元中最高，它对整个尖吻蝮种群的遗传多样性的贡献最大[2]。五步蛇雌雄异体，外表上无明显区别。一般雄性尾基部略膨大，尾较雌性略长。出生后2～3年性器官即发育成熟，交配方式为体内受精，交配期一般在春末夏初出蛰后，蛇进食1～2次后开始交配，秋冬交配现象较少。五步蛇每年的6～8月开始产卵。雌蛇产卵后，选择外壳颜色呈乳白色且饱满的蛇卵，放入铺有厚度为5 cm左右细沙的陶缸内或无毒泡沫箱里孵化，在常温下进行孵化，一般温度控制在25～30℃，湿度前期（15 d左右）维持在90%～98%，后期维持在80%～90%。细沙的含水量以手抓不出水为宜，如果用泡沫箱孵化，须在泡沫箱上覆盖湿纱布，并盖上箱盖，防止蛇卵出现干瘪状况。

3. 饲养管理

出壳期间，应保持安静，减少人为干扰，避免影响幼蛇出壳。建议出壳后第三日收集孵化器中幼蛇，转入立体蛇柜饲养。幼蛇出壳后体重为10 g左右，活动较少，并不进食，靠吸收体内剩余的卵黄提供营养，因此，对刚刚投放到立体蛇柜的幼蛇无需投喂，仅需在水盆中盛满清水，供饮用洗浴。可放入经暴晒消毒过的小石块，利于其栖息、蜕皮。出壳后约第十日完成第一次蜕皮，蜕皮后即开始进食。可于蜕皮后第二日放入1 g重的健康活泼泽蛙幼体，数量与蛇数目相当，根据进食情况酌情加减。进食后，幼蛇会盘成小团，数日不动，待食物消化完全后再捕食。蛇房须严格按照卫生防疫制度标准进行管理。日常温度20～30℃，湿度维持在50%～75%，及时清理蛇柜、蛇房，驱虫，消毒，保持饮水清洁、卫生等，做好日常相关观察管理记录。随幼蛇逐渐长大，及时调整密度，一般每平方米饲养成蛇4～6条，或中蛇8～10条，或仔蛇40～50条（注意3龄以后的成蛇已达到性成熟，除种用的蛇群以外，应根据雌雄、等级大小等分开饲养）。一般至冬眠前幼蛇体重可达20 g左右。越冬期间，蛇窝温度保持6～12℃，湿度保持35%～55%，每天做好温湿度观测并严格控制。对于商品蛇，为达到高效、快速、连续生长，可采取温室饲养，冬季保持温度20～22℃，打破冬眠习性（繁殖用蛇都应进入冬眠）。另外注意老鼠、黄鼠狼等进入蛇房，咬伤、偷食冬眠的五步蛇。

4. 饲料

幼蛇（开食后至第一次冬眠前）饵料以小泽蛙为主，乳鼠为辅；至第二生长期（第一次冬眠后至第二次冬眠前），以小白鼠为主，泽蛙为辅；第三生长期（第二次冬眠后至第三次冬眠前），以小白鼠为主，青蛙、蟾蜍为辅；第三次冬眠后成蛇饲喂鼠类，蛙蟾类或者其他小型无毒蛇以及小杂鱼等。日常喂养建议投喂活体饲料和灌喂相结合，灌喂可以选择养殖场里淘汰的鸡（鸭）苗作为饲料。冬眠前适当增加营养和保健，入眠前全面体检。对于无冬眠养殖，冬季饲料应用温水搅拌均匀，不宜过冷、过稠，饲养幼蛇须加鸡蛋等，增加营养与抵抗力。

5. 病害防治

主要常见疾病有口腔炎、霉斑病、寄生虫病（线虫、绦虫、鞭节舌虫、蛔虫，以及体外寄生的蜱、螨等）、肠炎、肺炎、外伤等[3]。

（1）口腔炎：发病率最高，由捕捉不当，防病措施不利，采毒时局部损伤、环境、灌喂操作不当、消毒不严以及蛇自身免疫力下降等引起。病状为病蛇颊部、两颌肿胀，齿龈及额部发生肿胀溃疡，严重时口腔有脓样分泌物，毒牙脱落，蛇头昂起，口微张开，不能闭合，吞咽困难，难以进食。防治方法为先用棉签抹净脓性分泌物后用84消毒液冲洗口腔，再用龙胆紫溶液涂抹口腔，每日1次，直到口腔无脓性分泌物[4]。蛇窝、蛇箱要及时清洁消毒，保持良好通风。取毒、灌喂手法适当，取毒和喂食的装置一定要圆润，发现病症及时进行有效治疗。

（2）霉斑病：因蛇窝湿度过高、环境不卫生或蛇吞食有霉菌孢子引起[5-6]。多发于高温高湿的梅雨季节，接触可相互传染。病状为腹部出现点状或块状黑色霉斑，鳞片无光泽，严重时腹鳞脱落，外露橘红色腹肌，甚至波及背鳞和尾鳞，引起溃烂死亡[3]。防治方法为用2%碘酒涂患处，每日1～2次，连用7～10 d可愈。也可先用新洁尔灭溶液清洗消毒，然后用克霉唑乳膏涂抹（严重时灌服制霉菌素片，每片25万单位，一日2次，一次1～2片）。预防本病关键是保持蛇窝干爽、清洁卫生、通风，发现后及时隔离治疗。

（3）腐皮病：多因体表受损，导致抵抗力低下被条件致病菌侵袭体表而发病。箱养容易发病，可能与夏季高温环境，强烈应激致使蛇体抵抗力下降有关。抓捕、运输造成的外伤也可诱发本病[7]。病状为精神不振、食欲降低，蛇体消瘦，蜕皮不畅；部分排水样粪便，有的附有黏液；背部、尾部皮肤局限性肿胀，皮下组织糜烂等。防治方法为控制好温湿度，保持蛇窝环境干爽、清洁卫生、通风。发现后及时隔离治疗，治疗方法为切开化脓灶进行清创、杀菌，涂抹红霉素软膏等。

（4）线虫病：可在蛇体内寄生的线虫类型较多，主要有棒线虫、圆线虫等。棒线虫体长约5～8 mm，多寄生于蛇的肺泡内，最后使病蛇肺部糜烂致死。圆线虫体长约3 cm，多寄生于蛇的浆膜组织内，肝脏中尤为多见，寄生处形成结节，每结节内有1至数条。当结节多时，病变严重可导致死亡。病状为感染后食欲不振，体质衰弱，经常低头，严重时喷吐黏液。防治方法为注意饮食卫生，左旋咪唑灌服，每公斤蛇用量0.1～0.2 mg。

（5）鞭节舌虫（又叫乳头虫）、蛔虫病：多由于食用了含此寄生虫的蛙、鸟、鼠后，幼虫转移到蛇体后在肺部由幼虫长成成虫。病状为感染后常伸直蛇体，逗留窝外、张口呼吸，虫体寄生多时可充塞呼吸道，甚至爬出口腔；严重时可致呼吸困难、窒息、死亡。防治方法为注意饮食卫生，发现蛇寄生鞭节舌虫可用敌百虫溶解后进行灌喂，每千克蛇用量为0.01 g，连服3 d。

（6）绦虫病：在蛇体内寄生的绦虫幼虫（裂头蚴）具有头节，体有横皱纹。长短不一，长的约有20 cm，短的不到1 cm，寄生在蛇体的皮下、腹腔、肌肉等处，成虫全身呈带状。病状为寄生在蛇体后症状表现不明显，寄生在蛇皮下者的体表粗糙，鳞片翘起，具有小疙瘩。防治方法为加强饲养管理，注意饮食卫生；发现蛇体有裂头蚴寄生，可用小刀切开表皮取出，然后在伤口上涂抹碘酒消毒。

（7）体外寄生虫病：主要是蜱、螨（蜱大螨小），常见蜱寄生蛇体吸血。病状为病蛇消瘦无神，被寄生部位鳞片翘起，蜱长大后露出鳞外。防治方法为对患蜱、螨的蛇，用高锰酸钾溶液浸泡5～10 min或用0.1%敌百虫溶液中药浴3～4 min，切勿使蛇头浸入药液中，防止药液入口和用药过量。

（8）肠炎：可由环境不卫生，食用腐败变质及不洁饮水，寄生虫，气温骤变等导致。病状为食欲减退或拒绝进食，外观消瘦，常打哈欠，神态呆滞，不思回窝，排稀便或绿色粪便，肛门发红，肛鳞有时不完整。防治方法为饮水中加入适量生理盐水和5%葡萄糖液，用庆大霉素按8万单位或氟哌酸按0.1 g/kg灌服，一日2次，3～5 d。

（9）肺炎：多发于盛夏季节，天气炎热、温度过高，湿度过低或过高，环境不卫生及空气流通不畅，使得蛇房闷热造成蛇群不适等而发病[8]。病状为食欲减退或拒绝进食，精神沉郁、蜕皮不畅，咽喉部有少量稀薄黏液并伴有气泡（口吐白沫），不思回窝，频繁大量饮水；倒提患蛇有痰液自口腔流出。防治方法为抗生素治疗，按每1 kg体重肌内注射青霉素、链霉素各20万单位，同时灌服"严迪"（罗红霉素分散片）1片/kg；或者用头孢唑林钠（每瓶0.5 g），首次取一瓶用注射用水稀释后可注射5 kg患蛇，以后减半，每日2次。对蛇房清洁消毒，保证空气流通。

【化学成分】 蕲蛇含蛋白质和氨基酸、磷脂类、核苷类[9]、甾体类、多肽类、矿物质元素等成分。

1. 蛋白质和氨基酸

蛋白质和氨基酸的含量有近70%，其中人体必需氨基酸占氨基酸总量的33%左右，可以检测出17种氨基酸，含量由大到小分别为谷氨酸、天冬氨酸、甘氨酸、脯氨酸、赖氨酸、亮氨酸、精氨酸、丙氨酸、丝氨酸、缬氨酸、异亮氨酸、苯丙氨酸、苏氨酸、酪氨酸、组氨酸、甲硫氨酸、胱氨酸[10]。柴士伟等人应用柱前衍生化反向高效液相色谱法对蕲蛇中的4种主要氨基酸进行了检测，认为可能为药效基础物质[11]。另外谷恒存等人通过限制性胃蛋白酶酶解法从蕲蛇中提取和鉴定了蕲蛇Ⅱ型胶原蛋白，分子量为130 kDa[12]。

2. 磷脂类

林秀玉采用Foulch试剂超声提取，钼蓝试剂显色，分光光度法对蕲蛇的总磷脂进行测定，证明蕲蛇中磷脂类成分存在[13]。

3. 核苷类

丁兴红等人应用高效液相色谱法对蕲蛇药材中尿嘧啶、黄嘌呤、次黄嘌呤和尿苷的含量进行测定，指出核苷类成分可能为蕲蛇药效物质基础类成分[14]。

4. 甾体类

平忠明等人用薄层层析法鉴别分析了蕲蛇等蛇类药材，认为含有甾体化学成分[15]。

5. 多肽类

林晨等人蛋白质组学方法分析蕲蛇乙醇提取物多肽类成分，醇提液中总蛋白含量为1.360 g，计算肽类成分融出率为5.48%[16]。

6. 矿物质元素

蕲蛇药材含有硫、硅、铝、磷、氯、钙、铬、铜、钾、锰、钠、镁、铁、锌、镍、钛等矿物质元素[17]。丁兴红等人也对蕲蛇中镉、铅、砷、汞等重金属含量进行了相关测定[14]。

【鉴别研究】 利用光谱法、薄层法以及X光片影像技术鉴别法对蕲蛇正、伪品进行鉴别[18]。但这些方法对样品鉴别存在较大的片面性和局限性。近年来，分子生物学技术被运用于蕲蛇的鉴别，根据不同生物个体之间遗传物质DNA的差异来鉴别生物物种，从而对近缘物种进行鉴别[19]。

1. 性状鉴别

呈圆盘状，盘直径17 ~ 34 cm，体长可达2 m。头在中间稍向上，呈三角形而扁平，吻端向上突出，习称“翘鼻头”。上腭有管状毒牙，中空尖锐。背部两侧各有黑褐色与浅棕色组成的“∧”形斑纹17 ~ 25个，其“∧”形的两上端在背中线上相接，习称“方胜纹”，有的左右不相接，呈交错排列。腹部灰白色，鳞片较大，有黑色类圆形黑斑，习称“连珠斑”。尾部骤细，末端有三角形深灰色的角质鳞片1枚，习称“佛指甲”。气腥，味微咸[20]。

2. 显微鉴别

（1）粉末特征：将药材研成粉末，用甘油试液制片，在光学显微镜下观察，呈淡黄棕色或黄白色粉末。显微镜下观察可见，肌纤维碎片，极多见，散在或成束存在。无色，长条形。表面具有明暗相间的纹理，纹理多波状或脊状，少平行状；皮肤碎片，较少见。多为不规则形，黄色、淡黄色至无色。细胞近方形、椭圆形或多边形，边缘多光滑，表面具有黄色颗粒状物；色素颗粒状，少见，棕褐色连珠状、条状，并不规则形扭曲。

（2）骨碎片特征：光学显微镜下可见，较多且呈不规则形，灰褐色。表面有条状排列的呈梭形、菱形、椭圆形的骨陷窝，边缘可见放射状、细小裂隙或裂缝。

（3）鳞片碎片特征：光学显微镜下可见，鳞片呈菱形，具端窝2个，深棕色或黄棕色，密布类圆形、卵圆形或类多角形隆起，复瓦状排列，内含淡棕色的颗粒状色素。

3. 理化鉴别

（1）薄层色谱法：取药材的粉末，制成脂溶性和水溶性供试液，分别点样于硅胶G板上。脂溶性的以氯仿-丙酮（9.5：0.5）为展开剂展开，用10%硫酸乙醇液或10%磷铝酸乙醇液喷雾后，烘烤约10 min，置365 nm紫外观察荧光。水溶性的以异丙醇-水（7：3）为展开剂展开，先置365 nm紫外观察荧光，然后用0.2%茚三酮溶液喷雾后于105℃烘烤约10 min。利用所呈的不同层析图谱进行鉴别[15]。

（2）纸层色谱法：取药材粉末1 g，加入无水乙醇10 ml，浸泡约48 h，过滤，将滤液点于层析滤纸上，用正丁醇-95%乙醇-冰醋酸-水（4：1：1：2）为展开剂展开，喷0.5%茚三酮丙酮液，65℃烘烤10 min，利用色谱图差别，进行鉴别。

（3）紫外光谱法：将药材粉碎，粉末分别用石油醚和无水乙醇浸泡约36 h，过滤，将滤液稀释成一定浓度，在紫外分光光度计上测定，根据紫外光谱的差异进行鉴别[21]。

（4）红外光谱法：将药材粉碎，粉末分别用极性和非极性溶液提取，得到提取物，常规制样，用红外分光光度计测定，根据红外光谱的差异进行鉴别[12]。

（5）等电点鉴别法：取药材粉末，超声波提取离心制备样品液，用pH计测pH值，紫外分光光度计测吸收度，以纵坐标为吸光度，横坐标为pH值，绘制等电点曲线图，根据等电点不同，进行鉴别。

（6）蛋白黏度鉴别法：精密称取药材粉末适量，乙醇脱脂后，超声波提取，用血清血浆黏度计测定其蛋白黏度，根据蛋白黏度差异，进行鉴别。

（7）高效毛细管电泳指纹图谱法：以20 mmol/L硼砂与0.12 mol/L硼酸（pH值为8.4）作为背景电解质缓冲液，柱温25℃，运行电压19 kV，于245 nm波长处检测，25 min内完全分离。构建特征峰，各供试品的相对保留时间和相对峰面积构成了其指纹特征，根据峰形进行鉴别[22]。

【分子生药】《中国药典》2010年版已将分子生物学鉴别方法作为蕲蛇鉴别方法收录。以提取蕲蛇DNA为模板，采用引物（5′-GGCAATTCACTACACAGCCAACATCAACT-3′）和（5′-CCATAGTCAGGTGGTTAGTGATAC-3′）进行 PCR特异性扩增，正品蕲蛇在略大于300 bp处出现扩增片段，而伪品则无扩增片段[23]。唐晓晶等人用Cyt b通用引物对蕲蛇进行PCR扩增后测序，50℃复性温度，得到220 bp的扩增带，以此建立简单、准确、快速的药材分子标记鉴别方法[24]。

【炮制研究】 **1. 蕲蛇**

去头、鳞，切成寸段。

2. 蕲蛇肉

去头，用黄酒润透后，除去鳞、骨，干燥。

3. 酒蕲蛇

取净蕲蛇段，照酒炙法炒干。每100 kg蕲蛇，用黄酒20 kg。段状，棕褐色或黑色，略有酒气。

【制剂研究】**1. 醇提工艺**

采用醇溶性浸出物测定法（热浸法）。取蕲蛇4 g，经粉碎过2号筛，精密称定，置250 ml锥形瓶中，精密量取稀乙醇100 ml，密塞，称定质量，静置1 h后，连接回流冷凝管，加热至沸腾，并保持微沸1 h，放冷后取下锥形瓶，密塞，再称定质量，用稀乙醇补足减失质量，摇匀，用干燥滤器滤过。精密量取25 ml，置已干燥至恒重的蒸发皿中，在水上蒸干后，于105℃干燥3 h。置干燥器冷却30 min，迅速精密称定质量，计算蕲蛇中醇溶性浸出物的含量，一般为12%[16]。

2. 蕲蛇胃蛋白酶

利用酶（胃蛋白酶）与其底物（酪蛋白）的亲和性，从蕲蛇胃中提取到一种胃蛋白酶。让底物和酶在pH值为2.5的乳酸缓冲液中充分结合，然后调pH值至4.0（底物等定点），沉淀底物和酶的结合物，然后让沉淀物再溶解于乳酸缓冲液中，添加低浓度十二烷基磺酸钠（SDS）将底物和酶分离，最后用二乙氨乙基（DEAE）离子交换色谱柱纯化，经聚丙烯酰胺凝胶电泳（SDS-PAGE）鉴定，分离得到胃蛋白酶的分子量为33 kDa，酶的最适pH值小于3.0，最适温度为50℃[25]。

【药理作用】**1. 抗炎镇痛作用**

蕲蛇水提液对大鼠佐剂性关节炎有一定的治疗作用，其治疗作用机制可能是由于免疫耐受（OT）的主动抑制机制降低佐剂性关节炎（AA）大鼠能明显抑制致炎作用大鼠抗原产生的特异性免疫反应，并通过细胞因子调控网路调节降低肿瘤坏死因子-α（TNF-α）、白细胞介素-1β（IL-1β）、白细胞介素-6（IL-6）水平，抑制细胞因子的促炎效应加剧来实现[26-27]。蕲蛇粉 80%乙醇回流提取物醇溶性和水溶性部位对小鼠热板及冰醋酸致痛反应均有明显镇痛作用，对二甲苯致小鼠耳郭肿胀、冰醋酸致腹腔毛细血管通透性增高均有明显的抑制作用[28]。

2. 抗肿瘤作用

现代研究发现，蕲蛇提取物具有抗肿瘤的活性。30%乙醇提取物对胶质细胞具有细胞毒作用[29]，同时，对胃癌细胞株具有一定的抑制作用[30]。

【现代临床】多用于治疗皮肤病，痹证、风湿免疫类疾病以及癌症的辅助治疗。

1. 治疗多发性疖肿、毛囊炎

姜志诚报道用5%蕲蛇针剂治疗用于治疗多发性疖肿、毛囊炎[31]。金莲花等人用5%蕲蛇针剂，每次4 ml肌肉注射，每日2次，10 d为1个疗程，治疗70例反复发作，用抗生素治疗无效的多发性疖肿，痊愈53例，好转15例，无效7例，有效率97.1%。1～2 d疼痛减轻，红肿范围缩小，基底部变软，3～22 d治愈（平均9.6 d）。经观察，对金黄色葡萄球菌感染的疖肿、毛囊炎效果好[32]。

2. 治疗慢性湿疹

闰虹等人自拟湿疹汤（含蕲蛇、苍术、黄柏、荆芥、防风、地肤子、白鲜皮、慧该仁、甘草）治疗慢性湿疹56例，治愈率92.9%，总有效率100%[33]。

3. 治疗类风湿关节炎

戎永华选用补肾祛湿蠲痹饮（含蕲蛇、乌梢蛇、补骨脂、鹿角片、生黄芪、薏苡仁、秦艽、豨莶草、透骨草、伸筋草、鸡血藤、杜仲等）治疗类风湿关节炎60例，对照组30例口服雷公藤多苷片，治疗3个月后统计疗效，结果治疗组疗效显著优于对照组，且副作用少[34]。

4. 治疗恶性肿瘤

李杰总结金龙胶囊（含蕲蛇、守宫、金钱白花蛇等）治疗各类恶性肿瘤的疗效，认为其在治疗乳腺癌、食管癌、胃癌、卵巢癌等肿瘤方面取得了较好效果，单独应用可改善肿瘤患者生存质量，配合放疗、化疗可以保护血象，减轻免疫抑制，抑制肿瘤术后复发、转移，延长生存期[35]。

【编者评述】 蕲蛇作为我国特有的一味动物类药材，其资源稀少，疗效独特。蕲蛇对一些顽固性皮肤病、风湿痹证及免疫性疾病等有卓越的疗效。其蛇毒更具有良好的止血、抗凝、降压、抗肿瘤等作用。未来还应加强其生态种群保护，大力开展生态繁育和人工养殖技术研究；对传统复方制剂，特别是经典的处方进行药理学、药效学、作用机制以及活性物质等研究，进一步阐明其作用机制。

参考文献

[1] 赵尔宓. 中国动物志：第三卷　爬行纲 [M]. 北京：科学出版社，1998.

[2] 黄松. 尖吻蝮的亲缘地理学和保护遗传学研究 [D]. 成都：四川大学，2007.

[3] 王德青. 黄山市人工养殖尖吻蝮蛇主要疾病调查及口腔炎的治疗研究 [D]. 南京：南京农业大学，2012.

[4] 黄松，黄接棠. 养蛇新法 [M]. 南京：江苏科学技术出版社，2000.

[5] 李春喜，王志和，王文林. 生物统计学 [M]. 第二版. 北京：科学出版社，2000.

[6] 高本刚. 蛇病防治 [J]. 特种经济植物，2002，4：43.

[7] 曾维铭，韦平，周维官，等. 广西驯养蛇类腐皮病病因调查的研究 [J]. 蛇志，2001，13(1)：9-11.

[8] 周维官，曾维铭，陈业良，等. 蛇急性呼吸道感染的病原分离鉴定及其控制 [J]. 蛇志，2000，12 (2)：1-3.

[9] 张冬璇，瞿晶田. 中药蕲蛇的化学成分和药理作用研究进展 [J]. 吉林中医药，2016 (8)：862-864.

[10] 丁兴红，丁志山，范永升. 人工饲养蕲蛇与野生蕲蛇中重金属元素及氨基酸含量的比较研究 [J]. 氨基酸和生物资源，2012 (1)：51-53.

[11] 柴士伟，董改英，瞿晶田，等．正交试验优选蕲蛇煎煮工艺［J］．中国药房，2015(25)：3569-3571.

[12] 谷恒存，胡金波，丁志山，等．蕲蛇Ⅱ型胶原蛋白的提取和鉴定表征［J］．中国中药杂志，2013(21)：3672-3675.

[13] 林秀玉，李可强．商品药材蕲蛇中总磷脂含量的比较研究［J］．辽宁中医杂志，2009(11)：1959-1961.

[14] 丁兴红．HPLC法测定蕲蛇中核苷类成分的研究［J］．浙江中医药大学学报，2011(6)：906-908，912.

[15] 平忠明．乌梢蛇、蕲蛇、金钱白花蛇的薄层鉴别［J］．中药材，1987(1)：31-32.

[16] 林晨，温成平，范永升．蕲蛇乙醇提取物多肽成分的蛋白组学研究［J］．浙江中西医结合杂志，2017(5)：388-391，458.

[17] 孙家美，毛振伟．六种蛇蜕中微量元素的比较［J］．中药材，1992(8)：11-13.

[18] 陈志清．蕲蛇的真伪鉴别和鉴别要点［J］．中国民族民间医药，2012，16：50-51.

[19] 沈海英，顾琨，鲍方名，等．PCR方法在蕲蛇中的鉴别应用［J］．蛇志，2013，4：369-385.

[20] 吴国美，宣新中．蕲蛇与其伪充品的鉴别［J］．中国药业，2009(14)：69-70.

[21] 邬家林，郭建平．219种药材及其混淆品的紫外光谱测定［J］．华西药学杂志，1993，2：108-110.

[22] 王成芳，包永睿，孟宪生，等．蕲蛇药材高效毛细管电泳指纹图谱的研究［J］．辽宁中医杂志，2010，5：893-894.

[23] 陈康，蒋超，袁媛，等．快速PCR方法在蛇类药材真伪鉴别中的应用［J］．中国中药杂志，2014，19：3673-3677.

[24] 唐晓晶，冯成强，黄璐琦，等．蕲蛇及其混淆品高特异性PCR鉴别［J］．药物分析杂志，2006(2)：152-155.

[25] 陈躬瑞，柯李晶，赵恒裕，等．底物亲和法分离纯化蕲蛇胃蛋白酶［J］．中国食品学报，2001(1)：50-55.

[26] 谷恒存，丁兴红，马哲龙，等．蕲蛇水提液对佐剂性关节炎大鼠的免疫调节作用［J］．中华中医药杂志，2012，27(10)：2676-2678.

[27] 张纪达，范永升，温成平，等．蕲蛇水提取物对胶原诱导性关节炎大鼠血清TNF-α、IL-6和IL-10的影响［J］．中华中医药杂志，2012，27(5)：1407-1409.

[28] 蒋福升，马哲龙，陈金印，等．蕲蛇提取物抗炎镇痛药理作用的研究［J］．蛇志，2013，25(2)：97-99.

[29] 谢欣，刘桂兰，梁良．蕲蛇组织提取物抗肿瘤活性的初步研究［J］．辽宁医学杂志，2007，21(4)：265.

[30] 梁良，李婷．蕲蛇组织提取物抗肿瘤活性的初步探讨［J］．大连民族学院学报，2005，7(1)：93.

[31] 姜志诚．白花蛇针剂治疗多发性疖肿[J]．辽宁中医志，1980(6)：37.
[32] 金莲花．蛇的药理作用与临床应用[J]．现代医药卫生，2007，23(17)：2620.
[33] 闰虹，许宝丽．自拟湿疹汤治疗慢性湿疹56例[J]．包头医学，1997，21(3)：137.
[34] 戎永华．补肾祛湿蠲痹通络法治疗类风湿性关节炎90例疗效观察[J]．现代实用医学，2007，19(4)：297-298.
[35] 李杰．金龙胶囊上市后期临床试验2600例总结[C]//中国癌症研究基金会，《中国肿瘤临床年鉴》编辑委员会．中国肿瘤临床年鉴．北京：中国铁道出版社，2003：368-371.

47 僵　蚕 | Jiangcan

1 · 392

BOMBYX BATRYTICATUS

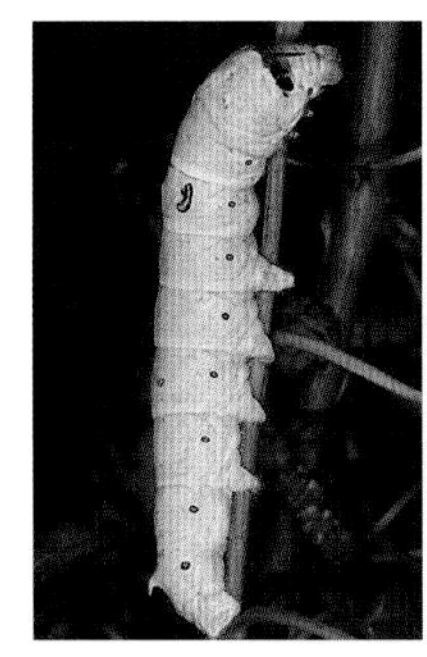
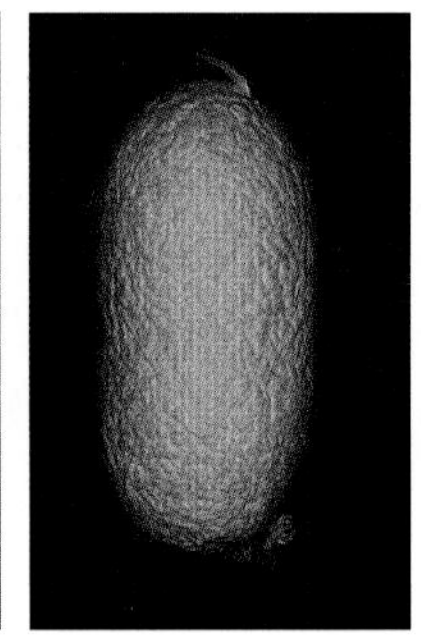
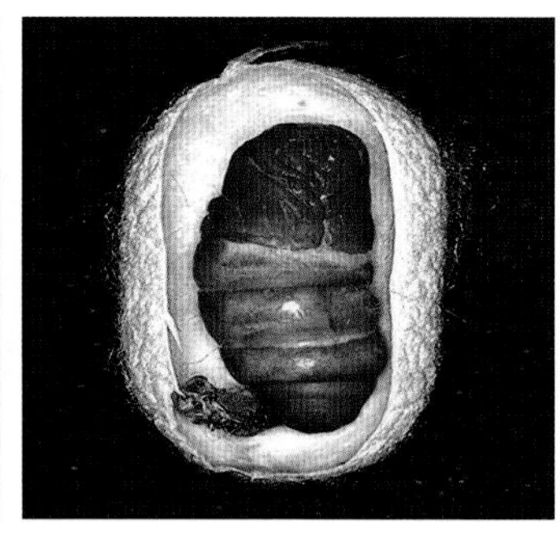
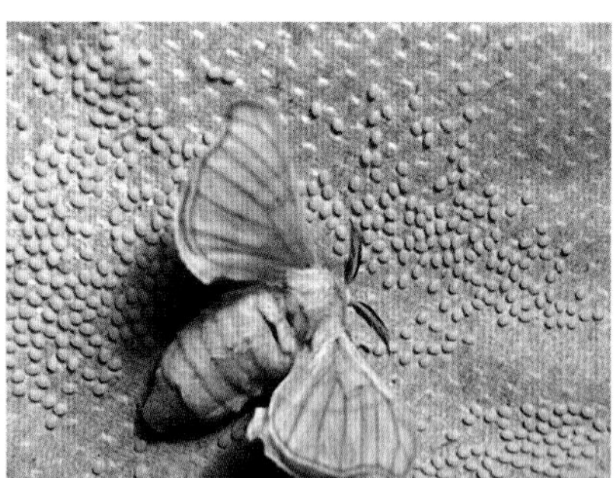

图 2-47-1　家蚕

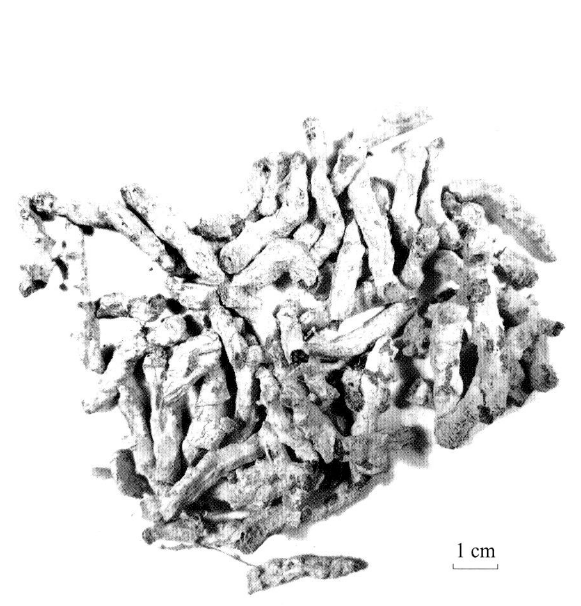
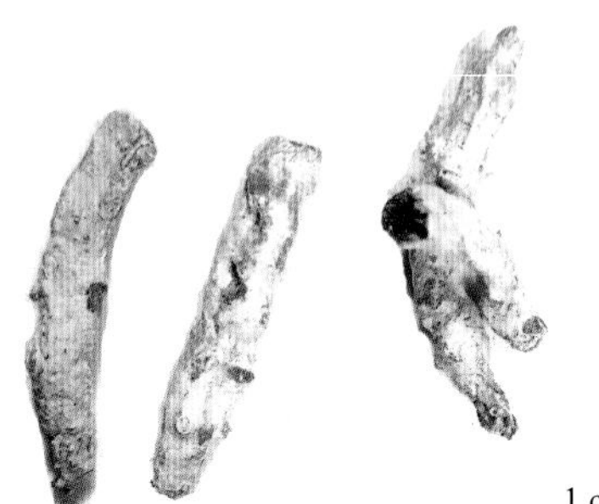
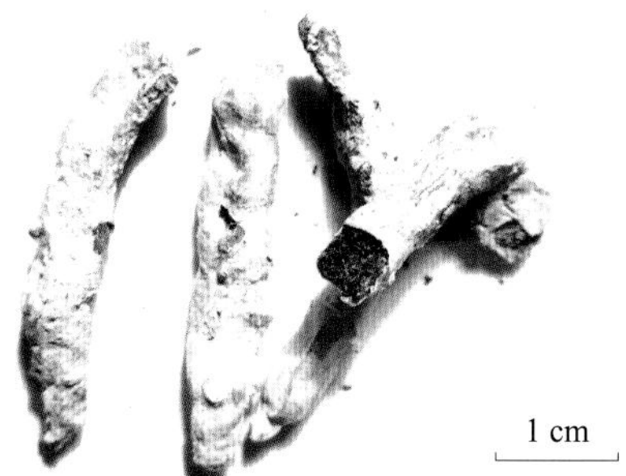

图 2-47-2　僵蚕

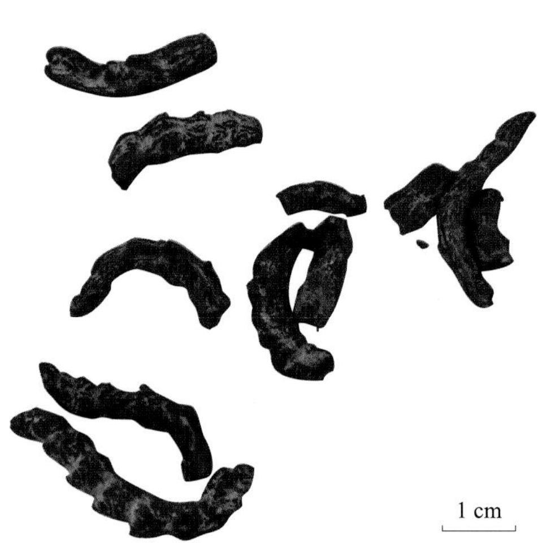
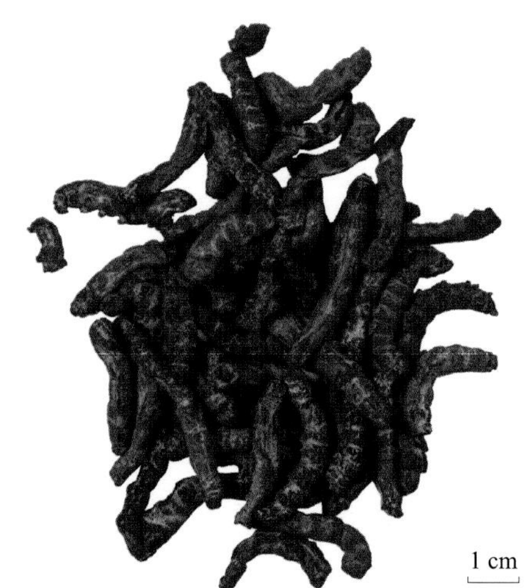

图 2-47-3　炒僵蚕

【药典沿革】首载于1963年版一部第313页，分别从来源、鉴别、炮炙、性味、功能、主治、用法与用量、贮藏8个指标对其进行规定，其为蚕蛾科昆虫家蚕*Bombyx mori* L.的幼虫因感染白僵菌*Batrytis bassiana* Bals.而致死的干燥全体。1977年版一部第643页分别从来源、性状、炮制、性味、功能与主治、用法与用量、贮藏7个指标对其进行规定，更改"炮炙"为"炮制"，将1963年版中的"鉴别"项下内容归于"性状"项中，并从该版至2020年版一部第392页，均规定其来源为蚕蛾科昆虫家蚕的幼虫因感染白僵菌而致死的干燥全体。1985年版将其收载于一部附录18页"成品制剂中本药典未收载的药材及炮制品"中，1990年版又移回一部。1990年版一部第335页分别从来源、性状、鉴别、检查、炮制、性味与归经、功能与主治、用法与用量、贮藏9个指标对其进行规定，相对于1977年版，改"炮炙"为"炮制"，合并"功能""主治"项，增加"鉴别""检查"项，增补"归经"并与"性味"合并。1995年版一部第331页相对于1990年版，"用法与用量"项从4.5～9 g变更为5～9 g。2000年版一部第307页与1995年版相同。2005年版一部第259页相对于2000年版，"检查"项中增加"水分"和"酸不溶性灰分"检测方法和指标。2010年版一部第352页相对于2005年版，"检查"项中增加"黄曲霉素"和"浸出物"检测方法和指标，增加"饮片"指标，将"用法与用量"项从5～9 g变更为5～10 g。2015年版一部第375页、2020年版一部第392页相对于2010年版增加"炒僵蚕"饮片及其方法。2020年版在"饮片"下增加"检查"项。

【本草考证】始载于汉代《神农本草经》，列为中品，谓："味咸平，主小儿惊痫夜啼，去三虫，灭黑䵟，令人面色好，男子阴疡病。"宋代《本草图经》曰："白僵蚕生颖川平泽，今所在养蚕处皆有之，用白僵死白色而条直者为佳。"明代《本草纲目》列入虫部第三十九卷，虫之一卵生类上，李时珍以"蚕"起题，将唐代《本草拾遗》"乌烂蚕""茧卤汁"和宋代《嘉祐本草》"蚕蜕"合并在一起，在释名下说："自死者名白僵蚕。蚕病风死，其色自白，故曰白僵（死而不朽曰僵）。"综上所述，从以上描述看，与现今药用的僵蚕一致。

【药材来源】蚕蛾科昆虫家蚕*Bombyx mori* L.的幼虫感染白僵菌*Batrytis bassiana* Bals.而致死的干燥体。多于春、秋二季生产，将感染白僵菌病死的蚕干燥。

【性味归经】咸、辛，平。归肝、肺、胃经。

【功能主治】息风止痉，祛风止痛，化痰散结。用于肝风夹痰，惊痫抽搐，小儿急惊，破伤风，中风口㖞，风热头痛，目赤咽痛，风疹瘙痒，发颐痄腮。

【道地主产】四川、浙江、江苏、广西、广东、安徽、山东等地，以四川产质量为优，为川产药材主流品种之一[1]。僵蚕主要源于蚕农生产蚕茧过程中少量的、个别的感染白僵菌所形成的副产品。现已有人工接种白僵菌的人工养殖僵蚕生产。

【资源研究】**1. 发育周期**

家蚕属完全变态昆虫，在一个世代中，经过卵、幼虫、蛹、成虫四个形态完全不同的发育阶段，其周期长短因蚕品种和饲育环境而不同。家蚕以卵繁殖，二化性蚕卵又分滞育（越年）和非滞育（不越年）两种。前者产下后约经7 d，胚胎发育至一定程度后，即进入停滞发育期，必须在一定条件（如低温或浸酸处理）下解除滞育后，才会继续发育和孵化。后者产下后，胚胎发育经9 ~ 12 d即自然孵化。卵产后1 ~ 2 d内呈淡黄色，2 ~ 3 d后变黄褐色，约一周后又变成紫灰色。初孵化幼虫呈赤褐色，形似蚂蚁，称蚁蚕，取食桑叶后迅速成长，其间休眠和脱皮4次后成第5龄壮蚕，此时体呈淡青白色，长圆筒形，体分胸（3节）、腹（10节）合计13节，体重约为1龄蚕的1万倍。羽化的蚕蛾全身被覆白色鳞片，体分头、胸、腹3部分。头两侧有黑色复眼1对，双栉状触角1对。成虫下颚能分泌溶茧酶，以溶解丝茧，得以从茧中钻出。

2. 繁殖

蚕蛾羽化后不再摄食，雌蛾诱惑腺分泌性外激素，借以引诱雄蛾交尾。在常温下，交尾8 ~ 10 min时第1次射精，约15 min后终止，此后保持交尾状态1 ~ 1.5 h，再进行第2次射精，经10 min后结束，整个交尾过程约2 h。受精过程为交尾时，雄蛾先将精子射入雌蛾交尾囊，再进入受精囊。雌蛾产卵开始时，卵自输卵管下降，从受精囊出来的精子即自卵孔进入卵内，进入卵内的精子一般2 ~ 3个，精子入卵是在卵产下前几秒钟[2]。

3. 饲养管理

在蚕4 次蜕皮后（5龄蚕），将白僵菌用温水或冷水调成菌液，用喷雾器均匀地喷到蚕体上，以蚕体见湿为度。接种后15 ~ 20 min 第1次给桑叶，以后每隔5 ~ 6 h给桑1次。饲养室的温度以24 ~ 26℃，湿度90%为宜，避免通风。接种后，蚕陆续发病死亡，要及时拣出，另行摊换，保持同样温度，待其充分发僵变白后，置于通风处风干或弱光下晒干。

4. 饲料

桑叶是家蚕的主要饲料，由于蚕生长发育速度快，对于营养成分摄取量要求较高，选取的桑叶要营养丰富、无污染、成熟度适中。人工饲料的主要原料已基本确定，主要由桑叶粉、脱脂大豆粉、维生素、玉米粉、成型剂、纤维素、抗生素、蔗糖、柠檬酸、无机类物质和防腐剂等组成。

5. 病害防治

大蚕期（4、5龄蚕时期）每日早上用新鲜石灰粉进行蚕体蚕座消毒，隔日除沙（在室内地面繁育不用除沙）。阴雨天湿度大，每日撒石灰粉2次，保持干爽。注意筛出病死蚕、淘汰弱小蚕，以防蚕病蔓延。各龄起蚕和4龄第3日、5龄第3、5日添食500单位氯霉素，以防蚕病蔓延。用灭蚕蝇乳剂300倍液或500倍液在4龄第2日和5龄第2、4、6日全蚕体喷1次防蝇蛆病。

【化学成分】 僵蚕含蛋白质，17种氨基酸，核苷（如尿嘧啶、尿苷、次黄嘌呤、黄嘌呤、胞嘧啶、腺嘌呤），酶类、草酸铵、毒素、脂肪、有机酸及其衍生物、色素、挥发油、甾体［如3β,5α-二羟基-（22*E*,24*R*）-麦角甾-7,22-二烯-6-酮、（22*E*,24*S*）-5α,8α-环二氧-24-甲基-胆甾-6,9（11）,22-三烯-3β-醇、5β,6β-环氧-（22*E*,24*R*）-麦角甾-8（14）,22-二烯-3β,7α-二醇、7α-甲氧基-（22*E*,24*R*）-5α,6α-环氧麦角甾-8（14）,22-二烯-3β-醇、（22*E*,24*R*）-麦角甾-5,7,22-三烯-3β-醇和豆甾醇-7,22-二烯-3β,5α,6α-三醇、6,9-氧桥-麦角甾-7,22-双烯-3-醇、麦角甾-6,22-二烯-3β,5,8-三醇、β-谷甾醇、β-胡萝卜苷等］、维生素、微量元素、槲皮素、山柰酚、香豆素、黄酮、多糖类等多种化学成分，其中草酸铵是主要药理成分。

【鉴别研究】**1. 性状鉴别**

药材略呈圆柱形，多弯曲皱缩。长2～5 cm，直径0.5～0.7 cm。表面灰黄色，被有白色粉霜状的气生菌丝和分生孢子。头部较圆，足8 对，体节明显，尾部略呈二分歧状。质硬而脆，易折断，断面平坦，外层白色，中间有亮棕色或亮黑色的丝腺环4个。气微腥，味微咸。粉末呈灰棕色或灰褐色。菌丝体近无色，细长卷曲缠结在体壁中。气管壁碎片略弯曲或呈弧状，具棕色或深棕色的螺旋丝。表皮组织表面具网格样皱缩纹理以及纹理突起形成的小尖突，有圆形毛窝，边缘黄色；刚毛黄色或黄棕色，表面光滑，壁稍厚。未消化的桑叶组织中大多含草酸钙簇晶或方晶。

2. 理化鉴别

采用适量稀盐酸对其表面进行滴加，无任何变化。

3. 显微鉴别

从僵蚕表面刮取少量白色粉末，置于显微镜下观察。可见粉末中分布的菌丝体呈现为无色，并以卷曲缠结的方式附在体壁中。此外红外指纹图谱与紫外指纹图谱也可区分僵蚕与健康蚕[3]。

【炮制研究】取原药材，将空心质次品和其他杂质挑出后备用。将锅烧热后取麦麸，撒入锅内，待麦麸冒烟时，加入净僵蚕，迅速翻动，用中火（120～150℃）炒至表面黄色，取出，筛去麸皮，晾凉。每100 kg僵蚕，用麦麸10 kg。其形状不变，而颜色发生改变，呈黄色为佳。或称取适量炼蜜溶于开水中，定容至30 ml，放凉，淋入30 g麦麸中，不断搅拌至握之成团、推之即散时备用。然后将炒锅用中火加热至所需程度，撒入含有蜜汁的麦麸，烟起后投入净僵蚕，不断翻炒至僵蚕表面呈金黄色，麦麸焦黑色时，取出，筛去麦麸，放凉。每300 g僵蚕用蜂蜜20 g，炒制温度为180℃，炒制时间为6 min。以草酸铵、乙醇浸出物和白僵菌素三者为指标，采用正交实验，考察炒制时间、温度和蜂蜜用量对蜜麸炒僵蚕工艺的影响。得出的最佳炮制工艺为每300 g僵蚕用蜂蜜20 g、炒制时间为 6 min、炒制温度为 180℃ 。采用HPLC法考察不同炮制方法对僵蚕中草酸铵、槲皮素和山柰酚的含量影响，经炮制后草酸铵含量有不同程度的下降，其中糖麸炒含量最低，而麸炒含量下降的最少。炮制对槲皮素与山柰酚的含量影响不大，与生品较为接近，但姜炙与姜麸炒中槲皮素与山柰酚的含量降低得较为明显[4]。

【药理作用】**1. 抗凝、抗血栓作用**

对大鼠 beyers 静脉血栓模型静脉滴注僵蚕注射液后，血栓症状明显减轻，纤溶酶原含量、优球蛋白溶解时间明显减少，同时还可以延长凝血活酶起效时间、凝血酶原起效时间和凝血酶起效时间。研究结果显示，僵蚕对凝血酶-纤维蛋白原反应有直接的抑制作用，通过抑制血液凝固、促纤溶活性而抑制血栓形成。大剂量僵蚕注射液可明显抑制凝血酶诱导的内皮细胞释放，并能抗血栓形成。僵蚕水煎剂能增加毛细血管开放数量，增大微血管直径，延长凝血时间[5]。

2. 抗惊厥作用

能对抗士的宁（二甲氧马钱子碱）引起的小鼠惊厥，而且效果与氯化铵相似。对僵蚕抗惊厥活性部位分离鉴定的麦角甾-6,22-二烯-3β,5α,8α-三醇、β-谷甾醇和白僵菌素3个单体进行抗惊厥活性筛选，研究结果显示，白僵菌素具有抗惊厥活性[6]。

3. 抗肿瘤作用

在僵蚕中分离纯化得到寡聚糖 BBPW-2，其体外抗肿瘤检测对肿瘤细胞株 HeLa 和 Hep G2 具有直接的细胞毒活性，对MCF-7细胞株具有长期抗增殖效应；细胞周期阻断在 G_0/G_1和 G_2/M 期。而僵蚕黄酮类化合物对癌细胞增殖的抑制作用明显且对正常细胞没有毒性。僵蚕醇提物对小鼠艾氏腹水癌（ECA）实体型抑制率为36%，对小鼠S180也有抑制作用；体外可抑制人体肝癌细胞的呼吸，也可用于直肠腺癌型息肉的治疗[7]。

4. 降糖作用

采用僵蚕片治疗85例糖尿病患者，有效率达71.4%，三多症状缓解率 85.6%，尿糖控制有效率 85.7%，空腹血糖控制有效率 80%。提示僵蚕片治疗 2 型糖尿病具有一定的临床意义。家兔实验结果显示，僵蚕对四氧嘧啶引起的实验型糖尿病有效，并进一步提取其醇溶部分和僵蛹，显示提取物脱皮激素效果更好。

5. 抗菌作用

95%乙醇超声提取物对大肠杆菌的最小抑菌浓度（MIC）为0.625 mg/ml。提示僵蚕的抗炎作用与其抑菌活性相关。僵蚕醇提物对苹果炭疽病菌、腐烂病菌、花椒落叶病菌均有一定的抑制作用，其中对炭疽病菌的抑制作用最强。

6. 增强免疫作用

僵蚕多糖可从多方面促进正常小鼠和免疫抑制小鼠的体液免疫和细胞免疫，对正常小鼠免疫功能的提高和免疫抑制小鼠免疫功能的恢复有较强的促进作用。

7. 镇静催眠作用

以光电法和开阔法观察僵蚕水提醇沉提取物对小鼠自主活动的影响，发现提取物能明显减少小鼠自主活动，作用强于酸枣仁，与地西泮效果相当，并具有明显的镇静作用；而水提物则无明显作用。提示镇静作用可能与醇溶性的成分有关。小鼠灌胃0.5 g/20 g或皮下注射0.25 g/20 g僵蚕醇提液，催眠效果与皮下注射50 mg/kg苯巴比妥的效果相当。

8. 对生育影响

僵蚕水煎液灌胃能明显降低雌性小鼠卵巢、子宫质量和妊娠率，对妊娠有明显影响，其结果支持僵蚕属“胎前禁忌”的论点。僵蚕也能明显增加雄性小鼠睾丸、贮精囊的质量，与文献报道其具有雄性激素作用一致。

9. 神经营养和保护作用

分离纯化得到的磷脂与鞘脂类化合物可能通过刺激神经生长因子（NGF）合成来发挥神经营养性效应。研究结果显示，僵蚕提取物作用于人工培养的大鼠星形胶质细胞，通过抑制脂质过氧化和保护抗氧化酶来对抗乙型淀粉样蛋白诱导的细胞毒性。僵蚕提取物能对抗兴奋性氨基酸诱导的神经毒性，从而保护海马神经元，降低脑缺血及其他神经损害导致的神经损伤。

【现代临床】 僵蚕配伍其他中药多用于治疗或预防癫痫、抽搐、咳嗽哮喘、外感发热、过敏性鼻炎、神经性疼痛、头痛、偏头痛、牛皮癣、麻疹、瘙痒症、软疣、银屑病、各种炎症、高脂血症、脑血栓形成、功能失调性子宫出血、舌下囊肿、息肉、痔疮肿痛出血、多发性顽固性疔肿、肝炎、成人非胰岛素依赖性糖尿病、肿瘤及失眠等[8]。

【编者评述】 僵蚕在现代临床多用于抗惊厥、抗凝和催眠等。近年来，其抗肿瘤作用逐渐受到重视，药材市场需求剧增。然而，其代表性有效成分和药效成分基础仍未明确，现代药理研究也不够深入且集中于原药材或粗提物上，质量标准滞后。还需进一步系统而深入地研究僵蚕活性成分和作用机制。

参考文献

[1] 何青．不同产地中药材僵蚕的品质分析与比较［D］．广州：华南农业大学，2016.

[2] 胡美变，刘玉杰，肖禾，等．僵蚕的人工养殖研究进展及思考［J］．中药材，2016，39（4）：930-933.

[3] 冀宪领，盖英萍，牟志美，等．应用紫外指纹图谱分析技术鉴别白僵蚕［J］．蚕业科学，2006，1：67-73.

[4] 徐莹．僵蚕炮制前后蛋白质的差异研究［D］．镇江：江苏大学，2016.

[5]李晶峰，孙佳明，张辉．僵蚕的化学成分及药理活性研究[J]．吉林中医药，2015，35(2)：175-177.

[6]徐冲，商思阳，刘梅，等．僵蚕化学成分和药理活性的研究进展[J]．中国药房，2014，25(39)：3732-3734.

[7]黄晓雪．僵蚕的生药学及药理活性研究[D]．长春：吉林农业大学，2008.

[8]田蜜，陈芳，余坊．僵蚕的研究进展[J]．中医药导报，2015，21(15)：101-104.

48

1 · 401

蟾酥 | Chansu

BUFONIS VENENUM

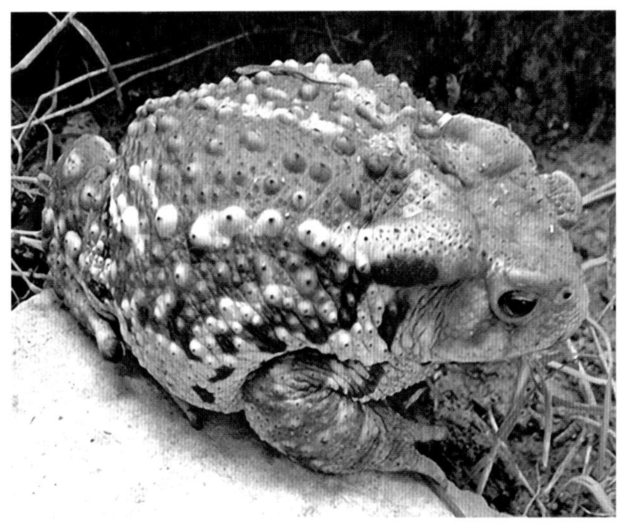

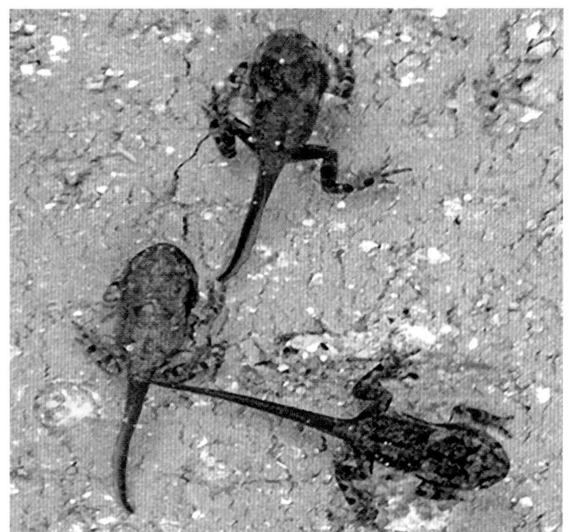

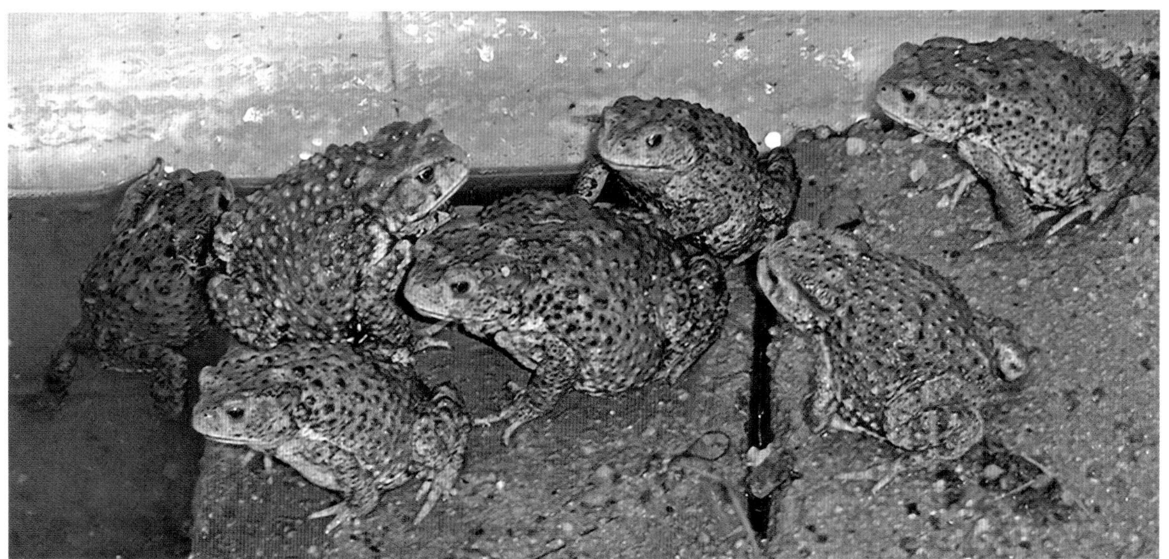

图 2-48-1 中华大蟾蜍

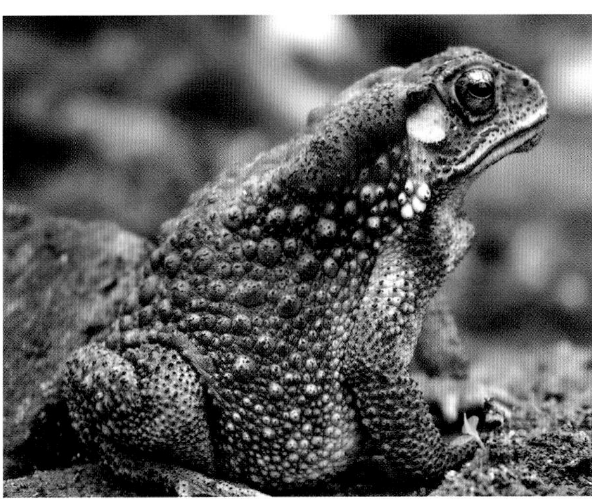

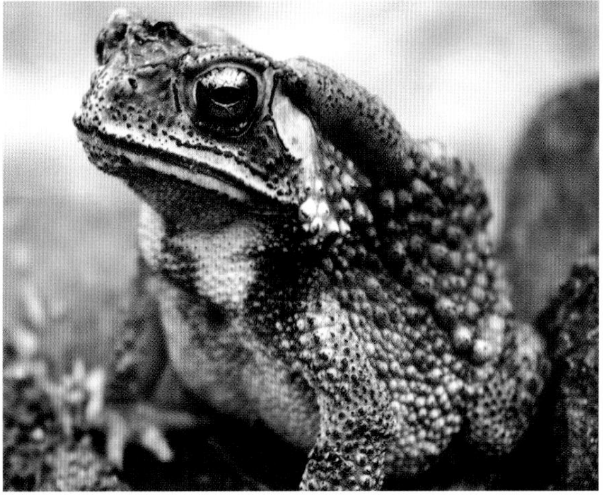

图 2-48-2 黑眶蟾蜍

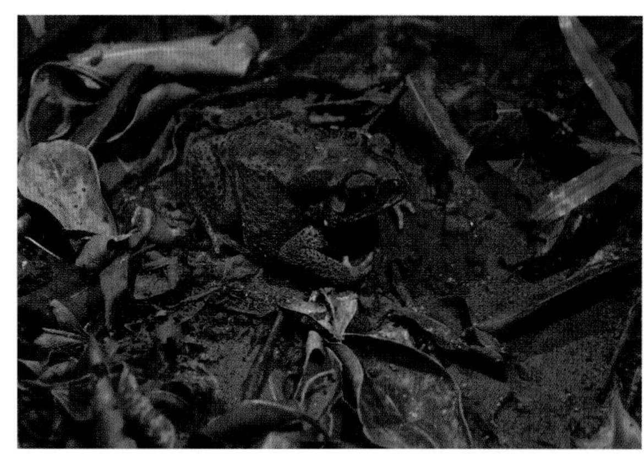
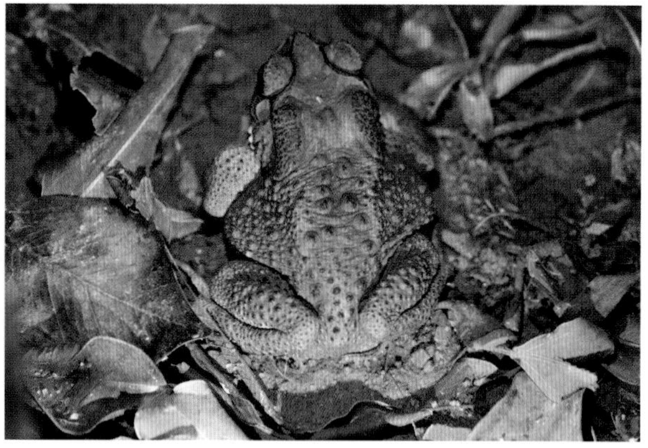

图 2-48-3　黑眶蟾蜍

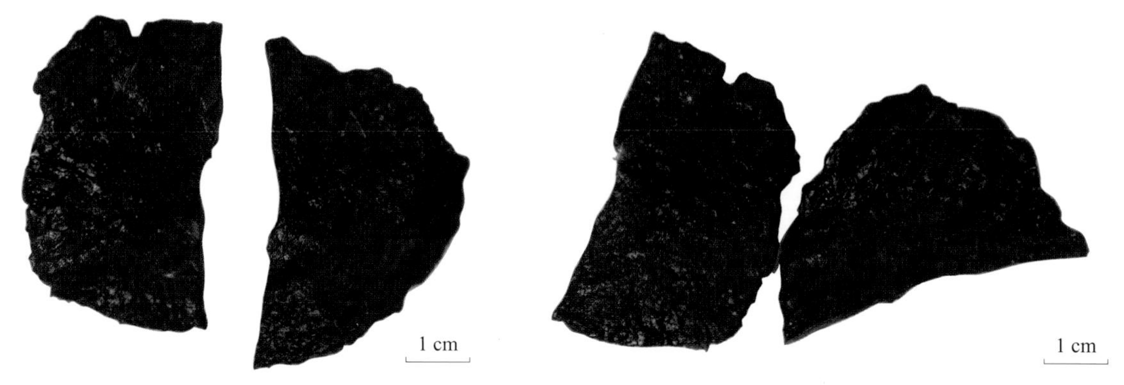

图 2-48-4　蟾酥

【药典沿革】 首载于1963年版一部第316页，分别从来源、鉴别、炮炙、性味、功能、主治、用法与用量、注意、贮藏9个指标对其进行规定，其为蟾蜍科动物中华大蟾蜍*Bufo Bufo gargarizans* Cantor 或黑眶蟾蜍*Bufo melanostictus* Schneider耳后腺及皮肤腺的干燥分泌物。1977年版一部第668页相对于1963年版增加“性状”规定，合并“功能”“主治”项，细化了“鉴别”项方法与步骤、“用法与用量”指标。1985年版一部第344页相对于1977年版增加“检查”“浸出物”两项方法和指标，进一步细化“鉴别”项中方法与步骤。1990年版一部第345页相对于1985年版增加“含量检测”项。1995年版一部第340页各项规定与1990年版相同。2000年版一部第316页相对于1995年版提升“含量测定”方法与指标。2005年版一部第265页各项规定与2000年版一致。2010年版一部第360页增加“饮片”的“炮制”“性味与归经”“功能与主治”“用法与用量”“注意”“贮藏”等说明。2015年版一部第383页各项规定与2010年版一致。2020年版一部第401页在2015年版的基础上，“鉴别”项下“薄层色谱鉴别”对照品制备中，将“加入乙醇10 ml”改为“加入甲醇10 ml”，且增加特征图谱。

【本草考证】 始载于唐代《药性论》，原名蟾蜍眉脂。宋代《本草衍义》始有蟾酥之名，云：“眉间有白汁，谓之蟾酥。以油单裹眉裂之酥出，单上入药用。”明代《本草纲目》曰：“取蟾酥不一，或以手捏眉棱，取白汁于油纸上及桑叶上，插背阴处，一宿即自干白，安置竹筒内盛之。”根据以上记载蟾酥的采制方法以及蟾酥之性状，与现今蟾酥一致。

蟾蜍始载于晋代《名医别录》，列为下品，曰：“蛤蟆有毒。主治阴蚀、疽疠、恶疮、猘犬伤疮、能合玉石。一名蟾蜍，一名去甫，一名苦蠪，生江湖池泽，五月五日取，阴干。东行者良。”明代《本草纲目》列入虫部第四十二卷，引苏颂曰：“今处处有之。《别录》谓蛤蟆一名蟾蜍，以为一物，非也……郭璞云：似蛤蟆居陆地，则非一物明矣。蟾蜍多在人家下湿处，形大，背上多痱磊，行极迟缓，不能跳跃，亦不解鸣。蛤蟆多在陂泽间，形小，皮上多黑斑点，能跳接百虫，举动极急。二物虽一类，而功用小别，亦当分别用之。”时珍曰：“古今诸方，所用蛤蟆，不甚分别，多是蟾蜍，读者当审用之，不可因名迷实也。”综上所述，蟾蜍为蟾蜍属动物无疑，按其生境，则与中华大蟾蜍吻合。现今黑眶蟾蜍也一并药用。古代蛤蟆、蟾蜍有同名异物现象，《神农本草经》所记的蛤蟆，按其形态描述及功效来看，确系蟾蜍，与《名医别录》蟾蜍一致。后世所言之蛤蟆，则是指蛙科种类而言。

【药材来源】 蟾蜍科动物中华大蟾蜍*Bufo Bufo gargarizans* Cantor或黑眶蟾蜍*Bufo melanostictus* Schneider耳后腺的干燥分泌物。多于夏、秋二季捕捉蟾蜍，洗净，挤取耳后腺和皮肤腺的白色浆液，加工，干燥。

【性味归经】 辛，温；有毒。归心经。

【功能主治】 解毒，止痛，开窍醒神。用于痈疽疔疮，咽喉肿痛，中暑神昏，痧胀腹痛吐泻。

【道地主产】 全国大部分地区均产。

【资源研究】 目前人工养殖已取得一定进展。

1. 水质条件

中华蟾蜍养殖水质须依据《渔业水质标准（GB 11607—1989）》的规定，对水中氨氮、溶氧量、硫化氢等指标进行监测。

2. 种蟾引种

（1）种蟾标准：种用蟾蜍的特征要明显。雄性有明显的婚垫，雌性腹部膨大、柔软，卵巢轮廓可见而富有弹性。

（2）个体特征：个体大、体质健壮、皮肤光泽、无病无伤。

（3）亲缘关系：选择亲缘关系较远的雌雄蟾蜍作种用。血缘关系太近（同胞、亲子）的雌雄种蟾配对，受精率、孵化率均较低，且孵出蝌蚪成活率也低，生长发育也不好。

（4）成熟度：应选用2～5龄青壮年蟾蜍。不宜选用5龄以上和2龄以下蟾蜍作为种用。成熟度要尽量一致，便于产卵时间集中。

（5）雌雄比例：1∶1至2∶1。

（6）雌雄鉴别：

1）繁殖季节：①根据鸣叫辨别。雄蟾会鸣叫，在雄蟾咽喉腹面或下颌腹面有1～2个内声囊，为皮肤所掩盖，是由肌肉皱褶向外突出所形成的双壁结构，能发生共鸣作用而扩大喉部发出声音。②根据有无婚垫辨别。春末夏初，雄蟾前肢内侧第一、二指基部局部隆起形成黑色婚垫，也有在第三指上出现婚垫的；雄蟾背部颜色比雌性要深呈黑绿色。

2）非繁殖季节：根据大小辨别。雄蟾个体较雌蟾小。两前臂粗壮而有力。在爬行时，前肢肘关节向外侧扩展而前肢直立。

3. 饲养管理

（1）抱对：蟾蜍大多在春季进行交配产卵，选择体格健壮，体表无病无损伤和腹部膨大卵巢发育明显的蟾蜍。将选择好的种蟾放入种蟾池内，当环境气温在14℃左右时，雄蟾蜍会用前肢紧紧抱住雌性蟾蜍以促使其性腺发育成熟并产卵。

（2）产卵及孵化：产卵时环境气温在10℃左右。卵的受精在水中完成，受精卵外面有一层卵胶膜包裹。此时，在种蟾池中放入捆状的金银花干枝（一捆4 kg左右），使种蟾产出的卵带附着在上面，避免粘结成团，影响蝌蚪孵化。受精卵孵化时的环境气温在10～15℃，从卵带开始断裂到蝌蚪完全分离所需的时间大概为一周。刚从卵膜中孵化出来的蝌蚪不需要进行喂食，依靠吸收剩余卵黄来维持生活。当蝌蚪成形后的2～3 d可以用蛋黄喂食，其方法是将煮熟的蛋黄捏碎，用水搅拌后撒入水中供蝌蚪取食。

（3）蝌蚪期饲养管理：中华蟾蜍蝌蚪的最适养殖密度为每平方米1000只。28%玉米粉、19%豆饼粉、16%肉骨粉、17%鱼粉、10%酵母、3%多维和6%新鲜蔬菜，43%玉米粉、13%豆饼粉、0%肉骨粉、6%鱼粉、10%酵母、4%多维和24%新鲜蔬菜和牛蛙饲料均为中华蟾蜍蝌蚪较为适宜的饲料。每日定时定量喂食2次，分别为上午8：30和下午2：30，每次投食量为饲养缸中蝌蚪总重量的10%左右。每隔7日根据蝌蚪的实际重量调整投食量，并测量和记录5个样本，主要测量其体重、头体长、尾长和死亡个数，直到蝌蚪全部变态完毕。如果水中硫化氢及氨氮含量较高，会导致水环境恶化，使蝌蚪大量死亡。因此，在饲养管理中，勤换水和持续增氧非常重要，正常情况下每缸每日换水1次。

（4）变态期饲养管理：蝌蚪变态期间，身体结构发生很大转变，由鳃呼吸变成肺呼吸，口开始裂开、张大，体内各系统不断变化，但蝌蚪仍然都处于水中的生活环境，因此，增氧机须每天24 h持续增氧，水也要常换。用沙子和砖块瓦片在缸内铺建1/3面积的陆地，陆地和水接触的一面边缘要有一定的缓坡，便于蝌蚪在变态期间随时登陆和下水，顺利完成水陆两栖的过渡阶段。蝌蚪从孵化到完全变态完成整个历程约3个多月的时间。其间蝌蚪在生长到30 d左右出现了后肢芽，60 d左右开始退尾。刚处于变态时的蝌蚪不吃不动，能量消耗大，若幼蟾体质不健壮，死亡率增大，故前期饲养很重要。同时，由于蝌蚪的变态是不同步的，即使是同一日龄的蝌蚪，早变态的已长出四肢，而迟变态的仍是长尾一条。因此，就整体而言，应继续投喂，只是投喂量要逐渐减少，直至全部变态成幼蟾。

（5）幼蟾饲养：用沙子和砖块瓦片在缸内铺建2/3面积的陆地，陆地和水接触的一面边缘要有一定的缓坡，便于幼蟾随时登陆和下水。保证实验室内环境内有良好的光照与通风。检测主要水质指标，保证其符合《渔业水质标准（GB 11607—1989）》的规定。幼蟾期大部分的栖息地都在陆地，相对于水质的要求要比蝌蚪期低，所以水质监测可以一周一次，根据检测结果来确定是否需要换水。每天定时定量喂食2次，分别为8：30和18：30，每次投食量为饲养缸中幼蟾总重量的10%左右，每隔7 d根据幼蟾的实际重量调整投食量。投入的饵料以蝇蛆和黄粉虫为主，刚变态的幼蟾比较弱小，蝇蛆的体质比黄粉虫更小、更软，且活动能力较强，可作为幼蟾的开口饵料，并拌入适量的钙粉和多维素保证幼蟾时期的营养和促进肠道蠕动。在后期成蟾过程中，逐渐掺入黄粉虫混合饲喂，使饵料多样化以达到营养均衡的目的。

（6）冬眠期：中华蟾蜍为变温动物，当环境温度低于10℃时，就要进入冬眠状态。冬眠的场所一般在水底或陆地的泥土中，因此，在冬眠前要保证池中水量和把蟾蜍在陆地上活动区域的土翻松。在陆地的部分覆盖稻草也可以对冬眠的蟾蜍起到保温的效果。冬眠期间，蟾蜍不吃不动，而冬眠期要持续很长一段时间，所以，在蟾蜍冬眠前必须加强喂食、增加营养，使其入冬前健壮，以便顺利度过冬眠期。在越冬期间，每天要定时巡视养殖池，观察冬眠蟾蜍有无异常情况，如发现有死亡个体或即将死亡个体，应及时从养殖池中清除，以免污染水质或对健康的蟾蜍造成危害。定期检测水质，水溶解氧低于8 mg/L或水变差时，应及时换水，必要时开增氧机增氧。

当翌年环境温度升到10℃以上时，冬眠结束，蟾蜍开始苏醒，随后便开始新一轮抱对、产卵。

【化学成分】 蟾酥中含有脂蟾毒配基-3-琥珀酰精氨酸酯、脂蟾毒配基-3-单辛二酸酯、脂蟾毒配基-3-硫酸胺盐、脂蟾毒配基-3-硫酸钠盐、日蟾毒它灵-3-辛二酰精氨酸酯、日蟾毒它灵-3-庚二酰精氨酸酯、日蟾毒它灵-3-已二酰精氨酸酯、日蟾毒它灵-3-琥珀酰精氨酸酯、日蟾毒它灵-3-单辛二酸酯、日蟾毒它灵-3-硫酸钠盐、蟾毒灵-3-辛二酰精氨酸酯、蟾毒灵-3-庚二酰精氨酸酯、蟾毒灵-3-已二酰精氨酸酯、蟾毒灵-3-琥珀酰精氨酸酯、蟾毒灵-3-单辛二酸酯、蟾毒灵-3-硫酸酯、华蟾毒精-3-辛二酰精氨酸酯、华蟾毒精-3-庚二酰精氨酸酯、华蟾毒精-3-已二酰精氨酸酯、华蟾毒精-3-戊二酰-L-精氨酸酯、华蟾毒精-3-琥珀酰精氨酸酯、华蟾毒精-3-单辛二酸酯、去乙酰华蟾毒精-3-单琥珀酸酯、沙蟾毒精-3-辛二酰精氨酸酯、沙蟾毒精-3-单辛二酸酯、沙蟾毒精-3-硫酸酯、华蟾毒它灵-3-辛二酰精氨酸酯、蟾毒它灵-3-辛二酰精氨酸酯、蟾毒它灵-3-辛二酰-L-1-甲基组氨酸酯、蟾毒它灵-3-辛二酰-L-3-甲基组氨酸酯、蟾毒它灵-3-辛二酰-L-组氨酸酯、蟾毒它灵-3-硫酸酯、羊角拗配基-3-辛二酰精氨酸酯、羊角拗配基-3-庚二酰精氨酸酯、羊角拗配基-3-单辛二酸酯、羊角拗配基-3-硫酸酯、南美蟾毒精-3-辛二酰精氨酸酯、南美蟾毒精-3-庚二酰精氨酸酯、南美蟾毒精-3-戊二酰-L-精氨酸酯、南美蟾毒精-3-琥珀酰-L-精氨酸酯、南美蟾毒精-3-辛二酰-L-谷氨酸酯、南美蟾毒精-3-硫酸胺盐、南美蟾毒精-3-硫酸钠盐、19-羟基-3-辛二酰-L-3-甲基组氨酸酯、19-羟基-3-辛二酰-L-组氨酸酯、嚏根配基-3-辛二酰精氨酸酯、远华蟾毒精-3-辛二酰精氨酸酯、远华蟾毒精-3-戊二酰-L-精氨酸酯、欧蟾毒它灵-3-辛二酰-L-精氨酸酯[1-2]。

【鉴别研究】**1. 成分鉴别**

（1）本品断面沾水，即呈乳白色隆起。

（2）取本品粉末0. 1 g，加甲醇5 ml，浸泡1 h，滤过，滤液加对二甲氨基苯甲醛固体少量，滴加硫酸数滴，即显蓝紫色。

（3）取本品粉末0. 1 g，加三氯甲烷5 ml，浸泡1 h，滤过，滤液蒸干，残渣加醋酐少量溶解，滴加硫酸，初显蓝紫色，渐变为蓝绿色。

2. 薄层鉴别

取本品粉末0.2 g，加乙醇10 ml，加热回流30 min，滤过，滤液置10 ml量瓶中，加乙醇至刻度，摇匀，作为供试品溶液。另取蟾酥对照药材0.2 g，同法制成对照药材溶液。再取脂蟾毒配基对照品、华蟾毒精对照品，加乙醇分别制成每1 ml含1 mg的溶液，作为对照品溶液。照薄层色谱法试验，吸取上述4种溶液各10 ml，分别点于同一硅胶G薄层板上，以环己烷-三氯甲烷-丙酮（4：3：3）为展开剂，展开，取出，晾干，喷以10%硫酸乙醇溶液，加热至斑点显色清晰。供试品色谱中，在与对照品色谱相应的位置上，显相同的一个绿色及一个红色斑点。

3. 华蟾毒精和脂蟾毒配基测定

采用高效液相色谱法测定。色谱条件与系统适用性试验，以十八烷基硅烷键合硅胶为填充剂，以乙腈-0.5%磷酸二氢钾溶液（50：50）（用磷酸调节pH值为3.2）为流动相，检测波长为296 nm，柱温40℃。理论板数按华蟾毒精峰、脂蟾毒配基峰计算应分别不低于4000。对照品溶液的制备，取华蟾毒精对照品、脂蟾毒配基对照品适量，精密称定，加甲醇分别制成每1 ml各含华蟾毒精、脂蟾毒配基50 mg的溶液，即得。供试品溶液的制备，取本品细粉约25 mg，精密称定，置具塞锥形瓶中，精密加入甲醇20 ml，称定重量，加热回流1 h，放冷，再称定重量，用甲醇补足减失的重量，摇匀，滤过，取续滤液，即得。测定法，分别精密吸取上述两种对照品溶液与供试品溶液各2 μl，注入液相色谱仪，测定，即得。本品按干燥品计算，含华蟾毒精和脂蟾毒配基的总量不得少于6.0%[3-4]。

【分子生药】采用晶芯大鼠27K全基因组表达谱芯片（双通道点制芯片）分别测定处理组、高蟾酥组、低蟾酥组与对照组的基因差异表达情况，对差异表达基因进行了生物信息学研究并结合实时荧光定量PCR分析。结果表明，低剂量蟾酥可以通过干扰离子稳态和肌动蛋白构建来影响心脏的收缩，同时还会导致心脏细胞的抗凋亡和脂类代谢等应激反应；高剂量蟾酥除进一步干扰离子稳态和肌动蛋白构建外，还会引发铁离子蓄积，最终可能导致细胞凋亡[5]。

【炮制研究】现代炮制方法主要有3种。

1. 蟾酥粉

取原药材，捣碎，研成细粉即用。

2. 乳蟾酥（炮炙乳制）

取蟾酥块，捣碎，置瓷盆中加入鲜牛奶浸渍，时常搅动使牛奶浸入，至全部溶化成稠膏状，取出，置盘中在通风洁净处风干或晒干，研粉即得（此法因易酸败，在夏季炎热时不宜使用）。其中，蟾酥与鲜牛奶的比例为1：2。

3. 酒蟾酥（切制蟾酥粉）

取蟾酥，捣碎，加白酒浸渍，时常搅动至呈稠膏状，干燥，粉碎。蟾酥10 kg，用白酒20 kg，烘软切片、干燥、研粉。《中国药典》2020年版将酒浸法设定为蟾酥炮制的唯一方法[6]。

【制剂研究】蟾酥毒性较大，用药不当会出现心律失常等严重毒副作用，研究者从多角度研究并改良药物剂型，使其在发挥药理作用的同时，减低毒副作用。

1. 微球制剂

蟾酥具有显著药理特性并有使用剂量少的特点，因而可做成某些动脉或脏器的定向制剂，使其定位缓释。如华蟾酥明胶微球制剂，此制剂科学的设计，使之选择性地栓塞肝窦前动脉，达到了末梢动脉栓塞的目的。体内、外实验提示，药物微球可在肝内定位缓释，在栓塞的同时，充当药库，使局部保持较高的药物浓度，以提高疗效、降低毒性。

2. 脂质体

以脂质体作为载体，具有选择性高、靶向性强，减少药物剂量、降低毒性及副作用的特点。目前对蟾酥脂质体剂型及质量控制方法已有研究。

3. β-环糊精包和物

由于蟾酥为毒性较强的中药，刺激性较大，起主要作用的活性成分为脂溶性成分，故利用环糊精的环状中空特殊结构，将药物分子全部或部分包裹于其中，形成一类非键合化合物。初步药理实验证明，蟾酥经β-环糊精包结后，其对黏膜的刺激作用明显减轻，可根据临床需要制成片剂、胶囊剂、注射剂、栓剂、膏剂等。

4. 微粒丸剂

研究金蟾定痛微粒丸的成型工艺。经质量评定和稳定性实验，证明产品工艺合理、质量稳定。用作镇痛药，对外伤性疼痛、手术后疼痛以及肿瘤患者的持续性疼痛均有良好疗效。

5. 涂膜剂

成膜性能好，局部刺激性小，使用方便，消炎止痛效果确切。临床观察表明，本品对炎症早期初起的痈疽疔疮治疗效果好。

6. 经皮给药系统

传统的皮肤用药仅作局部治疗，而经皮给药系统能穿透皮肤屏障，经皮肤给药发挥全身治疗作用，蟾酥的经皮给药具有相当大的潜力，已有人以氮酮为助透剂，对蟾酥在小鼠离体皮肤上的渗透速率进行研究，证明氮酮可以提高蟾酥的经皮渗透速率。

7. 气雾剂

脂蟾毒配基具有兴奋、升压、强心等作用，其特点是升压迅速而缓和，相对维持时间长，代谢、排泄快，无明显累积作用，是很有发展前景的强心急救药物，可做成气雾剂、鼻腔喷射剂等黏膜给药系统[7-10]。

【药理作用】**1. 抗肿瘤作用**

蟾毒灵、远华蟾毒精和脂蟾毒配基是蟾酥抗肿瘤作用的主要活性成分。抗肿瘤活性主要包括抑制肿瘤细胞的增殖、诱导肿瘤细胞凋亡、促进肿瘤细胞分化以及逆转肿瘤细胞多药耐药等。

（1）抑制肿瘤细胞的增殖：蟾酥对肝癌Hep G2细胞的杀伤作用具有明显的时间和浓度依赖性，诱发线粒体膜电位下降，活化cas-pase 9或cas-pase 3分子而抑制Hep G2细胞增殖。日蟾毒它灵能够终止肺癌细胞中NF-κB对COX-2启动子的募集，体内实验显示日蟾毒它灵显著下调肿瘤组织中的COX-2蛋白水平和NF-κB p65磷酸化作用，抑制肿瘤体积的增长。

（2）诱导肿瘤细胞凋亡：醇溶性蟾蜍毒素可降低S180荷瘤小鼠肉瘤细胞质膜标志酶Mg^{2+}-ATPase及内质网标志酶G-6-Pase的活性，抑制肿瘤细胞的生长。其中蟾毒灵、华蟾毒精、脂蟾毒配基等是从蟾酥中分离出的抗癌有效单体。以噻唑蓝比色法（MTT比色法）和流式细胞仪检测细胞周期等实验方法，发现蟾毒灵可抑制HL-60细胞的增殖，其细胞半抑制浓度（IC_{50}）约为0.03 μmol/L，随蟾毒灵浓度增加，抑制浓度程度增强。蟾毒灵对胃癌MGC-803的IC_{50}为0.1 μmol/L，并发现胃癌MGC-803细胞，细胞核染色质凝集碎裂、DNA损伤、胞浆RNA含量下降，细胞死亡。华蟾毒精对人肝癌BeL-7402细胞、宫颈癌HeLa细胞、乳腺癌、MCF-7细胞、胃癌BGC-823细胞和白血病HL-60细胞等细胞的IC_{50}分别为0.011、0.019、0.116、0.149、1.369 μmol/L，其中以人宫颈癌细胞和人肝癌细胞最为敏感。脂蟾毒配基作用于人胃癌BGC-823细胞系后，细胞凋亡率明显高于对照组。新近研究表明，蟾毒灵能够下调Bcl-2蛋白家族成员，从而通过调节线粒体途径促进肺癌细胞凋亡的发生。蟾毒灵能抑制结肠癌细胞的恶性增殖和诱导结肠癌细胞凋亡，且呈浓度依赖性。蟾毒灵将细胞阻滞在G_2/M期。蟾毒灵能下调结肠癌PLK1蛋白、mRNA水平，且呈药物浓度和作用时间依赖性。蟾毒灵有效地抑制结肠癌SW-480细胞增殖，其机制可能与其下调PLK1表达，从而诱导凋亡有关。华蟾毒精可诱导鼻咽癌细胞凋亡。此外，蟾酥总蟾蜍甾烯对H22荷瘤小鼠也具有抗肿瘤作用。

（3）诱导恶性肿瘤细胞分化：蟾酥及其有效成分在诱导肿瘤细胞凋亡的同时还可以诱导肿瘤细胞分化。其中蟾毒灵是一种高效的细胞分化诱导剂，是诱导肿瘤细胞分化的主要活性成分之一，对白血病K562细胞株、人单核细胞白血病细胞和细胞株都有诱导其分化的作用。含蟾酥胶囊血清可诱导人肝癌BEL–7402细胞凋亡并下调Bcl–2的表达。

（4）逆转肿瘤细胞多药耐药：恶性肿瘤对化疗药物产生多药耐药性是导致肿瘤患者化疗失败的重要原因。对肿瘤坏死因子相关凋亡配体（TRAIL）耐药的乳腺癌细胞（MCF–7和MDA–MB–231），在与蟾毒灵共同孵育后，耐药的乳腺癌细胞能被TRAIL诱导凋亡，认为是蟾毒灵通过上调死亡受体DR4与DR5表达，下调Cbl–b，激活ERK、JUK和p38 MAPK通路，从而实现逆转乳腺癌细胞的耐药性。

2. 增强心肌收缩力作用

蟾毒灵0.01 ~ 0.5 μmol/L具有增强心肌收缩力，增强心输出量，降低心率的作用，强心作用机制与洋地黄相似。高浓度蟾毒灵引起心房肌肉出现节律不齐收缩力减弱以致心房停跳，这与蟾毒灵在整体动物引起的心电图异常的结果一致。华蟾毒精剂量为4 mg/kg时，不影响开胸豚鼠的心率，而使心肌收缩力增加。蟾酥中的强心苷类物质通过与心肌细胞膜上的Na^+–K^+–ATP 酶 α亚基结合而抑制其活性，从而导致心肌细胞内 Na^+浓度增高，Ca^{2+}则通过 Na^+–Ca^{2+}交换进入心肌细胞内，启动兴奋–收缩偶联机制，使心肌收缩力增大。

3. 对平滑肌的影响

华蟾毒精0.1 ~ 0.5 μmol/L能显著收缩离体豚鼠回肠。蟾蜍苷元能使横纹肌兴奋，蟾毒灵能部分地拮抗镁离子的神经肌阻断作用，蟾蜍特尼定日引起蛙腹直肌收缩作用增强，出现膜电位的改变，故为直接作用。

4. 对呼吸的影响

脂蟾毒配基、华蟾毒精等均可引起麻醉兔的中枢性呼吸兴奋，并增加呼吸次数及深度。惹斯蟾蜍苷元可使猫的呼吸兴奋，其作用比尼可刹米、戊四氮、洛贝林还要强，并能拮抗吗啡的呼吸抑制作用。

5. 免疫增强作用

蟾毒灵能以剂量依赖方式上调小鼠树突状细胞（DC）分泌白细胞介素 IL–12p70 和 IL–1β 水平，下调 IL–10 的分泌水平，表明其通过调控DC分泌 Th1、Th2 型细胞因子，诱导 Th1 型细胞免疫应答。有研究报道，华蟾毒精可抑制细胞内乙型肝炎病毒（HBV）的复制。陈嘉雯等通过细胞培养及形态学观察，EV71–EGFP 荧光值测定发现，华蟾毒精和脂蟾毒配基均可减少由 EV71–EGFP病毒感染造成的细胞病变，对 EV71–EGFP 病毒感染性克隆起到抑制作用。蟾酥注射液能够提高接种猪瘟兔化弱毒疫苗猪的血清猪瘟抗体水平和血清 IL-2水平，发挥免疫增强作用。蟾酥缓释注射液耳根穴注射能够显著提高卵清蛋白（OVA）免疫小鼠的血清特异性抗体免疫球蛋白G（Ig G）水平以及脾淋巴细胞刺激指数，表明蟾酥能增强OVA 诱导的体液免疫和细胞免疫应答，起到免疫佐剂的作用。蟾酥注射液能够提高免疫低下小鼠脾脏指数并且提高抗体水平，一定剂量下可以缓解氟苯尼考引起的免疫抑制。

6. 镇咳作用

蟾蜍色胺皮下注射，对5-羟色胺喷雾所致豚鼠气管痉挛具有明显的拮抗作用；对蛋清致敏的豚鼠离体子宫或回肠，亦具有抗过敏作用。蟾酥制剂对小鼠二氧化硫所致的实验性咳嗽，有镇咳作用。

7. 麻醉作用

蟾酥80%乙醇提取物具有良好的表面麻醉作用，麻醉力不低于地卡因。小鼠醋酸扭体法和热板法检测蟾酥脂溶性提取物对小鼠化学刺激引起的疼痛、热板刺激引起的疼痛的影响，结果显示，蟾酥氯仿提取物能显著降低小鼠扭体次数，提高小鼠热板痛阈值。近年来临床应用蟾酥治疗癌性疼痛效果显著。通过华蟾素胶囊与硫酸吗啡的临床对照实验发现，华蟾素胶囊与硫酸吗啡对癌症患者的镇痛作用相当，且起效快，不良反应少，能提高患者的生活质量。研究发现，蟾酥能够直接抑制神经纤维动作电位的形成和传导，产生神经阻滞麻醉作用，而其止痛作用也可能与升高脑内5-羟色胺含量有关。

8. 升压作用

蟾酥氯仿提取物能使猫血压上升27.6%。蟾酥的升压作用与肾上腺素相似，主要原因在于收缩外周血管，次要原因在于其强心作用。实验表明，蟾毒配基类对失血性休克大鼠具有明显的升压作用，升压强度随剂量增大而增强。

9. 对神经系统的影响

有神经兴奋作用，大鼠静脉注射80 μg/kg蟾毒灵能引起强直性惊厥，此时全脑的乙酰胆碱总含量降低，脑中游离乙酰胆碱含量显著增加。

10. 增加冠脉血流量

蟾酥可延长纤维蛋白原液的凝固时间，活化纤维蛋白溶酶，从而增加冠状动脉流量，也能增加心肌营养性血流量，改善微循环，从而增加心肌供氧。

11. 抑制新血管增生和内皮细胞增生

肿瘤发生侵袭与转移的多步骤过程中，新血管生成发挥着重要作用。5 nmol/L的蟾毒灵可抑制牛主动脉内皮增生和毛细血管样管状网络的形成，且呈一定的浓度依赖性。

12. 抑菌抗炎作用

蟾酥对柠檬色葡萄球菌、痢疾杆菌、大肠杆菌等具有一定的抑菌作用。蟾酥醇提物对脂多糖（LPS）诱导的 RAW264.7 细胞和小鼠腹腔巨噬细胞分泌的炎症因子，如肿瘤坏死因子-α（TNF-α）、一氧化氮（NO）、白细胞介素-6（IL-6）、白细胞介素-1β（IL-1β），有明显抑制作用，且能显著降低细胞内活性氧（ROS）水平，表明蟾酥醇提物能减轻细胞的炎症反应，具有抗炎作用。有研究报道，从小鼠存活率、血清超氧化物歧化酶（SOD）活性、腹腔液速殖子平均数以及主要脏器病变等方面评价，蟾酥治疗弓形虫急性感染的效果与对照组磺胺间氧嘧啶钠相当，具有较好的治疗效果[11-36]。

【现代临床】 蟾酥及其制剂广泛用于防治常见肿瘤，如胃癌、肝癌、胰腺癌、食管癌、贲门癌、肺癌、大肠癌、皮肤癌及急性白血病等。研究表明，对于晚期恶性肿瘤，蟾酥能够提高化疗药物疗效并减轻毒副作用。其复方制剂，如麝香保心丸、蟾麝救心丸等，在治疗心血管疾病，如心绞痛、心力衰竭、心律失常等方面疗效明显，是临床上常用的心血管治疗药物。此外，蟾酥在治疗肝硬化、肝炎、结核病、急性支气管炎、化脓性炎症、尖锐湿疣、神经性皮炎等方面都有广泛应用。

1. 治疗心血管疾病

蟾酥及其复方可用于治疗期前收缩、心力衰竭等心血管疾病。口服蟾酥1 mg，每日3次，治疗频发性室性与室上性期前收缩80例，有效率为68.9%。蟾酥与茯苓配伍治疗心衰30例，有效率为86.4%。且蟾酥用药2 ~ 48 h后症状和体征均有不同程度的改善，表现为脉搏减慢、尿量增加、水肿减轻或消失等。而含有蟾酥的复方制剂，如麝香保心丸、蟾麝救心丸、心宝等也是临床上常用的心血管治疗药物。

2. 麻醉止痛

蟾酥80%乙醇提取液涂宫颈内及宫颈表面后，为6 ~ 12周孕妇做人工流产，结果显示其镇痛效果、宫颈松弛程度、流产后综合征发生率、出血量、子宫收缩程度等各指标均优于利多卡因对照组。近年来临床应用蟾酥治疗癌性疼痛疗效显著，如复方制剂蟾酥膏对肺癌、肝癌、胃癌等多种癌症疼痛患者的止痛作用强于WHO三阶梯止痛药物，有效率为93.2%，显效率为75.0%。

3. 治疗中晚期恶性肿瘤

以华蟾素注射液治疗中晚期癌症患者。选择不能化疗的中晚期癌症患者，分为华蟾素治疗组75例和非华蟾素治疗组65例。癌症疼痛缓解程度显示，华蟾素治疗组疼痛缓解率为 79.2%，非华蟾素治疗组疼痛缓解率为 34.9%，两组间有显著性差异。华蟾素治疗组的生活质量明显高于非华蟾素治疗组。

以蟾酥治疗晚期消化系统恶性肿瘤，患者均为临床分期为Ⅲ-Ⅳ期的患者。在运用姑息性化疗后，又使用中药制剂蟾酥静脉滴注治疗消化系统恶性肿瘤，肿瘤大小参照实体瘤疗效评定标准。Ⅲ期患者13例中疼痛完全缓解7例，部分缓解3例；Ⅳ期患者17例中疼痛完全缓解2例，部分缓解6例，总有效率达 60%。患者生活质量参照生存质量（QOL）指标中有关食欲、精神、睡眠、疲乏、疼痛项目作为评分标准，所有患者治疗后 QOL 评分均有所改善，以Ⅲ期肿瘤患者的改善更为明显。

用华蟾素治疗晚期原发性肝癌患者45例，均为Ⅱ ~ Ⅲ期患者，将华蟾素加入葡萄糖液内静脉缓慢滴注（滴注时间超过 4 h），每日1 次，连用 15 d为 1 个周期，休息 15 d后重复，共用3个周期为1个疗程。完成 1 个疗程后，近期疗效显效 13.3%，有效 31.1%，总有效率为44.4%，患者的肝区疼痛在用药后均有不同程度的缓解，其中 10 例无需再用止痛剂，15 例使用止痛剂的量减少，7 例虽需继续使用治疗前止痛方案，但感觉止痛效果较以前好，6 例患者疼痛完全消失。

4. 治疗乙型肝炎

以华蟾素注射液治疗慢性乙型肝炎，治疗组应用华蟾酥20 ml加入葡萄糖液中静滴，30 d为1个疗程，连用2个疗程。对照组应用极化液加ATP 40 mg、辅酶A 100 IU、脉安定20 ml静滴，疗程同治疗组。治疗组 HBs Ag、HBe Ag、抗-HBc、乙型肝炎病毒（HBV）-DNA 的阴转率分别为10.2%、39.1%、21.3%、36.1%，明显高于对照组的 3.1%、17.8%、10.5%、12.5%。治疗组与对照组在乏力、纳差、肝区不适或疼痛主证等的消失时间上相比有显著性差异（$P<0.01$）。通过治疗前后患者的症状、体征、实验室检查等多项指标观察并进行综合评定，治疗组总有效率为 76.3%，对照组总有效率为 60.4%，两组经 Ridit 分析存在显著性差异（$P<0.05$），说明治疗组总疗效优于对照组。

以华蟾素口服液治疗慢性乙型肝炎，其中治疗组 46 例，对照组44 例。两组均采用常规护肝治疗，治疗组在此基础上应用华蟾素口服液10 ml，每日3次，疗程为 6 个月；对照组采用博尔泰力注射液600 mg，每日1次，肌内注射，疗程为 6 个月。两组的临床表现（如乏力、纳差、腹胀及黄疸、消化等）改善情况、肝功能（如血清总胆红素、丙氨酸氨基转移酶、天门冬氨酸氨基转移酶的复常）变化情况及乙型肝炎病毒标志、HBV- DNA 的变化情况相比均无显著性差异（$P>0.05$）。华蟾素口服液治疗慢性乙型肝炎的疗效与博尔泰力相似，能促进 HBe Ag、HBV- DNA 阴转和抗-HBe 阳转，表明华蟾素口服液对乙型肝炎病毒有较好的抑制作用。

用华蟾素穴位注射治疗慢性乙型肝炎，将120例慢性乙型肝炎患者随机分为治疗组及对照组各 60 名，两组患者均用常规治疗方法，仅治疗组加用华蟾素穴位注射，每周2次，3个月为 1 个疗程，观察2～3个疗程。结果治疗组治疗后患者症状、体征消失情况，肝功能正常率及乙肝病毒 HBe Ag、 HBV- DNA 阴转率明显优于对照组，血中免疫球蛋白水平正常率明显优于对照组。说明华蟾素穴位注射能明显改善慢性乙型肝炎患者的肝功能，提高病毒基因阴转率及免疫球蛋白正常率。

5. 治疗呼吸道感染

给予50例急性呼吸道感染患儿蟾酥注射液 0.2 ml/kg，按1 ml加入50 g/L葡萄糖液30 ml静脉滴注，每日1次，10日为1个疗程。治疗期间不加入其他抗感染及祛痰药。结果治愈40例，症状改善6例。蟾酥注射液治疗小儿呼吸道感染的总有效率较同类药物高，对呼吸道感染的主要症状、体征等均有较好疗效。

以蟾酥注射液治疗上呼吸道感染，随机分为治疗组和对照组。治疗组68例，每次给予蟾酥注射液2 ml肌内注射，每日2次；对照组65例给予利巴韦林10 mg 同样处理，其他治疗措施两组相同。对两组各项临床指标进行对比观察，结果治疗组退热、止咳、喷嚏、流涕、鼻塞消失时间均明显短于对照组（$P<0.01$至$P<0.05$）。治疗组中未见明显不良反应发生。

6. 治疗尖锐湿疣

对372例尖锐湿疣患者在祛除疣体后，基底部按注射药物不同随机分为蟾酥素组、5-氟尿嘧啶（5-FU）组、生物因子组及对照组。各组分别皮内注射相应药物，对照组不注射药物。观察3个月以上。结果尖锐湿疣一次性治愈率分别为76.66%、60.76%、71.96%、50.70%。2个月后复发率分别为5.55%、20.53%、15.91%、32.39%。经卡方检验，一次性治愈率蟾酥素组与生物因子组、5-FU组相接近，与对照组相比有显著性差异（$P<0.05$）；复发率蟾酥素组均显著低于各组（$P<0.01$至$P<0.05$），结果表明尖锐湿疣在祛除疣体后，基底部注射蟾酥素可以提高一次治愈率及降低复发率。

7. 治疗顽固性呃逆

用华蟾素穴位注射治疗顽固性呃逆，观察对象40例均为住院、原发病并发呃逆的患者，随机分为治疗组和对照组。全部病例均呈持续性呃逆，呃逆连声，影响饮食和睡眠，病程长者7 d，短者3 d，均经其他方法（如中药口服、压耳穴等）治疗无效或效果不佳。治疗组，即华蟾素穴位注射组，以单侧足三里穴（左右均可）注射；对照组用同样方法，取同一穴位，用生理盐水1 ml与654-2注射液1 ml混匀后穴位注射。治疗组40例中，用药后呃逆全部消失，痊愈40例，总有效率为100%。对照组40例，痊愈14例，显效19例，无效7例，总有效率为80%。治疗组均在1次用药后症状消失，无复发，治愈率明显高于对照组，两组疗效相比具有显著性差异（$P<0.05$）。

8. 治疗翼状胬肉

以华蟾素局部注射治疗翼状胬肉，注射前先用2.5 g/L地卡因滴眼液点眼进行结膜表面麻醉，1～2 min点眼1次，共3～4次。从胬肉头部隆起处进针至胬肉体部，将华蟾素0.5～1 ml注入使胬肉尽量隆起，隔日1次，10次为1个疗程；同时以氯霉素可的松滴眼液点眼，每日6次。该组69只眼中，36只眼用药1个疗程，33只眼用药2个疗程。疗效分析显示显效26只眼，占37.7%；有效34只眼，占49.3%；无效9只眼，占13.0%，且无效者多为术后复发者（7只眼），总有效率为87.0%。对患者追踪观察3年，显效者无复发；有效者中5～7只眼病情有进展，占总有效者的11.7%，但胬肉生长未达瞳孔区。注射药物后患者自觉内眦部有异物感，1～2 h后异物感消失，尚未见其他副作用。

9. 治疗肾综合征出血热

17例肾综合征患者均入院隔离治疗，以华蟾素20 ml加入50 g/L葡萄糖300 ml静脉滴注。结果原处于发热期的11例患者中有4例少尿期为5 d，余7例少尿期为1～3 d；原处于少尿期的4例患者少尿期缩短到7 d，原低血压期与少尿期重叠患者2例，少尿期为10 d。17例患者均有少尿期，最短1 d到多尿期，最长10 d到多尿期。17例患者临床观察表明，华蟾素具有抗病毒、促进利尿、增强自身免疫功能的作用，使少尿期明显缩短，无一例死亡。

10. 治疗慢性阻塞性肺疾病

有学者以华蟾素雾化吸入治疗慢性阻塞性肺病，观察对象为慢性阻塞性肺病稳定期患者42例，随机分为华蟾素治疗组和二丙酸倍路米松治疗组（以下简称华蟾素组和糖皮质激素组），其中华蟾素组27例，激素组15例。所有患者均患有慢性支气管炎和（或）肺气肿，第1秒用力呼气容积小于80%，第1秒用力呼气容积与用力肺活量的比值小于75%，支气管舒张试验和皮肤变应原试验阴性。吸入华蟾素治疗前后患者白细胞介素-8（IL-8）浓度由（302.7±55.7）ng/L 降至（209.8±10.9）ng/L；嗜中性粒细胞计数由（32.0±3.9）$\times 10^{-2}$降至（21.6±1.9）$\times 10^{-2}$；IL-8浓度及嗜中性粒细胞计数治疗前后差异有显著性意义（$P<0.01$）吸入糖皮质激素治疗前后患者痰中IL-8及中性粒细胞计数下降不明显（$P>0.05$）。表明慢性阻塞性肺病患者吸入华蟾素可抑制气道炎症，改善肺功能，治疗效果优于吸入糖皮质激素。

11. 治疗肉芽肿性唇炎

以华蟾素注射液治疗肉芽肿性唇炎效果较好。华蟾素注射液作肌内注射。每日2次，每次2支，每支2 ml，每毫升含生药0.5 g，1个月为1个疗程，1个疗程无效者可继续第2疗程，同时加服复方丹参片，每日3次，每次3片，伴发残根残冠患者在药物治疗过程中酌情分次拔除患牙。本组25例患者于1个疗程结束后评定疗效。痊愈，即全部消肿，计3例；显效，即消肿范围达一半以上，计9例；好转，即消肿范围不足一半，计 6 例；无效，即病情无变化或加重，计7例。总有效率达72%。

12. 治疗银屑病

利用华蟾素和迪银片联合治疗红皮病型银屑病25 例，患者皮损呈弥漫性潮红伴大量脱屑，其中皮损占全身面积高于80%者5例，60%～79%者13例，小于60%者7例。华蟾素注射液10 ml加入50 g/L葡萄糖注射液或生理盐水500 ml，每日1次，连续治疗5周为1个疗程；同时口服迪银片，每日2次，每次5片。治疗期间不用皮质类固醇激素或免疫抑制剂，局部外用氧化锌软膏。结果25例患者中痊愈2例，显效 16例，好转6例，无效1例。痊愈和显效的18例经半年随访，有3例出现不同程度的复发。复发者的病情较以前发病时轻，再用相同方法治疗时，多数能得到很快控制[8, 19–24, 26–27, 31, 37]。

【编者评述】 蟾酥作为贵细药材目前的市场售价每千克可达2.5万～3万元，供不应求，因此假货时有发生，亟待出台相关标准加以约束规范市场。另一方面，应大力发展蟾蜍的人工养殖，以解决药材的来源问题，并加大蟾酥鉴定方法研究力度，进而推动蟾酥的药理药性研究及新药研发。

参考文献

[1] 刘冬，杜守颖，何秀峰，等. 蟾酥提取物中 2 种蟾蜍甾烯类成分兔体内药代动力学研究［J］. 中国实验方剂学杂志，2011，17（21）：135-138.

[2] 赵彦敏，左其艳，李振麟，等. 蟾酥的化学成分［J］. 中国实验方剂学杂志，2017，23（6）：65-69.

[3] 王兆基，栗晓黎，刘秋铭，等. 毒性中药蟾酥质量检测方法研究［J］. 药物分析杂志，2011，31（6）：1027-1030.

[4] 姬诚，郭万周. 蟾酥的高效液相指纹图谱研究［J］. 光明中医，2016，31（12）：1727-1729.

[5] 杨爱文，范雪梅，李雪，等. 基因芯片研究蟾酥急性毒性及配伍减毒机制［J］. 高等学校化学学报，2011，32（5）：1058-1064.

[6] 王盈. 有毒中药饮片的炮制：以蟾酥为例［J］. 中医临床研究，2016，8（10）：35-36.

[7] 李永盛，吴梅佳，蒋杉杉，等. 复方蟾酥缓释滴丸的制备及其体外释放性能考察［J］. 中国实验方剂学杂志，2017，23（8）：7-12.

[8] 彭健波，陶卿，李锦辉，等. 蟾酥微丸的急性与亚慢性毒性研究［J］. 中国畜牧兽医，2017，44（5）：1508-1517.

[9] 李志东，朱士春，葛朝晖. HPLC 法测定不同批次麝香保心丸中华蟾酥毒基与脂蟾毒配基的含量［J］. 海峡药学，2017，29（12）：72-74.

[10] 刘冰，王杰，吕曙华. HPLC 法测定仙蟾胶囊中华蟾酥毒基及脂蟾毒配基的含量［J］. 药物分析杂志，2010，30（10）：1845-1848.

[11] 于洋，唐雨顺，张玉科，等. 中药蟾酥免疫增强剂对肉仔鸡免疫器官生长发育及免疫活性细胞影响的研究［J］. 中国农学通报，2011，27（1）：403-406.

[12] 顿爱社，张春菊，吕伯实，等. 含蟾酥胶囊血清诱导人肝癌 BEL-7402 细胞凋亡并下调 Bcl-2 的表达［J］. 解剖科学进展，2011，17（1）：54-59.

[13] 郭维霄，仲伟婷，李文华，等. 蟾酥注射液对免疫抑制小鼠免疫功能的调节作用［J］. 中国农学通报，2011，27（14）：45-49.

[14] 蒋洁君，周婧，马宏跃，等. 蟾酥对豚鼠心脏电生理的影响［J］. 中国药理学与毒理学杂志，2011，25（3）：307-309.

[15] 柏志全，李春英，李媛，等. 氯通道在华蟾酥毒基诱导的鼻咽癌细胞凋亡中起重要作用［J］. 中国病理生理杂志，2011，27（5）：833-837.

[16] 蒋洁君，周婧，马宏跃，等. 蟾酥对豚鼠离体心脏的毒性作用和物质基础研究［J］. 中国实验方剂学杂志，2011，17（17）：233-237.

[17] 张素娟，张永太，申利娜，等. 蟾酥提取工艺优化与提取物体外抗肿瘤活性研究［J］. 上海中医药杂志，2013，47（5）：93-97.

[18]梁正敏，韦英益，彭健波，等．蟾酥水提取物体外抗炎作用的试验研究[J]．黑龙江畜牧兽医，2017（5）：28-31.

[19]许丹翘，刘晓红，孙树铭，等．叶酸修饰的蟾酥提取物脂质体的制备及包封率的测定[J]．时珍国医国药，2017，28（3）：600-602.

[20]曲功霖，王春燕，李宁，等．蟾酥脂质微球注射液对四种荷瘤裸鼠肿瘤生长的抑制作用[J]．现代肿瘤医学，2017，25（14）：2187-2194.

[21]王佳宝，徐忠伟，王志美，等．蟾酥活性成分下调极光激酶表达并促进肝癌细胞周期阻滞的机制研究[J]．中草药，2017，48（18）：3796-3801.

[22]朱大诚，陈甜甜，陈秀珍，等．蟾酥逆转白血病多药耐药细胞CEM/VCR的作用及其机制研究[J]．时珍国医国药，2017，28（8）：1819-1822.

[23]郭波红，廖灿城，许丹翘，等．靶向叶酸受体的蟾酥提取物长循环脂质体的制备及其体外抗肿瘤活性[J]．广东药科大学学报，2017，33（5）：569-574.

[24]孙沛颖，潘一鸣，闫兵．蟾酥对柠檬色葡萄球菌的抑菌作用[J]．牡丹江师范学院学报（自然科学版），2015（4）：46-48.

[25]汪元符．HPLC同时测定干蟾皮中华蟾酥毒基和酯蟾毒配基成分的含量[J]．中国执业药师，2015，12（12）：25-30.

[26]冯静，邓菲，张萍，等．蟾酥对肝癌Hep G2细胞增殖和凋亡的影响及其机制[J]．上海交通大学学报（医学版），2016，36（3）：340-343，353.

[27]梁正敏，何家康，彭健波，等．蟾酥醇提取物的体外抗炎作用研究[J]．湖北农业科学，2016，55（11）：2843-2845，2848.

[28]王晓磊，余道军，侯晓丽．中药蟾酥抗多重耐药鲍曼不动杆菌体外实验研究[J]．中华中医药学刊，2016，34（11）：2801-2804.

[29]闫兵．蟾酥对痢疾杆菌抑菌作用的影响[J]．牡丹江师范学院学报（自然科学版），2010（4）：30-31.

[30]陈婷．HPLC法同时测定蟾酥药材中华蟾酥毒基和酯蟾毒配基的含量[J]．西北药学杂志，2015，30（6）：690-693.

[31]王志美，徐忠伟，王佳宝，等．蟾酥活性成分协调索拉非尼通过下调Akt/NF-κB信号途径抑制肝癌Hep G2细胞生长[J]．中国药理学通报，2017，33（11）：1510-1516.

[32]李换男，张磊，杨岚，等．中药蟾酥化学成分在妇科恶性肿瘤中的临床作用及分子机制研究进展[J]．中国妇产科临床杂志，2017，18（6）：572-573.

[33]许湘红．蟾酥注射液治疗儿童病毒性肺炎疗效观察[J]．临床军医杂志，2017，45（7）：756-757，760.

[34]张佳洁．蟾酥注射液治疗晚期卵巢癌临床研究[J]．河南中医，2017，37（5）：869-871.

[35]林建伟．蟾酥注射液治疗成人社区获得性肺炎疗效观察[J]．临床军医杂志，2017，45（4）：428-430.

[36] 陈秀秀，王文佳，吴倩倩，等．蟾酥总内酯聚乳酸微球的制备、缓释性能及其临床药效评价[J]．中国兽医学报，2015，35(12)：2014-2020.
[37] 陈同生，王小平，孙磊，等．Caspase-3参与调控蟾酥诱导人肺腺癌(ASTC-a-1)细胞的凋亡[J]．生物化学与生物物理进展，2008(1)：85-90.

49 鳖甲 | Biejia

1 · 402

TRIONYCIS CARAPAX

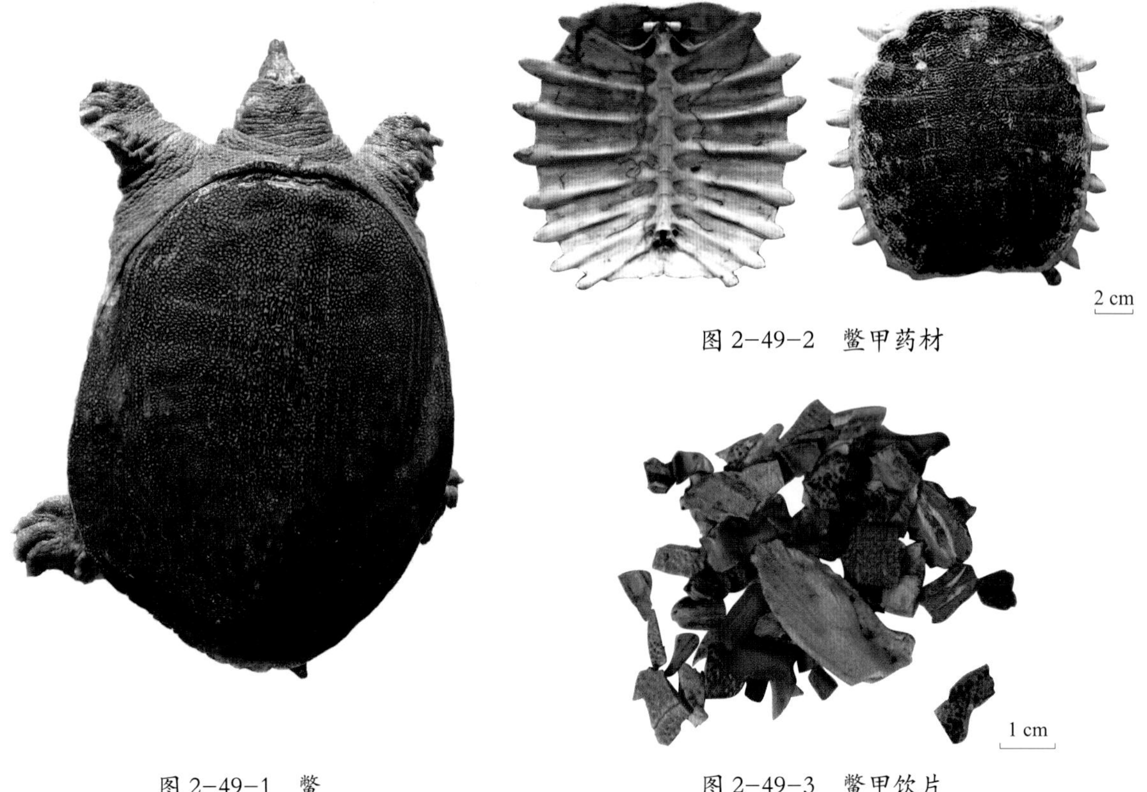

图 2-49-1　鳖

图 2-49-2　鳖甲药材

图 2-49-3　鳖甲饮片

【药典沿革】 首载于1963年版一部第317页，分别从来源、鉴别、炮炙、性味、功能、主治、用法与用量、注意、贮藏9个指标对其进行规定。从1963年版开始至2020年版一部第402页，均规定其为鳖科动物鳖*Trionyx sinensis* Wiegmann的背甲。1977年版一部第667页分别从来源、性状、炮制、性味、功能与主治、用法与用量、贮藏7个指标对其进行规定，更改“炮炙”为“炮制”，将1963年版中的“鉴别”项下内容归于该版“性状”中，合并“功能”“主治”项。1985年版一部第345页、1990年版一部第346页、1995年版一部第341页，其规定基本与1977年版相同，只是增补“归经”，并与“性味”合并。2000年版一部第317页和2005年版一部第266页，其在1995年版基础上增加“浸出物”项。2010年版一部第361页、2015年版一部第384页、2020年版一部第402页，其在2000年版基础上增加“检查”项。

【本草考证】 始载于《神农本草经》，列为中品。明代李时珍《本草纲目》载：“鳖，甲虫也，水居陆生。穹脊连肋，与龟同类。四缘有肉裙，故曰：龟，甲里肉；鳖，肉里甲。无耳，以目为听。”结合其附图及我国鳖科动物现有分布状况及形态特征分析，可以认定古代所用鳖甲基原动物为鳖科动物鳖，与现《中国药典》中规定的品种一致。

【药材来源】 鳖科动物鳖*Trionyx sinensis* Wiegmann的背甲。鳖全年均可捕捉，以秋、冬二季为多，因此时鳖体肥，肉厚，大小均匀。捕捉后实施安死术后，置沸水中烫至背甲上的硬皮能剥落时，取出，剥取背甲，除去残肉，晒干。

【性味归经】 咸，微寒。归肝、肾经。

【功能主治】 滋阴潜阳，退热除蒸，软坚散结。用于阴虚发热，骨蒸劳热，阴虚阳亢，头晕目眩，虚风内动，手足瘈疭，经闭，癥瘕，久疟疟母。

【道地主产】 传统上认为产自岳州（今湖南岳阳市）、沅江（今湖南沅江市）的为佳。野生或养殖。

【资源研究】 **1. 品种**

药用鳖仅有一种，即《中国药典》规定的鳖科动物鳖（又称中华鳖）。鳖分布于我国大部分地区，产量以湖南、湖北、江西、安徽、江苏等较高。此外，我国鳖属动物还有小鳖*Pelodiscus parviformis* Tang、砂鳖*Pelodiscus axenaria*（Zhou，Zhang & Fang）和东北鳖*Pelodiscus maackii*（Brandt）。小鳖主要分布于北至湖南东安、祁阳，南至广西柳州，东至湖南道县，西至广西融水、三江等范围内的江河、溪流之中，资源量较稀少；砂鳖分布于湖南省桃源、平江、汝城、零陵、邵阳等县市境内，资源量较少；东北鳖分布于黑龙江、松花江、乌苏里江流域，以及兴凯湖及流入兴凯湖的支流等区域，此外在朝鲜地区也有分布，资源量较大[1]。偶有用山瑞鳖*Palea steindachneri*（Siebenrock）、鼋*Pelochelys cantorii* Gray、缘板鳖*Lissemys punctata* Bonnaterre、亚洲鳖*Amyda cartilaginea*（Boddaert）、珍珠鳖*Apalone ferox*（Schneider）入药，但量极少。鳖为常用经济物种，全国各地已广泛开展人工养殖，以湖北、安徽二省产量最大。主流鳖甲均来源于养殖，资源蕴含量很大。

2. 生物学特性

鳖喜好栖息于江河、湖沼、池塘、水库等水流平缓、饵料丰富的平静水域。其食性多以动物性饵料为主，同时也摄食水草、谷物等植物性饵料。鳖一般白天潜伏于水中，晚间觅食。鳖营水陆两栖生活，对环境温度的变化比较敏感。性极机警，稍有惊闻，立即潜入水中。黄昏时向浅水游动，爬到岸上觅食，黎明前归穴或入水底。秋末当水温下降至15℃时停止摄食，10℃以下便潜入水底泥沙中冬眠。翌年春天水温15℃以上时，则冬眠苏醒，开始觅食[2]。

3. 饲养管理

养殖池建造应符合鳖生活习性的要求。鳖池大小统一，面积每个15～20 m^2，池高0.6 m，池壁顶端向内伸檐8～10 cm，以防鳖逃跑。鳖池进出水口特别要注意防逃，池与池之间水体不能互通，进出水要严格分开。生态养殖以土池为好，根据投资规模和地方大小尽量建好四类池，即亲鳖池、成鳖池、幼鳖池和稚鳖池。同时需保证鳖有足够的晒背场和投饵场[3-5]。

4. 饲料

可以使用鲜鱼、淡水小虾或商品饲料。池塘养殖一般以商品饲料为主，辅之一定量的鲜活饵料。其具体做法是稚鳖和幼鳖阶段全部使用无公害的高质量商品饲料，成鳖养殖阶段商品饲料和鲜活饵料各一半，以保证鳖的生长速度和品质。日投饵量为鳖体重的5%～8%。饲料在投饲前用颗粒机制成软颗粒，定时定量把饲料投放在饲料台上，日投3次，每8 h 1次。

5. 病害防治

为防治病害，需控制鳖的放养密度，选择适当的饲料品种，及调控好水质，长期保证鳖池水体清爽。具体预防措施包括以下几点。注重清塘消毒，鳖苗下塘前要用漂白粉和硫酸铜清塘，每亩水面用漂白粉5 kg加硫酸铜2 kg，化水全池泼洒；鳖转池或外购种苗下塘前必须用“苗种浸泡剂”浸泡后再下塘。做好药物预防工作，一是在每年4月底至5月上旬，全池泼洒1次杀纤毛虫类药物；二是每隔20 d左右用生石灰、漂白粉、杀菌绿、强络碘或含氯消毒剂全池泼洒，上述药物要交叉使用，不能长期使用一种药[6]。

【化学成分】主含动物胶、角蛋白、碘质、维生素D、磷酸钙、碳酸钙、氨基酸、鳖甲多糖以及多种矿物质元素[7]。

1. 蛋白质、氨基酸

鳖甲中含天冬氨酸、苏氨酸、丝氨酸、谷氨酸、脯氨酸、甘氨酸、羟脯氨酸、丙氨酸、缬氨酸、甲硫氨酸、异亮氨酸、亮氨酸、酪氨酸、苯丙氨酸、赖氨酸、组氨酸和精氨酸等18种氨基酸，总量达452.86 mg/g，其中脯氨酸含量最高（27%），其次是甘氨酸（17%）。高浓度的脯氨酸和甘氨酸是鳖甲中氨基酸的特征，可作为鳖甲质量检定的参考指标[8-9]。

2. 多糖

鳖甲中含半乳糖胺、氨基葡萄糖、甘露糖、半乳糖醛酸、半乳糖、葡萄糖、葡萄糖醛酸和戊糖。其中半乳糖含量最高，在生鳖甲和醋鳖甲中分别为2.76 mg/g和3.06 mg/g。

3. 矿物质元素

鳖甲超微细粉的钙含量极丰富（231.4 mg/g），超过富含钙质的牛奶和大豆，镁含量达到7.128 mg/g[10]。鳖甲含铬、锰、铜、锌、铁、铝、钙、镁、磷、钾和钠元素，其中醋鳖甲炮制品所含矿物质元素，特别是人体所需微量元素，高于生品[11]。

【鉴别研究】**1. 薄层色谱法鉴别**

取鳖甲供试品，用甲醇超声提取法进行提取，浓缩后作为供试液。以精氨酸溶液为对照液进行薄层色谱分析，以正丁醇-乙酸-蒸馏水（65：15：20）为展开剂，预平衡15 min后上行展开。喷5%茚三酮的正丁醇溶液，105℃加热 8 min，然后置紫外灯（365 nm）下观察，正品鳖甲与对照液在精氨酸的对应位置处有相同紫红色斑点，伪品无此斑点[10]。

2. 含量测定

（1）总肽：采用双缩脲反应测定，显色剂为0.02 g/ml酒石酸钠钾溶液、5%氢氧化钠溶液0.3 ml、1%硫酸铜溶液1 ml，检测波长545 nm。总肽含量在2.50 ~ 10.04 mg范围内与吸光度呈良好的线性关系，精密度、重现性、稳定性均合乎要求，平均回收率为98.02%（RSD为1.65%，*n*=5）[12]。

（2）氨基酸：采用反相高效液相色谱-蒸发光散射检测器法测定，色谱柱为Prevail C18色谱柱（4.6 mm × 250 mm，5 μm），以乙腈-0.7%三氟醋酸溶液（含5.0 mmol/L七氟丁酸）为流动相进行洗脱，洗脱时间为15 min。结果甘氨酸及脯氨酸峰面积的自然对数与相应浓度的自然对数呈良好的线性关系，线性范围均为0.1 ~ 0.6 g/L。平均回收率分别为甘氨酸 102.5%（RSD为1.9%），脯氨酸 101.2%（RSD为2.5%）[13]。

【分子生药】使用十二烷基硫酸钠 /蛋白酶裂解，用酚氯仿抽提DNA，根据12S序列设计的，鳖甲基原动物鳖的特异性鉴别引物进行PCR扩增，当退火温度为55℃时，扩增产物经琼脂糖凝胶电泳法检测，鳖甲正品鳖能扩增出约170 bp的特异性鉴别条带，伪品样本则无条带[14]。

【制剂研究】**1. 膜分离技术**

醋鳖甲粉碎过24目筛，加6倍量水提取3次，每次3 h，多肽提取量达2.442 g，浸膏产率11.71%。使用超滤膜进行分离纯化，选择条件如下，鳖甲多肽质量分数为6%，截留分子量为20 kDa与8 kDa，超滤膜操作压力分别为0.18 ~ 0.21 MPa与0.8 MPa，蛋白质截留率达83.67%，分子量小于8 kDa的鳖甲多肽纯度达57.62%[15]。

2. 碱提醇沉技术

碱提醇沉技术可用于鳖甲多糖的提取。碱液浓度8%、料液比1：25、提取温度60℃、提取时间8 h为最佳提取工艺，最佳醇沉浓度为80%。平均回收率为100.2%（RSD为1.4%，*n*=9）[16]。

3. 微波提取技术

鳖甲经高压粉碎预处理后，使用微波提取技术进行提取，微波功率600 W、原料粒度80目、以水为提取溶剂、料液比1：8、提取时间25 min、提取2次为最佳提取工艺，该方法可以简单、高效提取鳖甲成分，缩短提取时间[17]。

4. 灭菌工艺

以灭菌率和鳖甲抗肝纤维化作用（人肝星状细胞LX-2生长抑制率）为评价指标建立鳖甲最佳灭菌工艺，参数为灭菌时间6 min，药材含湿率20%，灭菌功率4 000 W。该方法灭菌效率高，对鳖甲抗肝纤维作用无影响[18]。

【药理作用】**1. 抗纤维化作用**

（1）抗肝纤维化作用：鳖甲煎口服液对大鼠实验性肝纤维化具有明显的保护作用，早期应用可以预防肝纤维化的形成，延缓其发展。比较以鳖甲为主的中药复方制剂与秋水仙碱对大鼠肝纤维化的治疗效果，其中，中药复方制剂为治疗组，秋水仙碱为对照组。治疗组在生化、肝脏形态方面优于对照组，血中透明质酸、层粘连蛋白含量有所下降，尿中羟脯氨酸含量有一定提高，其结果优于对照组[19]。加味鳖甲煎丸对四氯化碳所致肝纤维化大鼠有较好治疗作用，能明显降低四氯化碳造模大鼠血清中天门冬氨酸氨基转移酶、丙氨酸氨基转移酶、总胆红素、胶原蛋白、层粘连蛋白、透明质酸指标[20]。研究表明，鳖甲煎丸和秋水仙碱均可显著降低大鼠肝组织α-平滑肌肌动蛋白及转化生长因子-β1/smad 3基因的表达，其中，鳖甲煎丸2.2 g/kg的效果更为显著。其抗肝纤维化作用机制可能与其下调转化生长因子-β1/smad 3信号通路活性、抑制肝星状细胞活化和增殖有关[21]。

（2）抗肺纤维化作用：鳖甲煎丸可以改善百草枯所致的大鼠肺纤维化。使用百草枯药液腹腔注射大鼠致其肺纤维化造模30 d后，模型组大鼠存活率36.7%，阳性对照组和鳖甲煎丸3.0 g/kg剂量组存活率分别为54.5%和63.6%，均显著高于模型组（$P<0.01$和$P<0.05$）。鳖甲煎丸可改善肺纤维化大鼠肺部损伤和减轻其肺纤维化症状，作用机制可能是通过抑制肺组织中促纤维化炎性因子肿瘤坏死因子-α、转化生长因子-β1和白介素-1β分泌，降低基质金属蛋白酶活性和羟脯氨酸含量以发挥抗肺纤维化作用。同时，鳖甲煎丸也能减轻由博莱霉素导致的大鼠肺纤维化程度，其作用机制与调控转化生长因子-β1的smad蛋白表达有关[22-24]。

2. 抗肿瘤作用

鳖甲提取液对小鼠 S180腹水肉瘤细胞、小鼠 H22肝癌细胞和小鼠 Lewis肺癌细胞体外生长均有抑制作用[25]。鳖甲多糖能明显抑制 S180荷瘤小鼠肿瘤的生长，其作用机制可能是增强了荷瘤小鼠的非特异性免疫功能和细胞免疫功能[26]。鳖甲浸出液对肠癌细胞能起到抑制生长作用，降低肠癌细胞的代谢活性，损伤或破坏肠癌细胞线粒体结构，干扰细胞功能，影响细胞内三磷酸腺苷的合成，当增高鳖甲浸出液的浓度时，可进一步破坏细胞核，影响脱氧核糖核酸的合成，从而抑制细胞增殖[27]。鳖甲煎丸能影响肝癌荷瘤小鼠肿瘤组织生长及转移，改善肝癌荷瘤小鼠肿瘤细胞免疫功能，可使荷瘤小鼠外周血中$CD4^+$T淋巴细胞显著增加，$CD8^+$T淋巴细胞亚群的比例显著下降。同时，鳖甲煎丸还可以提高肝癌荷瘤小鼠血清干扰素-γ水平和血清白介素-2水平，纠正$CD4^+/CD8^+$的失衡，改变T细胞Th1/Th2偏移现象，维持Th1功能亚群的优势[28-29]。

3. 增强免疫作用

鳖甲多糖能显著提高小鼠空斑形成细胞的溶血能力，促进溶血素抗体生成，并增强小鼠迟发性超敏反应，明显提高 S180荷瘤小鼠的非特异性免疫功能和细胞免疫功能。徐氏将鳖甲提取物给小鼠口服 3 d，于末次给药 24 h后进行 1次 6 Gy X线全身照射，观察受照后3 d小鼠免疫器官和免疫功能的影响，发现口服鳖甲提取物能显著提高受照小鼠的免疫功能[30]。杨氏发现鳖甲超微细粉 0.02 g/kg 能提高自然杀伤细胞活性率；0.02 g/kg、0.20 g/kg和0.40 g/ kg 均能提高小鼠溶血素抗体积数水平，并能提高小鼠巨噬细胞的吞噬功能，提示鳖甲超微细粉具有免疫调节作用[31]。

4. 抗疲劳作用

鳖甲多糖能明显提高小鼠耐缺氧能力和增强其抗冷冻作用；有抗疲劳作用，可延长小鼠游泳时间。鳖甲提取物不仅能提高机体对负荷的适应性，还能显著增加小鼠乳酸脱氢酶活力，有效清除剧烈运动时机体的代谢产物，延缓疲劳的发生，也能加速疲劳的消除[32]。

5. 其他作用

法氏以小鼠骨髓细胞姐妹染色单体互换（SCE）为实验指标，对鳖甲的抗突变效应进行研究，发现各剂量鳖甲水提取物均能降低小鼠骨髓细胞SCE，具有抗突变活性[33]。鳖甲超微细粉具有增加骨密度的功能，在钙表观吸收率和提高股骨骨密度及股骨骨钙含量方面优于碳酸钙[34]。复方鳖甲软肝片高、中、低 3种剂量均能降低高脂饲料大鼠血中总胆固醇水平，升高高密度脂蛋白水平，减少脂肪的吸收，促进脂肪的代谢[35]。

【现代临床】 **1. 治疗慢性肝炎、肝纤维化**

鳖甲煎丸在临床上被广泛地应用于治疗肝炎及肝纤维化。陈氏应用鳖甲煎丸加减治疗肝炎肝纤维化，筛选肝炎肝纤维化患者55例，鳖甲煎丸加减连续治疗3个月，治疗期间停止使用其他类抗肝纤维化药物，比较治疗前后与肝纤维化相关的各项指标，门静脉、脾静脉等血流动力学的相关指标均有显著改善，病理检测提示炎症细胞浸润显著减少，且肝纤维隔变细或消失，证明了鳖甲煎丸具有良好的抗肝纤维化作用[36]。陈氏用鳖甲煎丸治疗慢性乙型肝炎合并肝纤维化患者68例，随机分为2组，均服用了常规的护肝、降酶药物，其中，对照组给予口服复方丹参片，治疗组给予口服鳖甲煎丸，每日3次，每次3 g，疗程均设为6个月，比较两组治疗前后临床表现、肝功能、肝纤维化指标、肝脾影像学检查的变化，发现鳖甲煎丸在改善肝功能、肝纤维化指标、临床症状等方面均明显优于对照组，与对照组相比有显著意义[37]。

2. 治疗获得性肺炎

彭氏将阴虚郁热型社区获得性肺炎患者80例随机均分为2组，对照组采用头孢呋辛钠和阿奇霉素治疗，治疗组在对照组治疗基础上加青蒿鳖甲汤加减治疗，发现治疗组总有效率为92.5%，对照组总有效率为72.5%，治疗组两组主要症状发热与咳嗽缓解或消失的时间更短，对两组炎症因子各项指标及中医证候积分进行治疗前后组内比较及治疗后组间比较，差异均有统计学意义，说明青蒿鳖甲汤加减治疗阴虚郁热型社区获得性肺炎有较好疗效[38]。

3. 治疗高脂血症、动脉粥样硬化

丁氏采用鳖甲煎丸加减治疗18例气滞血瘀型高脂血症，有效率达94.4%，治疗前后患者的高密度脂蛋白胆固醇有显著性差异[39]。

4. 治疗血管性痴呆

赵氏采用鳖甲煎丸治疗50例血管性痴呆，分别设置了鳖甲煎丸治疗组及对照组，对照组采用吡拉西坦片等西药治疗，治疗组总有效率为72%，对照组总有效率为30%，提示鳖甲煎丸对血管性痴呆具有一定的疗效[40]。

【编者评述】 鳖甲为临床常用中药材，已完全实现人工养殖，资源丰富。鳖甲药用效果确切，临床上主要用于滋阴潜阳，退热除蒸，软坚散结，但其药效物质基础尚不明确，药理实验多集中在对肝炎和肝纤维化的研究，作为临床疗效确切的药材，应加强对其物质基础和药理机制的研究。

参考文献

[1] 杨萍，唐业忠，王跃招. 中国鳖属的分类历史简述[J]. 四川动物，2011，30(1)：156-159.

[2] 毛盼，胡毅，罗方兴. 中华鳖生物学特性及其常见传染性疾病的研究[J]. 湖南饲料，2013(5)：17-19.

[3] 崔文姝. 中华鳖成鳖的生态养殖技术[J]. 水产养殖，2017，38(3)：28-30.

[4] 夏建海，范武江，王晓清，等. 中华鳖原生态养殖技术研究[J]. 水产科技情报，2013，40(2)：110-112.

[5] 王鸣，马晶晶，邵庆均. 中华鳖外塘养殖技术[J]. 水利渔业，2007(1)：24-26.

[6] 李冬. 中华鳖池塘生态养殖[J]. 农村实用技术与信息，2007(9)：29-30.

[7] 李彬，郭力城. 鳖甲的化学成分和药理作用研究概况[J]. 中医药信息，2009，26(1)：25-27.

[8] 凌笑梅，张娅婕，张桂英，等. 鳖甲提取物中氨基酸、微量元素及多糖含量的测定[J]. 中国公共卫生，1999，15(10)：939.

[9] 邹全明，杨珺，赵先英，等. 中华鳖甲超微细粉中氨基酸及钙、镁元素分析[J]. 中药材，2000，23(1)：6-7.

[10] 卢先明，刘咏松，曾俊超，等. 鳖甲的品种与鉴别研究[J]. 四川中医，2005(2)：35-36.

[11] 刘焱文，刘生友. 龟板、鳖甲微量元素测定及其滋补作用探析[J]. 微量元素与健康研究，1994，11(1)：44-45.

[12] 毕葳，邢延一，李燕燕，等. 应用双缩脲反应测定鳖甲中总肽含量的方法学研究[J]. 中国实验方剂学杂志，2011，17(15)：63-65.

[13] 王新雨，谭晓梅，高明泽，等. HPLC-ELSD测定醋鳖甲中未衍生化甘氨酸和脯氨酸的含量[J]. 中国中药杂志，2011，36(15)：2107-2109.

[14] 刘忠权，王义权，周开亚. 中药材鳖甲的位点特异性PCR鉴定研究[J]. 中草药，2001(8)：67-69.

[15] 李水清，孔菲菲，张方蕾，等．鳖甲活性多肽的提取及膜分离纯化工艺优选［J］．中国实验方剂学杂志，2014，20（2）：11-14.

[16] 王慧铭，乔建卫，孙炜．正交设计优选鳖甲多糖提取工艺的研究［J］．中国现代应用药学，2010，27（6）：507-509.

[17] 叶喜德，李晓芳，马琳，等．微波提取鳖甲的工艺研究［J］．江西中医药，2011，42（11）：48-50.

[18] 万露，闵红燕，肖云芝，等．正交设计多指标综合评分优化鳖甲微波灭菌工艺［J］．亚太传统医药，2015，11（6）：26-28.

[19] 王英凯，王丹，唐彤宇．鳖甲为主的中药治疗肝纤维化的实验室和临床研究［J］．临床肝胆病杂志，2002，18（4）：253-254.

[20] 任映，宋崇顺，尹军祥，等．加味鳖甲煎丸对四氯化碳所致肝纤维化大鼠的治疗作用［J］．北京中医药大学学报，2007，30（1）：48-50.

[21] 孙玉凤，李媛，李风华，等．鳖甲煎丸对肝纤维化大鼠 TGF-β1/smad 信号通路的影响［J］．中草药，2013，44（23）：3364-3367.

[22] 刘翔，陈嘉，顾丰华，等．鳖甲煎丸对百草枯致大鼠肺纤维化的改善作用研究［J］．世界临床药物，2016，37（3）：160-165，198.

[23] 唐志宇，李天朗，唐小宾，等．鳖甲煎丸对肺纤维化大鼠 TGF-β1 及 smad 信号通路的影响［J］．世界中医药，2011，6（6）：522-523.

[24] 唐志宇，李天朗，陈严，等．鳖甲煎丸对肺纤维化大鼠肺组织中 TGF-β1 表达的影响［J］．四川中医，2011，29（1）：8-10.

[25] 凌笑梅，刘娅，张娅婕，等．鳖甲提取对 S180 肿瘤细胞的杀伤作用［J］．长春中医学院学报，1995，11（49）：45.

[26] 王慧铭，潘宏铭，项伟岚，等．鳖甲多糖对小鼠抗肿瘤作用及其机理的研究［J］．中华现代内科学杂志，2005，2（7）：634-635.

[27] 钱丽娟，许沈华，陈旭峰，等．鳖甲浸出液对人肠癌细胞（HR-8348）的毒性作用研究［J］．中国肿瘤临床，1995，22（2）：146-149.

[28] 罗庆东，王月飞，赵红晔，等．鳖甲煎丸对肝癌荷瘤小鼠肿瘤组织生长及转移的影响［J］．中国实验方剂学杂志，2012，18（14）：230-232.

[29] 罗庆东，王月飞，赵红晔，等．鳖甲煎丸对肝癌荷瘤小鼠细胞免疫功能的干预作用［J］．中医药学报，2012，40（3）：21-23.

[30] 徐桂珍，凌秀梅，张娅婕，等．鳖甲提取物对大剂量照射小鼠免疫功能的保护作用［J］．中国公共卫生学报，1996，15（3）：170-171.

[31] 张大旭，张娅婕，甘振威，等．鳖甲提取物抗疲劳及免疫调节作用研究［J］．中国公共卫生，2004，20（7）：834.

[32] 张娅婕，凌笑梅，甘振威，等．鳖甲提取物抗疲劳及耐缺氧作用的研究［J］．长春中医

学院学报，2004，20（2）：38-39.

[33] 法京，王明艳，贾敏，等．鳖甲龟板的抗突变效应［J］．中国海洋药物，1996（2）：27-29.

[34] 杨珺，邹全明．鳖甲超微细粉增加大鼠骨密度的研究［J］．食品科学，2001，22（3）：86-88.

[35] 付敏，张东伟，王继峰，等．复方鳖甲软肝方对肺纤维化大鼠肺组织转化生长因子 -β1 的影响［J］．中草药，2006，37（10）：1545-1547.

[36] 陈明，杨慧芳．鳖甲煎丸联合大黄虫丸抗肝纤维化的临床研究［J］．实用中西医结合临床，2006，6（2）：1-2.

[37] 陈礼华，沈慧琴．鳖甲煎丸治疗慢性乙型肝炎肝纤维化 68 例［J］．实用中医内科杂志，2007，21（7）：67-68.

[38] 彭媛媛，徐卫方，陈洁，等．青蒿鳖甲汤加减治疗社区获得性肺炎 40 例临床观察［J］．湖南中医杂志，2017，33（5）：54-56.

[39] 丁宇炜，徐瑛．中医分型治疗高脂血症 45 例观察［J］．陕西中医学院学报，2003，26（5）：11-12.

[40] 赵勇军，薛秀荣．鳖甲煎丸治疗血管性痴呆 50 例［J］．中国中医急症，2010，19（10）：1782-1783.

50 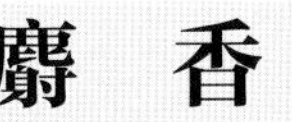 麝 香 | Shexiang

1 · 402

MOSCHUS

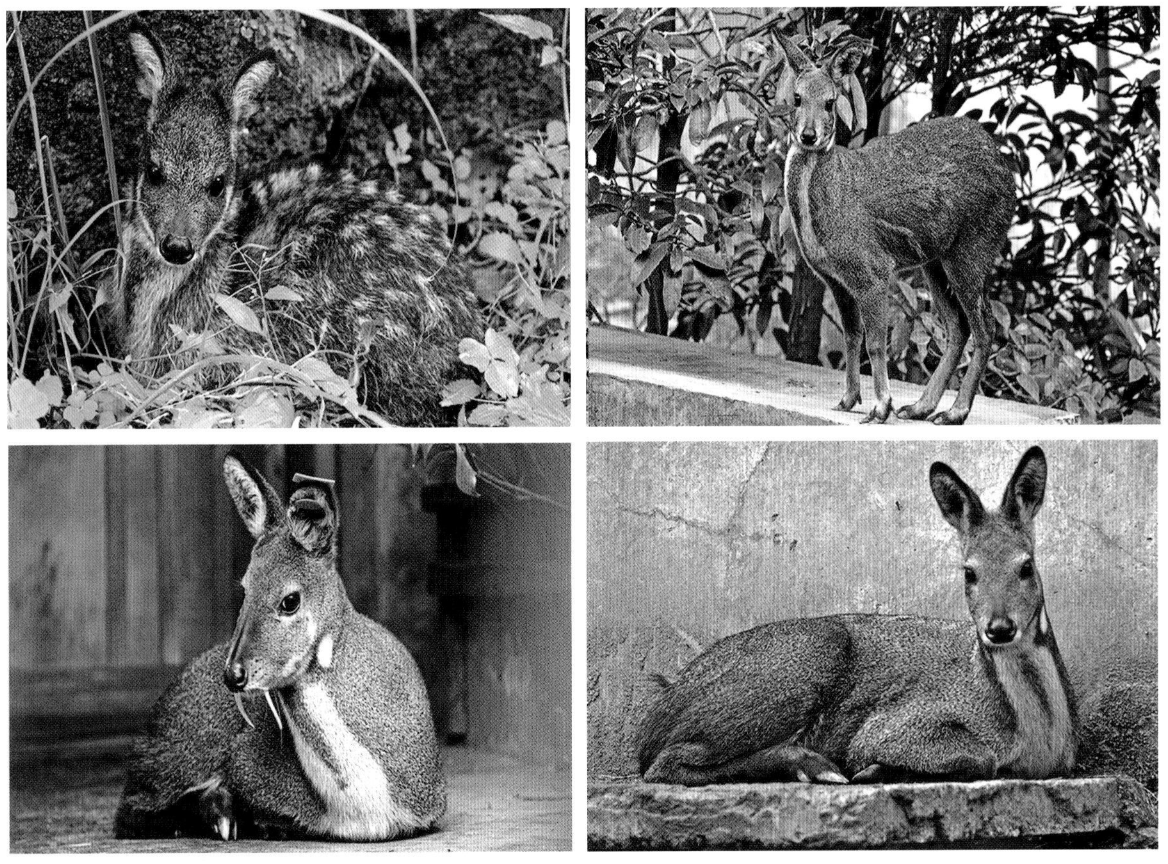

图 2-50-1 林麝

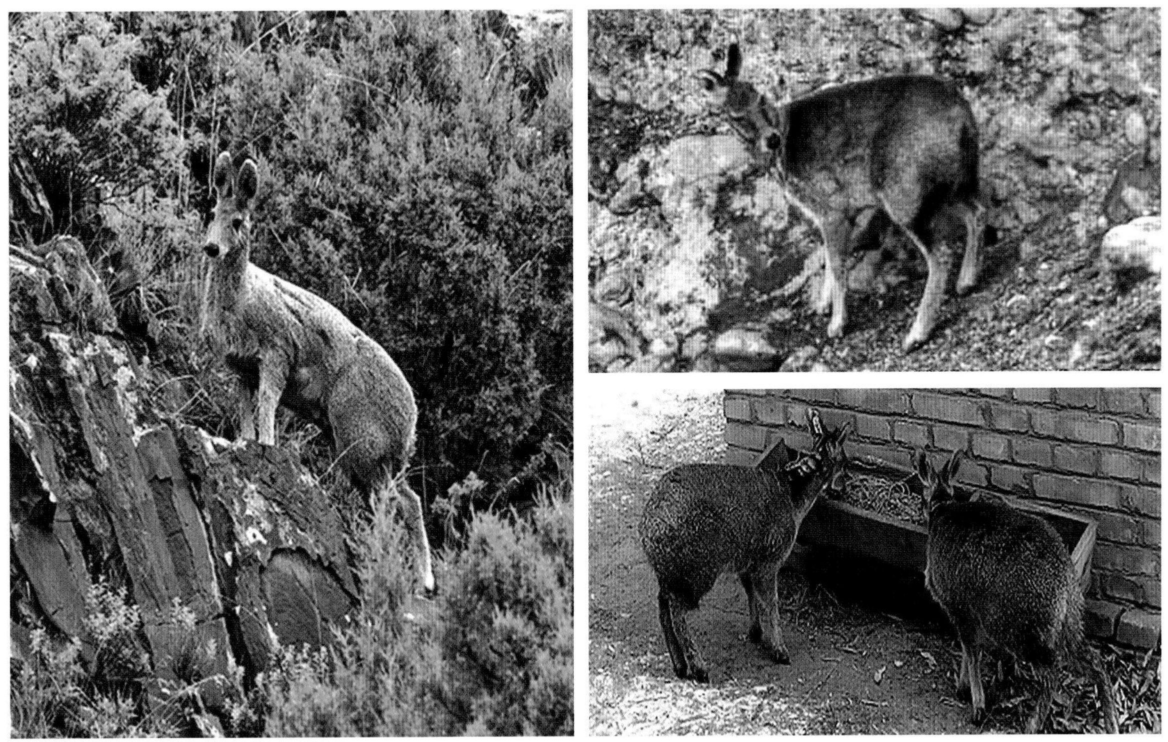

图 2-50-2 马麝

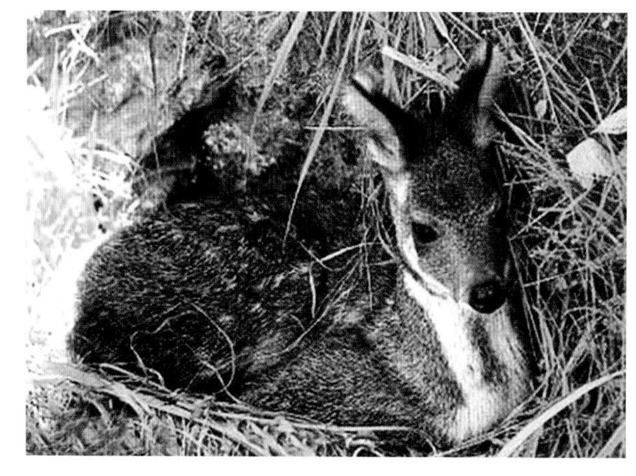
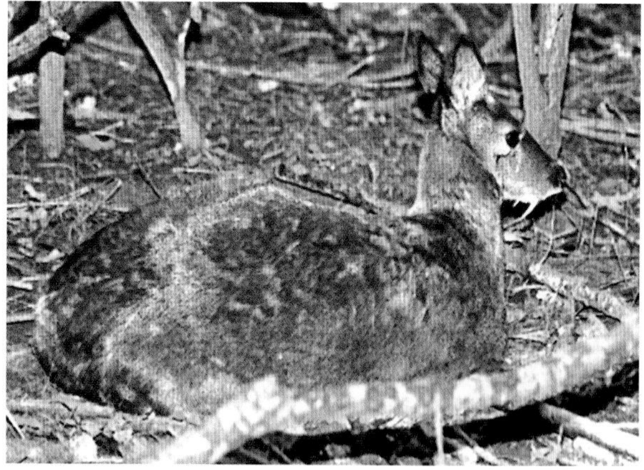

图 2-50-3　原麝

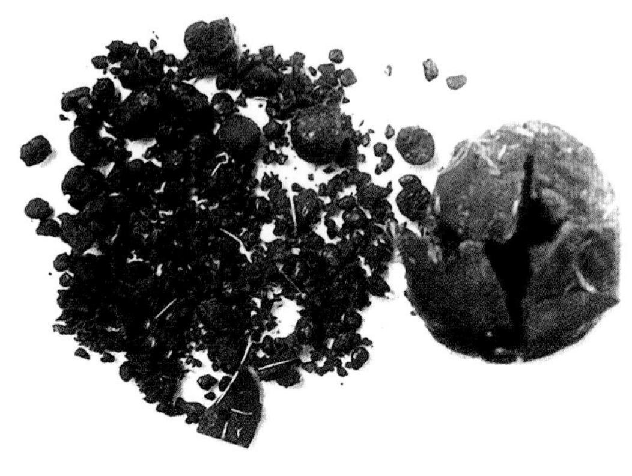

图 2-50-4　麝香仁

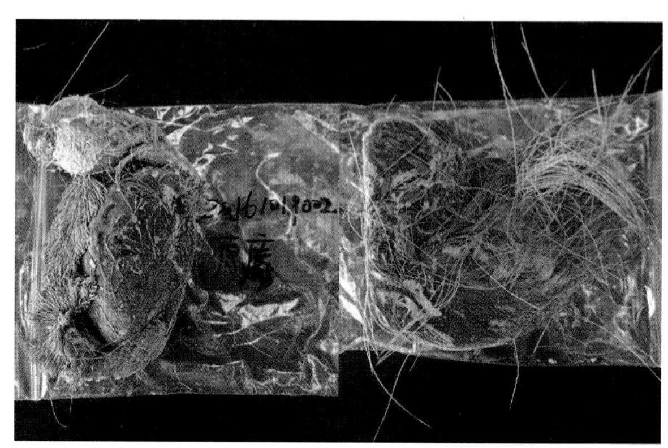

图 2-50-5　鲜毛壳麝香

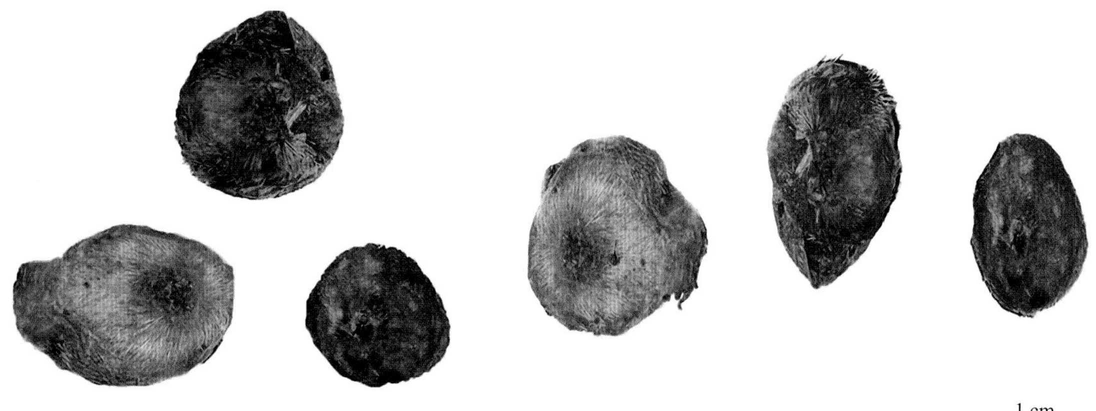

1 cm

图 2-50-6　毛壳麝香

【药典沿革】 首载于1963年版一部第318页，分别从来源、鉴别、炮炙、性味、功能、主治、用法与用量、注意、贮藏9个指标对其进行规定，其为鹿科动物麝*Moschus moschiferus* L.的雄体香囊中的分泌物干燥而成。1977年版一部第669页分别从来源、性状、鉴别、炮制、性味、功能与主治、用法与用量、注意、贮藏9个指标对其进行规定，更改其为鹿科动物林麝*Moschus berezovskii* Flerov、马麝*Moschus sifanicus* Przewalski或原麝*Moschus moschiferus* Linnaeus成熟雄体香囊中的干燥分泌物，细化提升“鉴别”“性状”项的方法与指标，更改“炮炙”为“炮制”，合并“功能”“主治”

项。1985年版一部第345页相对于1977年版，增补“归经”，并与“性状”合并。1990年版一部第347页与1985年版规定相同。1995年版一部第342页相对于1990年版，增加“检查”项与“含量测定”项。2000年版一部第317页、2005年版一部第266页，其规定与1995年版相同。2010年版一部第361页在“饮片”下增加了“炮制”“性味与归经”“功能与主治”“用法与用量”“注意”“贮藏”项。2015年版一部第384页与2010版规定相同。2020年版一部第402页，在2015年版基础上，在“饮片”下增加了“性状”“检查”项。

【本草考证】 始载于汉代《神农本草经》，列为上品，曰：“麝香味辛温，主辟恶气，杀鬼精物，温疟蛊毒，痫痓，去三虫。久服除邪，不梦寤魇寐。”晋代《名医别录》载：“生中台川谷及益州、雍州山中，春分取之，生者益良。”梁代陶弘景云：“麝形似麞，常食柏叶，又啖蛇。五月得香，往往有蛇皮骨，故麝香疗蛇毒。今以蛇蜕皮裹麝香弥香，则是相使也。其香正在麝阴茎前皮内，别有膜裹之。今出随郡、义阳、晋熙诸蛮中者亚之。出益州者形扁，仍以皮膜裹之。一子真香，分糅（汝收切）作三四子，刮取血膜，杂以余物，大都亦有精粗，破看一片，毛共在裹中者为胜，彼人以为志。若于诸羌夷中得者多真好，烧当门沸良久即好。今唯得活者，自看取之，必当全真尔。”宋代《本草图经》载：“麝香，出中台山谷及益州、雍州山中，今陕西、益、利、河东诸路山中皆有之，而秦州、文州诸蛮中尤多。形似獐而小，其香正在阴前皮内，别有膜裹之。春分取之，生者益良。此物极难得真。蛮人采得，以一子香，刮取皮膜，杂内余物，裹以四足膝皮，共作五子。”明代《本草纲目》列入兽部卷五十一，载：“麝居山，獐居泽，以此为别。麝出西北者香结实，出东南者谓之土麝，可用，为力次之。”综上所述，古代所用麝香基原动物为麝科动物麝。在我国分布的麝有4种，即原麝、马麝、黑麝和喜马拉雅麝，上述“出西北者”应为马麝，“出东南者”指原麝。黑麝和喜马拉雅麝，仅分布于西藏或云南地区，数量较少。

【药材来源】 鹿科动物林麝*Moschus berezovskii* Flerov、马麝*Moschus sifanicus* Przewalski 或原麝*Moschus moschiferus* Linnaeus成熟雄体香囊中的干燥分泌物。野麝多在冬季至次春猎取，猎获后，割取香囊，阴干，习称“毛壳麝香”；剖开香囊，除去囊壳，习称“麝香仁”。家麝直接从其香囊中取出麝香仁，阴干或用干燥器密闭干燥。

【性味归经】 辛，温。归心、脾经。

【功能主治】 开窍醒神，活血通经，消肿止痛。用于热病神昏，中风痰厥，气郁暴厥，中恶昏迷，经闭，癥瘕，难产死胎，胸痹心痛，心腹暴痛，跌扑伤痛，痹痛麻木，痈肿瘰疬，咽喉肿痛。

【道地主产】 东北、青藏高原地区及四川、甘肃、陕西等。

【资源研究】 **1. 生物学特性**

原麝栖息于北方大面积的针阔混交林中。随季节变化作垂直性迁徙，春季喜在低山阳坡灌丛中，夏季喜在高山石崖边，冬季喜在阳坡温暖处或树林中。每只原麝的居住和取食的区域范围一般为10～15 hm^2，随山体高低、植被疏密、种群大小、地势走向的不同而有所变化。原麝多在各自的居住地段内，沿着一定的路线行走、采食，还有固定的排泄粪便场所和遮盖粪便的习惯。它还常用尾脂腺分泌的油脂，涂抹在树桩上，既作为划定领域的标记，又作为彼此联络的信息。原麝在逃脱追捕之后的几日内，往往还会回到故地，这种“固执”的怀恋故土的情感被称为“舍命不舍山”。原麝视觉与听觉灵敏，性怯懦，一般雌雄分居，营独居生活，而雌麝常与幼麝在一起，以晨昏活动频繁，在雄麝卧栖处，常留有浓郁的麝香味。雄麝常精神抖擞，威风凛凛，雌麝则较温和腼腆，洒脱可爱。很少发出叫声，即使出现敌害或发生异常现象，也只是从鼻孔里发出短促的喷气声。原麝为植食性，所食的植物种类十分广泛，包括低等的地衣、苔藓和数百种高等植物的根、茎、叶、花、果实、种子等，冬季食物较少时还啃食树皮，但食量很小，每天只吃1000 g左右的食物。原麝喜在山间小溪或小河边饮水，冬季封冻后，还常常舔食积雪。

原麝为季节性多次发情动物，雌麝在一个发情季节内可以出现多次性周期，一般为13～20 d，每次发情持续24～36 h。发情期间，常由一只雄麝和3～5只雌麝组成一个配种群。如果交配后受孕，雌麝就不再发情，也不接受交配。雌麝发情的初期，表现为不安，不停地走动，此时如果有雄麝追赶，则逃跑或用臀部接触地面，拒绝交配。到了发情的盛期，雌麝则发出低沉的求偶声，并主动接近雄麝，有时将臀部移向雄麝的头部，让其交配。雌麝的妊娠期为175～189 d。幼仔在5～7月出生，每胎1～2仔。初生仔麝全身被棕黄色斑纹，随年龄的增长和被毛的脱换而呈现橘黄色斑点。

马麝栖息于海拔2000～4500 m的高山草甸、灌丛或林缘裸岩山地，最高纪录为海拔5050 m。性情孤独，大多单独活动。活动路线一般不轻易改变，卧处和便溺均有固定场所。食量小，吃菊科和蔷薇科植物的嫩枝叶、地衣、苔藓等，特别喜食附生在松或杉树上的松萝。马麝行动敏捷，喜攀登悬崖，常居高以避敌害；喜跳跃，能平地起跳2 m的高度。雄麝利用发达的尾腺将分泌物涂抹在树桩、岩石上标记领域。栖息在某一领域的麝不会轻易离开，即使被迫逃走，也往往会重返故地。夏末，马麝会攀上高山避暑，每年垂直性迁徙约2个月，然后重返旧巢。

马麝每年11月下旬至翌年1月上旬发情交配，雄麝之间常用獠牙进行争斗。雌麝妊娠期6个月，于5、6月在浓密的灌丛中生产，每胎1～2仔，偶尔为3仔，每年1胎。初生的仔麝只有250 g左右重，幼兽3岁即性成熟。

林麝栖息于海拔2000～3800 m的针叶林、阔叶林或针阔混交林中，但在低海拔环境也能生存。大多于黄昏到黎明之间活动，交替地进食和休息。许多个体常在同一地点排便，留下大堆小粪粒。林麝性情胆怯，嗅觉灵敏，行动轻快敏捷，过独居生活。随气候和食物的变化垂直性迁徙。食物多以灌木嫩枝叶、地衣、苔藓为主。发情交配多在11、12月，在此期间，雌雄合群，雄性间发生激烈的争偶殴斗。雄麝上犬齿特别发达，犹如獠牙，锋利异常，长达10 cm。在发情争偶季节，雄麝间争偶决斗，便以獠牙撕裂对手的皮肉。但无法对付食肉兽，甚至小型食肉动物来袭，也难以抵御[1-2]。雌麝妊娠期6.5个月，每胎1～2仔。林麝2年即性成熟，寿命可达20年。

2. 人工饲养

（1）圈舍设计：圈舍要适合麝的生活特性，以经济适用为原则。选择地势较高，干燥且排水良好，邻近有清洁水源，饲料生产和供应比较方便的地方。圈舍的形式不拘，为照顾麝喜独居和夜间活动的习性，面积宜宽大。饲养初期的野麝平均每头占房面积2～3 m^2，露天活动场面积5～8 m^2。在有一定的驯化基础时，平均每头占房1～2 m^2，活动场面积4～6 m^2。随着家养驯化程度的进一步提高，圈舍利用率和容量可相应增加。野麝圈墙高约4 m，而家养驯化后的麝圈墙高约3.5 m。若围墙加盖伸出墙壁30～40 cm，则可稍低。墙壁上或附近不能有麝起跳的梯蹬。墙脚应有适当的排水孔，墙外开排水沟，以使活动场不积水。房舍可修在活动场中间或一侧，供麝躲避雨雪、阳光曝晒及母麝产仔用。房檐与围墙高度相同，房舍内分隔成数个小间（小圈），每个小圈设窗和互通的小门。隔离的高度需2.5 m。在活动场上离围墙一定的距离需植树和设置60～100 cm高的木架之类的附属物，用于遮阴和供麝活动。饲养人员宿舍和饲料加工贮放所等房舍须建在紧靠麝圈的地方。

（2）饲料配制：麝为反刍草食动物，食性很广，喜食鲜嫩多汁的野菜、树枝、树叶、山果及苔藓等。人工饲养条件下，饲料大致分为动物性饲料、植物性饲料、矿物质饲料。植物性饲料分为精饲料和青、粗饲料。精饲料主要有大豆、玉米、绿豆、麦麸等；青、粗饲料主要有青草、野菜、树枝、树叶、地衣、苔藓、胡萝卜、萝卜、白菜、甜菜、马铃薯和干草、干树叶、干菜及农作物和经济作物的秸秆等。成麝每日每头可供给青、粗饲料1000～1500 g，精饲料100～150 g。动物性饲料主要有牛奶、羊奶、蛋、奶粉、鱼粉、血粉等。矿物质饲料主要有食盐、贝壳粉、骨粉、蛋壳粉等。成麝每日每头可供给铁20 mg、铜15 mg、镁8 mg、磷4 mg、锌11 mg、硼1.4 mg、锰1.4 mg、钴2.5 mg，微量元素要制成添加剂，均匀拌在饲料中饲喂。麝的饲料配制要着重注意青、粗饲料以及精饲料的多品种配合，由于麝是反刍动物，应经常保持和加强瘤胃内微生物的正常生命活动，故在日粮的搭配上要着重注意饲喂青、粗饲料，并需要饲喂较大量含纤维素的饲料。在青饲料较缺乏的冬季，可以加喂适量的多汁饲料，如胡萝卜、红薯等，在日粮中还可以补加少量的精饲料如黄豆、玉米等。部分饲料在饲喂前要加工处理，使麝易于吞食及消化，如多汁块根要洗净切碎，籽实精料可碾碎生食或蒸煮后熟喂，据观察，吃惯熟料的麝吃生料，需经过几天才能适应，而吃惯生料的麝吃熟料，食欲会有所增加，但生食可节省燃料等能源。一般情况下，日粮分为3次饲喂，第1次7：30～8：00，第2次11：30～12：00，第3次18：30～19：00，夏、冬季可少饲喂1次。但无论分2次或3次，晚上必须喂足而不要过量。

（3）日常管理

1）分群管理：按麝的年龄、体质、性别等分群饲养。每一群麝的多少，视圈舍面积大小而定。成龄母麝每群以8～12头为宜，公麝具有殴斗的习性和以强欺弱的特点，每群以4～7头为宜。分群时注意强弱搭配要适当，否则，即使麝群小到2～3头，亦可能发生严重打架以致弱者受伤或死亡。

2）调圈：一般情况下宜少调动。但在配种季节为组织配种，或在麝群中个别强弱差别过大不宜继续留在原群时，要进行调圈。调圈和并圈往往是造成打架的主要原因。调动前，要先分析被调麝的性情、特点，选择与其性情、特点相近的麝群。并圈最初1～2 d最好“白并夜不并”，在夜间将新调入的麝关入单圈。如经数天仍不能合圈，可将好斗者关入小圈单养，待安静后再合圈，或将调入麝换到其他麝群。怀孕后期及哺乳母麝不宜调动，以防打架受伤，影响胎儿和仔麝的发育。

3）保持环境安静：家养时间不长的野麝，其胆怯易惊的习性还没有改变，故在圈养中要保持安静环境，主要指没有奇异声或突然的噪声。在饲养管理中，工作人员态度要温和，手足要轻，如需接近野麝工作时（如扫粪）要让麝先让开，不要突然走近或粗暴强赶。

4）保证麝群健康：注意清洁卫生，防止疾病流行；勤观察，定期评定麝群健康；针对气候变化随时调整饲养管理方案。

（4）繁殖：麝是季节性多次发情的动物，有单次发情的倾向。性成熟年龄约一岁半。公麝性成熟后任何时期都有性欲表现，母麝只在交配季节才有发情现象。配种的适宜年龄约两岁半，即在性成熟后第2年配种季节到来时进行第1次配种比较适宜，个别发育特别好的麝可提前参加配种。母麝的发情在每年10月到翌年2月，但多集中在11、12月。发情周期一般为17～30 d，发情持续时间17～36 h，在此期间可多次交配，过了发情持续期，母麝拒绝交配。一次发情时未交配，或交配后未受孕，则在一定时间后又会重新发情，如此反复，直到受孕或发情季节过完为止。

麝在发情初期表现不安，在圈内来回游走，时常屙尿且发出漫长的低鸣声。发情盛期，母麝主动接近公麝，并发出嘶叫声，表现出明显的求偶现象。少数母麝有隐性发情的现象。公麝受到引诱后，则追逐母麝，并爬跨交配，连续6～15次，每次几秒钟至1分钟，射精后爬跨停止。

由于公麝有争偶现象，多采用一公配群母的配种方法，即1头种公麝与3～9头参配母麝混群。这种方法的优点是血统清楚，品质好的种公麝能得到充分利用，可较快提高麝群质量。缺点是选择公麝时不能确切地检查种公麝的体质健康状况，可能将无配种力或配种力差的种公麝放入圈内，影响母麝受胎率；其次，往往1 d内有2头以上母麝同时发情，1头种公麝1 d仅可配1～2头母麝，也会影响受胎率。早在配种季节到来前半个月至一个月就应做好配种计划，组织好配种群，把准备参配的种公麝拨入参配的母麝群，以使麝群熟悉和建立感情。早放公麝能引诱母麝早发情，实现早配种。配种时尽量做到过老、过小不配，病弱缓配，近亲不配。配种期要加强管理，对配种圈与未参加配种的公麝应随时有人看管，防止公麝伤害母麝或公麝间争斗发生伤亡。配种期还应做好发情配种记录，注意观察种公麝的配种能力和情况，如发现种公麝不能配种时，应调进预备配种的公麝替换。

麝的妊娠期为180 d（6个月）左右，秋末冬初配种后，一般在第2年的5～7月分娩产仔。妊娠前期无明显征兆，只观察到其发情停止，食欲增加，毛色有光泽，性情较温顺等。妊娠后期尤其在分娩前变化较明显，主要是腹围增大，活动减少但步态稳重，分娩前几日还可看到乳房隆起（有的不显著），有时还可看到胎动。临产前几小时的表现主要为不安，尿频，行动极谨慎，寻找僻静的地方，因腹痛而低声呻吟。分娩时母麝有的蹲下，有的躺卧用力，不时回视腹部，经几分钟至20分钟娩出胎儿。产仔后约10～20 min娩出胎盘，母麝有吃胎盘的习惯。

母麝一般正产多，难产少，如经5～6 h胎儿仍不下，应给予人工助产。助产前助产人员的手及手臂应进行严格消毒。助产时保护好母麝，助产人员用手握住仔麝两前肢，趁母麝腹部收缩向外压送胎儿时，轻轻向外拉。助产时动作要迅速，尽量避免母麝惊慌和手术时间过长。

在妊娠期及分娩后要做好保胎护仔工作。妊娠期不喝冰水，不吃上冻的饲料，以免受刺激发生流产。妊娠后期要适当增加精料，减少粗料，如粗料过多，不易消化，也可引起流产。要经常检查孕麝的采食及行动表现。严禁参观麝舍。工作人员不许哄赶妊娠母麝。分娩前要准备好阳光充足，不进“贼风”，暖和干燥的分娩小圈，并做好清洁消毒工作。

初生仔麝约0.5 kg，体呈褐色，背上及体侧布满肉桂黄或苍白色花斑。产后几分钟即能站立行走，但姿态不稳。初生仔麝由母麝舐干后就开始哺乳，仔麝吃饱卧息后，母麝才采食。据观察，平时的哺乳次数多为每日2或3次，第1次5：00～7：00，第二次11：00～13：00，第三次19：00～21：00，每次哺乳时间1至10余分钟不等。自然哺乳期3个半月左右。哺乳期间，要供给母麝良好的饲料，以保证有足够的奶量。对在大圈产仔的母麝应设法拨入小圈，在小圈产仔的母麝一般2～3 d后可让其到活动场活动，以便排除产后污物，仔麝留在小圈内胎眠，为防止其跑出小圈，可用木板做成“高门坎”，只让母麝出圈。一周后可取掉“高门坎”，让仔麝外出活动。产仔时若正值雨季，要防止仔麝淋雨。

（5）驯化：采用食物引诱进行抚摸的方法，对家养出生的仔麝在出生几日后开始进行接食和抚摸训练效果较好。训练的原则是逐步接近，长期努力，加强人与麝的接触，使麝对人逐渐熟悉、亲近。具体作法是驯化人员先洗手，选择仔麝喜吃的新鲜饲料一束，进圈时先呼唤，然后逐头给饲，随即抚摸。抚摸前先注意母麝的反应，如有戒备（护仔）或扑人现象时，不要勉强抚摸。亦可先抚摸家养出生的母麝，再抚摸仔麝。抚摸后注意母仔反应。对个别顽固拒绝进食和拒绝抚摸的仔麝要耐心诱食和缩短抚摸时间，不能强迫。多次拒绝抚摸的要适当强迫，但仍不能强行追赶和引起惊恐，一再不让接近的可下次进行。对断奶仔麝每天定时直接给饲和抚摸3次，第一次8：00起，第二次13：00起，第三次17：00起。驯化人员最好固定，驯化时动作轻，态度温和，切忌蛮干。每次操作完要做好记录。据试验观察，经过以上方法的驯化，2～3代幼麝可以任人抚摸，捉抱，甚至主动接近人，使人能顺利捉住进行疾病的治疗和取香，独居习性也有一定改变。

3. 疾病防治

（1）软骨病：发生于成年麝，常见于妊娠期和哺乳期的母麝。病因有以下2点。

1）妊娠期及哺乳期母麝体内的磷、钙大量消耗，而饲料中又未补充足够的维生素A、D。

2）饲料中磷、钙的比例不当，如含磷的饲料过多，将使体内磷酸大量损失。症状表现为病初呈消化紊乱，间有异食癖，之后逐渐消瘦。由于骨骼软化与疼痛，麝动作谨慎而紧张，常无任何损伤却呈迁徙性跛行，病麝喜卧，起立时紧张，四肢集中于腹下或张开以支撑身体，或频频作踏步运动。长时间后，起立时肌肉震颤、呻吟，且因不能支持而倒地。末期卧地不起，类似瘫痪。防治方法为在其妊娠期和哺乳期时补充含磷、钙的物质，可将多维钙片或钙盐类药物混在饲料中饲喂。母麝呈软骨病征象时，应采取断乳措施，同时每日内服维生素A、D制剂。

（2）佝偻病：为幼龄麝磷、钙代谢障碍，致使骨质软化、变形的一种疾病。主要病因为母麝饲料中维生素D、磷、钙不足或磷、钙比例失调，或缺乏在日光下适当的运动，致使缺乏维生素D，乳内含量也少。消化不良及内分泌紊乱也可使本病发生。症状为初期呈现发育迟缓，生长停滞，精神不振，不爱运动，喜卧。后期骨端变大，前肢多呈“X”或“O”字形，运动困难。防治方法为使母麝饲料多样化，对幼麝可给予多维钙片、钙素母等。有佝偻病征象时，可提早断奶，但哺乳期过短，又易影响幼麝成长，一般以80 d为宜。幼麝在日光照射良好的圈舍圈养或原圈断乳合群等也有一定疗效。

（3）胃肠炎：病因为饲喂发霉、腐败、被泥土或其他异物污染的青、粗饲料，不洁饮水，喂饲不当如饲料突变、过食、饥饿等。症状为精神沉郁，鼻镜有时干燥；如果胃炎显著，则肠鸣音减弱，可能发生便秘；如果肠炎显著，则肠蠕动亢进，初期有暂时性便秘，而后开始腹泻，大便有大量黏液。后期，动物眼眶凹陷，腹围紧缩，继则起立困难，最后完全不能起立。防治方法为内服磺胺胍，或用自制复方黄柏片拌饲料喂食，疗效较好。

（4）幼麝急性胃肠炎：发生于出生后数日至2～3月的幼龄麝。病因除因细菌感染外，常由于饲养管理不良，喂乳时间、喂乳量不定，采食污秽饲料和饮水等引起。症状为精神沉郁，腹泻，粪便呈黄色或灰色，有恶臭，含气泡，有时有黏液或血液。防治方法为母麝分娩时注意环境卫生，防止仔麝舐食污秽圈地及采食不洁饲料、饮水。病初给予复方黄柏片有显著疗效。

（5）脓疱病：病因为葡萄球菌或链球菌感染，有一定传染性。症状好发于面部，多在颌下暴露部位、茸毛，发病部位周围有炎性红晕，破后露出糜烂面，脓流出后形成黄色脓痂，有时向深部溃烂。治疗方法为化脓时切开排脓，再用0.1%～0.5%高锰酸钾液洗涤溃疡面，擦干后撒布磺胺粉或注射青霉素。

（6）幼麝肺炎：多发于幼龄麝，与受寒、潮湿有关，可能由肺炎球菌、链球菌及病毒等感染而引起。症状为发病急、咳嗽、呼吸浅而快，且全身症状严重，不吮乳，不采食饲料，精神沉郁，喜卧，鼻镜干燥，眼下陷等。防治方法为注意环境卫生。圈舍保持干燥，病初用青霉素或链霉素有一定疗效。

【化学成分】 含有麝香酮、麝香吡啶、羟基麝香吡啶A、羟基麝香吡啶B等大分子环酮。另含5α-雄甾烷-3,17-二酮、5β-雄甾烷-3,17-二酮、3α-羟基-5α-雄甾烷-17-酮、3β-羟基-雄甾-5-烯-17-酮、雄甾-4-烯-3,17-二酮、雄甾-4,6-二烯-3,17-二酮、5β-雄甾烷-3α,17β-二醇，3α-羟基-雄甾-4-烯-17β-酮等10余种雄甾烷衍生物。麝香中的脂肪酸能同胆甾醇、甘油和其他脂肪醇结合成各类酯和蜡，形成蜡的几乎都是支链结构，由20～34个碳构成的醇，已确认的酯有甘油二棕榈酸油酸酯、甘油棕榈二油酸酯、甘油三油酸酯、棕榈酸甲酯、油酸甲酯等。此外，麝香中含有一种分子量为1000 Da的多肽，以及另一种分子量为5000～6000 Da的多肽，其水解后检出15种氨基酸，主要有甘氨酸、丝氨酸、谷氨酸、缬氨酸和天冬氨酸等，还含有纤维素、胆酸以及一种β-肾上腺素能增强物质[3-5]。

【鉴别研究】 **1. 经验鉴别**

（1）取毛壳麝香用特制槽针从囊孔插入，转动槽针，提取麝香仁，立即检视，槽内的麝香仁应有逐渐膨胀高出槽面的现象，习称“冒槽”。

（2）麝香仁油润，颗粒疏松，无锐角，香气浓烈。不应有纤维等异物或异常气味。

（3）取麝香仁粉末少量，置手掌中，加水润湿，用手搓之能成团，再用手指轻揉即散，不应黏手、染手、顶指或结块。

（4）取麝香仁少量，撒于炽热的坩埚中灼烧，初则迸裂，随即融化膨胀起泡似珠，香气浓烈四溢，应无毛、肉焦臭，无火焰或火星出现。灰化后，残渣呈白色或灰白色。

（5）麝香仁粉末棕褐色或黄棕色，为无数无定形颗粒状物集成的半透明或透明团块，团块中包埋或散在有方形、柱状、八面体或不规则形的晶体，并可见圆形油滴，偶见毛和内皮层膜组织。

2. 含量测定

气相色谱法测定。色谱条件与系统适用性试验以苯基（50%）甲基硅酮（OV-17）

为固定相，涂布浓度为2%；柱温200℃±1℃理论板数按麝香酮峰计算应不低于1500。取麝香酮对照品适量，精密称定，加无水乙醇制成每1 ml含1.5 mg的溶液，即得对照品溶液。取干燥品约0.2 g，精密称定，精密加入无水乙醇2 ml，密塞，振摇，放置1 h，滤过，取续滤液，即得供试品溶液。分别精密吸取对照品溶液与供试品溶液各2 μl，注入气相色谱仪，测定，即得供试品中麝香酮含量。本品按干燥品计算，麝香酮含量不得少于2.0%[6-11]。

【分子生药】 对麝香及其混伪品共7种12份样品的线粒体细胞色素氧化酶Ⅰ（COⅠ）条形码序列进行研究。林麝种内COⅠ序列有9个变异位点，种内平均K2P距离为0.0058，种内最大K2P距离为0.0092；原麝种内COⅠ序列有4个变异位点，种内平均K2P距离为0.0041，种内最大K2P距离为0.0061。说明麝香正品种内COⅠ序列变异很小，比较稳定。麝香及其混伪品种间平均K2P距离为0.3924，最小K2P距离为0.0596，存在较多的变异位点，结果表明种间最小变异显著大于种内最大变异。同时由其所构建的系统聚类树可以看出，麝香的正品聚在一起，支持率较高，且各物种又形成相对独立的枝，与其混伪品能够很明显区分开[12]。

【炮制研究】 取毛壳麝香，除去囊壳，取出麝香仁，除去杂质，用时研碎。麝香的提取工艺主要为麝香酮、麝香总多肽、麝香脂溶性成分的提取方法。采用乙醚置Soxhlet提取器回流提取，提取液用石油醚和少量蒸馏水萃取除杂质，点在硅胶板上即可分离出麝香酮。三羟甲基氨基甲烷—盐酸缓冲液（pH值为8.0，浓度为0.025 mol/L），料液比1∶100，研磨时间3 h，放置过夜，麝香总多肽平均质量分数达20.71%，经冷冻干燥技术处理后麝香总多肽提取率为62.4%。采用超声、冷浸、热回流三种提取方法及乙醇、乙醚、正己烷三种溶剂对麝香中脂溶性成分进行提取的实验结果显示麝香乙醚提取液的色谱峰比乙醇和正己烷更丰富，超声提取的效果比冷浸和热回流好[13]。

【制剂研究】 卫生部颁布的药品标准4055个中成药制剂中有209个中成药制剂使用了麝香或人工麝香，占收录中成药制剂总数5.15%。209种中成药制剂的功效包括豨莶通栓丸、子宫锭、药墨、抗栓胶囊等以活血凉血化瘀为主；通窍散、卫生散、武红灵散、人参至宝丸等以开窍醒神为主；麝香止痛贴膏、麝香活血化瘀膏、麝香虎骨膏、麝香跌打软膏等以消肿止痛为主；珠珀惊风散、参麝活络丸、回春丹、育婴丸、广羚散等以镇惊化痰为主；阿魏麝香化积膏、胃肠安丸、百效丸、小儿健脾贴膏、金衣至宝锭等以化痞消积健胃为主；八宝拨云散、拨云复光散、拨云眼膏、麝雄至宝丸等以祛暑清热退翳为主；活络丸、抗栓再造丸、散风活血膏、麝香风湿跌打膏、麝香追风膏等以祛风止痛舒筋为主；胡氏六神丸、麝香丸、喉药散、绿萼点舌丸、五粒回春丸等以清热利咽止痛为主；周氏回生丸、玉枢散、庆余辟瘟丹、行军散等以辟秽解毒为主；黑虎散、复方蟾蜍丸、蟾蜍锭等以消解疮痈疔毒为主。共涉及10大功效，涵盖神经系统、呼吸系统、心血管系统、消化系统、耳鼻喉科、眼科、普外科、妇科、儿科等多系统疾病[14-18]。

【药理作用】1. 对中枢神经系统的作用

麝香或麝香酮对中枢神经系统的作用，报道不完全一致，作用尚不清楚。麝香水剂、混悬剂静脉注射50 mg/kg或侧脑室注射2.5 mg/kg，能兴奋大脑皮质增强皮质电活动；麝香水剂对戊巴比妥钠麻醉兔有明显唤醒作用，侧脑室注射比静脉注射更有效，说明麝香可能通过血脑屏障直接作用于中枢神经系统。

麝香混悬液200 mg/kg或麝香酮5 mg/kg给小鼠灌胃2 d（共4次），可非常显著地缩短戊巴比妥钠的睡眠时间，但对水和氯醛及苯巴比妥钠引起的睡眠时间无显著影响，说明并非是直接兴奋中枢，而是由于它们激活肝微粒体药物转化酶作用，加速肝内戊巴比妥钠代谢失活的结果。每只小鼠用0.018 ~ 0.03 mg麝香灌胃，能对抗烟碱所致的小鼠惊厥，并降低急性毒性，但却增加莽草、士的宁等的急性毒性，天然麝香酮0.01 ~ 0.05 mg/kg灌胃，使多数大鼠的阳性条件反射潜伏期延长或反应消失，说明麝香淀粉悬液有对抗小鼠烟碱急性毒性和增加士的宁毒性作用。

麝香酮亦有与天然麝香相似的对抗烟碱毒性作用，使小鼠死亡数大幅降低；同时，增加士的宁毒性，使动物死亡数增加2 ~ 7倍。麝香小剂量兴奋中枢，大剂量抑制。麝香对小鼠自发活动未见明显影响，故对中枢无明显的兴奋或抑制作用。

能明显延长小鼠在常压环境下的缺氧存活时间，而不减少小鼠的自发活动，大鼠心电图和脑电图（EEG）同步记录证明，此作用是由于中枢神经系统对缺氧状态的耐受能力提高所致，麝香能显著延长急性呼吸停止后EEG的存在时间，而对心电图存在时间，缺氧心电图出现时间等无显著影响，说明麝香增强中枢神经系统的耐缺氧能力可能是其芳香开窍的理论根据。

腹腔注射60 ~ 200 mg/kg对常压缺氧有明显对抗作用，可显著延长小鼠存活时间。另应用大鼠颈上神经节体外培养方法，发现麝香具有促进细胞分裂和生长作用，提示麝香具有神经胶质成熟因子样作用。

2. 对心血管系统的影响

给予麻醉猫1 mg/kg麝香，能使其心率加快、血压下降、呼吸频率及深度也有增加；1 ~ 4 mg/ml浓度能使异丙肾上腺素对猫心脏乳头状肌的收缩作用增强3.8倍，使肾上腺素的作用增强1.5倍，麝香乙醚提取物、天然麝香酮对蟾蜍在体心脏有强心作用。

麝香乙醚提取物150 μg/kg或300 μg/kg静脉注射，均能引起麻醉狗血压下降和轻度减慢心率，但对心脏动、静脉血氧分压差和冠状静脉窦流量无明显影响，大剂量的作用更明显，并能对抗异丙肾上腺素兴奋心脏的作用。实验还表明，麝香对外周血管中的β受体并无阻断作用。麝香0.2 mg/ml浓度对培养心肌细胞的自律性有抑制作用，使搏动频率减慢，表现为对心肌α、β-受体不完全竞争性抑制作用，对氯化钙引起的搏动频率加快无影响。

天然麝香0.5 ~ 2 mg/ml可使离体蟾蜍心脏收缩振幅加大，收缩力加强及心输出量增加，而麝香酮0.04 ~ 1 mg/ml则表现心脏抑制作用，不具有天然麝香的强心作用。但也有实验证明，合成及天然麝香酮对在体蟾蜍心脏均呈现兴奋作用。因此，麝香具有明显的强心作用，而麝香酮对心脏作用尚未获得一致结果。急性动物血压实验表明，麝香制剂静脉注射对麻醉家兔，麻醉猫及结扎或未结扎左前降支的麻醉狗均有明显的降压作用。麝香酮对血压的影响，因不同的实验动物而异，可使猫血压升高，使狗血压下降或未见影响。

麝香0.2 mg/ml培养液对离体心肌细胞的自主节律具有抑制作用，使搏动频率减慢，不能减慢由氯化钙引起的心肌细胞搏动频率加快，培养心肌细胞在缺氧缺糖情况下，麝香有加速心肌细胞释放乳酸脱氢酶、琥珀酸脱氢酶、酸性磷酸酶和加速受损细胞死亡等毒性作用。

麝香对由血栓引起的缺血性心脏障碍有预防和治疗作用。但麝香对左心室梗死范围无明显保护作用。

3. 抗炎作用

麝香水提物不同计量、多种给药方式对大鼠琼脂性关节炎、酵母性关节炎、佐剂型多发性关节炎及棉球肉芽组织增生均有显著抑制作用；对大鼠烫伤性血管渗透性增加、羧甲基纤维素引起的腹腔白细胞游走亦有非常明显的抑制作用；静脉注射麝香多肽粉剂对巴豆油小鼠耳炎症的50%抑制剂量为0.63 mg/kg，为氢化可的松作用强度的36倍。麝香水溶物静脉注射80 mg/kg，可降低大鼠肾上腺素内维生素C含量，提高外周血皮质酮含量；其作用直接依赖肾上腺而无需垂体的参与，在戊巴比妥钠诱导的小鼠大脑发生深度抑制情况下，麝香仍有明显的抗炎作用，表明其作用不在中枢神经系统。麝香醇溶性成分可降低兔肾髓质环氧酶活性，使花生四烯酸代谢产物前列腺素E、F的生成量显著减少。麝香对大鼠因注射死结核菌引起的足步水肿有良好的抗炎作用，对大鼠因注入巴豆油导致的肉芽囊肿及甲醛-滤纸球肉芽囊肿均有抗炎作用，还能减少小鼠皮肤毛细血管的通透性。

4. 对平滑肌的作用

麝香能增强异丙肾上腺素等对气管平滑肌的松弛作用，能增加异丙肾上腺素等对β-肾上腺素能受体的兴奋作用。麝香醇浸出物对妊娠大鼠、兔及豚鼠的离体子宫均呈兴奋作用，表现为节率性收缩增加、紧张度上升，高浓度则引起痉挛。

5. 对疾病的预防与治疗作用 麝香2 mg/kg口服对内毒素引起的血小板数减少有显著的抑制作用，并可使纤维蛋白原液的凝固时间延长，提示对血栓引起的缺血性心脏障碍有预防和治疗的作用。麝香混悬液200 mg/kg连续灌胃7 d，对醋酸诱发的慢性实验性胃溃疡大鼠有疗效。

6. 对肾上腺素β受体的作用

用麝香水浸膏剂（0.1 mg/ml）处理的猫心脏乳头状肌及豚鼠气管平滑肌，能增强异丙肾上腺素（ISOP）、肾上腺素（Ad）及去甲肾上腺素（NA）对它们的舒张作用，其中增强作用对ISOP最强，对Ad次之，对NA最弱。单用该浓度的麝香水浸膏对心乳头肌及气管平滑肌则无影响，麝香水提取物同样有增加ISOP对家兔心乳头肌的收缩作用，但麝香酮无增强作用。麻醉狗预先静脉注射麝香，再静脉注射ISOP，结果表现为血压明显下降，说明麝香对外周血管中的肾上腺素β受体有增强作用。实验还证明，麝香对β受体增强作用并非阻滞肾上腺素α受体的作用所致。故麝香增强ISOP的作用，可以表明对肾上腺素β受体的增强作用。

7. 抗早孕作用

天然麝香对妊娠大鼠、家兔或流产后豚鼠的离体子宫有明显的兴奋作用。可促使子宫收缩力逐渐增强，节律增快，对妊娠后期家兔的子宫作用更为明显。有抗着床和抗早孕作用，且随孕期延长，抗孕作用更趋显著。对麝香酮无效的孕鼠，当第十日剖腹检查时，其胚胎发育正常，这一现象进一步说明，麝香酮的抗孕作用并非动物中毒作用的结果。麝香酮阴道给药后在子宫和卵巢中的分布量比静脉注射或口服有显著增加，并且孕鼠比未孕鼠更为明显。说明麝香酮对在孕与妊娠子宫具有一定的吸收专一性，且阴道给药为抗早孕的适宜给药途径。

8. 雄激素样作用

能增加去势大鼠前列腺和精囊腺的重量，具有雄激素样作用。

9. 对免疫功能的影响

麝香水溶性蛋白对体液免疫和细胞免疫有增强作用。

10. 抗肿瘤作用

天然麝香或麝香酮对小鼠艾氏腹水癌，S37及S180的细胞呼吸抑制率，均高于正常小鼠抑制率。从实验结果看，麝香对离体动物癌细胞有破坏作用，对动物肿瘤组织的细胞呼吸有明显抑制作用，而动物体内抗肿瘤实验未能观察到疗效。

11. 其他作用

2%麝香酊的1：400稀释液，体外给药能抑制猪霍乱弧菌、大肠杆菌及金黄色葡萄球菌的生长。麝香水提物能明显提高肾上腺维生素C及血中皮质酮、cAMP、PGE、PGF2α的含量，并有抑制血小板聚集作用。此外，还有抗蛇毒和抗组胺等作用[19-32]。

【现代临床】 **1. 开窍醒神，治疗闭证**

安宫牛黄丸、至宝丹、紫雪丹可治疗热闭神昏；苏合香丸可治疗寒闭神昏。

2. 活血化瘀通经，治疗瘀血诸证

麝香汤治疗胸痹痛；通窍活血汤治疗经闭、痛经；七厘散治疗跌打损伤、骨折扭伤。

3. 消肿止痛，治疗疮痈、咽喉肿痛

小金丹以麝香、乳香、没药等配伍为丸，治痰核、流注、瘰疬、乳腺癌等；六神丸以麝香、珍珠粉、牛黄、雄黄、蟾酥、冰片等配伍，治疗咽喉肿痛。

4. 其他应用

麝香保心丸、复方麝香注射液、麝香镇痛散、麝香乌龙丸、麝香海马追风膏、麝香壮骨膏、马应龙麝香痔疮膏等中成药制剂的临床应用报道较多。其中，源于安宫牛黄丸方研制的复方麝香注射液对脑出血、重型颅脑损伤、急性脑梗死、肾绞痛、三叉神经痛、重症中暑、病毒性脑炎、流行性腮腺炎、有机磷农药中毒、一氧化碳中毒等均有较好的疗效[33]。由麝香、苏合香脂、冰片、人参、蟾蜍、牛黄等研制而成的国家中药保密品种麝香保心丸是临床防治冠状动脉粥样硬化性心脏病（简称冠心病）的经典药物。麝香保心丸单独用药对冠心病、胸闷、心绞痛、心肌梗死、慢性心力衰竭、急性脑梗死、高血压、眩晕急性发作、顽固性高血压、脑血管性痴呆、慢性支气管炎、哮喘、急腹痛、偏头痛、慢性胃炎、室性期前收缩、面瘫、妇女更年期综合征等均有良好的治疗作用[34-40]。

【编者评述】 麝香作为贵细药材，因涉及野生濒危动物保护，多以人工麝香作为替代品入药。但人工麝香缺乏天然麝香中全部生物活性成分，未来还应大力发展麝香基原动物的人工养殖或生物工程技术研究，以解决麝香资源来源问题。

参考文献

[1] 杨东宇．丝绸之路上的阿拉伯，波斯与中国麝香应用比较研究［J］．青海民族研究，2016，27（2）：116-122.

[2] 王岚，王翰，刘海萍，等．麝香的研究现状［J］．资源开发与市场，2016，32（1）：77-81.

[3] 苏国义，吴艾林，甘小妮，等．利用气相色谱/质谱联用分析林麝麝香中麝香酮和甾类成分［J］．四川动物，2009，28（4）：509-512，516.

[4] 方颖，赵希贤，赵鸣舒，等．气相色谱法同时测定醒脑静注射液中麝香酮、龙脑、樟脑、异龙脑的含量［J］．中国实验方剂学杂志，2012，18（8）：96-99.

[5] 唐洪梅，黄樱华，李得堂，等．气相色谱法测定人工麝香中麝香酮的含量［J］．中国实验方剂学杂志，2007（9）：4-5.

[6] 陈长功，安叡，王新宏，等．GC-MS 法测定麝香保心丸中龙脑、异龙脑、麝香酮、苯甲酸苄酯的含量［J］．中成药，2007（2）：215-217.

[7] 周健，金城，罗云，等．应用红外光谱技术鉴别中药麝香的真伪［J］．光谱学与光谱分析，2010，30（9）：2368-2371.

[8] 梁颖，汪小根．GC-MS 法初步分析天然麝香与人工麝香［J］．中药新药与临床药理，2005（3）：204-205.

[9] 李淞明，王玲，詹常森．HPLC 法同时测定麝香保心丸中 4 种成分［J］．中成药，2016，38（7）：1505-1508.

[10] 齐晓妍，安培培，李春义，等．麝香酮含量测定分析方法的研究进展［J］．特产研究，2016，38（1）：63-68.

[11] 赵雪飞，张晶钰，金煜．优化高效液相色谱法对天然麝香的鉴别［J］．东北林业大学学报，2017，45（6）：93-95.

[12] 杜鹤，孙佳明，崔丽娜，等．基于COⅠ条形码的麝香及其混伪品的DNA分子鉴定［J］．吉林中医药，2011，31（5）：451-452，468.

[13] 次仁旺姆．不同干燥方法对麝香中麝香酮含量的影响［J］．中国民族民间医药，2016，25（9）：11-12.

[14] 董世芬，楼黎明，张硕峰，等．安宫牛黄丸（含天然麝香或人工麝香）对实验性脑缺血的保护作用［J］．世界科学技术—中医药现代化，2013，15（1）：85-90.

[15] 高润成，王志文，袁强，等．麝香乌龙丸对兔膝骨关节炎软骨组织形态及p38MAPK，Caspase-3表达的影响［J］．中国实验方剂学杂志，2013，19（11）：228-231.

[16] 张艳达，施珊岚，厉娜，等．麝香通心滴丸改善心肌梗死小鼠微循环障碍的作用机制［J］．中西医结合心脑血管病杂志，2017，15（23）：2969-2972.

[17] 于朝旭，武焕颖，孙实安，等．复方麝香注射液联合依达拉奉对颅脑外伤患者凝血和神经功能的影响［J］．中国药房，2017，28（20）：2827-2830.

[18] 吴山永，李秋菊，何明，等．麝香调脂散对血脂相关性心血管剩留风险的干预作用［J］．中国中医药科技，2017，24（4）：465-466，471.

[19] 侯费祎，谢兴文，席芳琴，等．麝香酮含药血清对大鼠骨髓间充质干细胞的增殖、分化的影响［J］．西安交通大学学报（医学版），2013，34（1）：110-111.

[20] 周青，何清湖，田雪飞，等．麝香配伍乳香促虎杖提取物治疗慢性非细菌性前列腺炎的动物实验研究［J］．中华男科学杂志，2012，18（5）：460-465.

[21] 谢兴文，侯费祎，李宁，等．不同浓度麝香酮对外源性骨髓间充质干细胞在体内迁移的影响［J］．中国中西医结合杂志，2012，32（7）：980-985.

[22] 刘亚敏，夏鑫华，赵光锋，等．麝香配伍冰片对局灶性脑缺血再灌注大鼠脑含水量及血脑屏障通透性的影响［J］．广州中医药大学学报，2007（6）：498-501.

[23] 张壮，闫彦芳，赵可星，等．麝香酮对SH-SY5Y神经细胞缺氧/缺糖和再给氧损伤的保护作用［J］．中国中西医结合急救杂志，2007（6）：340-343.

[24] 林群芳，黄培，商学军，等．麝香配伍乳香对前列腺干细胞增殖分化作用的实验研究［J］．中华男科学杂志，2017，23（2）：157-163.

[25] 李应福，李宁，谢兴文，等．麝香对颅骨骨缺损模型大鼠SCF和MCP-1 mRNA表达的影响及意义［J］．中国骨质疏松杂志，2017，23（3）：286-290，356.

[26] 马伟．麝香促进肺腺癌细胞增殖及凋亡效果的体外实验研究［J］．四川中医，2016，34（11）：48-51.

[27] 李宁，李应福，谢兴文，等．麝香对颅骨骨缺损模型大鼠FGF-2和EGF mRNA表达的影响［J］．西安交通大学学报（医学版），2017，38（3）：453-456.

[28] 侯费祎，谢兴文，李慎松，等．麝香酮对外源性骨髓间充质干细胞在颅骨缺损大鼠体内迁

移的影响［J］. 中国组织工程研究，2017，21（13）：2043-2048.
［29］姜涛，黄李法，周水晶，等. 麝香酮对脑损伤大鼠脑保护作用的研究［J］. 中国中西医结合杂志，2016，36（6）：724-728.
［30］程记伟，白宇，张晓菁，等. 麝香酮对戊四氮慢性点燃大鼠癫痫模型脑内 c-Fos 表达的影响［J］. 中成药，2016，38（7）：1443-1449.
［31］李应福，李宁，谢兴文，等. 麝香对颅骨骨缺损模型大鼠基质细胞衍生因子 1 和肝细胞生长因子的相关性研究［J］. 中国骨质疏松杂志，2016，22（11）：1477-1480.
［32］王宏斌. 麝香对人胃癌细胞株裸鼠移植瘤 VEGF、Bcl-2、Bax 及瘤体的影响［D］. 西宁：青海大学，2017.
［33］高涛，郭电渠，韩冰，等. 复方麝香注射液联合醒脑静注射液治疗脑出血后意识障碍的疗效观察［J］. 中国实用神经疾病杂志，2017，20（10）：119-121.
［34］张明，王娟，丁文娟，等. 麝香保心丸治疗病态窦房结综合征的疗效及部分机制探讨［J］. 世界中医药，2017，12（12）：2992-2994，2998.
［35］曹金凤. 麝香保心丸治疗冠心病心绞痛的临床观察［J］. 光明中医，2017，32（23）：3420-3422.
［36］刘海云. 用麝香保心丸治疗冠心病的临床效果分析［J］. 当代医药论丛，2017，15（5）：65-67.
［37］程静. 麝香保心丸治疗高龄心肌梗死患者的临床效果分析［J］. 中国现代药物应用，2017，11（9）：73-75.
［38］喻晖，梅益斌，张伟. 麝香保心丸治疗合并糖尿病的不稳定型心绞痛患者 PCI 术后的临床疗效观察［J］. 中国现代医生，2017，55（10）：5-7，11.
［39］项宏梅. 麝香保心丸辅助治疗冠心病心绞痛的临床效果及安全性分析［J］. 中国现代药物应用，2017，11（10）：118-120.
［40］钟燕友，李永红. 麝香保心丸治疗高血压合并冠心病的疗效观察［J］. 光明中医，2017，32（21）：3120-3122.

51 水牛角浓缩粉 | Shuiniujiao Nongsuofen

1 · 417

POWERDERED BUFFALO HORNEXTRACT

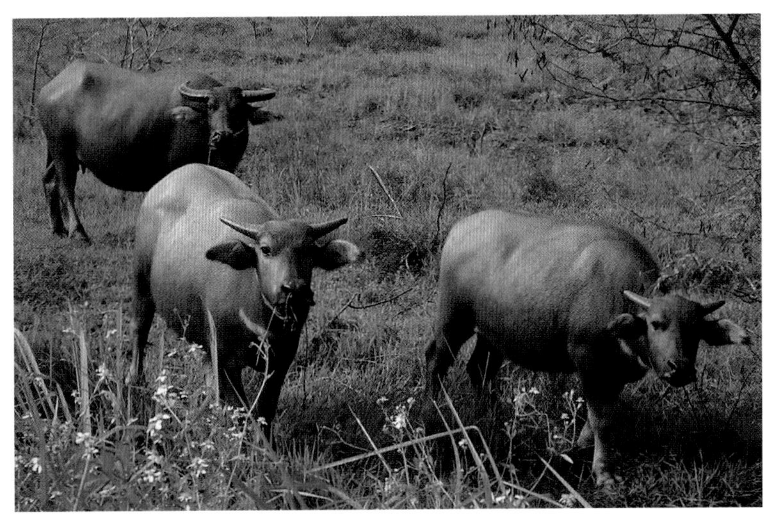

图 2-51-1 水牛

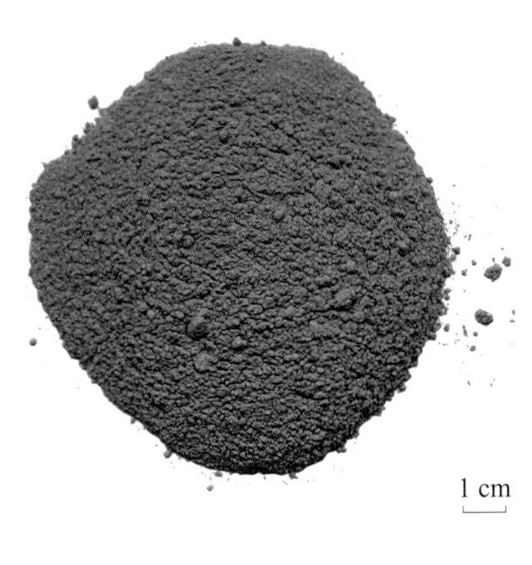

图 2-51-2 水牛角浓缩粉

【药典沿革】首载于1977年版一部第96页，分别从来源、制法、性状、检查、功能与主治、用法与用量、贮藏7个指标对其进行规定，其为水牛角的半浓缩粉。1985年版一部第62页、1990年版一部第66页与1995年版一部第66页，其规定基本与1977年版相同，只在“检查”项省略了“应符合散剂项下有关的各项规定”。2000年版一部第62页“检查”项后增加了“含量测定”项，规定含氮量不得少于15.0%。2005年版一部第273页、2010年版一部第375页、2015年版一部第399页、2020年版一部第417页，将其归类从“药材及饮片”移至“植物油脂和提取物”下。

【本草考证】水牛角入药始载于梁代陶弘景《名医别录》：“水牛者燔之，治时气寒热头痛。”宋代《日华子本草》载：“煎汁，治热毒风及壮热。”宋代《证类本草》载：“水牛角疗时气，寒热头痛。臣禹锡等谨按：《药对》云水牛角平；《药决》云水牛角味苦，冷，无毒。”明代《本草品汇精要》引日华子云：“水牛角煎治热毒风并壮热。”宋代张杰《子母秘录》载：“血上逆心，烦闷刺痛。水牛角烧灰，酒服方寸匕。”明代《本草纲目》列于“牛角”项下，云：“引藏器曰：水牛、黄牛者可用，余皆不及。久在粪土烂白者，亦佳。”综上所述，与今“水牛角”的来源、功效相同。

【药材来源】牛科动物水牛*Bubalus bubalis* Linnaeus的角的半浓缩粉。取水牛角，洗净，锯断，除去角塞，劈成小块选取尖部实芯部分（习称“角尖”），用75%乙醇浸泡或蒸气消毒后，粉碎成细粉，其余部分（习称“角桩”）打成粉颗粒或镑成薄片。取角桩粗颗粒或镑片810 g。加10倍量水煮2次，每次7 ~ 10 h，煎煮过程中随时补充蒸去的水分，合并煎液，滤过，滤液浓缩至80 ~ 160 ml，加入上述角尖细粉190 g，混匀，在

80℃以下干燥后，粉碎成细粉，过筛，即得。水牛角一年四季均可采收。

【性味归经】苦、咸，寒。归心、肝经[1]。

【功能主治】清热凉血，解毒，定惊。用于温病高热，神昏谵语，发斑发疹，吐血衄血，惊风，癫狂。

【道地主产】水牛主要分布于北纬36°以南，东经97°以东的广大地区。全国大部分地区有饲养，以南方水稻地区为多。主产于华南、华东及西南各地。

【资源研究】水牛原系野生，产于印度，性喜群居，后为人类所驯养。目前我国共有水牛2300多万头，水牛存栏量约占全国牛总存栏数20%。我国广西省水牛养殖存栏量居全国首位，其次为云南省，2011年水牛存栏量约为259.6万头，约占全国水牛总量的12%。我国对水牛的研究多集中于水牛遗传特性、饲养与繁殖条件、疫病防治、生长营养需要量等方面；在水牛繁育体系，水牛优质供种能力以及养殖屠宰产业化、标准化方面与其他国家相比还有很大差距。

【化学成分】含有胆甾醇、角蛋白、氨基酸及肽类、胍基衍生物及胍。其中，氨基酸包括丙氨酸、精氨酸、天冬氨酸、胱氨酸、亮氨酸、脯氨酸、酪氨酸、组氨酸、缬氨酸；碱性肽类水解含有精氨酸、赖氨酸、组氨酸、甘氨酸、丙氨酸、脯氨酸、缬氨酸、亮氨酸等。

【鉴别研究】**1. 成分鉴别**

水牛角水提液中大分子蛋白质类成分主要为胶原蛋白和角蛋白，通过与对照品比对，鉴定了水牛角水提液中次黄嘌呤、尿苷、鸟苷及腺苷4种核苷类物质。鉴定得到的肽段为蛋白质非特异性降解的产物，这些肽段的形成原因可能是高温煎煮后蛋白质变性、溶出，而后这些蛋白质再水解释放出肽段。肽段VVSTHEQIVRTKN、GKVVSTHEQIVRTKN与DGKVVSTHEQIVRTKN，均源于角蛋白type Ⅰ cytoskeletal 14的C末端，只是N端断裂位点不同，TTTSSSSRKGYKH、SSTVRFVSTTTSHRTKH、FVSTTTSHRTKH与GKIISSREHVQPL则源于其他角蛋白的C末端；非C末端肽段有SSRDVSSSR、VKRDEKEQIK、LVAWYVEAIFPGEYGIP、KEIDAGLLSI、RSPSPSKN及LGTRVEARAR，非C末端肽段的形成相较于C末端肽段可能更复杂，如SSRDVSSSR源于角蛋白type Ⅰ cytoskeletal 14，经煎煮后角蛋白type Ⅰ cytoskeletal 14首先溶出，持续高温进一步促使蛋白质非特异性降解，从而释放出N383至N391的肽段SSRDVSSSR[2]。

2. 红外光谱分析

李圣清等人对水牛角、犀角和其他角类进行红外光谱分析，犀牛角在350 cm^{-1}有两个磷脂P-H伸缩振动的吸收峰，水牛角在此处也有两个吸收峰，强度稍高于犀牛角，而其他角样品在此处只有一个吸收峰或无吸收峰[3]。

【分子生药】刘旭朝等人对155份原动物及市售水牛角样品，通过优化 DNA 提取方法，PCR 扩增、双向测序、序列拼接获得153条CO Ⅰ序列。93份原动物CO Ⅰ序列经条形码间隔法和建树法核验后纳入中药材DNA条形码动物药材数据库，利用中药材DNA条形码鉴定系统对 62份市售水牛角药材进行鉴定。除2份市售药材无法获得CO Ⅰ序列外，54.8%的市售药材为水牛角，29%的市售药材为牦牛角[4]。

【制剂研究】以氨基酸产率为指标进行正交试验对水牛角硫酸水解工艺进行优选，并通过凝血试验验证，确定最佳工艺参数为水牛角粗粉加8倍量4 mol/L硫酸水解6 h。该方法稳定可行，促凝血活性较高[5]。

【药理作用】**1. 解热、镇静、促凝血作用**

刘睿等人采用皮下酵母致热法、光电管法、毛细管法评价了水牛角粉、热提液和冷浸液的解热、镇静、促凝血作用；采用凝胶柱层析法将水牛角热提液按分子量分为大、中、小3个部分，并以皮下酵母致热法评价了各部分的解热作用。实验证明水牛角粉、水牛角热提液和冷浸液均可降低酵母致热大鼠体温、降低小鼠自发活动次数、缩短小鼠凝血时间，其中热提液的作用强于冷浸液样品；水牛角热提液的大分子量和小分子量部位均能降低酵母致热大鼠体温，中分子量部位作用不明显[6]。

2. 镇痛、抗炎作用

曹雯等人采用2.5%尿酸钠溶液造成大鼠急性痛风性关节炎（AGA）模型，采用0.6%冰醋酸溶液造成小鼠疼痛扭体模型，采用二甲苯造成小鼠耳壳急性炎症模型。分别以大鼠的踝关节肿胀度、血清尿酸含量，小鼠的扭体次数和耳郭肿胀度为指标，测定复方水牛角水提物和醇提物的镇痛、抗炎活性。复方水牛角水提物和醇提物对尿酸钠所致AGA大鼠踝关节肿胀有明显抑制作用，在造模24 h时模型对照组关节肿胀率为（64.49 ± 9.48）%，复方水牛角水提物和醇提物高剂量组关节肿胀率分别为（41.95 ± 11.18）%和（42.32 ± 6.85）%（$P<0.01$），并能明显降低血尿酸水平。复方水牛角水提物和醇提物可减少冰醋酸所致小鼠扭体次数；复方水牛角提物和醇提物可减轻二甲苯所致小鼠耳郭肿胀程度。实验证明，复方水牛角提取物具有镇痛、抗炎作用，其机制可能与降低血清中尿酸水平有关[7]。

3. 其他作用

水牛角浓缩粉水煎液均能明显降低大肠杆菌内毒素所致小鼠死亡率；能缩短弥散性血管内凝血（DIC）模型大鼠血中的白陶土部分凝血活酶时间、凝血酶原时间、凝血酶时间和升高血小板数，能协同戊巴比妥钠延长小鼠睡眠时间[8]。

【现代临床】**1. 修复骨损伤**

郭琛琨等人总结1960年1月至2001年12月应用水牛角夹移植修复（固定）骨缺损30例治疗效果。对19例患者进行随访，其中，11例颅骨成形患者随访1.6年以上，8例其他骨缺损患者中，最长随访达43年。全部病例伤口均为一期愈合。患者术后4～8周X射线摄片观察，植入物与骨结合界面均可见少量或中等量骨痂增生。植入物长期埋藏于人体，对宿主未产生明显的有害反应，亦未见植入物发生腐蚀、变形、破裂等现象，患肢功能均恢复良好。结果表明水牛角夹对人体具有良好的化学稳定性和组织相容性，机械性能强，可作为生物医用骨移植和内固定材料[9]。

2. 治疗头痛

水牛角可配伍黄芩、牡丹皮；配伍僵蚕；配伍柴胡、川楝子；配伍徐长卿、延胡索等。通过发挥抗炎镇痛、镇静安神、抑制免疫、维持脑血循环等方面作用改善头痛患者的症状[10]。

3. 治疗银霄病

张少波引《日华子本草》中对水牛角功能的描述“治热毒风并壮热”，结合现代药理研究，认为水牛角通过配伍可降低毛细血管通透性，控制炎症[11]。

4. 治疗过敏性紫癜

吕恒军对24例患者采用清热消癜汤（水牛角、生地黄、赤芍、牡丹皮、紫草等）治疗，每日1剂，7 d为1个疗程。治愈21例，好转2例，无效1例，总有效率95.8%，服药最短1个疗程，最长8个疗程。观察证明，清热消癜汤治疗过敏性紫癜疗效满意[12]。

【编者评述】随着20世纪90年代犀角的禁用，水牛角用量越来越大，用途也越来越广，不仅用于治疗温病高热、神昏谵语、发斑发疹、吐血衄血、惊风癫狂，还用于修复骨损伤。未来还应加强以水牛角为君药的复方新药的开发以及天然生物材料的开发。

参考文献

[1] 南京中医药大学．中药大辞典（上册）［M］．2版．上海：上海科学技术出版社，2006，3：731-732.

[2] 刘睿，段金廒，吴皓，等．水牛角中水溶性物质化学组成分析与鉴定［J］．药学学报，2015，50（5）：594-598.

[3] 李圣清，祖恩东，孙丹，等．犀牛角及其替代品的红外光谱分析［J］．光谱实验室，2011，6（28）：3186-3189.

[4] 刘旭朝，周丽思，刘金欣，等．基于COⅠ序列的水牛角及其易混伪品DNA条形码鉴定研究［J］．药学学报，2017，52（3）：494-499.

[5] 尚强，刘岩，吴健雄，等．正交试验法优选水牛角水解工艺［J］．中国中药杂志，2010，35（20）：2693-2695.

[6] 刘睿，段金廒，李友宾，等．水牛角主要药效学评价及解热活性物质基础研究［J］．南京中医药大学学报，2007，23（5）：297-301.

[7] 曹雯，许道龙，吴万哈，等．复方水牛角提取物镇痛、抗炎作用的实验研究［J］．药学服务与研究，2011，11（2）：103-106.

[8] 金若敏，陈长勋．犀角与水牛角药理作用的研究［J］．中成药，1997（7）：33-34.

［9］郭琛琨，郭毅，杨汝明，等．天然水牛角夹修复骨缺损临床应用 30 例［J］．中国组织工程研究与临床康复，2008，12（27）：5366–5369.
［10］蔡之幸，王重卿．水牛角治头痛作用初探［J］．上海中医药杂志，2016，50（9）：69–71.
［11］张少波．水牛角治疗银屑病［J］．辽宁中医学院学报，2006，8（1）：69.
［12］吕恒军．清热消瘢汤治疗过敏性紫癜 24 例临床观察［J］．长春中医药大学学报，2012，28（3）：479–480.

52 干 蟾 | Ganchan

4 · 552

SICCUS BUFO

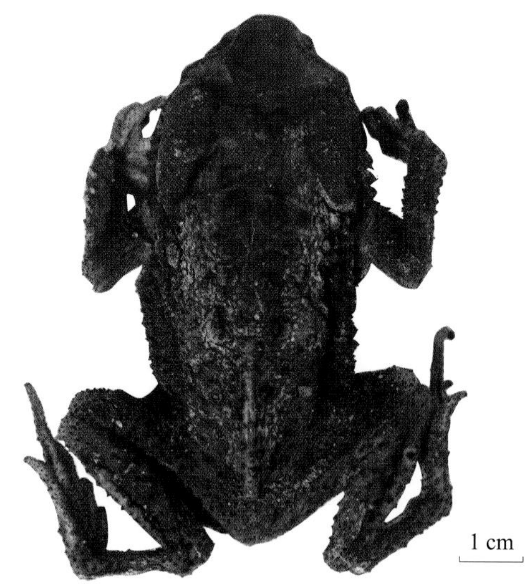

图 2-52-1 干蟾（背部）

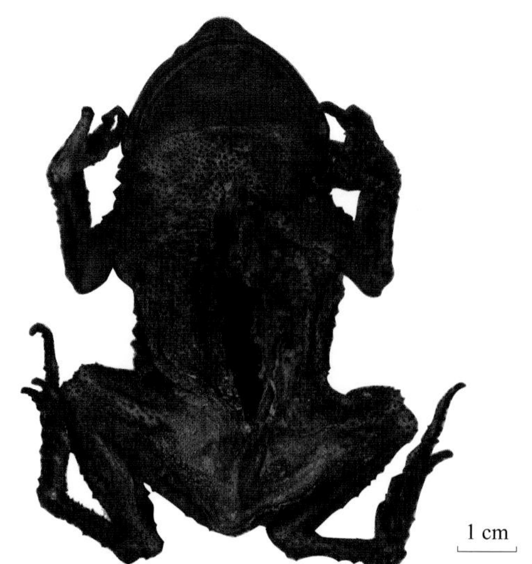

图 2-52-2 干蟾（腹部）

【药典沿革】 首载于2010年版一部附录Ⅲ第21页“成方制剂中本版药典未收载的药材和饮片”下，其为蟾蜍科动物中华蟾蜍*Bufo bufo gargarizans* Cantor或黑眶蟾蜍*Bufo melanostictus* Schneider的干燥全体。2015年版四部第418页、2020年版四部第552页均有相同规定。

【本草考证】 始载于晋代《名医别录》：“五月五日取东行者，阴干用。”此处阴干可理解为蟾蜍全体的干燥品，应与今之药材“干蟾”相同。基原动物本草考证参见“蟾酥”。

【药材来源】 蟾蜍科动物中华大蟾蜍*Bufo bufo gargarizans* Cantor 或黑眶蟾蜍*Bufo melanostictus* Schneider 的干燥全体。夏、秋二季捕捉，干燥。

【性味归经】 辛，凉；有毒。归心、肝、脾、肺经。

【功能主治】 解毒散结、消积利水、杀虫消疳。用于痈疽恶疮、发背、瘰疬、水肿、破伤风、慢性咳嗽、小儿疳积、疔毒、牙痛、咽喉肿痛等病证。

【道地主产】 全国大部分地区均产。人工养殖初步成功。

【化学成分】 主含脂蟾毒配基、华蟾毒精、蟾毒灵、日蟾毒它灵等蟾蜍二烯羟酸内酯类，吲哚类生物碱，环酰胺和小分子环肽类，以及胆甾醇、β-谷甾醇等甾醇类[1-2]。

【鉴别研究】 矩圆形，扁平，结粗壮，长7 ~ 10 cm，宽约4 cm。头略呈钝三角形。外皮粗糙，多疣状突起，背部灰褐色，腹部黄白色，有明显的黑色斑纹。四肢屈曲向外伸出，前肢较长，后肢粗大，趾间蹼不发达。除去内脏者呈扁片状，可见突起的中央脊椎。质韧，不易折断。气腥臭，味咸而麻舌。

【炮制研究】 干蟾除去杂质及灰屑，剪去头爪，切成小方块。将净沙子置锅内，大火加热至翻炒表面微焦臭气逸出时，迅速取出，筛去沙子，放凉。或取净干蟾，在微火上燎至发泡，并有焦香味。

【药理作用】干蟾水提物能显著抑制人结肠癌细胞 SW480 增殖，将细胞周期阻滞于 S 期，促进细胞凋亡[3-4]。

【现代临床】采用干蟾粉、紫金锭、泼尼松联合治疗嗜酸性粒细胞增多症13例，临床治愈7例，有效6例[5]。

【编者评述】干蟾与蟾皮来源均相同，但药用部位界定不清，在部分地方标准中被视为同物异名。通过临床与应用实践调查，我们认为是异物异名，即蟾皮为蟾蜍的干燥外皮而不是全体。未来还应加强干蟾的本草考证，明确药用部位的历史渊源，加强干蟾与蟾皮化学成分、药理、临床等基础研究。

参考文献

[1] 陈玉俊，项进，顾维，等．干蟾化学成分的研究[J]．中国中药杂志，1998（10）：45-46.

[2] 李伟，王元清，严建业，等．均匀设计优选干蟾中吲哚类生物碱的水提工艺[J]．中国中医药现代远程教育，2014，12（4）：144-146.

[3] 彭玉琴，施京红，丁辉，等．烧干蟾水提物对结肠癌细胞 SW480 凋亡通路的调控机制研究[C]// 中国免疫学会．第十一届全国免疫学学术大会摘要汇编．合肥：中国免疫学会，2016：2.

[4] 赵梦，施京红，曹蛟，等．煨干蟾水提物诱导人结肠癌细胞凋亡的分子机制[C]// 中国免疫学会．第十二届全国免疫学学术大会摘要汇编[C]．天津：中国免疫学会，2017：1.

[5] 岳育新，赵世谦，邓福仁，等．联合应用全干蟾粉、紫金锭和强地松治疗嗜酸性粒细胞增多症 13 例临床观察[J]．中国中西医结合杂志，1982（1）：35-36，64.

53 山羊角 | Shanyangjiao

4 · 552

CORNU CAPRAE HIRCI

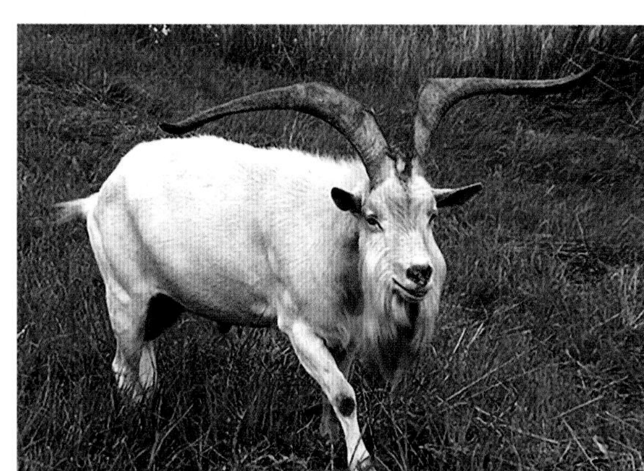

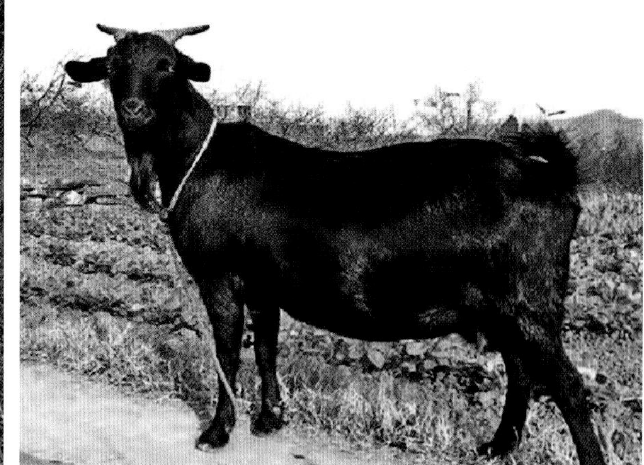

图 2-53-1 山羊

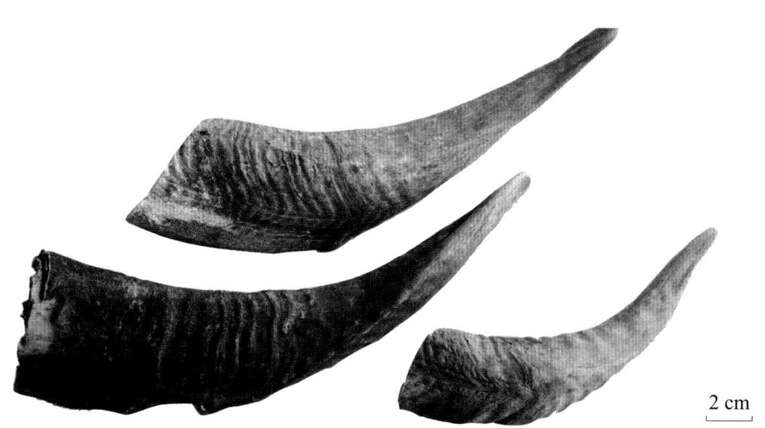

图 2-53-2 山羊角

【药典沿革】 首载于2010年版一部附录Ⅲ第22页“成方制剂中本版药典未收载的药材和饮片”下，其为牛科动物山羊*Capra hircus* L.的角。2015年版四部第418页、2020年版四部第552页均有相同规定。

【本草考证】 始载于汉代《神农本草经》，列为中品。南朝《本草经集注》记载：“羊角方药不甚用，余皆入汤煎。羊有三四种，最以青色者为胜，次则乌羊尔，其羊及虏中无角羊，正可啖食之，为药不及，都下者，其乳、髓则肥好也。”明代《本草纲目》在“麢羊”项下记载：“许慎《说文》云：麢，山羊也，大而细角……弘景云：……别有山羊角极长，惟一边有节，节亦疏大，不入药用……藏器曰：山羊、山驴、羚羊，三种相似，而羚羊有神，夜宿防患，以角挂树不着地。但角弯中深锐紧小，有挂痕者为真，如此分别，其疏慢无痕者非也。真角，耳边听之集集鸣者良。陶言一角者谬也。颂曰：今秦、陇、龙、蜀、金、商州山中皆有之，戎人多捕得来货。其形似羊，青色而大。其角长一二尺，有节如人手指握痕，又最坚劲。郭璞注《尔雅》云：麢似羊而大，其角细而圆锐，好在山崖间。羱似吴羊，其角大而椭，出西方。本草诸注各异。观今所市者，与《尔雅》之羊，陶注之山羊，苏注之山驴，大都相似。今人相承用之，以为羚羊……时珍曰：羚羊似羊，而青色毛粗，两角短小；羱羊似吴羊，两角长大；山驴，驴之身羚之角，但稍大而节疏慢耳。陶氏言羚羊有一角者，而陈氏非之。按：《寰宇志》云，安南高石山出羚羊，一角极坚，能碎金刚石。则羚固有一角者矣。”《中药大辞典》记载：“牛科山羚属动物青羊*Naemorhedus goral* Hardwicke、山羊属动物北山羊*Capra ibex* Linnaeus的角。捕捉后，锯取羊角，干燥。”综上所述，其来源较复杂，但与羚羊角区别明显。

【药材来源】 牛科动物山羊*Capra hircus* L.的角。四季均可采收，实施安死术后，锯取其角，干燥。

【性味归经】 咸，寒。归肝、心经。

【功能主治】 清热，镇惊，明目，解毒。用于小儿惊痫，高热神昏，风热头痛，烦躁失眠，青盲，痈肿疮疡。

【道地主产】 全国各地均产。

【化学成分】 **1. 甾族及磷脂类**

含卵磷脂、脑磷脂、神经鞘磷脂、磷脂酰丝氨酸及磷脂酰肌醇。

2. 角蛋白及氨基酸类

刘绍勇等人采用分子排阻色谱法检测山羊角提取物中物质的分子量范围，利用稳定同位素标记相对和绝对定量技术/液质联用法对山羊角提取物进行42种全谱氨基酸检测，三批分别检测出34种氨基酸（包括蛋白氨基酸19种、非蛋白氨基酸15种）、31种氨基酸（包括蛋白氨基酸19种、非蛋白氨基酸12种）、33种氨基酸（包括蛋白氨基酸19种、非蛋白氨基酸14种）[1]。其中，蛋白氨基酸包括天冬酰胺、丝氨酸、甘氨酸、谷氨酰胺、天冬氨酸、组氨酸、苏氨酸、丙氨酸、谷氨酸、精氨酸、脯氨酸、半胱氨酸等；非蛋白氨基酸包括磷酸丝胺酸、磷酸乙醇胺、牛磺酸、同型半胱氨酸、甲硫氨酸、羟脯氨酸、鸟氨酸等。山羊角提取物中未检出多肽及大分子物质[1]。

【鉴别研究】 扭曲的长锥形，略弓形。长15 ~ 30 cm，直径3 ~ 5 cm。表面棕色、棕黑色、淡棕色或黄棕色。先端具纵纹或纵裂纹，自基部向上有7 ~ 15个较密集的波状环脊，脊间距约0.5 cm。基部切面呈三角形，角中部空洞状。角鞘黑色、棕黄色或类白色。质坚硬。气微腥，味淡。朱照祥等人采用一般鉴别法、显微横切面鉴别法、紫外光谱法鉴别羚羊角和山羊角、鉴别羚羊角股囊的真伪及利用EDTA滴定检测羚羊角胶囊中钙的含量。结果表明，显微横切面鉴别法和紫外光谱法均能区别羚羊角与山羊角及判断羚羊角胶囊的真伪，在200 ~ 400 nm波长处均有不同吸收；EDTA滴定结果为羚羊角和山羊角无钙成分（目前羚羊角是去骨塞入药的），骨塞含钙为21.16%，两批胶囊分别含钙为7.28% ~ 8.15%，折算成骨塞分别为34.26% ~ 38.52%[2]。

康馨元等人对不同产地山羊角十二烷基硫酸钠-聚丙烯酰胺凝胶电泳（SDS-PAGE）的指纹图谱以及山羊角与其混伪品的鉴别方法进行研究。采用SDS-PAGE对山羊角及其伪品的蛋白成分进行分析比较。试验结果表明不同产地山羊角电泳图谱相似，有5个共有带峰，可作为山羊角的专属条带。该方法简单易行、灵敏度高，可为山羊角的产地鉴别及与伪品的鉴别提供参考[3]。

任伯颖等人按照热浸法测定不同产区山羊角，其水分含量在6.27%～9.63%，平均值为8.38%；水溶性浸出物含量在2.27%～4.62%，平均值为3.07%[4]。

【药理作用】

1. 解热作用

山羊角注射液0.8 g/kg和1 g/kg，或其水煎醇提液2 g/kg静脉注射，对静脉注射伤寒、副伤寒甲乙三联菌苗致发热的家兔有明显解热作用，作用强度与绵羊角相似，与羚羊角相似或稍弱。其水煎液6 g/kg灌胃，解热作用亦显著。山羊角紫雪散混悬剂直肠、滴鼻、口服给药均有明显的解热作用、镇静作用及降低小鼠由戊四氮致惊的死亡率，解热作用直肠给药优于口服给药。

2. 镇静作用

山羊角注射液10 g/kg或12.5 g/kg，醇提取液10 g/kg腹腔注射，均能明显减少小鼠自发活动次数，有时甚至呈睡眠状态。其注射液1.6 g/kg或2 g/kg，均能明显延长小鼠巴比妥钠睡眠时间。此外，山羊角水煎液和水解液腹腔注射或静脉注射，尚能延长小鼠水合氯醛睡眠时间，并能对抗苯丙胺对小鼠的兴奋作用，但口服或皮下注射效果不明显。

3. 抗惊厥作用

山羊角酸水解液1.6 g/kg或注射液2 g/kg腹腔注射，能明显对抗士的宁所致惊厥，但碱水解液无效。山羊角水煎液20 g/kg腹腔注射，能抑制小鼠戊四氮阵挛性惊厥，但不减少强制性惊厥，并且增加苯甲酸钠惊厥率，对最大电休克发作也无对抗作用。

4. 镇痛作用

山羊角水煎液10 g/kg腹腔注射，对小鼠醋酸扭体反应，有非常显著的抑制作用。山羊角注射液1.5 g/kg和2.5 g/kg腹腔注射小鼠后进行热板法试验，结果表明两种剂量均有明显镇痛作用。

5. 对平滑肌的作用

山羊角水煎液对离体兔十二指肠和豚鼠回肠有兴奋作用，相反其水解液对肠平滑肌呈抑制作用。山羊角水煎液和水解液对离体大鼠子宫均有兴奋作用。经阿托品、乙酰胆碱和氯化钡拮抗实验表明，山羊角水煎液对离体肠管的兴奋作用和水解液的抑制作用，均与M受体无关，可能为直接作用。对在体家兔小肠和大鼠子宫，静脉注射其水煎液或水解液均无明显影响。山羊角30 g/kg静脉注射，对在体兔肠有兴奋作用，促进肠管收缩，使振幅加大，张力增强；剂量在160 mg/kg时，表现为抑制作用；剂量达500 g/kg时，使肠管节律性收缩基本停止，而呈舒张状态。

6. 对心血管的作用

山羊角水煎剂或醇提液作用于蟾蜍离体心脏，小剂量时使心肌收缩力加强；中剂量使心传导阻滞；大剂量时使心率减慢，振幅变小，最后心跳停止。水煎剂1 g/kg静脉注射麻醉猫，其血压先下降，很快回至原水平并继续上升，之后再下降，降压维持10 min；同时伴有心率减慢和心律不齐，但很快恢复正常，其降压强度稍低于羚羊角。醇提取液1 g/kg静脉注射，仅有短暂的降压作用，切断迷走神经后仍有轻度降压作用。

7. 抗病毒作用

在组织培养上作抗病毒试验，1%山羊角水煎液对流感病毒77101和副流感病毒仙台株的攻击有一定抑制作用，山羊角的微弱抗病毒作用是通过细胞来发挥的，无直接灭活病毒作用。此外，先用山羊角水煎剂腹腔注射，再以鼠流感病毒FM1株攻击，可使小鼠死亡率降低。另有报道，山羊角注射液100 mg/ml对流感病毒甲1、京科77-78和甲3、京科79-2无直接抗病毒作用，如山羊角药液先作用细胞24 h，再加病毒，或药液和病毒同时接种于细胞，则能减轻呼吸道合胞病毒对海拉细胞（HeLa cell）或人肾HK细胞的致病作用，如病毒先作用细胞2 h，再加药物则效果减弱。山羊角抗病毒作用机制，可能主要是提高机体非特异性免疫功能。

8. 对免疫功能的影响

山羊角注射液，按成人用量50倍，腹腔注射，每日1次，连续7 d，能使初次免疫小鼠脾脏中玫瑰花结形成细胞数和溶血空斑形成细胞数明显增加。此外，山羊角注射液尚能使豚鼠淋巴细胞转化率升高。1%山羊角水煎液在病毒感染的同时使用，能协同病毒诱发小鼠肺内干扰素。1%山羊角水煎液对人外周血中自然杀伤细胞（NK cell）活性也有明显促进作用。

9. 其他作用

1%山羊角水煎液可使人胚皮肤肌肉纤维母细胞传代株生长旺盛，排列整齐，形态规则，细胞致密，境界清楚，似有延长细胞寿命作用[5]。

【编者评述】 山羊角在来源、化学成分、药理作用及生物学特性等方面的研究不充分、不系统，较长时间作为羚羊角混伪品。加强山羊角系统研究乃当务之急，以期早日列入药典正文。

参考文献

[1] 刘绍勇，薛东升，李江海，等．山羊角提取物中氨基酸的种类研究与含量测定[J]．中南药学，2014，12(3)：271-274.

[2] 朱照祥，茅云霞．显微、紫外光谱方法检测羚羊角与山羊角、羚羊角胶囊的真伪和掺骨塞及

钙含量[J].中现代应用药学杂志，2005，22(7)：635-637.

[3] 康馨元，刘睿，李春楠，等.不同产地山羊角凝胶电泳指纹图谱及其混伪品鉴别研究[J].中国现代中药，2015，17(1)：20-23.

[4] 任伯颖，曲朋，康馨元，等.不同产地山羊角水分和浸出物研究[J].吉林中医药，2014，34(5)：489-510.

[5] 南京中医药大学.中药大辞典：上册[M].2版.上海：上海科学技术出版社，2006，3：236-237.

54 五灵脂 | Wulingzhi

4 · 553

TROGOPTERI FAECES

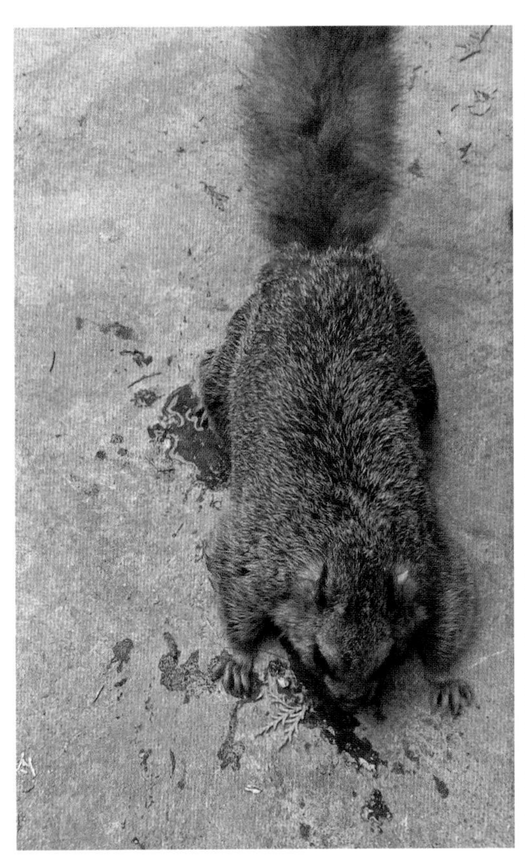
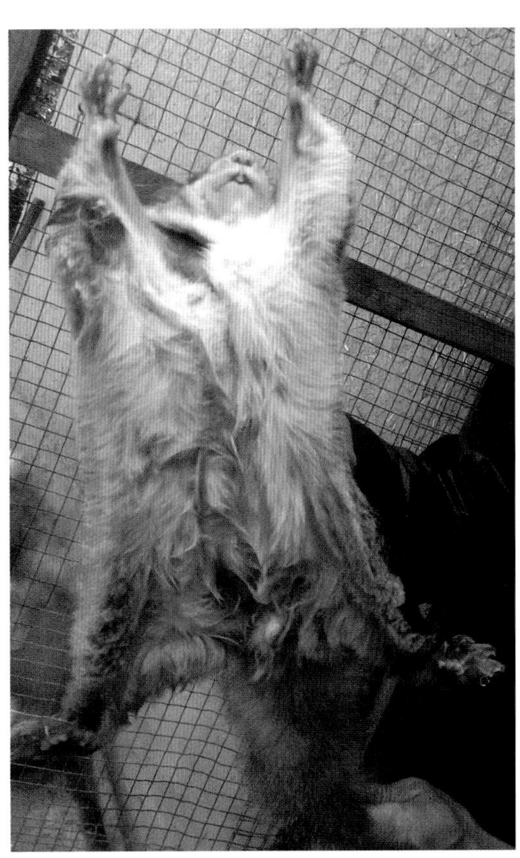

图 2-54-1 复齿鼯鼠

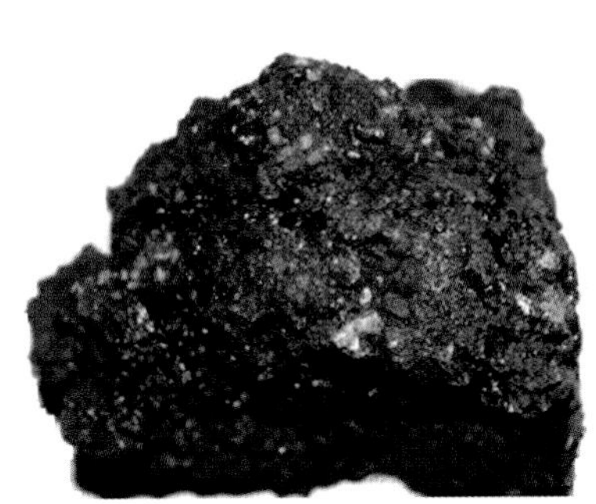

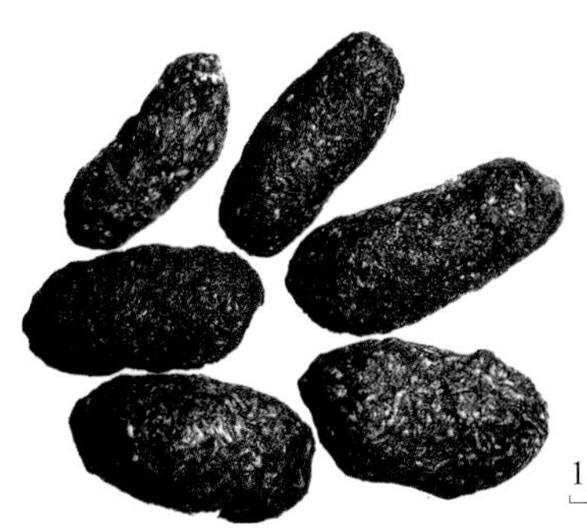

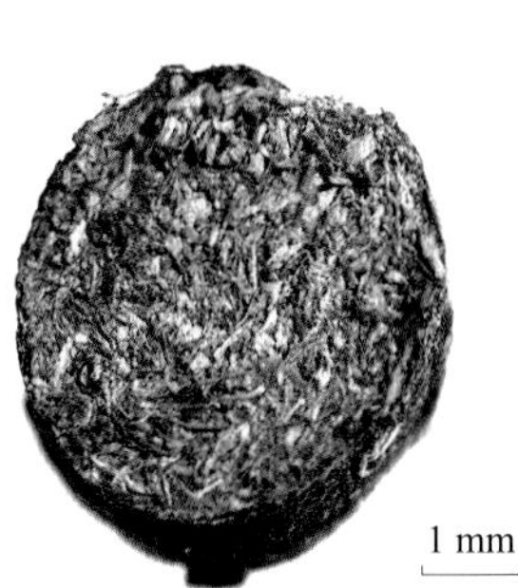

图 2-54-2 五灵脂（灵脂块、灵脂米）

【药典沿革】 首载于1963年版一部第38页，分别从来源、鉴别、炮炙、性味、功能、主治、用法与用量、注意、贮藏9个指标对其进行规定，其为鼯鼠科鼯鼠属动物的干燥粪便，未规定来源动物物种。1977年版一部第89页分别从来源、性状、炮制、性味、功能与主治、用法与用量、注意、贮藏8个指标对其进行规定，明确规定其来源为鼯鼠科动物复齿鼯鼠*Trogopterus xanthipes* Milne-Edwards的干燥粪便，将1963年版中的“鉴别”项下内容归于“性状”项中，更改“炮炙”为“炮制”，合并“功能”“主治”项。1985年版一部第47页、1990年版一部第50页均有相同规定。从1995年版附录Ⅲ第22页开始将其从正文移至附录“成方制剂中本药典未收载的药材及炮制品”下，2000年版一部附录Ⅲ第22页、2005年版一部附录Ⅲ第22页、2010年版一部附录Ⅲ第22页、2015年版四部第419页、2020年版四部第553页均有相同规定。

【本草考证】 始载于宋代《开宝本草》。《证类本草》载：“出北地，此是寒号虫粪也。（今附）臣禹锡等今据寒号虫四足，有肉翅，不能飞，所以不入禽部。”宋代《本草图经》曰：“五灵脂出北地，今淮河东北郡有之，云是寒号虫粪，色黑如铁，采无时，然多夹砂石，绝难修治。”明代《本草纲目》列于禽部第四十八卷，载：“释名，鶡鴠、独春，屎名五灵脂。”李时珍据郭璞云：“鶡鴠乃候时之鸟也。五台诸山甚多，其状如小鸡，四足有肉翅，夏月毛彩五色，自鸣若曰凤凰不如我。至冬毛落如鸡雏，忍寒而号曰得过且过。其屎恒集一处，气甚臊恶，粒大如豆。采之有如糊者，有黏块如糖者。人亦以砂石杂而货之，凡用以糖心润泽者为真。”从形态、产地以及五灵脂的性状来看，寒号虫即为复齿鼯鼠。对五灵脂别名的记载有：药本（侯宁极《药谱》）、寒雀粪（《中药志》）。考历代本草所记，古今一致。

【药材来源】 鼯鼠科动物复齿鼯鼠*Trogopterus xanthipes* Milne-Edwards的干燥粪便。全年均可采，但以春、秋二季为多，春季采者品质较佳。从其洞穴中收集，采得后去除杂质。晾干即可。

【性味归经】 苦、甘，温。归肝、脾经。

【功能主治】 活血止痛，化瘀止血，消积解毒。用于心腹血气诸痛，妇女经闭，产后瘀滞腹痛，崩漏下血，小儿疳积，蛇蝎蜈蚣咬伤，疝痛，跌打损伤等病证。

【资源研究】 复齿鼯鼠为我国特有物种，分布于我国河北、河南、山西、四川、陕西、云南、贵州、甘肃、湖北、西藏等地，栖息于海拔1360～2750 m的险峻的山岭森林地带山区，常在陡峭山崖的岩洞或石缝内营巢。洞口一般离地高30 m以上；洞口光滑，有出入洞时的爬痕；洞间距近者为1～2 m，远者可达10 m；洞内有巢窝，以苔草类枝叶构成，通常一巢一鼠。复齿鼯鼠排粪在距洞口10～15 m处，粪便集中在一处；夜间活动，以清晨和黄昏时活动频繁；白天隐匿于巢内，睡觉，头部向外，尾负于背，遮向头部，或将尾垫于腹下，呈蜷卧姿势；活动时爬攀与滑翔交替，由高处向低处滑翔数百米；以栎树叶、松籽、山杏、山核桃、石黄莲等果实为食；每年繁殖1胎，妊娠期78～89 d，每胎1～4仔；约22个月性成熟，寿命达10年以上。北京、河北、山西等多有人工饲养[1]。

1. 养殖方法

（1）笼（箱）单养：用木板做长约60 cm、宽约30 cm、高约30 cm的箱，箱内隔成内外两间小室，内室供鼯鼠产仔休息用，外室连接电焊网笼，网笼大小与产仔箱相同，作为鼯鼠采食活动的场所。使用时用支架支起，距离地面80 cm左右。亦可用兔笼或旧貂笼。母鼠妊娠产仔期多采用此种方式养殖。

（2）散养：用土木结构的旧房舍，在墙壁上挖洞，相邻洞间距70～80 cm，洞口直径25～30 cm，洞深35～40 cm，洞最大内径35～40 cm；内铺干净垫草，供鼯鼠居住；室内中央地面，用木架做成投饲台，将侧柏枝叶挂在木架或木架平台上，地面放置饮水盒，墙洞数要多于饲养鼯鼠数。

2. 饲料

以油松枝叶和侧柏枝叶为主，加喂梨、梨叶、苹果、苹果叶、榆叶、杏叶、桑叶等。冬季和繁殖期还可给种鼠加喂玉米面窝头、羊奶等，但加喂的饲料量不能超过侧柏枝叶或油船枝叶量的五分之一。

3. 饲养管理

（1）配种：鼯鼠18～22个月龄性成熟，每年11月至翌年7月是种鼠配种产仔期。从10月开始，将所有种鼠按雄、雌1∶3的比例放入散养室内，密度不能超过每立方米1只。翌年1月将母鼠从散养室转移到笼内进行单养，并注意有无返情现象，若发情母鼠返情，应及时放入散养室内。

（2）产仔：鼯鼠妊娠期为70～89 d，平均76.5 d。母鼠产前有絮窝行为，在产前应及时清理产仔室内的粪便及残料，并把清洁软干草放入产箱内，让其自行絮窝。鼯鼠多在夜间产仔，产仔的母鼠具有很强的护仔性，此时不要轻易检查仔鼠，以免弃仔或吃仔。哺乳期内，除给母鼠新鲜饲料外，最好每日加15 ml左右的玉米面糊或羊奶，以促进泌乳，提高仔鼠成活率。

（3）分窝：新生仔鼠在70 d左右即开始采食，在90 d后断奶，此时将母鼠从笼中转移到其他笼内单养室或散养室内，仔鼠可继续留原笼中饲养。

4. 预防措施

加强饲养管理，调整散养密度和性别比；饮用清洁水和投喂新鲜无污染饲料；及时清扫粪便；成体与亚成体分群饲养；发现较凶残的鼯鼠应单独饲养；夏季投喂饲料时，应将2～3片精制土霉素研成粉末混入500 ml清水中，将清洗过的侧柏枝叶蘸上药水投饲，能有效预防肠道疾病，连续3～5 d，每隔15 d或30 d进行一次，效果较好；冬季应注意保暖；减少人为干扰。

【化学成分】含焦性儿茶酚，苯甲酸，3-蒈烯-9,10-二羧酸，尿嘧啶，五灵脂酸，间羟基苯甲酸，原儿茶酸，次黄嘌呤，尿囊素，L-酪氨酸，3-*O*-顺-对-香豆酰委陵菜酸，3-*O*-反-对-香豆酰委陵菜酸，坡模醇酸，2α-羟基熊果酸，高加蓝花楹三萜酸，3-*O*-反-对-香豆酰马斯里酸，熊果酸，委陵菜酸，野雅椿酸，马斯里酸，三对节萜酸，五灵脂三萜酸Ⅰ、Ⅱ、Ⅲ，5-甲氧基-7-羟基香豆素，正二十七烷，表木栓醇，胡萝卜苷，树脂，尿素，尿酸，维生素类物质及微量元素[2-4]。

使用电感耦合等离子体发射光谱法（ICP-AES）分析比较了五灵脂及其炮制品中15种矿物质元素的含量。结果表明五灵脂及炮制品中钙、镁、铁含量丰富，钙和镁的含量以五灵脂为最高，铁的含量以2种炮制品为高。五灵脂中有害元素铝的含量比炮制品高，并且铝在2种炮制品水煎液中的含量显著减少，说明五灵脂经炮制后可降低原药材中铝的含量而减少毒性。

【鉴别研究】**1. 灵脂块**

又名糖灵脂。不规则块状，大小不一。表面呈黑棕色、红棕色或灰棕色，凹凸不平，有油润性光泽。黏附的粪粒呈长椭圆柱形，表面常碎裂，纤维性。质硬，断面黄棕色或黄褐色，不平坦，有的可见颗粒，间或有黄棕色树脂样物质。气腥臭。以块状、黑棕色、有光泽、油润而无杂质者为佳。

2. 灵脂米

又名散灵脂，类圆柱形，两端钝圆，长5～15 mm，直径3～6 mm。表面黑棕色、红棕色或灰棕色，较平滑或微粗糙，常可见淡黄色纤维，有的略具光泽。体轻而松，易折断，断面黄绿色或黄褐色，不平坦，纤维性。气微。以表面粗糙，外表黑棕色，断面黄绿色，体轻无杂质者为佳[5]。

【炮制研究】**1. 净制**

除去杂质，或将切制成块状者砸成小块。

2. 炮炙（醋制）

取净五灵脂，炒热，喷醋，再炒干。五灵脂每100 kg，用醋10 kg。

3. 炒制

取五灵脂用文火炒至焦斑，或微黑色，放冷即可。

4. 制炭

取净五灵脂所成小块，置锅内用中火炒至黑色存性为度，取出，放凉。

5. 酒制

取净五灵脂（成块状的五灵脂砸成小块）置锅内，用小火微炒，随即喷淋黄酒，再炒至微干，取出，晾干。每500 g五灵脂，用黄酒60～90 g。

【药理作用】**1. 抑制血小板聚集作用**

五灵脂水提取物体外可显著抑制由腺苷二磷酸（ADP）、胶原所诱导的家兔血小板聚集。五灵脂在体外可促进纤维蛋白溶解，能使加入五灵脂和尿激酶的人血浆硼酸缓冲液不出现凝固。

2. 对心血管系统的作用

20 mg/kg五灵脂股动脉注入可使麻醉狗股动脉血流量增加，血管阻力降低。五灵脂水提液200 μg/ml可显著降低大鼠乳鼠体外培养心肌细胞的耗氧量。

3. 抗应激性损伤

五灵脂可使小鼠负重游泳时间和耐缺氧时间显著延长，还可显著提高小鼠在寒冷或高温条件下的存活率。五灵脂煎剂仍可显著延长耐缺氧时间。小鼠腹腔注射五灵脂水提醇沉制剂，能抑制氰化钾对小鼠的致死作用，抑制率可达80%左右，并可以显著提高减压缺氧耐力和常压缺氧耐力。

4. 对免疫功能的影响

五灵脂煎液以每日5 g/kg给正常小鼠或免疫低下小鼠灌服，连续7 d，发现可显著提高正常小鼠或免疫低下小鼠的胸腺指数，一定程度地提高脾指数，增强单核细胞吞噬功能。显著提高腹腔巨噬细胞吞噬功能，显著促进溶血素抗体的形成。此外，五灵脂药液还可显著抑制自然杀伤细胞（NK cell）活性，高、低剂量的五灵脂均可显著提高T淋巴细胞转化（淋转）功能。

5. 抗菌及抗炎作用

五灵脂对金黄色葡萄球菌、卡他球菌、结核杆菌有较强的抑制作用，铜绿假单胞菌、许兰黄癣菌、同心性毛癣菌、堇色毛癣菌、红色毛癣菌、石膏样小孢子菌、奥杜盎小孢子菌、犬小孢子菌、絮状表皮癣菌、紧密着色芽生菌、星形奴卡菌以及甲型流感病毒57-4株等都有一定的抑制作用。五灵脂乙酸乙酯提取物对二甲苯所致小鼠耳壳肿胀及角叉菜胶所致大鼠足跖肿胀有显著抑制作用。

6. 抗凝作用

五灵脂水提液2.0 g/ml有增强体外纤维蛋白溶解作用。

7. 对子宫的作用

五灵脂水煎剂2.0×10^{-2} g/ml或4.0×10^{-2} g/ml对离体家兔子宫呈短时间张力提高，几分钟后恢复正常，部分出现后抑制现象，而对频率、幅度影响小。

8. 抗结核作用

五灵脂对小白鼠实验性结核病有一定的治疗效果，所用复方为连翘、五灵脂各2 g；或连翘、五灵脂、地骨皮、紫草根各2 g。上方对豚鼠实验性结核病也有一定疗效。

9. 细胞毒性作用

4种三萜具细胞毒性作用，对细胞培养的P-388型粒细胞白血病的毒性作用效果明显。

10. 抗溃疡作用

消化性溃疡的发生多与胃液的自身消化作用减弱以及黏膜的抗消化能力降低有关。五灵脂对Shay氏胃溃疡模型大白鼠胃黏膜有保护作用，机制可能是抑制胃液中胃酸的分泌，以及调节改善胃黏膜血流，增加胃黏膜的防御功能。五灵脂B_1大剂量可以增加大鼠胃壁结合黏液量及促进胃黏膜PGE_2的分泌[6-8]。

【现代临床】 **1. 治疗过敏性紫癜**

当归15 g，红花5 g，川芎、桃仁、没药、五灵脂、制香附、牛膝、秦艽、地龙、羌活、甘草各10 g，随证加减，水煎服。治疗22例，治愈18例，显效4例。疗程7～30 d。

2. 治疗毒蛇咬伤

五灵脂2份，雄黄1份，共研细末，每次用黄酒冲服6 g（不善饮酒者可用茶调服），同时外敷创口，每日3次。应配合手术扩创、吸取毒液等法。早期无并发症者，可单用马齿苋捣敷创口肿处。如有高热、咽干痛、谵妄、狂躁等，为蛇毒内陷之证，宜加重药物用量，再根据临床病症辨证施治。共治疗10例，皆痊愈。治愈时间最短者2 d，最长者8 d。

3. 治疗原发性痛经

五灵脂、生蒲黄、炒蒲黄各10 g，益母草15 g，白芍12 g，当归、川芎、桃仁各9 g，甘草3 g。水煎服，每日1剂，早晚分服，于行经前7 d开始至行经日止。治疗50例，结果为治愈25例，显效15例，有效8例，无效2例。

4. 治疗消化性溃疡

五灵脂素胶囊治疗十二指肠溃疡，痊愈率79.79%，总有效率91.18%，疗效优于雷尼替丁对照组，且无毒副作用。

5. 治疗瘢痕

五灵脂丸治疗瘢痕，用皮质内固醇激素局部封闭作对照，结果治疗组显愈率88.89%，对照组为90.91%，二者疗效相近。但患者若有激素使用禁忌证，则应用五灵脂丸治疗实为一种很好的治疗方法[9-10]。

【编者评述】 五灵脂活血止痛、化瘀止血作用较明显。近年对五灵脂的化学成分和药效机制进行了较为深入的研究，但部分机制并不明确，临床上应用于发病率日益升高的心脑血管系统疾病相对较少，故其对不同疾病作用的基础研究及临床应用还有待于进一步深入研究。

参考文献

[1] 邓中堂．中药五灵脂的研究进展［J］．临床医药文献电子杂志，2014，10（9）：1510-1513.

[2] 邱清华，邓绍云．五灵脂化学成分与药用研究进展［J］．江苏科技信息，2015，11：76-78.

[3] 朱翔宇．五灵脂化学成分与质量控制标准研究［D］．成都：西南交通大学，2010.

[4] 陈月开，陈少松，王美素．五灵脂中黄酮类成分研究［J］．山西大学学报（自然科学版），2005，1：98-100.

[5] 焦玉，刘晓秋．五灵脂药材的HPLC指纹图谱分析［J］．中国实验方剂学杂志，2012，18（5）：98-100.

[6] 李强，陆蕴如，鲁学照．五灵脂的研究进展［J］．中国中药杂志，1998，9：59-62.

[7] 顾臣贤，朱华荣，管伦兴，等．五灵脂药用研究进展［J］．亚太传统医药，2014，10（5）：55-56.

[8] 李捷．五灵脂研究进展［J］．医学信息，2009，22（10）：2258-2260.

[9] 唐绪刚，黄文权．五灵脂药理及临床应用概述［J］．中国中医急症，2008，1：101-102.

[10] 高士贤．历代本草药用动物名实图考［M］．北京：人民卫生出版社，2013：345.

55 牛 心 | Niuxin

4 · 553

CORDIS BOVIS SEU BUBALI

【药典沿革】首载于1990年版一部附录第21页“成方制剂中本药典未收载的药材及炮制品”下，规定其来源为牛科动物牛*Bos taurus domesticus* Gmelin和水牛*Bubalus bubalis* Linnaeus的心。1995年版一部附录Ⅲ第22页、2000年版一部附录Ⅲ第22页、2005年版一部附录Ⅲ第22页、2010年版一部附录Ⅲ第22页、2015年版四部第419页、2020年版四部第553页均有相同规定。

【本草考证】始载于汉代《神农本草经》，列为中品。晋代《名医别录》载有水牛、黄犍牛、乌牯牛。宋代《证类本草》列入卷十七兽部中品，引陈藏器曰：“本经不言黄牛、乌牛、水牛，但言牛，牛有数种，南人以水牛为牛，北人以黄牛、乌牛为牛，牛种既殊，入药亦别也。”明代《本草纲目》列于兽部第五十卷载：“时珍曰：牛有㹀牛、水牛二种。㹀牛小而水牛大。㹀牛有黄、黑、赤、白、驳杂数色。水牛色青苍，大腹锐头，其状类猪，角若担矛，卫护其犊，能与虎斗，亦有白色者，郁林人谓之周留牛。又广南有稷牛，即果下牛，形最卑小，《尔雅》谓之犤牛，《王会篇》谓之纨牛是也。”[1]李时珍所言的两种牛，即现今的黄牛与水牛，均为牛科。水牛产南方，个体较大，主为苍色，稀有白色；黄牛产北方，个体较小，主为黄色，亦有黑斑驳者，其他色少见。明代《韩氏医通》、清代《本草再新》中亦有记载。考历代本草所记，古今一致。

【药材来源】牛科动物牛*Bos taurus domesticus* Gmelin和水牛*Bubalus bubalis* Linnaeus的心。取带血心脏，阴干。

【性味归经】甘、咸，平。

【功能主治】镇静安神，养心补心。用于治疗心脏虚弱引起的心悸易惊、失眠、烘热汗出，痰火上扰引起的狂证，痰气郁结引起的癫证、痫证；治疗风湿性心脏病。

【道地主产】全国各地均产。

【化学成分】每100 g牛心含蛋白质8.7 g、脂肪10.8 g（热量132 kcal）、钙8 mg、磷185 mg、铁5.4 mg、维生素B_1 0.31 mg、维生素B_2 0.49 mg、烟酸8.6 mg、维生素C 1 mg。

【编者评述】牛心为药食同源药材，多用作成方制剂配料使用或食品鲜食，单用作药材应用较少。应加强其药理学、临床应用等研究。

参考文献

[1] 高士贤．历代本草药用动物名实图考［M］．北京：人民卫生出版社，2013：34.

56 牛角尖粉 | NiujiaojianFen

4 · 553

PULVERIS BUBALI CORNUS

【药典沿革】首载于2010年版一部附录Ⅲ第22页“成方制剂中本版药典未收载的药材和饮片”下，规定其为牛科动物水牛*Bubalus bubalis* Linnaeus的角尖细粉。2015年版四部第419页、2020年版四部第553页均有相同规定。

【本草考证】参见“水牛角浓缩粉”有关条目。

【药材来源】牛科动物水牛*Bubalus bubalis* Linnaeus的角尖细粉。实施安死术后，取双角，除去角塞、残肉，处理洁净，干燥，锯取角尖实芯部分，刨片，粉碎成细粉。

【性味归经】苦，寒。归心、肝经。

【功能主治】清热凉血，解毒，定惊。用于温病高热，神昏谵语，发斑发疹，吐血衄血，惊风，癫狂。

【道地主产】华南、华东及西南各地。

【资源研究】参见“水牛角浓缩粉”有关条目。

【化学成分】含精氨酸、亮氨酸、谷氨酸、丝氨酸、天冬氨酸、丙氨酸、酪氨酸、缬氨酸、苏氨酸、脯氨酸、赖氨酸、异亮氨酸、苯丙氨酸、胱氨酸、组氨酸、甲硫氨酸、乌氨酸、羟脯氨酸等18种氨基酸。尚含钙、镁、铁、锌、铜、锰、钴、锶等多种矿物质元素。

【鉴别研究】灰白色至灰褐色粉末。气微腥，味淡。

【编者评述】《中国药典》2020年版一部收载有水牛角、水牛角浓缩粉，四部收载牛角尖粉，三者在性味归经、功能主治等方面基本相同。水牛角与犀角功效相似，而资源丰富，现作为犀角代用品被广泛应用且临床效果较好。但其在药效物质基础解析以及新药开发方面有待深入研究与探索。

57 牛 乳 | Niuru

4 · 553

LAC BOVIS SEU BUBALI

【药典沿革】首载于1990年版一部附录第21页“成方制剂中本药典未收载的药材及炮制品”下，规定其来源为牛科动物黄牛*Bos taurus domesticus* Gemlin或水牛*Bubalus bubalis* Linnaeus的乳汁。1995年版一部附录Ⅲ第22页、2000年版一部附录Ⅲ第22页、2005年版一部附录Ⅲ第22页、2010年版一部附录Ⅲ第22页、2015年版四部第419页、2020年版四部第553页均有相同规定。

【本草考证】始载于《本草经集注》。《魏书·王璩傳》《名医别录》《千金要方·食治》《新修本草》《本草纲目》中均对其性味有注解。原动物本草考证参见“牛心”。

【药材来源】牛科动物牛*Bos taurus domesticus* Gmelin或水牛*Bubalus bubalis* Linnaeus的乳汁。取奶牛乳汁，消毒后鲜用或冷藏。

【性味归经】甘，平、微寒。归心、肺、胃经。

【功能主治】补虚损，益肺胃，生津润肠。用于虚弱劳损，反胃噎膈，消渴，便秘。

【道地主产】全国各地均产。

【化学成分】因种类、年龄、饲养方法、采乳时间、生活及健康状况、气温不同，其化学成分有异。通常情况下，每100 g牛乳约含水分87 g、蛋白质3.1 g、脂肪3.5 g、碳水化合物6 g、灰分0.7 g。

牛乳中所含蛋白质主要为酪蛋白，平均含量为2.9%，另含有白蛋白及球蛋白。脂肪主要为棕榈酸、硬脂酸的甘油酯，也含少量低级脂肪酸如丁酸、己酸、辛酸等。糖主要为乳糖等。矿物质元素除钙、磷、铁外，尚有镁、钾、钠等。

另外，每100 g牛乳约含维生素A 33 μg、胡萝卜素30 μg、维生素C 2000 μg、维生素B_1 38 μg、维生素B_2 20 μg、烟酸85 μg、泛酸350 μg、吡哆醇67 μg、生物素3 μg、叶酸5 μg、肌醇18 μg。尚含乳清酸约10 mg。

【药理作用】**1. 降血糖作用**

牛初乳制剂（BC）有降血糖作用。给2型糖尿病患者服用BC后，空腹和餐后血糖（PG）、糖化血红蛋白（HbA1C）和糖化血浆蛋白（FMN和GPP）的含量均较服BC前明显降低，血清铬含量明显增加，胰岛素分泌量明显减少。因此，BC的降糖机制可能与牛乳中所含牛乳铬复合体（M-LMCr）有关，M-LMCr具有促进葡萄糖氧化和葡萄糖转化为脂肪的作用。但实验未能证实血清铬含量与PG、HbA1C和FMN之间的相关性，表明降血糖作用尚有其他机制参与。BC中尚含有丰富的胰岛素样生长因子-1（IGF-1），IGF-1有胰岛素样作用，并能促进周围组织对糖的利用，也可能与BC的降血糖作用有关[1]。

2. 降血胆固醇作用

从牛乳中分离出的乳清酸（OA）和胸腺嘧啶（thymine）能抑制胆固醇生物合成酶的

产生，从而起到降血胆固醇作用。在大鼠肝胞液的酶液中加入1.0 mmol/L的OA，乙酰基乙酰辅酶A硫解酶（Acetyl-CoA）的活性被抑制73%，而Acetyl-CoA为参与胆固醇合成的重要酶。胸腺嘧啶也有相似的作用[2]。

3. 抗感染作用

口服高效价免疫牛初乳（HBC）能缓解患隐孢子虫病患者的临床症状，并可使实验动物产生一定的隐孢子虫感染的抵抗力。隐孢子虫是人类，尤其是婴幼儿和免疫缺陷患者，腹泻的病原体之一。用HBC喂养小牛，小牛可产生一定的保护性免疫力，其血清中特异性抗体明显增加，并能明显缩短隐孢子虫腹泻的持续时间和卵囊排放时间。HBC也可使小鼠产生部分免疫力，使受感染小鼠肠黏膜上皮的隐孢子虫数量明显减少。牛初乳免疫球蛋白浓缩物能诱导抗各种肠病原体的被动免疫，如用轮状病毒免疫的牛初乳浓缩物具有抗轮状病毒作用。

【编者评述】 牛奶为药食同源药材，主要作为营养滋补品。应加强其作为药的药理学、临床应用等方面的研究。

参考文献

[1] 迈博．牛奶的药用［J］．大众标准化，2003，7：21.

[2] 熊付良，邓鸿，杨洗尘．《本草图经》的牛及其药用部位初探［J］．长春中医药大学学报，1991，3：60-61.

58 牛胆汁 | Niudanzhi

4 · 553

BILIS BOVIS

【药典沿革】 以“牛胆汁浸膏”首载于1953年版第31页，以“牛胆汁”首载于1985年版一部附录第18页“成方制剂中本药典未收载的药材及炮制品”下，其为牛科动物牛*Bos taurus domesticus* Gmelin的胆汁。1990年版一部附录第21页、1995年版一部附录Ⅲ第22页、2000年版一部附录Ⅲ第22页、2005年版一部附录Ⅲ第22页、2010年版一部附录Ⅲ第22页、2015年版四部第419页、2020年版四部第553页均有相同规定。

【本草考证】 未载于历代本草，原动物本草考证参见“牛心”。

【药材来源】 牛科动物牛*Bos taurus domesticus* Gmelin的胆汁。多从宰牛场收集牛胆，取得后挂起阴干；或自胆管处剪开，将胆汁倾入容器内，密封贮藏，或加热使之干燥亦可。

【性味归经】 苦，寒。归肝、胆、肺经。

【功能主治】 清肝明目，利胆通便，解毒消肿。用于风热目疾，黄疸，便秘，小儿惊风，痈肿，痔疮。

【道地主产】 全国各地均产。

【化学成分】 牛胆新鲜胆汁含10%～15%固体物质，水分80%。主要为甘氨酸、牛胆酸的钠盐。此外尚含有胆红素、胆绿素，及少量的胆固醇、卵磷脂、胆碱、黏蛋白、脂肪、蛋白质以及氯化钠、磷酸钙等无机盐[1-2]。

1. 胆汁酸类

牛胆汁中，主要含胆酸、去氧胆酸、鹅去氧胆酸、牛磺胆酸、牛磺去氧胆酸、甘氨胆酸、甘氨去氧胆酸等，牛胆粉（干燥的牛胆汁）中主要含牛磺胆酸、牛磺去氧胆酸、甘氨胆酸、甘氨去氧胆酸等结合胆汁酸，且牛磺胆酸和甘氨胆酸含量基本相仿，总的牛磺结合型和甘氨结合型胆汁酸的比例也基本接近。有研究表明，牛磺鹅去氧胆酸和甘氨鹅去氧胆酸含量甚微。另外，牛胆粉中游离胆汁酸的含量甚低，如果游离胆汁酸含量偏高，可说明原胆汁不新鲜或加工贮存不当，已受到细菌酵解或分解，这时结合胆汁酸将降低，总胆汁酸含量也会有明显降低。

2. 氨基酸类

牛胆汁中游离氨基酸含量很低，只有约2.55%。总氨基酸含量中甘氨酸和牛磺酸含量较高，主要为甘氨酸和牛磺酸的结合型胆汁酸，因此，牛胆粉中蛋白、肽类的含量并不多。

3. 矿物质元素

牛胆汁中含有多种矿物质元素，其中主要是以胆汁酸盐形式存在的钠和钾以及钙、镁、磷等元素，其他元素含量甚微。通过原子吸收对胆汁中的常量元素与微量元素进行测定和分析研究。各种属动物胆汁中含有的金属元素差异很大，牛胆汁中含锌、铁、钾最多，含锌49.8 mg/ L，含铁17.1 mg/ L，含钾767.9 mg/ L。

【鉴别研究】**1. 性状鉴别**

绿褐色或暗褐色黏稠液体，呈中性或弱碱性。加水振摇，产生大量泡沫。具特殊臭气，味极苦。

2. 高效液相法

采用5C_{18}-PAQ Waters柱（4.6 mm×250 mm，5 μm），以甲醇-水-冰醋酸（72：28：0.2）为流动相，流速1 ml/min；蒸发光检测器载气流速2.2 L/min，漂移管温度85℃。结果为胆酸在1.648～4.944 μg范围内与峰面积呈良好线性关系（r=0.9998），平均回收率为99.48%，RSD为4.2%。本方法准确、简便、重复性好，可用于牛胆汁中胆酸的含量测定[3]。

3. 原子吸收光谱法

灵敏度高，干扰小。可利用这一灵敏、准确、快速的测试方法对牛胆汁中金属元素进行检测。

【药理作用】**1. 对中枢神经系统的作用**

小鼠口服牛胆汁、甘胆酸、牛磺胆酸或胆酸钙均有镇静作用。

2. 对心血管系统的作用

将6.5 mg/ml牛胆酸0.5 ml加入3 ml酶反应管中，牛胆酸对心肌膜的腺苷三磷酸（ATP）酶有抑制作用，这可能与牛胆酸的强心作用有关。胆酸钙按100 mg/kg剂量口服，对原发性和肾性高血压大鼠有显著且持久的降压作用。去氧胆酸及其钠盐也有降压作用，但胆酸对麻醉兔只有轻度降血压作用。

3. 对消化系统的作用

小剂量胆酸钠对离体肠管有兴奋作用（增加张力频率），大剂量则抑制。用离体豚鼠回肠与结肠实验，用结合胆汁酸类、胆酸、去氧胆酸等胆汁酸作用于黏膜面，小剂量均刺激肠蠕动，较大剂量则使张力增加，对蠕动趋于拮抗，其中，去氧胆酸作用最强，结合胆汁酸类作用最弱。

4. 利胆作用

胆汁酸是促进肝细胞生成胆汁的自然刺激物，牛磺胆酸盐静脉注射或口服均可使肝内胆酸盐量增加，胆汁分泌量也随之增加。

5. 镇咳、祛痰和平喘作用

小鼠氨雾引咳法实验表明，胆酸、胆酸钠、去氧胆酸均有明显镇咳作用。

6. 抗炎和抗过敏作用

胆酸钠、去氧胆酸钠和平滑肌收缩物质SMC对小鼠腹腔注射醋酸所致毛细血管通透性增加有抑制作用。用5 mg/kg胆酸心内注射能对抗马血清所致豚鼠过敏性休克，明显降低休克发生率。

7. 抗癌与促癌作用

牛胆汁提取物，牛胆汁衍生物BBD及其白蛋白复合物（95%为牛磺胆酸）对癌有一定疗效，但亦有报道胆汁酸与结直肠癌发生有关。

8. 抗菌和抗病毒作用

牛胆汁对百日咳杆菌有明显抑制作用，牛胆汁对结核杆菌也有抑制作用。胆汁酸盐（60%胆酸钠与40%去氧胆酸钠的混合物）250 μg/ml浓度时能完全灭活人类免疫缺陷病毒-Ⅰ（HIV-Ⅰ），并能摧毁已被HIV-Ⅰ感染的培养T细胞。具有抑制链球菌、金黄色葡萄球菌、肺炎球菌、结核杆菌等细菌生长的作用[4-5]。

【现代临床】 **1. 治疗小儿便秘**

牛胆汁5 ~ 10 ml直接注入肛门可治小儿便秘。

2. 治疗黄水疮

牛胆汁加开水冲服可治黄水疮。

3. 治疗糖尿病

牛胆汁辅以荞麦粉外用可治疗肺胃热盛型 2型糖尿病[6]。

【编者评述】 牛胆汁具有清肝明目功效，简单易得，临床多用于热性病或温热病。近年来主要围绕其提取物牛磺酸开展研究，中医临床研究较少，应开展探索其作为熊胆代用品的研究。

参考文献

[1] 尚文学．牛胆汁的综合利用：从牛胆汁提取胆红素［J］．肉类工业，1989，7：29-32.

[2] 王一凡．不同因素对牛胆汁中甘氨胆酸提取的影响及甘氨胆酸 HPLC 的方法学研究［D］．呼和浩特：内蒙古农业大学，2016.

[3] 李先端，游修琪，顾雪竹，等．HPLC 蒸发光散射法测定中药炮制辅料牛胆汁中胆酸的含量［J］．河南中医学院学报，2008，6：28-30.

[4] 李顺才．牛胆汁的药用价值及其开发［J］．农牧产品开发，1996，12：17.

[5] 于志海，刘学忠，李建基，等．牛胆汁中蛋白质种类及钙结合蛋白的电泳分析［J］．扬州大学学报（农业与生命科学版），2009，30（2）：9-12.

[6] 白万富，鞠爱华，杨乾．牛胆汁的化学成分及临床应用的研究进展［J］．中华中医药杂志，2008，2：149-151.

59 牛髓 | Niusui

4 · 553

MEDULLA SPINALIS BOVIS SEU BUBALI

【药典沿革】首载于2015年版四部第419页“成方制剂中本版药典未收载的药材和饮片”下，其为牛科动物牛*Bos taurus domesticus* Gmelin或水牛*Bubalus bubalis* L.的骨髓。2020年版四部第553页有相同规定。

【本草考证】始载于《神农本草经》，《名医别录》《韩氏医通》《本草纲目》《本草再新》中亦有记载。原动物本草考证参见“牛心”。

【药材来源】牛科动物牛*Bos taurus domesticus* Gmelin或水牛*Bubalus bubalis* Linnaeus的骨髓。收集脊髓或骨髓，除去骨屑等杂物，鲜用。

【性味归经】甘，温。归心、脾经。

【功能主治】润肺，补肾，填髓。用于虚劳羸瘦，精血亏损，泻痢，消渴，跌扑损伤，手足皲裂。

【道地主产】以我国北方蒙古黄牛、秦川牛等品种为佳。

【化学成分】每100 g牛髓含水3 g，蛋白质0.5 g，脂肪95.8 g，灰分0.3 g，维生素B_2 0.01 mg，烟酸0.05 mg。其脂肪酸含量为月桂酸0.1 g，肉豆蔻酸2.6 g，棕榈酸 32.3 g，硬脂酸15.5 g，十四（碳）烯0.7 g，十六（碳）烯酸3.0 g，油酸43.2 g，亚油酸2.6 g，不皂化物0.5 ~ 0.6 g。

【炮制研究】煎汤或熬膏。

【制剂研究】**1. 牛髓汤**

具有温补肾阳、壮腰益精之功效，用于肾虚腰酸、阳痿遗精、阳虚泄泻。取牛髓3条，杜仲、巴戟天各15 g，山药、芡实各30 g，加水2000 ml，炖至300 ml，加调料服食。

2. 牛骨髓粉

具有补肾填髓之功效，用于痿证，用烤干的牛骨髓与等量的黑芝麻，一起炒香研末，再加适量白糖，长期服用。

3. 牛髓膏

具有温补肾阳、润肺填精之功效，用于精血亏损、虚劳、阳痿等。用牛髓120 g、胡桃肉120 g、杏仁泥120 g、山药末250 g、蜂蜜500 g，加水煎熬成膏，每日3次，每次1匙[1]。

【编者评述】牛髓为药食同源药材，多做鲜食，或加工为保健品。应加强其药理学、临床应用等研究。

参考文献

[1] 贲安. 牛的药用价值 [J]. 中国牦牛, 1982, 2: 51-56.

60
4 · 553

风凰衣 | Fenghuangyi

MEMBRANA FOLLICULARIS OVI

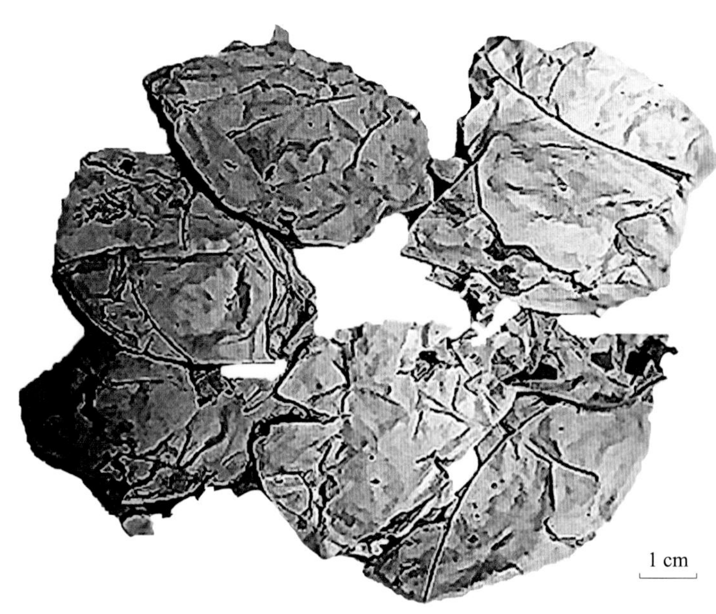

图 2-60-1　凤凰衣

【药典沿革】首载于2010年版一部附录Ⅲ第22页“成方制剂中本版药典未收载的药材和饮片”下，其为雉科动物家鸡*Gallus domesticus* Brisson蛋壳内的干燥卵膜。2015年版四部第419页、2020年版四部第553页均有相同规定。

【本草考证】始载于晋代《名医别录》。汉代《神农本草经》载有“丹雄鸡”，但未记载“凤凰衣”。《名医别录》载有“卵中白皮”，云：“主治久咳结气，得麻黄、紫菀和服之立已。”明代《本草纲目》有“卵壳中白皮”，云：“按：《仙传外科》云，有人偶含刀在口，割舌，已垂未断……此用鸡子白皮无他，但取其柔软而薄，护舌而透药也。”明代《本草蒙筌》载有“凤凰退”。综上所述，与今之所用相符。

【药材来源】雉科动物家鸡*Gallus gallus domesticus* Brisson蛋壳内的干燥卵膜。春、秋二采收，将孵出小鸡后的蛋壳敲碎，剥取内膜，洗净阴干。

【性味归经】甘、淡，平[1]。归肺、脾、胃经[2]。

【功能主治】养阴清肺，敛疮，消翳，接骨。用于久咳气喘，咽痛失音，淋巴结核，溃疡不敛，目生翳障，头目眩晕，创伤骨折。

【道地主产】全国各地均产。以色白、内膜完整、无蛋壳等杂质者为佳。

【化学成分】凤凰衣约含蛋白质90%、脂质体3%、糖类2%，并含氨基酸20多种。蛋壳膜以胶原蛋白、角蛋白以及与黏多糖类相结合的复合蛋白质为主[3]。胶原蛋白（大部分为Ⅰ、Ⅴ、Ⅹ型）被视作蛋壳膜最基础的结构蛋白，1984年，Tsai等人在鸡蛋膜中发现，外层膜中较大、较粗糙的（直径2.5 μm）纤维主要包含Ⅰ型胶原，内层膜中较狭窄、精细的（直径0.6 μm）纤维中主要存在Ⅴ型胶原，Ⅰ、Ⅹ型胶原之比约为

100∶1，两者都在蛋白多糖的包绕之中；X型胶原则遍及全膜[4]。

风凰衣还含有锁链素、异锁链素[5]、卵运铁蛋白[6]、赖氨酰氧化酶[7]等。凤凰衣中的矿物质元素有钙、镁、锶，而几乎不含铅、铝、镉、汞、碘[8]。

【鉴别研究】皱折状的薄膜，碎片大小不等，边缘不整齐，一面白色无光泽，另一面淡黄色略有光泽，具棕色线状血丝。体轻，略有韧性，易破碎。微臭，味淡。

【制剂研究】通过交联葡聚糖凝胶柱对标准品谷胱甘肽（M307）与细胞色素C（M12300）混合物的过柱情况进行扫描，确定过柱液在波长230 nm处有最大吸收，在波长230 nm处测吸光度绘制标准曲线，确定分子量为307～12300 Da的分子多肽分布。测得胰蛋白酶酶解凤凰衣蛋白的最佳工艺条件为酶与底物之比例为3∶100，pH值为8.0，水解温度为55℃，反应时间为3 h。此时目的肽段产率最高，为1.845%[9]。

【药理作用】**愈合疮口作用**

徐澄等人通过外科手术制作小鼠皮肤缺损动物模型，分别将凤凰衣与无菌生理盐水纱布覆盖于两组小鼠的创面上，并在外部使用无菌纱布包扎，6 d后肉眼及光镜分别观察创面肉芽生长情况，用酶联免疫吸附（ELISA）法测定血清中白细胞介素IL-2、IL-6。实验证明凤凰衣是一种安全的皮肤缺损覆盖物，对创面肉芽组织有明显促进作用，可用来治疗小面积皮肤缺损[10]。

【现代临床】**1. 治疗咳嗽**

罗中秋用凤凰衣治疗百日咳，效果显著。取凤凰衣若干，冰糖少许煎汤，给患者频频喂服，连服10 d左右可彻底治愈。凤凰衣14枚（炒）、麻黄15 g（焙），共研末，每次3 g，每日 1 次，食后开水送服[11]。

2. 骨科应用

现代研究表明，凤凰衣组成成分中含有与膝关节软骨基质及关节液中相同或者相近的组成成分，如氨基葡萄糖、透明质酸、硫酸软骨素、胶原蛋白等[12]。Ruff K J等人经临床试验证实，口服凤凰衣可以改善骨关节炎患者的膝关节疼痛和僵硬症状，且安全有效。凤凰衣是一个联合了氨基葡萄糖、软骨素和透明质酸的天然资源，提示凤凰衣具有成为骨关节炎治疗药物的潜力[13]。

骨髓间充质干细胞复合鸡蛋膜构建组织工程化骨。赵红斌等人对鸡蛋膜力学特性进行综合评价，表明鸡蛋膜具有一定力学强度和良好变形性，可作为组织工程较理想的支架材料[14]。选用鸡蛋膜作为支架材料，将大鼠骨髓间充质干细胞接种到复合胶原蛋白的鸡蛋膜上，14 d后细胞数量明显增多且连接成片，鸡蛋膜网状结构孔隙中有大量的细胞附着生长[15]。

Arias等人将凤凰衣用于兔子尺骨微创截骨手术测试中，发现其可以在一个有效释放半径内使骨折部位持续以无应力形式生长。凤凰衣在其中扮演了骨桥连接的活性障碍物，可以被视作可生物降解的骨重建抑制剂。因宿主反应，凤凰衣的生物降解出现了明显的推迟，造成了骨骼的延迟愈合，这和纠正反应所需的时间是一致的[16]。

3. 治疗胃、十二指肠溃疡

凤凰衣、玉蝴蝶各30 g，马勃、象贝各20 g，血余炭、琥珀粉各15 g，共研细末，每次2 g，每日3次，食前开水冲服[11]。

4. 治疗习惯性流产

凤凰衣适量，瓦上小火焙黄，按前月流产日期提前几日用米汤冲服，每次10 g，每日2次，连服5 d以上[11]。

5. 外科应用

（1）治疗轻度烧、烫伤：鲜鸡蛋内膜有“生物敷料”作用，含有溶菌酶，有消炎、杀菌作用。同时，鸡蛋内膜表面的蛋清黏性强、氨基酸含量高，可改善创面营养状况，利于上皮生长，促进创面愈合[17]。将烧、烫伤创面消毒，用含少量鸡蛋清面贴于消毒后伤面即可，约1周内膜会自动脱落，伤口愈合[18]。范有富将浅Ⅱ度烧伤创面周围用酒精消毒，再用生理盐水涂擦创面，处理好后用新鲜凤凰衣直接贴于创面上，不需要任何敷料，一周后痊愈[19]。

（2）治疗慢性溃疡：魏一鸣等人凤凰衣贴敷治疗慢性溃疡38例，根据创面的大小不同，对其进行不同次数的贴敷，痊愈[20]。

（3）治疗急性皮肤创伤：巩永杰等人应用凤凰衣治疗急性皮肤创伤300例，新鲜鸡蛋，清洗后浸泡于0.1%新洁尔灭液中备用。皮肤损伤处常规清创消毒后，在无菌操作下，覆盖伤口表面，覆盖面积超出创面边缘约0.5 cm，且中央应剪数个小孔，以利于炎性渗出液的引流。最后外加无菌敷料包扎。3～4 d换药1次，换药时只更换敷料，不更换凤凰衣，至伤口干燥结痂，凤凰衣脱落为愈。结果290例治愈[21]。

（4）治疗压疮：刘建军等用凤凰衣贴敷治疗压疮，效果很好[22]。

6. 眼科应用

（1）治疗翼状胬肉：谢玉泉在翼状胬肉手术中使用凤凰衣，可降低术后复发率。实验组为胬肉摘除术中以凤凰衣覆盖角巩膜创面，对照组为单纯胬肉摘除。术后随访观察2年，复发率分别为试验组9.65%，对照组37.04%[23]。

（2）治疗角膜溃疡：以生理盐水冲洗结膜囊，再滴入1∶2000的青霉素液，随即将剪好的凤凰衣徐徐放入结膜囊中，单眼包扎[11]。

（3）治疗眼风肿：凤凰衣、枸杞子、白皮各等份，研极细末，每日3次吹入鼻内[11]。

（4）治疗沙眼：凤凰衣壳6个，草决明、夜明砂、蝉蜕各9 g，以米醋将药煎汁洗眼，每日2次，适用一切急、慢性沙眼瘙痒[11]。

（5）治疗目翳：凤凰衣、蛇蜕、蝉蜕各等份，研极细末，点眼，每日2次[11]。

7. 耳鼻喉科应用

（1）治疗鼓膜穿孔：李亚林等人对118例（122耳）外伤性鼓膜穿孔面积大于1/4以上的患者实施凤凰衣贴敷治疗，一次性贴敷成功率占89.34%。取1%丁卡因棉片行外耳道及鼓膜表面麻醉，常规消毒耳郭、外耳道及鼓膜。将制备好的凤凰衣贴片边缘轻轻夹住，注意蛋清面朝向鼓膜（蛋清面微凹、吸盘会产生一定的吸引力），沿外耳道后壁至鼓膜表面接触后，夹小棉球轻压贴片周围，使之与鼓膜充分接触不留缝隙。术后5周凤凰衣脱落，鼓膜愈合如初[24]。

（2）治疗鼻出血：黄碧杰使用凤凰衣治疗120例儿童鼻出血。清洁鼻腔，滴入0.50%麻黄素及1%丁卡因棉片，使鼻腔黏膜收缩。创面无活动出血后，剪取凤凰衣超出糜烂出血面2 mm大小，将其贴覆于糜烂面上，前鼻孔放置一干棉球30 min。术后3 d起予复方薄荷油滴鼻，取得较好的效果[25]。

（3）治疗口疮、口疳、乳蛾、喉癣、喉疳、喉痈肿痛闭塞：凤凰衣（微火焙黄）、人中白（煅）、橄榄核（瓦上煅存性）、孩儿茶各 9 g，研细末，每次用药 3 g，加冰片0.15 g，吹搽患处[11]。

（4）治疗白喉：凤凰衣1.5 g，青果炭、黄柏、川贝母（去心）、儿茶、薄荷各3 g，分别研细末入乳钵内研匀，加冰片1.5 g，研细末和匀，吹喉[11]。

8. 溃疡期压疮的护理换药

谢雍宁用中药粉末及外敷凤凰衣治疗Ⅱ度以上压疮。方剂组成为水蛭、象皮、血竭、姜黄、冰片各等份，研制成细末。创面常规清创消毒后，撒上中药粉末，再以凤凰衣覆盖，外用纱布包扎固定。经过 3 ~ 20 d的治疗，治愈率占71.88%[26]。李凤云采用抗生素联合凤凰衣治疗脑卒中引发溃疡期压疮患者148例，治疗组用泰能5 mg/cm^{2}与拜复乐4 mg/cm^{2}交替使用，均匀撒在压疮表面，干燥后用无菌镊子分离出蛋膜，将与鸡蛋清相接触的面敷于破溃处。整个过程须无菌操作，患处勿受压磨擦，敷贴范围应大于压疮边缘2 cm，每日换药1 ~ 2次。有效率占97.33%[27]。吕环梅用消毒棉签蘸生理盐水拭去溃疡表面的坏死组织，再用5 g/L碘伏消毒创面，干燥后将凤凰衣敷在溃疡面上。凤凰衣要紧贴在溃疡面上，每日1次，效果满意[28]。

9. 其他应用

凤凰衣不溶于水、稳定性好，具有良好的生物相容性和分子渗透性。研究表明凤凰衣经过加工可作为较好的酶固定剂，生物技术应用前景广泛[29]。夏晓东等人利用蛋壳膜固定酶和静电作用组装纳米银膜，建立了一种新型的光度法检测微量葡萄糖。采用共价交联法在蛋壳膜上固定葡萄糖氧化酶，该方法成功用于临床血清样品中葡萄糖含量的检测[30]。熊曦等人从凤凰衣中提取可溶性蛋壳膜蛋白，通过共混、表面改性、静电纺丝等手段，制备一系列生物相容性支架材料，为蛋壳膜蛋白在组织工程中的应用奠定了一定的技术基础[31]。此外，利用蛋壳膜蛋白的生物相容性制备的支架材料在外伤敷料、临床止血、控缓释给药等方面也有应用价值。

【编者评述】 凤凰衣作为一味传统中药，资源丰富，疗效确切，应用方便。在治疗创面、溃疡、咳嗽等方面有明显的疗效，尤其是溃疡、褥疮等，操作简便，疗效显著。本品作为新型生物材料开发具有广阔前景。

参考文献

[1] 南京中医药大学．中药大辞典：上册［M］．2版．上海：上海科学技术出版社，2006，3：681.

[2] 李奕修，李楠．凤凰衣的成分及临床应用研究进展［J］．风湿病与关节炎，2013，5（2）：67.

[3] TSAI W T，YANG J M，LAI C W，et al. Characterization and adsorption properties of eggshells and eggshell membrane. Bioresour Technol［J］．2006，97（3）：488-493.

[4] WONG M，HENDRIX M J C，VON D M K，et al. Collagen in the egg shell membranes of the hen［J］．Devel Biol，1984，104（1）：28-36.

[5] STARCHER B C，KING G S. The presence of desmosine and isodesmosine in eggshell membrane protein［J］．Connect issue，1980，8（1）：53-55.

[6] GAUTRON J，HINCKE M T，PANHELEUX M，et al. Ovotran-sferrin is a matrix protein of the hen eggshell membranes and basal calcified layer［J］．Conn Tissue Res，2001，42（4）：255-267.

[7] AKAGAWA M，WAKO Y，SUYAMA K. The presence of desmosine and isodesmosine in eggshell membrane prote in［J］．Biochim Biophys Acta，1999，14（5）：151-160.

[8] 周艳华，马美湖，蔡朝霞．蛋壳膜中角蛋白与胶原蛋白的提取分离技术及功能多肽的研究［J］．中国家禽，2008，30（15）：34-37.

[9] 李海丽，杨小萍．胰蛋白酶水解凤凰衣蛋白的制备工艺研究［J］．安徽农业科学，2008，36（26）：11534-11536.

[10] 徐澄，王娴默，王文娟，等．凤凰衣对小鼠皮肤损伤肉芽组织生长的影响［J］．中医学报，2013，9（28）：1324-1325.

[11] 梅陇．凤凰衣药用十五款［J］．家庭中医药，2006，9：66.

[12] RUFF K J，DEVORE D P，LEU M D. Eggshell membrane：A possible new natural therapeutic for joint and connective tissue disorders. Results from two open-label human clinical studies［J］．Clinical Interventions in Aging，2009，4：235-240.

[13] RUFF K J，WINKLER A，JACKSON R W，et al. Eggshell membrane in the treatment of pain and stiffness from osteoarthritis of the knee：a randomized，multicenter，double-blind，placebo-controlled clinical study［J］．Clin Rheumatol，2009，28（8）：907-914.

[14] 赵红斌，张西正，李瑞新，等．骨髓间充质干细胞在鸡蛋膜为支架材料上复合培养的实验研究［J］．生物医学工程与临床，2006，10（4）：206-209.

[15] 赵红斌，张西正，武继民，等．骨髓间充质干细胞复合鸡蛋膜构建组织工程化骨的实验研究［J］．国际生物医学工程杂志，2007，30（1）：1-4.

[16] ARIAS J I，GONZALEZ A，FERNANDEZ M S，et al. Eggshell membrane as a biodegradable bone regeneration inhibitor［J］．J Tissue Eng Regen Med，2008（4）：228-235.

[17] 梁建华，刘文君．新鲜鸡蛋内膜治疗慢性皮肤溃疡［J］．甘肃中医，2007，20（4）：27.

[18] 魏银禄．鸡蛋皮内膜治疗各种小面积烫伤［J］．中国临床医生，2001，29（1）：26.

[19] 范有富．凤凰衣治疗小面积浅Ⅱ度烧伤［J］．北京中医药大学学报，1994（6）：43.

[20] 魏一鸣，刘漠农，吴佳寅，等．凤凰衣贴敷治疗慢性溃疡38例［J］．中医杂志，1987，32（6）：55.

[21] 巩永杰，贾小强，石琳，等．凤凰衣治疗急性皮肤创伤300例疗效分析［J］．山东医药，2003，43（18）：52.

[22] 刘建军，戴秀波，郭惠玲，等．凤凰衣治疗褥疮的体会［J］．中医药研究，1999，10（5）：33.

[23] 谢玉泉．凤凰衣在翼状胬肉手术中应用［J］．江西医药，2011，46（8）：745-746.

[24] 李亚林，朱润生，贾军民，等．凤凰衣贴敷治疗外伤性鼓膜穿孔临床应用研究［J］．临床医药实践，2011，20（10）：727-729.

[25] 黄碧杰．凤凰衣治疗儿童鼻出血［J］．中国民康医学，2008，20（19）：2247.

[26] 谢雍宁．应用中药枕及中药末防治压疮的治疗体会［J］．求医问药（下半月刊），2011，9（9）：204.

[27] 李凤云．抗生素联合鸡蛋内膜治疗脑卒中患者溃疡期压疮疗效观察［J］．河北医药，2011，33（16）：2549-2550.

[28] 吕环梅．凤凰衣外敷护理压疮12例临床观察［J］．齐鲁护理杂志，2007，13（11）：13.

[29] PUNDIR C S, BHAMBI M, CHATTHAN N S. Chemical activation of eggshell membrane for covalent immobilization of enzymes and its evaluation as inert support in urinary oxalate determination［J］. Talanta, 2009, 77（5）: 1688-1693.

[30] 夏晓东，易平贵．基于蛋壳膜固定酶和纳米银膜光度法对葡萄糖的检测［J］. 分析测试学报，2009，28（12）：1424-1432.

[31] 熊曦，李强，弋峰，等．鸡蛋壳膜蛋白在生物相容性材料中的应用研究［J］．高分子通报，2011，24（4）：25-33.

61 乌 鸡 | Wuji

4 · 553

GALLI DOMESTICI MUSCULUS ET OS

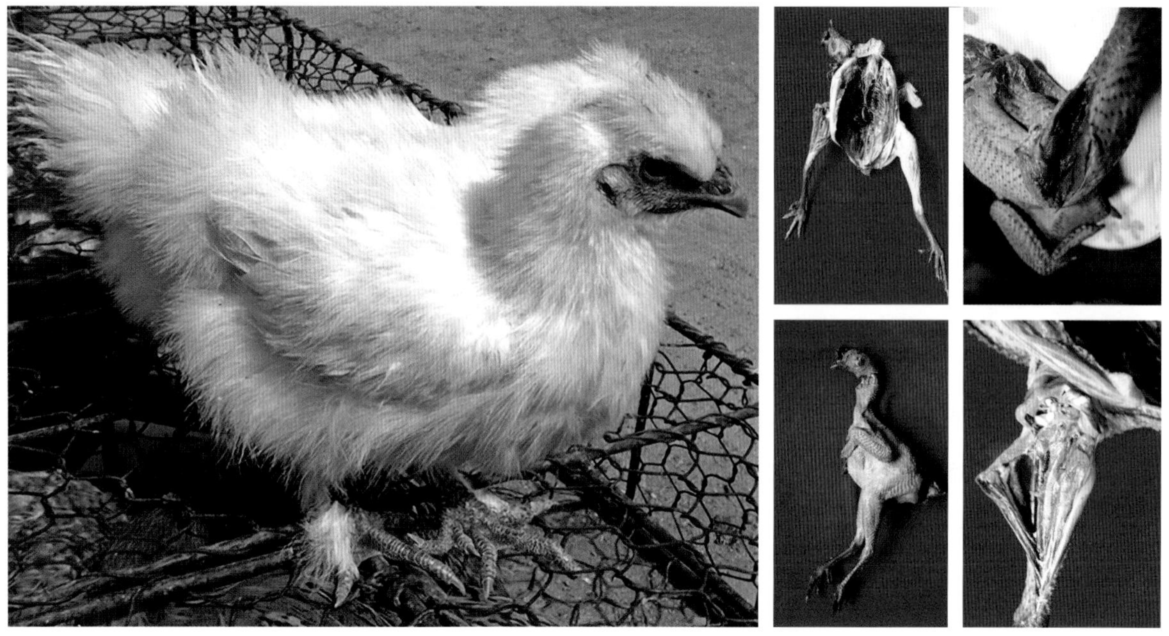

图 2-61-1 乌骨鸡　　图 2-61-2 乌鸡

【药典沿革】首载于2010年版一部附录Ⅲ第22页“成方制剂中本版药典未收载的药材和饮片”下，其为雉科动物乌骨鸡除去毛、内脏及皮下脂肪油的新鲜全体。2015年版四部第419页、2020年版四部第553页均有相同规定。

【本草考证】始载于《普济方》。《滇南本草》《陆川本草》中亦有记载。《本草纲目》曰：“乌骨鸡，有白毛乌骨者、黑毛乌骨者、斑毛乌骨者，有骨肉俱乌者、肉白骨乌者。但观鸡舌黑者，则肉骨俱乌，入药更良。鸡属木，而骨反乌者，巽变坎也，受水木之精气，故肝肾血分之病宜用之。男用雌，女用雄。妇人方科有乌鸡丸，治妇人百病，煮鸡至烂和药，或并骨研用之。”又曰：“江西泰和、吉水诸县，俗传老鸡能发痘疮，家家畜之，近则五六年，远则一二十年。”综上所述，与今乌骨鸡相符。

【药材来源】雉科动物乌骨鸡*Gallus gallus domesticus* Brisson除去毛、内脏及皮下脂肪油的新鲜全体。实施安死术后，用开水略烫，除去羽毛，洗净，剖开腹部，除去内脏及皮下脂肪，再洗净，鲜用或冷藏备用。

【性味归经】甘，平。归肝、肾、肺经。

【功能主治】补肝肾，益气血，退虚热。用于虚劳羸瘦，骨蒸痨热，消渴，遗精，久泻，久痢，崩中，带下。

【道地主产】江西泰和县为道地产区。均为人工养殖。

【资源研究】**1. 品种**

乌骨鸡有多种不同类型的地方品种，根据形态差异、产地不同，著名品种有泰和乌鸡、余干乌鸡、江山乌鸡、雪峰乌鸡和盐津乌骨鸡等，其共同特征为乌皮、乌肉和乌骨。江西泰和乌鸡尤其典型与道地，具有桑椹冠、缨头（又称凤头）、绿耳、胡须、丝毛、乌脚、乌爪、乌皮、乌肉、乌骨等十大特征，是国际乌骨鸡标准品种。根据羽色及体重等外貌体型的多样性，一定程度上反映乌骨鸡品种遗传多样性，也是特定基因外部表现[1]。从羽色上可分为白、黑、杂花3种，依羽状可分为常羽、丝羽、平羽、翻羽4种[2]。

2. 饲料

日粮配合饲料为鱼粉10%、豆饼10%、谷物粉 20%、玉米粉30%、高粱5%、米糠7%、贝壳粉2%、生长素1%、青绿饲料15%。采用干、湿结合的饲喂方法。4月龄前日喂4～5次。产蛋期间，适当多喂青绿多汁饲料，以防产蛋鸡过肥；适当加入锰盐，可提高产蛋量和蛋的品质[3]。

林凯等人研究表明，用添加刺五加的全价饲料饲喂乌骨鸡比不添加刺五加的全价饲料增重效果明显[4]。

【化学成分】 乌鸡内含丰富的黑色素、蛋白质、B族维生素、18种氨基酸以及18种无机元素，其中烟酸、维生素E、磷、铁、钾、钠的含量均高于普通鸡肉，且胆固醇和脂肪含量很低。

袁缨研究表明，乌骨鸡黑色素是以吲哚环为主体的含硫异聚物，对矿物质元素（铜、铁、锰、锌、钴、钼、镍）具有富集作用[5]，其中锌、铁、铜、锰4种元素可直接参与人体细胞免疫[6]。蔡华珍等人证明，当乌鸡黑色素水悬液浓度高于0.009 mg/ml时，对紫外线照射的唾液链球菌嗜热亚种和德氏乳杆菌保加利亚亚种，以及食品中的维生素C有明显保护作用，且浓度越高保护作用越强；黑色素保护作用随着照射时间延长而减弱，但与对照组比较差异仍极显著（$P<0.01$）；黑色素经光照、室温或低温处理后，其抗紫外线性质几乎未受影响，高温处理则影响较大，温度越高影响越严重，但与对照组相比仍具有较强抗紫外线功能[7]。

【鉴别研究】 皮为乌色，肉为乌色、灰色至紫红色，近内脏肉为乌黑色。舌根有大小不等的乌色斑块，骨膜为乌黑色，去骨膜后骨体为乌色或灰白色，脂肪呈淡黄黑色。气腥，味微咸。

【分子生药】 **1. 乌骨鸡地方品种遗传关系**

李房全等人研究余干乌鸡、泰和乌鸡、崇仁麻鸡和白耳鸡在血型上的群体遗传学，结果发现余干乌鸡的血型基因纯合系数（0.2701）比泰和乌鸡的（0.0506）高得多，两者血型基因频率差异显著（$P<0.05$），遗传距离达到7.7551。余干乌鸡的血型基因频率与崇仁麻鸡差异不显著，遗传距离仅2.6919。即从血型上分析，余干乌鸡与泰和乌鸡的关系较远，与崇仁麻鸡较近[8]。

章学东等人采用聚合酶链式反应（PCR）产物直接测序方法，分析10个乌鸡种的248个个体，共获得73种单倍型，其中东乡绿壳蛋鸡含 9 种单倍型，单倍型多样度为

0.773 ± 0.048。品种间进化分歧显示，东乡绿壳蛋鸡与同处江西省的泰和丝羽乌骨鸡遗传距离最近（0.009）；湖北省的郧县乌骨鸡与云南省的盐津乌骨鸡、腾冲雪鸡距离最远（0.019、0.020），结合邻接系统发生树发现，国内10个乌鸡种群体共可归纳出6大分支起源，其中，与红色原鸡*Gallus gallus* spadiceceus亚种同源的B分支包含的个体数最多（77/248，31.0%），A分支其次（69 / 248，27.8%）[9]。

2. MSTN基因分析

袁亚琦等人以3周龄乌鸡腿肌为试验材料，提取核糖核酸（RNA）进行逆转录聚合酶链式反应（RT-PCR）、TA克隆和测序，并进行序列测定。结果表明乌鸡腿肌中存在3种不同的MSTN基因转录子，分别将其命名为cbMSTN-1、cbMSTN-2和cbMSTN-3。cbMSTN-1由1128 bp组成，cbMSTN-2由985 bp组成，cbMSTN-3由754 bp组成；cbMSTN-2与cbMSTN-1相比缺失了374 ~ 517 bp处的143 bp碱基，cbMSTN-3与cbMSTN-1相比缺失了374 ~ 748 bp处的374 bp碱基；cbMSTN-2、cbMSTN-3与cbMSTN-1的同源性均为99%[10]。

【制剂研究】**1. 速冻工艺**

徐建文等人选取新鲜乌鸡为主要原料，将以山药、茯苓、枸杞等中药熬制成的料液，注射入乌鸡体中，再经滚揉、静腌、速冻后，得到一种速冻营养乌鸡产品。对中药熬制时间、中药料液添加比例、食盐添加量及使用的香辛料水溶性等进行了研究，考察其对产品色泽外观、滋味气味、口感风味以及组织结构影响，表明中药熬制时间30 min、中药料液添加比为5∶100、食盐0.8% ~ 1%，全部选用水溶性香辛料为最佳工艺[11]。

2. 乌鸡黑色素提取工艺

朱方等人对江西泰和乌鸡黑色素的酶法和盐酸提取工艺进行研究，用单因素试验和正交试验分别确定蛋白酶和盐酸提取乌鸡黑色素最佳工艺条件，并对两种方法提取的黑色素产率、抗自由基性能、对光和热的稳定性等进行比较。结果表明，蛋白酶提取乌鸡黑色素的最佳工艺为采用木瓜蛋白酶提取，pH值为6.0，温度65℃，料液比1∶2（m∶V），酶底比为1∶25（m∶m），时间4 h；盐酸提取乌鸡黑色素最佳工艺为料液比1∶4（m∶V），回流温度95℃，提取时间2 h。酶法提取黑色素量大于盐酸提取，酶法提取的乌鸡黑色素抗自由基性能和对热的稳定性高于盐酸提取。说明蛋白酶法优于盐酸法，酶法提取的黑色素产量高，性质稳定[12]。

3. 酶解工艺

曾宪春等人采用猪胰脏作为胰酶的主要来源，研究乌鸡的蛋白质分解。酶反应的最适温度为45℃，胰酶混合物的合适用量为乌鸡鲜肉重量的5%，反应18 h达到平衡，反应浓度以1 kg鲜乌鸡2000 ml水为宜，反应过程中维持pH值为7.3即可。酶解产物经测定，氨基酸及可溶性短肽总含量高达16.61%，其中必需氨基酸含量占氨基酸总含量53%[13]。

4. 脱苦脱腥工艺

蔡华珍等人研究乌鸡酶解液脱苦脱腥方法，并进行冷冻干燥制得冻干粉。结果表明，与活性炭和β-环糊精相比，活性干酵母是乌鸡酶解液较好的脱腥剂。1.5%酵母在28℃下发酵1 h，5000 r/min离心20 min后过滤，加0.2%的柠檬酸处理，处理后的酶解液腥味值为1.0，苦味值为1.5。冷冻干燥后酶解冻干粉呈淡黄色，略带酵母香味，基本无腥苦味，复水效果良好。干燥粉中水分含量4.18%，灰分为4.61%，多肽质量分数为66.67%，氮回收率为91.26%[14]。

【现代临床】治疗肝硬化腹水

张巧兰等人将肝硬化腹水的常规治疗和中药炖乌鸡治疗各64例，治疗3周，对比疗效。结果治疗组中，治愈 6 例（9.4%），显效11例（17.2%），有效20例（31.3%），无效27例（42.1%），总有效率57.9%；对照组中，治愈 2 例（3.1%），显效6例 （9.4%），有效10例（15.6%），无效46例（71.9%），总有效率28.1%[15]。

【编者评述】乌鸡补肝肾、益气血、退虚热，为药食同源品种，作为补养品历史悠久。由于分布差异，各地养殖品系不同，虽然在遗传学上做了很多工作，但品种鉴定仍然较为复杂。还应加强乌鸡药效学、新药研发等工作。

参考文献

[1] 黄族豪，龙进，肖宜安．我国乌鸡的遗传多样性研究进展［J］．井冈山学院学报，2007，28（10）：9.

[2] 李华，邱祥聘．乌骨鸡的遗传多样性研究现状［J］．中国畜牧杂志，2003：51-53.

[3] 贾智丽．乌鸡饲养管理技术要点［J］．现代养殖，2013，1：96.

[4] 林凯，刘为为，张南南，等．刺五加对乌鸡生产性能影响的研究［J］．中国畜牧兽医文摘，2011，27（6）：187-188.

[5] 袁缨，袁星．乌骨鸡黑色素的一些基本结构特征的初步研究［J］．动物学报，1993（9）：287-291.

[6] 贾青，路兴中，袁志发．泰和鸡黑色素的发生初探［J］．河北农业大学学报，1998（3）：72-74.

[7] 蔡华珍，吴勇．乌鸡黑色素抗紫外线功能的应用研究［J］．食品与发酵工业，2006，32（11）：47-49

[8] 李房全，谢金防，王力，等．余干黑羽乌鸡血型基因种群遗传差异分析［J］．畜牧兽医学报，1996（4）：336-339.

[9] 章学东，李庆海，张成先，等．东乡绿壳蛋鸡线粒体 DNA 控制区多态性及与 9 种地方乌鸡的

进化分析［J］. 浙江大学学报，2014，40（1）：103-110.

［10］袁亚琦，郝文博，王宏艳，等. 乌鸡 MSTN 基因的 3 个转录子的克隆测序及序列分析［J］. 实验研究，2010，3：17.

［11］徐建文，卢进峰，李年中，等. 速冻营养乌鸡的加工工艺研究［J］. 食品科技，2012，37（1）：119-124.

［12］朱方，倪治明，张莹，等. 泰和乌鸡黑色素提取工艺的研究［J］. 食品与机械，2012，28（3）：144-150.

［13］曾宪春，蒋达和，李文鑫. 乌鸡酶解技术研究［J］. 氨基酸和生物来源，1998，20（2）：14-16.

［14］蔡华珍，潘振杰. 乌鸡酶解液的脱苦脱腥及其冻干粉制作［J］. 食品工业科技，2013，34（7）：223-225.

［15］张巧兰，孙振荣. 中药炖乌鸡治疗肝硬化腹水 64 例［J］. 中国中医药现代远程教育，2013，17（11）：21-22.

62 方海（螃蟹） | Fanghai

4 · 553

ERIOCHEIR SEU POTAMON

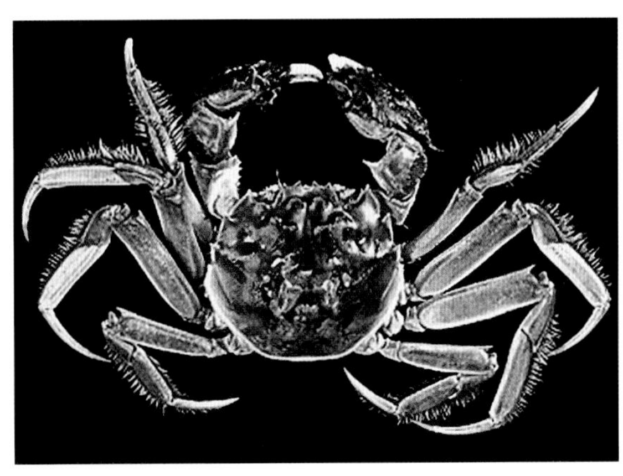

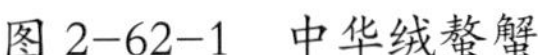

图 2-62-1　中华绒螯蟹

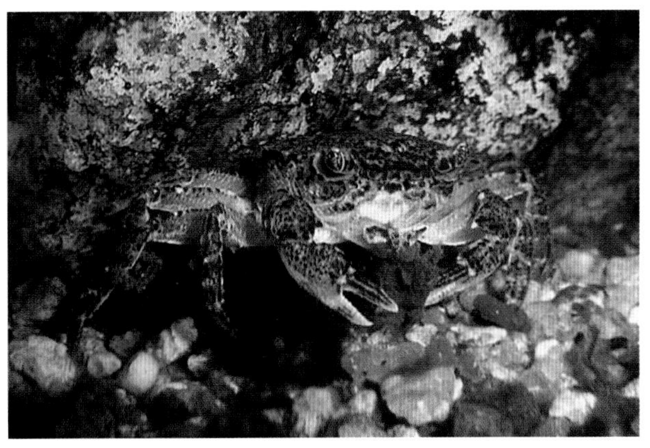

图 2-62-2　溪蟹

【药典沿革】 首载于1985年版一部附录第19页“成方制剂中本药典未收录的药材及炮制品”下，其为蟹科动物中华绒毛螯蟹*Eriocheir sinensis* H. Miline-Edwalds、溪蟹 *Potamon*（*Potamon*）*denticulata*或云南溪蟹*Potamon*（*Potamon*）*yunanensis*的干燥体。1990年版一部附录第22页、1995年版一部附录Ⅲ第22页、2000年版一部附录Ⅲ第22页、2005年版一部附录Ⅲ第22页、2010年版一部附录Ⅲ第22页、2015版四部第419页、2020年版四部第553页均有相同规定。

【本草考证】 始载于东汉《神农本草经》，列为中品，载：“味咸，寒。主胸中邪气，热结痛，㖞僻面肿，败漆，烧之致鼠。生池泽。”晋代《名医别录》载：“蟹生伊洛池泽诸水中。取无时。”宋代《证类本草》列于虫鱼部第二十一卷，引陶弘景云：“蟹类甚多，蝤蛑、拥剑、蟛螖皆是，并不入药。海边又有蟛蜞，似蟛似蟹而小，不可食。”宋代《本草图经》载：“今淮海、京东、河北陂泽中多有之，伊芳、洛乃反难得也。今人以为食品之佳味。”明代《本草纲目》列于介部卷四十五，载：“释名，螃蟹（《蟹谱》）、郭索（《方言》）、横行介士（《蟹谱》）、无肠公子（《抱朴子》），雄曰蜋螘、雌曰博带。”又曰：“时珍曰：蟹，横行甲虫也……雄者脐长，雌者脐团……生于流水者色黄而腥，生于止水者色绀而馨。”又曰：“宗奭曰：取蟹以八九月蟹浪之时，伺其出水而拾之，夜则以火照捕之，时黄与白满壳也。”综上所述，蟹的种类很多，根据其生境、形态和寇氏所言之收取季节与方法，无疑是指中华绒蟹而言，也与现今药用蟹一致。

【药材来源】 蟹科动物中华绒毛螯蟹*Eriocheir sinensis* H. Miline-Edwalds、溪蟹 *Potamon*（*Potamon*）*denticulata*或云南溪蟹*Potamon*（*Potamon*）*yunanensis*的干燥体。春、秋二季捕捉，将肢体捆起，晒干或烘干，防止生蛆变质。

【性味归经】 咸，寒；有小毒。

【功能主治】散瘀止血、清热解毒。用于跌打损伤，黄疸，漆毒。

【道地主产】我国沿海各地均产。

【资源研究】沿海、湖泊地区多有养殖[1]。

【化学成分】每100 g方海含蛋白质14 g，脂肪2.6 g，碳水化合物0.7 g，灰分2.7 g（钙141 mg、磷191 mg、铁0.8 mg），维生素A 0.069 mg、维生素B_1 0.01 mg、维生素B_2 0.51 mg、烟酸2.1 mg，微量胆甾醇0.05%。肌肉中尚含10余种游离氨基酸，其中谷氨酸、甘氨酸、脯氨酸、组氨酸、精氨酸含量较多。

壳除含大量钙质外，还含有蟹红素、蟹黄素。尚含有甲壳素，甲壳素系由N-乙酰氨基葡萄糖所组成的多糖，不溶于稀酸、碱，如与酸共煮则水解而生成乙酸与D-葡萄糖胺。甲壳素为蟹、虾等壳的特殊成分。

【鉴别研究】**1. 性状鉴别**

方形而扁，大小不一。完整者背面甲壳隆起，前方两侧有并列的疣状突起，其中有“H”凹陷。两眼窝间有4枚齿突，其外侧各有4枚锯齿。腹部扁平，7节。雌体圆形，雄体三角形。螯足1对，钳形大而粗壮，绒毛发达；足4对，有毛。外壳硬脆。味腥，微咸。

2. 显微鉴别

（1）粉末：黄棕色。不规则淡黄色碎片有圆形或类圆形窝，内含点状物，表面有的可见细密波状，或直，或网状纹理。

（2）颗粒状物：淡黄色，团聚或分散。

（3）圆形物：淡黄色，有的可见辐射状细纹理。

（4）棒状碎片：淡黄色或无色，胞腔明显，有的有纵条纹，望薄，外侧有的可见刚毛。

3. 理化鉴别

取本品粉末2 g，加水10 ml，浸渍30 min，滤过，滤液供下述试验。

（1）纸层析：取上述滤液点样于层析滤纸上，晒干，按上行法展开，展距27 cm。展开剂为正丙醇-冰醋酸-乙醇-水（4：1：1：2）；显色剂为吲哚醌丙酮溶液（取吲哚醌0.1 g，加丙酮10 ml溶解，再加冰醋酸1 ml即得）。层析后的滤纸晒干，再浸入显色剂中，展距亦为27 cm，于105℃烘10 min，在黄色背景上有8个斑点。

（2）显色反应：取滤液10 ml，加活性炭于60～70℃水浴中脱色，滤过，取滤液1 ml，加铬黑T颗粒少许，振摇使之溶解，溶液显紫红色。

（3）白色沉淀：取本品粉末2 g于试管中，加胶塞（胶塞中间插入一弯管，另一端插入盛有氢氧化钙溶液的试管里），再加入盐酸，立即塞紧则不断产生气泡，同时氢氧化钙溶液变灰白色浑浊，放置后则有白色沉淀。

【现代临床】**1. 治疗疮毒**

方海研末，以白糖、麻油适量拌匀，调敷患处，治疮毒不红不肿、日久不愈。

2. 治疗漆疮

方海数个，棕叶3张，同煎，擦洗患处，每日2次，连洗3～5 d即愈[2]。

【编者评述】 方海为冷背药材，应用较少，相关研究比较薄弱，应加强其化学、药理、临床等系统研究。

参考文献

[1] 郑卫军．螃蟹的人工养殖［J］．农技服务，1994，5：23-24.

[2] 陈景胜．螃蟹药用验方［N］．中国中医药报，2010-09-15（5）.

63 石燕 | Shiyan

4 · 553

FOSSILIA CYRTIOSPIRIFERIS

【药典沿革】首载于1990年版一部附录第22页“成方制剂中本药典未收录的药材及炮制品”下，其为石燕科动物中华弓石燕*Cyrtiospirifer sinensis* (Graban) 或弓石燕 *Cyrtiospirifer* sp.的化石。1995年版一部附录Ⅲ第22页、2000年版一部附录Ⅲ第22页、2005年版一部附录Ⅲ第22页、2010年版一部附录Ⅲ第23页、2015版四部第419页、2020年版四部第553页均有相同规定。

【本草考证】始载于唐代《新修本草》，曰：“石燕，永州祁阳县西北百一十五里大岗上，掘丈余取之，形如蚶而坚重如石。”宋代《日华子本草》云：“石燕，出南土穴中，凝僵似石者佳。”明代《本草纲目》载：“石燕有二：一种是此，乃石类也，状类燕而有文，圆大者为雄，长小者为雌；一种是钟乳穴中石燕，似蝙蝠者，食乳汁，能飞，乃禽类也，见禽部。禽石燕食乳，食之补助，与钟乳同功，故方书助阳药多用之。俗人不知，往往用此药为助阳药刊于方册，误矣。”

【药材来源】石燕科动物中华弓石燕*Cyrtiospirifer sinensis*（Graban）或弓石燕*Cyrtiospirifer* sp.的化石。采得后洗净泥土，晒干。

【性味归经】甘、咸，凉。归肾、膀胱经。

【功能主治】除湿热，利小便，退目翳。用于治淋病，小便不通，带下，尿血，肠风痔漏，目翳内障。

【道地主产】湖南、广西、四川、山西、江西、浙江等。

【化学成分】主含碳酸钙（约90%），还含少量磷、硅、铝、铁、锰、钛、镁、钾、钠和微量的钡、锶、汞、铅、铜、铬（0.0005%～0.001%）等元素[1]。

【鉴别研究】**1. 性状鉴别**

略似燕，大小不等，轮廓有方形、圆形、梯形、三角形及卵形。长1.5～4 cm，宽1.5～3.5 cm，厚1.5～2.5 cm。青灰色至土棕色。由不等的两个外壳叠合在一起而成，较大者称腹壳，位于上方，较小者称背壳，位于下方；两面均有从后端至前缘的放射状纹理，其中一面凸度低于另一面，中部有似三角形隆起；另面有与隆起相应形状的凹槽，槽的纹理较细密，槽的前端向下略弯曲，呈半圆弧形突出。质坚硬，可砸碎，断面较粗糙，呈青灰色或红棕色。用光照具闪星样光泽。气微，味淡。以状如蚶、色青黑、质坚硬无杂石者为佳。

2. 光谱鉴别

其近红外图谱中，在4275 cm^{-1}出现左宽右窄的形状特殊的峰，有明显的-OH基团吸收特征（7069、4550 cm^{-1}附近）[2]。

【炮制研究】**1. 煅，水淬**

取净石燕700℃左右煅制1 h，水淬。

2. 煅，醋淬

取净石燕700℃左右煅制1 h，醋淬。石燕醋淬后水煎液中Ca^{2+}浓度是炮制前25倍，表明石燕经火煅醋淬后增加了水煎液中Ca^{2+}的浓度[3]。有学者用正交试验探讨石燕煅制法，认为煅石燕较合理的炮制方法为将石燕压碎制成3～4 mm颗粒，取其适量于坩埚中，在700℃温度下，煅烧30 min，趁热加入醋中淬之后（每石燕100 kg用醋20 kg），捞出干燥压成粗粉[4]。

3. 水淬，酒制

取净石燕酒制后700℃左右煅制1 h，水淬；或酒制煅。

4. 姜汁淬

取净石燕酒制后700℃左右煅制1 h，姜汁淬[5]。

【现代临床】 探究中药制剂健脾益肺口服液（党参、山药、茯苓、白术、扁豆、陈皮、黄芪、防风、黄精、丹参等）和疳积合剂（石燕、谷精草、石决明、威灵仙、使君子、鸡内金等）配合捏脊疗法治疗小儿疳积症的疗效。治疗组采用健脾益肺口服液加疳积合剂口服配合捏脊疗法治疗本病75例，临床总有效率为97.33%；对照组采用健胃消食口服液治疗本病75例，临床总有效率为70.67%[6]。

【编者评述】 石燕用量与产量均较小，其来源于动物化石，具有矿物特性，相关研究较少，但应用历史悠久，具有一定的临床价值，可进一步对石燕的资源、制剂、药理成分加以研究，保障石燕饮片质量和临床疗效。

参考文献

[1] 江佩芬，赵中杰，胡玉清．中药石燕的化学成分研究［J］．中国中药杂志，1989，14（6）：42-43.

[2] 陈龙，袁明洋，余驰，等．8种含碳酸盐的矿物类中药的近红外光谱特征谱段分析［J］．药物分析杂志，2015，35（4）：654-658.

[3] 彭智聪，普汉兰，刘责香，等．石燕炮制后对钙离子煎出量的影响［J］．中国中药杂志，1989，14（5）：27-28.

[4] 蒋纪洋，孙荣秀，徐淑云，等．正交试验探讨石燕煅制法［J］．基层中药杂志，1997，11（3）：16-17.

[5] 高天爱，常贵生，党爱花，等．石燕的炮制研究［J］．中成药，1990，12（3）：19-20.

[6] 李向东，唐为红，徐光宇，等．中药制剂配合捏脊疗法治疗小儿疳积疗效观察［J］．内蒙古中医药，2014（28）：69.

64 龙 齿 Longchi

4 · 553

DENS DRACONIS

【药典沿革】首载于1963年版一部第71页，分别从来源、鉴别、炮炙、性味、功能、主治、用法与用量、贮藏8个指标对其进行规定。其为古代哺乳动物如象类、犀牛类、三趾马等的牙齿化石。1977年版一部第150页分别从来源、性状、鉴别、炮制、性味、功能与主治、用法与用量、贮藏8个指标对其进行规定，更改其来源为古代哺乳动物如三趾马、犀类、牛类、鹿类、象类等的牙齿化石，细化提升了“鉴别”“性状”项的方法与指标，更改“炮炙”为“炮制”，合并“功能”“主治”项。但1985年版、1990年版、1995年版、2000年版、2005年版的正文及附录均未收载龙齿。2010年版一部附录Ⅲ第23页、2015版四部第419页、2020年版四部第553页“成方制剂中本版药典未收载的药材和饮片”下又重新收载，但仅规定了其来源且与1977年版相同。

【本草考证】始载于汉代《神农本草经》，列为上品，附于“龙骨”项下，云：“生川谷及岩水岸土穴中死龙处。”晋代《名医别录》载：“生晋地及太山岩水岸土穴石中死龙处。”宋代《本草图经》谓：“今河东州郡多有之……齿小强，犹有齿形。”清代《本经逢原》云：“形似笔架，重数两，外光泽如瓷，碎之其理如石，内如龙骨，舐之粘舌者真。亦有微黑，而煅之色如翡翠者为苍龙齿，较白者更胜。其小如笋尖或如指状者，海鳅齿及骨也。丛生如贯众根者，海马齿也，舐之亦能粘舌。世多以等类伪充，不可不祥。”

【药材来源】古代哺乳动物如三趾马、犀类、牛类、鹿类、象类等的牙齿化石。采挖后，除去泥土及牙床。

【性味归经】甘、涩，凉。归心、肝经。

【功能主治】镇惊安神，清热除烦。用于惊痫，癫狂，心悸怔忡，身热心烦，失眠多梦。

【道地主产】河南、河北、山西、内蒙古等。

【资源研究】近年来，我国已颁布关于古生物化石保护法规和保护名录，对促进古生物化石保护和管理工作起到了积极作用。部分已上市含有龙齿的中成药受资源和价格上涨的影响而减产或停产[1]。

【化学成分】主含磷酸钙[2]，还含铜、锰、铁、锌、钾等元素。

【鉴别研究】**1. 性状鉴别**

完整的齿状或破碎成不规则的块状。可分为犬齿及臼齿。完整者犬齿呈圆锥形，先端较细或略弯曲，直径0.8～3.5 cm，近尖端处断面常中空；臼齿呈圆柱形或方柱形，略弯曲，一端较细，长2～20 cm，直径1～9 cm，多有深浅不同的沟棱。表面呈浅蓝灰色或暗棕色者，习称“青龙齿”，呈黄白色者，习称“白龙齿”。有的表面可见具光泽的釉质层（珐琅质）。质坚硬，断面粗糙，凹凸不平，或有不规则的凸起棱线。无臭，无味。龙齿及其煅制后的饮片都具有较强的吸湿性，用火烧之泛红、无焦臭气，烧后无变化[3]。

2. 光谱鉴别

刘氏等人将完整和打碎的10批次伪品龙齿的近红外散射光谱与龙齿的光谱按聚类分析方法进行分析，选择合理的建模参数，能够完全区分龙齿与伪品龙齿；此外研究表明，龙齿结构相对致密，基本不含碳氢化合物，在4500～4600 cm^{-1}附近基本没有吸收峰；水合物少，其O–H 吸收峰也相对较弱。伪品龙齿多为牛羊等大型动物的牙齿，经酸腐蚀和土埋处理[4]。秦氏等人基于光谱成像技术快速鉴别真伪龙齿，应用电可控液晶滤光光谱成像装置，测定14种不同市售来源的龙齿，光谱分辨率为2 nm，光谱覆盖范围为400～900 nm，空间分辨率为4000×4000。从成像光谱立方体中提取特征光谱，构建其指纹图谱；采用标准欧氏距离等聚类分析方法解析其指纹图谱，由此建立起了可用于龙齿真伪鉴别的有效方法，且较传统法更为精确、方便、快速、无损[5]。

【炮制研究】 取净龙齿，置煅炉或适宜容器内，煅（600℃，1 h）至红透，取出，晾凉，加工成碎块[3]。

【药理作用】 **1. 缩短凝血时间**

黄氏等人取体重18～22 g健康小白鼠，以20%龙齿混悬液灌胃，连续给药4 d后，于眼球后静脉丛取血测定凝血时间，发现龙齿有缩短正常小鼠凝血时间的作用[6]。

2. 镇静安神作用

（1）抗惊厥：黄氏等人取体重18～22 g健康小白鼠，以20%龙齿混悬液灌胃，连续给药4 d后，分别腹腔注射戊巴比妥钠30 mg/kg，观察20 min内翻正反射消失达1 min以上的动物数，发现龙齿能显著增加戊巴比妥钠的催眠率；分别注射回苏灵溶液观察小白鼠抽搐、强直惊厥及死亡发生时间，结果表明龙齿具有一定的抗惊厥作用[6]。

（2）中枢神经镇静：张氏等人应用高效液相色谱–电化学检测器观察龙齿对小鼠脑组织中单胺类神经递质及其代谢物含量的影响，结果显示，龙齿降低多巴胺和高香草酸水平，可能是通过降低单胺类神经递质起到使中枢神经镇静的作用[7]。

【现代临床】 蔺氏用白芍、龙齿、甘草各30 g自拟为芍药龙齿汤，以此为主方，治疗经中西医双重诊断确诊，具有大发作、小发作等临床表现，发病间隔时间为一年内发病数次的原发性癫痫患者。经观察43例，大部分病例已观察5年以上，没有复发癫痫，疗效满意[8]。

朱氏结合临床实践，以门诊接诊的失眠症患者为病例，中药核心方剂，运用复杂网络挖掘核心处方，发现其治疗失眠症的核心处方由生龙齿、紫贝齿、珍珠粉、琥珀粉、淡豆豉、栀子、黄连、肉桂、灯心草、甘草、法半夏、陈皮、柏子仁、莲子心、茯苓、知母、酸枣仁17味中药组成，对于改善患者睡眠质量具有优良效果[9]。

【编者评述】龙齿为古生物化石类药材，作为药材而言，其资源珍稀，具有不可再生性，此外在考古研究方面具有较高科研价值。使用中应注意资源保护与利用的关系，研究开发龙齿替代品，确要使用的应加强质量控制。龙齿基础研究较为薄弱，有效成分、作用机制等有待进一步研究。

参考文献

[1]金芳，周跃华．关于龙骨、龙齿在中药新药中应用的思考[J]．中国现代中药，2014，16(10)：785-788.

[2]吕芳，万丽，董芳．矿物药玄精石的X射线衍射鉴定研究[J]．中药与临床，2010，1(2)：27-28.

[3]商国懋，王文颖．龙骨与龙齿的来源与鉴别[J]．首都医药，2013(11)：45.

[4]刘义梅，袁明洋，黄必胜，等．近红外漫反射光谱法快速鉴别两组化石类中药材[J]．世界科学技术—中医药现代化，2013，15(7)：1538-1543.

[5]秦海燕，孟庆霞，张春椿，等．光谱成像技术快速鉴别真伪龙齿的研究[J]．中华中医药杂志，2017，32(6)：2689-2691.

[6]黄寅墨，刘淑花．龙骨、龙齿、花蕊石微量元素及药理作用比较[J]．中成药，1990，12(6)：31-32.

[7]张家俊，陈文为．中药酸枣仁、龙齿、石菖蒲对小鼠脑组织单胺类神经递质及其代谢物的影响[J]．北京中医药大学学报，1995，18(6)：64-67.

[8]蔺伟斌．以芍药龙齿汤为主方治疗癫痫——附43例临床小结[J]．湖南中医杂志，1986(3)：6-8.

[9]王瑶．朱建贵教授调气化痰治疗失眠症经验总结及温胆汤临床疗效观察[D]．北京：中国中医科学院，2015.

65 龙 骨 | Longgu

4 · 553

OS DRACONIS

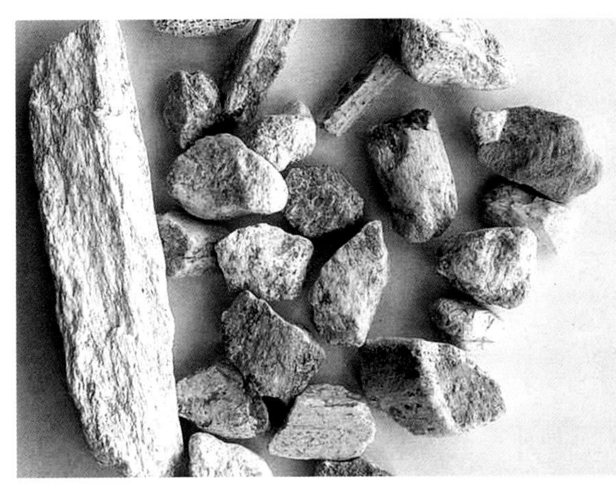
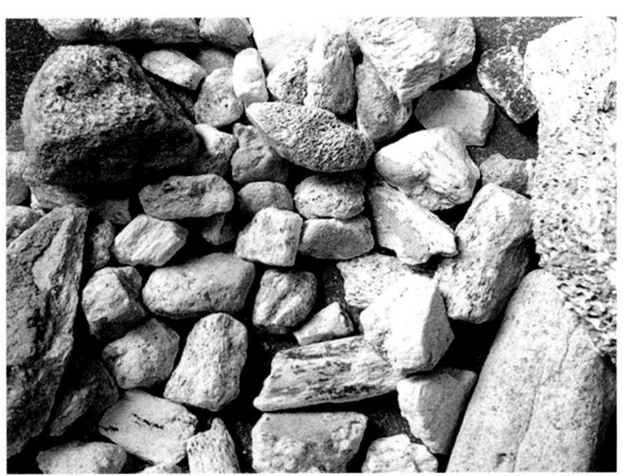

图 2-65-1 龙骨

【药典沿革】首载于1963年版一部第73页，分别从来源、鉴别、炮炙、性味、功能、主治、用法与用量、贮藏8个指标对其进行规定。其为古代哺乳动物如象类、犀牛类、三趾马等的骨骼化石。1977年版一部第151页分别从来源、性状、鉴别、炮制、性味、功能与主治、用法与用量7个指标对其进行规定，更改其来源为古代哺乳动物如三趾马、犀类、鹿类、牛类、象类的骨骼化石或象类门齿的化石，前者习称“龙骨”，后者习称“五花龙骨”，1977年版还细化提升了“鉴别”“性状”项的方法与指标，更改“炮炙”为“炮制”，合并“功能”“主治”项。从1985年版一部附录第19页开始将其从正文移至附录“成方制剂中本药典未收载的药材及炮制品”下。1990年版一部附录第22页、1995年版一部附录Ⅲ第22页、2000年版一部附录Ⅲ第22页、2005年版一部附录Ⅲ第22页、2010年版一部附录Ⅲ第23页、2015年版四部第419页、2020年版四部第553页均有相同规定。

【本草考证】始载于汉代《神农本草经》。晋代《吴普本草》载：“龙骨，色青白者善。”南朝《雷公炮炙论》载：“龙骨，剡州生者、仓州太原者上，其骨细文广者是雌，骨粗文狭者是雄，骨五色者上，白色者中，黑色者次，黄色者稍得，经落不净之处不用。”晋代《名医别录》载：“龙骨，生晋地川谷及太山岩水岸土穴中。采无时。”

【药材来源】古代哺乳动物如三趾马、犀类、鹿类、牛类、象类等的骨骼化石或象类门齿的化石，前者习称“龙骨”，后者习称“五花龙骨”。挖出后，除去泥土及杂石。

【性味归经】甘、涩，平。归心、肝、肾、大肠经。

【功能主治】镇惊安神，敛汗固精。外用生肌敛疮。用于心悸易惊，失眠多梦，自汗盗汗，遗精，带下，崩漏；外治溃疡久不收口，阴囊湿痒。

【道地主产】河南、河北、山西、内蒙古、宁夏、陕西等。

【资源研究】20世纪50～70年代，龙骨资源较丰富。中药产业快速发展，中成药规模化生产对龙骨需求量增加，无序挖掘和走私、贩卖使龙骨资源遭到较严重破坏。我国已颁布关于古生物化石保护法规和名录，保存完整或者较完整的古脊椎动物实体化石已被列为重点保护的古生物化石，对促进古生物化石保护和管理工作起到了积极作用。部分已上市含有龙骨的中成药受资源限制而减产或停产[1]。

【化学成分】主要成分为碳酸钙与磷酸钙，还含有五氧化二磷、氧化镁、三氧化二铁和微量的铝盐、镁盐、钾盐、钠盐、氯盐、硫酸盐等[2-3]。

【鉴别研究】**1. 性状鉴别**

龙骨呈骨骼状或已破碎为不规则块状，大小不一。表面黄白色、灰白色或浅棕色，多较平滑，有的具纹理和裂隙，有的具棕色条纹和斑点。质硬，断面不平坦，关节处有多数蜂窝状小孔。以无臭、无味、质硬、色白、吸湿性强者为佳。

五花龙骨呈不规则块状，大小不一，有的呈圆柱状，长短不一，直径5～25 cm，淡灰白色、淡黄白色或淡黄棕色，夹有蓝灰色及红棕色深浅粗细不同的花纹，偶有不具花纹者。表面光滑，时有小裂隙，质硬，较酥脆，易片状剥落。以体较轻、质酥脆、分层、有花纹、吸湿性强者为佳。断面无吸湿性、烧之发烟有异臭者不可供药用[4]。

2. 理化鉴别

取本品粉末2 g，滴加稀硝酸10 ml即泡沸。待泡沸停止，滴加氢氧化钠试液中和后，滤过，滤液呈钙盐与磷盐的鉴别反应。

3. 光谱鉴别

陈氏等人运用X射线衍射分析法对市售商品龙骨及一种龙骨伪品进行鉴定研究，发现不同来源的龙骨相似度相差较大，表明其品质差异显著；通过实验建立的指纹信息检出了一种龙骨伪品，主要含高岭土与钠矾石；将龙骨生品与煅制品X射线衍射谱图叠加后可以很直观地鉴别龙骨生品与煅制品。因此，X射线衍射分析法可快速检出龙骨伪品[5]。

【炮制研究】**1. 净龙骨**

除去泥沙及杂质，打碎或碾成粉末。

2. 煅龙骨

取净龙骨，置煅炉或适宜容器内，煅（600℃，1 h）至红透，取出，晾凉，加工成碎块。

【药理作用】**1. 镇静安神作用**

黄氏等人取体重18～22 g健康小白鼠，以20%龙骨混悬液灌胃，连续给药4 d后，分别腹腔注射戊巴比妥钠30 mg/kg，观察20 min内翻正反射消失达1 min以上的动物数，发现龙骨能显著增加戊巴比妥钠的催眠率；分别注射回苏灵溶液观察小白鼠抽搐、强直惊厥及死亡发生时间，结果表明龙骨具有一定的抗惊厥作用[6]。

2. 抗心律失常作用

孙氏建立了乌头碱致大鼠室性期前收缩模型及氯仿致心室纤颤模型，以桂甘龙牡汤为实验组，普萘洛尔为对照组，观察桂甘龙牡汤及普萘洛尔对药物诱发的室性心律失常的作用。结果表明，桂甘龙牡汤可延长乌头碱所致大鼠室性期前收缩的出现时间，并可拮抗氯仿所致的小鼠心室纤颤，其高剂量组、普萘洛尔组与空白组比较后差异有统计学意义，但桂甘龙牡汤高剂量组与普萘洛尔组相比差异无统计学意义，证明桂甘龙牡汤对药物所致的动物室性心律失常具有保护与治疗作用[7]。

3. 抗抑郁作用

张氏以慢性不可预见性轻度应激结合孤养方法建立大鼠抑郁模型，并与5-羟色胺再摄取抑制剂西酞普兰进行对比治疗，结果发现，柴胡加龙骨牡蛎汤并非主要通过影响单胺类神经递质和多巴胺受体途径抗抑郁，而是存在其他不同的作用机制[8]。王氏等人采用相同造模实验发现，柴胡加龙骨牡蛎汤在一定程度上具有抗抑郁作用；进一步研究还发现，柴胡加龙骨牡蛎汤可降低下丘脑促肾上腺皮质激素释放激素和血清皮质酮含量，推测其可能通过某一途径拮抗慢性应激诱导的下丘脑垂体肾上腺轴功能亢进，从而抗应激损伤[9-10]。陈氏等人通过大鼠强迫游泳实验证实，柴胡加龙骨牡蛎汤可改善单次延长应激建立的创伤后应激障碍模型大鼠的情绪行为变化和症状[11]。陆氏等人以同样方式造模发现，柴胡加龙骨牡蛎汤有效部位能使海马CA1区锥体神经元细胞数量以及星形胶质细胞标志物胶质纤维酸性蛋白阳性表达增多，推测柴胡加龙骨牡蛎汤有效部位可能通过保护星形胶质细胞以及促进海马神经元增殖而改善大鼠抑郁样行为[12]。

4. 抗癫痫作用

刘氏等人以大鼠腹腔注射青霉素6×10^6 IU/kg制作癫痫模型，观察柴胡加龙骨牡蛎汤对模型大鼠痫性发作行为的影响，测定大鼠癫痫模型脑组织内SOD、MDA、ATP酶的含量，探讨柴胡加龙骨牡蛎汤抗癫痫作用的机制。柴胡加龙骨牡蛎汤具有抗癫痫作用，其机制可能与减轻氧自由基的损伤程度，改善脑组织ATP酶的活性有关[13]。

5. 短凝血时间

黄氏等人取体重18～22 g健康小白鼠，以20%龙骨混悬液灌胃，连续给药4 d后，于眼球后静脉丛取血测定凝血时间，发现龙骨有缩短正常小鼠凝血时间的作用[6]。

【现代临床】 **1. 心律失常**

桂枝甘草龙骨牡蛎汤临床常用于治疗心律失常[14]。王氏等人研究表明，桂甘龙牡汤治疗期前收缩有效，尤其对轻、中度的期前收缩疗效更佳[15]。桂甘龙牡汤对慢性心房颤动的转复有一定作用，付氏将89名慢性心房颤动病人随机分组，2组均使用西药常规治疗，实验组使用桂甘龙牡汤合炙甘草汤加减，对照组使用炙甘草汤原方加减，比较3周后治疗效果[16]。结果显示，实验组心房颤动消失，半年内未再复发，心电图恢复正常者占42.22%，治疗总有效率86.67%，明显优于对照组（$P<0.05$）。归纳临床报道可见桂甘龙牡汤治疗快速型心律失常的报道以室性期前收缩最为常见，其次为房性期前收缩与心房颤动。李氏运用桂甘龙牡汤加味治疗心阳不振型心悸患者1例，该患者初诊时心电图示Ⅰ度房室传导阻滞、Ⅱ度Ⅰ型房室传导阻滞、房性期前收缩，坚持服药5个月后诸症皆愈，心电图恢复正常，证明桂甘龙牡汤治疗心阳不振型心悸具有良好疗效，同时长期服用耐受性较好[17]。

2. 抑郁症

柴胡加龙骨牡蛎汤治疗抑郁症，临床效果较好。王氏将100例肿瘤后抑郁患者随机分为治疗组50例和对照组50例，治疗组给予柴胡加龙骨牡蛎汤加减，每日3次，每次100 ml；对照组每次早上口服10 mg草酸艾斯西酞普兰片；连续治疗6周。6周后数据统计结果显示，治疗组总有效率90%，对照组72%，两组治疗后总体健康、活力、生理职能、社会职能等方面积分比较，具有显著差异，说明柴胡加龙骨牡蛎汤加减方可明显改善肿瘤后抑郁状态[18]。涂氏选取肝气郁结型帕金森病伴发抑郁患者70例，分为试验组与对照组，试验组给予柴胡加龙骨牡蛎汤，对照组给予盐酸氟西汀片，疗程3个月。结果显示，柴胡加龙骨牡蛎汤能有效改善肝气郁结型帕金森病伴发抑郁患者的精神、行为和抑郁症状，提升患者日常生活能力，且在改善抑郁症状方面早期就能显现临床疗效[19]。

3. 失眠症

柴胡加龙骨牡蛎汤用于失眠症治疗。王氏有肝郁化火型失眠患者80例，随机分为对照组和治疗组各40例。对照组每晚睡前口服谷维素片2片，每日1次；治疗组给予柴胡加龙骨牡蛎汤每日1剂，水煎服，早晚分两次服用。两组均以连续服药4周为1个疗程。治疗后，对照组总有效率为72.5%，治疗组总有效率为87.5%，治疗组疗效优于对照组；治疗2周、4周和停药2周后，对照组匹兹堡睡眠指数比治疗前无明显变化，治疗组匹兹堡睡眠指数均明显低于治疗前和对照组相应时段。治疗结束后随访6个月，对照组的复发率为85%，治疗组的复发率为5%。由此可见，运用柴胡加龙骨牡蛎汤治疗失眠疗效可靠[20]。曾氏等人将50例心胆气虚型失眠症患者随机分为对照组和治疗组各25例，对照组服用阿普唑仑片治疗，治疗组服用归脾汤合柴胡加龙骨牡蛎汤加减治疗，连续治疗4周后比较2组的临床疗效及匹兹堡睡眠质量指数评分。结果显示治疗组总有效率为84.0%，对照组为54.2%，治疗组临床疗效显著优于对照组；2组治疗后匹兹堡睡眠质量指数评分均显著降低，且治疗组降低更为显著，与对照组比较差异有统计意义。由此可见，归脾汤合柴胡加龙骨牡蛎汤加减治疗心胆气虚型失眠症患者临床疗效显著，无明显不良反应[21]。

4. 儿童多发性抽动症

石氏搜集62例多发性抽动症患儿，分为治疗组和对照组，治疗组给予柴胡加龙骨牡蛎汤，对照组口服泰必利片，治疗8周后，两组症状均得到改善，但治疗组在改善运动抽动、发声抽动等方面优于对照组，且不良反应较少[22]。

【编者评述】 龙骨为古生物化石类药材，作为药材而言，其资源珍稀，具有不可再生性，此外在考古研究方面具有较高科研价值。使用中应注意资源保护与利用的关系，研究开发龙骨替代品，确要使用的应加强质量控制。龙骨基础研究较为薄弱，缺乏量化可行的质量标准，有效成分、作用机制等有待进一步研究，应进一步加强龙骨的基础研究。

参考文献

[1]金芳，周跃华．关于龙骨、龙齿在中药新药中应用的思考[J]．中国现代中药，2014，16(10)：785-788.

[2]南京中医药大学．中药大辞典[M]．2版．上海：上海科学技术出版社，2005：865-869.

[3]张晗，张磊，刘洋，等．龙骨、牡蛎化学成分、药理作用比较研究[J]．中国中药杂志，2011，36(13)：1839-1840.

[4]商国懋，王文颖．龙骨与龙齿的来源与鉴别[J]．首都医药，2013(11)：45.

[5]陈广云，吴启南，沈蓓，等．中药龙齿与龙骨X-射线衍射鉴别研究[J]．中药材，2012，35(4)：553-557.

[6]黄寅墨，刘淑花．龙骨、龙齿、花蕊石微量元素及药理作用比较[J]．中成药，1990，12(6)：31-32.

[7]孙彦琴．桂枝甘草龙骨牡蛎汤对小鼠室颤、大鼠室早的影响[D]．郑州：河南中医学院，2007.

[8]张文娣．慢性应激大鼠抑郁症模型奖赏系统多巴胺受体功能及中西抗抑郁药作用的研究[D]．大连：大连医科大学，2014.

[9]王晓滨，孔明月，孙荣华，等．柴胡加龙骨牡蛎汤对慢性应激抑郁大鼠行为及海马形态学的影响[J]．中医药信息，2014，31(3)：50-52.

[10]王晓滨，许瑞，孔明月，等．柴胡加龙骨牡蛎汤对慢性应激抑郁大鼠强迫游泳行为及HPA轴的影响[J]．哈尔滨医科大学学报，2014，48(3)：198-201.

[11]陈光耀，吴卓耘，张新宁，等．柴胡加龙骨牡蛎汤对创伤后应激障碍模型大鼠行为学的调节作用[J]．环球中医药，2016，9(2)：138-141.

[12]陆洁，厉璐帆，瞿融，等．柴胡加龙骨牡蛎汤有效部位对慢性应激大鼠行为及海马神经组织的影响[J]．药学与临床研究，2011，19(3)：231-234.

[13]刘亚东，瞿融，李秀敏，等．柴胡加龙骨牡蛎汤抗癫痫作用及对癫痫大鼠脑组织内MDA、SOD、ATP酶的影响[J]．中药药理与临床，2008，4(5)：5-7.

[14]佟颖，杜武勋，李悦，等．桂枝甘草龙骨牡蛎汤抗心律失常作用研究进展[J]．吉林中医药，

2015，35（5）：537-560.

[15] 王小娟，郭建生．桂枝甘草龙骨牡蛎汤加味治疗心脏早搏30例［J］．湖南中医学院学报，1994，14（1）：23-24.

[16] 付立功．经方加减治疗慢性房颤45例观察［J］．实用中医药杂志，2012，28（10）：833.

[17] 李海霞．桂枝甘草龙骨牡蛎汤治愈Ⅱ度房室传导阻滞1例报道［J］．中西医结合心脑血管病杂志，2011，9（10）：1268.

[18] 王锦辉，王建华，刘洪伟，等．柴胡加龙骨牡蛎汤加减治疗肿瘤后抑郁50例［J］．陕西中医，2016，37（9）：1205.

[19] 涂燕芬．柴胡加龙骨牡蛎汤治疗肝气郁结型帕金森病伴发抑郁的疗效观察及机制探讨［D］．福州：福建中医药大学，2016.

[20] 王斌，张谈，裘磊，等．基于仲景柴胡方证理论运用柴胡加龙骨牡蛎汤治疗失眠的临床研究［J］．中华中医药学刊，2016，34（6）：1430.

[21] 曾庆明，胡清华．归脾汤合柴胡加龙骨牡蛎汤加减治疗心胆气虚型失眠症25例临床观察［J］．甘肃中医药大学学报，2016，33（3）：56.

[22] 石理锋．柴胡加龙骨牡蛎汤化裁治疗小儿多发性抽动症的临床观察［D］．哈尔滨：黑龙江中医药大学，2009.

66 冬虫夏草菌粉 | Dongchongxiacaojunfen

4 · 553

PULVIS HIRSUTELLUS SINENSIS

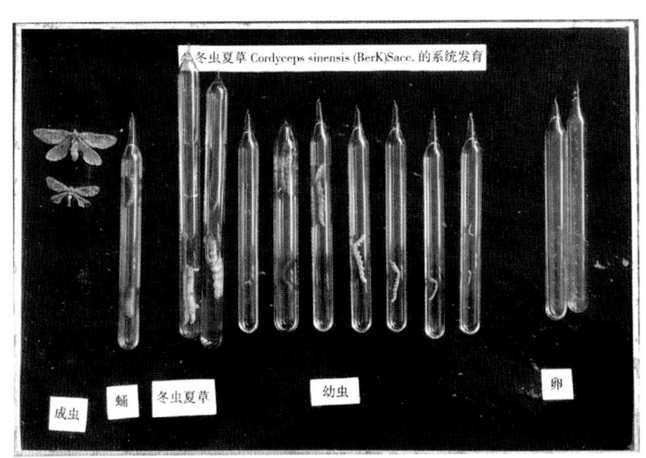

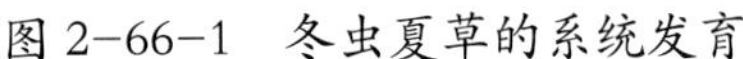
图 2-66-1　冬虫夏草的系统发育

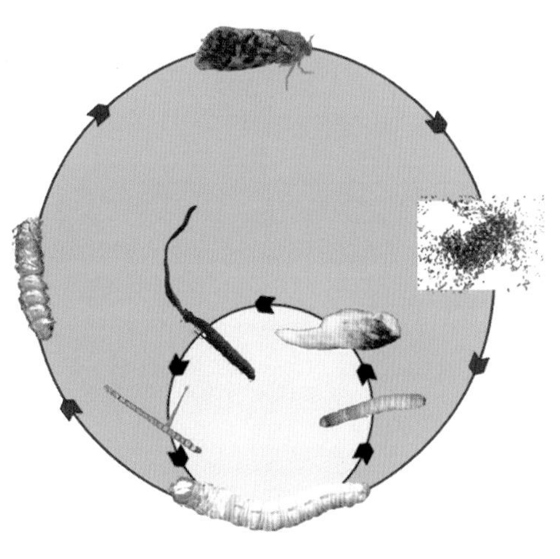

图 2-66-2　冬虫夏草的产生示意图

【药典沿革】 首载于《中国药典》2010年版第三增补版第75页“百令胶囊”下，分别从制法、性状、鉴别、检查、含量测定、功能与主治、用法与用量、规格、贮藏9个指标对其进行规定，并在附录Ⅲ第23页规定其为发酵冬虫夏草菌粉［Cs-C-Q80中华被毛孢 *Hirsntella sinensis* Lin，Gao，Yuer Zeng（1989）经液体深层发酵所得菌丝体的干燥粉末］。2010年版第一增补版第164页、第681页，2015年版一部第832页“百令胶囊”下和四部第419页，2020年版一部第877页“百令胶囊”下和四部第553页均有相同规定。

【本草考证】 未载于历代本草。

【药材来源】 发酵冬虫夏草菌粉［Cs-C-Q80中华被毛孢 *Hirsutella sinensis* Liu，Guo，Yuer Zeng（1989）经液体深层发酵所得菌丝体的干燥粉末］。

【性味归经】 甘，温。归肺、肾经。

【功能主治】 补肺肾，益精气。用于肺肾两虚引起的咳嗽、气喘、咯血、腰背酸痛、面目虚浮、夜尿清长；还可用于慢性支气管炎、慢性肾功能不全的辅助治疗。

【资源研究】 从冬虫夏草中分离的中华被毛孢经液体深层发酵培养所得冬虫夏草菌粉，适合标准化、规模化生产，全年可产。

【化学成分】 主含氨基酸、多糖、核苷、甾醇、脂肪酸、甘露醇等。

1. 氨基酸

发酵冬虫夏草菌粉中含有17种氨基酸，包括了人体所必需的7种氨基酸，而且婴儿必需的组氨酸含量较高[1]。

2. 多糖

冬虫夏草菌经发酵，发酵液与菌丝体中均含有多糖，菌丝体中多糖含量基本在3.8%

左右，其多糖的连接方式主要为β-糖苷键连接，也含有少量的α-糖苷键，主要由甘露糖、半乳糖、葡萄糖、核糖等组成。其中分离的均一性多糖组分HSIP2分子量 1.46×10^4 Da，纯度99.82%[2]。

3. 核苷

中华被毛孢菌丝体中含有5种核苷，其中腺苷的含量最为丰富[3]。

4. 甾醇

采用香草醛-冰醋酸显色法测定中华被毛孢总甾醇的含量约5.02%[4]。

5. 脂肪酸

占5.66%，其中，不饱和脂肪酸相对含量达到90.17%，包括油酸、亚油酸、棕榈酸、乙酸乙酯等[5]。

6. 甘露醇

冬虫夏草菌粉含有与冬虫夏草相似的活性成分，其中甘露醇含量约17.4%[6]。

【鉴别研究】**1. 显微鉴别**

取少量本品，加亚甲蓝染色后，置显微镜下油镜检视，可见有隔、多核菌丝[7]。

2. 薄层色谱法

取本品1 g，加乙醇15 ml，超声处理30 min，滤过，滤液蒸干，残渣加甲醇1 ml使溶解，作为供试品溶液。另取发酵冬虫夏草菌粉（CS -C-Q80）对照药材1 g，同法制成对照药材溶液。按照薄层色谱法试验，吸取上述两种溶液各5 μl，分别点于同一硅胶G薄层板上，以石油醚（60～90℃）-甲酸乙酯-甲酸（15∶5∶1）的上层溶液为展开剂，展开，取出，晾干，置紫外光灯（365 nm）下检视。供试品色谱中，在与对照药材色谱相应的位置上，显相同颜色的荧光斑点。

3. 高效液相色谱法

取本品约20 mg，精密称定，置180 mm × 18 mm试管中，加6 mol/L的盐酸溶液6 ml，真空封管，放入110℃烘箱中，水解24 h。打开试管封口，把内容物移入蒸发皿中，试管用水25 ml分次洗涤，洗液并入蒸发皿中，蒸干，残渣用0.02 mol/L盐酸溶液分次洗涤，合并洗涤液，滤过，滤液移至50 ml 量瓶中，用0.02 mol/L盐酸溶液稀释至刻度，摇匀，色谱应呈现与酪氨酸、赖氨酸、组氨酸和精氨酸对照品保留时间相同的色谱峰。

（1）色谱条件与系统适用性试验：用十八烷基硅烷键合硅胶为填充剂，乙腈为流动相A，0.04 mol/L磷酸二氢钾溶液为流动相B。检测波长为260 nm。流速每分钟0.8 ml。理论板数按腺苷峰计算应不低于3000。按照表2-66-1梯度洗脱。

表 2-66-1　特征图谱测定的梯度洗脱条件

时间 / min	流动相 A / %	流动相 B / %
1 ~ 15	0	100
15 ~ 45	0→15	100→85

（2）尿苷对照品溶液的制备：取尿苷对照品适量，精密称定，加10%甲醇溶液制成每1 ml含5 μg的溶液，即得。

（3）腺苷对照品溶液的制备：取腺苷对照品适量，精密称定，加0.5%磷酸溶液制成每1 ml含125 μg的溶液，即得。

（4）供试品溶液的制备：取本品 0.5 g，精密称定，置具塞锥形瓶中，加乙醚 20 ml，密塞，浸泡30 min，滤过，弃去乙醚，残渣挥干，连同滤纸一并置具塞锥形瓶中，精密加入0.5%磷酸溶液50 ml，密塞，称定重量，超声处理30 min（功率250 W，频率33 kHz），放冷，再称定重量，用 0.5%磷酸溶液补足减失的重量，摇匀，静置，取上清液，滤过，取续滤液，即得。

（5）对照药材溶液的制备：取发酵冬虫夏草菌粉对照药材（Cs-C-Q80）0.5 g，精密称定，置具塞锥形瓶中，加乙醚20 ml，密塞，浸泡30 min，滤过，弃去乙醚，残渣挥干，连同滤纸一并置具塞锥形瓶中，精密加入0.5%磷酸溶液50 ml，密塞，称定重量，超声处理30 min（功率250 W，频率33 kHz），放冷，再称定重量，用 0.5%磷酸溶液补足减失的重量，摇匀，静置，取上清液，滤过，取续滤液，即得。

分别吸取上述供试品溶液、腺苷对照品溶液、对照药材溶液和尿苷对照溶液各20 μl注入液相色谱仪，记录色谱图。除溶剂峰外，供试品色谱中应呈现与对照药材色谱保留时间相同的6个主峰，与腺苷、尿苷对照保留时间相同的色谱峰[8]。

4. HPLC柱前衍生化法测定总氨基酸供试品溶液胶囊内容物（原料菌粉）

（1）供试品溶液制备：研磨或粉碎药材样品后过4号筛，取粉末50 mg，精密称定，置10 ml安瓿中，加浓盐酸2 ml，水2 ml，熔封。150℃水解1 h，放冷后，蒸干，残渣加0.1 mol/L盐酸溶液溶解并转移至25 ml量瓶中，加0.1 mol/L盐酸溶液定容至刻度。取溶液5 ml至三角瓶中，加0.1 mol/L异硫氰酸苯酯（PITC）乙腈试液与2.5 mol/L三乙胺乙腈试液各2.5 ml，混匀，室温放置1 h，进行衍生化，加正己烷10 ml振摇，放置10 min，精密量取下层溶液2 ml置10 ml 量瓶中，加水定容至刻度，滤过，即得。

（2）对照品溶液制备：精密称定对照品适量，加0.1 mol/L盐酸溶液制成每1 ml各含0.1 mg 的混合溶液，作为混合对照品母液。取上述混合对照品母液5 ml置25 ml量瓶中，加0.1 mol/L乙腈试液2.5 ml，1 mol/L三乙胺乙腈试液2.5 ml，混匀，室温放置1 h，进行衍生化，加50% 的乙腈溶液定容25 ml，取10 ml至三角瓶中，加正己烷10 ml振摇，静置10 min，取下层滤液，滤过，即得。

（3）空白溶液制备：于10 ml安瓿中加浓盐酸2 ml，水2 ml，熔封。按供试品方法制备空白溶液，即得。

（4）测定法：采用Zorbax C18色谱柱（250 mm × 4.6 mm，5 μm），以醋酸-醋酸钠缓冲液（pH值为6.0）为流动相A，80%乙腈溶液为流动相B，梯度洗脱（0 ~ 20 min，100% A→97% A；20 ~ 24 min，97% A→88% A；24 ~ 30 min，88% A→78% A；30 ~ 50 min，78% A→68% A；50 ~ 50.5 min，68% A→0% A；50.5 ~ 60 min，0% A），流速1.0 ml/min，

检测波长254 nm，柱温40℃，进样10 μl[9]。

5. HPLC-RID法测定甘露醇含量

对照品精密称定，加流动相制成每1 ml含0.14 mg的溶液，备用。样品（过3号筛）精密称定0.3 g，置具塞锥形瓶中，精密加乙醇25 ml，称定定量，加热回流2 h，放至室温，用乙醇补足减失的重量，滤过，取续滤液20 ml，减压干燥，残渣用流动相加热转溶至25 ml容量瓶中，放冷，用流动相定容至刻度，过0.45 μm的微孔滤膜，滤液备用。采用氨基柱（250 mm × 4.6 mm，5 μm）以乙腈-水（86：14）为流动相，流速1.0 ml/min，采用示差者光检测器进行检测（检测器温度内部35℃，外部30℃），柱温30℃[10]。

6. 氧化还原滴定法测定甘露醇含量

取本品约1 g，精密称定，置150 ml圆底烧瓶内，精密加入乙醇100 ml，称定重量，加热回流2 h，放冷，再称定重量，用乙醇补足减失的重量，摇匀，滤过，精密量取续滤液5 ml，置碘瓶中，精密加入50 ml高碘酸钠（钾）溶液，该溶液由硫酸溶液（由1体积硫酸配制成的20体积溶液）90 ml与高碘酸钠（钾）溶液（由2.3体积高碘酸钠配制成的1000体积溶液）110 ml混合制成，置水浴上加热15 min，放冷，加碘化钾试液10 ml，密塞，放置5 min，用硫代硫酸钠滴定液（0.05 mol/L）滴定，至近终点时，加淀粉指示液1 ml，继续滴定至蓝色消失，并将滴定结果用空白试验校正。每1 ml硫代硫酸钠滴定液（0.05 mol/L）相当于0.9109 mg甘露醇[8]。

【制剂研究】**1. 多糖提取工艺**

提取温度100℃，提取时间120 min，料液比1：15，提取4次。粗多糖经Sevag法脱蛋白，透析袋透析，DEAE-cellulose离子交换和SephacrylG-100柱层析纯化，可获得两种均一组分多糖（HSP-1和HSP-2），均含有α型糖苷键，苯酚-硫酸法测定的HSP-1和HSP-2的含糖量分别为89.42%和85.63%，分子量分别为1.7×10^4 Da和9.8×10^3 Da，HSP-1的单糖组成及比例为D-葡萄糖：D-甘露糖：D-半乳糖=4.522：1：1.378，HSP-2的单糖组成比例为D-葡萄糖：D-甘露糖：D-半乳糖：D-阿拉伯糖=2.687：4.591：1：0.212[11]。

2. 腺苷提取工艺

采用KromasilC-18（4.6 mm × 250 mm，5 μm）色谱柱，以0.05 mol/L磷酸二氢钾-甲醇（90：10）为流动相，流速1.0 ml/min，检测波长260 nm，柱温35℃，腺苷含量在0.005 ~ 0.2 μg（*r*=0.9993）范围内与峰面积呈线性关系，平均回收率101.19%，RSD为1.45（*n*=3），该方法准确可靠，结果稳定，重现性好，可有效控制制剂的质量[12]。

【药理作用】**1. 免疫调节作用**

冬虫夏草菌粉可明显促进免疫作用，增强小鼠单核、巨噬细胞吞噬功能，体液免疫功能和细胞免疫功能，提高正常小鼠脾T淋巴细胞和B淋巴细胞转化刺激指数，且有显著的剂量依赖性[13]。对于免疫低下的小鼠可显著增加小鼠碳粒廓清指数K和吞噬指数α，在迟发型变态反应试验中能显著增加小鼠耳肿胀度、胸腺指数和脾指数，抑制脾脏和胸腺增大，具有免疫抑制和增强天然免疫系统作用[14]。百令胶囊可以通过抑制抗原递呈细胞的功能，阻断外来信号呈递，以实现免疫抑制作用，抑制小鼠外周血细胞吞噬功能、脾淋巴细胞增殖反应、混合淋巴细胞培养以及脂多糖诱导的巨噬细胞的白细胞介素-1（IL-1）生成，抑制强度和浓度成正比[15]。

2. 对肝脏作用

冬虫夏草菌粉能减轻肝脏的炎症细胞浸润和肝细胞变性坏死，对肝胶原蛋白含量、肝纤维化指标均有不同程度的控制，改善慢性乙型肝炎患者的肝纤维化指标，减轻肝损伤，促使血清ALT复常，减轻和抑制肝纤维化形成[16]。

3. 保肾作用

冬虫夏草菌粉对马兜铃酸造成的HK2细胞损伤有保护作用，可有效抑制HK2细胞的TGF-β1、PAI1 mRNA表达的上调，对庆大霉素所致大鼠激素肾衰竭有逆转作用[17]。冬虫夏草菌粉也可影响Bcl-2/Bax基因表达，抑制糖尿病大鼠肾脏细胞凋亡，抑制大鼠肾氧化应激作用，保护线粒体的功能，阻止肾间质病变，纠正蛋白质及脂质代谢，延缓肾功能衰退，进而改善肾功能，达到保护作用，抑制肾小管间质纤维化过程中TGF-β1、α-SMA表达上升，减轻肾小管细胞损失，达到保护作用，清除自由基抑制脂质过氧化等减轻肾小管的细胞损伤，上调Klotho蛋白和Lotho-mRNA达到对抗衰老，增加尿磷排泄来减轻肾功能损害，对急性肾缺血再灌注起到保护作用[18-19]。冬虫夏草菌粉可降低糖尿病肾病血尿素氮、血肌酐、同型半胱氨酸、胱抑素、尿蛋白排泄率、尿清蛋白、尿β_2微球蛋白、足细胞即转化因子-β_1、结缔组织生长因子、骨桥蛋白、升高骨形态发生蛋白水平，保护肾脏功能，延缓肾脏损害，调节T淋巴细胞亚群和IL-2水平，改善血管内皮功能，调节TGF-β_1/Smad信号通路，降低TNF-α水平，降低氧化应激能力，减少尿蛋白，延缓糖尿病肾病发展[20]。冬虫夏草菌粉可减轻慢性肾炎蛋白尿，升高血浆蛋白，降低血总胆固醇，提高机体免疫，明细降低蛋白尿和脂质代谢，改善慢性肾病血管内皮功能，降低其动脉粥样硬化的发生率[21]。冬虫夏草菌粉通过上调血清中IL-2水平，下调IL-6和肿瘤坏死因子水平，治疗慢性肾小球肾炎[22]。冬虫夏草菌粉通过降低膜透液中间皮细胞生长转化因子-β_1水平，抑制腹膜纤维化的发展，上调k-mRNA表达，抑制肾小管上皮细胞凋亡相关基因p21表达，降低肾小管上皮细胞凋亡率，提高尿磷排泄达到保护肾脏作用，提高肾血管性高血压疗效[23]。冬虫夏草菌粉可有效预防肾移植术后排斥反应，保护肝肾功能，刺激造血，改善低蛋白血症和高脂血症，促进白细胞恢复，减少感染等多种并发症，提高内源性超氧化物酶活性，清除肝肾移植术后自由基、丙二醛，抑制脂质过氧化反应，提高免疫功能，减轻排异反应基肝肾缺血/再灌注对肝肾功能的损害，促进肝肾功能恢复[24]。

4. 对肺影响

冬虫夏草菌粉可有效提高动脉血二氧化碳分压，降低血清中增高的细胞因子水平，改善肺功能，延长慢性阻塞性肺病稳定期时间，减少发作次数[25-26]。冬虫夏草菌粉可改善氧化/抗氧化平衡的干预，提高抗氧化能力，降低血清中TNF-α，IL-8水平，减轻气道炎症反应，改善细胞免疫功能，血清超敏CRP指标，预防呼吸道感染[27]。以大鼠气管注入5 mg/kg博来霉素进行肺纤维化造模，连续28 d给药中华被毛孢菌丝体，观察大鼠肺功能、肺组织羟脯氨酸、细胞因子和病理学。结果显示0.5 ~ 1.0 g/kg中华被毛孢菌丝体能显著降低大鼠肺脏指数和羟脯氨酸含量（$P<0.01$），同时能明显改善肺功能（$P<0.05$），减轻肺组织肺泡炎症和肺纤维化程度（$P<0.01$），肺部间质、支气管、血管壁和肺泡隔的胶原纤维染色减轻，1.0 g/kg中华被毛孢菌丝体能显著降低大鼠肺组织中TNF-α、IL-1β、TGF-β1蛋白表达（$P<0.01$），明显抑制肺组织中MMP-2、TIMP-1和CTGF的表达，降低GSH-Px水平，明显提高血清SOD水平和降低MDA含量，同时能升高肺组织中IFN-γ蛋白表达（$P<0.05$）[28]，百令胶囊可有效预防肿瘤患者放疗后肺纤维化的发生率，有效降低反射性肺炎的临床症状可作为肿瘤反射性肺炎及肺纤维化预防的有效治疗药物[29]。

5. 抗癌作用

利用活体生物发光示踪技术观察中华被毛孢菌丝体对小鼠乳腺癌肺转移的影响。结果小鼠灌胃分别给予1.0 g/kg，2.0 g/kg中华被毛孢菌丝体后，原位肿瘤体积和重量明显减低，原位肿瘤抑瘤率分别为22.92%和32.5%，给予2.0 g/kg中华被毛孢菌丝体的小鼠乳腺癌肺转移明显减少，乳腺癌肺转移的抑制率为51.77%[30]。

6. 抗疲劳作用

对连续96 h的快速动眼相睡眠剥夺造成亚健康模型的大鼠进行中华被毛孢发酵物灌胃操作，通过大鼠体重、脏器指数、血pH值、血氧分压、氧饱和度、肝肾功能、超氧化物歧化物和丙二醛等指标观察，结果表明中华被毛孢发酵物能不同程度的改善睡眠剥夺大鼠亚健康体征，增加大鼠体重，调节血液酸碱度，提高血氧分压和饱和度，改善肝肾功能和自由基代谢异常等[31]。在肺癌化疗患者中，可有效改善患者免疫功能，缓解疲劳症状[29]。

【现代临床】**1. 桥本甲状腺炎**

百令胶囊能明显降低血清甲状腺球蛋白抗体、甲状腺过氧化物抗体滴度，改善自身免疫反应[32]。

2. 哮喘、慢性阻塞性肺疾病

百令胶囊能改善患者的小气道功能障碍，显著提高治疗效果，百令胶囊可减轻哮喘、慢性阻塞性肺疾病[25-26, 33]，辅助治疗慢性支气管炎症，有助于身体各项指标的康复[34]，辅助治疗肺结核[35]。

3. 肾病

百令胶囊辅助治疗原发性肾病综合征可明显提高患者有效率，有效控制或者延缓原发性肾病综合征的进展，改善肾小管纤维化，延缓肾功能衰退，改善糖尿病肾病，胰岛素联合百令胶囊对早期糖尿病肾病预防和治疗效果较好，降低糖尿病患者的收缩压，改善血糖和脂质代谢紊乱，相关指标显著降低[36-37]。百令胶囊能够降低膜透析患者血清及透出液中血管内皮细胞生长因子活性剂炎症因子浓度，改善微炎症状态，治疗糖尿病阳痿，百令胶囊能改善肾功能，升高血浆蛋白，改善低蛋白血症，改善微炎症状态，延缓慢性肾衰竭进展。百令胶囊可降低蛋白尿和脂质代谢，治疗慢性肾炎[37]。百令胶囊能显著缩短精液的液化时间，有效治疗精液不液化症，对急性肾衰竭、药物肾毒性损害及小管-间质病变具有良好的防治作用，改善维持性血液透析肾衰竭合并感染患者炎症，降低腹膜透析患者腹透液中TGF-1水平，抑制腹膜纤维化的发展[38]。百令胶囊可改善患者的肾功能，延缓慢性肾脏病的病情进展，有效提高治疗慢性肾脏病的疗效。百令胶囊协同激素及免疫抑制剂治疗狼疮性肾炎，可降低感染率，不增加药物不良反应，同时对狼疮活动积分及相关理化指标具有很好的改善作用[39]。百令胶囊可改善肾移植术后排斥反应，提高肾移植存活率，延缓慢性移植肾肾病的发展进程[40]。

【编者评述】 冬虫夏草菌粉是现代科学技术与传统中药相结合的新型药材。可作为冬虫夏草部分替代品。百令胶囊是以冬虫夏草菌粉为唯一原料的中成药，常常配合其他药物治疗疾病，以提高疗效。未来应加强冬虫夏草菌粉与其他药材组成新复方新药的开发研究。

参考文献

[1] 邹秦文，肖新月，程显隆，等．百令胶囊中17种氨基酸的柱前衍生化RP-HPLC法测定[J]．药物分析杂志，2010，30（9）：1630-1635.

[2] 邵双双，贺亮，韦朝阳，等．新型中国被毛孢胞内多糖HSIPS2链构象及抗氧化活性研究[J]．食品工业科技，2016，37（4）.

[3] 杨明俊，冯慧琴，杨庆尧，等．中国被毛孢菌丝体核苷化合物的HPLC分析[J]．食品研究与开发，2011，11：96-99.

[4] 郑林．香草醛－冰醋酸法测定中国被毛孢总甾醇含量[J]．内蒙古中医药，2011，11：100-101.

[5] 童欣，刘珊珊，吴玲芳，等．中国被毛孢脂肪酸类成分分析、提取和鉴定[J]．发酵科技通讯，2013，2：29-33.

[6] 张薇薇，龚韬，韩东河，等．人工虫草与冬虫夏草成分的比较研究[J]．北京中医药，2016，1:

87-91.

[7] 中华人民共和国卫生部药典委员会．中华人民共和国卫生部药品标准新药转正标准：第五册［M］．北京：中华人民共和国卫生部药典委员会，1995：8.

[8] 国家药典委员会．中华人民共和国药典：一部［M］．北京：中医药科技出版社，2020：877.

[9] 张萍，周玉春，王晓，等．HPLC 柱前衍生化法测定发酵虫草制剂中总氨基酸的含量［J］．药物分析杂志，2016，36（8）：1338-1348.

[10] 刘薇，肖新月，宋宗华，等．HPLC-RID 法替代滴定法测定百令胶囊中甘露醇含量的测定［J］．药物分析杂志，2014，34（1）：159-162.

[11] 刘金花，李富奎，贾得儒，等．中国被毛孢发酵虫草菌丝体多糖的提取、纯化及理化性质［J］．食品与发酵工业，2014，3：222-226.

[12] 俞青芬．HPLC 法测定冬虫夏草菌粉及含片中腺苷的含量［J］．广西师范大学学报（自然科学版），2010，2：65-68.

[13] 黄河，姜建民，傅蕙英．中国被毛孢发酵物对小鼠 T、B 淋巴细胞转化功能的影响［J］．浙江中医药大学学报，2010，4：604-605.

[14] 傅蕙英，张利棕，寿旗扬，等．中国被毛孢和蝙蝠蛾拟青霉小鼠免疫功能调节作用的比较［J］．中国比较医学杂志，2012，22（9）：16-20.

[15] 祝希媛，史勇，刘晓明，等．人工培养冬虫夏草菌粉对细胞免疫的抑制作用［J］．中西医结合杂志，1990，8：485-487，454.

[16] 刘江凯．百令胶囊治疗肝炎后肝纤维化临床观察［J］．中国中医药信息杂志，2011，18（10）：76-77.

[17] 沈龙海，安泳潼，杨庆尧，等．中国被毛孢菌丝体提取物抗肾损伤作用内体内试验研究［J］．中国药理学通报，2011，11：1537-1540.

[18] 张明辉，潘明明，倪海峰，等．冬虫夏草菌粉对 5/6 肾大部切除大鼠肾脏氧化应激及线粒体功能的影响［J］．中国中西医结合杂志，2015，4：443-449.

[19] 李莉，杨敏，何华琼，等．冬虫夏草菌粉对肾缺血－再灌注损伤大鼠 Klotho 基因和免疫调节的影响［J］．中国中医急症，2016，7：1290-1292，1311.

[20] 刘春燕，陈云霞，苏俊平，等．百令胶囊对糖尿病肾病患者肾功能的影响［J］．河北医药，2016，1：52-54.

[21] 余淑媛．百令胶囊治疗慢性肾炎的临床对照研究［J］．实用药物与临床，2013，8：754-755.

[22] 戴慧雪．百令胶囊治疗慢性肾小球肾炎的疗效观察［J］．现代实用医学，2014，26（10）：1212-1213.

[23] 陈少秀，张秋芳，何华琼．百令胶囊影响肾血管高血压患者 klotho 基因和肾功能的机制分析［J］．中国中医急症，2017，26（1）：109-112.

[24] 丁晨光，田普训，靳占奎，等．冬虫夏草制剂在肾移植受者中的临床应用和机制探讨［J］．

中国中医结合杂志，2009，11：975-978.

[25] 杜强，陶连珊，朱成华，等．百宁胶囊对高风险慢性阻塞性肺疾病稳定期患者的临床疗效和诱导痰中 IL-17 表达的影响［J］．实用药物与临床，2016，8：978-980.

[26] 张红，张琼，刘茂鸿．百宁胶囊治疗慢性阻塞性肺疾病的临床疗效［J］．临床合理用药杂志，2016，12：129-130.

[27] 杜强，崔进，蔡健康，等．百令胶囊对中重度慢性阻塞性肺病患者肺功能、气道炎症及氧化应激的影响［J］．南京医科大学学报（自然科学版），2015，1：58-61.

[28] 张利棕，陈方明，傅蕙英，等．中国被毛孢对肺纤维化大鼠肺组织中 MMP-2，TIMP-1CTGF 表达研究［J］．中华中医药学刊，2013，4：849-852.

[29] 付文华，田洁，张媛，等．百令胶囊预防放射性肺炎及肺纤维化观察［J］.．中国医学工程，2012，10：174.

[30] 傅蕙英，屠钰，凌云，等．活体生物发光示踪术观察中国被毛孢抑制小鼠 4T1-luc 乳腺癌肺转移作用［J］．浙江中医药大学学报，2013，37（2）：121-124.

[31] 傅蕙英，寿旗扬，李艳伟，等．中国被毛孢发酵物对睡眠剥夺亚健康大鼠的影响［J］．中国实验方剂学研究，2009，6：59-62.

[32] 张玮．百令胶囊对桥本氏甲状腺炎患者过氧化物酶抗体的影响［J］．实用临床医学，2015，4：23-24.

[33] 张丹丹，刘剑南，孙敏，等．百宁胶囊对老年咳嗽变异性哮喘患者肺功能及 IL-17 的影响［J］．实用老年医学，2016，7：586-587，591.

[34] 黄永强．百宁胶囊治疗支气管哮喘的临床疗效研究［J］．现代诊断与治疗，2016，8：1446-1447.

[35] 顾树桦，严福建．百宁胶囊辅助治疗肺结核 60 例疗效观察［J］．浙江中医杂志，2016，9：636.

[36] 李莎，王丽．百令胶囊治疗原发性肾病综合征的临床疗效观察［J］．中国医药指南，2017，11：26-28.

[37] 唐立丽，田萌．百令胶囊在糖尿病肾病患者治疗中的研究进展［J］．医疗装备，2017，8：191.

[38] 姚素花，麦李明，张龙，等．百令胶囊对腹膜透析患者腹膜透液中间皮细胞转化生长因子 β1 水平的影响［J］．中国药师，2016，3：519-520，551.

[39] 李莎，王丽．百令胶囊治疗狼疮性肾炎的临床疗效观察［J］．中国社区医师，2017，13：61-62，64.

[40] 王鹏雁．百令胶囊在肾移植后续治疗中的疗效观察［J］．西部医学，2005，6：1.

67 百药煎 | Baiyaojian

4 · 554

MASSA MEDICATA FERMENTATA GALLAE CHINENSIS COMPOSITA

【药典沿革】首载于2005年版一部附录Ⅲ第22页"成方制剂中本版药典未收载的药材及饮片"下，规定其为五倍子与茶叶等经发酵制成的加工品。2010年版一部附录Ⅲ第23页、2015年版四部第420页、2020年版四部第554页均有相同规定。从2005年版至2020年版，百药煎均被列入成方制剂"清音丸"的组方中。

【本草考证】始载于宋代《三因极一病证方论》。常用于制革。酿造工艺始载于明代《本草蒙筌》。明代《本草纲目》记载："其体轻虚，其性浮收，且味带余甘。治上焦心肺咳嗽、痰饮、热渴诸病，含噙尤为相宜。"

【药材来源】五倍子与茶叶等经发酵制成的加工品。

【性味归经】酸、涩、微甘，平。归肺、胃经。

【功能主治】润肺化痰，止血止泻，解热生津。用于久咳劳嗽，咽痛，口疮，牙疳，便血，血痢，泄泻，脱肛，暑热口渴。

【道地主产】四川、辽宁、北京、福建、广东、广西、湖南、江苏、江西、宁夏、山东、上海、浙江等。

【化学成分】主含没食子酸、表没食子儿茶素、没食子酸甲酯、没食子酸乙酯、表没食子儿茶素没食子酸酯、2,4,6–三–*O*–没食子酰–α–D–葡萄糖、2,4,6–三–*O*–没食子酰–β–D–葡萄糖等[1]。

【鉴别研究】**1. 显微鉴别**

粉末淡灰褐色，非腺毛长70 ~ 140 μm，有时长达350 μm。薄壁细胞类圆形，内含淀粉粒，淀粉粒多糊化。

2. 薄层色谱法鉴别

吸取供试品溶液、对照药材溶液和对照品溶液各2 μl，分别点于同一硅胶GF254薄层板上，以三氯甲烷–甲酸乙酯–甲酸（5：5：1）为展开剂，展开，取出，晾干，置紫外光灯（254 nm）下检视。供试品色谱中，在与对照药材和对照品色谱相应的位置上，显相同颜色的斑点。本方法分离效果好，斑点清晰，重复性好。

3. 含量测定

（1）色谱条件：以十八烷基硅烷键合硅胶为填充剂；以甲醇–0.1%磷酸溶液（15：85）为流动相；流速为1.0 ml/min；检测波长为273 nm；进样量为10 μl；柱温为25℃。理论板数按没食子酸峰计算应不低于3000。

（2）供试品溶液的制备：取百药煎样品粉末（过四号筛）约0.5 g，精密称定，精密加入4 mol/L盐酸溶液50 ml，水浴中加热水解3.5 h，放冷，滤过。精密量取续滤液1 ml，置100 ml量瓶中，加50%甲醇至刻度，摇匀，即得。

（3）含量测定：取各百药煎样品粉末0.5 g，外标一点法计算百分含量[2-3]。

【炮制研究】百药煎以酿造（发酵）法炮制，以五倍子、茶叶、酵曲等发酵而成，而不同地区、文献记载其炮制工艺与主要辅料不同。主要有以下几种。

1. 现代制法

将五倍子捣碎，研末过筛，每500 g加入茶叶末50 g，酵糟200 g，同置容器中拌匀捣烂，摊平，切成约1寸见方的小块，俟发酵至表面长出白霜时取出，晒干，贮藏于干燥处。

2.《本草蒙筌》中的制法

新鲜五倍子十斤，舂捣烂细，磁缸盛，稻草盖合，七昼夜，取出复捣，加桔梗、甘草末各二两，又合七，仍捣仍合，务过七次，捏成饼，晒干任用。如无新鲜，用干倍子水渍为之。

3.《医学入门》中的制法

用五倍子十斤，乌梅，白矾各一斤，酒曲四两。将水红蓼三斤，煎水去渣，入乌梅煎，不可多水，要得其所，却入五倍子粗末并矾，曲和匀，如作酒曲样，入磁器内，遮不见风，候生白，取出晒干听用。

4.《本草纲目》中的制法

五倍子一斤，生糯米一两，滚水浸过，细茶一两同炒，共研末，入罐内封固六月，要一七取开，配合用。又：五倍子一斤研末，酒曲半斤，细茶一斤研末，右用小蓼汁调匀，入钵中按紧，上以长稻草封固，另用箩一个，多着稻草，将药钵坐草中，上以稻草盖，置净处，过一七后，看药上长起长霜，则药已成矣。或捏作丸，或作饼。晒干，才可收用。

中药与酵曲、茶叶比例和具体工艺等不同，对百药煎成分及疗效有一定影响。通过没食子酸、鞣花酸的质量分数及不同工艺条件下发酵的百药煎的抑菌圈的大小考察，不同工艺对百药煎的化学成分及抗菌活性有一定的影响[4-9]。

【药理作用】具有镇咳祛痰抗菌抗炎作用[10]。

【编者评述】百药煎作为冷背药材，对其研究较少，主要集中于其发酵前后化学成分变化及发酵工艺研究，对其药效学及临床研究较少。未来应加强与茶学、生物工程学等多学科交叉融合，联合攻关。

参考文献

[1] 彭璐，龚千锋，李小宁，等．百药煎炮制历史沿革及现代研究［J］．江西中医药大学学报，2016，28（2）：113-116.

[2] 彭璐，张志杰，龚千锋，等．基于成分分析及抗菌活性的百药煎炮制工艺研究［J］．中草药，2016，47（21）：3805-3809.

[3] 贾丹丹．六神曲和百药煎炮制过程中微生物分离、鉴定与特性分析［D］．上海：中国医药工业研究总院，2016.
[4] 孙翼飞，张振凌，李柯柯，等．百药煎发酵过程中没食子酸含量动态变化的研究［J］．中华中医药学刊，2016，34（7）：1630-1633.
[5] 王瑞生，张振凌，王胜超，等．HPLC 法同时测定五倍子发酵百药煎中没食子酸及鞣花酸含量［J］．中国现代中药，2016，18（7）：831-836，845.
[6] 李柯柯，张振凌，于文娜，等．百药煎发酵过程中 pH 值与没食子酸含量动态变化的研究［J］．时珍国医国药，2017，28（7）：1637-1639.
[7] 王瑞生，史莲莲，张振凌，等．HPLC 指纹图谱研究五倍子发酵百药煎化学成分变化［J］．中草药，2017，48（18）：3734-3740.
[8] 胡梦，王瑞生，文雯，等．百药煎传统炮制过程中微生物的分离与初步鉴定及其鞣质水解能力测定［J］．中国现代中药，2017，19（8）：1120-1125.
[9] 张南方，张义生，程燕燕．武汉文帮百药煎炮制方法初探［J］．湖北中医杂志，2014，36（10）：69-70.
[10] 胡昌江，杨敛芳，瞿燕，等．改良百药煎的主要药效学研究［J］．陕西中医学院学报，2001，24（3）：44-45.

68 全鹿干 | Quanlugan

4 · 554

MUSCULUS CERVUS

【药典沿革】 首载于2010年版一部附录Ⅲ第23页"成方制剂中本版药典未收载的药材和饮片"下，其为鹿科动物梅花鹿*Cervus nippon* Temminck的全体加工品。2015年版四部第420页、2020年版四部第554页均有相同规定。

【本草考证】 历代本草均未见"全鹿干"一词。明代《本草纲目》云："鹿之一身皆益人，或煮或蒸，或脯，同酒食之良。大抵鹿乃仙兽，纯阳多寿之物，能通督脉，又食良草，故其肉、角有益无损。"说明鹿可药食两用，与中草药配伍形式多样。鹿肉始载于晋代《名医别录》，华佗云："中风口偏者，以生鹿肉同生椒捣贴，正即除之。"又曰："生者疗口僻，割片薄之。"据《本草纲目》记载，"鹿肉属性温补"，"大补虚损"，具有"补五脏，调血脉，治劳，壮阳益精，暖腰脊"之功效。又曰："鹿肉味甘，温，无毒。补虚羸，益气力，强五脏，养血生容。"鹿骨味甘，微热，无毒，主要具有补虚羸、强筋骨的功效。《名医别录》载其安胎，下气；唐代《千金要方·食治》载其主内虚，续绝伤，补骨，可作酒；唐代《新修本草》谓其主虚劳，可为酒，主风虚，补骨髓；《苗根本草》载其具有补虚润筋、强肉坚骨、固肾填髓等功效；《四川中药志》载其治风湿四肢疼痛及筋骨冷痹。

【药材来源】 鹿科动物梅花鹿*Cervus nippon* Temminck的全体加工品。实施安死术后，刮去蹄毛，剔除内脏，洗净，切片或切块，干燥；或加30%白酒煮至脱骨，切成小块，干燥。肉汁浓缩成膏，干燥，并入肉中。鹿骨、角锯断成小块或小段。

【性味归经】 甘，温。归脾、肾经。

【功能主治】 补五脏，调血脉。用于形寒肢冷，虚劳羸弱，面白神倦。

【道地主产】 吉林、辽宁、河北。

【化学成分】 梅花鹿肉含粗蛋白（86.23%）、磷脂、维生素B_{12}及必需氨基酸、粗脂肪（6.68%）、胆固醇含量低，马鹿肉蛋白质含量比梅花鹿肉略低。马鹿肉基本特点是高蛋白（每100 g含22.6 g）、低脂肪，富含钾、铁、锌、维生素B_2、维生素B_{12}和必需氨基酸（营养指数均大于2，脂肪营养质量指数值小于1）。鹿肉中含有的人体必需氨基酸中，亮氨酸含量高达9.64%，赖氨酸8.41%，精氨酸7.41%。谷氨酸、天冬氨酸、甘氨酸、丙氨酸等含量亦很高，但缺乏胱氨酸和羟脯氨酸[1-3]。

鹿骨含丰富磷脂质，磷脂质是人体细胞膜脂质的重要构成成分；含很多骨胶原，骨胶原可美容养颜、延缓衰老；含丰富维生素和多种的矿物质元素[4-5]，含维生素A可以预防夜盲症，维生素B_2预防口腔溃疡，维生素D预防佝偻病，维生素K具有凝血功效，矿物质元素的钙、磷、镁是骨骼和牙齿的重要构成成分，铁是血红蛋白的组成部分，锌是多种酶的组成部分，硒具有抗氧化性，钾对血压有影响。

【鉴别研究】**1. 全鹿干鉴别**

根据具体情况参考各鹿类药材（鹿胎、鹿肉、鹿骨、鹿血等）的鉴别特征进行综合鉴别。

（1）鹿肉：不规则的连皮块片，大小不一。鹿皮表面为黑褐色，略皱缩，内表面黄棕色、棕色或棕褐色。质硬，断面棕褐色；肌肉表面淡棕色或黄棕色，肌纤维略粗，质硬，断面黄棕色。气微腥，味微咸。

（2）鹿骨：不规则的块状、圆柱形或半圆柱形，长短不一。表面黄白色，略显油性，质硬。

2. 显微鉴别

横纹肌纤维无色，多碎断，表面可见致密的波状纹理。

3. 电泳鉴别

采用免疫醋酸纤维素膜电泳鉴别鹿胎及其伪品。采用鸡抗鹿血清分别与鹿胎及其伪充品的蛋白提取液作用后进行免疫醋酸纤维素膜电泳，结果梅花鹿胎与马鹿胎的谱带数及位置相同，几乎无差别。但两者与其伪充品牛、羊胎有明显的区别，牛、羊胎除与正品有相同的谱带外，在谱带的起始端多一条谱带，可以此作为鉴别的依据[5-7]。

【分子生药】**1. 鹿胎**

分别用改良十二烷基硫酸钠（SDS）碱变性法和盐析法，提取鹿胎及伪品线粒体DNA（mtDNA）和基因组DNA，生物信息学技术设计2对引物，建立PCR反应体系对鹿胎及伪品进行特异物种PCR鉴定。应用差速离心去除细胞碎片及杂质，又利用SDS能溶解核膜的特点破碎核膜，碱变性去除经蛋白及脱氧核糖核酸酶（DNase）消化后黏附在线粒体外膜上的核DNA，以防细胞核DNA的干扰，其主要优点是不需分离和纯化线粒体，从完整的细胞中直接分离mtDNA。改良SDS 碱变性法提取的鹿胎mtDNA 样品纯度和产率较高，达到PCR反应要求。第1对引物对梅花鹿胎（干、鲜）、马鹿胎mtDNA 扩增产生一条亮带，而伪品羊胎和猪胎盘mtDNA 扩增片段为多条且长度不同。但是非药用来源的驯鹿胎也出现条带，说明该引物在鹿胎种属鉴别中特异性很好，而在鹿胎亚种鉴别中特异性较差。第2对引物不仅能将梅花鹿胎、马鹿胎和伪品区分开，同时也能将无药用价值的驯鹿胎区分开[8]。

2. 鹿骨

采用Cyt b基因对鹿骨类药材进行鉴定，取净制后的梅花鹿骨、马鹿骨、牛骨、狗骨、猪骨样品，经干燥、研磨粉碎后，对脱钙时间，脱钙温度及不同提取方法（改良SDS提取法、试剂盒提取法）进行考察，骨粉经0.5 mol/L EDTA脱钙液4℃脱钙24 h，加入裂解液后56℃水浴1 h，即可从鹿骨（约0.1 g）中提取到高质量DNA，用于PCR扩增[9]。

【炮制研究】**1. 参杞全鹿丸**

取健康的梅花鹿，缢死后，去毛，剖腹，取出鹿油另器保存，将内脏洗净，连同鹿肉（包括皮、肉、骨用砂炒透，醋炙）、鹿血加黄酒适量蒸熟，烘干，即得。采用65%雄鹿干和35%雌鹿干配比作全鹿干投料[10]。

2. 全鹿

梅花鹿或马鹿的皮、肉及骨的加工品。将鹿宰杀，刮去蹄毛，剔除内脏，洗净，切片或切块，干燥；或加30%白酒煮至脱骨，切成小块，干燥。肉汁浓缩成膏，干燥，并入肉中。鹿骨、角锯断成小块或小段[5]。

3. 鹿肉

取鹿肉块用酒精喷灯烧去残余毛，置温水中洗净，剔除残骨，沥干，切成小块，干燥，置带盖容器内，加白酒焖4 h，烘干。每100 kg鹿肉用白酒20 kg。

4. 鹿骨

取鹿骨置温水中洗涤，剔除残肉，再用清水洗净，锯成3～4 cm的段，干燥。按大小分类，分别用砂炒至深黄色，筛去砂；趁热倒入白酒内渍淬，取出，烤热后再渍淬，反复数次，至酥脆为度，放凉。每100 kg鹿骨用白酒30 kg[5]。

【制剂研究】“全鹿干”多粉碎成细粉后入丸散剂、片剂。以“全鹿干”等为主要原料的成方制剂有：《中国药典》“全鹿丸”（全鹿干）、卫生部药品标准中药成方制剂第三册收载的“健身全鹿丸”（鲜鹿肉带骨）、卫生部药品标准中药成方制剂第二册收载的“全鹿大补丸”（“全鹿干”或鲜鹿肉带骨）、卫生部药品标准中药成方制剂第十二册收载的“温肾全鹿丸”（鲜鹿肉带骨）、国家中成药标准汇编内科气血津液分册收载的“参杞全鹿丸”（“全鹿干”）、国家中成药标准汇编内科气血津液分册收载的“全鹿片”（“全鹿干”）等。

【药理作用】鹿肉被水解后，其水解物可以显著地促进非洲绿猴肾细胞（Vero 细胞）和成纤维细胞的生长，这其中所含的肽和氨基酸成分相关。研究发现鹿骨多肽对由地塞米松诱导的钙磷代谢失衡有显著的抑制作用，可减低碱性磷酸酶同时升高骨钙素，对骨质疏松具有保护作用。鹿骨胶原蛋白的水解物有显著的抗氧化效果。鹿骨胶原蛋白可明显提高骨密度，增加羟脯氨酸（Hyp）的含量同时降低碱性磷酸酶（ALP） 的含量，改善骨组织形态参数与骨力学指标[11-13]。

梅花鹿5种不同药用部位间的DPPH自由基清除率和总抗氧化能力均存在显著性差异（$P<0.05$）。DPPH自由基清除率由高到低的顺序为鹿角脱盘、鹿茸、鹿血、鹿骨、鹿肉，总抗氧化能力由高到低的顺序为鹿茸、鹿角脱盘、鹿血、鹿骨、鹿肉。鹿茸、鹿角脱盘、鹿血、鹿肉和鹿骨高压水提物组、高压水提全粉组和鹿茸、鹿茸、鹿角脱盘、鹿血、鹿肉和鹿骨高压水提物、高压水提处理全粉组和鹿茸、鹿角脱盘原粉组均能抑制肿瘤生长（$P<0.05$）。保护脾脏组织和维护脾脏功能，使肿瘤细胞凋亡促使恶性瘤组织坏死。鹿茸与鹿角脱盘高压水提物高剂量组能够

明显提高 H22小鼠脾 T 淋巴细胞的活性（$P<0.05$）。鹿茸、鹿角脱盘、鹿血、鹿肉和鹿骨高压水提物组、高压水提处理全粉组和鹿茸、鹿角脱盘原粉组能够提高免疫球蛋白 IgE、IgM 和 IgG的含量，提高血清中肿瘤坏死因子-α（TNF-α）、γ-干扰素（IFN-γ）、白细胞介素IL-2、IL-6、IL-12 的含量，减少转化生长因子-β（TGF-β）的分泌，提高外周血与脾细胞中 $CD4^+/CD8^+$的值，对改善免疫能力具有显著效果[14]。

【现代临床】 **治疗子宫脱垂**

以“全鹿干”为主药的“全鹿丸”，临床报道其用于治疗子宫脱垂效果较好。110例患者中，治愈74人（67.3%），好转32人（29.1%），无效4人（3.6%），总有效率达96.4 %。序贯试验也显示全鹿丸对子宫脱垂的有效率可达90%[15-16]。

【编者评述】 “全鹿干”基原动物、性状、炮制方法、药理作用、质量标准及现代研究甚少，且其结果不一致或有争议。未来亟须对其开展深入、系统的研究。

参考文献

［1］李秋玲．梅花鹿肉营养价值及肉质评价方法研究进展［J］．经济动物学报，2005（1）：54-56.

［2］应茵，刘静，张立实，等．马鹿鹿产品营养成分分析［J］．卫生研究，2013，42（2）：290-294.

［3］范玉林．鹿肉、鹿筋中氨基酸成分的测定［J］．吉林农业大学学报，1981（1）：65-66.

［4］冯印，刘艳，陈海燕．鹿骨的功效营养药用价值及深入开发研究［J］．农业与技术，2013，33（12）：173.

［5］湖南省食品药品监督管理局．湖南中药材标准［M］．2009年版．湖南：湖南科学技术出版社，2010：104.

［6］陈代贤．鹿源系列材真伪质量鉴别图谱［M］．北京：中国医药科技出版社，2010：85.

［7］郭月秋，陈代贤，李亚红，等．鹿胎及其伪充品的免疫醋酸纤维素膜电泳鉴别［J］．中药材，1999（3）：121-122.

［8］艾金霞，李明成，夏薇，等．线粒体DNA在鹿胎鉴定中的应用［J］．中国药学杂志，2017，52（18）：1589-1593.

［9］赵静雪，陈敏，崔光红，等．鹿骨类药材DNA提取方法研究［J］．中国中药杂志，2011，36（3）：370-373.

［10］国家药品监督管理局．国家中成药标准汇编：内科气血津液分册　参杞全鹿丸标准：WS-10327（ZD-0327）-2002［S］．北京：国家药品监督管理局，2002：515.

［11］徐舶，周光宏，徐幸莲，等．鹿肉蛋白水解物的生物活性研究［J］．食品工业科技，2008(4):

121-123.

[12]安丽萍，任广凯，石力强，等．鹿骨多肽对地塞米松诱导的骨质疏松大鼠骨微结构的影响[J]．中草药，2016(14)：4030-4034.

[13]赵玉红，韩琳琳，高天．鹿骨胶原蛋白的酶解及其水解物羟自由基清除活性的研究[J]．东北农业大学学报，2008(6)：780-783.

[14]王佳宁．梅花鹿5种不同药用部位抗氧化与抗肝癌作用的比较研究[D]．长春：吉林农业大学，2017.

[15]李继阳．全鹿丸治疗中老年女教师子宫脱垂110例[J]．中国校医，1994(1)：52-53.

[16]龚庆苏．全鹿丸治疗中老年女教师子宫脱垂的序贯试验[J]．中国校医，1997(1)：28-30.

69 4 · 554 羊 骨 Yanggu OS CAPRAE SEU OVIS

【药典沿革】 首载于2010年版一部附录Ⅲ第23页“成方制剂中本版药典未收载的药材和饮片”下，其为牛科动物山羊*Capra hircus* L.或绵羊*Ovis aries* L.的去头后干燥骨骼。2015年版四部第420页、2020年版四部第554页均有相同规定。

【本草考证】 始载于晋代《名医别录》。

【药材来源】 牛科动物山羊*Capra hircus* L.或绵羊*Ovis aries* L.的去其头后之干燥骨骼。实施安死术后，取骨骼，鲜用或冷藏、烘干。

【性味归经】 甘，温。归肾经。

【功能主治】 补肾，强筋骨。用于虚劳羸瘦，腰膝无力，筋骨挛痛，白浊，久泻，久痢。

【道地主产】 全国各地均产。

【资源研究】 山羊和绵羊的饲养管理、饲料使用、病害防治均参照畜牧养殖有关标准。

【化学成分】 含大量磷酸钙，少量碳酸钙、磷酸镁和微量的氟、氯、钠、钾、铁、铝等无机成分，还含骨胶原、骨类黏蛋白、弹性硬蛋白样物质以及脂肪、磷脂、糖原等。山羊或绵羊的骨骼因部位、年龄等不同，骨的化学组成亦有差别，其中变化最大的是水分与脂类[1]。

【药理作用】 **1. 免疫调节作用**

王氏等人对牛、羊骨提取的胶原蛋白进行小鼠淋巴细胞增殖能力及巨噬细胞吞噬功能的动物试验，研究牛羊骨提取的胶原蛋白对小鼠的免疫调节作用，试验结果显示，给药9 d后，牛羊骨胶原蛋白能明显提高小鼠T、B淋巴细胞的增殖能力及腹腔巨噬细胞吞噬功能，提示其可能是通过提高机体的细胞免疫功能和巨噬细胞吞噬功能，提高动物的免疫力[2]。

霍氏等人按体质量将小鼠分成对照组（0 g/kg）及低（0.5 g/kg）、中（1.0 g/kg）、高（3.0 g/kg）3个剂量组，分别以碳粒廓清试验和溶血试验评价水解物对非特异性免疫和体液免疫的影响；以噻唑蓝分光光度法评价低（0.01 mg/ml）、中（0.1 mg/ml）、高（1 mg/ml）不同浓度水解物对细胞免疫功能的影响。结果表明，3个剂量组小鼠脾细胞的抗体生成量均显著高于对照组，其中中剂量水解物才能显著提高吞噬细胞的吞噬能力；3个浓度的酶解物均能促进体外刀豆蛋白A（ConA）诱导的T淋巴细胞增殖活性，即羊骨木瓜蛋白酶水解物能增强小鼠的特异性和非特异性免疫功能[3]。

2. 调节血压作用

甄氏等人经口给予正常SD大鼠一氧化氮合酶抑制剂L-NAME建立一氧化氮缺乏性高血压模型，观察羊骨胶原肽（SBCP）对实验性高血压大鼠血压和血脂的影响。40只SD大鼠随机分为空白组（给予蒸馏水）、对照组（单纯给予L-NAME，15 mg/kg）、样品1 组和样品2 组（给予15 mg/kg的L-NAME，同时分别给予1000 mg/kg的SBCP 1 及

SBCP 2），观察大鼠一般状况及血压、心率的变化。结果显示，给予L-NAME 1周后对照组及样品1组、样品2组大鼠血压明显高于实验前和空白组；随后样品1组和样品2组大鼠的血压开始持续回落，从第3周开始至实验结束，两组血压均低于对照组，并有显著性差别。因此，在不影响心率的条件下，经口给予SBCP在体内具有一定的降血压作用[4]。

3. 抗菌作用

韩氏等人以大肠杆菌、枯草杆菌和藤黄球菌为供试菌种，采用中性蛋白酶对羊骨进行酶解，以抗菌性为指标，研究羊骨酶解多肽的抗菌性。试验采用五因素五水平正交旋转设计对羊骨进行酶解，以抗菌率为指标，对酶解条件进行优化，并对最优条件下所得产物的抗菌性进行详细对照评定。结果发现，酶浓度200 IU/g，底物浓度1∶3，时间6 h，酶解温度50℃，pH值为7.0时酶解液抗菌性相对较强，其对大肠杆菌、枯草杆菌和藤黄球菌在第4小时至第10小时的生长时间范围内，表现出明显的抑制作用，表明该酶解液的抗菌谱较广，抗菌活性相对较高[5]。

【现代临床】 羊骨常见于中成药尪痹片生产配方，用于久痹体虚，关节疼痛，局部肿大，僵硬畸形，屈伸不利及类风湿关节炎见有上述证候者。

【编者评述】 羊骨容易获得，开发潜力巨大，可着重研发羊骨蛋白在食品和药品中的应用。研究表明，中性蛋白酶酶解羊骨产物，作为天然蛋白源的生理活性肽，与相应的合成物相比，作用温和，副反应小，安全性高，可作为功能因子添加到食品中；将来或可用抗菌肽取代抗生素，广泛应用于医药生产中[5]。

参考文献

[1] 江苏新医学院．中药大辞典：上册［M］．上海：上海科学技术出版社，1977：962.

[2] 王平，宗桂珍，李德凤．三种动物胶原蛋白对小鼠免疫功能的调节作用［J］．中国中医药现代远程教育，2011，9（24）：118-119.

[3] 霍乃蕊，岳文斌，刘玉花，等．羊骨木瓜蛋白酶水解物对小鼠免疫功能的影响［J］．中国实验动物学报，2010，18（5）：417-420.

[4] 甄润英，马俪珍，姜帆，等．羊骨胶原肽对实验性高血压大鼠血压和血脂的影响［J］．营养学报，2008，30（5）：512-514，519.

[5] 韩晓强，马俪珍．中性蛋白酶酶解羊骨产物抗菌性的研究初探［J］．食品研究与开发，2006，27（9）：1-4.

70 羊　肉 | Yangrou

4 · 554

MUSCULUS CAPRAE SEU OVIS

【药典沿革】首载于1990版一部附录第22页“成方制剂中本药典未收载的药材及炮制品”下，规定其来源为牛科动物山羊*Capra hircus* Linnaeus或绵羊*Ovis aries* Linnaeus的肉。1995年版一部附录Ⅲ第22页、2000年版一部附录Ⅲ第22页、2005年版一部附录Ⅲ第22页、2010年版一部附录Ⅲ第23页、2015年版四部第420页、2020年版四部第554页均有相同规定。

【本草考证】始载于南朝《本草经集注》。唐代《千金要方·食治》、宋代《日华子本草》、元代《日用本草》均有记载。南朝陶弘景云：“羊有三四种，最以青色者为胜，次则乌羊，其羖䍽羊及虏中无角羊，正可啖食之，为药不及都下者，其乳、髓则肥好也。”宋代《本草图经》载：“出河西川谷，今河东、陕西及近都州郡皆有之，此谓青羝羊也，余羊则不堪，取无时。”明代《本草纲目》以羊为题，列于兽部第五十卷，载：“时珍曰：生江南者为吴羊，头身相等而毛短；生秦、晋者为夏羊，头小身大而毛长。土人二岁而剪其毛，以为毡物，谓之绵羊。广南英州一种乳羊，食仙茅，极肥，无复血肉之分，食之甚补人。诸羊皆孕四月而生，其目无神，其肠薄而萦曲……”陶弘景所言羊有三四种，是指夏羊（绵羊）毛色变异或驯化品种。而李时珍所记“生江南者为吴羊，头身相等而毛短”者，为现今饲养的山羊；“生秦、晋者为夏羊，头小身大而毛长，土人二岁而剪其毛，以为毡物”者，为现饲养之绵羊。考历代本草所记，古今一致。

【药材来源】牛科动物山羊*Capra hircus* L.或绵羊*Ovis aries* L.的肉。全年皆产，取检疫合格的鲜羊肉，除去附着的脂肪，冷冻储藏成冻羊肉。

【鉴别研究】**1. 鲜羊肉**

有光泽，红色、均匀，脂肪白色或微黄色；纤维清晰，有坚韧性，指压后凹陷立即恢复；外表微干或湿润；具有鲜羊肉固有的气味。

2. 冻羊肉

有光泽，红色或稍暗，脂肪洁白或微黄色；肉质坚密、坚实；外表微干或有风干膜或外表湿润；解冻后指压凹陷恢复较慢，具有羊肉固有的气味。

【性味归经】甘，热。归脾、胃、肾经。

【功能主治】温中健脾，补肾壮阳，益气养血。用于食少反胃，久痢，虚劳羸弱，腰膝酸软，阳痿，寒疝，产后虚羸少气，缺乳。

【道地主产】全国各地均产。

【化学成分】山羊或绵羊的肉，因羊的种类、年龄、营养状况、躯体部位等的不同而有差异。以瘦肉为例，每100 g约含水分68 g，蛋白质17.3 g，脂肪13.6 g，碳水化合物0.5 g，灰分1 g，其中，钙15 mg、磷168 mg、铁3 mg；尚含硫胺素0.07 mg、核黄素0.13 mg、烟酸4.9 mg，胆甾醇70 mg。另含胰蛋白酶原等[1]。

【编者评述】 羊肉为药食同源药材，多做鲜食，日常主要作为食品。针对它的药理学研究、临床学研究等均较为缺乏，应在今后的发展中加强。

参考文献

[1] 陈建祥．山羊的药用价值［J］．中国土特产，2000，6：24.

71 羊 胆 | Yangdan

4 · 554

FEL CAPRAE SEU OVIS

【药典沿革】首载于1990年版一部附录第22页“成方制剂中本药典未收载的药材及炮制品”下，其为牛科动物山羊*Capra hircus* Linnaeus或绵羊*Ovis aries* Linnaeus的胆。1995年版一部附录Ⅲ第22页、2000年版一部附录Ⅲ第22页、2005年版一部附录Ⅲ第22页、2010年版一部附录Ⅲ第23页、2015年版四部第420页、2020年版四部第554页均有相同规定。

【本草考证】始载于南朝《本草经集注》。原动物本草考证参见“羊肉”。

【药材来源】牛科动物山羊*Capra hircus* L.或绵羊*Ovis aries* L.的胆。全年均可采。

【性味归经】苦，寒。归肝、胆经。

【功能主治】明目退翳，化痰止咳，润肠通便。用于风热目赤，青盲，翳障，咳嗽，百日咳，便秘等。

【道地主产】全国各地均产。

【化学成分】主含胆酸、去氧胆酸、鹅去氧胆酸等，多与牛磺酸、甘氨酸结合。含胆红素、胆绿素、黏蛋白、胆甾醇、卵磷脂、脂肪酸等。胆汁为弱碱性，结合胆汁酸盐一般为钠盐。山羊或绵羊的胆酸含量均为去氧胆酸的10倍[1]。

【药理作用】**1. 对中枢神经系统的作用**

羊胆酸及其胆酸盐有明显抗戊四氮惊厥作用，并有一定的解热作用，但效果均不如猪胆酸。

2. 对消化系统的作用

胆酸钠（胆盐）为牛、猪、羊等动物胆汁中提取的胆盐混合物，是天然利胆药物，口服可增加胆汁分泌，乳化不溶于水的脂肪，以利于胰脂酶对脂肪的作用，促进脂肪消化产物和脂溶性维生素A、D、K、E的吸收。去氧胆酸为猪、牛、羊胆汁提取的胆酸氧化而成，也能促进胆汁分泌，主要增加胆汁中的水分，而固体成分并不增加，即促进肝脏分泌大量的黏度较低的胆汁，以通畅胆道，其利胆作用迅速，维持时间短，尚能促进胆道中小结石的排出。此外，去氧胆酸对脂肪的消化吸收也有一定的促进作用。

3. 对呼吸系统的作用

羊胆汁37.5 ml/kg灌胃，对氢氧化钡气雾所致小鼠咳嗽有显著镇咳作用，强度与猪胆汁相似；羊胆汁50 ml/kg灌胃小鼠酚红法试验表明其有显著的祛痰作用，效力比猪胆汁强。

4. 抗菌作用

羊胆汁对百日咳杆菌有显著抑制作用，效力强于猪胆汁，但不如鸡胆汁。羊胆汁在1/1000和1/100浓度时，对人型、牛型结核杆菌有抑制生长作用。另有报道，羊胆汁对结核杆菌的抑制作用强于牛、猪胆汁，其抗结核的主要成分是牛磺胆酸钠和去氧牛磺胆酸钠。给豚鼠服用羊胆汁2周后，再接种结核杆菌，则豚鼠器官病变较对照组轻。

5. 其他作用

可用于转化致震颤剂。羊胆汁与蕈青霉素（Paxilline）共孵，能增强后者并且能缓解甚至消除致颤作用，即使将羊胆汁煮沸使酶失活，仍具有此转化作用。羊胆汁也可用于致震颤剂吲哚二萜类、毒枝菌素类（mycotoxins）的转化，使其成为极性更强且利于消除的化合物[2-3]。

【现代临床】《药性论》以青羊胆汁点眼，治赤障白膜、迎风流泪。《张三丰仙传方》碧云膏则将蜂蜜灌入羊胆内，置通风处，待霜出后取霜点眼，治一切暴赤目疾。用于痰热咳嗽、痰中带血、百日咳，可与百部、白及、浙贝母等化痰止咳药同用。若单用新鲜羊胆汁灌肠，治大便秘结不通。粉剂内服，0.5 ~ 1 g。

【编者评述】羊胆来源广，产量大，应加强其活性物质、药理、临床等多学科研究，以期作为熊胆代用品。

参考文献

［1］蒋蕾．羊胆汁与其主要成分抗炎作用及作用机制的比较研究［D］．哈尔滨：黑龙江中医药大学，2007.

［2］郝丽莉，赵文静，王亚威．动物胆汁的药用研究［J］．中国民族民间医药杂志，1999，5：279-280.

［3］郝丽莉，赵文静，王亚威，等．动物胆汁的药用研究［J］．中医药信息，1999，3：14-15.

72 4 · 554 鲜羊肝 | Xianyanggan

HEPAR CAPRAE SEU OVIS

【药典沿革】 首载于1990年版一部附录第22页“成方制剂中本药典未收载的药材及炮制品”下，其为牛科动物山羊*Capra hircus* Linnaeus或绵羊*Ovis aries* Linnaeus的肝。1995年版一部附录Ⅲ第22页、2000年版一部附录Ⅲ第22页、2005年版一部附录Ⅲ第22页、2010年版一部附录Ⅲ第23页、2015年版四部第420页、2020年版四部第554页均有相同规定。

【本草考证】 始载于唐代《药性论》，名“羊肝”。原动物本草考证参见“羊肉”。

【药材来源】 牛科动物山羊*Capra hircus* L.或绵羊*Ovis aries* L.的肝。实施安死术后，剖腹取肝，洗净，鲜用；或切片晒干，烘干。

【性味归经】 甘、苦，凉。归肝经。

【功能主治】 养肝补虚，益精明目。

【道地主产】 全国各地均产。

【化学成分】 山羊或绵羊的肝，每100 g约含水分68 g，蛋白质18.5 g，脂肪7.2 g，碳水化合物4 g，灰分1.4 g（其中，钙9 mg，磷414 mg，铁6.6 mg），维生素B_1 0.42 mg，烟酸3.57 mg，维生素C 18.9 mg，维生素A 8.97 mg。

【药理作用】 **1. 抗肿瘤作用**

从羊肝制取的抗肿瘤免疫核糖核酸（iRNA）对小鼠移植S180肉瘤有明显抑制作用，抑制率为31.11%～42.89%。对晚期危重癌症病人，羊肝 iRNA可使病灶停止生长，缩小，甚至消退；并能不同程度地缩小因白血病细胞浸润造成的肝、脾和淋巴结肿大，提高血红蛋白、血小板和白细胞含量，对细胞免疫和体液免疫指标也均有不同程度的提高，其效果不低于脾iRNA。

2. 对免疫功能的影响

从乙肝疫苗免疫山羊肝制取的抗乙肝免疫核糖核酸（iRNA）能提高小鼠巨噬细胞（Mϕ）特异性吞噬功能，使乙肝表面抗原（HBsAg）羊红细胞的吞噬率及吞噬指数明显高于对照组。间接血凝试验显示，抗乙肝iRNA可诱导正常小鼠产生抗-HBs，表明iRNA具有过继体液免疫活性。白细胞黏附抑制试验（LAI）显示，iRNA免疫小鼠的白细胞受到HBsAg刺激后，9只鼠中有6只具有过继活性，而正常对照组皆为阴性，表明iRNA具有体外转移对特异性抗原的细胞免疫反应，且不受种属限制。上述试验提示，从羊肝制取的抗乙肝iRNA与从脾及淋巴结制取的抗乙肝iRNA有类似作用。

用卡介苗免疫羊的肝、脾等组织摄取的iRNA，对大白兔急性血清病肾炎有明显疗效，蛋白尿消失，补体接触性超敏反应（CHS）和循环免疫复合物（CIC）均较对照组明显减少。病理分析结果为肾小球体积无变化，细胞数相应减少。实验表明，非特异性iRNA对兔急性血清病肾炎的疗效相当于可的松，疗效满意[1-3]。

【现代临床】**1. 再生障碍性贫血**

羊肝1具（以青灰色山羊的肝为最佳），黑芝麻 100 g。将羊肝蒸熟，竹刀切片，瓦上焙干，去筋杂；黑芝麻炒干。将上2味药共研细末，每日早晚各服10 g。

2. 青光眼

羊肝1具，黄连30 g，熟地黄 60 g（2 味共研末）。先将羊肝用竹片刀切片，炒熟，与黄连、熟地黄末搅拌捣烂为丸，饭后用开水送服，每次服15 g。用药期间忌食葱、蒜、芹菜、香椿等辛散食物[4]。

【编者评述】羊肝为药食同源药材，多为鲜食，日常主要作为食品使用。目前，针对其药理学研究、临床学研究等均较为缺乏，应在今后的发展中加强。

参考文献

[1] 动物肝脏的药用价值［J］. 甘肃畜牧兽医，1991，3：47.

[2] 王香文. 羊肉及其产品的药用价值［J］. 当代畜牧，2014，36：63-64.

[3] 朱欢，范志刚. 羊的药用价值［J］. 新疆畜牧业，2002，3：43.

[4] 范瑛. 动物肝药用验方［N］. 民族医药报，2007-08-17（3）.

73 鸡 骨 | Jigu

4 · 555

OS GALLI

【药典沿革】首载于2015年版四部第421页“成方制剂中本版药典未收载的药材和饮片”下，其为雉科家鸡 *Gallus gallus domesticus* Brisson 的骨骼。2020年版四部第555页有相同规定。

【本草考证】历代本草未见记载。

【药材来源】雉科家鸡 *Gallus gallus domesticus* Brisson 的骨骼。捡净杂质，除净残肉。

【性味归经】辛，温。归肝、肾经。

【功能主治】强筋，健骨。用于跌打损伤，骨折。

【道地主产】全国各地均产。

【资源研究】饲养管理、饲料配方、病害防治等参照畜禽养殖标准。

【化学成分】主要成分为碳酸钙，存在大量的钙盐、磷酸盐、镁盐、钠盐、铁盐、钾盐、氟盐等矿物质，脂肪和蛋白质含量较高[1]，还含多种维生素，如维生素A、维生素D、维生素B_1、维生素B_2、维生素B_{12}等[2]。

【炮制研究】**1. 鸡骨**

用水洗净，放沸水中煮，刮净筋肉，洗净，干燥。

2. 炙鸡骨

取洁净细砂，置锅内加热后，投入净鸡骨，烫至黄色或深黄色并酥脆，筛去砂，放凉，用时捣碎。

【药理作用】**1. 抗氧化作用**

张氏等人以D-半乳糖注射昆明种成年小鼠，建立衰老模型。将小鼠随机分为正常组、模型组、低剂量组、高剂量组及VE对照组，以小鼠血清、肝脏及脑组织中的超氧化物歧化酶（SOD）、谷胱甘肽过氧化物酶（GSH-Px）、过氧化氢酶（CAT）的活性及丙二醛（MDA）含量为指标，考察鸡骨胶原蛋白肽在体内的抗氧化性能，研究鸡骨胶原蛋白肽对D-半乳糖致衰小鼠抗氧化能力的影响。结果表明，鸡骨胶原蛋白肽能够显著提高致衰小鼠体内肝组织、脑组织中的GSH-Px、CAT（$P<0.05$）和SOD活力（$P<0.05$），而血清、肝组织和脑组织中的MDA含量（$P<0.05$）则显著降低，由此可得，摄入适当的鸡骨胶原蛋白肽可以有效地增强小鼠机体的抗氧化能力，从而延缓D-半乳糖诱发的小鼠衰老[3]。易氏等人测定和比较了鸡骨酶解物（蛋白含量3 mg/ml）的DPPH、OH自由基的清除能力及其还原性，以及不同浓度和不同水解度下鸡骨酶解物DPPH自由基清除率的变化趋势。结果表明鸡骨酶解物的DPPH自由基清除能力强，DPPH自由基清除率随酶解物浓度的增大而升高。不同的蛋白酶酶解鸡骨蛋白，产生不同的抗氧化活性肽，均具有抗氧化性，但抗氧化能力不同[4]。

2. 降血压、抗心肌缺血作用

血管紧张素转化酶抑制肽（ACE抑制肽）是生物活性肽的一种，它通过抑制血浆和血管内皮细胞ACE的活性，起到降低血压的作用；此外，ACE抑制肽还有抗心肌缺血、保护血管内皮细胞、纠正血脂紊乱和抗动脉粥样硬化等作用。王氏对鸡骨肽的功能活性进行了初步研究，结果表明，鸡骨肽具有明显的ACE 抑制活性和抗氧化活性[2]。

【现代临床】 主要用作鸡骨散原料。用于腰膝酸软，筋骨疼痛，行走艰难等。

【编者评述】 鸡骨作为药用开发利用较滞后，主要集中在畜禽业、食品加工业，综合加工利用率还不高，加工产品种类还不够丰富，市场产品良莠不齐、整体水平不高。我国是鸡肉生产和消费大国，鸡骨资源丰富，开发利用潜力较大[1]，尤其是药用价值尚待挖掘，可从有效成分、毒性毒理等方面开展研究，并建立健全质量评价体系，关注药用价值的研发。

参考文献

[1] 李睿，王海燕，尚永彪．鸡骨的综合利用研究进展［J］．肉类工业，2010（11）：54-57.

[2] 王玉霞．鸡骨肽制备及其 ACE 抑制活性研究［D］．北京：中国农业科学院，2011.

[3] 张根生，符群，岳晓霞．鸡骨胶原蛋白肽对 D- 半乳糖致衰小鼠抗氧化性的研究［J］．食品工业科技，2010，31（1）：361-364.

[4] 易余艳，曾荣居，林建海，等．鸡骨酶解物的抗氧化活性研究［J］．中国食品学报，2010，10（4）：119-123.

74 鸡蛋壳（炒） | Jidanke

4 · 555

CHORION OVI GALLI

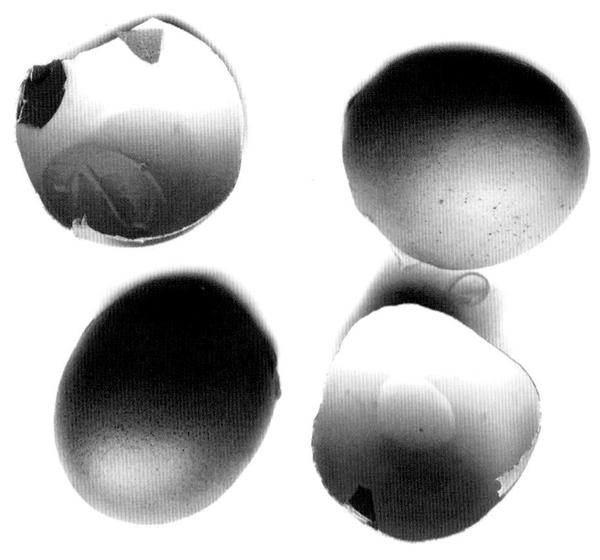

图 2-74-1　鸡蛋壳

【药典沿革】首载于2010年版一部附录Ⅲ第24页“成方制剂中本版药典未收载的药材和饮片”下，规定其来源为雉科家鸡*Gallus gallus domesticus* Brisson的卵壳。2015年版四部第421页、2020年版四部第555页均有相同规定。

【本草考证】始载于明代《本草纲目》，记载：“抱出卵壳，俗名混沌池、凤凰蜕。用抱出者，取其蜕脱之义也。”

【药材来源】雉科家鸡*Gallus gallus domesticus* Brisson的卵壳。食用鸡蛋时收集硬外壳，烘干。

【性味归经】淡，平。归胃、肾经。

【功能主治】收敛，制酸，止血，壮骨，明目。用于胃脘痛，反胃吐酸，小儿佝偻病，各种出血，目生翳膜，疳疮痘毒[1]。

【道地主产】全国各地均产。以壁厚、色淡肉色为佳。

【化学成分】含大量钙、镁、铁等矿物质元素和一些有机物，其中碳酸钙含量高达约95%。

【鉴别研究】硬薄片，大小不等，外表面微红色或类白色，内表面纯白色。质硬而脆。气微腥，味微甘。水分不得过8.0%。

【制剂研究】**1. 工艺研究**

（1）超声辅助法制备乳酸钙：超声破碎法制备蛋壳源乳酸钙的最优工艺条件为料液比为1：12，酸料比为1.4：1，超声功率为400 W，超声时间为25 min。该工艺条件下制备的乳酸钙产率为88.02% ± 2.07%，乳酸钙含量为81.92% ± 0.09%。除杂纯化，得到乳酸钙样品含量为97.18% ± 0.11%。利用超声辅助法制备蛋壳源乳酸钙比直接中和法缩短了75%制备时间，大幅提高了生产效率[2]。

（2）常温制备过氧化钙：在常温条件下，液相无稳定剂制备过氧化钙的工艺，确定出其主要影响条件为氨水和双氧水的用量以及反应时间。实验的最佳工艺条件为氨水用量8 ml，双氧水用量25 ml，反应时间35 min，低温干燥30 min，高温干燥60 min。较佳操作条件下制得的产品中过氧化钙质量分数可达72%以上，产率约为90%[3]。

（3）制备乳酸钙：乳酸钙为白色晶体颗粒或粉末，溶于水。将蛋壳中无机碳酸钙转化为易被人体吸收的乳酸钙[4]。制取乳酸钙的主要方法有双烧法和直接中和法。双烧法制备乳酸钙除去了蛋壳中的其他杂质成分，使产品不受蛋壳色素及其他有机成分的影响，可提高产品纯度；两次煅烧蛋壳的灰分中有效氧化钙含量为第一次95.7%，第二次99.2%[5]。直接中和制取乳酸钙的产率为79.2%，生成物中乳酸钙的有效质量分数为86.9%[6]。相对于高温煅烧的双烧法，直接中和法具有节能环保，生产成本低，市场竞争力强等特点。

（4）制备丙酮酸钙：丙酮酸可通过乙酰辅酶A和三羧酸循环实现体内糖、脂肪和氨基酸间的互相转化，因此丙酮酸在三大营养物质的代谢联系中起着重要的枢纽作用。利用丙酮酸这一特性，开发了相应的钙制剂。以蛋壳为原料制备丙酮酸钙的工艺进行研究[7]，鸡蛋壳经煅烧后与丙酮酸发生中和反应，制得产品，产率可达95%以上，其中丙酮酸钙含量为87.6%。虽然其含钙量不足20%，但进入人体内不像其他补钙产品的酸根离子会增加肝肾负担而产生副作用。丙酮酸根离子可以进入细胞参与有机物代谢，既减肥又不影响蛋白质的贮存。制备成丙酮酸钙是鸡蛋壳综合利用的一条有效途径。

（5）制备醋酸钙：醋酸钙属于有机酸钙，溶解性比无机酸钙好，因此作为一种补钙剂有相当大的市场。采用蛋壳粉直接与醋酸在常温常压下发生中和反应来制备醋酸钙，用EDTA络合法检测成品中醋酸钙的含量[8]，结果表明，此法制得的醋酸钙产率达99.0%，非常具有竞争力和发展前景。正交试验及试验结果表明最佳工艺为除镁时间5 min，反应温度25℃，反应时间2.5 h，固液比1∶14。试验表明，固液比是影响醋酸钙收率的主要因素，除镁时间影响最小[9]。醋酸钙即乙酸钙，还可用作融雪剂及冻结防止剂[10]，可作为一种新型的融雪剂替代对环境有害的无机氯化物系融雪剂。

（6）制备葡萄糖酸钙：葡萄糖酸钙为白色结晶粉末，无臭无味，易溶于沸水，略溶于冷水，不溶于乙醇或乙醚等有机溶剂。主要用作食品钙强化剂、营养剂、缓冲剂、固化剂与螯合剂。葡萄糖酸钙采用酸碱中和法制备[11]，产品回收率可达95%以上。用鸡蛋壳进行壳膜分离、煅烧及中和反应制备葡萄糖酸钙的最佳条件为取质量分数为15%的氢氧化钠溶液100 ml，以固液质量比为1∶3称取鸡蛋壳，在60℃的水浴条件下反应，壳膜分离所需反应时间为20 min。在葡萄糖酸浓度为2.6 mol/L，酸过量0.0029 mol，水浴反应温度为60℃，反应时间为45 min的条件下，产品产率高达94%[12]。

（7）制备谷氨酸螯合钙：影响螯合率的工艺因素按主次顺序为摩尔比、pH值、温度、时间，制备的最佳条件为谷氨酸与蛋壳粉摩尔比为3∶1，pH值为7，螯合温度为70℃，螯合时间为60 min。在最优条件下，螯合率为（63.88 ± 0.15）%[13]。

（8）制备丙酸钙：丙酸杆菌发酵生产丙酸的最佳条件为丙酸杆菌固定于纤维床反应器，35℃下，40 g/L的葡萄糖，发酵60 h。丙酸钙生产的最佳条件为5 g鸡蛋，缓慢加入1 L发酵液中，于35℃反应1 h，得到8.56 g丙酸钙。在该研究中，丙酸钙的转化率较高（85.8%）[14]。

（9）制备高水溶性果汁钙：钙营养强化剂普遍存在着溶解性差的问题，导致钙强化饮料产生沉淀，直接影响产品的质量。因此，开发一种溶解性好，吸收率高的钙营养强化剂是目前需解决的问题。酸性果汁钙不仅有较高的钙含量还具有很好的水溶性[15]。柠檬酸-苹果酸钙（CCM）是钙与柠檬酸、苹果酸按一定比例配合的有机复合物，具有高溶解性，高生物学吸收利用性，风味良好等特点，为一种良好的钙营养强化剂[16]。鸡蛋壳是生物组织，无毒，是制备CCM良好的钙原料。利用鸡蛋壳制备高溶解性柠檬酸-苹果酸钙的工艺条件如下。投料比（摩尔比）为碳酸钙（蛋壳灰分）∶柠檬酸∶苹果酸=6.0∶2.0∶3.0；结晶条件为-4℃冻结结晶；冻结时间为2 d。

（10）制备硬脂酸钙：以鸡蛋壳为原料，进行预处理后制备成石灰乳直接和硬脂酸进行中和反应制备生物钙强化剂——硬脂酸钙。实验探究了石灰乳和硬脂酸质量比、反应温度、反应时间三个因素对钙强化剂制备的影响，通过响应面优化了制备工艺条件。优化结果表明，蛋壳灰和硬脂酸质量比为5.2∶10，反应温度81℃，反应时间2.0 h条件下制备的生物钙强化剂品质最好[17]。

（11）提取溶菌酶：溶菌酶是一种有效的抗菌剂，在自然界中广泛存在。它由单核—巨噬细胞分泌，在机体中起非特异防御机制[18]。在食品工业中是一种安全性高的食品添加剂；在医药上具有抗菌、抗肿瘤、增强免疫力的功效；在生物技术中是基因工程、细胞工程、发酵工程必不可少的工具酶[19]。从经济角度考虑，对蛋壳中提取溶菌酶的方法进行初步研究，虽然溶菌酶在鸡蛋壳中含量很低，但是因鸡蛋壳是用过的废品，成本低且数量巨大[20]，所以采用聚丙烯酸沉淀法，非常适合提取其中的微量溶菌酶。此法每100 g蛋壳中大约可提取出0.162 g左右的溶菌酶，产率约为0.13%[21]，而且此法有3个特点，即设备投资少；聚丙烯酸用量小；聚丙烯酸可通过硫酸从钙盐中释放出来，便于反复使用，从而大大降低生产成本[22]。因而用聚丙烯酸沉淀法可有效提取其中的溶菌酶。

2. 鸡蛋壳脱硫效果

煤在燃烧过程中产生的二氧化硫排放到大气中会造成酸雨。目前，国内对脱硫的研究主要是利用钙基固硫剂进行脱硫，但存在钙基固硫剂脱硫率比较低的问题[23]。

脱硫后产物硫酸钙在高温灼烧情况下会大量分解，而且氧化钙表面气孔被硫酸钙堵塞，实际上的脱硫率和钙使用率都很低，所以现在主要研究方向是提高脱硫率和钙使用率。鸡蛋壳经高温煅烧后可得含氧化钙98%的灰粉。由于鸡蛋壳多孔且透气，这些孔是细密的，在清洗和烘干后，壳内的半透膜被破坏，使壳的细孔有更好的透气性，这样二氧化硫就可以轻易进入壳的小孔内与壳内的碳酸钙产生固硫反应，有较高的脱硫率。研究表明，鸡蛋壳的脱硫效果优于钢渣且与贝壳类相当[24]。如能把大量被丢弃的鸡蛋壳用于燃烧过程进行脱硫，既可减少资源浪费，还可减轻环保负担[25]。

3.质量标准研究

孙彩云等人对干式灰化法、湿式消化法、直接酸溶法等处理蛋壳方法进行了比较，认为直接酸溶法简便易行适合实验教学。采用EDTA络合滴定法测定鸡蛋壳样品中的钙、镁含量分别约为38.77%、0.49%[26]。

王绍清等人通过扫描电子显微镜，对鸡蛋壳的各部分固态结构，如鸡蛋壳的壳膜、椎体层、柱状层、表面晶体层和表皮的超微结构的形貌进行观察，获得相邻柱状单晶在表面结晶层表现的不同结晶方向的特点、未成熟的椎体雏形结构及椎体横断面的径向结晶方向等超微形貌特征。综合这些能够表征鸡蛋壳基本结构及特殊结构超微形貌特征的系统照片资料，建立了典型的鸡蛋壳基本超微结构模型，用于鸡蛋壳生长机制研究、真假鸡蛋鉴别等[27]。

【现代临床】 以鸡蛋壳为原料，采用微波法制备不同加热条件下的骨修复材料，利用扫描电镜（SEM）、X 射线衍射仪（XRD）、傅里叶变换红外光谱仪（FTIR）和X射线能谱分析（EDXA）手段，表征微波处理前后材料的理化性能。选用新西兰兔制备直径5 mm的颅骨全层缺损区，以未经微波处理的鸡蛋壳粉及可吸收骨材料Bio-Oss作为对照，充填经微波处理后的新型骨修复材料，8周后观察新生骨的生成情况。SEM，XRD、FTIR 和EDXA分析证实，随加热时间延长，材料的微观形态由针状向球状转变；碳磷灰石的特征性波峰也不断增强；研制的新材料含有与人体骨相似的碳、磷和钙成分。动物实验表明，经微波处理的碳磷灰石鸡蛋壳粉充填的缺损区，比未处理组和空白对照组的缺损区有更多的矿化新生骨和较少的未矿化新生骨，接近 Bio-Oss 的效果。微波加热法能有效地将天然碳酸钙转化为碳磷灰石，该材料有望作为一种潜在的新型骨修复材料[28]。

【编者评述】 蛋壳药用历史悠久，但现代临床应用较少。主要利用其粉碎后拌入饲料，作为家畜的钙添加剂，还有一些工业应用。但大量的蛋壳依旧丢弃，对于蛋壳的开发和利用亦是对环境的保护。

参考文献

[1] 南京中医药大学. 中药大辞典：上册[M]. 2版. 上海：上海科学技术出版社，2006，3：1683.

[2] 刘德婧，马美湖. 超声辅助法制备蛋壳源乳酸钙[J]. 中国食品学报，2017，17(6)：90-96.

[3] 周绿山，钱跃，何畔，等. 鸡蛋壳常温制备过氧化钙的工艺研究[J]. 无机盐工业，2016，48(10)：60-62.

[4] RUBILAR O E, HEALY M G, HEALY A. Bioprocessing of avian eggshells and egg shell membranes using lactic acid bacteria[J]. Journal of Chemical Technology and Biotechnology，2006，81：900-911.

[5] 耿岩玲，迟玉杰，扬帆. 双烧法从鸡蛋壳中制备乳酸钙的研究[J]. 食品研究与开发，2003，24(3)：8-11.

[6] 李逢振，马美湖，李彦坡，等. 鸡蛋壳直接中和制取乳酸钙的工艺[J]. 农业工程学报，2010，26(2)：370-374.

[7] 盛淑玲，姜罡丞，高丽. 鸡蛋壳制备丙酮酸钙[J]. 许昌学院学报，2004，23(2)：109-112.

[8] 王褒宾，饶链. 用鸡蛋壳制备醋酸钙的工艺研究[J]. 农产品加工学刊，2007(9)：38-40.

[9] 吴汉东. 以鸡蛋壳为原料制备醋酸钙的工艺研究[J]. 食品工业，2012，33(12)：37-39.

[10] 华平，张继武. 鸡蛋壳制备乙酸钙冰雷融化剂的研究[J]. 中国资源综合利用，2005(5)：9-12.

[11] 张继武，华平. 利用鸡蛋壳制备葡萄糖酸钙的研究[J]. 中国资源综合利用，2006(9)：15-17.

[12] 李孟艳，杨孟孟，王永，等. 鸡蛋壳制备葡萄糖酸钙的工艺研究[J]. 化工时刊，2016，30(8)：9-12.

[13] 彭亦谷，赵彩镯，胡荣，等. 以鸡蛋壳为钙源制备谷氨酸螯合钙工艺研究[J]. 食品工业科技，2014，35(23)：242-246.

[14] 丁邦琴，邱鑫，周烽. 利用鸡蛋壳为原料发酵法生产丙酸钙的研究[J]. 中国农学通报，2011，27(26)：156-159.

[15] 洪坤. 鸡蛋壳制备高水溶性果汁钙的研究[J]. 粮油食品科技，2008，16(2)：53-54.

[16] 汪之和，施文正，张丽华. 鸡蛋壳制备柠檬酸-苹果酸钙(CCM)的研究[J]. 食品研究与开发，2007，28(5)：62-64.

[17] 冯远. 鸡蛋壳制备生物钙强化剂工艺研究及优化[J]. 湖南饲料，2016，3：43-46.

[18] 贾向志，李元，马文煜．溶菌酶的研究进展［J］．生物技术通讯，2002，13（5）：374-377.

[19] 符莉芳．溶菌酶的研究进展［J］．浙江预防医学，2008，20（4）：56-59.

[20] 郭勇．酶的生产与利用［M］．北京：化学工业出版社，2003：10-23.

[21] 陈若飞．从蛋壳中提取溶菌酶的研究［J］．沈阳化工学院学报，2008，22（3）：222-225.

[22] 薛永先，王宗花，于福明．从蛋壳中提取溶菌酶的研究［J］．青岛大学学报，1997，12（2）：29-36.

[23] 程军，周俊虎，刘建忠，等．电石渣和铝土粉的高温燃烧脱硫特性及微观分析［J］．环境科学学报，2003，23（5）：641-646.

[24] 谢新媛，何思铭．一种新型天然固硫剂—鸡蛋壳的脱硫效果研究［J］．洁净煤技术，2007，13（5）：68-70.

[25] 袁军皇，沈健芬，郑睿．鸡蛋壳的综合利用研究进展［J］．广州化工，2011，39（1）：38-44.

[26] 孙彩云，刘端，安志达．鸡蛋壳中钙镁含量的测定［J］．唐山师范学院学报，2009，31（2）：28-30.

[27] 王绍清，曹红，曹宝森．扫描电镜法观察鸡蛋壳超微结构形貌［J］．食品科学，2013，34（13）：110-114.

[28] 王淑敏，张珂，俞立英，等．碳磷灰石鸡蛋壳粉作为骨修复材料的初步研究［J］．口腔材料器械，2014，23（3）：125-129.

75 4·555 刺猬皮 | Ciweipi

CORIUM ERINACEI SEU HEMIECHINI

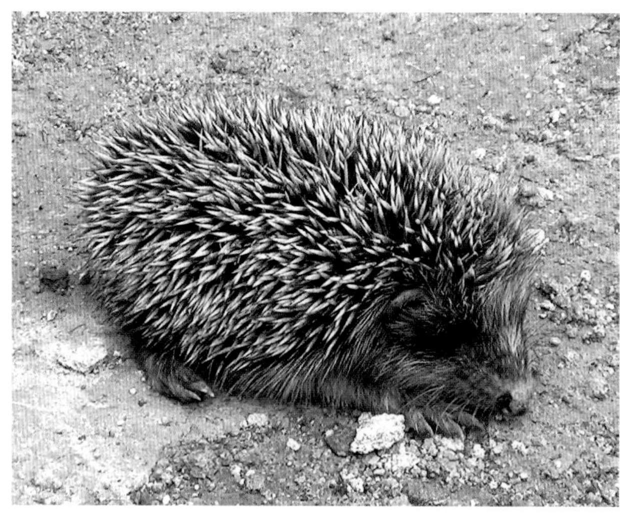

图 2-75-1　刺猬

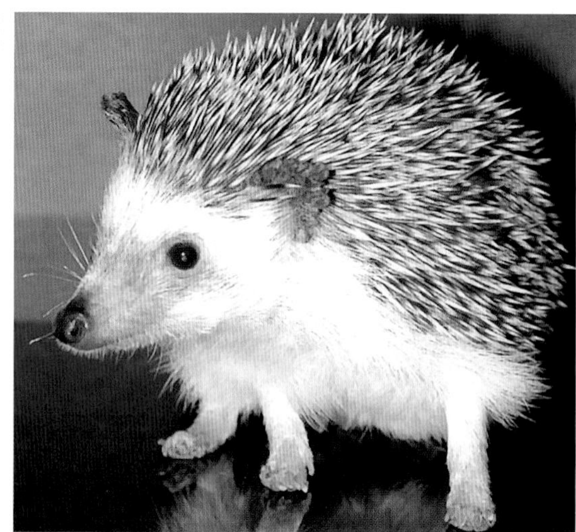

图 2-75-2　短刺猬

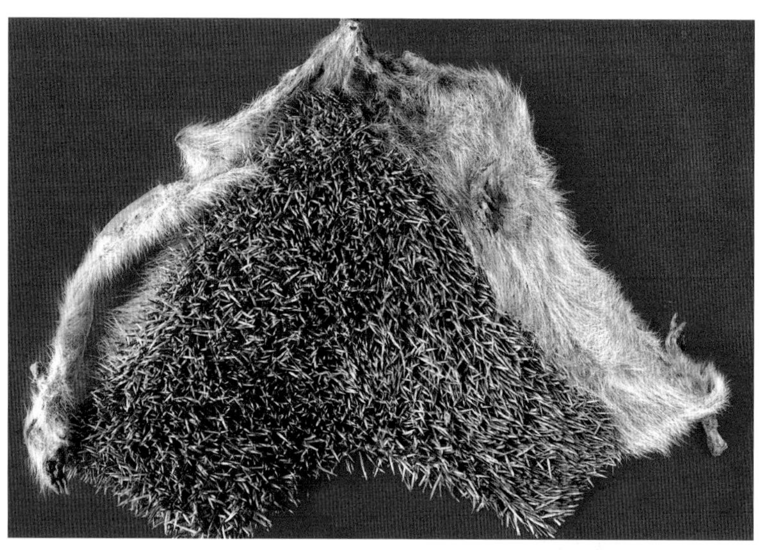

图 2-75-3　刺猬皮

【药典沿革】 首载于2010年版一部附录Ⅲ第24页“成方制剂中本版药典未收载的药材和饮片”下，其为刺猬科动物刺猬*Erinaceus europaeus* L.或短刺猬*Hemichianus dauricus* Sundevoll的干燥外皮。2015年版四部第421页、2020年版四部第555页均有相同规定。

【本草考证】 始载于汉代《神农本草经》，列为中品，名猬皮。晋代陶弘景曰：“处处野中时有此兽，人犯之，便藏头足，毛刺人，不可得捉。”明代《本草纲目》列于兽部第五十一卷，谓：“猬之头、嘴似鼠，刺毛似豪猪，蜷缩则形如芡房及栗房，攒毛外刺，尿之即开。”综上所述，本草所载之猬与今之刺猬相符。刺猬有数种，其皮均可入药。

【药材来源】刺猬科动物刺猬*Erinaceus europaeus* L.或短刺猬*Hemichianus dauricus* Sundevoll的干燥外皮。多在春、秋两季捕捉，实施安死术后，取皮，刺毛向内，除去油脂、残肉等，竹片将皮撑开悬挂通风处，阴干。

【性味归经】苦，平。归胃、大肠、肾经。

【功能主治】散瘀，止痛，止血，涩精。主治胃脘疼痛，反胃吐食，疝气腹痛，肠风，痔漏，遗精，遗尿，脱肛，烧烫伤。

【道地主产】河北、山东、江苏、河南、陕西、甘肃、内蒙古、浙江、安徽等。野生或养殖。

【资源研究】**1. 品种**

刺猬在我国境内主要有3个亚种和1个居群，即东北亚种、华北亚种、华东亚种和陕甘居群，主要分布在辽宁、吉林、黑龙江、内蒙古及长江流域和陕甘地区。

2. 生物学特性

刺猬喜静，怕光和噪声，昼伏夜出，嗅觉灵敏。多数在早春结束冬眠（3月下旬）后，因栖息场所被干扰而转移到山沟、河崖的灌木丛或农田里繁殖，秋末农作物收获后再逐渐回到原栖息地。如窝巢受损，便离去另寻觅巢穴，不再回到原窝巢。刺猬多在夜晚活动，20：00时出洞，到翌日4：00时回巢，靠敏锐的嗅觉四处觅食，白天很少出来活动。除繁殖季节外一般单独行动，活动时走走停停，稍有惊动和异常，就蜷缩成团，身上的刺直立。如遇暴雨便及时将身体蜷曲在树枝下或静伏在高处。觅食活动范围在2000 m^2之内，最远的离巢可达600 m[1]。野生刺猬主要食谱包括蚯蚓、昆虫、蜗牛、青蛙、小蛇、蜥蜴、老鼠，也吃植物的根、茎、果实等，还特别喜欢吃蟑螂。

3. 饲养管理

刺猬是典型的夜行动物，白天熟睡，晚上出来觅食[1]。投喂的饲料必须来历清楚、新鲜、干净，瓜果蔬菜要洗净后投喂。春季为刺猬交配季节，应多做观察，若发现母刺猬已交配且怀孕，应暂时单独饲养，把雄刺猬移到别处，这样既便于给母刺猬增加营养，又可以防止雄刺猬的干扰。产后2个月，可将小刺猬分开单独饲养。在天敌方面，主要严防黄鼠狼的侵害，运动场的围网要求能够阻挡黄鼠狼的进入。

4. 饲料

多种饲料原料按一定比例混拌均匀、煮熟后施喂给刺猬。配方为玉米粉30%、骨粉2%、麦麸20%、碘盐l%、细米糠10%、土霉素粉1%、鱼粉5%、氨基酸1%、蔬菜30%及微量元素适量。

5. 药材性状

呈多角形板刷状或直条状，有的边缘卷曲呈筒状或盘状，长3 ~ 4 cm。外表面密生错杂交叉的棘刺，刺长1.5 ~ 2 cm，坚硬如针，灰白色、黄色、灰褐色不一。腹部的皮上有灰褐色软毛。皮内面灰白色或棕褐色。具特殊腥臭味。

【化学成分】盛玮等人通过原子吸收分光光度法测定，刺猬皮中钾、钠、钙的含量较高，铁、镁、锌、铜、锰的含量次之[2]。

【制剂研究】 赵斌等人以粉碎率和醇溶性浸出物为评价指标，正交试验法优选烫制温度、烫制时间和滑石粉用量，对制刺猬皮中水分、灰分、总氮及醇溶性浸出物进行测定，氨基酸自动分析仪测定氨基酸含有量。最佳炮制工艺为100 kg刺猬皮加40 kg滑石粉，烫制温度210～220℃，翻炒4 min。制刺猬皮中水分5.1%、总灰分13.9%、总氮9.6%、醇溶性浸出物10.5%，含有17种氨基酸，总含有量52.69%。该工艺稳定可行，重复性好，可用于滑石粉烫制刺猬皮质量标准的制定[3]。

【现代临床】 刘瑶等人运用乌梢蛇配合刺猬皮治疗皮肤瘙痒症，效果良好[4]。用单味药刺猬皮治疗前列腺肥大和母畜产后缺乳，效果良好[5-6]。尹秀兰等人用刺猬皮烤黄研细，用香油调成稀糊状，敷在伤口上，治疗小面积烫伤26例，痊愈[7]。张琳等人用刺猬皮外敷加口服抗病毒药成功治愈20例带状疱疹患者[8]。送光临等人外用刺猬皮等药材，治疗55例癌性疼痛患者，取得较为满意的效果[9]。蔡芳、李洪斌用配方刺猬皮治疗慢性萎缩性胃炎，效果良好[10-11]。许二平用刺猬皮配伍鸡内金、五味子各等分，治疗遗精30例，近期治愈率、总有效率治疗组分别为46.67%、93.33%，对照组分别为15.00%、60.00%，2组比较，均有显著性差异（$P<0.05$）[12]。

【编者评述】 刺猬皮为传统药材，主治胃部疾病以及肠风、遗精、烧烫伤等。近年来对其研究较少，应该加强其品种鉴定、活性成分、药效等方面研究工作。

参考文献

[1] 李长生．刺猬的科学养殖与产品开发利用［J］．林业实用技术，2009，1：39-41.

[2] 盛玮，王月玲，薛建平．刺猬皮中微量元素的分析［J］．微量元素与健康研究，2005，22（1）：22-23.

[3] 赵斌，王琼，刘敬，等．滑石粉烫制刺猬皮工艺优化及质量标准制定［J］．中成药，2016，38（8）：1869-1872.

[4] 刘瑶，秦悦思，谢祥锟，等．艾儒棣教授运用乌梢蛇配合刺猬皮治疗皮肤瘙痒症的经验［J］．云南中医中药，2011，32（4）：5-6.

[5] 王志远．刺猬皮治疗母畜产后缺乳［J］．中兽医医药，1991，32（2）：40.

[6] 谢麦棉．刺猬皮治疗前列腺肥大［J］．浙江中医，2000，8：356.

[7] 尹秀兰，迟时雨．刺猬皮治疗小面积烫伤［J］．齐鲁护理，1997，3（2）：72.

[8] 张琳，张晓妮．内外合治带状疱疹 20 例［J］．中国民间疗法，2006，14（6）：26.

[9] 送光临，游志恒．痛康消肿止痛膏治疗癌痛 55 例［J］．河南中医，2001，21（4）：36.

[10] 蔡芳，张咏冬，李凯，等．温中汤治疗慢性萎缩性胃炎经验［J］．中国民族民间医药，2015，4：148.

［11］李洪斌．益胃化瘀汤治疗慢性萎缩性胃炎的临床效果评价［J］．中国卫生标准管理，2017，19：112-113.
［12］许二平．止遗散治疗遗精 30 例疗效观察［J］．新中医，2006，38（9）：33-34.

76 狗骨 | Gougu

4 · 555

CANIS OS

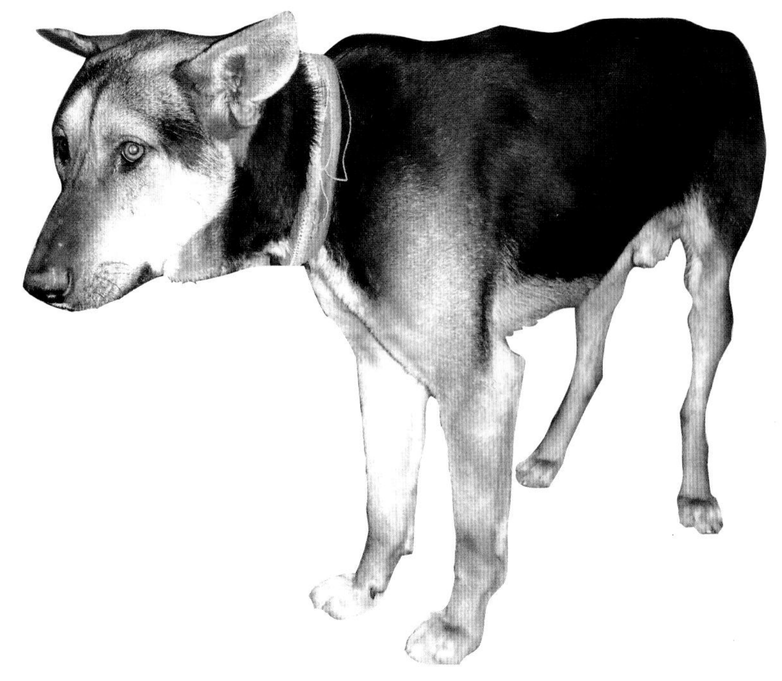

图 2-76-1　狗

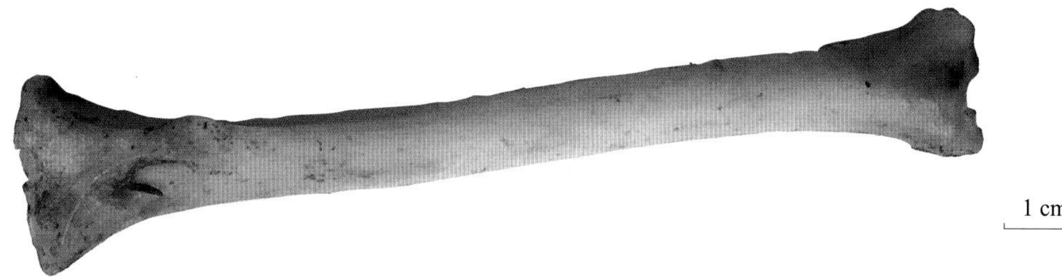

图 2-76-2　狗骨

【药典沿革】 首载于2005年版一部附录Ⅲ第23页“成方制剂中本版药典未收载的药材及饮片”下，规定其来源为犬科动物狗*Canis familiaris* L.的骨骼。2010年版一部附录Ⅲ第24页、2015年版四部第421页、2020年版四部第555页均有相同规定。

【本草考证】 始载于晋代《名医别录》，曰：“烧灰疗下痢，生肌。”明代《本草纲目》列于兽部第五十卷“狗”下，将头骨和骨分列，“狗类甚多，其用有三。田犬长喙善猎，吠犬短喙善守，食犬体肥供馔。凡本草所用，皆食犬也。”又曰：“烧灰，米饮日服，治休息久痢。猪脂调，敷鼻中疮。”唐代《本草拾遗》谓：“煎为粥，热补，令妇人有子。”

【药材来源】 犬科动物狗*Canis familiaris* L.的骨骼。实施安死术后，剖开，剔去骨骼上的筋肉，将骨挂于通风处晾干，不可曝晒。药用以四肢骨为佳，四季可收。

【性味归经】甘，咸，温。归脾、肝、肾经。

【功能主治】祛风湿，强筋骨。用于风湿关节痛，腰腿酸软。

【道地主产】全国各地均产。

【资源研究】体形、大小、毛色因品种不同而异。一般体格匀称。鼻吻部较长，眼呈卵圆形，两耳或竖或垂。四肢矫健，前肢5趾，后肢4趾。具爪，但爪不能伸缩。尾呈环形或镰刀形。狗为肉食性动物，因长期驯化的结果，已变为杂食性动物，其嗅觉与听觉都很灵敏，记忆力很强，奔跑迅速。

【化学成分】鲜狗骨约含水分50%、脂肪16%、骨胶原12%、无机物22%，无机物中大约一半以上是磷酸钙，次之是碳酸钙（约10%）和磷酸镁（约2%）；还有少量氟化钙。

【鉴别研究】**1. 性状鉴别**

全身骨骼约300块，其中头骨46块，脊柱50～53块，肋骨和胸骨27块，附肢骨骼176块。骨质坚实，不甚沉重，白色或微黄白色。断面不平坦，骨腔内网状髓质不明显，骨质显油润。火烧有腥臭味。粉末呈黄褐色，手捻有黏腻感，有浓厚的骨臊味[1]。

2. 显微鉴别

卢氏等人在分析虎骨类似品骨粉结构时，其中有狗骨胫骨，胫骨锯成细末过80目筛，显微镜下观察粉末的特征，并用图像分析仪检测狗骨胫骨颗粒面积和颗粒的百分比，所得特征可作为狗骨鉴别依据[1]。

3. 光谱鉴别

刘氏等人应用红外光谱技术，提取狗骨等7种动物的骨胶蛋白质，分别与溴化钾混合研磨压片上机扫描，所得红外光谱图，图谱的峰形、峰位和峰值等特征，可用于狗骨的对比鉴别[2]。

【炮制研究】取狗骨用温水洗净泥土，闷润，刮净残余筋肉，晾干，砸成小块。

【药理作用】**1. 促进骨骼生长**

李氏等人以家兔为试验对象，通过手术造成家兔桡骨中段骨折，设置狗骨胶高剂量组（1.5 g/kg）、低剂量组（0.5 g/kg）、空白对照组各15只，术后2、3、4周每组随机抽样进行抗折强度测定和组织学观察，狗骨胶高、低计量组骨性愈合时间较空白对照组提前8±1天；抗折强度狗骨胶高、低剂量组优于空白对照组（$P<0.01$）；组织学观察，狗骨胶高、低剂量组成骨细胞明显增殖，出现大量成骨细胞聚集的时间明显提前于空白对照组，由此可知，狗骨胶可促进新生骨的再生从而加速骨折愈合[3]。

2. 调节免疫

关节灵注射液主要由鲜狗骨、豨莶草、汉防己、威灵仙、当归等制成，李氏等人将小鼠随机分为正常组、免疫对照组、关节灵组，正常组每日灌服与中药制剂等量的生理盐水，免疫对照组腹腔注射5%绵羊红细胞（SRBC）0.2 ml/只，每日灌服与中药制剂等量的生理盐水，关节灵组腹腔注射5%绵羊红细胞（SRBC）0.2 ml/只，每日按每20 g体重0.5 ml的剂量灌服。关节灵组与免疫对照组相比，其淋巴细胞转化率前者明显低于后者（$P<0.01$）；而关节灵组与正常组相比，淋巴细胞转化率没有显著性差别，此结果表明，关节灵制剂对实验性小鼠细胞免疫增强反应具有明显的抑制作用。关节灵组血清抗体水平明显低于免疫对照组（$P<0.01$），此结果表明，关节灵制剂具有抑制SRBC（即特异性抗原）刺激小鼠产生特异性抗体的作用。可认为关节灵注射液对实验性细胞免疫增强反应和因抗原刺激诱导的特异性体液免疫具有明显的抑制作用，提示它可能具有调整机体异常细胞免疫和体液免疫，抑制自身免疫反应的作用[4]。

【现代临床】**1. 治疗风湿性关节炎、类风湿关节炎**

陈氏等人选取风湿性关节炎、类风湿关节炎等有关疾病222例，口服狗骨胶药酒一日3次，每次20～30 ml，风湿性关节炎以连续服用1个月为1个疗程，类风湿关节炎以连续服用3个月为1个疗程，并作临床观察记录，222例痊愈31例，近控22例，显效93例，好转60例，总有效率92.7%；200例风湿性关节炎及类风湿关节炎中的有效病例为187例，总有效率为93.5%，显效者共128例，显效率为64.0%，充分表明了狗骨胶药酒疗效[5]。

李氏等人自拟关节灵注射液，主要药物组成为鲜狗骨、豨莶草、汉防己、威灵仙、当归五味中药材，成人每次4 ml，每月2次，3 个月为1个疗程，采用止痛、消肿、功能变化、实验室检查、X线片变化等指标综合评定40例病例治疗后效果，显示治疗后，基本控制5例，显效14例，好转16例，无效5例，且该制剂还具有较好的改善关节畸形的功能[6]。

2. 镇痛、抗炎

祛风湿注射液是由狗骨、甜瓜子两味中药组方，来氏等人分别选取40只小鼠进行镇痛实验、抗炎实验，给药组剂量为5.0 g/kg，10.0 g/kg，空白组注射水10 ml/kg，镇痛实验阳性组给予安痛定注射液0.025 g/kg，抗炎实验阳性对照组给以氢化可的松注射液0.025 g/kg，结果表明，给药组能够提升小鼠热板致痛阈值，降低醋酸致痛的影响，缓解小鼠耳部发炎的肿胀，即祛风湿注射液具有一定的镇痛、抗炎作用[7]。

3. 治疗骨折

驳骨丸是由驳骨草、煅狗骨、地龙、土鳖虫、川断、自然铜、骨碎补等中药组成，杨氏等人对450例骨折患者进行系统的临床观察，表明有效率达97.6%，显效率56.3%，显著高于对照组；在骨痂X线评定、消肿、骨愈合时间等方面进行统计学处理，均不同程度地优于对照组，表明驳骨丸具有显著增强骨痂的强度和刚度，增加钙和骨的沉积，以及加速骨吸收，缩短骨吸收周期，促进骨折愈合的作用[8]。

4. 治疗强直性脊柱炎

陈氏等人选取38例强直性脊柱炎（AS）患者，用复方狗骨胶片配合关节操治疗。狗骨胶片药物组成为狗骨胶、川乌、全蝎、蜈蚣、玉竹、甘草（每片含生药0.3 g），口服，每日3次，每次4～5片，寒重可加至6～7片，偏热可加服知柏地黄丸，遇发热及出血症状暂时停服，待缓解后再服，连续服用3个月后评定疗效。AS关节操做法为深呼吸运动，早中晚各做64次；颈椎运动，分3段，前屈后仰，左右侧屈，左右旋转，每段早晚各做16次；扩胸运动，屈臂扩胸与直臂扩胸交替进行，早晚各做64次；腰椎运动，分3段，前屈后仰，左右侧弯，左右旋转，每段早晚各做32次；髋关节运动，分3段，以一手扶墙，同侧下肢伸直离地，前后摆动，左右摆动，左右旋转，每段早晚各做16次。治疗3个月后，显效20例，有效16例，无效2例，研究表明，狗骨胶对减轻、缓解AS受累关节疼痛，改善关节功能，缩短晨僵时间有明显作用，配合AS关节操更有利于防止肢体废用性肌肉萎缩，改善受累关节活动功能[9]。

【编者评述】 我国狗骨资源较为丰富，有关其成分、药用价值的研究不少，尤其是作为虎骨、豹骨等药材代用品的研究更为集中，不少学者认为该方面有较好的发展前景，有利于动物药材需求的缓解[10]。相比之下狗骨药理作用方面研究较少，有待进一步研究。

参考文献

[1] 卢慧卿，杨京玉，丛英杰，等．虎骨及其类似品的骨粉结构及图象分析［J］．北京中医药大学学报，1995，18（4）：66-68.

[2] 刘启福，宋秀琴，贲长恩，等．虎骨与猪、牛、猫、熊、豹、狗骨的紫外光谱对比鉴别［J］．北京中医药大学学报，1995，18（4）：67-68.

[3] 李丽，张剑宇．狗骨胶促进骨折愈合的实验研究［J］．中国中医药科技，1998，5（6）：389.

[4] 李先文，陈武宁，杨宗琪，等．关节灵制剂对小鼠免疫功能的影响［J］．川北医学院学报，1993，8（3）：6-8.

[5] 陈和，卫云．狗骨胶药酒临床观察总结［J］．中成药研究，1982（4）：25-26.

[6] 李先文，凌春茂．关节灵注射液治疗类风湿性关节炎［J］．重庆医药，1983（5）：26-28.

[7] 来杰，潘福海，师青春．祛风湿注射液的药效学研究［J］．中国实验方剂学杂志，1997，3（2）：46-47.

[8] 杨益，李宇明，翁凤泉．骨丸促进骨折愈合的临床研究［J］．中国中医骨伤杂志，1998，6（5）：19.

[9] 陈志强．狗骨胶片加AS关节操治疗强直性脊柱炎［J］．现代中西医结合杂志，2000，9（6）：487-488.

[10] 汤启勋，李雁玲．狗骨及其复方制剂的研究进展［J］．中药材，2000，23（8）：503-505.

77 狗 鞭 | Goubian

4 · 555

PENIS TESTIS CANIS

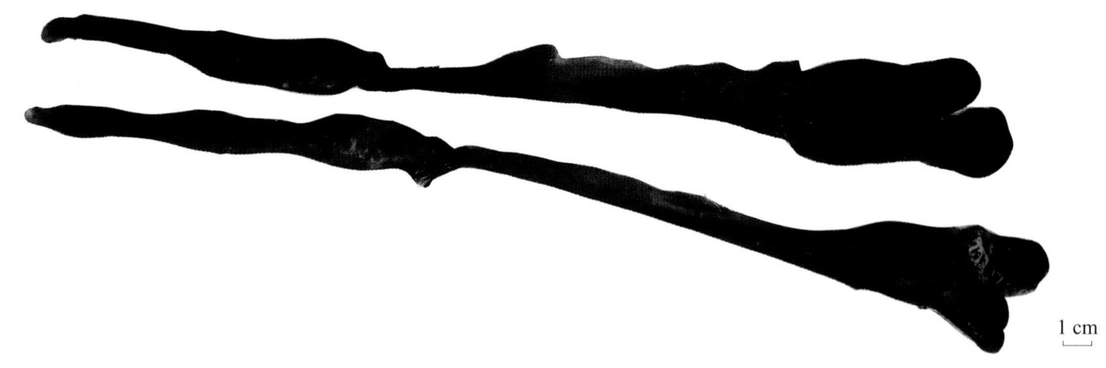

图 2-77-1 狗鞭

【药典沿革】首载于2010年版一部附录Ⅲ第24页“成方制剂中本版药典未收载的药材和饮片”下，其为犬科动物狗*Canis familiaris* L.的干燥阴茎和睾丸。2015年版四部第421页、2020年版四部第555页均有相同规定。

【本草考证】始载于汉代《神农本草经》，列为中品，曰：“味咸，平，无毒。主伤中，阴痿不起，令强热大，生子，除女子带下十二疾。一名狗精。六月上伏取，阴干百日。”异名有狗精（《神农本草经》）、狗阴（《本草经集注》）、黄狗肾（《饮片新参》）。对基原动物狗的考证，明代《本草纲目》列于兽部第五十卷，释名曰：“犬（《说文》）、地羊。”集解曰：“时珍曰：犬类甚多，其用有三。田犬长喙善猎，吠犬短喙善守，食犬体肥供馔。凡本草所用，皆食犬也。”狗鞭原指牡狗阴茎，狗鞭一名出《山西中药志》，现今狗鞭为狗的阴茎和睾丸。

【药材来源】犬科动物狗*Canis familiaris* L.的干燥阴茎和睾丸。冬季采集最佳，实施安死术后，割取阴茎和睾丸，将附着的肉、骨及脂肪去净，拉直，晾干或烘干。

【性味归经】咸，温。归肾经。

【功能主治】补命门，暖冲任。用于男子阳痿，女子带下。

【道地主产】全国各地均产，以广东所产最佳。

【化学成分】蛋白质、脂肪、雄性激素等。

【鉴别研究】长15～20 cm，直径2～3 cm，鲜品为黄白色，或其他颜色，龟头3～4 cm，含有阴茎骨[1]，前端较细，后部渐粗。两枚睾丸，直径3～4 cm。基部有毛或油脂。

【炮制研究】鲜品去除附着的肉、骨与油脂，拉直，晒干或焙干。古代记载有多种炮制方法，如炙黄、酒煮焙干、酒煮烂、酥拌炒、酥炙。现代炮制以炒制为主，辅料有滑石粉、蛤粉、砂等[2]。

【药理作用】实验证实，狗鞭对雄性大鼠附性器官有明显的增重作用，对雌性大鼠附性器官增重不明显；能增强交配能力，使雄性鼠扑捉雌性鼠的潜伏期缩短，20 min内的扑捉次数明显增加[3]。

【编者评述】 狗鞭作为动物鞭类药材，主要作为保健品使用。其药理机制及临床研究均少有开展，亟待加强。

参考文献

[1] 王远志．鞭类药材的鉴定研究［D］．沈阳：辽宁中医学院，2004.

[2] 赵斌，刘敬，王琼，等．滑石粉烫狗鞭的工艺优化及质量标准研究［J］．中国药房，2016，27（19）：2681-2684.

[3] 谭兴贵，曾嵘，贺福元．鹿鞭、狗鞭、牛鞭的壮阳作用实验研究［J］．中医药学报，2001，6：33-34.

78
4 · 555

玳　瑁 | Daimao

CARAPAX ERETMOCHELYDIS

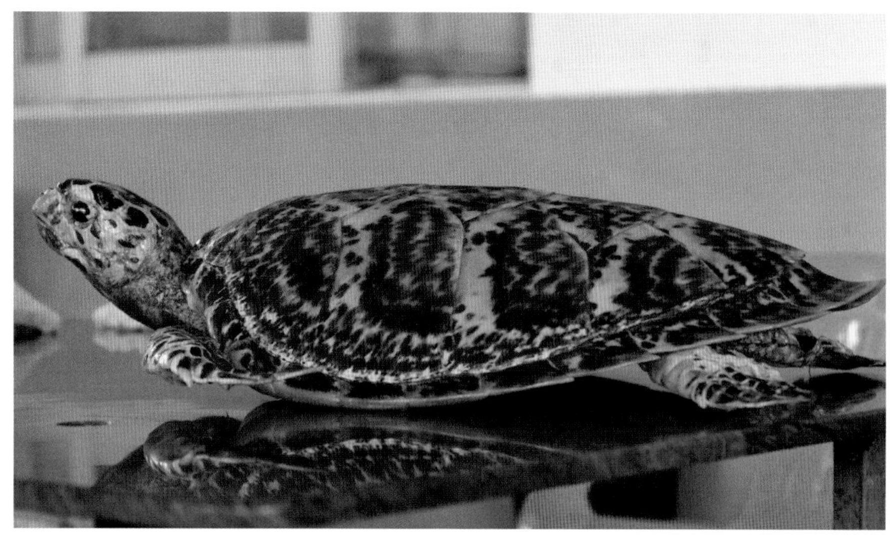

图 2-78-1　玳瑁

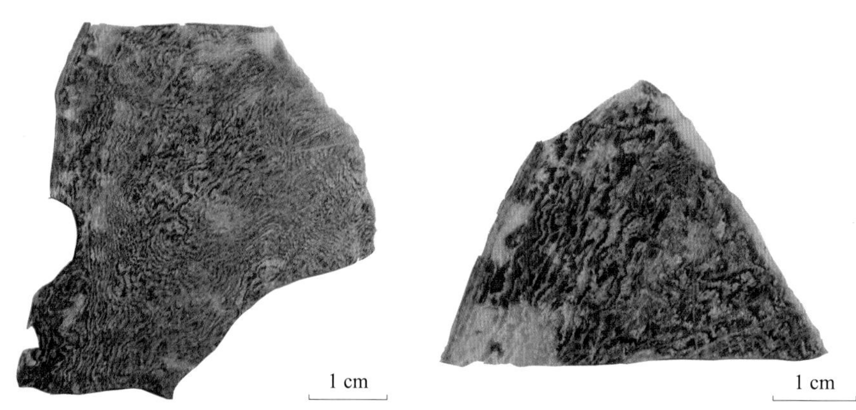

图 2-78-2　玳瑁药材

【药典沿革】首载于1963年版一部第180页，分别从来源、鉴别、炮炙、性味、功能、主治、用法与用量、贮藏8个指标对其进行规定。规定其来源为海龟科动物玳瑁*Eretmochelys imbricata* L.的背甲。1977年版一部第380页分别从来源、性状、鉴别、炮制、性味、功能与主治、用法与用量、贮藏8个指标对其进行规定，细化提升了“鉴别”“性状”项的方法与指标，更改“炮炙”为“炮制”，合并了“功能”“主治”项。从1985年版一部附录第20页开始将其从正文移至附录“成方制剂中本药典未收载的药材及炮制品”下。1990年版一部附录第23页、1995年版一部附录Ⅲ第23页、2000年版一部附录Ⅲ第23页、2005年版一部附录Ⅲ第23页、2010年版一部附录Ⅲ第24页、2015年版四部第421页、2020年版四部第555页均有相同规定。

【本草考证】始载于宋代《开宝本草》。宋代苏颂《本草图经》载：“今广南皆有，龟类也。大者如盘，其腹、背甲皆有红点斑文。”明代李时珍《本草纲目》载：“按：范成大

《虞衡志》云，玳瑁生海洋深处，状如龟鼋，而壳稍长，背有甲十三片，黑白斑文，相错而成。其裙边有花，缺如锯齿。无足而有四鬣，前长后短，皆有鳞，斑文如甲。”可以确定古代所用玳瑁基原动物为海龟科玳瑁，与现药典规定一致。

【药材来源】 海龟科动物玳瑁*Eretmochelys imbricata*（Linnaeus）的背甲。多于春末夏初捕捉，实施安死术后，剥下甲片；或将玳瑁倒悬，实施安死术后，使甲片脱落。洗净，干燥。

【性味归经】 甘、咸，寒。归心、肝经。

【功能主治】 清热解毒，平肝定惊。用于热病烦躁，神昏谵语抽搐，中风惊厥，眩晕，心烦失眠，疔疮肿毒。

【道地主产】 玳瑁生活于太平洋和大西洋的海洋深处，以广东以南海域为道地主产。

【资源研究】 药用玳瑁仅1种，即《中国药典》规定的海龟科动物玳瑁，海龟科玳瑁属仅1种2亚种，其中*Eretmochelys imbricatabissa*分布于太平洋海域，指名亚种*Eretmochelys imbricata imbricata*分布于大西洋海域。玳瑁在我国分布于北起山东南部海域至南海的诸岛海域，包括山东、江苏、浙江、福建、台湾、广东、广西及海南西沙群岛等地。玳瑁为国家二级重点保护野生动物，资源蕴藏量极少，近年来已较少有发现或捕捞的记录[1]。玳瑁药用量较少，而多用于装饰或观赏，偶有用绿海龟*Chelonia mydas*（Linnaeus）充伪玳瑁药用的记录。

【化学成分】 含角蛋白，组成包括赖氨酸、组氨酸等多种氨基酸。体脂中含有月桂酸、肉豆蔻酸、棕榈酸、硬脂酸、花生酸、山嵛酸及碳数为14、16、18、20、22、24的不饱和酸[2]。玳瑁中氨基酸含量较高，17种单体氨基酸总量达75%，其中酪氨酸、甘氨酸、脯氨酸、亮氨酸等含量较高，砂烫醋淬后浸出物显著高于生品[3]。

【鉴别研究】 **1. 性状鉴别**

近长方形、菱形的板片状，脊鳞甲中间有隆起棱脊。一般长8～24 cm，宽8～17 cm，边缘较薄，中间稍厚，可达0.3 cm，外表面光滑而有光泽，并有暗褐色与乳黄色相间呈不规则的斑块状花纹，对光呈半透明状。内表面有纵横交错的沟纹，排列成云彩样图案。质坚韧，不易折断。气微腥，味淡。

2. 荧光检测

玳瑁的醇浸出液在紫外光下呈淡蓝绿色荧光，海龟甲片醇浸出液在紫外光下呈蓝紫色荧光[4]。

3. 薄层色谱

取玳瑁及海龟粗粉各1 g，分别加氯仿60 ml，加热回流4 h，放冷，滤过，滤液蒸干，残渣加氯仿1 ml使溶解，作为供试品溶液。另取玳瑁对照药材1 g，同法制成对照药材溶液。各取15 μl分别点同一硅胶G薄层板上，以甲苯-丙酮（3：1）为展开剂，展开后喷以醋酐-硫酸（9：1）混合液，在105℃加热至斑点显色清晰。分别置日光及紫外光灯（365 nm）下检视。日光灯下玳瑁有2个鲜艳的天蓝色的斑点，而海龟在此位置上的2个蓝色斑点较淡、色暗，在紫外光灯下检视时玳瑁的1个蓝色斑点呈明显的紫色荧光，而海龟则不明显[5]。

【分子生药】应用随机扩增多态性DNA标记（RAPD）技术分析我国南海海域7个玳瑁个体的遗传多样性，使用20个随机引物进行PCR扩增，共扩出1351条DNA片段，平均每个个体为193条条带，其中多态性条带为69条，多态性条带百分比为35.8%。7个个体间遗传距离为0.0829～0.1813，表明我国南海海域玳瑁遗传多样性水平较低，应加强该区域玳瑁的种质资源保护[6]。

【药理作用】玳瑁具有抗肝硬化和肝癌作用。以玳瑁、三七 、白花蛇等组成复方肝纤克对小鼠艾氏腹水性肝癌、S180 肉瘤、黄曲霉素B诱发大鼠肝癌均有明显的抑制作用和免疫增强作用。该方可预防和治疗硫代乙酰胺、氨基半乳糖、四氯化碳致小鼠肝损伤及大鼠慢性肝纤维化，保护肝脏，抑制肝脏纤维化的形成，改善肝功能[7]。选取玳瑁、鳖甲、龟甲等20余种中药在正常小鼠体内进行免疫学指标研究发现，玳瑁具有轻微升高血凝抗体，增大脾指数，降低胸腺指数，抑制外周血T细胞百分率等作用[8]。

【现代临床】**1. 原发性血小板减少性紫癜**

现代中医临床玳瑁多配伍使用。以玳瑁、当归、川芎等为主制成的玳瑁紫癜宁复方制剂，能抑制原发性血小板减少性紫癜血清中抗体的活性，刺激巨核系祖细胞的增殖、分化和成熟或增加巨核系集落刺激因子的活性[9]。

2. 原发性肝癌

玳瑁对一些癌症及由其引起的发热等也有一定的作用。白氏用玳瑁配伍白花蛇舌草、丹参等组成具有清热解毒、活血化瘀、健脾理气作用的荡邪软坚补肝方，随证加减治疗原发性肝癌，发现癌灶近期缓解率、瘤体稳定率、生存质量变化有效率、生存期疗效有效率等均有所提高[10]。

3. 内毒素性急性肺损伤

黎氏发现含生玳瑁的牛珀至宝丸可治疗内毒素性急性肺损伤，上调转化生长因子（TGF-β1）及其受体的表达，发挥TGF抑制炎症反应的作用，杜绝肺纤维化的病源；又可通过降低 TGF 的下游信号以减轻肺纤维化[11]。

【编者评述】玳瑁虽有千年临床应用历史，但其活性成分及作用机制至今还未明确。应重点研究玳瑁活性成分、药用价值、作用机制。玳瑁为国家二级重点保护野生动物，也是《濒危野生动植物种国际贸易公约》管控物种，目前还没有可行的玳瑁人工繁育报道，玳瑁物种分类、资源保护、人工养殖亟须开展。由于玳瑁资源量已急剧减少，对其生境生态、生理基础的研究也迫在眉睫。

参考文献

[1] 牟剑锋，陶翠花，丁晓辉，等．中国沿岸海域海龟的种类和分布的初步调查［J］．应用海洋学学报，2013，32（2）：238-242，294.

[2] 李军德，黄璐琦，曲晓波．中国药用动物志［M］．福州：福建科学技术出版社，2013.

[3] 林源，卜其涛，王凤芹，等．不同炮制方法对玳瑁浸出物及氨基酸含量的影响［J］．中国现代应用药学，2016，33（6）：734-737.

[4] 刘爱萍．玳瑁与海龟甲片的鉴别［J］．中药材，1987（3）：26.

[5] 郝金德，李雅文，陈代贤，等．玳瑁与混充品海龟背甲的鉴别［J］．时珍国医国药，2003（5）：274-275.

[6] 端金霞，古河祥，夏中荣，等．玳瑁遗传多样性的 RAPD 分析［J］．野生动物，2011，32（5）：264-266，292.

[7] 陈超，饶娅琦．肝纤克对实验性肝损伤及肝纤维化的干预作用［J］．中国临床康复，2006，10（3）：96.

[8] 谭允育，陈浩，黄守雄，等．29 种中药免疫药理活性的初步筛选［J］．北京中医药大学学报，1994，17（2）：28.

[9] 展昭民，王志平，陈立君．玳瑁紫癜宁治疗原发性血小板减少性紫癜的研究［J］．中医杂志，1994，35（9）：541.

[10] 李鹏，单宇鹏，齐海燕．陈光伟治疗癌症发热的经验［J］．现代中医药，2008，2（1）：11.

[11] 黎晖，李春．牛珀至宝微丸影响内毒素休克大鼠急性肺损伤胶原纤维的表达［J］．深圳中西医结合杂志，2004，14（4）：198.

79 珍珠层粉 | Zhenzhucengfen

4 · 555

PULVIS CONCHAE MARGARITIFERAE USTAE

【药典沿革】首载于2010年版一部附录Ⅲ第24页“成方制剂中本版药典未收载的药材和饮片”下，其为珍珠壳内层部分加工而成的粉末。2015年版四部第421页、2020年版四部第555页均有相同规定。

【本草考证】始载于宋代《开宝本草》，载：“寒，无毒。主手足皮肤逆胪，镇心。绵裹塞耳主聋，敷面令人润泽好颜色，粉点目中主肤翳障膜。”宋代《本草图经》云：“今出廉州，北海亦有之。生于珠牡。珠牡，蚌类也。按：《岭表录异》，廉州边海有洲岛，岛上有大池，谓之珠池。每岁刺史亲临珠户，入池采老蚌，剖取珠以充贡。池虽在海上，而人疑其底与海通，池水乃淡，此不可测也。土人采小蚌肉做脯食之，往往得细珠如米者，乃知此池之蚌，随大小者皆有珠矣。而今取珠牡，云得之海旁，不必是珠池中也。其北海珠蚌，种类小别。人去其肉或有得珠者，但不常有，其珠亦不甚光莹，药中不堪用。又蚌属中游一种似江珧者，其腹亦有珠，皆不及南海者奇而且多，入药须用新完未经钻缀者为佳。”唐代《海药本草》云：“谨按《正经》云，生南海，石决明产出也……蜀中西路女瓜亦出真珠，是蚌蛤产，光白甚好，不及舶上彩耀。”明代《本草纲目》列于介部第四十六卷。

综上所述，珍珠分为海产与淡水产两类，海产珍珠基原动物为蛤类，淡水产珍珠基原动物为蚌类，这与现今珍珠的基原动物一致。现今海产珍珠基原动物主要为珍珠贝类，如合浦珍珠母、珍珠贝等。淡水产珍珠基原动物主要为蚌类，如三角帆蚌等。

【药材来源】珍珠壳内层部分加工而成的粉末[1]。

【性味归经】甘、咸，寒。归肝、心经。

【功能主治】清热解毒，安神，制酸。用于神经衰弱，咽喉炎，胃及十二指肠溃疡等；外治口舌肿痛，糜烂溃疡久不收口及宫颈炎等。

【道地主产】广东、海南、广西、河北、江苏、安徽、浙江及西沙群岛等。

【资源研究】我国产区的珍珠层粉来源包括4种海水育珠马氏珍珠贝 *Pteria martensii*（Dunker），4种其他海水贝类（杂色蛤 *Ruditapes philippinarum*、文蛤 *Meretrix meretrix* Linnaeus、毛蚶*Scapharca subcrenata*、蛏蛏*Sinonovacula constricta*），以及2 种淡水育珠三角帆蚌*Hyriopsis cumingii*（Lea）。共10 种。

【化学成分】海水和淡水贝壳珍珠层粉的矿物物相都十分简单，主要由化学成分为碳酸钙的文石组成，仅含少量的方解石，并且它们的物相组成无明显的差别。贝壳粉的矿物质元素含量，与其品种基本无关，但与其生长的水环境有关，钠元素的含量均较大，且海水贝类的钠元素含量明显大于淡水贝类[1]。

【鉴别研究】**1. 珍珠粉、珍珠层粉与其他贝壳的棱柱层的显微特征鉴别**

珍珠与珍珠层同是由霰石的结晶构成，棱柱层是由方解石结晶形成。虽然它们同是碳酸钙，但二者的晶系不同，其形态特征完全不同。

2. 珍珠粉与珍珠层粉显微特征鉴别

（1）细粉：可以在普通生物显微镜下装片观察。

1）珍珠粉：不规则碎块，半透明，具彩虹样光泽。表面呈颗粒性，由数至十数层薄层重叠，片层结构排列紧密，可见致密的成层线条或极细密的微波状纹理。

2）珍珠层粉：粉末中较大粉粒呈不规则块状，表面呈颗粒性，有的呈层状结构；粉末中较细粉表面无颗粒性，呈方形、长方形或多边形，边缘较平直。

（2）极细粉：只能在扫描电镜下才能区别。

1）珍珠粉：粉末中较大颗粒呈不规则块状，表面呈明显颗粒性，由数至十余层薄层重叠成层，有的可见细密波状层纹；极细颗粒呈不规则形，边缘不平整。

2）珍珠层粉：粉末中较大颗粒为方形、长方形或多边形，表面无颗粒性，有的边缘平直具棱角，偶见层纹；粉末中极细颗粒呈柱状或斜方柱状，表面无颗粒性，平滑[2]。

【炮制研究】珍珠贝壳表层角质的处理主要有物理法和化学法（碱洗法）。

1. 物理法

将珍珠贝壳人工挑选后，放置电动滚筒内滚动，利用其在滚筒内相互磨擦，除去贝壳表面的附着物和表层角质、壳缘的棱柱层物质，并以大量自来水冲洗除去脱落的物质，将经上述粗磨后的珍珠贝壳，用砂轮机把余下的表层角质部分磨除，凹陷内的表层角质用刻刀人工刮净，然后再用水冲洗干净，晾干后即得具有“珠光”光泽，黄白色或彩虹色，质地坚硬的“两面光”珍珠贝壳。把“两面光”的珍珠贝壳置贮箱或烘房内，调60 ~ 70℃温度干燥4 ~ 5 h。干燥好的“两面光”珍珠贝壳用空气离析粉碎机粉碎离析，即可得到洁白细腻的珍珠层粉。

2. 化学法

将珍珠贝壳人工挑选后置锅内，加入10%工业用烧碱溶液浸过贝壳面，煮沸4 h以上，煮沸过程经常翻动贝壳，使贝壳表面的表层角质、壳缘棱柱层物质脱落，取出用大量自来水冲洗干净后浸泡在水中，经碱处理后的珍珠贝壳，用砂轮机把表层残存的角质磨除，凹陷内的表层角质用刻刀人工刮除（经碱处理后的珍珠贝壳质地比较疏松），用水将贝壳冲洗干净，晾干后即得到光泽暗淡，灰白色质地松脆易碎的珍珠贝壳。与按物理法干燥粉碎后即得的灰白色珍珠层粉不同。

【药理作用】**1. 镇静作用**

（1）对小鼠自发活动的影响：淡水珍珠层粉600 mg/kg可明显降低小鼠自发活动（$P<0.01$），作用维持6 h左右，同等剂量的海水珍珠层粉作用不明显，剂量加倍（1200 mg/kg），也可使小鼠自发活动明显降低（$P<0.05$）。

（2）对抗中枢兴奋药的作用：两种珍珠层粉均可延长惊厥潜伏期。与对照组比较，淡水珍珠层粉大小两个剂量组作用极显著（$P<0.01$）。海水珍珠层粉大小剂量组作用亦显著（$P<0.05$）。但两种珍珠层粉均不降低惊厥死亡率。

（3）对戊巴比妥钠的协同作用：淡水珍珠层粉1200 mg/kg可明显延长小鼠睡眠时间（$P<0.05$）。海水珍珠层粉1200 mg/kg也可延长小鼠睡眠时间，但差异不够显著。两种珍珠层粉小剂量作用不明显。

2. 抗溃疡作用

海水珍珠层粉和淡水珍珠层粉应激前灌胃给药能显著抑制大鼠急性应激型胃溃疡的形成。海水和淡水珍珠层粉之间、大剂量和小剂量之间均没有显著性差异，但抗溃疡作用淡水珍珠层粉略强于海水珍珠层粉。

3. 明目作用

用淡水珍珠粉治疗兔眼角膜烫伤的实验结果与对照组比较有显著差异（$P<0.01$）。从病理切片也可见到治疗组组织结构趋向于正常；停药3个月以后，治疗组形成的角膜翳薄[3-4]。

【现代临床】 **1. 治疗皮肤红肿**

海水珍珠粉（剂量每次0.5 g，每日2次）和淡水珍珠粉（分为2组，一组剂量每次0.5 g，一组剂量每次0.1 g，均每日2次）的抗皮肤红肿作用和冰硼散（每次0.5 g，每日2次）基本相同，与淀粉组相比，抑制率高且均有不同程度的治愈作用。小剂量和大剂量淡水珍珠粉用药后12 h及24 h作用较强。

2. 治疗角膜翳

用珍珠明目液治疗，其厚度变化（$P<0.01$），面积变化显著（$P<0.01$）。说明效果显著。

3. 治疗角膜白瘢

用淡水珍珠层粉治疗，患者感觉眼部不适，见不到效果；改用海水珍珠层粉后，300余例患者收到了良好的效果[5]。

【编者评述】 珍珠层粉主要作为化妆品与保健品开发。不同养殖方式所获得产品差异较大，应针对药用养殖进行专业研究，制定相应标准而规范市场。

参考文献

［1］何锦锋，邓旗，蒲月华，等．珍珠粉与珍珠层粉的氨基酸组成分析［J］．食品工业，2016，37（4）：270-273.

［2］赵云志，张秋燕．药用珍珠粉真伪鉴别方法研究概况［J］．中成药，2000，11：51-52.

[3]卢慧卿，杨京玉，丛英杰，等．珍珠粉、珍珠层粉药用价值的比较[J]．天然产物研究与开发，1991，3：35-42.
[4]曹彩，徐志，韦焕英，等．珍珠、珍珠层粉医疗保健新用途初探[J]．中国中药杂志，1996，10：59-62.
[5]高士贤．历代本草药用动物名实图考[M]．北京：人民卫生出版社，2013：217.

80 胡 蜂 | Hufeng

4 · 555

VESPA

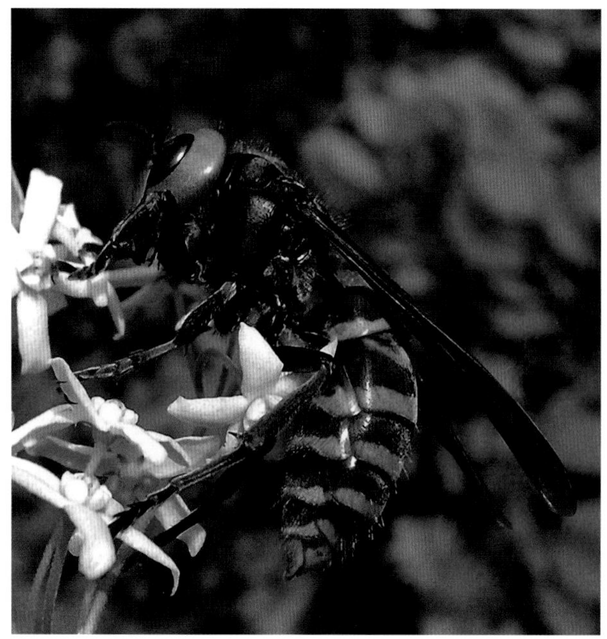

图 2-80-1 胡蜂

【药典沿革】首载于1977年版一部第778页“胡蜂酒”下，分别从来源、制法、性状、检查、功能与主治、用法与用量、注意、贮藏8个指标对其进行规定。其为胡蜂科昆虫胡蜂*Vespa manifica* Smith的虫体。2010年版一部附录Ⅲ第25页将其收载于“成方制剂中本版药典未收载的药材和饮片”下。2015年版四部第422页、2020年版四部第555页均有相同规定。从1977年版至2020年版，胡蜂均被列入成方制剂“胡蜂酒”组方中。

【本草考证】始载于汉代《神农本草经》，载：“气味甘平微寒，无毒，主治头疯，除虫毒，补虚羸伤中。”唐代《岭表录异》详细描述了胡蜂的采集和烹调方法。

【药材来源】胡蜂科昆虫胡蜂*Vespa manifica* Smith的干燥成虫全体。夏、秋二季捕捉，捕后置沸水中烫死，晒干，或研末备用。

【性味归经】咸，平。归心经。

【功能主治】消肿解毒。用于疮疡疔疖，肿痛，热证及风湿痹痛，痈肿疮毒、蜘蛛和蜈蚣咬伤等。胡蜂酒：祛风除湿。用于风湿闭阻所致的痹病，证见关节疼痛、肢体沉重，以及急性风湿病、风湿性关节炎见上述证候者。

【道地主产】四川、云南、西藏、台湾、广东、海南、广西等。

【资源研究】**1. 生物学特性**

胡蜂又称为“大胡蜂”或“黄蜂”。头棕色，复眼肾状，黑褐色而有黑色斑点；翅褐色，腹部光滑，密布极细微的刻线。足部腿节黑色；腹部圆筒形，第1～4节后缘黄色，第6节全节黄色；每节后缘有1列棕毛[1-2]。

2. 饲养管理

（1）主要饲养设备：蜂笼为木制或用铁纱网制成，体积为0.03～0.04 m^3，使其有充分活动的余地。蜂棚大小视采收蜂巢的多少而定，可利用大型玻璃温室、大型厂房或建立专用育蜂棚。蜂棚用木材做成，边长15～20 cm，上下用薄木板做成盖和底。盖上装有挂钩，四周挂有纱窗，一侧留有活门[3]。

（2）饲料：水果，如熟透的苹果、桃等；水分较多的青菜；糖蜜；瓜皮等。

（3）日常管理：饲养胡蜂的关键是保护雌种蜂安全度过冬季，春季引导其早筑巢、多筑巢。每年9月底10月初，胡蜂开始脱离旧巢，迁移到适宜的场所群集越冬，此时收集群蜂最为适宜。第2年3月上旬气温回升到10℃以上，越冬蜂开始散团，在笼壁活动。此时，应立即投入苹果、糖蜜、糖拌馍等饲料进行人工饲养，喂养至4月中旬，笼内蜂振翅活动一段时间，才可放蜂出笼，回归大自然筑巢并进行人工辅助筑巢[3]。

（4）病虫害防治技术：危害胡蜂的天敌种类很多，包括昆虫、蜘蛛、鸟类及老鼠等，还有病原微生物引起的病害。幼虫在高温多雨季节易得腐臭病，感染后会很快发病死亡；可以将蜂箱疏散，在蜂巢上用喷雾器喷洒抗生素进行预防。此外，危害胡蜂的动物还有乌鸦、喜鹊、蚂蚁、蜘蛛、壁虎等。冬季，老鼠也会咬食成群越冬的胡蜂，这些都需要加强防范[3]。

【化学成分】**1. 蛋白质和氨基酸**

粗蛋白含量较高，除色氨酸和半胱氨酸未检出外，胡蜂幼虫中含有其他16种人体所需氨基酸[4]。

2. 蜂毒

主含生物胺类，即组胺、乙酰胆碱等；肽类，即蜂毒肽（多肽溶血毒，含量较高[5]）、蜂毒明肽（多肽神经毒）、肥大细胞脱粒肽等；酶和其他蛋白质类，有磷脂酶A_2、磷脂酶B、透明质酸酶、胡蜂抗原5等。

【鉴别研究】**1. 性状鉴别**

头棕色：复眼肾状，黑褐色且有黑色斑点；翅褐色；足部腿节黑色；腹部光滑，密布极细微的刻线，圆筒形，第1～4节后缘黄色，第6节全节黄色；每节后缘有1列棕毛[1]。

2. 检查

（1）pH值：应为4.0～5.0。

（2）乙醇量：应为40%～50%。

（3）总固体：精密量取本品25 ml，置称定重量的蒸发皿中，蒸干，在100℃干燥3 h，称定重量。遗留残渣不得少于2.5%。

（4）其他：应符合酒剂项下有关的各项规定[6]。

【分子生药】Ag5是胡蜂毒液中的一种主要变应原，对胡蜂过敏病人有变态反应作用。它一般由约200个氨基酸残基组成，分子量约为23 kDa。不同的Ag5之间有抗原交叉反应活性，且活性大小不同。它的cDNA已被克隆，并以融合蛋白的形式在大肠杆菌中进行表达。但Ag5的生物功能至今还不清楚。由于Ag5有抗原交叉反应活性，因此可将其用于免疫治疗。此外，Ag5还可用于植物病虫害防治[7]。

【制剂研究】胡蜂酒制法：取鲜胡蜂100 g，加白酒1000 ml，浸泡15 d，滤过，分装，即得[6]。

【药理作用】**1. 治疗关节炎**

胡蜂蜂毒可治疗关节炎，药用价值极高，对医疗新产品的研制和生产有着重大意义[3]。

2. 降血压

胡蜂毒液的十四肽阳离子（MP-B）可用于研究MP-B引起心血管阻塞的机制且可作为降压药物[8-9]。

3. 抗肿瘤

研究发现，胡蜂毒对小鼠肿瘤细胞有直接杀伤作用和一定的治疗作用，且对多种体外实验性肿瘤有杀伤作用[10]。

4. 免疫治疗

Ag5是胡蜂毒液中的1种主要变应原，由于其有抗原交叉反应活性，因此可将其用于免疫治疗。

【现代临床】用黑尾胡蜂酒治疗寒型膝痹28例，其中男性21例，女性7例；年龄35 ~ 61岁，平均44.3岁；病程2 ~ 7年，平均4.2年。取500 g已具成蜂外形和斑纹的黑尾胡蜂蜂蛹浸泡于56° 或38° 白酒2000 ml中，共浸泡2次，每次浸泡时间大于20 d，合并上清液即为黑尾胡蜂酒。治疗时每次饮服20 ~ 40 ml药酒，每日或隔日服用1次，连续服用1个月以上。本组经治疗临床治愈18例，显效6例，无效4例，总有效率为85.7%。服药期间未见毒副作用[11]。

【编者评述】胡蜂作为一味传统虫类中药，资源丰富。可用于治疗关节炎、降血压、抗肿瘤和进行免疫治疗。应加强胡蜂化学成分，特别是胡蜂毒素的研究，明确各组分的药理学功能，同时要加强对当代名中医经验方的化学、药效学、作用机制等研究。

参考文献

[1] 李军德．常用动物药材识别图鉴［M］．福州：福建科学技术出版社，2017：316.

[2] 李铁生．中国经济昆虫志：第三十册［M］．北京：科学出版社，1985：23-24.

[3] 贾乾涛，杨长举．胡蜂养殖技术［J］．湖北植保，2004，1：27-28.

[4] 冯颖，陈晓鸣，叶寿德，等．云南常见食用胡蜂种类及其食用价值［J］．林业科学研究，

2001, 14 (5): 578-581.

[5] 张萍, 宋小炜, 杨丽南, 等. 不同蜂种蜂蜇伤致病及蜂毒毒理特点的研究进展 [J]. 西南国防医药, 2016, 26 (4): 447-449.

[6] 国家药典委员会. 中华人民共和国药典: 一部 [M]. 2020 年版. 北京: 中国医药科技出版社, 2020: 1250.

[7] 黄世容, 孟小林, 徐进平. 胡蜂抗原 5 的研究进展 [J]. 氨基酸和生物资源, 2004, 26 (3): 9-12.

[8] HO C L, LIN Y L, CHEN W C, et al. Structural requirements for the edema-inducing and hemolytic activities of mastoparan B isolated from the hornet (*Vespa basalis*) venom [J]. Toxicon, 1996, 34 (9): 1027-1035.

[9] HO C L, SHIH Y P, WANG K T, et al. Enhancing the hypotensive effect and diminishing the cytolytic activity of hornet Mastoparan B by d-aminoacid substitution [J]. Toxicon, 2001, 39 (10): 1561-1566.

[10] 张启明, 李铁生, 孙铁民, 等. 胡蜂毒对肿瘤杀伤作用的初步报告 [J]. 实用肿瘤学杂志, 1997, 11 (4): 260-261.

[11] 陈静远, 陈素秋. 黑尾胡蜂酒治疗寒型膝痹 28 例 [J]. 中国民间疗法, 1999, 7 (9): 42.

81 虻虫 | Mengchong

4 · 556

ARYLOTUS

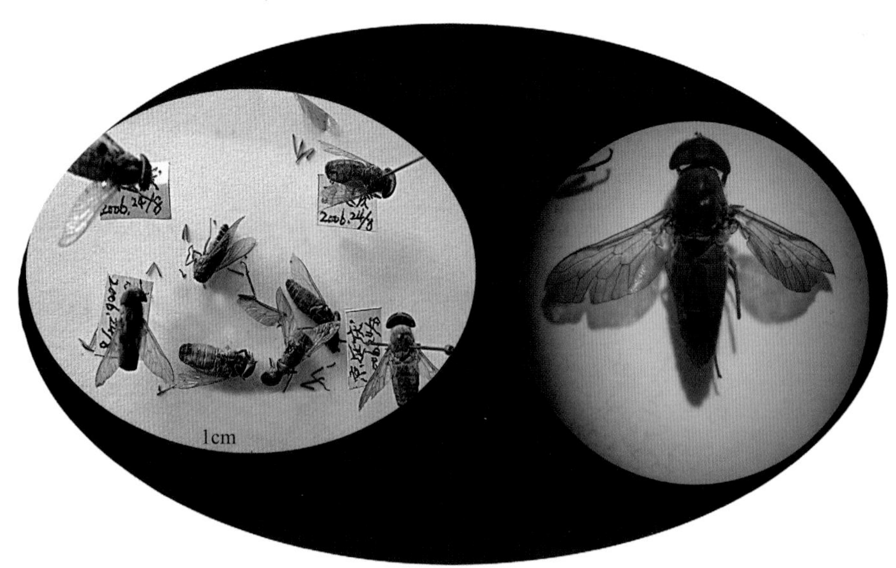

图 2-81-1　复带虻

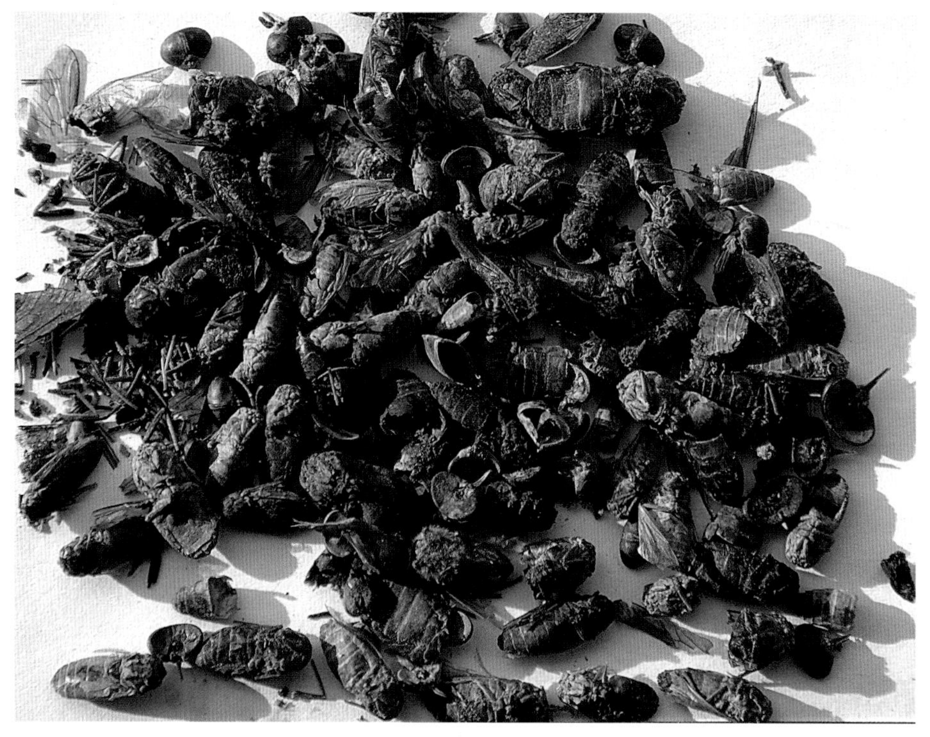

图 2-81-2　虻虫药材

【药典沿革】 首载于1963年版一部第202页，分别从来源、鉴别、炮炙、性味、功能、主治、用法与用量、注意、贮藏9个指标对其进行规定，其为虻科昆虫中华虻*Tabanus mandarnus* Schi.、复带虻*Tabanus bivittatus* Matsum.、姚氏虻*Tabanus*yao Macq.或山崎虻*Tabanus yamasakii* Ouchi等雌虻成虫的干燥全体。从1977年版一部附录第20页开始将其从正文移至附录“成方制剂中本药典未收载的药材及炮制品”下，并更改其来源为虻科昆虫复带虻*Tabanus bivittatus* Matsumura等的雌虫体。1985年版一部附录第20页、1990年版一部附录第23页、1995年版一部附录Ⅲ第23页、2000年版一部附录Ⅲ第23页、2005年版一部附录Ⅲ第23页、2010年版一部附录Ⅲ第25页、2015年版四部第422页、2020年版四部第556页均有相同规定。

【本草考证】始载于汉代《神农本草经》，古有蜚虻与木虻之别，历代医家多用蜚虻。唐代《新修本草》载：“虻有数种，并能啖血，商浙以南江岭间大有。蜚虻状如蜜蜂，黄黑色，今俗用多以此也”。宋代《本草图经》载：“蜚虻生江夏川谷，今并处处有之，而襄汉的近地尤多。”宋代寇宗奭在《本草衍义》中对虻虫有较为详细的记载：“蜚虻今人多用之，大如蜜蜂，腹凹扁，微黄绿色。”综合来看，历代所用虻虫与黄虻属骚扰黄虻*Atylotus miser* Shiraki（又称双斑黄虻，复带虻为其旧名）最为相似。

【药材来源】虻科昆虫复带虻*Tabanus bivittatus* Matsumura等的雌虫体。6~8月间捕捉，取雌虫腹中有血者，用蝇拍轻轻拍取，用线穿起，晒干或阴干。

【性味归经】苦、微咸，凉；有毒。归肝经。

【功能主治】破血通经，逐瘀消肿。用于血瘀经闭，产后恶露不尽，干血痨，少腹蓄血，癥瘕积聚，跌打伤痛，痈肿，喉痹。

【道地主产】全国大部分地区产，以湖北为道地。

【资源研究】

1. 品种

截至2008年，我国有虻虫3亚科14属450种，其中虻属最多，超过200种。黑龙江59种，吉林66种，内蒙古15种，辽宁78种。药用虻虫约27种，包括虻属鹿虻、姚虻、华虻、汉斯虻、土灰虻、杭州虻、广西虻、庐山虻、朝鲜虻、中华斑虻、缅甸虻、浙江虻、辅助虻、亚柯虻，以及黄虻属骚扰黄虻和霍氏黄虻等。一般吸血性虻虫均可供药用。商品虻虫多为野生，未形成规模化人工养殖。品种因地域及历史时期不同有显著区别，1990年左右以华虻为主流，后发展为以华虻、姚虻、复带虻为主。2010年左右的市场调查则发现除云南、北京、辽宁、内蒙古2%~5%的复带虻外，其余主要为汉斯虻、广西虻、杭州虻等[1-3]。

2. 生物学特性

虻虫的活动月份依地区的不同而异，在我国南方地区一般为4~10月，北方地区一般为5~8月。雌虻吸血，喜在强烈阳光下，以中午为最活跃，雄虻不吸血，以吸取植物的汁液生活，生活在草丛及树林中。虻的雌雄可通过复眼来鉴别，雄虻的复眼为接眼式，两眼在中缘相接触，雌虻为高眼式，两眼间有明显的距离[4]。

3. 饲养管理

将虻虫置于事先准备好的虻虫笼中，给予一定光照，种虻的生活温度为15~30℃，但以27~28℃，湿度65%~70%产卵最多。虻虫为全变态昆虫，其发育过程包括卵、幼虫、蛹、成虫四个阶段。雌虻交尾后将卵产在集卵信息物上，卵呈白色，聚成堆，每次产卵800～1200粒。将卵移至育蛆室内孵化，育蛆室内温度要求在25℃左右，卵经1～2 d转变为褐色或黑色，再经6～8 d即可孵出幼虫。虻虫幼虫为白色或黄色，圆柱形，两端呈锥状，体长2～4 mm，幼虫孵出后即钻入育蛆料中寻食，这时可人为地为其添加一些软体动物，如蚯蚓等，也可向育蛆池中洒入一些白糖、奶粉、动物血液等，供其快速生长，幼虫的生活温度宜在25～30℃。幼虫需经6～8次蜕化，生活期为5～20 d。蜕化后的幼虫即爬出育蛆料，到干燥地方化蛹，这时可在育蛆池的边缘洒一薄层干燥米糠、锯末等物，蛹期为7～20 d，此期温度应在20℃以上，以促进其发育[4]。

1. 饲料

种虻的饵料为全脂奶粉、白糖、秸水、鱼粉、鱼肠、屠宰下脚料、厨房废弃物等，幼虫的饵料为蚯蚓、甲壳、软体动物及昆虫的幼虫[4]。

【化学成分】1. 蛋白质（多肽）、氨基酸

虻虫中主要含有蛋白类、多肽类物质，此类成分可能是虻虫溶栓的主要成分。虻虫体内可分离纯化得到神经肽类物质Taa-AKH和Taa-HoTH[5]；华广虻*Tababus amaenus*腹部匀浆的水提物中可分离纯化得到纤溶酶TAFP，其分子量约为67.0 kDa，当pH值在5.5～10.0时，TAFP能稳定存在，当pH值为6.0时最为稳定，当pH值为7.5时其溶解血栓的药理活性最强[6]；五带虻*Tababus quinquecinctus*腹部匀浆的水提物中可分离纯化得到纤溶酶TQFC，其分子量约为40.0 kDa，当pH值在5.0～8.0时，TQFC能稳定存在，当pH值为6.0时最为稳定，当pH值为9.0时其溶解血栓的药理活性最强[7]；杭州虻*Tababus hohychowensis*腹部匀浆的水提物中可分离纯化得到纤溶酶THFE，其分子量约为36.5 kDa[8]；虻虫*Stomoxys calcitrans*水提物中可分离纯化得到几丁质酶，其分子量约为48.0 kDa，几丁质酶在很大的pH范围中均能稳定的存在，当pH值为5.0时其溶解血栓的药理活性最强[9]；虻虫*Haematobia irritans*的唾液及唾液腺水提物可分离纯化得到一种具有抗凝血活性物质TS，其分子量约为16.7 kDa，其中包含2个等电点，分别为4.8和4.6，质谱显示TS具有3种主要的分子量在9213～9274 Da的异构体片段[10]。采用TLC、HPLC、GC、电泳及Sephadex 凝胶柱等方法检测分析宝鸡虻*Tabanus baojiensis* Xu 结构中氨基酸的组成以及分子量范围，发现虻中氨基酸由天冬氨酸、甘氨酸、组氨酸、谷氨酸、赖氨酸等16 种氨基酸组成，分子量范围为1.03×10^4～3.92×10^4 Da[11]。

2. 多糖

运用水提醇沉法、葡聚糖凝胶层析法、酶解法、稀碱消化法从尔瘤虻*Hybomitra erberi*（Brauer）药材中分离得到分子量为15000 Da左右、基本结构为葡萄糖的多糖类物质，其具有抗凝血作用[12]。

3. 脂肪酸

虻虫干体中含有2,4-二烯基-十碳醛、四烷酸、6,6-二甲氧基-十烷酸、13-炔基-十四碳炔酸、12-环戊基-十六烷酸、9,12-十八碳二烯酸等20种脂肪酸类成分，以棕榈油酸、亚油酸、棕榈酸、硬脂酸和油酸为主，占虻虫总脂肪成分的80%以上，其中不饱和脂肪酸的含量高达60%[13-14]。

4. 矿物质元素

双斑黄虻、华虻、雁虻、峨眉山虻、黧虻等5种虻虫中具有24 种矿物质元素，其中10 种是微量元素，铜、铬、锰、锶、铁、锌含量较其余微量元素丰富[15]。

【鉴别研究】**1. 显微鉴别**

使用显微技术对正品复带虻和常见混伪品土灰虻、杭州虻、广西虻、佛光虻和汉斯虻不同部位及刚毛显微特征进行测量和比对，发现复带虻体型较小，长度不超过14 mm，体壁碎片呈黄棕色或浅黄色，刚毛比其他虻虫细小；而其他5种虻虫体长均超过15 mm，体壁碎片多呈棕黑色或灰黑色[16]。

2. DNA分子鉴别

通过扩增并分析虻虫及7 种常见伪品的细胞色素C 氧化酶 Ⅰ 亚基基因（CO Ⅰ）片段，根据差异序列设计聚合酶链反应-限制性内切酶酶切长度多态性（PCR-RFLP）引物，使用限制性内切酶进行酶切鉴别。获得一对鉴别引物MengChong-Dig.F/MengChong-Dig.R，对虻虫及其混伪品进行PCR扩增产生约490 bp 条带，使用限制性内切酶Dra Ⅰ进行酶切，仅虻虫的CO Ⅰ片段PCR产物可被酶切成两个片段，混伪品为单一片段，从而特异性鉴别是否为正品虻虫[17]。

3. 含量测定

通过超声水提法提取发酵虻虫干粉中水溶性总蛋白，利用改良Lowry 法测定其含量；采用80%乙醇回流提取的方法提取总黄酮，并通过石油醚、乙酸乙酯分别萃取，同时通过亚硝酸钠-氯化铝-氢氧化钠比色法测定发酵虻虫粉不同极性部位中总黄酮的含量。发现发酵后虻虫粉中水溶性总蛋白的平均含量达99.314 mg/g，而在醇提物中水部总黄酮含量明显高于石油醚部和乙酸乙酯部[18]。

【分子生药】从拟黑腹瘤虻的唾液腺中分离纯化出多肽Immunoregulin HA，经测序发现由30 个氨基酸残基组成，其序列为GGVTGVTEFEPVDVSGEDYDSDEMDEDGRA，这种多肽具有免疫调节作用。随后从构建的拟黑腹瘤虻唾液腺cDNA文库中克隆得到Immunoregulin HA的cDNA编码序列。Immunoregulin HA前体cDNA由365个核苷酸组成，前体肽由68个氨基酸残基组成，在Arg-Lys位点经酶切后释放出由30个氨基酸组成的成熟肽。成熟多肽Immunoregulin HA 同时与姚虻唾液腺中一种免疫蛋白Tabimmunregulins及NCBI数据库中其他的免疫蛋白在核酸和蛋白质水平上拥有高度的同源性。该多肽能显著提高由脂多糖（LPS）诱导的小鼠脾细胞白细胞介素-10（IL-10）的分泌并显著抑制γ-干扰素（IFN-γ）和单核细胞趋化蛋白MCP-1的分泌。IL-10能抑制T细胞分化及细胞因子释放，免疫抑制多肽Immunoregulin HA可能通过诱导IL-10的上调来抑制IFN-γ和单核细胞趋化蛋白MCP-1的分泌，从而抵抗寄主对姚虻的免疫排斥，使吸血行为顺利进行[19]。

【药理作用】**1. 抗凝血**

（1）抑制血小板聚集、抗血栓：尔瘤虻中含有的多糖类物质能显著延长小鼠、大鼠凝血时间，并能降低内、外源凝血系统因子的活性，增加纤溶系统的活力，从而防治血栓的形成和发展[12]。梁氏将雄性大鼠随机分为对照组、虻虫组、水蛭组、空白对照组和4个药对配伍组，观察虻虫、水蛭及其配伍的抗凝血和抗血小板聚集作用，发现虻虫组、水蛭组、配伍组均具有抗血小板聚集的作用，其中作用最强的是虻虫-水蛭配伍组[20]。

虻虫唾液腺可以分泌一些抗凝血物质、血小板聚集抑制分子、血管扩张分子及溶栓物质。马氏通过对姚虻唾液腺成分进行研究，共测得丝氨酸蛋白酶Tablysin、腺苷三磷酸双磷酸酶Tabapy 和纤维蛋白水解酶TY6 等3个具有抑制血小板聚集功能的抗凝血活性因子，对这3类活性因子发挥抗凝血作用的机制进行研究，表明Tablysin 是一种分子量为27 kDa 的单链蛋白，具有抑制血小板聚集的作用，其溶栓机制可能与该酶能有效抑制血小板和纤维蛋白原的结合有关；Tabapy能水解ADP 活性，此酶与斑虻唾液腺中的血小板聚集抑制剂Chrysoptin的序列具有90%的相似性；TY6家族是一组能够水解纤维蛋白原α-链的酶，其可以与牛虻叮咬引起过敏患者的血清特异性IgE 结合[21]。高氏以姚虻唾液腺为研究对象，在其cDNA 文库中筛选得到具有血小板聚集抑制活性、抗血栓的tablysin2[22]。张氏利用已有姚虻唾液腺抗血栓物质构建Vasotab TY 原核表达菌株，发现所得的成熟肽纯品具有抗血小板聚集的活性，随后通过大鼠动静脉旁路血栓模型、角叉菜胶致鼠尾血栓模型等抗血栓动物模型，发现成熟肽Vasotab TY 确实具有较好的抗血栓活性且不易引起组织的缺血，对小鼠尾出血时间和出血毒性进行检测，Vasotab TY引起的出血时间较阳性对照比要短得多，且具有较低的出血毒性[23]。

（2）改善血液流变性：赵氏发现华虻水浸液（每千克含560 mg生药）或粗蛋白提取液（每千克含150 mg粗蛋白）灌胃，每日1次，连续7日，能显著减少家兔血浆中纤维蛋白原含量，抑制血小板黏附性，降低全血黏度比和血浆黏度比，并能一定程度地降低血细胞比容[24]。梁氏研究虻虫、水蛭及其配伍的药对组对大鼠血液流变性的影响，发现虻虫组、水蛭组和药对组均可降低血浆黏度比、全血黏度比，降低血细胞比容，降低红细胞聚集指数，缩短电泳时间，且药对组的作用显著优于单药组[25]。杨氏发现华广虻溶纤活性蛋白能显著延长大鼠出血时间、降低全血黏度比、减慢血沉速度、显著减少血纤蛋白原含量，并能显著抑制血小板的最大聚集率[6]。

2. 镇痛、抗炎

赵氏从虻虫唾液中分离纯化出3种免疫调节肽immunoregulin TP1 ~ 3。这些分子均可以通过促进白细胞介素-10（IL-10）的分泌发挥抗炎作用[26]。严氏发现拟黑腹瘤虻的多肽Tabimmunregulins能显著提高由LPS诱导的小鼠脾细胞IL-10的分泌并显著抑制IFN-γ和单核细胞趋化蛋白MCP-1的分泌，从而抑制T细胞分化及细胞因子释放[19]。李氏将虻虫干燥全体总浸膏混悬于水中，依次用石油醚、乙酸乙酯、正丁醇萃取，浓缩成浸膏，配置成同等浓度液体，以生理盐水液为阴性对照用于耳肿胀的小鼠，发现虻虫正丁醇萃取液能有效抑制小鼠耳肿胀程度，说明虻虫提取物具有一定的抗炎镇痛活性[27]。

3. 抗肿瘤

周氏选用雄性昆明种小鼠50只随机分为模型组、化疗组，以及虻虫高、中、低剂量组。腋下注射H22细胞建立荷瘤H22肝癌小鼠模型。虻虫治疗组以每日0.045、0.09、0.18 g/kg剂量灌胃给药，化疗组以5-氟尿嘧啶（5-FU）25 mg/kg剂量腹腔注射给药，隔日1次，模型组予以等容积生理盐水灌胃给药，2周后处死小鼠进行检测，发现虻虫高剂量组、中剂量组均可使肝癌组织呈大片坏死，虻虫高剂量组、中剂量组及化疗组瘤体质量、瘤指数显著减小，虻虫高剂量组VEGF及MMP-9蛋白表达显著减小，与模型组比较，差异均有统计学意义，其机制可能与减少VEGF、MMP-9蛋白表达有关[28]。

【现代临床】**1. 治疗内痔出血**

曹氏单用虻虫粉末每日1次，用量3～12 g，用于治疗内痔出血107例，服药时间为5～36 d，服药后1年以上未再出血69例，出血量减少15例，总有效率78.5%。刘氏在对照组治疗的基础上加入抵当汤（水蛭、虻虫、桃仁、大黄），对照组加服阿司匹林、β受体阻滞剂及钙离子拮抗剂。治疗前1 d及治疗后每日查心电图，治疗前后抽血查K^+、血糖浓度、血脂浓度、心肌酶浓度，部分患者做动态心电图检查。由同一医师检查心率及心电圈变化。治疗组显效8例，有效7例，无效1例，总有效率93.8%；对照组显效6例，有效6例，无效4例，总有效率75.0%[29]。

2. 治疗神经根型颈椎病

周氏将患有神经根型颈椎病的90例病人随机分为两组，试验组口服黄芪桂枝五味汤加全蝎蜈蚣中药汤剂，对照组口服甲钴胺片，15 d后发现在疼痛积分、纤颤电位数量和正相电位数量3个指标上均存在统计学差异且观察组效果优于对照组，表明蜈蚣作为通络止痛药对黄芪桂枝五味汤有增效作用[30]。

3. 治疗类风湿关节炎

黄氏等人将82例类风湿关节炎患者分为两组，对照组口服双氯芬酸钠缓释片，实验组加服热痹通片和蜈蚣胶囊，以一个月为一个疗程，连续观察两个疗程。发现实验组和对照组有效率分别为85.71%和65.00%，实验组明显优于对照组，且观察组的各种指标如红细胞沉降率ESR、C反应蛋白（CRP）含量等均优于对照组，表明热痹通片、蜈蚣胶囊在通络止痛、改善关节方面有增效作用[31]。

【编者评述】虻虫是一味逐瘀通栓效果较好的中药。正品复带虻野生资源逐渐减少，市售虻虫大部分不是《中国药典》规定品种，目前商品虻虫基本全部为野生，应充分利用现代科学技术，扩大虻虫药用品种；虻虫溶栓有效成分和作用机制尚不明确，不同研究结果不一致，还需进一步研究；以虻虫为君药的成方制剂较少，需努力开发高效、速效的心脑血管疾病中药新药。

参考文献

[1] 李军德，黄璐琦，陈敏，等．中药虻虫研究进展［J］．中国实验方剂学杂志，2010，16（8）：228-230.

[2] 姜波，赵荣国，高士贤．五种虻虫药材的性状鉴别［J］．中药材，1992（3）：21-24.

[3] 来复根．中药虻虫的鉴别［J］．浙江药学，1986（4）：13-15.

[4] 才树凯．虻虫人工驯养经验［J］．农村养殖技术，1999，9：12.

[5] JAFFE H，RAINA A K，RILEY C T，et al. Primary structure of two neuropeptide hormones with adipokinetic and hypotrehalosemic activity isolated from the corpora cardiaca of horse flies （Diptera）［J］. Proceedings of the National Academy of Sciences，1989，86（20）：8161-8164.

[6] 杨星勇，程惊秋．华广虻（*Tabanus amaenus* Walker）溶纤活性蛋白的纯化及生物活性分析［J］．中国生物化学与分子生物学报，1999，15（4）：580-584.

[7] 杨星勇，卢晓风，裴炎．五带虻溶纤活性蛋白的纯化和性质［J］．昆虫学报，1998，4（13）：231-236.

[8] 杨星勇，卢晓风，程惊秋，等．杭州虻纤溶酶的纯化及其生物活性分析［J］．动物学报，2000，46（2）：160-166.

[9] CHEN A C，MAYER R T，DELOACH J R. Purification and characterization of chitinase from the stable fly，Stomoxys calcitrans［J］. Archives of biochemistry and biophysics，1982，216（1）：314-321.

[10] ZHANG D，CUPP M S，CUPP E W. Thrombostasin：purification，molecular cloning and expression of a novel anti-thrombin protein from horn fly saliva［J］. Insect biochemistry and molecular biology，2002，32（3）：321-330.

[11] 刘大有，赵博，蔡广知，等．虻虫活性蛋白聚糖结构中单糖、氨基酸组成及分子量的分析测定［J］．吉林中医药，2014，34（10）：1031-1034，1073.

[12] 金伟，王亚威．虻虫抗凝血物质的提取与鉴定［J］．中医药学报，2000（3）：58-60.

[13] 丁呈华，曹丰璞，王燕华，等．中药虻虫脂肪成分的提取及 GC-MS 分析［J］．中药材，2013，36（2）：188-190.

[14] 翟岩. 中药虻虫的化学成分研究Ⅰ[D]. 沈阳：沈阳药科大学，2007.

[15] 龚跃新. 抗癌虫类药的微量元素分析[J]. 中药通报，1988(11)：37-38.

[16] 李军德，黄璐琦，冯学锋，等. 虻虫药材性状显微特征鉴别研究[J]. 中国中药杂志，2010，35(16)：2057-2060.

[17] 蒋超，李军德，袁媛，等. 虻虫的 PCR-RFLP 鉴别研究[J]. 中国现代中药，2017，19(1)：16-20.

[18] 王立娜，刘春雨，王颖，等. 真菌发酵虻虫活性物质提取、分离及含量测定[J]. 山东化工，2017，46(6)：82-83，88.

[19] 严秀文. 牛虻唾液腺免疫抑制肽 Immunoregulin HA 及大熊猫抗菌肽 PC 的结构与功能研究[D]. 南京：南京农业大学，2011.

[20] 梁进权，宓穗卿，王宁生. 水蛭、虻虫配伍的抗凝血和抗血小板聚集的作用[J]. 中药材，2009，32(9)：1347-1350.

[21] 马东莹. 姚虻唾液腺三类抗血栓活性蛋白的结构和功能研究[D]. 北京：中国科学院研究生院，2010.

[22] 高丽. 姚虻唾液腺抗血栓活性物质 tablysin2 的原核表达及活性研究[D]. 北京：中国科学院研究生院，2010.

[23] ZHANG Z, GAO L, SHEN C, et al. A potent anti-thrombosis peptide (vasotab TY) from horsefly salivary glands[J]. The International Journal of Biochemistry et Cell Biology, 2014, 54: 83-88.

[24] 赵荣国，姜波. 虻虫提取液对家兔血液流变学的作用[J]. 中草药，1993，24(2)：87-88.

[25] 梁进权，宓穗卿，王宁生. 水蛭、虻虫药对血瘀模型大鼠血液流变性的影响[J]. 中药药理与临床，2008(3)：71-73.

[26] ZHAO R, YU X, YU H, et al. Immunoregulatory peptides from salivary glands of the horsefly, Tabanus pleskei[J]. Comparative Biochemistry and Physiology Part B: Biochemistry and Molecular Biology, 2009, 154(1): 1-5.

[27] 李建林. 中药虻虫化学成分的研究Ⅱ[D]. 沈阳：沈阳药科大学，2007.

[28] 周志愉，余功，饶斌，等. 破血逐瘀中药虻虫对荷瘤 H22 肝癌小鼠内皮生长因子及 MMP-9 蛋白表达的影响[J]. 广州中医药大学学报，2016，33(2)：224-228.

[29] 曹旭. 单味虻虫治疗内痔出血 107 例[J]. 中药药理与临床，1992(1)：40.

[30] 周杰，姜仁建，雷鸣，等. 黄芪桂枝五物汤加全蝎、蜈蚣治疗神经根型颈椎病 90 例[J]. 中国中医急症，2014，23(4)：725-726.

[31] 黄赛花，郑宝林，杨同广，等. 热痹通片、蜈蚣胶囊治疗类风湿关节炎的疗效观察[J]. 吉林医学，2014，35(3)：457-458.

82 穿山甲 | Chuanshanjia

4 · 556

MANIS SQUAMA

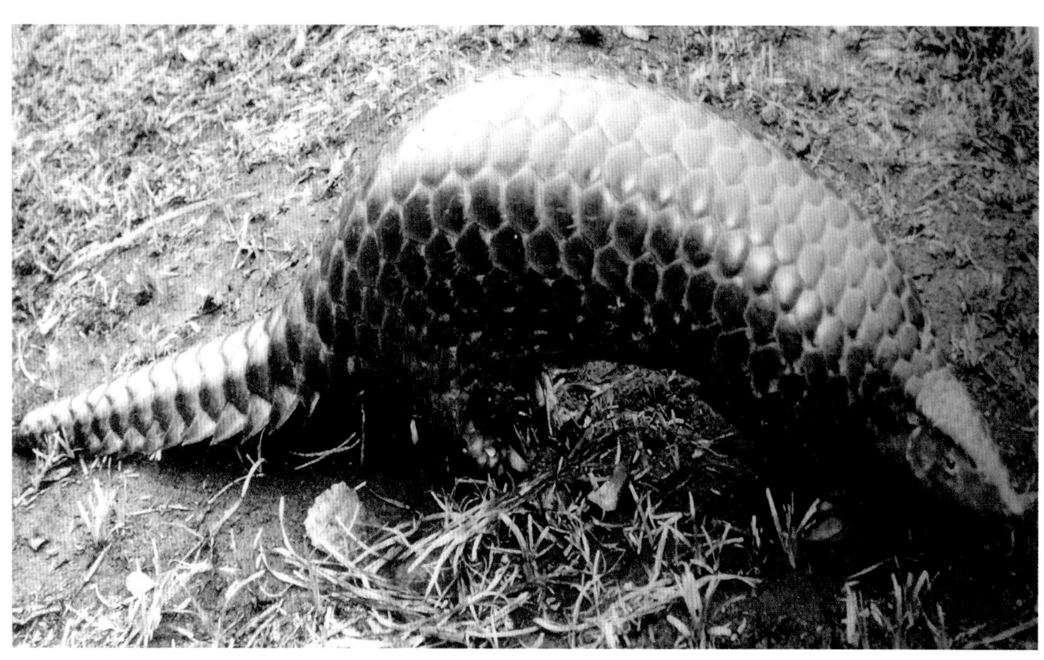

图 2-82-1　穿山甲

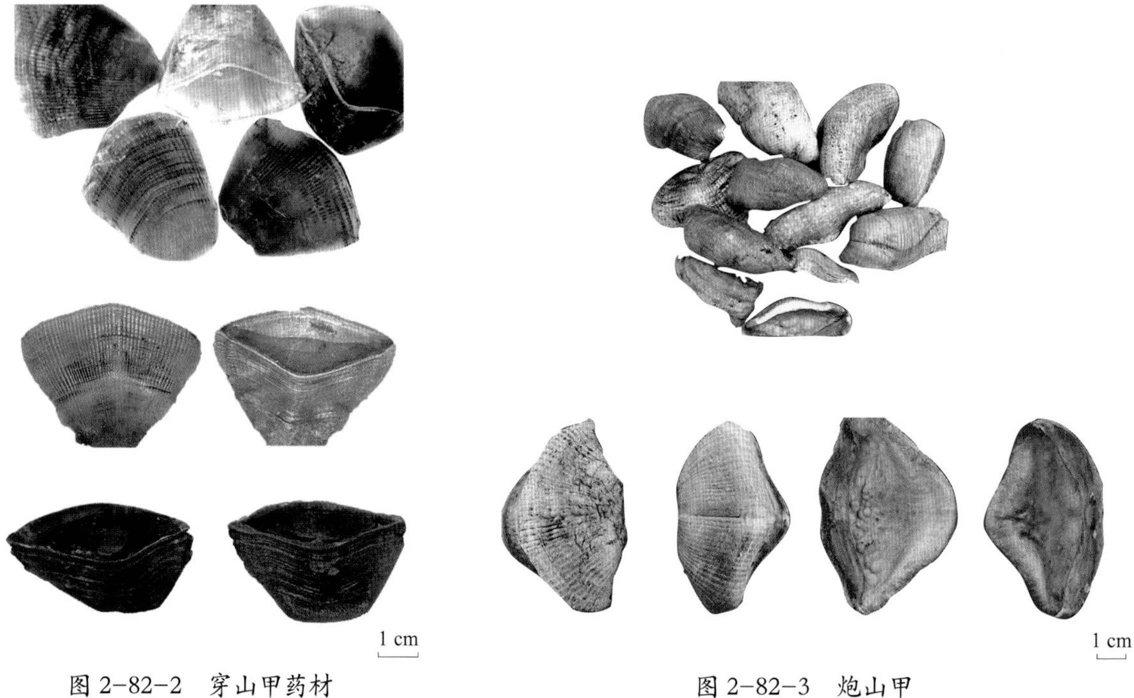

图 2-82-2　穿山甲药材

图 2-82-3　炮山甲

【药典沿革】首载于1963年版一部第176页，分别从来源、鉴别、炮炙、性味、功能、主治、用法与用量、贮藏8个指标对其进行规定，其来源为鲮鲤科动物穿山甲（鲮鲤）*Manis* *pentadactyla* L.的鳞甲。1977年版一部第436页，分别从来源、性状、炮制、性味、功能与主治、用法与用量、贮藏7个指标对其进行规定，并将1963年版中“鉴别”项内容归于该版“性状”项下，缺失“鉴别”项标准，更改“炮炙”为“炮制”，合并了“功能”“主治”项。1985年版一部第231页、1990年版一部第238页相对1977年版均增加了“检查”项，并将“性味”改为“性味与归经”项。1995年版一部第236页、2000年版一部第220页、2005年版一部第189页、2010年版一部第251页、2015年版一部第268页均增补了“鉴别”项。2020年版将其从一部移至四部第556页“成方制剂中本版药典未收载的药材及饮片”项下，仅规定了其来源且与1977年版相同。

【本草考证】 本品始载于晋代《名医别录》，原名鲮鲤甲。宋代《本草图经》开始称之为“穿山甲”并延续至今。宋代《证类本草》中记载：“其形似鼍而短小，又似鲤鱼，有四足，能陆能水。出岸开鳞甲，伏如死，令蚁入中，忽闭而入水，开甲，蚁皆浮出，于是食之。”明代《本草纲目》曰：“其形肖鲤，穴陵而居，故曰鲮鲤，而俗称为穿山甲，郭璞赋谓之龙鲤。”明代《雷公炮制药性解》云：“穿山甲形似鲤鱼，有四足，能陆能水，出岸间开鳞甲如死，令蚁入中，闭而入水，开甲蚁浮水面，于是食之，故主蚁瘘，其性喜穿山，是以名之。”明代《本草蒙筌》云：“深山大谷俱有，身短尾大类鼍。从陵为穴居于陵，加鲤因鳞色若鲤。俗医不知字义，竟以穿山甲称。水陆并能，食蚁有法。”从上述关于穿山甲的形态特征、生活习性与饮食习性等描述分析，古代和现代穿山甲的动物来源基本一致。

【药材来源】 鲮鲤科动物穿山甲*Manis pentadactyla* Linnaeus的鳞甲。收集鳞甲，洗净，晒干。

【性味归经】 咸，微寒。归肝、胃经。

【功能主治】 活血消癥，通经下乳，消肿排脓，搜风通络。用于经闭癥瘕，乳汁不通，痈肿疮毒，风湿痹痛，中风瘫痪，麻木拘挛。

【道地主产】 广东、广西、云南、贵州等地。

【资源研究】 **1. 品种**

鲮鲤科动物穿山甲。

2. 生物学特性

穿山甲体形狭长，全身覆着半透明的扇形扁平片状角质鳞片，鳞甲从背脊中央向两侧排列，呈纵列状，腹部及四肢两侧无鳞片；四肢粗短，尾扁平而长，背面略隆起。头呈圆锥状；眼小；吻尖，无齿，舌长而软，善伸缩，舌表面带有黏液；耳不发达。足具5趾，前足爪长，尤以中间第 3 爪特长，后足爪较短小。穿山甲常年活动在海拔1500 ~ 1850 m的范围内，在低海拔地区也会有活动。活动地点大都在半山区，多栖息于山地丘陵的树林、灌木丛中，居住地随季节和食物而变化，平时无固定住处。随觅食时所挖洞穴而居住，洞穴大小与挖食白蚁巢的深浅大小一样。穿山甲的居住处一般冬春季节多选择向阳避风处，夏秋季节则选择阴凉通风的地方。穿山甲怕寒冷，当气温低于23℃时，洞穴垫有草屑及树叶。穿山甲白天极少活动，夜晚外出觅食。穿山甲的性情孤僻，除繁殖季节交配时公母在一起同居外，一般均为异居、独居生活。夏末秋初时发情交配，随之转入洞巢内妊娠、分娩与哺育。穿山甲很爱清洁，排便后习惯用前足扒土盖住粪便，以防止猛兽闻到气味跟踪而来。穿山甲的视觉极度退化，夜晚活动全靠敏锐的嗅觉和听觉择路、觅食和避敌。穿山甲以白蚁为主食，不食素[1]。

3. 饲养管理

穿山甲属哺乳动物，终年营穴居生活，所以人工饲养应模拟野生习性，建造相适应的饲养场。饲养场可分内室和活动场两部分，但均需用水泥铺设地面。饲养室的内室可隔成若干个小室，每个小室的中间可做一个直径65 cm、深45 cm的半球形地面窝巢，巢内垫上切断的干稻草，巢上盖一木盖，并做一个出入洞道，每室饲养1只穿山甲。由于穿山甲善于扒土，建造饲养场时，先挖出表土至硬底层，接着用沙灰浆铺地，晒干，然后用水泥和细沙把地板浇筑光滑，最后在场地的四周用砖块砌成2.2 m高的封闭式围墙（即采用内弧形墙角），内墙用水泥抹面，使其光滑，以免穿山甲越墙逃走。场内建1个水池供穿山甲饮水及游泳，并建一些粪池，粪池中盛干土，因为穿山甲排完粪便后有掘穴埋粪的习惯。挖出的表土可放回场内做成假山，假山不能超过1.6 m，应离围墙1.2 m 以上，假山上栽种树木、杂草等植被，创造阴凉环境。新建的饲养场中树木未成荫时，应在假山上搭建遮阴棚，栽种的树木枝叶不能伸出墙外或靠近墙壁，以防穿山甲攀爬逃走。假山上要挖掘一定数量的洞穴供穿山甲憩息。场地大小应根据实际饲养量而定，一般每8 ~ 12 m^2 的场地可放养2对穿山甲[1]。

4. 饲料

穿山甲为性情较温顺的肉食性动物，主食为白蚁，也食蚂蚁、蚁的幼虫和其他一些昆虫的幼虫。同时，穿山甲也是一种专食性动物，性情孤僻，对环境的适应性较差，这给人工饲养增加了难度，在饲养管理时必须注意它的食料。人工饲养穿山甲的饲料有动物性饲料和人工调配饲料2类，根据穿山甲的野生习性，主要以动物性饲料为主，人工调配饲料为辅[1]。

5. 病害防治

（1）疾病防治：穿山甲体表易染虱子病，可以用10 ml的除虱精兑水3 ~ 4 kg对其体表进行药浴。穿山甲患肠胃病，会腹泻，摄食减少，可在饲料中添加适量的呋喃唑酮、土霉素、氯霉素，连喂4 ~ 6 d。球虫病也是穿山甲的一种常见疾病，染病后的穿山甲一般会出现消瘦、厌食，宜在饲料中添加硫黄粉（400 ~ 500 g饲料中加入2 ~ 3 g硫黄粉），连喂3 ~ 4 d 即可。

（2）营养缺乏：穿山甲患营养缺乏性病的一般较少。如遇穿山甲拒食，可以灌喂混合饲料，配方（每1 kg穿山甲1 d的食量）是葡萄糖1.25 g、水解蛋白质0.63 g、复合维生素B 1.1 g、加水3 ml，溶解即得。灌食2～3周后，可改为人工调配饲料饲养。配方为白蚁粉45%～50%、奶粉4.5%、面粉26%、熟鸡蛋5.5%、蜂蜜5.5%、干酵母9%、复合维生素B 0.021%、微量元素锌0.052%、生长素0.06%、铁0.053%等，研成粉末拌匀，喂时加水55%，可有效防治营养缺乏性疾病。

（3）综合防治：在场内堆积一些消毒的河砂，即在河砂里拌入90%晶体敌百虫1000倍液，混合均匀后，让穿山甲沙浴，以此来预防病害的发生，同时可使穿山甲鳞片光洁、丰满，更符合质量标准[1]。

【化学成分】穿山甲含多种氨基酸和矿物质元素。田淑霄等人将甲片样品经酸水解处理后，利用高速氨基酸分析测定仪测出甲片水提液中含有17种氨基酸，缬氨酸、亮氨酸、苏氨酸、异亮氨酸、苯丙氨酸、丙氨酸、赖氨酸、酪氨酸、甲硫氨酸、谷氨酸、精氨酸、组氨酸、丝氨酸、胱氨酸、脯氨酸、天冬氨酸、甘氨酸，其中人体所需的必需氨基酸含量占甲片氨基酸总量的27.43%[2]；罗宪堂等人对猪蹄甲与穿山甲片进行薄层、光谱与元素分析，发现两者的成分及矿物质元素钙、镁、钠、钾、锌、锗、硒的含量基本一致[3]。

【鉴别研究】1. 性状鉴别

蒋世银对炮山甲与劣品炮大甲片进行鉴别研究发现，进口的大甲片炮制后颜色较深，外表面黄褐色至棕黄色，偶见瓦楞样纹理，纹理不明显；内表面呈黄褐色或棕黄色，中部突起弓形横向棱线明显，呈棕色，边缘稍向内卷曲。质酥不脆，能折断，断面黄色，泡沫状，厚0.6～1 cm，裂隙较大而多[4]。

2. 粉末鉴别

魏长志等人对穿山甲粉与动物骨骼粉进行鉴别研究发现，将适量穿山甲较粗的粉末（0.40～5.00 mm）放入水中会上浮，部分粉末贴近烧杯壁，稍加搅拌会有少部分粉末下沉；将适量较细的粉末（0.01～0.40 mm）放入水中，细粉会均匀分布于水表面；若细粉较多，过多的细粉慢慢分散（或不分散），从粉末底部开始，逐渐有少量粉末缓慢下沉，最后水面上分布一层薄薄的粉末，但并未高出水面。而将适量动物骨骼较粗的粉末（0.40～3.00 mm）放入水表面不下沉，粉末不靠近烧杯壁，粗粉由于相互吸引会靠在一起，稍加搅拌会迅速下沉；若将少量较细的粉末（0.06～0.40 mm）放入水的表面，细粉会逐渐散开，类雪花样分布于水表面；若将过多的细粉放入水表面，细粉分散较慢（或不分散），高出水面而不下沉，若用玻璃棒搅拌会有部分下沉[5]。

3. 理化鉴别

汪冶等人应用分析化学原理对掺假穿山甲中的掺假物进行定性分析，用乙二胺四乙酸二钠（EDTA）配位滴定法对掺假物进行定量分析，检出掺假物为硫酸镁，掺假穿山甲实际掺假量37.08%～48.56%[6]。同时，对于掺硫酸镁炮甲片，用各种方法洗脱后，用聚酰胺薄层色谱法、EDTA滴定法、酸不溶性灰分测定和定氮法等对掺假物进行定性定量分析。定性分析显示洗脱后的穿山甲中化学成分已发生变化，总灰分超出正常穿山甲的11倍；定量分析显示洗脱后的掺假穿山甲中仍存在硫酸镁，蛋白质含量有所减少。掺硫酸镁穿山甲经洗脱后，仍不能作为正品入药[7]。

4. 荧光鉴别

穿山甲甲片在紫外光灯（365 nm）下，外表面无荧光；内表面弓形横向棱线下方无荧光，上方扇形面呈黄绿色荧光。穿山甲甲片用刀削去无荧光部位后，置紫外灯（365 nm）下观察，显黄绿色荧光。白猪蹄甲在紫外光灯（365 nm）下，全体均显较明亮的浅蓝色荧光。用刀削后观察荧光更明亮、色更深。黑猪蹄甲在紫外光灯（365 nm）下，全体无荧光，用刀削后观察仍无荧光[8]。王淑娟等人也对穿山甲进行了荧光鉴别，穿山甲新鲜断面在紫外光灯（365 nm）下，断面显黄绿色荧光。混淆品置紫外光灯（365 nm）下，新鲜断面无荧光。混淆品色谱中，在对照药材色谱 R_f值约0.6的位置上缺少一个斑点[9]。

5. 薄层色谱鉴别

刘广川等人认为按照薄层色谱鉴别方法，对穿山甲样品及对照药材成分进行展开，取出晾干后，直接在紫外灯（365 nm）下检视，样品及对照品色谱相应位置上，分别显清晰的荧光斑点；而经醋酐-硫酸（9∶1）混合液喷后，在日光下检视，样品及对照品色谱相应位置上，分别显清晰斑点，但在紫外光灯（365 nm）下检视样品及对照品色谱均未见荧光斑点，因此建议样品在展开后直接在紫外光灯（365 nm）下检视[10]。

6. 其他方法

高赛飞从已发表的34对穿山甲微卫星引物中筛选出6对多态性较高的引物，用于穿山甲鳞片的个体识别。结果表明，6个位点的观测值杂合度（Ho）为0.653～0.234；期望值杂合度（He）为0.926～0.861；MJA03的多态性信息含量（PIC）最高（0.918），MJA13的PIC最低（0.852），平均PIC为0.884。单个座位的个体识别能力为0.826～0.956，累积个体识别能力为99.9999%[11]。

【分子生药】 邢亚琳等人分别从穿山甲剥制标本、干皮标本及甲片中提取总DNA，然后用Cyt b基因扩增通用引物、12S rRNA基因全序列扩增引物、RAPD引物及微卫星引物进行了PCR扩增，并对部分扩增结果进行了序列测定，结果表明，除剥制标本的脚底皮张组织外，其他样品基本都可以提取出DNA，以此为模板的PCR扩增中，2种线粒体基因引物扩增出明显目的条带，RAPD引物扩增出种间特异条带，微卫星引物在甲片样品中扩增稳定，可用于个体识别工作[12]。

贾静等人利用COⅠ序列作为DNA条形码对名贵珍稀动物药材穿山甲及其混伪品进行鉴定，为穿山甲药材分子鉴定提供科学依据。该实验采用试剂盒法提取穿山甲及其混伪品的基因组DNA，通过PCR扩增和双向测序，应用CodonCode Aligner软件进行校对拼接，采用MEGA 6.0软件对所有7个物种的56份样品进行序列比对，构建邻接

（NJ）树。结果表明穿山甲药材COⅠ序列扩增成功，所构建的NJ树结果显示穿山甲及其混伪品均可明显区分[13]。

【炮制研究】穿山甲一般不直接入药，须经过加工炮制后入药，按照现代中药炮制方法，其炮制规格分为炮山甲、醋山甲2种。炮山甲采用砂烫的方法，具体的方法为：取拣净的穿山甲片，分开大小，另将河砂置热锅内，炒至灵活状态，加入穿山甲片，烫至表面鼓起，呈金黄色时，取出，筛去砂子，放凉即可。醋山甲是炮山甲的进一步加工，其后处理是醋淬，具体方法为将炮山甲片筛去河砂，趁热倒入米醋（每穿山甲片100 kg，用米醋30 kg）中浸淬后，捞出干燥即可[14]。

1. 醋淬

何锦钧等人研究了醋淬穿山甲的最佳炮制工艺。以高效液相色谱法测定醋淬穿山甲中2种环二肽（S、T）的含量为指标，采用正交试验设计对醋淬穿山甲的炮制工艺进行优选。砂烫温度230℃，砂烫保温时间8 min，加醋量为30%，醋淬时间45 s为最佳炮制工艺[15]。

2. 微波炮制

朱卫星研究了微波炮制穿山甲的工艺条件。以“鼓起，卷曲，呈金黄色或棕黄色，质酥脆”为标准，优选出微波炮制穿山甲的最佳工艺条件；测定炮山甲中水溶性浸出物、蛋白质的含量，并比较其成品率。微波炮制穿山甲的最佳工艺条件为用100%的微波火力烘烤3.5 min。与砂烫法比较，微波法炮制品的水溶性浸出物、蛋白质含量和成品率均较高[16]。

【药理作用】**1. 镇痛作用**

吴珊等人将50只雌性小鼠采用随机数字表法分为5组：生理盐水组、盐酸曲马多组，以及穿山甲片水提物高剂量组（3.00 g/kg）、中剂量组（1.50 g/kg）、低剂量组（0.75 g/kg），每组10只，灌胃给药，采用热板法观察其镇痛作用。将另50只小鼠按相同的分组及给药方法操作，采用醋酸扭体法观察其镇痛作用。结果穿山甲片水提物各剂量组均能提高小鼠热板法的痛阈值，穿山甲片水提取物高剂量组、中剂量组对小鼠醋酸所致的扭体反应有抑制作用[17]。

2. 抗炎作用

杨熙东将小白鼠分为2组，分别灌胃穿山甲片水煎液和生理盐水1周，之后将小鼠左耳正反面涂以巴豆油液使其发炎肿胀。发现穿山甲片的水提液、醇提液均有明显的抗巴豆油引起的小白鼠耳部炎症的作用[18]。吴珊将穿山甲鳞甲乙醇提取物按小鼠剂量为3.00 g/kg、1.50 g/kg、0.75 g/kg和大鼠剂量为2.09 g/kg、1.04 g/kg、0.52 g/kg灌胃给药，采用角叉菜胶致大鼠足跖肿胀实验、二甲苯致小鼠耳郭肿胀实验，测定大鼠角叉菜胶致炎模型中血清超氧化物歧化酶（SOD）、谷胱甘肽过氧化物酶（GSH-Px）活力及丙二醛（MDA）含量，研究穿山甲鳞甲乙醇提取物的抗炎作用。发现穿山甲可通过提高实验动物体内血清中 GSH-Px、SOD的活力和降低 MDA、前列腺素E_2

（PGE_2）含量来抑制炎症反应[19]。

3. 降低血液黏度

杨熙东取大白鼠随机分成2组，分别腹腔注射穿山甲片水煎液（浓度为10%）及等容量生理盐水，1 h后，再次给药。然后注射戊巴比妥钠麻醉，鼠尾取血，测定玻片凝血时间、毛细管凝血时间及毛细管高度。发现穿山甲片的水煎液有明显延长大白鼠凝血时间和降低大白鼠血液黏度的作用。取小白鼠随机等分为3组，分别灌胃穿山甲片水煎液及等量生理盐水，3 d后眼眶后静脉丛取血，用毛细管法测定凝血时间。发现穿山甲片的水煎液有明显延长小白鼠凝血时间和降低小白鼠血液黏度的作用[18]。

【现代临床】**1. 胸痹心痛**

李桂凤利用穿山甲配伍药物即复方穿山甲治疗心血瘀阻型胸痹心痛35例，成功治愈7例，25例有所好转，有效率达91.43%[20]。范新发利用单味穿山甲粉末冲服治疗心肌缺血型胸痹心痛，其有效率为68.60%[21]。

2. 癌性疼痛

辛军利用穿山甲复方水煎液治疗包括胃癌、肺癌、甲状腺癌等在内的多种癌性疼痛，都表现出较好的治疗效果[22]。

3. 慢性盆腔炎

侯敏用穿山甲配伍其他药物通过口服加灌肠法成功治疗女性慢性盆腔炎152例[23]。

4. 甲沟炎

李诗杰、徐连锁在治疗甲沟炎患者时，将穿山甲片散剂同75%酒精调和后外涂于患者甲沟，受医治的100位甲沟炎患者的病情皆有好转[24]。

5. 乳痈

张蕾将穿山甲粉末配合抗生素进行使用，治疗的48例乳痈患者中，18例成功治愈，20例有所好转，有效率达到79.17%[25]。孙浩将穿山甲复方制成水煎液送服，用于治疗因乳汁蓄结、蕴积生热所致乳痈[26]。

【编者评述】穿山甲为传统通经活络之要药，含有较丰富的氨基酸和多种矿物质元素，具有解毒、活血、止痛、消肿、生肌、益精髓之功效。但其基原动物穿山甲已属濒危动物物种，因此，对于穿山甲，首先应着力开展人工养殖关键技术或代用品研发，其次应加强其药效物质、药代动力学、通经活络机制等基础研究。

参考文献

［1］徐良，岑丽华，徐晖，等．名贵中药穿山甲的规范化养殖技术［J］．基因组学与应用生物学，2009，28（5）：1002-1005.

[2]田淑霄，李丽华．穿山甲猪蹄甲中氨基酸含量比较分析[J]．河北中医药学报，2000，15(2)：28.

[3]罗宪堂，钱进，李瑛．猪蹄甲与穿山甲片中化学元素和氨基酸的分析比较[J]．中医药学刊，2002，20（5）：604-605.

[4]蒋世银．炮山甲与劣品炮大甲片的经验鉴别[J]．中国药师，2014（9）：1603-1604.

[5]魏长志，李红，李峰．穿山甲粉与动物骨骼粉的鉴别[J]．山东中医杂志，2001，20（7）：425-426.

[6]汪冶，文惠玲，黄刚，等．掺假穿山甲的检定[J]．中医药导报，2005，11（8）：59-60.

[7]汪冶，高春花，肖聪颖，等．掺硫酸镁穿山甲洗脱后不能作正品入药[J]．时珍国医国药，2007，18（7）：1623-1624.

[8]石尚友，黄淑君，邓顺超．对穿山甲与混淆品猪蹄甲快速鉴别方法探讨[J]．中医药导报，2007，13（11）：73.

[9]王淑娟，贾旭，刘春峰．一种穿山甲混淆品的鉴别[J]．中国民族民间医药，2010，19(3)：43.

[10]刘广川，李季静．穿山甲炮制品种鉴别方法的改进[J]．首都医药，2007，10：41.

[11]高赛飞，于冬梅，王莹，等．微卫星标记在穿山甲个体识别中的应用[J]．生物技术通报，2010，12（1）：154-157.

[12]邢亚琳，彭建军，胡慧建，等．穿山甲标本和甲片的DNA提取及PCR扩增[J]．动物学杂志，2013（1）：49-57.

[13]贾静，张红印，陈俊，等．名贵动物药材穿山甲的DNA条形码分子鉴定研究[J]．中国中药杂志，2014，39（12）：2212-2215.

[14]陈瑞生，陈相银，贾王俊．穿山甲鉴别与炮制[J]．首都医药，2013，5：33.

[15]何锦钧，李子鸿，李怀国，等．醋淬穿山甲的炮制工艺研究[J]．中国处方药，2006（4）：64-65.

[16]朱卫星．微波炮制穿山甲的工艺初探[J]．中国药房，2008，19（9）：672-673.

[17]吴珊，农彩丽，何显科，等．穿山甲水提物镇痛作用的实验研究[J]．广西医学，2012，34(1)：7-9.

[18]杨熙东．穿山甲的药理作用和临床应用[J]．中国社区医师：医学专业，2012，14（26）：194.

[19]吴珊．穿山甲鳞甲乙醇提取物镇痛抗炎作用及其机制的实验研究[J]．广西医科大学，2012：14-40.

[20]李桂凤．穿山甲治疗胸痹心痛[J]．中医杂志，2002，43（2）：92.

[21]范新发．穿山甲治胸痹、降血脂[J]．中医杂志，2002，43（4）：252.

[22]辛军．穿山甲止癌性疼痛[J]．中医杂志，2002，43（2）：94-95.

[23]侯敏．中药内服加灌肠治疗慢性盆腔炎152例[J]．实用中医药杂志，2008，24（9）：

572.

[24] 李诗杰，徐连锁．穿山甲外用治疗甲沟炎100例[J]．中国社区医师，2004，20(14)：39.

[25] 张蕾．穿山甲粉配合抗生素治疗乳痈疗效观察[J]．浙江中西医结合杂志，2011，21(4)：269.

[26] 孙浩．穿山甲可消痈散肿[J]．中医杂志，2002，43(4)：253.

83 蚕 沙 | Cansha

4 · 556

BOMBYCIS FAECES

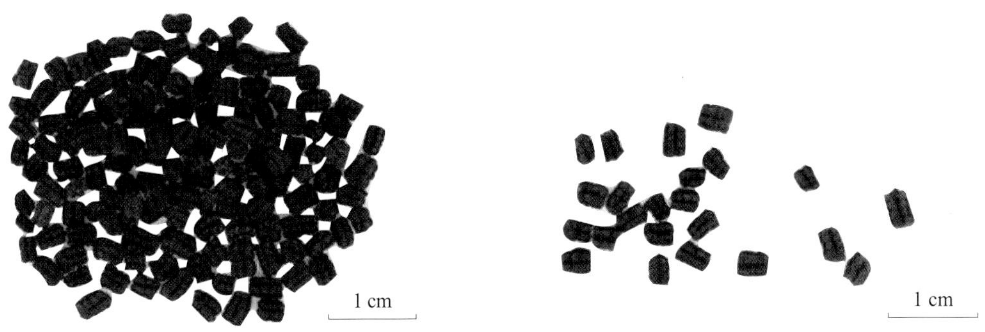

图 2-83-1 蚕沙

【药典沿革】 首载于1985年版一部附录第18页“成方制剂中本药典未收录的药材及炮制品”下，其为蚕蛾科昆虫家蚕*Bombyx mori* Linnaeus的干燥粪便。1990年版一部附录第23页、1995年版一部附录Ⅲ第23页、2000年版一部附录Ⅲ第23页、2005年版一部附录Ⅲ第23页、2010年版一部附录Ⅲ第25页、2015年版第四部第422页、2020年版第四部第556页均作了相同规定。

【本草考证】 始载于晋代《名医别录》，列为中品，附录于“原蚕蛾”下，载：“屎，温，无毒。主治肠鸣，热中，消渴，风痹。”《本草纲目》将其列于虫部第三十九卷“原蚕”下；《中华本草》将其列于第二十五卷节肢动物门药下；其亦收载于卫生部药品标准《中药材》第一册。对蚕沙别名的记载有：晚蚕沙（《斗门方》）、蚕砂（《医学入门》）、原蚕沙（《本草纲目》）、马鸣肝（《东医宝鉴》）、晚蚕矢（《本草备要》）、二蚕沙（《江苏药材志》）、蚕屎（《全国中草药汇编》）。考历代本草所记，古今一致。

【药材来源】 蚕蛾科昆虫家蚕*Bombyx mori* Linnaeus的干燥粪便。春、夏二季收集除去杂质，晒干。

【性味归经】 辛、甘，温。归肝、脾、胃经。

【功能主治】 祛风除湿，活血定痛。用于风湿痹痛，关节不遂，皮肤不仁，腰腿冷痛，风疹瘙痒，头风头痛，烂弦风眼。

【道地主产】 我国南方地区均产。

【化学成分】 含有机物83.77%～90.44%，灰分9.56%～16.23%，总氮量1.91%～3.60%；还含叶绿素，可用乙醇或丙酮抽提获得。第三、第四、第五龄蚕的蚕沙，分别提出粗叶绿素1.6%、2.0%、2.4%，但纯叶绿素含量较少[1-5]。

【鉴别研究】 **1. 性状鉴别**

短圆柱形的小颗粒，长2～5 mm，直径1.5～3 mm。表面灰黑色至绿黑色，粗糙，有

6条纵棱及横向环纹，两端钝，呈六棱形。质坚而脆。具青草气，味淡。

2. 粉末显微鉴别

粉末呈灰褐色或灰绿色，含钟乳体的大细胞类圆形，直径47～77 μm，草酸钙簇晶多见，直径5～16 μm。非腺毛单细胞，多不完整，直径17～40 μm。下表皮具不定式气孔，副卫细胞4～6个，螺纹导管直径6～12 μm。方晶及乳管偶见。

3. 成分鉴别

取本品粉末0.2 g，置具塞试管中，加热水5 ml，加塞振摇5 min，滤过。取滤液1 ml，加茚三酮试液3～4滴，摇匀，放入沸水浴中加热，溶液由橙红色变紫红色。

4. 薄层鉴别

取本品粗粉约1 g，加无水乙醇10 ml，加热回流0.5 h，放冷，滤过，滤液用少量活性炭脱色，滤过，滤液浓缩至约1 ml，作为供试品溶液。另取β-谷甾醇对照品，加无水乙醇制成每1 ml中含0.5 mg的溶液，作为对照品溶液。照薄层色谱法试验，吸取上述两种溶液各10 μl，分别点于同一硅胶G薄层板上，以氯仿-丙酮（19.5∶0.5）为展开剂，展开，取出，晾干，喷以10%硫酸乙醇溶液，在105℃烘干15 min。供试品色谱在与对照品色谱相应的位置上，显相同颜色的斑点。

5. 检查

总灰分不得超过17.0%。

【炮制研究】 炒熨、煎水洗或研末[6]。

【药理作用】 蚕沙中分离出叶绿素衍生物（CPD），其中13-羟基-（13-R或S）-脱镁叶绿素a和脱镁叶绿素b对体外肝癌组织培养细胞有抑制作用。编号CPD4 的叶绿素衍生物，对荷瘤小鼠肿瘤细胞的杀伤剂50 mg/kg（静脉注射），结合200 mW/cm^2 功率激光或光辐射照射20～30 min，对小鼠移植肉瘤S180 和 Lewis2 肺癌或宫颈癌 U14 均有明显杀伤效应。在体外试验中，每毫升含0.04 g生药或每毫升含0.01 g生药的蚕沙水提取液具有抗牛凝血酶作用，可显著延长人血纤维蛋白原的凝聚时间。蚕沙提取物对再生障碍性贫血的治疗作用机制，发现蚕沙提取物通过调节造血调控因子γ-干扰素（IFN-γ）、肿瘤坏死因子-α（TNF-α）及白细胞介素-6（IL-6）的水平，改善造血功能。

【现代临床】 **1. 风湿痹证**

本品辛甘发散，可以祛风，性温而燥，又善除湿，临床常用于各种风湿疼痛。

2. 风疹瘙痒

本品味辛升散，上而走表，下而除湿，故对营虚卫弱，风湿客于肌腠，搏于肌肤腠理之间，淫气妄行，具有很好的祛风止痒作用。

3. 头风头痛

对因风湿上蒙清阳，络道不利所致的头风头痛效果甚佳。

4. 目疾诸证

本品性平缓，不温不燥，历代眼科医家均视为治疗目疾诸证之要药。

5. 糖尿病

蚕沙提取物具有α-糖苷酶活性抑制作用，可以改善糖尿病动物的糖脂代谢异常，有益于糖尿病慢性并发症的防治。

6. 缺铁性贫血

蚕沙提取物研制成治疗缺铁性贫血的国家二类新药生血宁片。临床研究表明治疗缺铁性贫血疗效显著，其中成人临床治愈率为90%，且无明显的毒副作用。

7. 功能失调性子宫出血

蚕沙固经汤治疗功能失调性子宫出血，疗效显著[7-10]。

【编者评述】 蚕沙作为传统中药，历史悠久，资源丰富，疗效可靠，具有广阔的开发空间前景。作为桑蚕养殖的副产品，蚕沙提取物值得深入系统研究，尤其是在保健品开发方面。

参考文献

[1] 王谢，张建华，姚莉，等．蚕沙组分的计量分析及开发应用概况［J］．蚕业科学，2016，42（5）：918-925.

[2] 陈晓萍，谢亚军，罗光恩，等．蚕沙有机肥的养分特性及其肥效［J］．应用生态学报，2011，22（7）：1803-1809.

[3] 张得才，王志跃，杨海明，等．蚕沙对14～70日龄仔鹅生长性能、体尺性状、屠宰性能和脏器指数的影响［J］．动物营养学报，2014，26（12）：3772-3780.

[4] 施明毅，李建利，卢先明，等．蚕沙研究概况［J］．中药与临床，2013，40（4）：53-56.

[5] 孙丽莎．蚕沙的饲用价值评定及其在肉羊饲养中的利用［D］．扬州：扬州大学，2015.

[6] 冉艳萍，杨琼，李丽，等．蚕沙资源利用研究进展［J］．广东蚕业，2014，48（3）：42-45.

[7] 杨海霞，朱祥瑞，房泽民．蚕沙的开发利用研究进展［J］．蚕桑通报，2002，3：9-12.

[8] 郭小补，廖森泰，刘吉平．蚕食药用价值开发现状与展望［J］．农产品加工学刊，2007，4：35-37，43.

[9] 肖建京，刘明，王云胜，等．蚕业资源的食用及药用价值［J］．中国蚕业，2007，3：11-14，18.

[10] 陈华玲，黎小萍，彭火辉，等．蚕沙资源的利用价值及其开发途径［J］．蚕桑茶叶通讯，2010，3：9-10.

84 海 星 | Haixing

4 · 556

ASTERIAS

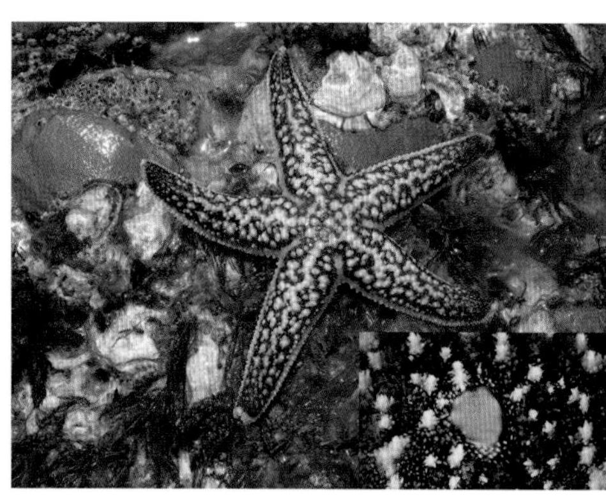
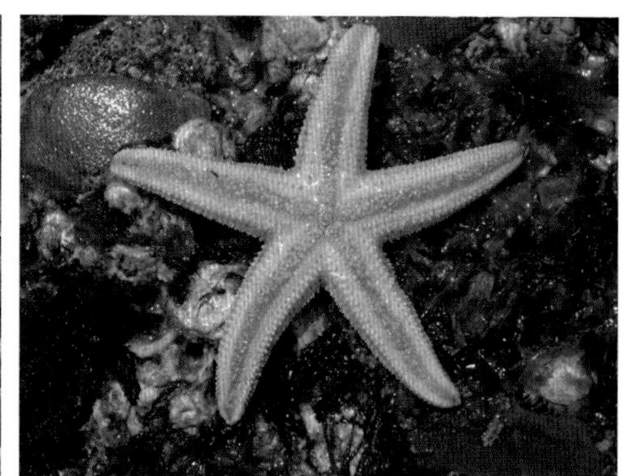

图 2-84-1 多棘海盘车

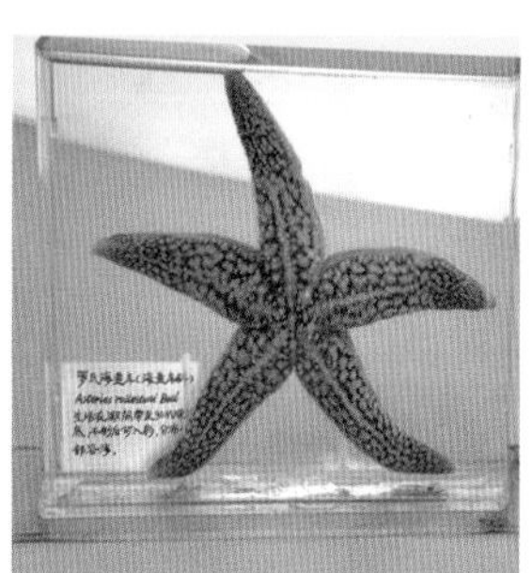
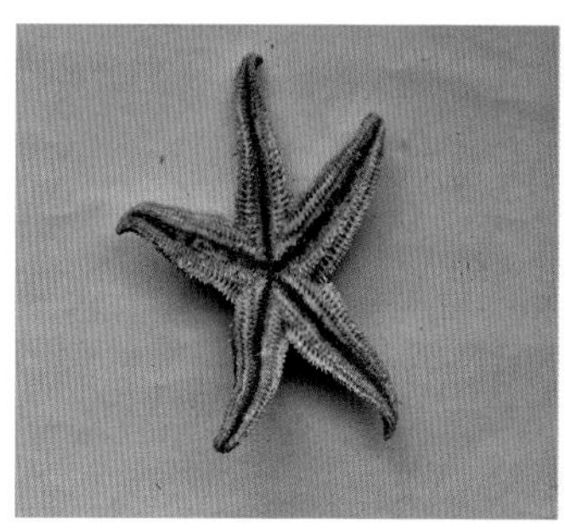
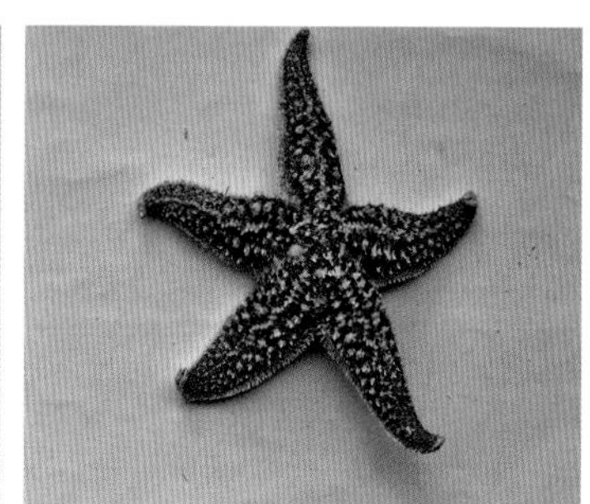

图 2-84-2 罗氏海盘车

【药典沿革】首载于2015年版四部第422页“成方制剂中本版药典未收载的药材和饮片”下，其为海盘车科动物多棘海盘车*Asterias amurensis* Lütken或罗氏海盘车*Asterias rollestoni* Bell的干燥全体。2020年版第四部第556页有相同规定。

【本草考证】历代本草均未记载。

【药材来源】海盘车科动物多棘海盘车*Asterias amurensis* Lütken或罗氏海盘车*Asterias rollestoni* Bell的干燥全体。夏、秋二季捕捞，捕获后除去内脏，洗净，干燥。

【性味归经】咸，平。归肝、胃经。

【功能主治】平肝镇惊，解毒散结，和胃止痛。用于癫痫，瘰疬，胃痛吐酸；胃溃疡，甲状腺肿大，腹泻等。

【道地主产】辽宁、河北、山东等沿海地区。

【资源研究】**1. 动物种类**

除药典规定外，张氏滑海盘车*Aphelasterias changfengyingi* Baranova et Wu、日本滑海盘车*Aphelasterias japonica*（Bell）、粗钝海盘车*Asterias argonauta* Djakonov、异色海盘车*Asterias versicolor* Sladen、尖棘筛海盘车*Coscinasterias acutispina*（Stimpson）、福氏海盘车*Asterias forbesi*、吴氏海盘车*Asterias rubens*等7种也同等入药[1-2]。

2. 生物学特性

多棘海盘车为雌雄异体，体外受精，有性生殖的生活史分为5个阶段：受精卵、羽腕幼虫、短腕幼虫、幼海星和成体。海盘车成体产卵后，精子和卵结合，形成受精卵，卵裂属完全均等型。水温10.5～11.5℃ 时，受精卵经20 min左右释放第1极体，约50 min进行第1次卵裂，约7 h时进入桑椹期，19 h 40 min发育成为膜内旋转囊胚，23 h 40 min发育成为脱膜旋转囊胚，26 h 30 min发育成为早期原肠胚，在46 h出现纤毛幼虫（初孵幼虫），受精卵经6 d左右发育为羽腕幼虫，以三角褐指藻、杜氏藻等藻类为食，约30 d发育为短腕幼虫，以微藻为食，营固着生活，由纤毛幼虫到短腕幼虫的过程中幼虫体长经历了先增大后减小的过程。随后2 d会变态成为幼体，再经9个月的生长可发育为成体海星[3-4]。青岛近海多棘海盘车的繁殖季节为10月至次年1月；雌雄发育同步，海水温度和日照长短会影响性腺发育，温度降低会刺激个体繁殖；性腺生长由消化腺提供能量，性成熟系数和消化腺指数在一周年内呈负相关关系[5]。

3. 食性

多棘海盘车对菲律宾蛤仔的摄食选择性均显著高于虾夷扇贝、栉孔扇贝、褶牡蛎、贻贝4种贝类，多棘海盘车表现出显著的昼夜摄食节律。其摄食高峰出现在18：00～22：00，摄食频率达到58%，显著高于其他时段[6]。

多棘海盘车对不同规格魁蚶摄食量均随魁蚶密度的增加而上升；不同规格多棘海盘车对不同规格魁蚶摄食量有一定差异，其中对1 cm组和1.5 cm组魁蚶摄食量最多，2.5 cm组摄食量最少；对不同规格魁蚶软体部摄食量与魁蚶规格呈显著正相关；对魁蚶夜间摄食量大于昼间，魁蚶规格越大，其最大摄食量时间出现越晚[7]。

4. 车腕再生

在人工饲养条件下，罗氏海盘创伤车腕再生速率约为每日0.27 mm。其腕再生分3个阶段：伤口愈合阶段、早期再生阶段和晚期再生阶段。伤口愈合阶段发生于断腕创伤后3～5 d，此阶段其再生速度基本为零，早期再生阶段发生于断腕创伤后6～8 d，此阶段其腕再生速度很慢，主要是表皮层和体腔上皮细胞的脱分化和增殖，晚期再生阶段约为断腕后9 d至数月，此阶段其腕再生速度加快且基本保持稳定，主要是表皮层、体腔上皮、真皮层细胞的脱分化、增殖和大量干细胞原基样结构的形成，以及再生新腕的完全发育等，约60 d以后再生腕的生长速度趋于平缓，直到创伤腕再生结束。创伤后的前4 d，残腕顶端的肌肉组织向伤口处迁移并重排使伤口闭合；创伤附近的表皮层细胞发生脱分化并增殖后，迁移到创伤面形成由数层干细胞组成的前表皮层，之后进一步分化形成表皮层；而体腔上皮细胞在创伤诱导下也脱分化并增殖然后迁移到创伤处形成“前体腔上皮”，经再分化形成新的体腔上皮。创伤后第6 日，表皮层干细胞原基干细胞增殖后沿表皮层下方迁移至顶端后经分化形成新生腕芽的真皮层组织，部分干细胞转化成了成肌细胞与顶端表皮层来源的成肌细胞一起经再分化后形成新生腕芽的肌肉组织；同时，表皮层中部分细胞发生增殖并向新生腕芽表皮层迁移，使新生腕芽表皮层不断生长。而残腕的延长主要是通过在残腕多处形成干细胞原基，原基细胞原处增殖后经再分化形成新腕组织使残腕得以快速生长和延长。而残腕肌肉再生方式和机制是：来源于体腔上皮的部分干细胞转化为成肌细胞并向肌肉预定发育的部位迁移，经分化形成新的肌肉组织，而另一部分成肌细胞在体腔上皮靠近肌肉组织处分化成肌纤维，然后以“分层”的方式与原有体腔上皮分离，形成新的肌肉组织，随后并入原有肌肉组织，为残腕的生长提供新的肌肉组织来源。上述新生腕芽和残腕同步生长与延长，使整个腕的再生速度大大加快[8-9]。

【化学成分】 含糖苷类、甾醇、生物碱、神经酰胺、色素、类脂、多糖、糖脂、维生素、氨基酸、激素、蛋白质等。近年来从罗氏海盘车中分离得到甾醇类化合物有4-甲基胆甾-7-烯-3β-醇、4-甲基胆甾-7,24-二烯-3β-醇、胆甾-7-烯-3β-醇、胆甾-7,22-二烯-3β醇、24-乙基胆甾-7-烯-3β-醇、麦角甾-7,24（28）-二烯-3β-醇、麦角甾-7,22-二烯-3β-醇等[10]。从多棘海盘车中分离得到Phalluside 1、*N*-（胆甾-5-烯-3β-烃基）-3β-醋酸酯-5-乙基-17β-咪唑羧酰胺、胆甾-5,20（22）-二烯-3β-醇、（2*S*）-1-*O*-7-溴烷醇甘油、多羟基甾体皂苷amurensoside D、3β-*O*-硫酸酯化-6α, 23β-二羟基-胆甾-9（11）-23-羰基-硫酸盐、3β-*O*-硫酸酯化-6α-羟基-胆甾-9（11）,20（22）-二烯-23-羰基-硫酸盐和3β-*O*-硫酸酯化-6α-羟基-麦角甾-9（11）-烯-23-羰基-硫酸盐等化合物[11-12]。值得注意的是多个产地的多棘海盘车样品中铬元素均超出相应标准限量值，铅、锰元素含量均部分超出已报道值[13]。

【鉴别研究】 **1. 性状鉴别**

（1）多棘海盘车：呈五角星状，为浅黄色至棕色，新干品有紫色斑纹。腕5个，辐径较长，约14 cm，腕基部两侧稍向前压缩，以后向末端逐渐变细，边缘很薄。背板结合成致密的网状，背棘短小。反口面稍隆起，口面略凹。

（2）罗氏海盘车：呈五角星状，表面有突出的棘，多为浅黄色至棕色。腕一般为5个，辐径约12 cm，稍扁平，腕基部两侧稍向内压缩，之后向末端逐渐变细且翘起。背板结合为不规则的网状，上有多数结节。背棘短而稀疏，后硬而脆，易折断。气微腥，味咸。

2. 薄层色谱

取本品粉末1 g，加水饱和的正丁醇5 ml ，浸泡过夜，滤过，滤液蒸干，残渣中加醇2 ml使溶解，作为供试品溶液。另取海盘车对照药材1 g ，同法制成对照药材溶液。照薄层色谱法试验，吸取上述两种溶液各5 μl，分别点于同一硅胶G 薄层板上，以三氯甲烷-丙酮-甲醇（6∶2∶1） 为展开剂，展开，取出，晾干，喷以磷钼酸试液，在105℃加热至斑点显色清晰。供试品色谱中，在与对照药材色谱相应的位置上，显相同颜色的斑点。

3. 含量测定

照水溶性浸出物测定法项下的冷浸法测定，本品水溶性浸出物不得少于5.0%。

【制剂研究】海盘车的体壁、胃、消化腺、生殖腺皆含有毒物质——皂苷成分，过量摄入会造成呕吐、头晕、昏迷甚至死亡，皂苷类成分还具有鱼毒作用为了降低海盘车的毒性，刘天红等对罗氏海盘车皂苷进行了最佳脱除条件筛选，认为超声时间13 min、乙醇体积分数4.5 、脱除次数2，进行3次验证试验，残渣中皂苷平均值为0.094 mg/g，脱出率达72.3%[14-15]。李敏晶等人对多棘海盘车多糖的脱色效果进行了考查，认为40%过氧化氢液在60℃时脱色1 h脱色率最佳，达78.6%；5%活性炭在30℃脱色2 h脱色率最佳，为75.2%；5%的D101型大孔树脂在40℃脱色1.5 h脱色率最佳，为52.9%[16]。

【药理作用】**1. 免疫作用**

罗氏海盘车体壁、内脏中的黏多糖MP1和MP2均对正常小鼠的免疫功能有促进作用，且以后者效果明显；MP2具有显著的逆转皂苷脾细胞毒作用[17]，其多糖能显著提高小鼠免疫器官指数、血液中中性粒细胞吞噬能力、血清溶菌酶含量、肝脏细胞中谷胱甘肽含量及淋巴细胞增殖能力，但对小鼠血液中白细胞数目无显著影响[18]。

2. 抗肿瘤作用

罗氏海盘车1个环二肽生物碱类化合物Fellutanine A对MGC803细胞的抑制率为53.99%，具有一定的抗肿瘤活性[19]。

3. 抗氧化与保肝作用

多棘海盘车中利用木瓜蛋白酶制备的体壁胶原蛋白肽具有明显的体内外抗氧化作用。清除自由基活性最高，对脂质过氧化的抑制作用最明显。中、高剂量体壁胶原蛋白肽能够显著降低急性酒精肝氧化小鼠肝组织中的丙二醛（MDA）含量（$P<0.01$），显著提高超氧化物歧化酶（SOD）（$P<0.05$）、谷胱甘肽过氧化物酶（GSH-Px）活力（$P<0.01$）[20]。

4. 抗菌作用

多棘海盘车多肽Pe1、Pe3、Pe5、Pe8、Pr14对金黄色葡萄球菌、枯草芽孢杆菌、白色念珠菌、大肠杆菌均具有抑制作用，Pr14对金黄色葡萄球菌的抑菌活性表现最佳，最低抑菌浓度为0.156 mg/ml；Pe1对枯草芽孢杆菌和白色念珠菌抑菌活性表现最佳，最低抑菌浓度分别为0.312 mg/ml、0.625 mg/ml；Pe8对大肠杆菌抑菌活性表现最佳，最低抑菌浓度为0.625 mg/ml[21]。

【编者评述】海盘车为地方习用品，收载于山东、湖南、辽宁、安徽等地的地方中药材标准中。对其研究主要聚焦化学成分及药理作用研究，对其临床应用与新药开发有待进一步加强。

参考文献

[1]管华诗，王曙光．中华海洋本草：第3卷　海洋无脊椎动物药[M]．上海：上海科学技术出版社，2009：616.

[2]高士贤．中国动物药志[M]．长春：吉林科学技术出版社，1996：359.

[3]杜美荣，张继红，毛玉泽，等．多棘海盘车胚胎和早期幼虫发育[J]．渔业科学进展，2014，5（1）：133-138.

[4]李淑芸，张秀梅．青岛近海多棘海盘车生物学特征初步研究[J]．齐鲁渔业，2013（12）：1-6.

[5]张秀梅，李淑芸，刘佳，等．青岛近海多棘海盘车繁殖生物学的初步研究[J]．中国海洋大学学报（自然科学版），2014，44（11）：16-24.

[6]代克涛，李娇，关长涛，等．多棘海盘车对5种双壳贝类的摄食选择性及摄食节律[J]．渔业科学进展，2015，36（1）：97-102.

[7]张天文，刘广斌，刘恩孚，等．多棘海盘车对魁蚶摄食量、选择性及昼夜摄食差异的初步研究[J]．中国海洋大学学报（自然科学版），2015，45（12）：24-29.

[8]孙文杰．罗氏海盘车(*Asterias rollestoni*)腕再生过程及其再生机理的组织学研究[D]．青岛：中国海洋大学，2005.

[9]杜玉堂．罗氏海盘车（*Asterias rollestoni* Bell）腕再生机理初探[D]．青岛：中国海洋大学，2007.

[10]詹永成，董振敏，刘涛，等．罗氏海盘车的化学成分研究[J]．中国药物化学杂志，2005(2)：100-102，115-163.

[11]程萍，汤华，朴淑娟，等．多棘海盘车的化学成分[J]．第二军医大学学报，2008，29(12)：1479-1482.

[12]田丽冉，侯秀秀，佟长青，等．多棘海盘车化学成分的分离与鉴定[J]．大连海洋大学学报，2014，29（6）：650-653.

[13]孙杰，陈发荣，韩力挥，等．主成分分析法研究多棘海盘车中的微量元素[J]．安徽大学学报，2015，39（1）：104-108.

[14]李莎，张国琛，张倩，等．多棘海盘车柠檬酸脱毒工艺的优化研究[J]．大连海洋大学学报，2016，31（2）：194-198.

[15]刘天红，李红艳，吴志宏，等．响应面法优化罗氏海盘车生殖腺皂甙脱除技术研究[J]．水产科学，2016，35（6）：639-643.

[16]李敏晶，刘昌雨，刘远，等．3种脱色方法对多棘海盘车多糖的脱色效果[J]．贵州农业科学，2014，42（3）：147-149.

[17]许发龙，李裕强，李菲菲，等．罗氏海盘车粘多糖的提取及其体外免疫调节作用[J]．中药材，2009，32（9）：1421-1424.

[18] 刘铁铮，郭爱洁，王桂春，等．多棘海盘车多糖对正常小鼠免疫功能的影响[J]．中国药学杂志，2011，46(24)：1894-1897.

[19] 宋龙，吕律，王远红，等．罗氏海盘车(*Asterias rollestoni*)中2种生物碱的分离纯化及其抗肿瘤活性研究[J]．中国海洋药物，2016，35(1)：50-54.

[20] 耿浩，刘云玲，马超，等．多棘海盘车体壁胶原蛋白肽的制备及其抗氧化活性[J]．食品与发酵工业，2011，37(6)：42-46.

[21] 李敏晶，孙蔷薇，王旭莹，等．多棘海盘车多肽的抑菌活性研究[J]．应用化工，2017，46(10)：2073-2076.

85 浮海石 | Fuhaishi

4 · 557

OS COSTAZIAE

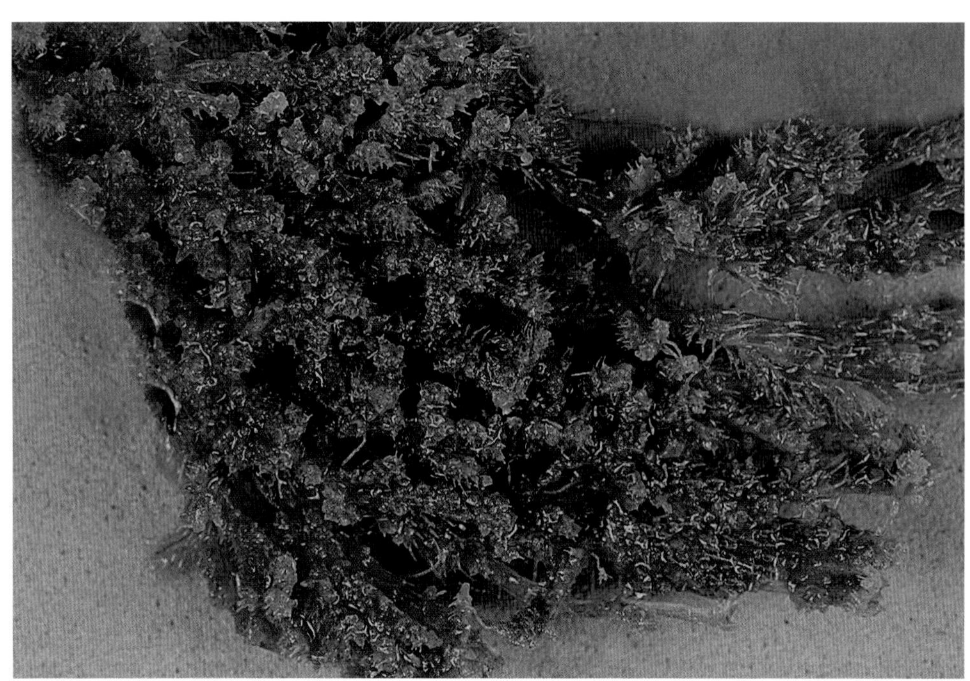

图 2-85-1　类脊突苔虫

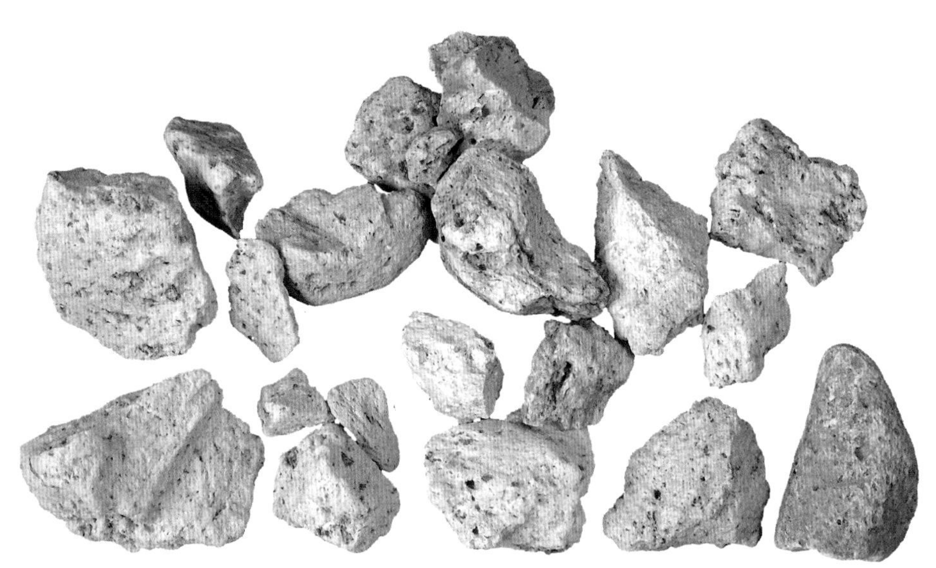

图 2-85-2　浮海石

【药典沿革】 首载于1977年版一部第506页，从来源、性状、炮制、性味、功能与主治、用法与用量、贮藏7个指标对其进行规定。其为胞孔科动物脊突苔虫*Costazia aculeata* Canu et Bassler的干燥骨骼。但1985年版、1990年版、1995年版、2000年版、2005年版正文、附录均未收载。2010年版一部附录Ⅲ第25页、2015年版四部第423页、2020年版四部第557页“成方制剂中本版药典未收载的药材和饮片”下又重新收载，但仅规定了其来源，且与1977年版相同。

【本草考证】始载于宋代《本草衍义》，名为石花。寇宗奭曰："石花，白色，圆如覆大马勺，上有百十枝，枝各槎牙，分歧如鹿角，上有细纹起。以指撩之，铮铮然有声……多生海中石上[1]。"明代《本草纲目》载："浮石乃江海间细沙、水沫凝聚，日久结成者，状如水沫及钟乳石，有细孔如蛀窠。白色，体虚而轻……海中者味咸，入药更良"，"其质玲珑，肺之像也。气味咸寒，润下之用也。故入肺除上焦痰热，止咳嗽而软坚。"李时珍所指正为今日之浮海石。

【药材来源】胞孔科动物脊突苔虫*Costazia aculeata* Canu et Bassler的干燥骨骼。多于夏、秋二季收集，洗净，晒干。

【性味归经】咸，寒。归肺、肾经。

【功能主治】清肺化痰，软坚散结，用于肺热咳嗽，痰稠，淋巴结结核。

【道地主产】江苏、浙江、福建、广东、海南及山东半岛、西沙群岛、中沙群岛、南沙群岛等。

【化学成分】主含碳酸钙，并含少量镁、铁及酸不溶性物质[2]。

【鉴别研究】**1. 性状鉴别**

珊瑚样不规则块状，大小不等，直径1～2 cm，叉状小枝长2～3 cm，直径约2mm。表面灰白色或灰黄色，一面略平坦，另一面多突起呈叉状分枝，中部交织如网状，叉状小枝先端多折断；体轻，质硬而脆，表面与断面均密具细小孔道，入水不沉；气微腥，味微咸[3-4]。

2. 显微鉴别

在偏光显微镜下，可见有火山碎屑结构，此晶屑、晶斑具斜方辉石、中性斜长石和石英的光性特征。基质为火山玻璃（近95%）。呈团粒结构，气孔构造。一般多为负突起。无干涉色。

3. 成分鉴别

取粉样1 g，加稀盐酸10 ml，泡沸，将此气体通入氢氧化钙试液中，即发生白色沉淀，可鉴定为碳酸盐或碳酸氢盐，即为浮海石[4]。

【炮制研究】**1. 浮海石**

除去杂质，洗净，晒干，打碎。

2. 煅浮海石

取净浮海石置砂罐内，置炉火中煅透，放凉，碾碎[3]。

【现代临床】**1. 治疗肺结核**

赵氏报道，浮海石、三七各60 g，白及180 g，共研细末，每次3 g，每日2～3次口服，可治疗肺结核咳血。

2. 治疗泌尿系结石

浮海石研细末，每次3 g，每日3次，甘草10 g，煎汤送下，或石韦、穿破石、滑石、浮海石各30 g，乌药、路路通各15 g，鸡内金、琥珀各10 g，水煎服，每日1剂，均可治疗泌尿系结石。

3. 治疗乳腺囊性增生

柴胡、赤芍药、枳壳、青皮、王不留行、莪术、海藻、浮海石、夏枯草各15 g，甘草5 g，水煎服，每日1剂，15 d为1个疗程，可治疗乳腺囊性增生[1]。

4. 治疗甲状腺结节

董氏等人将80例甲状腺结节患者随机分组，中医治疗组40例，西医治疗组40例；西医治疗给予海藻丸，甲状腺激素抑制剂治疗；中医治疗组服用健脾化浊散结化痰消瘿汤（夏枯草、半夏、浙贝母、牡蛎、白术、白芥子、郁金、柴胡、莪术、三棱、浮海石、海藻、黄芪、生地黄、白花蛇舌草），结果显示，中医治疗组总有效率为90%，西医治疗组总有效率为75%，健脾化浊散结消瘿汤治疗甲状腺结节取得满意的效果[5]。

5. 治疗呼吸系统疾病

孙氏研究表明，浮海石、苦杏仁各15 g，炙百部20 g，鱼腥草30 g，炙白前、金银花、茯苓、黄芩、浙贝母各10 g，水煎服，每日1剂，对于间质性肺炎有较好疗效[6]。马氏常用以下复方治疗哮喘，银柴胡、防风、五味子、香附、五灵脂各10 g，乌梅、生甘草各5 g，丹参、浮海石各15 g（儿童用量酌减，加用桑白皮、鱼腥草各10 g）[7]。胡氏认为小儿咳嗽多有夹痰之特点。临床所谓干咳无痰者，非真无痰，乃肺燥乏津或热邪伤津，肺失濡润，痰黏难咳之故。治疗各型外感咳嗽均酌情配合胆南星、浮海石、瓜蒌皮、信前胡、川贝母等化痰之品，使痰变稀薄，易于咳出，咳自缓解[8]。

【编者评述】因形音相近，历代本草著作所载浮石、浮海石二者名称混乱，常相互混淆；各地用浮海石入药的又有三大类：一类为矿物“浮石”，一类为动物脊突苔虫的骨骼“石花”，一类为海滨石灰华“小海石”[9]。浮海石与浮石均为较常用中药，虽皆有清肺、化痰、软坚散结的功效，但来源不同，成分有别，临床应用各有所长，使用时应注意鉴别[1]，不可乱代乱用[10]，以保证医疗效果。夏氏等人从采捞上来呈粉红色的脊突苔虫活体观察得知，附生在岩礁上的脊突苔虫的群体骨骼外包裹一层粉红色的胶状体必须经过腐烂、漂净去杂质、晒干，才能成为商品药材[11]。因此应加强本品炮制技术研究。

参考文献

[1] 赵学红，王丽芳，孔增科．浮海石及浮石的鉴别与合理应用[J]．河北中医，2007，29(3)：255-256.

[2] 江苏新医学院．中药大辞典：下册[M]．上海：上海科学技术出版社，1986：1943.

[3] 刘振启，刘杰．浮海石的鉴别［J］．首都食品与医药，2015（17）：54.
[4] 鲁争，肖安菊．市售浮海石基源种类鉴别与应用商讨［J］．中国医药指南，2010，8（2）：106-108.
[5] 董志，赵晓东．健脾化浊散结消瘿汤治疗甲状腺结节的临床疗效［J］．中医中药，2015，13（11）：204-205.
[6] 孙秀芳．化痰止咳合剂治疗咳嗽 140 例［J］．陕西中医，1999，20（3）：110.
[7] 殷楚芬．马凤彬主任医师治疗支气管哮喘临证经验整理［D］．广州：广州中医药大学，2011.
[8] 吴力群．胡天成治疗小儿外感咳嗽经验［J］．辽宁中医杂志，2006，33（1）：10-11.
[9] 谢乾松，郝琳青．浮海石基源考证［J］．时珍国医国药，2006，17（9）：7.
[10] 贠玉伟，宗燕．药用浮石、浮海石基源及临床应用浅析［J］．内蒙古中医药，2017（14）：99-100.
[11] 夏烈轩，夏俐俐．浮海石的来源与鉴别［J］．浙江中医学院学报，2001，25（3）：73.

86 雀脑 | Quenao

4 · 557

SPARROW BRAINS PREPARATUM

【药典沿革】首载于1990年版一部附录第24页“成方制剂中本药典未收载的药材及炮制品”下，其为文鸟科动物麻雀*Passer montanus saturatus* Stejneger的脑髓。1995年版一部附录Ⅲ第24页、2000年版一部附录Ⅲ第24页、2005年版一部附录Ⅲ第24页、2010年版一部附录Ⅲ第26页、2015年版四部第423页、2020年版四部第557页均有相同规定。

【本草考证】始载于晋代《名医别录》。宋代《儒门事亲》记为雀脑子，宋代《圣济总录》、明代《食物本草》《滇南本草》等皆有记录。《名医别录》载：“雀卵味酸，温，无毒。主下气，男子阴痿不起，强之令热多精，有子。”明代《本草纲目》列于禽部第四十八卷，载：“释名：瓦雀、宾雀。时珍曰：雀，短尾小鸟也。故字从小，从隹。隹，音锥，鸟之短尾也。栖息檐瓦之间，驯近阶除之际，如宾客然，故谓之瓦雀、宾雀，又谓之嘉宾也。俗呼老而斑者为麻雀，小而黄口者为黄雀。”又曰：“雀，处处有之，羽毛斑褐，颔觜皆黑，头如颗蒜，目如擘椒，尾长二寸许，爪、距黄白色，跃而不步，其视惊瞿，其目夜盲，其卵有斑。”综上所述，与麻雀完全吻合。

【药材来源】文鸟科动物麻雀*Passer montanus saturatus* Stejneger的脑髓。安死术后，剖开颅骨，取出脑组织，按每只雀脑加制硫黄0.0375 g，搅拌均匀，摊涂于麻纸上，低温烘干。

【性味归经】甘，平。归肾经。

【功能主治】补肾益阳，润肤生肌。用于肾虚阳痿，耳聋，聤耳，冻疮。

【道地主产】全国各地均产。

【鉴别研究】**1. 性状鉴别**

浅黄棕色的粉末及碎片。气腥，味淡。

2. 显微鉴别

粉末浅黄棕色。树突碎节长者形如树枝状分叉，短者为圆柱体形，横断面类圆形。神经纤维的髓鞘及神经膜呈鞘状分节段包裹在轴突周围，形似藕节，其间断部位轴膜裸露。

3. 理化鉴别

（1）颜色反应：取本品粉末0.5 g，加水20 ml和无水亚硫酸钠0.1 g，加热煮沸3 ~ 5 min，放冷，滤过，取滤液，加硝酸银试液3滴，产生白色沉淀，沉淀迅速由白变黄、棕至黑色。

（2）薄层鉴别：取本品粉末0.2 g，加70%乙醇5 ml，超声处理15 min，滤过，滤液作为供试品溶液。另取雀脑对照药材0.2 g，同法制成对照药材溶液。再取丙氨酸对照品，加70%乙醇制成每1 ml含0.5 mg的溶液，作为对照品溶液。照薄层色谱法试验，吸取供试品溶液及对照药材溶液各2 μl、对照品溶液1 μl，分别点于同一硅胶G

薄层板上，以正丁醇-冰醋酸-水（3∶1∶1）为展开剂，展开，取出，晾干，喷以2% 茚三酮丙酮溶液，在105℃加热至斑点显色清晰。供试品色谱中，在与对照药材色谱和对照品色谱相应的位置上，显相同颜色的斑点。

4. 检查

水分不得超过7.0%；总灰分不得超过5.6%；酸不溶性灰分不得超过0.5%。

5. 含量测定

取本品粉末约3 g，精密称定，照氮测定法测定。按干燥品计算，含总氮（N）不得少于5.2%。

【现代临床】 用雀脑散治疗头晕、头痛、恶心、耳鸣、失眠、健忘等症。30例患者治疗结果为治愈20例，显效8例，无效2例[1]。

【编者评述】 雀脑作为古代易得药材，在古籍中多有应用实例，为经典名方“龟龄集”主要原料。其来源麻雀被列为“三有”动物受到保护，近年来应用逐渐减少。未来应加强其化学成分、药效与临床等方面研究。

【参考文献】

[1] 张振榆，张伟．雀脑散治疗脑震荡后遗症30例[J]．中国中医急症，2010，19(2)：321-322.

87 蛇　肉 | Sherou

4 · 557

MUSCULUS BUNGARUS AGKISTRODON SEU OPHEODRYS

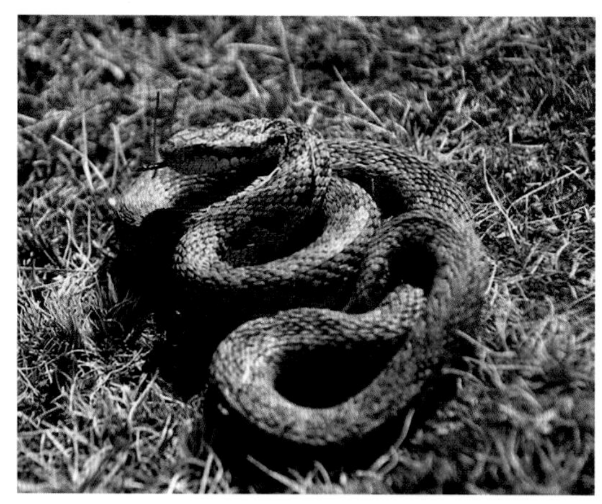

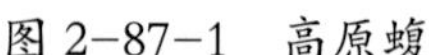

图 2-87-1　高原蝮

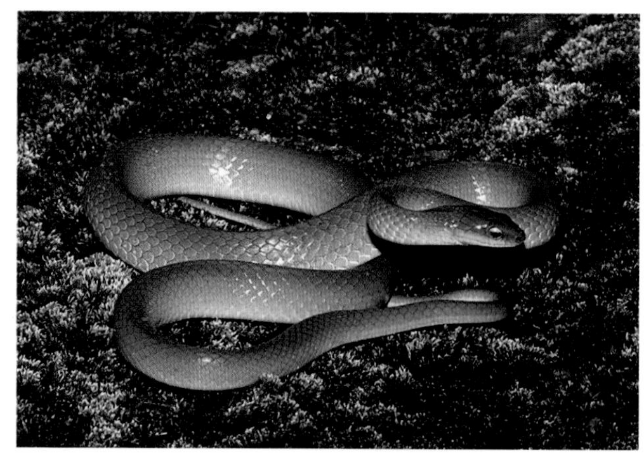

图 2-87-2　翠青蛇

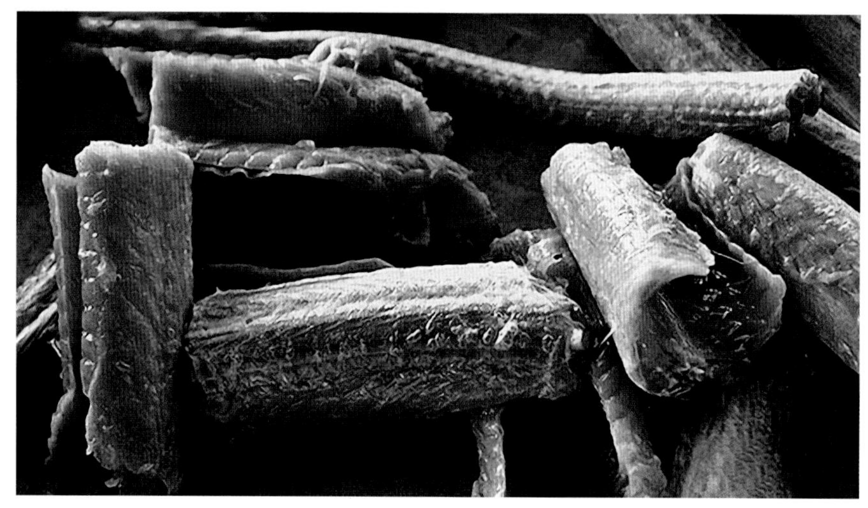

图 2-87-3　蛇肉

【药典沿革】 首载于1985年版一部附录第21页“成方制剂中本药典未收录的药材及炮制品”下，其为眼镜蛇科动物银环蛇*Bungarus multicinctus* Blyth、蝰科动物高原蝮*Agkistrodon strauchii* Bedriaga 或游蛇科动物翠青蛇*Opheodrys major* （Guenther）除去头尾及皮的干燥体。1990年版一部附录第24页、1995年版一部附录Ⅲ第24页、2000年版一部附录Ⅲ第24页、2005年版一部附录第24页、2010年版一部附录Ⅲ第26页、2015年版四部第423页、2020年版四部第557页均有相同规定。

【本草考证】 银环蛇药材名为金钱白花蛇，又名小白花蛇、白花蛇、金钱蛇、金钱蕲蛇。该蛇古代本草未见收载，一般认为始载于《饮片新参》，实际上该书作者仅将金钱白花蛇列入附录中简单叙述，“色花白，身长细，盘如钱大。治麻风、瘫痪、疥癞”。从作者描述中不难辨出其所指为银环蛇干燥幼体。在《饮片新参》前，Read在翻译《本草纲目》时所追加的评论中已提及小白花蛇，并误认为是《本草纲目》中白花蛇（即蕲蛇）的幼体。形态描述为长约0.3048 m（一英尺），直径为0.508 cm（1/5英寸），重仅约2 g，鳞细小，1 ~ 1.5 mm。他指出这是一种普遍的药用蛇，并附有来自上海药店的小白花蛇药材照片。从照片中可以见其体有50 ~ 54个白色环斑，药材形态与质地均与现用的金钱白花蛇无异。可见应为银环蛇幼体制成，而不是蕲蛇（白花蛇）的幼体。Read所译《本草纲目》早于《饮片新参》[1]。由此可见，金钱白花蛇的首载入药应早于《饮片新参》，沿用历史可能更长，但首载于何处尚需进一步考证。现用金钱白花蛇的正品，原动物应是眼镜蛇科的银环蛇*Bungarus multicinctus* Blyth。关于高原蝮*Agkistrodon strauchii* Bedriaga的本草描述甚少，主要以蝮蛇描述为主。出自《名医别录》，陶弘景云："蝮蛇，黄黑色，黄颔尖口，毒最烈；虺形短而扁，毒不异于蚖，中人不即疗，多死。蛇类甚众，惟此二种及青蝰为猛，疗之并别有方。"《新修本草》载："蝮蛇作地色，鼻反，口又长，身短，头尾相似，大毒。一名蚖蛇，无二种也。山南汉、沔间有之。"银环蛇的别名有虺、反鼻、土虺蛇、反鼻蛇、碧飞、方胜板、土锦、灰地匾、草上飞、七寸子、土公蛇、狗屙蝮、烂肚蝮、土球子、地扁蛇。关于翠青蛇*Opheodrys major*（Guenther）的本草资料甚少，待考。

【药材来源】 眼镜蛇科动物银环蛇*Bungarus multicinctus* Blyth、蝰科动物高原蝮*Agkistrodon strauchii* Bedriaga 或游蛇科动物翠青蛇*Opheodrys major*（Guenther）除去头尾及皮的干燥体。实施安死术后，除去头尾及皮，干燥。

【性味归经】 苦、辛，平。归心、肝经。

【功能主治】 搜风除湿，定惊止搐。用于风湿痹痛，肢体麻木，筋脉拘急，口眼㖞斜，半身不遂，惊厥，瘰疬恶疮，疥癣，麻风等。

【化学成分】 **1. 蛋白质和氨基酸**

含有由20余种氨基酸组成的蛋白质，其中8 种为人体必需氨基酸，即甲硫氨酸、缬氨酸、亮氨酸、异亮氨酸、赖氨酸、苏氨酸、色氨酸、苯丙氨酸[2]。还含有一种能增加脑细胞活力的谷氨酸营养素和能帮助消除疲劳的天门冬氨酸[3]。

2. 矿物质元素

含有钾、钠、钙、镁、磷、铁、锰、锌、铜、硒等多种矿物质元素[4]。

3. 维生素

主要含维生素E、维生素B_1、维生素B_2、维生素A等[4]。

【炮制研究】 药用蛇肉的基本加工方法为直接用新鲜蛇肉加工制成如蛇粉胶囊、蛇肉针剂、蛇药酒；或用蛇肉加工为半成品（直形蝮蛇干、连皮盘形蝮蛇干、五步蛇干、金钱白花蛇干、剥皮的或留皮的翠青蛇干）[5]。

【现代临床】 多入成方制剂，如具有驱风祛湿，活络强筋骨之功效，用于风湿关节痛、手足麻木不舒的驱风蛇酒［蛇肉、威灵仙、枸杞子、党参（炙）、菟丝子、杜仲、宽筋藤、秦艽、五加皮、 牛膝、桂圆肉、大枣等26味］。

【编者评述】不同品种的蛇，其营养成分略有差异，但均较为全面。蛇肉均有治疗风湿、舒筋活络、滋补身体的作用。应特别注重产地、品种、加工方法、采集季节，在用量上须注重辨证施治。蛇作为地道的传统动物类药材，因疗效独特而广为使用。现相关蛇种已被列入国家二级重点保护野生动物目录，由于资源不断减少，亟须加强蛇类生态环境保护，鼓励发展科学的人工蛇类养殖。

参考文献

[1] READ B E. Chinese Materia Medica: Dragon and Snake Drugs [M]. Peking Natural History Bulletin, 1934, 8(4): 297.

[2] 劳伯勋，邹兴怀，温爱国，等．中国养蛇学[M]．合肥：安徽科学技术出版社，2011：356.

[3] 宾冬梅，钟福生．蛇肉的营养与粗加工[J]．蛇志，2003，15(1)：65.

[4] 柴晓杰，姜秀云，王淑萍，等．蛇肉的营养保健功能[J]．肉品卫生，1999，4(178)：30.

[5] 白庆余，金梅．蛇类养殖与蛇产品加工[M]．北京：中国农业大学出版社，2001：134.

88 蛇胆汁 | Shedanzhi

4 · 557

SERPENTIS FEL

【药典沿革】 首载于1990年版一部附录第24页“成方制剂中本药典未收录的药材及炮制品”下，其为眼镜蛇科、游蛇科或蝰科等多种蛇的胆汁。1995年版一部附录Ⅲ第24页、2000年版一部附录Ⅲ第24页、2005年版一部附录Ⅲ第24页、2010年版一部附录Ⅲ第26页、2015年版四部第423页、2020年版四部第557页均有相同规定。

【本草考证】 始载于南朝《名医别录》，所收载的蛇胆包括蚺蛇胆及蝮蛇蛇胆，列为上品。陶弘景云：“蚺蛇胆，味甘，味苦，寒，有小毒。主心腹䘌痛，下部䘌痛，目肿痛。蝮蛇胆，味甘，味苦，微寒，有毒，主䘌疮。”明代李时珍《本草纲目》载：“蚺蛇胆，明目，去翳膜，疗大风。”又曰：“蝮蛇胆，主䘌疮；治下部虫，杀虫良；疗诸漏，研敷之。若作痛，杵杏仁摩之。”明代《本草经疏》载：“蚺蛇胆，苦中有甘，气寒，有小毒。心腹䘌痛者，虫在外侵蚀也。湿热则生虫，苦寒能燥湿杀虫，故内外施之皆得也。肝开窍于目，肝热则目痛，入肝泄热，则肿痛除矣。”后世唐代《千金翼方》《食疗本草》《本草拾遗》，宋代《经史证类大观本草》等均收载蚺蛇胆、蝮蛇胆。明代《本草纲目》除收录蚺蛇、蝮蛇外，还增收了乌蛇、鳞蛇蛇胆入药，并编于卷四十三鳞部下。之后本草收载蛇胆均为《本草纲目》所引，并无增减。现代学者认为白花蛇（蕲蛇）与蝮蛇同属蝮亚科，味甘、咸，性温。其清热、解毒、明目及化痰止咳效果更佳，因此，白花蛇（蕲蛇）胆是上佳的药用蛇胆。

【药材来源】 眼镜蛇科、游蛇科或蝰科等多种蛇的胆汁。实施安死术后，取出蛇胆，保存于含醇量50%以上的白酒中，蛇胆与酒的比例为1∶1（g/g），用时除去胆衣，以净蛇胆汁投料，连同等量酒液使用。

【性味归经】 苦、微甘，微寒。归肺、胆、脾、肝、大肠、小肠经。

【功能主治】 清热解毒，化痰镇痉，泻肝明目。用于高热发狂，痰多咳嗽，眼雾不明，痔疮红肿，热疮，痱子。

【资源研究】 1981年版《中国动物药》记载一般蛇胆均可药用。我国已知蛇类约218种（包括亚种），隶属于8科61属，来源复杂，大部分省（区、市）均有分布。蟒蛇胆是最早入药的蛇胆之一，且列为上品。但由于蟒蛇生性驯良，易受捕捉，加上近代人类对野生动物资源的掠夺性捕捉，蟒蛇资源遭受毁灭性破坏，蟒蛇数量急剧减少。为了有效保护野生蟒蛇资源，我国将蟒蛇列入二级野生保护动物，并禁止其入药使用。

【化学成分】 主含胆酸类成分、胆色素、胆固醇、无机盐（如钙、镁、锌、铜、铁盐）、黏蛋白等。胆酸类成分为蛇胆汁主要成分，其具有抗炎、镇咳功效[1-4]。有关研究已知蛇胆汁中胆酸类成分包括牛磺胆酸钠、去氧胆酸钠、牛磺去氧胆酸钠、甘氨胆酸、胆酸、牛磺胆汁酸硫酸酯等，且不同的蛇种胆酸含量有差异[5-10]。蛇胆汁中胆色素主要分为胆红素和胆绿素，胆绿素常存在于鸟类、两栖类及食草动物的胆汁中。不同产地的蛇胆，其无机元素含量有差异[11]。

【鉴别研究】**1. 性状鉴别**

圆形、卵圆形、长椭圆形及长卵圆形。胆皮多呈浅绿色，光滑柔嫩而富有弹性。有的包一层筋膜，胆管多细长而柔韧，不易拉断，有的被筋膜包住而紧贴胆皮。胆蒂稍侧生，胆囊多饱满。按之有弹性、对光透视呈半透明状。剖开胆囊，嗅之，不得有异味。蛇胆汁黏稠，黄绿色或橙黄色。气微腥，味先苦而后甘，具清凉感。

2. 成分鉴别

蛇胆中胆汁酸被认为是其药理作用的主要功效物质。目前多以该成分为指标对蛇胆汁进行鉴别。常用的分析方法有化学分析法如硫酸-糠醛显色法和薄层色谱法，目前各个地方主要采用薄层色谱法。方法如下：取本品，加甲醇制成每1 ml含5 mg的溶液，作为供试品溶液；另取蛇胆汁对照药材，加甲醇制成每1 ml含1 mg的溶液，作为对照药材溶液；再取牛磺胆酸钠对照品，加甲醇制成每1 ml含1 mg的溶液，作为对照品溶液；照薄层色谱法试验吸取上述3种溶液各10 μl，分别点于同一以羧甲基纤维素钠为黏合剂的硅胶G薄层板上，以异戊醇-冰醋酸-水（18∶5∶3）为展开剂，展开，取出，晾干，喷以10%硫酸乙醇溶液，于105℃加热至斑点显色清晰，置日光下及紫外光灯（365 nm）下检视；供试品色谱中，在与对照药材和对照品色谱相应的位置上，显相同颜色的斑点或荧光斑点[12]，即可判定样品为蛇胆汁。

3. 含量测定

目前，蛇胆药材及其制剂中蛇胆的含量测定多以总胆酸或牛磺胆酸盐为指标，测定方法有紫外分光光度法、薄层扫描法（TLCS）和高效液相色谱法（HPLC）等，采用紫外分光光度法是检测蛇胆汁主要成分含量最为简便有效的方法[13-18]。

（1）紫外分光光度法：取胆酸对照品12.5 mg，精密称定，置25 ml量瓶中，加60%冰醋酸溶液溶解，并且稀释至刻度，摇匀，即可（每1 ml含胆酸0.5 mg）。精密量取对照品溶液0 ml、0.2 ml、0.4 ml、0.6 ml、0.8 ml、1.0 ml，分别移置试管中。每一个试管中加60%冰醋酸溶液至1.0 ml，再各自加新制的1%糠醛溶液1.0 ml，完全混匀，然后在冰浴中放置5 min，再加硫酸溶液（硫酸50 ml与水65 ml混匀制成）13 ml，摇匀，在70℃水浴中放置10 min，迅速移至冰浴中放置5 min即可。按照紫外-可见分光光度法进行测定（λ=605 nm），测量供试品吸光度值与对照品吸光度，计算，即得。

（2）薄层扫描法：取本品约0.5 g，置具塞锥形瓶中，精密称定，加氯仿-乙醇（7∶3）混合液20 ml加热回流30 min，滤过，滤纸连同滤渣放回锥形瓶中，加上述混合液20 ml，继续加热回流30 min，滤过，合并滤液，置水浴上蒸干，残渣用水10 ml使溶解，移置分液漏斗中，以水饱和正丁醇萃取3次，每次5 ml，合并正丁醇液，置水浴上蒸干，残渣加甲醇适量使溶解，移置2 ml量瓶中，加甲醇至刻度，摇匀，作为供试品溶液。另精密称取牛磺胆酸钠对照品，加甲醇制成每1 ml含1 mg的溶液，作为对照品溶液。照薄层色谱法，精密吸取供试品溶液5 μl，对照品溶液5 μl与15 μl，分别交叉点于同一以羧甲基纤维素钠为黏合剂的硅胶G薄层板上，以异戊醇-冰醋酸-水（18：5：3）为展开剂，展开，取出，晾干，喷以10%硫酸乙醇溶液，在105℃加热至斑点显色清晰，取出，在薄层板上覆盖同样大小的玻璃板，周围用胶布固定，照薄层色谱法进行扫描（λ=385 nm），测量供试品吸收度积分值与对照品吸收度积分值，计算，即得。

（3）高效液相色谱法：色谱柱为Agilent ODS-C_{18}（4.6 mm×250.0 mm，5 μm），流动相为乙腈-0.15%磷酸氢二钠（10%磷酸调pH值至3.0），梯度洗脱，流速1.0 ml/min，柱温35℃。取蛇胆汁约0.1 g，精密称定，置50 ml量瓶中，加50%甲醇35 ml，超声处理（功率240 W，频率45 kHz）30 min，放冷，加50%甲醇至刻度，摇匀，滤过，取续滤液，吸取滤液过0.45 μm微孔滤膜，备用。检测波长为203 nm。胆汁酸的含量根据蛇种的不同差异较大。胆汁酸在线性范围20.2～322.4 μg/ml浓度范围内线性关系良好，加样回收率为102.4%，RSD为1.4%。

【分子生药】 由于蛇胆在保存或产地加工过程中会破坏完整性，依据性状、显微特征进行鉴别有一定困难，化学成分鉴别则缺乏专属性，因此，分子生物学技术能较好解决上述问题，有效鉴别蛇胆真伪。从蛇胆汁中提取DNA，进行PCR扩增和DNA测序，能有效对多种动物胆汁等分泌物药材加以鉴定[19-21]。

【炮制研究】 取蛇胆，除去胆皮，取胆汁，滤过，滤液和等量浸泡蛇胆的酒液混匀。

【药理作用】 **1. 镇咳、祛痰、舒张气管平滑肌**

枸杞蛇胆酒给小鼠灌服可延长氨水所致小鼠的咳嗽潜伏期，减少咳嗽次数[22]。青环海蛇胆20 mg/kg灌胃，对氨水所致小鼠咳嗽有明显镇咳作用[23]。将蛇胆加热灭菌处理后，发现生物活性未变，依然可减少氨水刺激致小鼠咳嗽次数，显示止咳功效[24]。蛇胆川贝软胶囊具有提高小鼠气管酚红排泌量作用[25]。蛇胆陈皮胶囊能明显增加小鼠与大鼠支气管黏膜的分泌功能，在剂量为2.1 g/kg时，其祛痰作用类似于氯化铵[26]。青环海蛇胆在浴槽内药物浓度为1.6 mg/ml时，对正常离体豚鼠气管等无明显影响，但对乙酰胆碱造成的气管等痉挛有明显解痉作用[27]。牛黄蛇胆川贝胶囊可以缓解组胺和乙酰胆碱混合物所致豚鼠哮喘，有效减少产生哮喘的动物数[28]。另报道人工蛇胆川贝制剂与天然品同样能明显抑制乙酰胆碱所致离体豚鼠气管痉挛而具平喘作用[29]。

2. 抗菌、抗炎作用

蛇胆川贝末体外抑菌试验也显示对多种细菌具有不同程度的抗菌作用。连续给小鼠灌服枸杞蛇胆酒可抑制角叉菜胶所致的小鼠足肿胀。而人工蛇胆制剂对二甲苯诱发的小鼠耳肿胀、蛋清和角叉菜胶致大鼠的足肿胀肉芽增生有明显抑制作用[30]；对醋酸引起的小鼠毛细血管通透性增高也显示较强的抑制作用[31]。

3. 免疫调节作用

枸杞蛇胆酒能增强小鼠单核巨噬细胞的吞噬功能，提高小鼠胸腺指数，并能增强免疫功能低下小鼠的迟发型超敏反应，从而增强机体的免疫功能[32]。另有报道，蛇胆川贝末对2,4–二硝基氟苯所致小鼠迟发型超敏反应有明显的抑制作用，并能明显促进免疫功能低下小鼠的腹腔巨噬细胞吞噬功能，显示增强机体的非特异性免疫功能。

4. 降压作用

胡霞敏等人发现蛇胆中牛磺胆酸钠能显著降低实验动物的血压。

【现代临床】 蛇胆具有清热解毒，化痰镇痉，泻肝明目之功效。临床多用于多种细菌感染呼吸系统而导致的气管炎、支气管炎、咳嗽等，具有较好的消炎止咳作用。对皮肤热毒、疮肿瘙痒及痔疮红肿，也有一定效果。对目赤肿痛、目暗模糊等有良好效果。

1. 治疗上呼吸道疾病

蛇胆竹沥合剂治疗小儿支气管炎82例，痊愈62例，好转18例，无效2例，总有效率97.5%；蛇胆川贝液对因感冒、支气管炎等引起的痰多咳嗽等疗效显著，显效率76.8%；牛黄蛇胆川贝液对上感、风热咳嗽、气管炎等疗效好，显效率78.4%[33]；用蛇胆川贝散治疗慢性咽炎30例，显效15例，有效13例，无效2例[34]。

2. 治疗多种皮肤病

用蝮蛇胆汁加雪花膏制成蛇胆霜，治疗脂溢性皮炎322例，治愈率83.2%；治疗痤疮374例，治愈率20%，好转率71.1%；治疗黄褐斑104例，治愈率26.3%。用蛇胆粉刺净治疗痤疮40例，痊愈5例，有效17例，显效14例，总有效率达89%[35]。蛇胆汁制品治疗粉刺806例，总有效率达98.9%[36]。

3. 其他

1%蛇胆溶液用直流电导入眼部治疗角膜炎、睫状体炎12例，有效11例，无效1例。蛇胆还可以护肤，治疗螨虫叮咬、食管癌等。

【编者评述】 蛇胆是我国名贵的中药材，中医临床应用广泛。因为来源复杂、部分品种稀少，质量差异也较大。规范蛇胆的来源，大力发展人工养殖是保障蛇胆来源、品质的出路之一，蟒蛇胆是最早的药用上品蛇胆，后因为资源匮乏而停止使用。如今，人工养殖的发展使蟒蛇胆有望重新作为药用蛇胆。在蛇胆质量控制研究方面，现有技术手段和分析方法专属性较差，历版药典亦缺乏较系统而全面的质量控制方法，无法对市场上掺伪造假的蛇胆汁药材及相关制剂进行真伪鉴定和质量评价，建立并完善专属性强的蛇胆质量控制体系乃当务之急。

参考文献

[1] 孙方人，何子安．广东眼镜蛇蛇胆的鉴别和质量控制的研究：眼镜蛇蛇胆的薄层层析[J]．蛇志，1995，7（2）：19-21.

[2] 杨群，祝兴勇．蛇胆川贝液中蛇胆汁的鉴别分析[J]．九江学院学报（自然科学版），2010（1）：102-103.

[3] 曾常青，梁本恒．十四种蛇胆胆汁酸成分的高效薄层色谱分析[J]．中药材，1996，19（3）：139-141.

[4] 张亚．蛇胆汁中几种未知成分的分离和合成及其结构确证[D]．武汉：华中科技大学，2003.

[5] 游勇基，林金镐．蟒蛇胆的薄层色谱鉴别[J]．中国中药杂志，1996（7）：396-397.

[6] 游勇基，林金镐．蟒蛇胆化学成分研究[J]．药学学报，1992（9）：674-678.

[7] 符秀娟，武文，石书江，等．HPLC 法测定人工养殖蟒蛇胆汁中牛磺蟒胆酸钠的含量[J]．中药新药与临床药理，2011，22（2）：194-196.

[8] 杨健，石朝周，何文．牛磺蟒胆酸类似物的药理作用研究[J]．广东药学院学报，1998（4）：326-327.

[9] 袁捷，陈志维，武文，等．人工养殖蟒蛇胆汁中牛磺胆酸钠的含量测定[J]．广州中医药大学学报，2010，27（5）：40-44.

[10] 杨春梅．几种动物胆汁组分的初步分析以及去氧胆酸提取工艺的研究[D]．乌鲁木齐：新疆农业大学，2006.

[11] 陈瑞云，高坚峰．青环海蛇胆微量元素含量的测定[J]．中国中药杂志，1999，19（12）：34.

[12] 广东省食品药品监督管理局．广东省中药材标准[S]．广州：广东科学技术出版社，2011.

[13] 梁意红．薄层扫描法测定蛇胆及蛇胆川贝液中牛磺胆酸钠的含量[J]．南昌大学学报（工科版），1993，15（2）：45.

[14] 罗敏，霍永昌，魏献春．五种蛇胆的薄层色谱扫描指纹图谱研究[J]．中药材，2002，25(1)：16-18.

[15] 曾常青，梁本恒，刘璧萱．高效薄层荧光扫描法测定蛇胆中牛磺胆酸和胆酸的含量[J]．广东药学院学报，1996，12（1）：24-25.

[16] 殷军，刁桂芬，袁丹．蛇胆中的胆酸含量测定[J]．沈阳药科大学学报，1998，15（3）：60-62.

[17] 黄西峰，黄捷，马祥欢，等．紫外分光光度法测定蛇胆中总胆酸的含量[J]．广西中医药，1996，19（1）：42-43.

[18] 张丹，徐月新．高效液相色谱法测定蛇胆中牛磺胆酸的含量[J]．时珍国医国药，2006，17（4）：522.

[19] 王义权，周开亚．游蛇科（Colubridae）10种蛇的随机扩增多态DNA研究［J］．应用与环境生物学报，1996，2（3）：273-279.

[20] WANG Y Q, ZHOU K Y, XU L S, et al. Authentication of Bungarus parvus and its adulterants by DNA molecular method using diagnostic primer［J］. Journal of Chinese Pharmaceutical Sciences, 2000, 9（2）：61-66.

[21] 沈曦，周开亚，王义权．几种腹蛇12S rRNA和Cyt b基因片段序列的初步研究［J］．动物学杂志，2000，35（1）：18-21.

[22] 尚雪原，张世玲，焦波，等．枸杞蛇胆酒的药理研究［J］．中草药，1996，27（1）：32.

[23] 许实波．青环海蛇Hydrophis cyanocinctus蛇胆的药理作用［J］．中国海洋药物，1989（3）：4-6.

[24] 孙慧玲，李昌勤．蛇胆的药理作用及应用［J］．西北药学杂志，2004，19（6）：285-287.

[25] 胡霞敏，石朝周．人工蛇胆川贝制剂的药效学初步研究［J］．中药新药与临床，2001，22（2）：95.

[26] 李泽浩．异样增大蛇胆的药效探讨［J］．现代应用药学，1987，4（1）：10-12.

[27] 陈国祥，杨解人，丁伯平，等．蛇胆陈皮胶囊的药效学及毒性研究［J］．中成药，2000，22（11）：810.

[28] 梅和珊，石朝周，向一，等．人工蛇胆镇咳、祛痰抗炎的药效学初步研究［J］．中国生化药物杂志，1999，20（5）：248.

[29] 张丹，林培英，肖柳英，等．三蛇胆川贝末抑菌消炎及免疫调节作用研究［J］．中药药理与临床，2000，16（1）：39.

[30] 胡霞敏，彭红，徐诗强．人工蛇胆主要成分对动物心脏及血压的影响［J］．华西药学杂志，2001，16（4）：267.

[31] 张咏梅，吴葆德，王云珍，等．蛇胆竹沥合剂治疗小儿支气管炎82例疗效观察［J］．苏州医学院学报，1998，18（3）：306.

[32] 刘紫生．近年中药蛇胆制剂发展简况［J］．中国药学，1990，25（2）：83.

[33] 于建平．蛇胆川贝散治疗慢性咽炎30例［J］．中西医结合杂志，1988（8）：503.

[34] 许效梅，归成．蛇胆溶液的制备及临床应用［J］．中成药研究，1982（7）：47.

[35] 赵水琴，熊跃康．蛇胆粉刺净治疗痤疮的临床及实验研究［J］．浙江中西医结合杂志，1995，5（2）：35.

[36] 陈恩良，陈俊标．蛇胆汁制品治疗粉刺806例报告［J］．蛇志，1996（4）：46.

89 铜石龙子 | Tongshilongzi

4 · 557

EUMECES

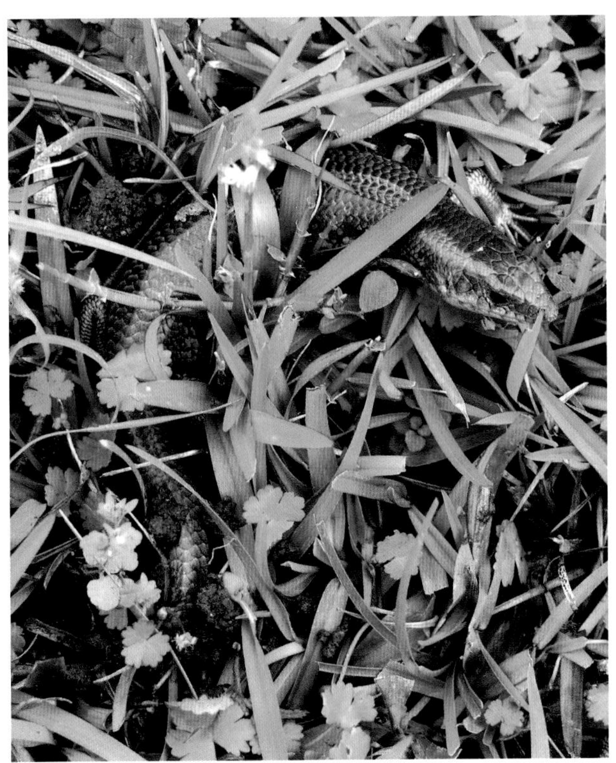

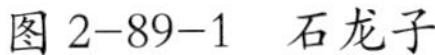

图 2-89-1　石龙子

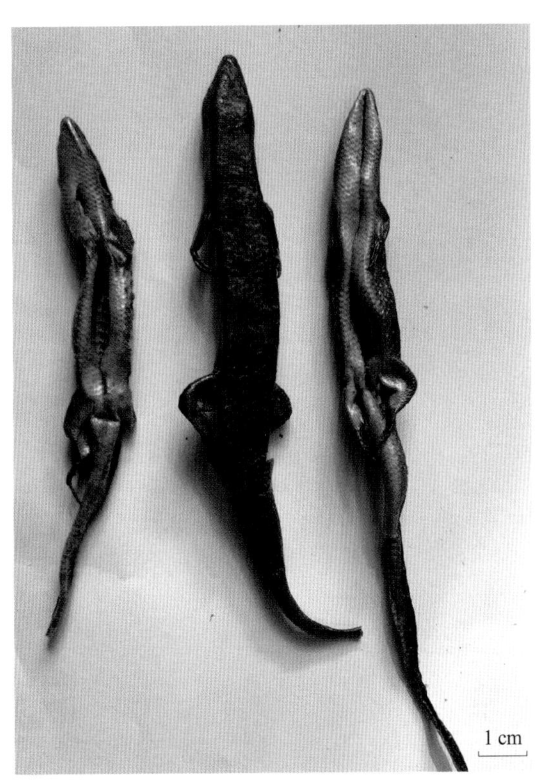

图 2-89-2　铜石龙子药材

【药典沿革】首载于2010年版一部附录Ⅲ第26页“成方制剂中本版药典未收载的药材和饮片”下，其为石龙子科动物石龙子*Eumeces chinensis*（Gray）的干燥体。2015年版四部第423页、2020年版四部第557页均有相同规定。

【本草考证】始载于汉代《神农本草经》。南朝陶弘景曰：“石龙子，其类有四种，一大形纯黄色为蛇医母，亦名蛇舅母，不入药；次似蛇医，小形长尾，见人不动，名龙子；次有小形而五色，尾青碧可爱，名断蜴，并不螫人；一种喜缘篱壁，名蝘蜓，形小而黑，乃言螫人必死，而未尝闻中人。”明代《本草纲目》载：“诸说不定，大抵是水旱二种，有山石、草泽、屋壁三者之异，《本经》惟用石龙，后人但称蜥蜴，实一物也。且生山石间，正与石龙、山龙之名相合。”从现代分类学来看，上述种类，主要包含有爬行纲石龙子科石龙子属的蓝尾石龙子和石龙子，壁虎科的多种壁虎，以及两栖纲有尾目中的蝾螈。按其生境、色泽、形态来看，基原动物应为石龙子或蓝尾石龙子。

【药材来源】石龙子科动物石龙子*Eumeces chinensis*（Gray）去除内脏的干燥体。实施安死术后，去除内脏，干燥。

【性味归经】咸，寒；有毒。归肾、脾经。

【功能主治】 解毒，祛风，止痒。用于痈肿，淋巴结结核，风湿性关节炎，痒疹，疮毒等。

【道地主产】 南方各地。

【鉴别研究】 似蛇有足，头扁尾长，形细。长20 ~ 32 cm，有细鳞，金碧色，其五色俱全者为雄体，入药为胜；色不全者多为雌性，欠佳。

【编者评述】 铜石龙子作为冷背药材，其应用较少，相关研究比较薄弱。未来应针对其药理学、临床学、养殖学等方面逐步深入研究。

90 猪骨 | Zhugu

4 · 557

OS SUILLUM

【药典沿革】首载于2015年版四部第423页“成方制剂中本版药典未收载的药材和饮片”下，规定其来源为猪科动物猪*Sus scrofa domestica* Brisson的干燥骨骼。2020年版四部第557页有相同规定。

【本草考证】始载于南朝《本草经集注》。明代《本草纲目》谓：“頬骨煎汁服，解丹药毒”；“烧存性，酒调服，治下痢红白。”《王圣俞手集》载：“猪项上蜻蜓骨烧灰，外用治一切头项疽毒。”

【药材来源】猪科动物猪*Sus scrofa domestica* Brisson的干燥骨骼。实施安死术后，取鲜骨，浸泡，刮去残肉，洗净，剁碎去髓，晾干或烘干。

【性味归经】涩，平。归肺、肾、大肠经。

【功能主治】止渴，解毒，杀虫止痢。主治消渴，肺结核，下痢、疮癣。

【道地主产】全国各地均产。

【资源研究】饲养管理、饲料使用、病害防治均参照畜牧养殖有关标准。

【化学成分】含灰分45.0%、蛋白质35.7%、水分4.8%、脂肪10.3%、其他物质4.2%。其中蛋白质绝大部分为胶原；灰分为骨盐，其主要成分是碳酸钙和磷酸钙，其主要存在形式是羟基磷灰石结晶和无定形的磷酸钙混合物[1]。

【鉴别研究】表面黄白色，较光滑细腻，骨髓腔大；断面黄白色，骨髓腔空洞。肱骨骨体稍弯曲，断面扁圆形；尺骨弧形，下部与桡骨紧密相连，前臂间隙位于近侧1/3处；腓骨扭转，上段宽三角形，一侧缘厚，棱状，下段细小。

【制剂研究】**1. 针剂研发**

取新鲜猪腿骨，剔除筋肉，砸碎后称重，用蒸馏水洗净，置钢精锅中，加蒸馏水至浸没药面，煮沸2 h，过滤。滤渣再按上法加蒸馏水煮沸2 h，过滤。合并2次滤液浓缩至100%（即1000 g猪骨浓缩至1000 ml），加3倍量的乙醇（95%），振摇后静置60 ~ 70 h，过滤。回收乙醇至无味。残留液加固体石蜡2% ~ 3%，煮沸10 min，冷后过滤。加滤液体积0.3% ~ 0.5%的活性炭，煮沸30 min，冷后过滤。滤液加注射用水至100%浓度（即1000 g猪骨提取1000 ml）。加氯化钠至其浓度为0.5%或适量。调pH至中性。灌封于2 ml安瓿中，常压灭菌30 min。质量检查按一般针剂要求。临床应用时应预先做皮肤过敏试验[2]。

2. 酶解工艺

汪氏等人将新鲜猪骨在-25 ~ -15℃充分冷冻脆化，然后切成碎块，绞碎，磨碎成骨泥或经烘干磨碎成骨粉。将此骨泥或骨粉配成水溶液，分别用胰酶、胰蛋白酶和木瓜蛋白酶在超声波作用下强化水解，采用正交试验确定最佳水解条件为：底物浓度7.5 %，酶与底物浓度比6000 IU/g，温度50℃，pH值为7，水解时间为7 h[3]。李氏等人分别以酶的浓度、pH值、酶解温度和酶解时间为影响因素考察其对水解度的影响，并给以上4个因素设置3个水平，进行正交试验。对单因素和正交试验设计的结果分析可获得影响猪骨蛋白水解度各因素的主次顺序是酶解时间、酶的浓度、酶解温度、pH值以及最佳工艺参数为酶的浓度4%，pH值为6.5，酶解温度45℃，酶解时间3 h，此时水解度为31.3%[4]。

3. 胶原蛋白提取

采用过氧化氢浸泡法。首先对猪骨进行碎骨、脱脂、浸酸、浸灰、中和等预处理，使蛋白质含量达到骨料干重的85%以上；再采用过氧化氢浸泡法对预处理后的骨料提胶进行单因素和正交试验，以胶原蛋白提取率为指标，采用过氧化氢浓度、提取温度、pH值、提取时间四因素三水平正交试验，得到最佳提取条件分别为H_2O_2浓度0.5%、提取温度100℃、pH值8.0、提取时间7 h，胶原蛋白提取率为86.69%[5]。

【药理作用】**1. 促进骨形成**

猪骨提取的骨肽中所含有的多肽、骨代谢调节因子（骨生长因子、骨原性生长因子、软骨原性生长因子、骨形态发生蛋白质、转化生长因子TGF、成纤维细胞生长因子、白细胞介素-6、γ-干扰素等）具有调节骨代谢，刺激成骨细胞增殖；促进新骨形成；调节钙、磷代谢；增加骨钙沉积等作用[6]。

李氏分别采用60只3月龄大鼠造成糖皮质激素骨质疏松模型及骨损伤模型，各设对照组、模型组、阳性组、高剂量组（每日200 mg/kg给予猪骨蛋白）、中剂量组（每日100 mg/kg给予猪骨蛋白）、低剂量组（每日50 mg/kg给予猪骨蛋白），对猪骨蛋白的抗骨质疏松作用进行实验研究。试验结束后，组织形态学观察表明，猪骨蛋白3个剂量给药组大鼠的骨小梁结构均明显改善；给药40 d后，放射学结果显示，猪骨蛋白高、中剂量组的骨折线基本愈合，模型组的仍然清晰可见，组织学结果显示，猪骨蛋白组的骨痂处骨小梁排列相对整齐，模型组仍然混乱。试验表明，猪骨蛋白可促进骨形成，加速骨转化，进而改善实验大鼠的骨质疏松症状[7]。

2. 抗炎镇痛作用

据吴氏等人报道，猪四肢骨提取物对大鼠蛋清性关节炎及甲醛性关节炎具有显著抗炎作用，对酒石酸锑钾所引起的疼痛有镇痛作用。将猪四肢骨提取物经过葡聚糖凝胶G-25、G-50及羧甲基葡聚糖凝胶C-25等步骤纯化后，获得一蛋白肽组分，此组分经薄层层析鉴定为单一斑点，醋纤电泳为单一区带，凝胶柱等电聚焦主要为1条强带，1条弱带，初步测定分子量为27kDa左右，不含糖类及核酸类物质，此蛋白肽组分对大鼠蛋清性关节炎具有明显的抗炎作用[8]。

3. 降压作用

耿氏等人将猪骨胶原蛋白经胰蛋白酶水解，阳离子交换树脂层析，Sephadex-G25凝胶过滤，反相HPLC，得到1种九肽，将含此肽0.01%的混合物分别按1.5 g/kg和1.0 g/kg做静脉注射试验，对自发性高血压大鼠和肾性高血压大鼠均有降压作用；按

2.0 g/kg口服给药15 d，也呈现一定的降压作用；同时研究表明，该九肽的抗高血压效果，可能是通过对ACE的抑制作用[9]。

4. 抗氧化作用

李氏等人的研究表明，猪骨蛋白的中性蛋白酶酶解物对羟基自由基有明显的清除作用，在酶解物浓度133 ~ 4000 μg/ml的浓度范围内，清除羟基自由基的能力为29.59% ~ 81.43%，且其对羟基自由基的清除效果与浓度之间存在明显的量效关系[4]。

黎氏对猪骨素进行酶解，以木瓜蛋白酶作为后续抗氧实验的酶，并以维生素C为阳性对照，测定猪骨素柱层析分离纯化吸收峰段的还原能力、清除羟自由基、清除超氧阴离子和1,1–二苯基–2–三硝基苯肼（DPPH 自由基）的能力，研究纯化以后的木瓜蛋白酶酶解物的抗氧化活性，研究表明猪骨素酶解产物具备一定的体外抗氧化活性[10]。

朱氏将75只雄性昆明种小鼠随机分为5组，分别饲喂正常饲料、高脂饲料、高脂饲料加0.1% 硫辛酸（已知抗氧化剂）、高脂饲料加1%骨胶原肽和高脂饲料加2%骨胶原肽，饲喂16周后测定机体的抗氧化指标，结果表明，高、低剂量的骨胶原肽均能显著改善高脂膳食引起的小鼠氧化还原状态失衡，显著降低高脂引起的体重、自由基水平和脂质过氧化物含量的升高，提高抗氧化酶活力，增强机体的总抗氧化能力。说明猪骨提取的骨胶原肽能显著改善高脂膳食诱导的氧化应激，提高机体抗氧化能力[11]。

【现代临床】 1976年以猪四肢骨为原料成功研制“骨宁注射液”，用于治疗风湿、类风湿疾病和骨质增生的局部肿胀、疼痛、功能障碍等症状，现广泛应用于临床[8]。

陈氏运用参七当归猪骨汤治疗老年习惯性便秘、梅尼埃病、冠状动脉粥样硬化性心脏病，均有一定的疗效。处方为党参20 g（如气血较虚者可改用红参10 g或高丽参5 g），三七5 g（研末），当归10 g，猪骨100 g（以猪脊椎骨为宜），将上药及猪骨放于炖锅内，加水约700 ml，文火炖后服其汤，隔日服1剂，5剂为1个疗程[12]。

康氏等人以猪骨、枸杞、山药、大枣为主要原料，通过生物酶消化与超微粒化相结合的技术和现代制剂工艺，研制出骨宝胶囊，其主要活性营养成分是氨基酸络合钙、多肽、黏多糖。以大鼠为实验对象，进行消化代谢实验、免疫调节实验、增加骨密度实验，认为产品具有营养补充、补钙生血、增加骨密度、预防改善骨质疏松、提高免疫力、促进生长发育的营养保健作用[13]。

【编者评述】 畜禽骨制品多被当作动物饲料廉价出售或是加工成附加值很低的产品，对骨中的蛋白及其他营养成分并未充分利用，造成了一定的资源浪费。已有企业着手开展骨制品的研发，虽然猪骨是开发较早、较为深入的种类，但猪骨的合理加工和充分利用仍有较大潜力。

参考文献

[1] 刘建华，陈新华，丁玉庭．高温水煮和酸煮对猪骨硬度及化学成分的影响[J]．食品科学，2017，38(13)：20-25.

[2] 山东省莱西县卫生局，山东大学生物系药理教研组．猪骨针剂抗炎消肿作用的实验研究[J]．河南中医学院学报，1977(3)：47-51.

[3] 汪秋安，周冰，单扬．从猪血、猪骨和猪皮酶法制取水解蛋白及系列产品[J]．再生资源研究，2003(3)：36-38.

[4] 李超，王乃馨，王卫东，等．猪骨蛋白的中性蛋白酶酶解工艺及其产物抗氧化活性研究[J]．中国食品添加剂，2010(6)：130-133.

[5] 魏庭浩．猪骨胶原多肽的制备及其血管紧张素转换酶抑制活性的研究[D]．雅安：四川农业大学，2010.

[6] 刘红煜，吴学海，张丽．动物骨制剂药理作用与临床应用[J]．黑龙江医药，2004，17(3)：228-229.

[7] 李逢春．猪骨蛋白对骨质疏松模型大鼠骨密度和相关的生化分子的影响[D]．郑州：郑州大学，2008.

[8] 吴梧桐，孙承琦，李继珩，等．抗炎蛋白肽的分离和性质[J]．药学通报，1980，15(10)：40.

[9] 耿秀芳，李耀辉，张义军，等．猪骨胶原蛋白降压成分的提取与生物活性的研究[J]．西安医科大学学报，2001，22(5)：418-421.

[10] 黎曦．猪骨素的酶解及酶解产物的体外抗氧化活性研究[D]．成都：四川农业大学，2010.

[11] 朱琳玲．骨胶原肽对高脂膳食小鼠抗氧化能力及皮肤和骨骼胶原代谢的影响[D]．无锡：江南大学，2012.

[12] 陈映标．参七当归猪骨汤的临床运用举隅[J]．北京中医，1997(3)：56.

[13] 康晖，王中华．骨宝胶囊的研制与保健作用[J]．食品科学，2004，25(增刊)：152-155.

91 猪胆汁 | Zhudanzhi

4 · 557

FEL SUILLUS

【药典沿革】首载于2010年版一部附录Ⅲ第26页"成方制剂中本版药典未收载的药材和饮片"下，其为猪科动物猪*Sus scrofa domestica* Brisson的胆汁。2015年版四部第423页、2020年版四部第557页均有相同规定。

【本草考证】始载于晋代《名医别录》。基原动物猪（豚）始载于汉代《神农本草经》，列为中品，载："豚卵味甘，温。主惊癫痫疾，鬼疰蛊毒，除寒热，奔豚，五癃，邪气，挛缩。一名豚颠。悬蹄主五痔，伏热在肠，肠痈内蚀。"宋代《证类本草》列于卷十八兽部下品。明代《本草纲目》列于兽部第五十卷，以豕为题，曰："时珍曰：猪，天下畜之，而各有不同。生青、兖、徐、淮者耳大；生燕冀者皮厚；生梁雍者足短；生辽东者头白；生豫州者味短；生江南者耳小，生岭南者白而极肥。猪孕四月而生。"唐代《千金方》、《本草拾遗》与宋代《本草图经》亦有记载。猪为家畜，各地饲养的品种不同，在体色、形态方面有些许变化。考历代本草所记，古今一致。

【药材来源】猪科动物猪*Sus scrofa domestica* Brisson的胆汁。实施安死术后，取猪胆，剥取胆汁，滤过，即得。

【性味归经】苦，寒。归肝、胆、肺、大肠经。

【功能主治】清热，润燥，解毒，止咳平喘。用于热病燥渴，目赤，喉痹，黄疸，百日咳，哮喘，泄泻，痢疾，便秘，痈疮肿毒。

【道地主产】全国各地均产。

【化学成分】猪胆汁中主要成分为胆酸类成分、胆色素、黏蛋白、脂类及无机物等。胆酸类成分包括鹅去氧胆酸（chenodeoxycholic acid）、3α-羟基-6-*O*-5α-胆烷酸和石胆酸，它们几乎完全与甘氨酸结合而存在。另含猪胆酸、猪去氧胆酸、3β,6α-二羟基胆烷酸[1-3]。

【鉴别研究】**1. 性状鉴别**

黄棕色半透明的液体。气略腥，味极苦。

2. 薄层色谱

取本品1.5 g，加乙醇10 ml，加热回流1 h，放冷，滤过，滤液作为供试品溶液。另取猪去氧胆酸对照品，加甲醇制成每1 ml含1 mg的溶液，作为对照品溶液。照薄层色谱法试验，吸取上述两种溶液各2 μl，分别点于同一硅胶G薄层板上，以新配制的异辛烷-乙醚-冰醋酸-正丁醇-水（10∶5∶5∶3∶1）的上层溶液为展开剂，展开，取出，晾干，喷以1%硫酸乙醇溶液，在105℃加热至斑点显色清晰。供试品色谱中，在与对照品色谱相应的位置上，显相同颜色的斑点，置紫外光灯（365 nm）下检视，显相同颜色的荧光斑点。

3. 脂肪油

取本品1 g，加水10 ml，摇匀，观察液面，不应有脂肪油滴漂浮。

4. 还原糖

取本品1 g，加水10 ml，摇匀，取1 ml置试管中，加5% α-萘酚乙醇溶液2～3滴，摇匀，沿试管壁缓缓加入硫酸0.5 ml，在两液接界面不得显紫红色环。

【药理作用】**1. 对中枢神经系统的作用**

小鼠口服猪胆粉有明显镇静作用。能明显延长硫喷妥钠诱导的睡眠时间，并能抑制印防己毒素所致惊厥；给家兔静脉注射能兴奋呼吸中枢。猪胆酸及其盐类有明显抗戊四氮惊厥作用。小鼠口服能显著抑制可卡因所致惊厥，其机制可能与抑制中枢神经系统及阻断神经肌接头有关。猪胆酸及其盐类和胆红素均有一定解热作用。在人工牛黄的成分中，猪脱氧胆酸的抗惊厥作用和解热作用较强。

2. 对心血管系统的作用

猪胆汁对离体蛙心有抑制作用，使振幅变小，使张力上升，高浓度时使心脏停止于收缩期。猪胆汁精制提取物（主成分为甘氨猪去氧胆酸）对离体蟾蜍心脏有兴奋作用。猪去氧胆酸0.5 ml（7.5 mg/ml）加入3 ml酶反应管中，对心肌细胞膜ATP酶有明显抑制作用，此作用可能与其强心作用相关。猪胆汁粉静脉注射，对兔有降血压作用。猪胆汁全身灌流时能扩张血管。猪胆汁精制提取物静脉注射，对麻醉兔有降血压作用，并能对抗肾上腺素所致血压升高，正常大鼠口服，其降压作用不及牛黄和胆酸钙明显。胆红素对离体蛙心、豚鼠心和兔心均有强心作用，并有降压作用。

3. 利胆和溶胆石作用

胆酸钠（胆盐）为牛、猪、羊等动物胆汁提取的胆盐混合物，为天然利胆药，口服能增加胆汁分泌量，乳化不溶于水的脂肪，以利于胰脂酶对脂肪的作用，促进脂肪消化物和脂溶性维生素（维生素A、维生素D、维生素E、维生素K）的吸收。在鼠食饵中加入0.1%猪去氧胆酸，可防止胆固醇结石的形成。实验证明，猪去氧胆酸、鹅去氧胆酸和熊去氧胆酸均能明显促进胆汁分泌、溶解胆结石。猪胆汁药原充足，目前这3种胆酸均可以猪胆汁为原料制取。

4. 降血脂作用

猪去氧胆酸、鹅去氧胆酸、熊去氧胆酸和石胆酸均有抗小鼠高胆固醇血症的作用。高脂饲料中加入0.3%猪去氧胆酸（HDCA），可使小鼠血清总胆固醇水平明显降低；在含胆酸的高脂饮料中加入0.3% HDCA，则降低胆固醇的作用更显著；在高脂饮料中加0.5% HDCA，无论有无胆酸，均能抑制大鼠血清胆固醇水平的升高。但以同样的方法和剂量，对鸡和家兔的高胆固醇血症及鸡胸主动脉斑块的形成均无明显影响，表明HDCA对血脂的作用有种属差异。HDCA降血胆固醇机制可能是竞争性抑制肠道内胆酸的重吸收，使胆酸从粪便中排出增加，从而加速胆固醇血中消除。

5. 对消化系统的作用

猪胆汁能促进胃肠运动，并有轻泻作用。如家兔静脉注射猪胆粉能促进胃肠运行，并能增加肝血流。临床用猪胆汁保留灌肠，可促进肠运行，缓解术后腹胀气，并能通便。猪胆汁促进大鼠胆汁和胰液分泌，但抑制胃液分泌。猪去氧胆酸尚能对抗鹅去氧胆酸所致肝损害，对鹅去氧胆酸所致丙氨酸氨基转移酶（ALT）、天门冬氨酸氨基转移酶（AST）和碱性磷酸脂酶的上升有一定的保护作用。

6. 对呼吸系统的作用

猪胆汁37.5 ml/kg灌胃对雾氨所致小鼠咳嗽的抑制率为50%；猪去氧胆酸钠也有明显镇咳作用。猪胆粉0.5 ~ 1.0 g/kg灌胃或胆酸钠20 mg/kg静脉注射，对电刺激麻醉猫喉上神经所致咳嗽有抑制作用。猪胆汁50 ml/kg灌胃，小鼠酚红法实验证明有明显祛痰作用，而猪去氧胆酸钠的祛痰作用更强。

7. 杀精作用

实验表明猪胆汁及其所含成分显示出不同程度的杀精效应，其中去氧胆酸钠的杀精作用最强，约为猪胆汁的10倍，在0.1%浓度时可瞬间使精子失活，开始出现精子碎解，0.01%浓度时，1 h可使全部精子失活，去氧胆酸钠可能是猪胆汁杀精子的主要成分。电镜观察表明，0.5%猪胆汁提取物及0.5%去氧胆酸钠能破坏精子质膜、顶体及线粒体内膜，严重者引起精子尾部横向断裂，甚至整体碎解。猪胆汁提取物及去氧胆酸钠杀伤精子尾部横向断裂，甚至整体碎解。猪胆汁提取物及去氧胆酸钠杀伤精子的作用机制，与其具有表面活性，促进脂类分解密切相关，它们破坏人精子线粒体内部的内膜结构，而使外部保持完整，从而使线粒体呈空泡状，这与它们对该膜结构中脂类分子的降解作用有关。另据报道，以15 s内精子全部失活的最大稀释度为杀精有效浓度，则去氧胆酸钠对小鼠、大鼠、金黄地鼠、犬和人精子杀伤有效浓度分别为0.5 mg/ml、0.25 mg/ml、0.25 mg/ml、1 mg/ml 和1 ~ 2 mg/ml。

8. 抗炎和抗过敏作用

猪胆粉0.5 g/kg灌胃，对热水（60℃）烫兔耳所致炎症有抑制作用，使耳肿胀消退较对照组快，对大鼠甲醛性关节炎也有一定抗炎作用。猪胆汁对硝基三氯甲烷（氯化苦）所致小鼠耳接触性皮炎有显著抑制作用，表明其对迟发性超敏反应有抑制作用。冻干猪胆汁中提取的抗过敏成分Fr-1-D-1对小鼠迟发型超敏反应（DTH）有抑制作用，但无抗炎作用，对直接型过敏反应也无效。此成分经胰蛋白酶消化或100℃加热3 min失活，但经葡萄糖苷酶作用或60℃加热30 min而不失活，表明此成分为蛋白质。

9. 抗氧化作用

从猪胆汁中提取的胆红素有明显的抗脂质过氧化反应作用，此作用与剂量相关，在较高浓度（20 μmol/L）时，脂质过氧化反应几乎完全被抑制。用大鼠肝匀浆脂质过氧化反应测定，不同工艺生产的胆红素，因其所含异构体不同，抗氧化效力也有差异。体外实验证明，胆红素能保护细胞膜、脂肪酸、蛋白质和核酸等，免受氧化物破坏。在2%氧浓度下（正常组织的氧浓度），在脂质体中胆红素的抗氧化作用强于维生素E，是最好的脂质过氧化物的消除剂。心室肌细胞在含有次黄嘌呤和黄嘌呤氧化酶（XOD）的培养液中，能迅速被次黄嘌呤与XOD作用产生的氧自由基破坏，如加入胆红质-白蛋白（Brb-Aib），则心室肌细胞的存活时间明显延长。生理浓度的胆红素，即3.4～26 μmol/L（2～5 mg/L），能保护鼠肝细胞和人工细胞不被自由基破坏；在有白蛋白存在时，游离胆红素的抗氧化作用明显加强，其作用随浓度升高而增强。胆红素的前体物质胆绿素对鼠肝细胞和人红细胞也有明显保护作用。胆绿素也可防止大豆卵磷脂被氧化，并与维生素E有协同作用，低浓度（10 μmol/L）时可减少维生素E消耗，并使其抗氧化作用增强数倍。

10. 抗癌作用

体外实验表明，猪胆汁酸钠（SBA-Na）可明显抑制早幼粒白血病细胞HL-60的增殖，其半抑制浓度（IC_{50}）为400 μg/ml，并诱导HL-60细胞向终末方向分化；诱导后的HL-60细胞具有嗜中性粒细胞和单核/巨噬细胞的某些形态，细胞化学特征及细胞呼吸爆发功能，并且表达某些正常粒细胞、单核细胞的膜的表面抗原。细胞周期分析表明，SBA-Na可阻断HL-60细胞从G_0+G_1期进入S期。SBA-Na诱导分化的HL-60细胞未经诱导的相比，其蛋白激酶C（PKC）的活性明显降低，全细胞的各种氨基酸水平普遍升高。另据报道，经100～400 μg/ml SBA-Na处理3 d的HL-60细胞，其PKC活性和c-myc癌基因表达与对照组比较均明显下调，但对细胞的脂肪酸组成无明显影响。SBA-Na可加强维生素A酸对急性早幼粒白血症的疗效，并能降低视黄酸抑制小肠对维生素E吸收的副反应。此外，胆红素对恶性肿株W也有抑制作用。

11. 抗菌作用

猪胆汁、猪胆粉、猪胆汁酸及其盐类对多种细胞有抗菌作用。如猪胆汁在体外对百日咳杆菌的抑菌浓度为1∶1～1∶16。此外，猪胆汁（粉）或胆盐对甲型和乙型链球菌、肺炎链球菌、金黄色葡萄球菌、卡他球菌、四叠球菌、流感杆菌和结核杆菌等有不同程度的抑制作用。猪去氧胆酸对百日咳杆菌、白喉杆菌和金黄色葡萄球菌等也有抗菌作用。胆汁酸（盐）的抗菌作用机制可能系通过降低表面张力作用而干扰细菌的生长，或使菌体细胞膜破坏而使菌体裂解。

12. 抗滴虫作用

10%胆盐在体外对阴道滴虫有裂解作用，猪胆汁局部应用1～3次即可治愈阴道滴虫病。0.5%猪胆汁提取物或0.05%去氧胆酸钠（猪胆汁的有效成分）对体外培养的人阴道毛滴虫有碎解作用，后者作用更为显著。电镜检查可见鞭毛及尾突断离，质膜及内膜系统如吞噬小体和氢化小体的界膜、核膜等破损，细胞质凝集，乃至整个虫体完全碎解。其作用机制可能与其表面活性作用使滴虫生物膜系统结构脂类的降解相关。

13. 其他作用

猪胆汁粉300 mg/kg口服，对大鼠的尿量、尿的pH值、渗透性及钠、钾的排出量均无明显影响。胆红素对小鼠的白细胞、血清溶菌酶和淋巴细胞增殖，对大鼠的自然杀伤细胞（NK cell）活性及白细胞游走均有显著抑制作用，表明其有细胞毒作用，对机体特别是婴儿的免疫和防御细胞功能不利。胆红素能增强曲柄菌素和补骨脂内酯等诱变性，但可抑制大黄酸对鼠伤寒沙门菌TA1537的诱变性。

14. 毒性

猪胆汁粉对小鼠和大鼠的急、慢性毒性均较低，在行为、尿分析、血液学、生化学和组织病理学检查等方面未见明显异常。猪胆汁酸盐（粗提物）2.0～8.0 g/kg给小鼠灌胃1次，均不致死；每日50 mg/kg或100 mg/kg灌胃，连续18 d，可见大鼠体重略有增加。猪胆汁酸钠对小鼠的半数致死剂量（LD_{50}），灌胃为1 g/kg，腹腔注射为462 mg/kg。猪去氧胆酸钠（HDCA-Na）小鼠灌胃的LD_{50}为1.991 g/kg。猪去氧胆酸（HDCA）每日100 mg/kg给猴口服，或在大鼠饲料中加入0.1%或0.3%，连续两个月，动物的一般状态，各种化验及重要器官的组织学检查均未见明显异常，仅对大鼠体重增长有抑制作用。此外，胆汁或胆盐有溶血作用，大剂量抑制心脏及神经，对神经、肌肉有直接毒性作用。HDCA也有较强的溶血作用。刺激试验，将由猪胆汁提取物所制的避孕药膜放入成年雌性大鼠阴道深部，每次4 mg，短期组每日1次共10 d，长期组每周两次共43周，经组织学和组织化学检查，对大鼠阴道及宫颈黏膜无刺激性，也未见癌变或其他病理变化[4-5]。

【现代临床】 临床多用于配制丸、散等成药。用于防治白喉、慢性支气管炎、支气管哮喘、百日咳、病毒性肝炎、急性胃肠炎、细菌性痢疾、泌尿系感染、单纯性消化不良、肠梗阻、便秘、淋巴结结核、疖、沙眼、中耳炎、褥疮、痔疮[6-8]。

【编者评述】 猪胆汁作为动物胆汁类药材其资源丰富，应加强其生物活性物质和作用机制研究，开发以其为君药的中药新产品；也可开发其作为熊胆等代用品。

参考文献

[1] 李先端，钟银燕，游修琪，等．HPLC 测定中药炮制辅料猪胆汁中猪去氧胆酸含量［J］．中国中药杂志，2008，12：1492-1494.

[2] 丁树栋，管恩兰．猪胆汁、猪脬的药用价值［C］// 中华医学会，中华中医药学会民间传统诊疗技术与验方整理分会．中华中医药学会第七次民间医药学术交流会暨安徽省民间医药专业委员会成立大会论文汇编．合肥：中华中医药学会，中华中医药学会民间传统诊疗技术与验方整理分会，2014：1.

[3] 莫少红，陈晓军，谭洪盛，等．猪胆汁质量标准研究［J］．时珍国医国药，2004，3：146-147.

[4] 刘涛，耿健．猪胆汁的药理与临床应用［J］．南京中医学院学报，1992，3：188-190.

[5] 李泽浩．猪胆汁酸的药理作用研究（Ⅱ）：猪胆汁酸镇咳作用的初步观察［J］．杭州师范学院学报，1992，6：64-67.

[6] 胡本先．猪胆汁治病验方［N］．中国中医药报，2013-07-12（5）．

[7] 张保国，刘庆芳．动物药猪胆汁现代临床应用［J］．中成药，2014，36（2）：376-379.

[8] 杨炳洪，许靖．猪胆汁的临床运用［J］．右江民族医学院学报，2000，4：639-640.

92 猪胆膏 | Zhudangao

4 · 557

INSPISSATUM FEL SUIS

【药典沿革】首载于2020年版四部第557页“成方制剂中本版药典未收载的药材和饮片”下，其为猪科动物猪*Sus scrofa domestica* Brisson胆汁的浓缩品。

【本草考证】与今制法一致的猪胆膏始载于明代《奇效良方》，载：“猪胆膏治痔，猪胆七枚取汁，以建盏盛，炭火熬成膏，用单纸摊敷……”清代《经验奇方》“猪胆膏”下记载：“专治大小无名肿毒，肉白色淡，阴疽忌用。每年夏至后，用粗钵一个，逐日赴市讨取猪胆，不拘多寡，携回破胆皮。放汁于钵，随放随搅匀随晒，夜间及遇雨，则用盖盖之。放晒至三伏后为止，封口收藏。随时用油纸摊贴，效验如神。”

【药材来源】猪科动物猪*Sus scrofa domestica* Brisson的胆汁熬制的干膏。将猪的鲜胆汁置铜（或铝）制的器皿中加热浓缩成稠膏，放冷，即得。

【性味归经】苦，寒。归肝、胆、肺、大肠经。

【功能主治】清热，润燥，解毒，止咳平喘。用于热病燥渴，目赤，喉痹，黄疸，百日咳，哮喘，泄泻，痢疾，便秘，痈疮肿毒。

【道地主产】全国各地均产。

【化学成分】同猪胆汁。

【鉴别研究】**1. 性状鉴别**

棕黑色的干膏。表面及切断面均有光泽。手拈之可变形，略粘手，拈成的薄片对光透视，呈黄棕色半透明状。略具腥气；味极苦。

2. 薄层色谱

取本品0.5 g，加乙醇10 ml，置100 ml锥形烧瓶中，置沸水浴上回流1 h，放冷，滤过，滤液作为供试品溶液。另取猪去氧胆酸对照品1 mg，加甲醇1 ml使溶解，作为对照品溶液。照薄层色谱法试验，吸取上述两种溶液各10 μl，分别点于同一硅胶G薄层板上，以三氯甲烷-丙酮-冰醋酸（6：3：1）为展开剂，展开，取出，晾干，喷以硫酸溶液（由3体积硫酸配制成的10体积溶液），在100℃加热约10 min，置波长365 nm的紫外光灯下检视，供试品色谱中，在与对照品色谱相应的位置上，显相同颜色斑点。

3. 真伪鉴别

以伪品为牛胆粉、羊胆粉为例。取本品细粉0.1 g，加10% 氢氧化钠溶液5 ml，120℃加热4 h，放冷，滴加盐酸将pH值调至2～3，摇匀。用乙酸乙酯振摇提取4次，每次10 ml，合并提取液，蒸干，在残渣中加入乙醇使其溶解，转移至10 ml量瓶中，加乙醇至刻度，摇匀，作为供试品溶液。另取牛、羊胆对照品药材各0.1 g，同法制成对照药材溶液。照薄层色谱法试验，吸取上述供试品溶液及对照药材溶液各2 μl，分别点于同一硅谷胶G薄层板上，以新配制的异辛烷-乙醚-冰醋酸-正丁醇-

水（10：5：5：3：1）的上层溶液为展开剂，取出，晾干，喷以硫酸乙醇溶液（由1体积硫酸配制成的10体积溶液），在105℃加热至斑点显色清晰，置日光及波长365 nm的紫外光灯下检视。供试品色谱中，不得显与牛、羊胆对照药材相同的斑点。

4. 还原糖

取本品10 mg，加水2 ml使溶解，滴加α-萘酚乙醇溶液（由1体积α-萘酚加乙醇配制成的50体积溶液）数滴，摇匀，沿管壁缓缓加入硫酸约0.5 ml，两液接界面不得显紫红色环。

5. 异性有机物

取本品10 mg，加水2 ml使其溶解，离心或滤过，取不溶物，置显微镜下观察，不得有植物组织、动物组织或淀粉等。

6. 脂肪油

取本品0.5 g，加水10 ml，加热煮沸使溶解，放冷，观察液面，不应有脂肪油滴漂浮。

【药理作用】同猪胆汁。

【现代临床】临床多配制成丸剂、片剂、栓剂等成药，如导便栓、牛黄宁宫片、胆石利通片、金胆片、苍鹅鼻炎片、蟾麝救心丸、胆黄润肠丸等，用于治疗肠燥便秘、耳鸣、胸痹、胸闷、心悸、心痛、抽搐、惊厥、鼻炎、胆囊炎、胆道感染、百日咳等症[1-4]。

【编者评述】猪胆膏作为动物胆汁类药材的一种剂型，具有较长的应用历史，但相关现代研究很少，建议加强其基础研究，开发中药新产品，发掘其代用品潜能。

参考文献

[1] 潘海蓉，潘留美，郑瑶洁．大黄口服联合敷脐预防骨折初期便秘60例临床观察[J]．江苏中医药，2009，12：42-43.

[2] 高素琴，陆新渝．胆黄润肠丸的制备及临床应用[J]．医学信息（中旬刊），2011，8：4187.

[3] 周晓博．验方十则[J]．开卷有益—求医问药，2016，1：26.

[4] 李真真．中药治百日咳504例疗效观察[J]．新中医，1986，12：16.

93 猪脊髓 | Zhujisui

4 · 557

SPINALLS SUSI MEDULLA

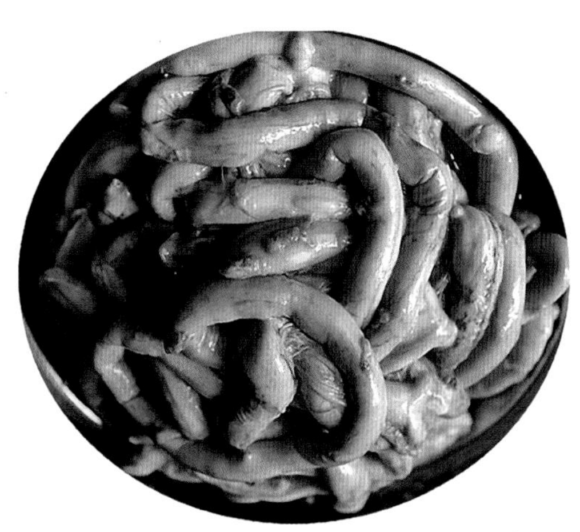

图 2-93-1　猪脊髓

【药典沿革】首载于2010年版一部附录Ⅲ第26页“成方制剂中本版药典未收载的药材和饮片”下，其为猪科动物猪*Sus scrofa domestica* Brisson的脊髓。2015年版四部第423页、2020年版四部第557页均有相同规定。

【本草考证】始载于明代《本草纲目》，列为下品。李时珍曰：“按丹溪治虚损补丸，多用猪脊髓和丸。”原动物猪本草考证参见“猪胆汁”。

【药材来源】猪科动物猪*Sus scrofa domestica* Brisson的脊髓。取健康活体猪，实施安死术后，剖取脊椎柱骨，取其新鲜脊髓，鲜用或干燥。

【性味归经】甘，寒。归肾经。

【功能主治】滋阴益髓，生肌。用于骨蒸劳热，遗精带浊，消渴，疮疡。

【道地主产】全国各地均产。

【化学成分】含丰富的钙、酸性黏多糖、磷脂以及多种生物活性肽，如三十一肽、二十五肽等。

【鉴别研究】**1. 性状鉴别**

（1）鲜品：呈长条状，长短不等。表面黄白色，略有光泽，带有血丝。断面黄白色。气腥。

（2）干品：呈不规则的条状或块状，多弯曲，长短不等。表面浅棕黄色，断面黄色。质硬。气微腥。

2. 理化鉴别

取本品0.5 g，鲜品剪碎或干品研细，加水10 ml，置水浴中加热30 min，离心5 min，取上清液5 ml，加茚三酮乙醇溶液2 ml，摇匀，加热10 min，溶液显蓝紫色。

3. 浸出物

照醇溶性浸出物测定法项下的热浸法测定，用稀乙醇溶液作溶剂，不得少于5.0%。

【药理作用】**1. 兴奋回肠、降血压作用**

从猪脊髓提取的两种生物活性肽SCP-1（三十一肽）和SCP-2（二十五肽），SCP-1能兴奋豚鼠离体回肠，引起明显收缩的剂量约为30 μg/ml，胰蛋白酶可使其失活，SCP-2对麻醉大鼠有明显降血压作用，静脉注射给药，引起明显反应的剂量为每只50 μg，可使血压由14.6 kPa降至5.3 kPa，约持续5 min。SCP-1和SCP-2均无吗啡样活性。

2. 提高钙水平，降低胆固醇、低密度脂蛋白及动脉硬化指数作用

缺钙患者每人每日服80 g以从鲜猪骨中提取的骨髓精为主要成分的壮骨粉，连用6周，壮骨粉组血清钙正常人数增加64%，血清钙水平增加显著高于对照组（$P<0.005$），两组的血磷水平均无显著变化。壮骨粉组的精神、睡眠、腰痛和心绞痛症状改善均优于对照组，壮骨粉组血清胆固醇（TC）、低密度脂蛋白（LDL）及动脉硬化指数（LDL/HDL）均明显下降（$P<0.001$）。降脂机制可能与骨髓中丰富的极易吸收的钙，以及丰富的酸性黏多糖和磷脂有关，磷脂在TC的运输、溶解、排泄等方面起重要调节作用。

3. 诱导骨形成

从猪骨髓提取的骨形态发生蛋白（BMP），植入小鼠股肌内，诱导实验动物骨形成的成功率为100%。

【编者评述】猪脊髓药食同源，主要作为食品使用。应加强体现其药材属性的化学成分、药理作用、临床应用等方面的研究。

94 猪脑粉 | Zhunaofen

4 · 557

PULVIS MEDULLAE SUIS

【药典沿革】首载于2005年版一部附录Ⅲ第24页“成方制剂中本版药典未收载的药材及饮片”下，其为猪科动物猪*Sus scrofa domestica* Brisson的脑髓干燥粉。2010年版一部附录Ⅲ第26页、2015年版四部第423页、2020年版四部第557页均有相同规定。

【本草考证】始载于晋代《名医别录》。宋代《图经本草》、清代《本草从新》均有记载。原动物本草考证参见“猪胆汁”。

【药材来源】猪科动物猪*Sus scrofa domestica* Brisson的脑髓干燥粉。实施安死术后，除去毛及内脏，剖开头颅，取出脑髓部分，鲜用或冷藏，或冷冻干燥打粉备用。

【性味归经】甘，寒。归心、脑、肝、肾经。

【功能主治】补益脑髓，疏风，润泽生肌。用于头痛，眩晕，失眠，手足皲裂，痈肿，冻疮。

【道地主产】全国各地均产。

【化学成分】含脑磷脂、卵磷脂、脑活素、4-羟基苯乙醇、神经胶质细胞成熟因子、脑钠素、神经肽、P物质等。

【药理作用】**1. 对中枢神经系统的作用**

从猪脑中提取的神经胶质细胞成熟因子（GMF）有促进神经胶质细胞成熟的作用，还能加快体外培养的雪旺细胞分裂繁殖的速度。在成胶质细胞培养液中加入GMF后，细胞内DNA合成迅速增加，随之细胞内RNA和蛋白质合成也增加，并可见细胞内Camp，S-100蛋白和磷酸甘油醛脱氢酶的含量明显增加，所有这些化学变化与细胞分裂周期的变化是一致的。GMF也刺激成熟的星状胶质细胞分泌两种与炎症反应相关的物质——前列腺素和白细胞介素-1，提示GMF可能与神经系统的自身免疫性疾病有关。用粗针损伤新生小鼠一侧脑组织，腹腔注射微量GMF即可使脑组织在形态和功能上迅速恢复正常；而未经GMF治疗的对照组，则出现明显的脑功能障碍，甚至死亡。由猪脑去脂溶物后经酶水解制成的脑安泰，临床验证表明有促进大脑功能恢复的作用。

2. 对心血管系统的作用

由猪脑提取的脑钠素（BNP）有扩张血管和降血压作用，在同剂量时猪脑钠素（pBNP）比人心钠素（a-hanp）降压作用快些。给鼠脑室注射BNP，不影响基础的血压、心率及水的摄取，但可抑制加压素（AVP）的分泌，并可抑制血管紧张素II所致血压升高和摄水量增加，这些作用与心钠素（ANP）的作用相似。

从猪脑中提取的神经肽 Y（NPY）有直接促进血管平滑肌收缩的作用，其中小动脉（如小冠状动脉、脑内动脉和软脑膜动脉）反应强烈，而静脉和小静脉很少反应；NPY尚能增强血管平滑肌对其他缩血管物质（如去甲肾上腺素、组胺等）的敏感性，也能加强刺激神经时引起的缩血管反应。NPY使离体兔心灌流量减少，心收缩力减弱；但对离体豚鼠心房有正性肌力和正性频率作用；对大鼠能使外周阻力升高，心输出量减少，心率则无明显变化。给麻醉大鼠黑质内微量注射NPY，引起剂量依赖性血压降低，对心率无影响；海马CA3区微量注射，产生剂量依赖性血压下降及心率减慢，外侧隔核内微量注射，引起血压升高、心率加快，下丘脑后核微量注射，平均动脉压升高，心率加快，阿托品可对抗这些作用，提示NPY可能通过脑内M受体发挥作用。

3. 利尿和消肿作用

给麻醉大鼠静脉注射pBNP引起尿液及尿中电解质（Na^+、K^+和Cl^-）排泄增加，此作用与a-hanp的作用相似。用电凝法阻断一侧大鼠大脑中动脉造成缺血性脑水肿模型，外周或中枢给予BNP，均有缓解脑水肿的作用，使脑组织中水钠含量明显降低；外周给药时可使水钠含量恢复正常，钾含量低；而中枢给药时虽能使水钠明显降低，但未能恢复正常，但钾含量能恢复正常。

4. 降血脂作用

猪脑提取的卵磷脂是保持体内溶液稳定的必需物质，它可促进胆固醇和蛋白质的结合而降低血浆胆固醇，减轻脂质对血管壁的浸润。血中卵磷脂浓度越高，血中胆固醇/卵磷脂的比值越小，胆固醇及其他脂质越不易在组织中沉积。磷脂（包括卵磷脂和脑磷脂）在血浆中起乳化剂作用，协助胆固醇及脂肪的运输而防止其沉积，因此磷脂类具有一定抗脂肪肝和抗动脉硬化作用。

5. 对内分泌系统的影响

在整体动物中，NPY能促进垂体分泌促黄体生成素（LH）。作用机制一是促进下丘脑分泌促性腺素释放素（LHRH）后者促进垂体分泌LH；一是直接作用于垂体，提高其对LHRH的敏感性而使LH分泌增加。NPY对LHRH/LH分泌的刺激作用有赖于雌二醇（E2）的存在。NPY可直接作用于肾上腺皮质，促进大鼠球状带生长和醛固酮的分泌，提高正常大鼠血浆中醛固酮含量。给犬脑室内注射NPY，能使垂体分泌促肾上腺皮质激素（ACTH）增加，对促肾上腺皮质激素释放因子（CRF）诱导的ACTH分泌也有促进作用。给小鼠或大鼠静脉注射NPY，能促进胰岛素的基础分泌，但对葡萄糖诱发的胰岛素分泌有抑制作用。

6. 滋补强壮作用

卵磷脂和脑磷脂等磷脂类是神经组织重要组成成分，对保持神经组织结构和功能有重要作用。磷脂类能增强动脉组织结构，用其饲养家兔可使动脉壁加厚，弹性膜加厚，层次增多。用磷脂喂饲小鼠，可使其平均寿命延长。磷脂有促进造血作用，可使白细胞结构增强，血红蛋白含量增加。磷脂类尚能促进组织生长，增强吞噬功能，加速创伤和骨折愈合。NPY也与生长发育有关，并参与学习和记忆过程。

7. 其他作用

pBNP对鸡直肠的松弛活性为a-hanp的3～4倍。GMF作用于体外培养的神经胶质瘤细胞354株，可使其向正常胶质细胞转化。从猪脑提取的4-羟基苯基乙醇对单胺氧化酶A有选择性抑制作用。NPY对大鼠的肾素释放有剂量依赖性抑制作用。给去卵巢大鼠第三脑室内注射NPY，可使其摄食量与饮水量增加。还可用猪脑制取脑活素（cerebrolysin）和P物质。

8. 代谢特征

BNP易被组织吸收，但消除较缓慢，其分布相和消除相半衰期分别为3.33 min和232 min，BNP在血液中消除较ANP慢，可能与其不同的降解系统（酶）有关。将BNP与各组织浆液共育60 min后，在肾、肝、肺、心和脑处的降解率分别为40.5%、28.38%、23.95%、14.0%和11.98%，在肾组织中降解最多。BNP在肾中的降解部位主要为溶酶体，在溶酶体悬液中的降解率为47.33%，而在质膜蛋白悬液中的降解率仅为溶酶体的30.5%。

9. 安全性

脑安泰安全试验：给小鼠人用量的200倍灌胃，未见中毒反应；给家兔人用量的20倍灌胃，每日1次，连续7 d，检查丙氨酶、非蛋白氮及心、肝、肾病理切片，均未见异常。

【编者评述】 猪脑粉作为药食同源药材，多做鲜食，或加工为保健品。针对其生物活性物质基础、临床应用、新制剂研发等方面较缺乏，应在今后研究中加强。

95 4·557 猪蹄甲 | Zhutijia

CORNUSCIS

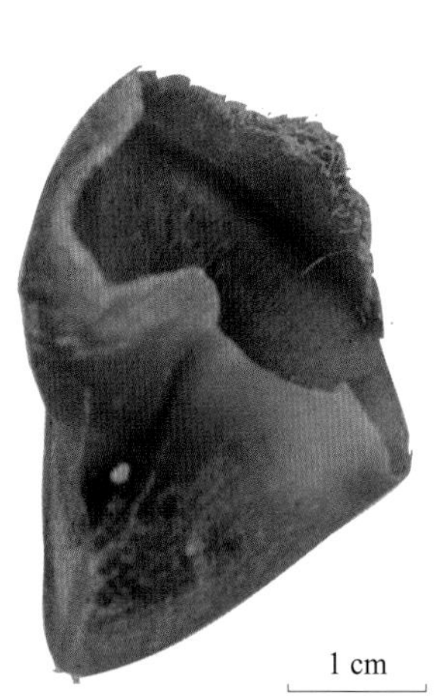

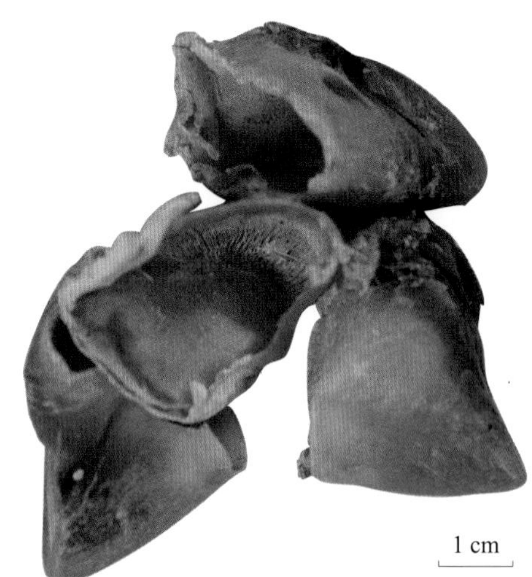

图 2-95-1 猪蹄甲

【药典沿革】 首载于2015年版四部第423页“成方制剂中本版药典未收载的药材和饮片”下，其为猪科动物猪*Sus scrofa domestica* Brisson的蹄爪甲壳。2020年版四部第557页有相同规定。

【本草考证】 始载于南朝《本草经集注》。唐代《新修本草》、宋代《证类本草》、明代《本草纲目》等均有记载[1]。动物猪本草考证参见“猪胆汁”。

【药材来源】 猪科动物猪*Sus scrofa domestiea* Brisson的蹄爪甲壳，取甲后，漂洗，干燥。

【性味归经】 咸，寒。归胃、大肠经。

【功能主治】 化痰定喘，解毒生肌。用于咳嗽喘息，肠痈，痔漏，疝气偏坠，白秃疮，冻疮。

【道地主产】 全国各地均产。

【化学成分】 主含角蛋白、肽类、氨基酸类、酯类、糖类、甾体化合物及无机盐等成分[2]。氨基酸总量达80.65%，其中必需氨基酸7种，含量为26.92%，以亮氨酸最高；非必需氨基酸9种，含量为53.73%，以谷氨酸、精氨酸、天门冬氨酸为高。元素分析表明，猪蹄甲中主含11种矿物质元素。

【鉴别研究】 **1.性状鉴别**

三角锥体状或鞋头状，有时两个相连，底部较平坦，呈三角形；长4～11 cm，高3～4 cm；蹄壁厚薄不一，蹄尖部（蹄关壁）最厚3～4mm，向后方渐薄，蹄后部（蹄踵壁和蹄侧壁）厚约2 mm，蹄线处最薄，呈薄膜状，0.10～0.25 mm。黄白色或黑褐色。外表面平滑或粗糙，有光泽，蹄甲尖部上倒具角质轮纹和细密纵线纹，老者角质轮纹呈开裂状；后端具细密纵条线纹，周边蹄缘外翻或内卷，可见毛孔及残留猪毛。蹄底部呈圆三角形，前端为三角形的角质底，较平坦，蹄底边缘宽1～4.2 mm，由蹄壁及蹄白线两部分构成，其上可见密集突起的角小叶条纹；后端为半椭圆形的角质球，具皱纹及密集凸起小点。内表面上部前端及两侧壁具密集纵向排列的角小叶，角小叶宽1.2～2.3 mm；蹄底部具密集圆点状凹陷及条状血丝斑纹。角质，半透明或微透明状，质坚韧，不易折断，折断面不整齐，断面显角质样光泽或纤维性；气腥，味咸[3]。

2. 显微鉴别

蹄尖壁由外、中、内3层结构组成。纵切面观，外层为釉层，由角化的扁平细胞构成，幼蹄甲明显，老蹄甲多脱落；中层为冠状层，是最厚的一层，由平行排列的角小管构成；内层为小叶层，由许多平行排列的角小叶构成。表面观，小叶呈长方形薄片状，柔韧，边缘齿状，常翻卷，两小叶间具空隙（为肉小叶嵌分处），纵向平行排列。蹄踵壁表面观，具纵向平行排列的角小管及管间角质，角小管细长锥体形，长168～840 μm，直径70～98 μm；顶端钝尖，基部斜向开口，呈类圆形或长圆形；多单个或两个并列，呈纵向交错排列；管间角质相间其中。蹄球内表面观，具众多共圆形凹陷小孔，大小不一，直径44～560 μm，由不规则的角化细胞构成，呈黑洞状。

3. 电泳鉴别

利用十二烷基硫酸钠–聚丙烯酰胺凝胶电泳法（SDS–PAGE）对猪、牛、羊3种蹄甲进行电泳鉴别，猪蹄甲与牛蹄甲和羊蹄甲的蛋白电泳图谱有明显的区别。

【炮制研究】《千金要方·食治》记载："酒浸半日，炙焦用之[4]。"

【药理作用】毒性很小，对体重、血象、肝肾功能及组织切片均无明显影响。小鼠灌胃的最大耐受量（MTD）为64.0 g/kg，相当于临床用量的256倍。大鼠经过连续90 d的给药，不仅外观、体重、活动正常，且血象、心肝肾功能及重要脏器等均无明显毒性反应。结果表明，猪蹄甲毒性很低，长期服用亦很安全。实验证实猪蹄甲具有抗凝血、抗炎抑菌、泌乳、升高白细胞、提高机体免疫的作用[5-8]。

【现代临床】 **1. 治疗皮肤溃疡**

精选猪蹄甲、大蒜、花椒和麻油等研制成皮溃灵，临床治疗320例皮肤溃疡患者，疗效较好。

2. 治疗脚癣

将猪蹄甲与凡士林配成10%～20%软膏，局部外用可治脚癣。

3. 治疗烧烫伤

将猪蹄甲烧制成炭状，研细末与香油混合成膏，局部涂敷，可治烧烫伤。

4. 治疗崩漏

用猪蹄甲粉佐以贯众煎水送服，可治疗崩漏。

5. 止血

猪蹄甲外用可止血。

6. 治疗自汗

猪蹄甲汤治疗不同疾病的自汗者25例，治愈率为80%。

7. 治疗乳腺增生

猪蹄甲水煎液与穿山甲水煎液均能不同程度地改善实验大鼠乳腺增生症状。

8. 治疗胃病

土家族使用炮猪蹄、白及、蚤休和竹节参等烘干研成细末，过筛，装入胶囊密封，再以冷米汤水送服可治疗消化性胃溃疡和慢性胃炎等病。

9. 治疗产后缺乳症

用猪蹄甲炮炒醋淬后研末，装入胶囊治疗产后缺乳症，效果显著。

10. 治疗散发性脑炎、多发性硬皮症、格林-巴利综合征

用自制猪蹄甲汤治疗散发性脑炎10例，多发性硬皮症7例，格林-巴利综合征3例等严重的自汗症，效果显著。

11. 治疗血液相关疾病

用猪蹄甲制剂氨肽素治疗原发性血小板减少性紫癜有效率为40.0%；治疗慢性再生障碍性贫血有效率为53.3%；治疗白细胞减少症有效率为80.4%；治疗过敏性紫癜肾炎有效率为80.0%。

12. 治疗溃疡

用猪蹄甲治疗胃溃疡病、下肢溃疡等多种病症，取得较好疗效。

【编者评述】猪蹄甲临床应用具有较好效果，药材供应充足，近年来作为穿山甲替代品获得了广泛关注，应以此为方向深入研究，解决贵细药材面临的发展问题。

参考文献

[1] 李瑛，张小欢．猪蹄甲药用考证［J］．江西中医药，1998，2：41-42.

[2] 朱希强，王凤山，张天民．猪蹄甲的药用概况［J］．氨基酸和生物资源，2000，2：43-46.

[3] 赵兵，姚默，刘向辉，等．猪蹄甲药学研究新进展[J]．辽宁中医药大学学报，2012，14(11)：81-83.

[4] 刘冠军，王丽云，谭永梅．穿山甲代用品猪蹄甲的临床应用及炮制方法研究［J］．临床医药文献，2015，2（24）：4958-4959.

[5] 陈建伟，王春根，李祥，等．猪蹄甲生药学研究［J］．中国中药杂志，1998，6：10-13.

[6] 李瑛，罗宪堂，孙龙川，等．猪蹄甲催乳作用的药效学研究［J］．中国中医基础医学杂志，1999，8：32-34.

[7] 李寅超，赵宜红，陈秀英，等．猪蹄甲与穿山甲消痈排脓作用比较的实验研究［J］．时珍国医国药，2008，6：1430-1432.

[8] 李瑛．猪蹄甲催乳作用的药效学研究［C］// 中华人民共和国国家中医药管理局，世界卫生组织．国际传统医药大会论文摘要汇编．北京：中华人民共和国国家中医药管理局，世界卫生组织，2000：2.

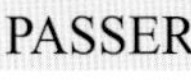

96 麻 雀 | Maque

4 · 557

PASSER

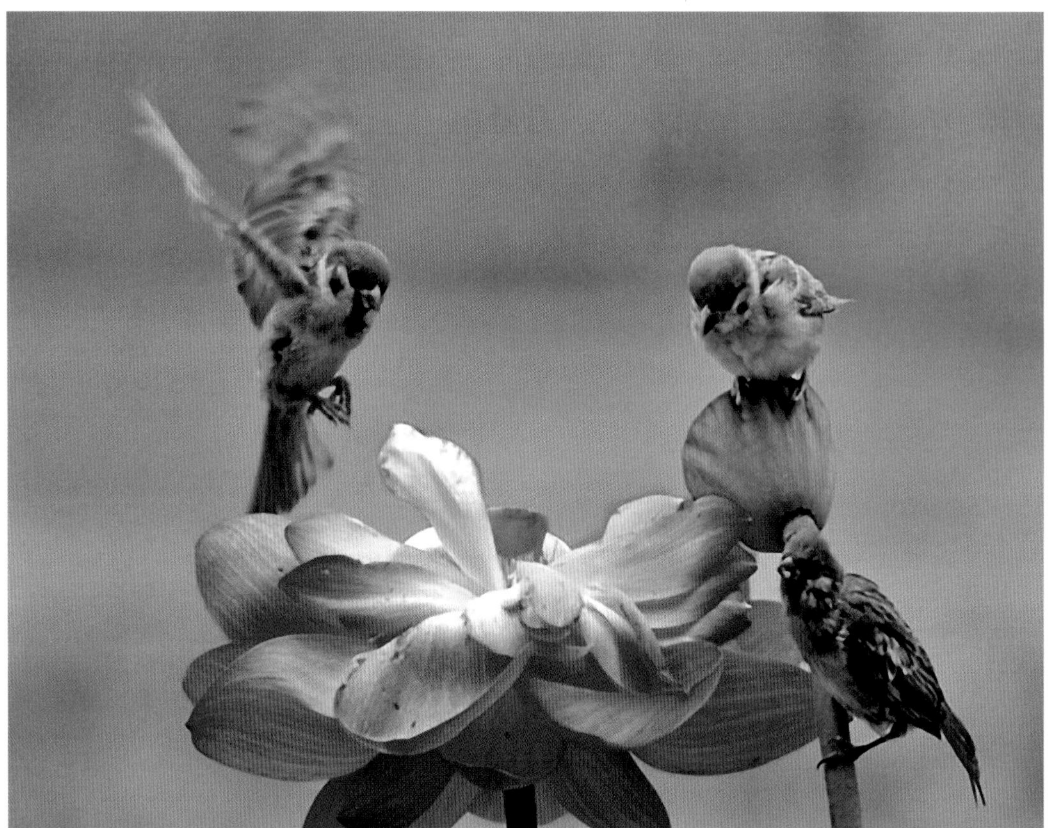

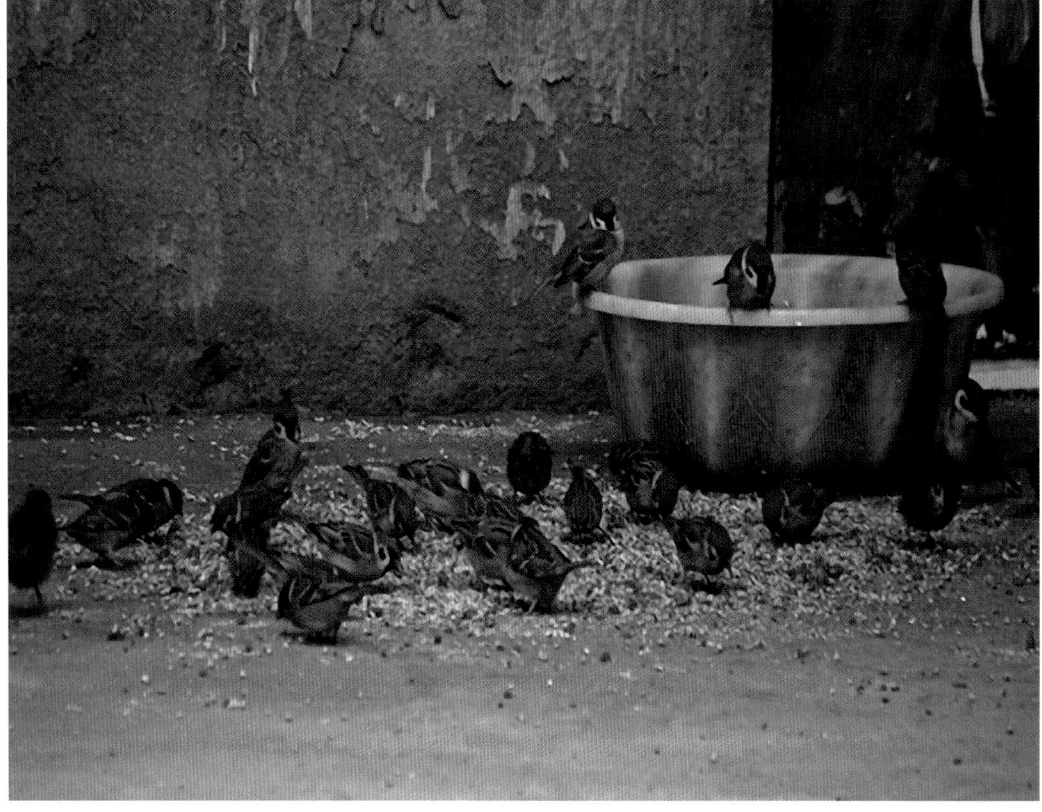

图 2-96-1 （树）麻雀

【药典沿革】首载于2010年版一部附录Ⅲ第21页“成方制剂中本版药典未收载的药材和饮片”下，其为文鸟科动物麻雀*Passer montanus saturatus* Stejneger的干燥全体。2015年版四部第423页、2020年版四部第557页均有相同规定。

【本草考证】始载于晋代《名医别录》。基原动物麻雀本草考证参见“麻雀脑”。

【药材来源】文鸟科动物麻雀*Passer montanus saturatus* Stejneger的干燥体。捕捉并实施安死术后，除去毛及内脏，拭净，干燥。

【性味归经】甘，温。归肾、肺、膀胱经。

【功能主治】补肾壮阳，益精固涩。主治肾虚阳痿，早泄，遗精，腰膝酸软，疝气，小便频数，崩漏，带下，百日咳，痈毒疮疖。

【道地主产】全国各地均产。

【资源研究】已被列入国家林业局2000年8月1日发布的《国家保护的有益的或者有重要经济、科学研究价值的陆生野生动物名录》。

【鉴别研究】碘示法鉴别麻雀肉与鸡雏肉。将肉样去掉筋膜、脂肪、结缔组织，剪碎。称取剪碎的肉样25 g，置于100 ml锥形瓶中，加25 ml氢氧化钾溶液，在沸水浴中煮化，过滤。移取滤液10 ml于小烧杯中，加入1.2 ml硝酸，充分搅拌后过滤至澄清。取澄清滤液3～5 ml于小试管中，沿管壁小心加入碘溶液0.8 ml，使两液面重叠，20 min后观察反应现象。为了进一步证实鉴别，可以将具有反应现象的试管放置十几个小时后，继续观察不同的扩散现象。可观察到麻雀肉的两液面有铜锈色沉淀物。十几个小时后，沉淀物扩散，形成棕红色液体。鸡雏肉的两液面交界处有深棕黄色沉淀，上深下浅。十几个小时后，沉淀物扩散，变成浅棕黄色液体。

【编者评述】古代麻雀作为易得药材在古籍中多有应用实例。近年来，麻雀被列为“三有”动物受到保护，应用逐渐减少。针对它的药理学、临床学等方面的研究均较为缺乏，应在今后的发展中加强。

97 鹿心粉 | Luxinfen

4 · 557

COR CERVI

【药典沿革】首载于2010年版一部附录Ⅲ第26页“成方制剂中本版药典未收载的药材和饮片”下，其为鹿科动物梅花鹿*Cervus nippon* Temminck或马鹿*Cervus elaphus* Linnaeus的新鲜心脏。2015年版四部第423页、2020年版四部第557页均有相同规定。

【本草考证】始载于宋代《清波杂志》。明代《本草纲目》记载鹿心血“主阳痿，补虚，止腰痛，鼻衄，跌伤，狂犬伤。和酒服治肺痿吐血，及崩中带下。诸气痛欲危者，饮之立愈。大补虚损，益精血，解痘毒、药毒”。清代《本草从新》记载鹿心用于养气补血、安神、气血两亏、心慌心跳、风湿性心脏病、心绞痛。

【药材来源】鹿科动物梅花鹿*Cervus nippon* Temminck或马鹿*Cervus elaphus* Linnaeus的新鲜心脏。全年可采收。实施安死术后，取健康鹿心去掉心包膜、脂肪与血管，于80～100℃连续烘烤，干燥，粉碎。

【性味归经】甘、咸，温。归心经。

【功能主治】养心安神。用于健忘，心虚作痛，惊悸恐惑，夜不安眠，心神惊悸，夜间多梦，头眩耳鸣。

【道地主产】吉林、辽宁、河北等。

【化学成分】**1. 蛋白质与氨基酸类**

鹿心血含有多种氨基酸，如天冬氨酸、苏氨酸、丝氨酸、谷氨酸、甘氨酸、丙氨酸、缬氨酸、甲硫氨酸、异亮氨酸、亮氨酸、酪氨酸、苯丙氨酸、赖氨酸、组氨酸、精氨酸、色氨酸。氨基酸总量达78.01%，必需氨基酸含量为39.85%，其中，亮氨酸、天冬氨酸、谷氨酸、赖氨酸含量较高。蛋白质含量为78.06%[1-2]。

2. 矿物质元素

含量从高到低依次为钾、钙、镁、铁、锌，锰和铜含量略少[3]。

3. 脂肪酸类

含棕榈酸、棕榈烯酸、棕榈二烯酸、硬脂酸、油酸、亚油酸、亚麻酸等。

4. 维生素类

含维生素A、维生素B_1、维生素B_2、维生素K、维生素E。

5. 前列腺素类

前列腺素A、前列腺素E、前列腺素F、磷脂类、激素、睾酮、雌二醇、孕酮、皮质醇、生物胺等[1]。

6. 总磷脂

卵磷脂、脑磷脂含量较高。

【鉴别研究】**1. 性状鉴别**

（1）外观性状：呈略扁三角状锥形或类卵形。上端一侧有2条大血管残基，管腔大，壁薄，左右心房及心室以切开，下端切割数刀，呈瓣片状。表面光滑，顶端具棕黄色环，下部棕黑色，可见灰白纹理。冠脉可见，黑色。体轻，质硬脆，断面棕黄色，不平坦。气微腥，味微甘、微咸。

（2）粉末性状：棕黄色粉末。具有特异腥气，味微甘、微咸。

2. 荧光鉴别

商品梅花鹿心、马鹿心捣成碎粉，取其粉末各0.5 g，分别加入氯仿、无水乙醇、40%乙醇及石油醚（60～90℃）20 ml，放置24 h，过滤，取滤液1滴点于滤纸上，置紫外光灯（365 nm）下观察。两者的氯仿、无水乙醇、40%乙醇浸提液均显暗黄灰色荧光，而伪品山羊心40%乙醇浸提液显黄绿色荧光、猪心浸提液显弱黄绿色荧光；而梅花鹿心的石油醚（60～90℃）浸提液显紫色荧光，马鹿心的则无荧光产生，牛心无色，山羊心、猪心的呈弱黄绿色荧光[4]。

3. 紫外光谱鉴别

鲜鹿心血的风干品与商品鹿心中的凝结干燥血块各0.2 g，适当破碎，加40%乙醇50 ml，放置过夜后再温浸8 h，取出，放至室温，过滤，将滤液稀释适当倍数（5～25倍）后于200～400 nm、进行紫外光谱扫描，两者均在310 ± 2 nm处有最小吸收[5]。

4. 免疫凝集试验鉴别

制备抗鹿血清及其伪充品动物血清，与颗粒化处理过的样品进行免疫凝集实验。抗梅花鹿血清与不同来源的鹿心组织均产生显著的凝集（阳性）反应，而与伪充品组织不发生凝集（阴性）反应。实验证明，试验样品80℃以下温度加热处理后仍能有免疫反应。将干燥鹿心及其常见伪充品牛、羊、猪心制成颗粒悬液，可与其相应抗体发生免疫凝集反应，简化了样品处理程序，且灵敏度高[6]。

5. 显微鉴别

取本品粉末1 g，置33%氢氧化钠溶液中浸泡20～60 min，取出，用解剖针挑取少许置载玻片上，滴加生理盐水，加盖玻片，置显微镜下观察：心肌纤维呈片、块状，有明暗相间的带，表面呈横纹。

6. 理化鉴别

取本品粉末0.1 g，加水4 ml，煮沸5 min，放冷后滤过，取滤液两份，每份1ml，一份加茚三酮试液3滴，摇匀，加热数分钟，显蓝紫色。另一份加10%氢氧化钠溶液2滴，摇匀，加0.5%的硫酸铜试液2滴，显蓝紫色。

7. 检查

粒度应全部过80目筛；水分不得过10%；微生物限度：按药典微生物限度检查法进行检查，应符合下列标准规定。细菌数不大于1500 cfu/g；霉菌和酵母菌数不大于20 cfu/g；大肠杆菌群数小于10 cfu/g；大肠埃希菌不得检出；沙门菌不得检出；活螨不得检出。

【制剂研究】 鹿心多以丸散等剂型或以药膳形式得以应用。心脑康片、心脑康胶囊为《中国药典》收载的以鹿心粉为君药的成方制剂，具有活血化瘀，通窍止痛之功效。用于瘀血阻络所致的胸痹、眩晕，症见胸闷、心前区刺痛、头痛，冠状动脉粥样硬化性心脏病（简称冠心病）、心绞痛，脑动脉硬化等病症。

【药理作用】 **1. 增强机体免疫**

采用鸡RBC吞噬试验、溶血空斑试验、淋巴细胞转化试验、NK细胞活性测定等4项免疫学检测指标观察了鹿心血对小鼠免疫功能的影响。结果表明鹿心血能明显增强机体的非特异性吞噬功能，B细胞产生抗体的能力，T淋巴细胞转化率及NK细胞杀伤活性，与阳性对照组（人参皂苷组）结果一致。与阴性对照组（生理盐水组）比较经统计学处理均有显著性差异（$P<0.001$）[7]。

2. 保护心血管系统

以梅花鹿鹿心为主要原料制成的鹿心补心片能显著增加大白鼠冠脉血流量、强壮大白鼠的心肌；显著增加小白鼠对常压、低压缺氧的耐受力；增强药物所致的氧耗量增加的小白鼠耐缺氧能力[8]。

【编者评述】 关于鹿心的炮制有不同观点，《北京市中药饮片标准》（2000年）、《江西中药材标准》（2014年）规定“除去心室内血液，洗净，烘干”，但也有报道认为“需先将血管扎好，防止心血流失”[1，4]，鉴于《本草纲目》对鹿心血的功效记载，笔者更倾向于保留鹿心血，以增强功效。鹿心粉化学成分、药理作用、分子生药、作用机制、炮制工艺、临床应用等现代研究较少。鹿心粉是心脑康胶囊的原料药材，鹿心粉粉末、鹿心粉胶囊在市场上也多有销售，但目前对其质量控制多为企业内控标准，地方标准及国家标准均未收录，质量标准有待加强，以保证用药安全。

参考文献

[1] 张贵军．现代中药材商品通鉴［M］．北京：中国医药科技出版社，2001：2618.

[2] 郑寿光．东北马鹿鹿心血中营养成分研究［J］．齐齐哈尔医学院学报，2015，36（33）：5064-5065.

[3] 吴兆华，李丽，曹艳丽．梅花鹿鹿心血中营养成分的分析［J］．中国药师，2009，12（10）：1494-1495.

[4] 陈代贤．鹿源系列材真伪质量鉴别图谱［M］．大连：中国医药科技出版社，2010：85.

[5] 郭月秋，陈代贤，门启鸣，等．鹿心的性状与紫外光谱鉴别［J］．中药材，1997（4）：173-174.

[6] 郭月秋，陈代贤，刘辉，等．鹿心及其伪品的免疫凝集试验鉴别探讨［J］．中医药学报，2000（1）：62-63.

[7]李鹰，刘亚威，张红军，等．鹿心血对机体免疫功能的调节作用[J]．中医药学报，1996(6)：35-36.
[8]董万超，张宝香，张秀莲，等．鹿心补心片对心血管系统的生物效应[J]．特产研究，2000(3)：17-19，36.

98 鹿血 | Luxue

4 · 557

SANGIUS CERVI

【药典沿革】首载于2015年版四部第423页"成方制剂中本版药典未收载的药材和饮片"下，其为鹿科动物梅花鹿*Cervus nippon* Temminck或马鹿*Cervus elaphus* Linnaeus血的干燥品。2020年版四部第557页有相同规定。

【本草考证】始载于唐代孙思邈《千金翼方·食治》，载鹿血可"生血，治痈肿"。明代《食物本草》记载："诸气痛欲危者，饮之。"宋代《日华子本草》记载："治肺痿吐血及崩中带下，和酒服之良。"元代《日用本草》曰："鹿血补阴，益营气。"明代《本草纲目》详述："鹿血主阳痿，补虚，止腰痛，鼻衄、跌伤、狂犬伤。和酒服治肺痿吐血，及崩中带下；诸气痛欲危者，饮之立愈。大补虚损，益精血，解痘毒、药毒。"清代《本草新编》第五卷记载："调血脉，止腰疼。滚酒调热服，生服误。"清代《医林纂要探源》记载："咸热，行血祛瘀，续绝除伤，与山羊血同而性较中和。"《四川中药志》曰："治老人心悸、失眠。"《中华本草》记载："鹿心血研细兑酒服，对老人血虚心悸有治疗作用。"

【药材来源】鹿科动物梅花鹿*Cervus nippon* Temminck或马鹿*Cervus elaphus* Linnaeus 血液的干燥品。实施安死术后，取鲜鹿血，70 ~ 80℃烘干或晒干。

【性味归经】咸、甘，温。归心、肝、肾经。

【功能主治】补气养血。用于气虚不摄，咯血，呕血，肠风下血，崩漏，带下，虚损腰痛，心悸失眠，跌打损伤，筋骨疼痛。

【道地主产】梅花鹿、马鹿全国范围内均有养殖，按鹿种推算其道地产区为长白山山脉区域。

【资源研究】鹿血分为鹿的茸血或全血（又称为体血、膛血），茸血量较少，一般说鹿血多为全血。现多采用活鹿商业性无菌取血，保障鹿血资源可持续利用。

【化学成分】鲜鹿血含水量为80% ~ 81%，有机物为16% ~ 17%，无机物为2% ~ 4%，灰分为3% ~ 4%[1]。

1. 蛋白质、氨基酸

梅花鹿血清总蛋白的含量与人血清正常值基本一致，主要为血红蛋白、白蛋白、球蛋白（α_1、α_2、β、γ），白蛋白含量较低，球蛋白含量较高，其中γ球蛋白的含量超过人体血清正常值的3倍，这可能与梅花鹿抗病能力强有关，每个红细胞平均血红蛋白含量为38.7 pg，平均血红蛋白浓度为970 g/L，远高于人正常生理值[2]。蛋白质中富含19种氨基酸[1]；干鹿血氨基酸含量高达58.45%，高于鹿心、鹿尾、鹿茸和鹿角盘[3]。

2. 维生素

含维生素A、维生素B_1、维生素B_2、维生素K等多种维生素，没有检测到维生素D、维生素E[4]。

3. 脂肪酸、磷脂

脂肪酸含量较高，且具有较强生物活性的有亚油酸、油酸和亚麻酸。磷脂类物质有磷脂酰乙醇氨、磷脂酰胆碱等9种磷脂[5]。

4. 激素类

包括睾酮、孕酮、皮质醇、雌二醇等，其中睾酮和皮质醇高于另外两种激素[6]。利用乙醇对鹿血的有效成分进行提取，经MCI柱层析粗分，再经ODS反相色谱柱反复分离，得到3种雄性激素衍生物，分别为$\triangle^{4,14}$-雄烯-2醇-28,30环戊二烯庚酸酯-3酮、$\triangle^{4,14}$-雄烯-2,19醇-28,30-环戊二烯庚酸酯-3酮、$\triangle^{4,14}$-雄烯-2醇-27,29-环戊二烯己醚-3-酮[7]。鹿血中激素水平随季节、年龄、鹿茸发育的不同时期变化较大，母鹿血与公鹿血也不相同。

5. 生物胺类

采用荧光分光光度法检测，鹿血中单胺类化合物主要有5-羟色胺、5-羟吲哚乙酸、多巴胺和组胺4种，多胺类化合物主要有腐胺（丁二胺）、精胺和亚精胺（精脒）[8]。

6. 矿物质元素

鹿全血和茸血中含矿物质元素均超过20种，如：钾、钠、钙、镁、铁、磷、铝、钡、硼、镉、钴、铬、铜、锂、锰、钼、镍、铅、锶、钒、锌等。鹿血中铁、铜、锌等必需矿物质元素含量较高，钙、磷、镁的含量与牛、羊相近，雄性鹿血清中的钙高于雌性鹿[9]。鹿全血铜和锌的含量平均是0.71 ~ 2.85 μg/ml，铅含量是0.96 ng/ml[10]。梅花鹿血清中的磷、锌、铜、铁、锰等矿物质元素均远高于人正常生理值，其中锌含量高于人体的3倍[11]。

【鉴别研究】**1. 性状鉴别**

不规则碎块，大小厚薄不等。表面紫黑色。体轻，质脆。气微腥，味微咸。在自然光照射下发亮，红而透光，像红宝石一样，小颗粒呈三角形状。市场上伪鹿血粉颜色发乌而无光泽，黑色或浑浊不透光。取少量鹿血粉撒入干净透明水中，真鹿血粉会在重力作用下，直坠入杯底，拉出一条如同红色血带的痕迹；伪鹿血粉会呈扩散型落入杯底[12]。

2. 成分鉴别

（1）凝胶电泳法：采用十二烷基硫酸钠-聚丙烯酰胺凝胶电泳法（SDS-PAGE），通过蛋白条带，对新鲜鹿血、牛血、鸡血、羊血、猪血五种动物全血进行分析，鹿血谱带数达13条，而猪、牛、鸡、羊血谱带数依次为11、8、5、6条，相对较少，与鹿血相差悬殊，此法结果稳定，可作为鹿血与其他动物血的鉴别依据[13]。

（2）近红外光谱法：使用DA7200近红外光谱仪采集模式扫描120个血液样本（马鹿血与梅花鹿血各40个样本和40个伪劣鹿血样本），分析样品的近红外光谱，鹿血和伪劣鹿血的近红外光谱带具有相同类似特征，但是它们有明显区别的谱带图形和相对强度。鹿血在近红外光谱区间4500～7500 cm^{-1}段具有信息含量丰富的吸收峰，因此，选择此信息段作为分析对象，使用PLS法建立鹿血真伪识别模型，简单快捷地鉴别鹿血真伪[14]。

3. 抗血清鉴别

无菌的环境下，取鹿血，抗凝处理，用生理盐水离心洗出血浆，再加入灭菌冷水洗制成20%～40%的鹿血Hb溶液，制备抗鹿Hb的抗血清。

取鹿血粉0.1 g，放入试管中，加入适量的生理盐水，充分搅拌后浸泡数小时，离心后放入抗鹿Hb血清，室温沉淀15 min后，产生白色沉淀的即为真鹿血粉[12]。

【分子生药】DNA鉴别

采用PCR鉴别方法，提取鹿血样品的DNA，分别利用COⅠ与SRY基因序列作为其父母本的鉴别标记，对鹿血样品的COⅠ与SRY基因进行扩增、测序，同源比对后根据其变异位点，分别基于COⅠ与SRY基因设计特异鉴别引物如下。

CCeF：TACTCTGCTTGGAGACCAC

CCnF：GCTTCAGTAGACCTGTCC

CCR：TTGTATTTAGGTTTCGGTCTGTT

SCnF：GGACTCCATGTGAATGTAATCTTTCAGAAC

SCeF：GCATTGCTTAAATCATGTTTTATTTTAAG

SCR：TAACAGATGATCAAAAACTAAACAAAACTAAA

基于COⅠ的鉴别位点，可通过PCR扩增获得232 bp的梅花鹿特异片段和518 bp的马鹿特异片段；而基于SRY的鉴别位点，通过PCR扩增获得803 bp的梅花鹿特异片段和425 bp的马鹿特异片段[15]。

【制剂研究】工艺研究

（1）鹿血片工艺：将冷冻干燥过的鹿血粉碎，过80目筛；糊精过80目筛，备用。试验采用湿法制粒，即将粉体与液体黏合制粒。将已过筛的鹿血粉与淀粉、乳糖、糊精分别按比例混合均匀，鹿血粉与糊精的比例为7：3，以10%聚乙烯吡咯烷酮（PVP）的45%乙醇溶液做黏合剂，干燥温度45℃，60～90 min，水分含量3%～4%，再加入0.7%的硬脂酸镁。依次用备好的黏合剂制软材，各黏合剂加入量以软材用手捏成团后可分散为准，即轻握成团，轻压即散。软材过24目筛制成颗粒置不锈钢盘中，平铺均匀，置电热鼓风干燥箱中，先开鼓风使酒精挥发，后加热进行烘干，烘干温度45℃，每20 min翻动一次，干燥60～90 min。干燥的试样过28目筛。向干颗粒中加入0.7%的硬脂酸镁，与颗粒混合均匀。选择压片冲，将调配好的颗粒用压片机压制成片[21]。

（2）血清多肽制备工艺：新鲜鹿血，抗凝血处理，4000 r/min的转速下离心10 min，取上层清液，沸水浴15 min，使之充分熟化后，用组织捣碎机打碎，加入一定量的蒸馏水以调节血清蛋白浓度，然后再加入碱性蛋白酶、1 mol/L NaOH溶液维持其pH

值恒定。酶解条件为血清蛋白浓度6%，反应时间5.3 h，反应温度50℃，pH值为9，每克蛋白酶添加量为1241 单位，然后在沸水浴中加热10 min灭酶，此时，鹿血清蛋白水解度约为21.37%，鹿血清蛋白多肽粉蛋白质含量为87.48%，水分为4.85%，灰分为7.42%[22]。

【药理作用】**1. 补血及心血管系统**

口服鹿血对失血性贫血有明显的补血作用，对抗癌药物环磷酰胺所致的骨髓抑制，有明显的增加血细胞及血小板的作用，对盐酸苯肼溶血性贫血有保护作用[23]。复方鹿血冻干粉可以明显增加“气虚”和“血虚”小鼠力竭游泳时间以及失血前后血红蛋白和红细胞数值[24]。采用5种单一蛋白酶及4种复合蛋白酶酶解鹿血，发现鹿血多肽具有ACE抑制活性，且单一蛋白酶酶解产物的ACE抑制活性总体来说高于复合蛋白酶酶解产物，最适蛋白酶为胃蛋白酶，最佳酶解条件为温度37℃，pH值为1.8，酶量6000 IU/g，时间6 h，底物浓度4%，其抑制率达到70.22%[25]。采用斯氏法离体蛙心，用鹿血对离体心脏进行灌流，用BL-420E生物技能试验系统记录离体心脏给药前、后心肌收缩力和心率的变化，发现梅花鹿外周血、梅花鹿茸血、驯鹿外周血和驯鹿茸血与对照组（任氏液）相比心肌收缩力增加42.27%～126.62%，差异极显著（$P<0.01$），外周血比鹿茸血效果更为明显，但对各组间的心率没有显著影响（$P>0.05$）[26]。鹿血中含有与心脏功能密切相关的肌酸激酶（CK）、α-羟丁酸脱氢酶（HBD）、肌酸激酶同工酶（CK-MB）等，其含量是正常人体生理值的7～10倍。

2. 抗缺氧、抗疲劳

梅花鹿血粉胶囊可明显延长缺氧小鼠的存活时间和小鼠低温游泳时间[27]。复方鹿血冻干粉可延长小鼠常温游泳时间，延长小鼠在常温缺氧条件下的生存时间，且可显著提高-80℃寒冷条件下小鼠生存率[28]。采用超滤法分离鹿血抗氧化肽提取液，得到了4种不同分子量的鹿血抗氧化肽，通过清除DPPH自由基、亚铁还原能力和氨基酸含量的测定，分子量小于3 kDa肽段抗氧化性最强，其具有抗氧化能力的氨基酸含量最高[29]。

3. 其他作用

据报道，鹿血还有延缓衰老[30-32]、提高免疫力[33-34]、提高性功能、抗辐射、抑制中枢神经系统[34]、促进伤口愈合[35]等作用，但这些药理作用还需要进一步的验证。

【现代临床】**治疗化疗后血小板减少症**

施敏等人利用鹿血晶联合白细胞介素-11治疗晚期非小细胞肺癌化疗后血小板减少症，联合组30例给予中药鹿血晶联合白细胞介素-11，对照组30例给予白细胞介素-11。治疗前及治疗后第三日两组血小板计数无显著差异（$P>0.05$），治疗后第一周及第二周，联合组显著高于对照组，差异具有统计学意义（$P<0.05$），说

明中药鹿血晶联合白细胞介素-11能更加迅速、安全地提高血小板，缩短治疗时间[36]。丁海燕、陈宗湖应用鹿血晶预防化、放疗血小板减少症也起到了类似的疗效[37-38]。曾春生用鹿血晶预防非小细胞肺癌（NSCLC）患者化疗后白细胞减少症，起到了确切的预防效果，提高了患者的生活质量[39]。

【编者评述】鹿血被视为中药上品、补血圣药。因其稀缺，应用和研究相对较少，未被历版《中国药典》正文所收载。但在民间历来备受尊崇。不同采集季节和时期，其效果有所偏重或差异，如生茸期的鹿血和配种期、生茸前期的鹿血在激素和其他成分方面差异较大，这就决定了不同时期鹿血效果的差异。一般认为，配种期的鹿血可能会有提高性功能的作用，而生茸初期鹿血可能会偏重于促进伤口愈合。因此，应加强不同时期鹿血在成分分析、药理作用、临床应用、复方制剂等方面的深入研究。

参考文献

[1] 蒋蕾，赵文静，常惟智．鹿血的药理作用及临床应用概况［J］．中医药信息，2006，23（6）：12-13.

[2] 宋胜利，葛志广．梅花鹿血液药用机理初步研究［J］．时珍国医国药，1999，10（6）：404-405.

[3] 赵卉，刘继永，王峰，等．鹿茸等五种鹿产品中氨基酸含量及组成对比分析［J］．时珍国医国药，2015（5）：1056-1058.

[4] 张志颉，孙佳明，牛晓晖，等．鹿血化学成分及其药理作用研究［J］．吉林中医药，2013，33（1）：61-63.

[5] 王守本，孙德水，周淑荣．鹿血与鹿茸血的研究利用概况［J］．特产研究，1999，10（1）：51-56.

[6] 李长生，王喜萍，马丽娟．梅花鹿茸角生长规律与体内激素关系的研究进展［J］．中国食草动物，2001，3（6）：36-37.

[7] 袁媛，徐德平，吴盼盼．鹿血中甾体化合物的分离与结构鉴定［J］．食品与生物技术学报，2014，33（6）：667-671.

[8] 董万超，赵景辉，潘久如，等．梅花鹿七种产物中生物胺的分析测定［J］．特产研究，1998，8（1）：22-24.

[9] 韦旭斌，李进国，夏尊平．鹿外周静脉血成分研究［J］．特产研究，2001（2）：19-22.

[10] BARONI F，PROTANO G，RICCOBONO F. Chapter 19 Essential and toxic elements in roe deer blood（Siena County，Italy）［J］. Trace Metals in the Environment，2000（4）：485-505.

[11] 宋胜利，葛志广．梅花鹿血液的生化指标［J］．中药材，1999，22（6）：275-276.

[12] 尹冬冬．鹿血粉鉴别方法研究［J］．现代畜牧科技，2016，11（23）：10.
[13] 范青，郭月秋．聚丙烯酰胺凝胶电泳在鹿血与其他动物血鉴别中的应用［J］．中医药学报，2000（5）：39-40.
[14] 尹冬冬．基于PLS法近红外光谱技术对鹿血真伪鉴别的研究［J］．中国林副特产，2016，26（5）：20-21.
[15] 魏艺聪，蒋超，袁媛，等．基于COⅠ与SRY序列建立梅花鹿、马鹿及其杂交鹿茸的分子鉴别方法［J］．中国中药杂志，2017，10：1-7.
[16] 王晓松，唐超，马泽芳，等．不同生理时期东北梅花鹿血液SOD含量分析［J］．畜牧兽医学报，2011，42（2）：267-271.
[17] 张光超，王晓松，马泽芳，等．不同生理时期梅花鹿血液GSH-Px含量测定及其纯化［J］．畜牧兽医学报，2012，43（1）：138-144.
[18] 陈凡波，尹建元，刘竞研，等．鹿茸、鹿心和鹿血中胰岛素样生长因子-1的制备及含量检测［J］．中药材，2014，37（12）：2155-2158.
[19] 刘春娟．梅花鹿血浆中胰岛素样生长因子贮存稳定性的研究［J］．时珍国医国药，2015，26（12）：3058-3061.
[20] 黄开华，高新华，陈伟，等．鹿血抗氧化活性肽分子量测定及其氨基酸组成分析［J］．上海应用技术学院学报（自然科学版），2017，17（1）：37-40.
[21] 岳喜庆，吴超，王桐．梅花鹿血片剂加工工艺［J］．食品研究与开发，2008，29（9）：90-93.
[22] 张根生，袁超，韩冰，等．鹿血清蛋白多肽制备工艺的研究［J］．食品与机械，2009，25（6）：56-61.
[23] 赵世臻．鹿产品及其保健［M］．北京：中国农业出版社，2001：42.
[24] 胡圣爱，赵文爱，王册．复方鹿血冻干粉补气补血作用的实验研究［J］．中华实用中西医杂志，2003，3（16）：1717-1718.
[25] 岳喜庆，朱红．鹿血单酶及复合酶酶解产物的ACE抑制活性研究［J］．食品工业，2008，3：15-17.
[26] 王博，邢婷婷，黄伟，等．梅花鹿和驯鹿外周血和茸血对牛蛙离体心脏心肌收缩力和心率的影响［J］．经济动物学报，2017，17（2）：82-85.
[27] 杨怀江，李瑞敏．梅花鹿血粉胶囊抗缺氧、抗疲劳作用研究［J］．长春中医学院学报，2001，17（2）：44.
[28] 胡圣爱，阎辉，宋胜利．复方鹿血冻干粉抗缺氧抗疲劳作用的实验研究［J］．中华实用中西医杂志，2003，3（16）：1555.
[29] 翟学超，钟立成．鹿血抗氧化肽不同分子量肽段抗氧化活性的研究［J］．经济动物学报，2015，19（3）：144-146.
[30] 韦旭斌，李进国，夏尊平．鹿外周静脉血的成分研究［J］．特产研究，2001，2（4）：

19-22.

[31] 黄开华．梅花鹿血酶解制备抗氧化活性多肽及其抗衰老功能的研究［D］．沈阳：沈阳农业大学，2007.

[32] 董崇田，崔丽，李淑莲，等．鹿血清对大鼠血清 LPO 和 SOD的影响[J]. 白求恩医科大学学报，1992，18（1）：45-46.

[33] 胡圣爱，王册，耿志辉，等．复方鹿血冻干粉免疫调节作用的研究［J］．河北医药，2003，25（10）：732.

[34] 张志领，孙佳明，牛晓晖，等．鹿血化学成分及其药理作用研究［J］．吉林中医药，2013，33（1）：61-63.

[35] 袁相恋，薄士儒，李庆杰，等．鹿血化学成分和药理作用及其应用研究进展［J］．经济动物学报，2011，15（4）：207-211.

[36] 施敏，刘颖，王美鉴，等．鹿血晶联合白细胞介素 -11 治疗化疗后血小板减少症的临床观察［J］．实用癌症杂志，2017，32（9）：1454-1456.

[37] 丁海燕．鹿血晶预防化放疗血小板减少症的临床观察及护理[J]. 江苏医药，2014，40（9）：1100-1101.

[38] 陈宗湖．鹿血晶治疗化疗后血小板减少疗效观察［J］．内蒙古中医药，2016，35（10）：31-32.

[39] 曾春生，徐青云，郭守俊，等．鹿血晶预防非小细胞肺癌患者化疗后白细胞减少症的临床效果［J］．中国当代医药，2017，24（23）：55-57.

99 蛴 螬 | Qicao

4 · 558

HOLOTRICHIAE LARVA

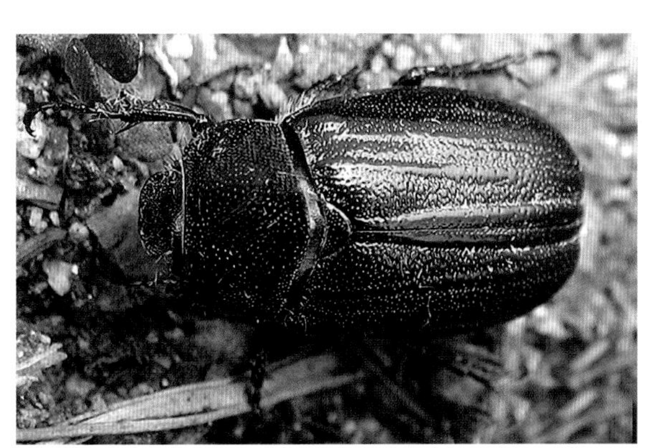

图 2-99-1 朝鲜黑金龟子

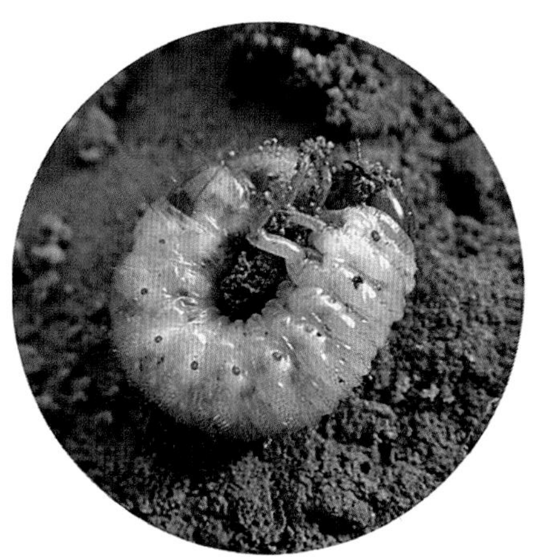

图 2-99-2 鲜蛴螬

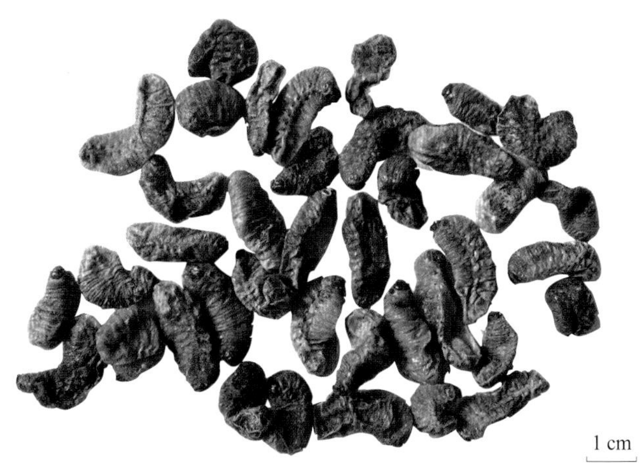

图 2-99-3 蛴螬药材

【药典沿革】 首载于2005年版一部附录Ⅲ第24页“成方制剂中本版药典未收载的药材及饮片”下，其为金龟子科昆虫朝鲜黑金龟子*Holotrichia diomphalia* Bates等同属近缘昆虫的干燥幼虫。2010年版一部附录Ⅲ第26页、2015年版四部第424页、2020年版四部第558页均有相同规定。

【本草考证】 始载于汉代《神农本草经》，列为中品。晋代《名医别录》记载：“蛴螬生河内平泽，及人家积粪草中。取无时。” 陶弘景曰：“大者如足大趾。以背滚行，乃快于脚。”明代《本草纲目》记载：“其状如蚕而大，身短节促，足长有毛。生树根及粪土中者，外黄内黑。生旧茅屋上者，外白内黯。皆湿热之气熏蒸而化，宋齐丘所谓‘燥湿相育，不母而生’是矣。久则羽化而去。”又载：“此虫一名蟦蛴，有在粪聚中，或在腐木中。其在腐柳中者，内外洁白；粪土中者，皮黄内黑黯。形色既异，土木又殊，当以木中者为胜。”综上所述，与今之所用蛴螬基本相符。

【药材来源】金龟子科昆虫朝鲜黑金龟子*Holotrichia diomphalia* Bates等同属近缘昆虫的干燥幼虫。5～8月捕捉，晒干或低温（低于60℃）烘干。

蛴螬来源记载不一。1988年版《贵州省中药材质量标准》规定蛴螬虫来源于花金龟科昆虫白星花金龟*Liocola brevitarsis* Lewis或丽金龟科铜绿丽金龟*Anomala corpulenta* Motschulsky幼虫的干燥体。1994年版《上海市中药材标准》规定蛴螬来源为金龟子总科昆虫白星花金龟*Potosia*（*Liocola*）*brevitarsis* Lewis的干燥幼虫。1995年版《山东省中药材标准》规定蛴螬来源于金龟子科昆虫朝鲜黑金龟*Holotrichia diomphalia* Bates或其他近缘昆虫的干燥幼虫。2006年版《中药大辞典》记载："蛴螬为鳃金龟科齿爪鳃角金龟属动物东北大黑鳃金龟*Holotrichia diomphalia* Bates或其近缘动物的幼虫。"

【性味归经】咸，微温；有毒。归肝经。

【功能主治】破血祛瘀，散结通乳，解毒明目。用于胸肋瘀血疼痛，丹毒，血瘀经闭，癥瘕，疮疡，痔瘘，目中翳膜。

【道地主产】江苏、安徽、四川、河北、山东、河南为主产区。野生或养殖，以体肥、大小均匀、色白者为优[1]。

【资源研究】**1. 品种**

我国蛴螬种类主要包括鳃金龟科、丽金龟科、犀金龟科和花金龟科，特有种有毛黄鳃金龟、拟毛黄鳃金龟、小云斑鳃金龟、大皱鳃金龟、黄褐丽金龟、华彩丽金龟等[2]。

2. 生物学特性

蛴螬在土壤中的活动与土壤温度关系密切，特别是影响蛴螬在土内的垂直活动。10 cm土温达到13～18℃时活动最盛，23℃以上则往深土层移动，至秋季土温下降到其活动适宜范围时，再移向土壤上层。有报道，成虫活动适宜温度为25℃以上。低温与降雨天活动少，闷热、无雨天夜间活动最盛。土壤湿度为18%时，卵的孵化率最高，可达75.6%，过湿、过干都不利于卵的孵化。研究还发现，土壤湿度为15%～18%时最有利于幼虫的生长发育。还有报道一般背风向阳地的蛴螬虫量高于迎风背阴地，坡地的虫量高于平地。

【化学成分】主含氨基酸、多肽或蛋白质、糖类、生物碱、有机酸盐、甾体化合物、脂肪、外细胞糖酶、蔗糖酶及多种矿物质元素。

【鉴别研究】**1. 性状鉴别**

长圆形或弯曲成扁肾形，长2～3 cm，宽1～1.2 cm。表面棕黄色或棕褐色。全体有环节，头部较小，棕褐色。胸部有足3对，短而细，有棕黄色或棕褐色细毛，足断面中空。体轻，质脆。气腥，味微咸。

2. 显微特征

粉末黄棕色。体壁碎片浅黄色至棕褐色，表面具不规则纹理，可见刚毛脱落后的毛窝。刚毛红棕色，髓腔明显，先端尖锐。肌肉纤维无色或淡黄色，常碎断，有细密横纹，平直或呈微波状。

3. 水分

不得过10.0%。

4. 重金属及有害元素

铅含量不得超过5 mg/kg，镉含量不得超过0.3 mg/kg，砷含量不得超过2 mg/kg，汞含量不得超过0.2 mg/kg，铜含量不得超过20 mg/kg。

5. 有机氯农药残留量

总六氯环烷烃（BHC）残留量不得过千万分之二，总滴滴涕（DDT）残留量不得过千万分之二，总五氯硝基苯（PCNB）不得过千万分之一。

6. 含氮量

取本品约0.05 g，精密称定，照氮测定法测定。按干燥品计算，含氮（N）不得少于4.7%。

【药理作用】 蛴螬提取物体外对人MGC-803胃癌细胞株有抗增殖及诱导凋亡作用，其诱导肿瘤细胞凋亡的可能机制与凋亡相关基因Bcl-2、Bas的表达改变有关[1]。

【现代临床】 **1. 治疗破伤风**

将蛴螬头向下，让其自然吐出黄水（如急用，可剪去蛴螬尾，黄水即出），取黄水搽在伤口上（伤口有麻木感，身上汗出）；重者可将黄水滴入酒中，炖热内服，以使汗出；牙关紧闭者，可用蛴螬水涂擦牙龈。亦可将蛴螬捣烂，外敷伤口，干后即换；或以蛴螬10个，焙干为末，分2次用黄酒送服（小儿减半）。上述方法多合并使用。经治14例，结果为痊愈11例，死亡3例。有效病例多在15 ~ 30 min张口自如，喉痉挛消失或减轻，口腔分泌物显著减少，能吞食食物和药物。服药后抽搐虽能减轻，尚不能制止，仍须配合其他方法治疗。3例死亡者，均为年老体弱，且心肺功能不良者[1]。

2. 治疗口疮

蛴螬2 g，蚕茧3 g，明矾4 g，将蚕茧剪1小口，去蛹，装入明矾，瓦上焙焦，同蛴螬共研成细粉，3 d痊愈者21例，4 ~ 5 d痊愈者32例，5 ~ 7 d痊愈者7例，无效3例。治愈率95%。

【编者评述】 蛴螬是地下害虫中种类最多、分布最广、给植物造成危害最严重的一个大类群，作为农作物病虫害防治的研究较多，但作为药材研究较少。未来应加强其生物特性、化学、药性、药理等研究，基于循环经济思路，变废为宝，为人类健康做出贡献。

参考文献

[1] 南京中医药大学．中药大辞典：下册［M］．2版．上海：上海科学技术出版社，2006，3：3324.

[2] 张美翠，尹姣，李克斌，等．地下害虫蛴螬的发生与防治研究进展［J］．中国植保导刊，2014，34（10）：20-28.

100 鹅胆粉 | Edanfen

4 · 558

PULVIS FELLIS ANSERIS

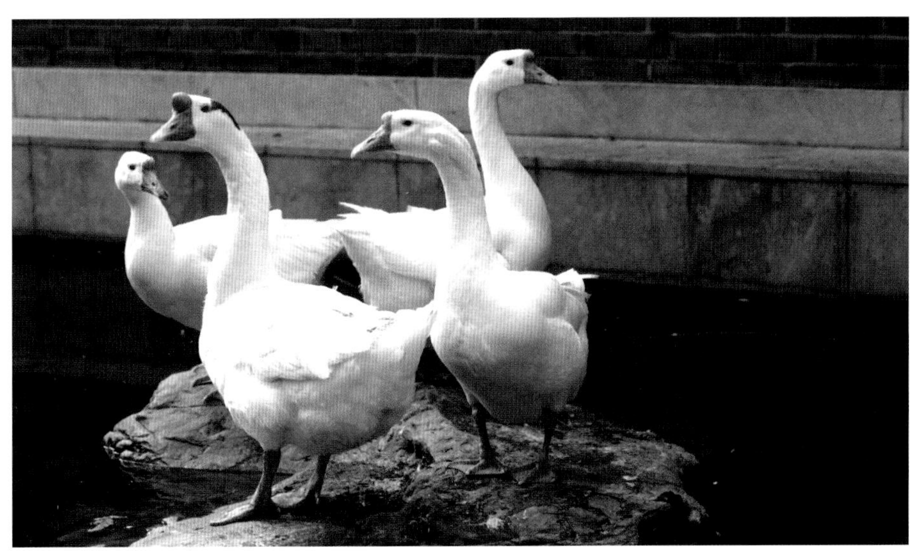

图 2-100-1　家鹅

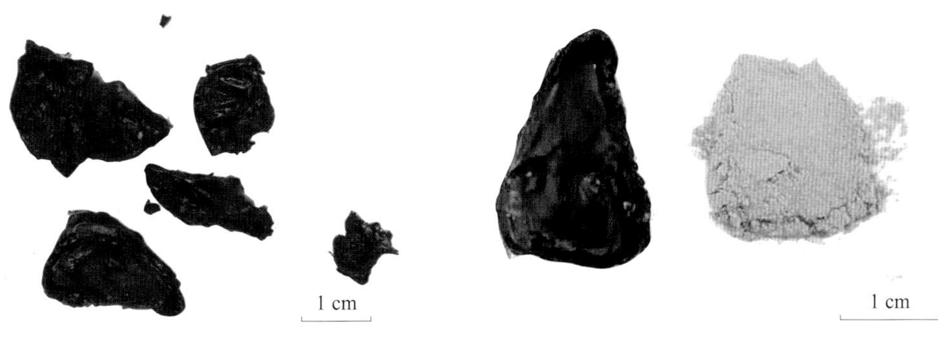

图 2-100-2　鹅胆　　图 2-100-3　鹅胆与鹅胆粉

【药典沿革】 首载于2010年版一部附录Ⅲ第27页“成方制剂中本版药典未收载的药材和饮片”下，其为鸭科动物鹅 *Anser cygnoides dommestica* Brisson的胆汁干燥品。2015年版四部第424页、2020年版四部第558页均有相同规定。

【本草考证】 始载于明代《滇南本草》，载：“鹅，味甘，性微寒，无毒。治五脏热，清六腑，而润皮肤，可和面脂。血，解毒。白鹅熬膏，治耳聋。胆，搽疥癞痔疮。”明代《本草纲目》载：“鹅鸣自呼。江东谓之舒雁，似雁而舒迟也。江淮以南多畜之。有苍、白二色，及大而垂胡者。并绿眼黄喙红掌，善斗，其夜鸣应更。”可知古代所用鹅胆包括现代鸭科动物鹅 *Anser cygnoides dommestica* Brisson的灰鹅和白鹅品种。

【药材来源】 鸭科动物鹅 *Anser cygnoides dommestica* Brisson的胆汁干燥品。实施安死术后，剖腹取胆囊，取汁，干燥。

【性味归经】苦，寒。归肝、胆、肺、大肠经。

【功能主治】清热解毒、润燥杀虫。用于疮疖肿毒，疥癞，热毒证等。

【道地主产】鹅胆粉无道地性可言，我国各地所产鹅胆均可供药用。

【资源研究】**1. 品种**

鹅为驯养家禽，我国大陆分布北自黑龙江松嫩平原，南到广东湛江沿海，西起四川凉山，东至华东海滨，差不多占据了东经102～122°，北纬22～48°的广大疆域，主要集中在低海拔农业发达地区。鹅品种较多，可分为中国鹅系统和欧洲鹅系统。中国鹅驯化自鸿雁，我国绝大多数养殖鹅品种均为中国鹅，包括皖西白鹅、四川白鹅、浙东白鹅、溆浦鹅、太湖鹅、豁眼鹅、乌鬃鹅、长乐鹅和狮头鹅等；欧洲鹅驯化自灰雁*Anser anser* Linnaeus，养殖的欧洲鹅品种主要包括伊犁鹅、朗德鹅和莱茵鹅[1]。

2. 生物学特性

鹅在世界各地均有饲养，食青草，耐寒，合群性及抗病力强，生长快，寿命较其他家禽长，体重4～15 kg，孵化期1个月。鹅栖息于池塘等水域附近，善于游泳，天性喜群居生活，在放牧时前呼后应，互有联络，出牧、归牧有序不乱；听觉敏锐，反应迅速，叫声响亮，易受惊吓，特别在夜晚时，稍有响动就会全群高声鸣叫；具有良好的条件反射能力，每日的生活表现出较明显的节奏性，放牧鹅群的出牧、游水、交配、采食、休息相对稳定地循环出现，舍饲鹅群早起交配、戏水、采食、休息、交配、采食、休息也呈周期性表现[2]。

3. 饲养管理

雏鹅的生长发育好坏关系到成活率以及收益多少，应选绒毛黄、松、洁净，体大、头大、活泼有神、脚粗、腹部大小适中的雏鹅。待雏鹅能够站稳自由行走，有啄食垫草觅食行为时，可进行饲喂。一般用一份浸淘过的细粒精料和两份切成丝状的青饲料混合进行饲喂，日喂四五次，晚上加喂一两次，到10日龄后可逐步减少饲喂次数，到20日龄后可全天放牧，只须夜间补饲1次。雏鹅管理忌忽冷忽热，室内温度不低于25℃为宜。因为雏鹅体质强弱、体形大小不一，所以应分群饲养，一般以250～300只雏鹅作一群为宜。为提高雏鹅的等级标准，要进行短期育肥，多采用限制雏鹅的活动，减少体力的消耗，同时喂以富含碳水化合物的饲料，让鹅在安静而较暗的环境中多沉积脂肪[3-6]。

4. 饲料

根据雏鹅的生理特点，应选用优质小鹅专用饲料（特殊情况下可用小鸡料代替），这样不仅可以满足雏鹅的生长需要，而且可以提高育雏成活率，从而增加养鹅的经济效益。牧草可选用嫩黑麦草、苦荬菜等多汁青绿饲料，切碎后与精料拌匀饲喂，供雏鹅自由采食，育雏期精料和牧草的比例为1：2。生长期鹅一般每日饲喂四五次，其中晚上加喂1次。喂料时可把牧草切碎和精料拌匀后放在食槽内，精料和牧草的比例为1：4[3-6]。

5. 病害防治

为防治病害，需对鹅进行分群、清洁及通风。随着鹅体的长大，1周龄后每平方米养雏鹅20只，2周龄后每平方米养雏鹅15只，随后视天气情况，如果适宜可大圈饲养，但每群最好不超过200只。应每天打扫鹅舍，经常清洗饲料槽、水槽，每隔5～7 d用0.2%的百毒杀喷洒1次。在每日中午温度较高时应抽风换气，勤扫栏舍，清除粪便，勤换垫料，保证舍内空气新鲜，同时搞好环境清洁卫生。根据饲养地区实际情况和免疫程序，及时、正确地采取措施，加强雏鹅对疫病的抵抗力。雏鹅25日龄用吡喹酮10 mg/kg体重驱绦虫，如果雏鹅水草食得多，应全群服用驱虫药1次。在鹅患病期，可在饮水中加入抗菌药物，如氟哌酸、恩诺沙星等，从1日龄开始，连用1～3 d，能有效地控制慢性呼吸道病、大肠杆菌病等[3-6]。

【化学成分】 主含胆酸类成分，包括鹅去氧胆酸、胆红素等，此外还含有氨基酸类成分和18种无机元素[7]。从家鹅中分离得到正四十二烷酸、胆甾醇、正十六烷酸、十六烷酸甘油酯、methyl-3α,7α-dihydroxy-5β-cholan-24-oate、3α,7α-二羟基-5β-胆甾烷-24-酸、烟酰胺、n-butyl-3α,7α-dihydroxy-5β-cholan-24-oate、正十八烷酸、3α,7α-dihydroxy-5β-cholanoic acid、*N*-（2-sulfoethyl）amide[8]。在朗德鹅胆中可分离到苯乙酸、鹅去氧胆酸、鹅去氧胆酸乙酯、棕榈酸-α-单甘油酯、顺-6-十八碳烯酸以及神经酰胺类成分（4*E*）-2-［2′-hydroxyhexadecanoylamino］-4-Octadecane-1,3-diol[9]。朗德鹅胆中还含有很多有机酸酯类成分，油酸乙酯、棕榈酸乙酯、硬脂酸乙酯、十六碳烯酸乙酯相对含量分别为57.11%、25.24%、6.49%、3.33%，其中不饱和脂肪酸含量占脂肪酸总量的65.84%[10]。

【鉴别研究】 采用十二烷基硫酸钠-聚丙烯酰胺凝胶电泳（SDS-PAGE）可以鉴别熊、牛、猪、鸡、鸭、兔、鱼、鹅胆等8种动物胆汁。将胆汁研磨、离心，取上清液直接进行SDS-PAGE，染色固定后不同动物胆汁凝胶图谱均不一致，其中鹅胆汁图谱呈现出5条清晰的特征条带[11]。

【制剂研究】 **1. 提取工艺**

（1）NaOH皂化法：将鹅胆通过皂化、中和、分层等步骤从中分离提取出鹅去氧胆酸和胆红素，当皂化温度为90℃，皂化时间为1 h，NaOH浓度为8%时，鹅去氧胆酸的提取量为0.9 mg/g，胆红素的提取量为0.46 mg/g[12]。在传统提取鹅去氧胆酸方法的基础上，调整皂化时间为20 h、皂化温度为98℃、氢氧化钠浓度为12%，则鹅去氧胆酸回收率为2.39%，与传统工艺1.87%的提取率相比提高了0.52%[13]。

（2）钙盐法：将鹅胆汁置于不锈钢锅内，按胆汁的10倍（重量体积比）加入固体NaOH，搅拌溶解，加热煮沸20～24 h皂化完全后，冷却，搅拌加入无水氯化钙120 g（鹅胆汁质量的12%），析出沉淀，离心弃滤液，得总胆酸钙盐。将总胆酸钙盐用水反复溶解，弃水不溶物，水溶液用6 mol/L HCl调节pH值为2～3，放置20～24 h，析出鹅去氧胆酸（CDCA）沉淀，过滤、沉淀，用水洗至中性，80℃真空干燥，得CDCA粗品。将干燥后的CDCA用10倍量的（体积与质量比）乙酸乙酯回流溶解，加入10%活性炭脱色，过滤，浓缩结晶得CDCA，80℃真空干燥，得CDCA精品。用该法进行CDCA提取，鹅胆每1000 g，得CDCA粗品84.8 g，CDCA精品21.2 g，提取率为2.12%[14]。

2. 胆石通胶囊质量标准

用薄层色谱法可对胆石通中鹅胆粉干膏进行定性，取胆石通胶囊内容物2.5 g，加无水乙醇25 ml超声溶解，滤过残渣溶解后高压提取，用二氯甲烷抽提，加无水硫酸钠脱水，滤过，滤液蒸干，残渣加无水乙醇溶解。点于具0.2% CMC-Na溶液的硅胶H薄层板上，以环己烷-醋酸乙酯-冰乙酸（8∶8∶1）为展开剂展开，喷以10%硫酸乙醇溶液，在105℃加热显色，可见特征紫色斑点[15]。

【药理作用】**1. 溶解胆结石**

鹅去氧胆酸（CDCA）对胆固醇型胆结石有很好的溶解作用。CDCA能够抑制β-羟基-β-甲戊二酸单酰辅酶A（HMG-CoA）还原酶的活性，刺激胆酸合成限速酶的活性，从而扩大胆汁酸以利于胆固醇以微胶粒状态溶解。CDCA还能抑制肝细胞排泄胆固醇，以负反馈机制减少胆固醇合成，也可降低小肠对胆固醇的重吸收。CDCA能影响胆固醇合成，减少肝细胞制造胆固醇，使胆汁中胆固醇与胆酸的比例适度，并有较强的利胆作用，有显著的抗菌作用[16]。

2. 免疫抑制

鹅去氧胆酸能增强小鼠碳廓清、血清溶血素以及H3Td-R掺入等实验结果表明，高、低剂量的鹅去氧胆酸能增强小鼠非特异性免疫功能，高剂量鹅去氧胆酸能极显著抑制特异性体液免疫和细胞免疫功能，低剂量鹅去氧胆酸能抑制迟发型皮肤过敏反应[16]。

3. 镇咳、化痰

CDCA分别按0.15 g/kg和0.225 g/kg的剂量，给小鼠灌胃，能够产生极显著的镇咳、化痰、平喘作用。通过竞争性蛋白质结合分析法测定发现，鹅去氧胆酸经灌胃给药后能显著提高大白鼠气管组织中环磷酸腺苷（cAMP）的含量，采用硝酸还原酶法测定了灌胃给药后，鹅去氧胆酸能够显著降低大白鼠血清及气管组织中一氧化氮（NO）的含量[17]。高、低剂量的CDCA均能极显著地抑制浓氨水及二氧化硫所致小鼠咳嗽潜伏期和咳嗽次数，显著地抑制磷酸组胺所致的豚鼠在体及离体气管平滑肌收缩，极显著地增加小鼠呼吸道的酚红排泌量[18]。

4. 抗肿瘤

鹅去氧胆酸衍生物HS-1200能抑制大鼠原发性肝癌及Hep G2裸鼠肝癌移植瘤。通过腹腔注射二乙基亚硝胺（DEN）诱导产生大鼠原发性肝癌的动物模型，以不同剂量的HS-1200干预观察HS-1200对于模型大鼠肝功能和肝癌发生的作用发现，HS-1200

对大鼠原发性肝癌的发生具有抑制作用，可降低DEN诱导的大鼠肝脏瘤变率，并降低大鼠血清中甲胎蛋白（AFP）、天门冬氨酸氨基转移酶（AST）、丙氨酸氨基转移酶（ALT）的水平，降低大鼠肝脏中MTH1 mRNA的表达，其作用与其改善大鼠肝功能、抑制炎症、抑制氧化应激有关；通过瘤体接种BALB/C裸鼠，复制人肝癌细胞株Hep G2裸鼠皮下移植瘤模型，观察HS-1200干预对移植瘤组织结构、超微结构及新生血管生成的影响发现，HS-1200干预能减少移植瘤见血管数量，诱导移植瘤细胞凋亡，HS-1200下调VEGF、bFGF表达，进而抑制移植瘤新生血管生成，表现抗肝癌及转移性肝癌的作用[19]。

5. 减少肾损伤

CDCA可改善高果糖饮食喂养导致的大鼠高甘油三酯血症、高极低密度脂蛋白血症、高尿酸血症和尿微量白蛋白水平，可减少大鼠肾皮质甘油三酯蓄积，上调大高果糖喂养大鼠肾组织法尼醇X受体（FXR）及小异源二聚体伴侣（SHP）的基因及蛋白表达，减低肾脏脂质合成，从而减轻肾损伤[20]。此外CDCA还可通过下调大鼠肾组织中固醇调节元件结合蛋白（SREBP-1c）和硬脂酰辅酶A去饱和酶（SCD-1）基因及蛋白表达，上调过氧化物酶体增殖物激活受体（PPAR-α）和酰基辅酶A氧化酶（ACO）基因及蛋白表达，下调纤维化、炎症因子及氧化应激指标，如转化生长因子-$β_1$（TGF-$β_1$）、纤溶酶原激活物抑制物-1（PAI-1）、肿瘤坏死因子-α（TNF-α）、白细胞介素-6（IL-6）及NADPH氧化酶2（Nox2）的表达，减少脂质合成，促进脂质分解，减轻肾损伤[21-23]。

6. 毒性

CDCA在临床上应用的不良反应主要使ALT增高、腹泻和肝毒性。原因是CDCA在肠道细菌作用下转变为石胆酸，石胆酸是一种肝毒性物质，腹泻是因为胆盐抑制水和电解质的吸收，增加水和电解质的分泌。有研究认为CDCA等胆酸的去垢作用，可干扰生物膜的脂质成分，诱导肝细胞膜破坏，造成肝毒性，也能诱导肝细胞凋亡[16]。

【现代临床】**1. 治疗胆石症**

魏氏将100例胆石症患者随机均分为观察组和对照组，对照组采用消炎利胆片治疗，观察组联合应用消炎利胆片和鹅去氧胆酸进行治疗。以患者临床表现及B超结果改善为指标，发现鹅去氧胆酸在治疗胆石症方面有显著的效果，联合消炎利胆片有更好的治疗效果，其观察组治愈率和总有效率分别为72.0%和92.0%，对照组的治愈率和总有效率分别为36.0%和68.0%[24]。

2. 胆囊炎

钟氏将60例不愿手术的胆石症患者随机均分为观察组和对照组，对照组常规使用广谱抗生素及抗厌氧菌抗生素治疗，治疗组在对照组常规治疗基础上加用胆石通胶囊治疗2周，发现胆石通胶囊能明显缓解胆石症患者的临床症状及体征，有较好的排石作用，治疗组治愈14例，显效8例，有效5例，无效3例，总有效率90.0%，对照组治愈11例，显效6例，有效5例，无效8例，总有效率73.3%[25]。

3. 胆囊息肉

李氏将80例胆囊息肉患者，采用数字表法随机分为试验组和对照组各40例。对照组给予胆石通利片口服，试验组在对照组基础上加自拟利胆和胃颗粒并随证加减，以28 d为一个疗程。两组患者治疗后中医症状积分均下降，试验组临床综合疗效总有效率为92.50%，对照组为70.00%[26]。

4. 功能性便秘

杨氏将87例年龄高于60岁老年人功能性便秘患者随机分为3组，A组29例口服莫沙必利，B组28例口服胆石通胶囊5粒，C组30例口服莫沙必利和胆石通胶囊5粒治疗2周。结果发现A组、B组、C组的总有效率分别为41.4%、60.7%、93.3%，说明莫沙必利联合胆石通治疗老年人功能性便秘临床疗效明显高于单用莫沙必利或胆石通[27]。

【编者评述】 鹅胆粉临床较为少用，作为熊胆粉部分替代与补充，鹅去氧胆酸是鹅胆粉的主要活性物质，具有一定毒性。鹅去氧胆酸不为鹅所特有，在鸡、鸭等家禽胆汁中均大量存在，现多从鸡胆汁中提取。鹅去氧胆酸作为溶石药物用于临床，目前多被溶石效果更好的熊去氧胆酸代替，而鹅去氧胆酸则作为合成熊去氧胆酸的原料。胆酸类化合物的衍生物非常多样，其中可能存在效果较好的抗肿瘤、抗炎成分，应加强对鹅胆酸类化合物之衍生物的化学性质和药理作用的研究。

参考文献

[1] 王继文．中国主要家鹅品种分子系统进化研究［D］．成都：四川农业大学，2003.

[2] 董崇波，马燕丽，李世龙．鹅的生物学特性及品种分类［J］．水禽世界，2014（6）：44.

[3] 葛经伟，唐式校．养殖肉鹅的关键技术［J］．现代畜牧科技，2017（10）：22-23.

[4] 彭飏，刘崇国，刘国樑，等．炎夏肉鹅养殖关键技术要点［J］．湖北畜牧兽医，2017，38（9）：29，31.

[5] 张绍常．种鹅养殖技术要点［J］．农家之友，2015（8）：51.

[6] 李广进，宋锦宝．商品肉鹅养殖技术［J］．山东畜牧兽医，2011，32（4）：16-17.

[7] 李菲，王伯初，祝连彩．熊胆粉与家禽胆粉中氨基酸和微量元素的比较分析［J］．中成药，2015，37（11）：2555-2558.

[8] 毕丹，宋月林，张梁，等．鹅胆的化学成分研究［J］．中草药，2009，40（10）：1543-1545.

[9] 闫兆威，刘金平，卢丹，等．朗德鹅胆汁的化学成分及金属蛋白酶抑制活性研究［J］．天然产物研究与开发，2008，20（6）：960-963.

[10] 闫兆威，杨丽，李平亚．朗德鹅胆中有机酸酯类成分的 GC-MS 分析［J］．特产研究，2007（3）：48-49.

[11]李锋，张振秋，冯夏红，等．熊胆及其他动物胆汁的电泳鉴别[J]．中国中药杂志，1996(10)：13-14.

[12]贾霖，黄国清，王宝维，等．鹅胆汁中鹅脱氧胆酸和胆红素提取工艺研究[J]．食品工业科技，2012，33（9）：292-294.

[13] 李冠霖．朗德鹅胆汁提取纯化鹅去氧胆酸工艺技术研究［D］．南宁：广西大学，2013.

[14] 穆华荣．两种方法提取鹅去氧胆酸比较分析［J］．中国家禽，2016，38（22）：71-72.

[15] 黄小瑜，黄诺嘉．胆石通胶囊质量标准提高研究［J］．中成药，2009，31（4）：558-562.

[16] 郑兴．熊去氧胆酸与鹅去氧胆酸的对比研究［J］．内蒙古科技与经济，2008（2）：28-29，32.

[17] 赵红霞．鹅去氧胆酸的提纯及其免疫、镇咳、化痰、平喘作用研究［D］．呼和浩特：内蒙古农业大学，2002.

[18]关红，李培锋，赵红霞．鹅去氧胆酸的镇咳、平喘及祛痰作用研究[J]．中药材，2004(3)：206-208.

[19]许淼．鹅去氧胆酸衍生物 HS-1200 抑制大鼠原发性肝癌及 Hep G2 裸鼠肝癌移植瘤的研究[D]．济南：山东大学，2017.

[20] 胡志娟，任路平，王超，等．鹅去氧胆酸对高果糖喂养大鼠肾组织中法尼醇 X 受体和小异源二聚体伴侣的影响［J］．广东医学，2013，34（3）：337-340.

[21] 胡志娟，任路平，李芳，等．鹅去氧胆酸对高甘油三酯血症大鼠肾脏的保护作用［J］．中国老年学杂志，2014，34（14）：3956-3959.

[22]胡志娟，任路平，王超，等．鹅去氧胆酸对高果糖喂养大鼠肾脏脂质合成和分解代谢的影响[J]．中国老年学杂志，2014，34（12）：3408-3410.

[23] 胡志娟，任路平，王超，等．鹅去氧胆酸对高果糖喂养致大鼠脂质肾毒性中纤维化、炎症和氧化应激的影响［J］．中国老年学杂志，2014，34（11）：3088-3091.

[24] 魏松．鹅去氧胆酸治疗胆石症的疗效分析［J］．中国民族民间医药，2013，22（12）：121.

[25]钟利进．胆石通胶囊治疗胆石症合并慢性胆囊炎 60 例临床疗效观察［J］．现代诊断与治疗，2012，23（2）：88-89.

[26]李瑞娇，李自强，党中勤，等．自拟利胆和胃颗粒联合胆石通利片治疗胆囊息肉 40 例［J］．中国民族民间医药，2016，25（17）：97-98，100.

[27] 杨明旺，杨渊．莫沙必利联合胆石通治疗老年人功能性便秘 87 例［J］．临床消化病杂志，2015，27（1）：46-47.

101 蜣 螂 | Qianglang

4 · 558

CATHARSIUS

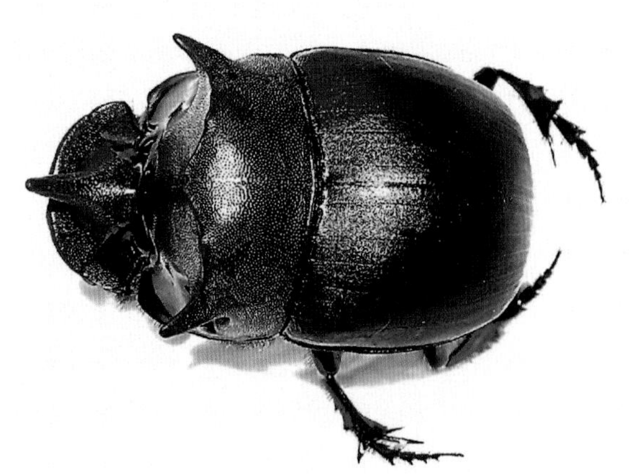
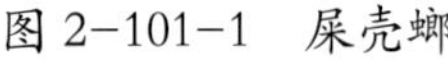

图 2-101-1 屎壳螂

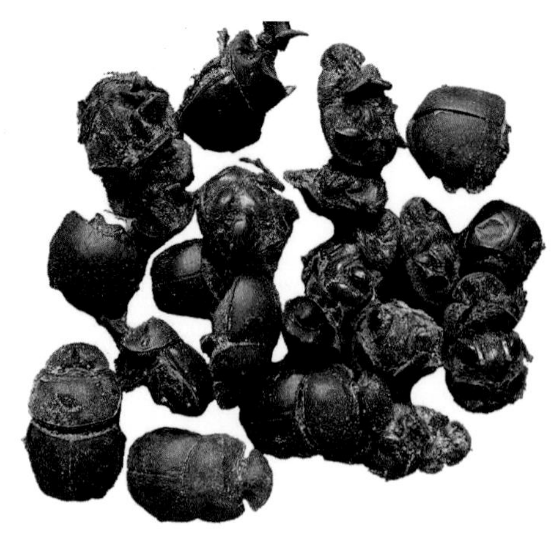

图 2-101-2 蜣螂

【药典沿革】首载于2005年版一部附录Ⅲ第24页"成方制剂中本版药典未收载的药材及饮片"下，规定其来源为金龟子科昆虫屎壳螂*Catharsius molossus* Linnaeus的干燥全体。2010年版附录Ⅲ第24页、2015年版四部第424页、2020年版四部第558页均有相同规定。

【本草考证】始载于汉代《神农本草经》，曰："味咸寒。主小儿惊痛瘈疭，腹胀寒热，大人癫疾狂易。"蜣螂的别名有蛣蜣（《神农本草经》），胡蜣螂（《蜀本草》），推车客（《本事方》），推屎虫（《孙天仁集效方》），大乌壳硬虫（《普济方》），夜游将军（《本草纲目》），屎蜣螂（《本草原始》），滚屎虫、车屎客（《医林纂要》）。宋代《本草衍义》载："大小二种：一种大者为胡蜣螂……今当用胡蜣螂。"清代《本草崇原》载："（蜣螂）有大小二种，小者身黑而暗，不堪入药。大者身黑而光，名胡蜣螂。腹翼下有小黄子，附母而飞，见灯光则来，宜入药用。"宋代《本草图经》载："取其大者，又鼻高目深者名胡蜣螂，用之最佳。"

【药材来源】金龟子科昆虫屎壳螂*Catharsius molossus* Linnaeus的干燥全体。6～8月晚上利用灯光诱捕，沸水烫死，晒干或烘干。

【性味归经】咸，寒；有毒。归肝、胃、大肠经。

【功能主治】破瘀，定惊，通便，散结，拔毒去腐。用于癥瘕，惊痫，噎膈反胃，腹胀便秘，痔漏，疔肿，恶疮等。内服，煎汤，35 g；研末，1～2 g。外用适量，研末撒、调敷或捣烂敷。

【道地主产】主产于江苏、浙江、河北、湖北等地，福建、广东、云南、广西亦产。

【资源研究】**1. 生物学特性**

屎壳螂，又名"神农蜣螂"。全体黑色，雄性头部有1个尖角突，雌性有1个矮小锥凸。雄性中部有高锐横脊，两端各有1个向前的角突，雌性无角突[1]。

（1）成虫：4月下旬开始出土活动，10月下旬逐渐停止，成虫昼伏夜出，20：00～21：00，0：00～2：00活动最盛，遇有新鲜人畜粪便，立即打洞将粪便拖入洞中。洞中构造精细，距地面约20 cm有栖息室，距地面40～60 cm有育儿室。成虫将粪便紧缩成团，用黏液做成泥壳，滚成泥球。在上端留有一产卵孔。泥球平均大小为6.08 cm×5.49 cm，卵室平均大小为1.2 cm×1.5 cm，平均重约153 g。经群体饲养，平均每只雌虫产卵7.13粒。另外成虫还有趋光性和假死性[2]。

（2）卵：产于卵室内，每室1粒，在21℃恒温下卵期18 d。

（3）幼虫：1龄幼虫期6 d，幼虫的蜕皮为乳黄色。进入2龄后有食蜕皮的习性。幼虫在土下44.42±4.67 cm深处生活与越冬。

（4）蛹：体色、复眼及翅鞘从化蛹第六日起开始发生变化，至第四十三日变化才停止，在21℃恒温下平均蛹期（42.6±4.99）d[2]。

2. 生态因子

（1）成虫活动与降雨的关系：成虫夜出活动与当夜的降雨有密切的关系。通过180日的诱捕得知，其中晴天平均每夜诱虫2.79头，而雨夜平均诱虫1.91头，前者比后者高出46.07%。

（2）适宜的放养密度：每平方米接虫10对、20对、30对、40对和50对，平均每头雌虫产卵量分别为3.1粒、3.2粒、3.3粒、1.6粒和1.9粒。证明在群体饲养中，适宜的放养密度为每平方米20～30对。

（3）土壤含水量对产卵深度的影响：在5种不同含水量的沙壤土中放养成虫20对饲养，观察不同深度的产卵量，结果表明，土壤含水量越低，产卵深度越深；反之，产卵深度越浅。土壤含水量为26%时对成虫产卵有利。

（4）不同食料与产卵量的关系：在3个面积为1 m^2的露地圆坑饲养池中各投放20对种虫，分别以人粪、猪粪和牛粪作为食料，以新鲜人粪产卵最多，猪粪次之，牛粪最差，产卵总数分别为27粒、9粒和4粒。室内水泥池内填土饲养趋势相同[2]。

3. 饲养技术

（1）饲养设施：可根据情况分别采用4种饲养设施，即地上虫笼养殖法、地下虫笼养殖法、水泥池养殖法和砖墙养殖场饲养法[2]。

（2）饲养管理

1）选择种虫：饲养的种虫，以5～6月最佳，因这部分成虫都为越冬成虫，一旦放养，一个月就能产卵。7月气温太高，种虫在运输中易死亡。同时在这时期，又有大雨或暴雨，饲料易被冲走，也会造成种虫死亡（有防雨棚的除外）。放养种虫时，选择个体大、强壮、翅足完整无损的个体，按雌雄比为1：1左右投放，以提高成活率和繁殖率。

2）勤喂饲料：投入种虫后，及时投料。起初每天投料，以后视取食情况，随时补充。一般每2～3日1次。在食料选择上，虽然人粪优于猪粪，猪粪优于牛粪，但根据来源与习惯，以猪粪作饲料最为方便，投放时，要注意选择新鲜粪便、生霉或晒干的都不宜饲喂。

3）注意敌害：在饲养中发现，蚯蚓、蝼蛄是主要敌害。常将土室钻破或钻通，导致泥球毁坏而使幼虫或蛹体死亡。为避免其危害，要注意降低土壤湿度与选择高燥含肥量低的沙壤土[2]。

【化学成分】蜣螂中含有蜣螂毒素（约占1%），总脂肪酸（包括棕榈酸、硬脂酸、油酸、亚油酸、亚麻酸以及其他脂肪酸，约占8.357%），此外，还含有壳聚糖以及少量铜、锌、铁、锰等矿物质元素[3-4]。

1. 多肽与氨基酸

蜣螂中总氨基酸为40.58%，游离氨基酸为2.07%，其中谷氨酸、甘氨酸、丙氨酸的含量较高，占总氨基酸的29.55%；还含有多肽[5]。在对水溶性部位进行氨基酸的成分测定中，检测出18种氨基酸，其中7种为人体必需氨基酸，占35.87%[3]。

2. 总脂肪酸

对蜣螂的油脂部位用气相色谱法测定脂肪酸的成分，共检测出9种脂肪酸，包括不饱和脂肪酸和饱和脂肪酸；同时，采用硅胶柱色谱法对油脂部位进行化学成分分离，首次从蜣螂中分离鉴定到硬脂酸和胆甾醇2种化合物。通过GC-MS分析蜣螂中油脂类化学成分，发现含有大量的不饱和脂肪酸以及自然界中比较少见的十五烷酸、十七烷酸和十五烯酸等奇数碳脂肪酸。其中不饱和脂肪酸量超过50%，而含奇数碳脂肪酸量约为9.83%。奇数碳脂肪酸在抗癌方面具有较强的生理活性，这可能与蜣螂的抗肿瘤活性有关，为蜣螂的临床应用提供了一定的科学依据和质量保证[3, 6-7]。

3. 壳聚糖

研究表明，蜣螂壳聚糖为真黑色素与*N*-乙酰氨基葡萄糖及氨基葡萄糖通过酯基化学键结合而成的复合物，黑色素分子充当了糖链之间的黏合剂，使糖链交联度增大并使蜣螂壳聚糖性能优越突出[8]。

4. 其他

从蜣螂中还分离得到多巴胺二聚体、多巴胺衍生物、喹啉类、哌啶类、环二肽类、吡嗪类、吲哚类、吡喃类、黄酮类、呋喃类、香豆素类、木脂素及苯环衍生物类[9]。

【鉴别研究】**1. 性状鉴别**

椭圆形，黑褐色，有光泽。雄虫中央具角突1个，前翅革质，黑褐色。足3对。体质坚硬。有臭气[1]。

2. 成分鉴别

（1）胆甾醇：取本品粉末1 g，加石油醚10 ml，超声提取30 min，静置，放冷，离心，取上清液作为供试品溶液。另取胆甾醇对照品1 mg，加1 ml石油醚使溶解，配制成浓度为1 mg/ml的对照品溶液。按照薄层色谱法试验，吸取上述两种溶液各5 μl，分别点于同一硅胶G薄层板上，以石油醚-乙酸乙酯（8∶1）为展开剂，展开，取出，晾干，喷以10%H_2SO_4-EtOH显色剂，在80℃下加热至斑点清晰，斑点颜色最终呈粉红色。供试品色谱中，在与对照品色谱相应的位置上，显相同颜色的斑点。

（2）氨基酸：取本品粉末1 g，加水10 ml，加热至沸，放冷，离心，取上清液作为供试品溶液。另取谷氨酸对照品、精氨酸对照品加水配制成每1 ml都含1 mg的溶液（即浓度为1 mg/ml），作为对照品溶液。按照薄层色谱法试验，吸取上述4种溶液各5 μl，分别点于同一硅胶G薄层板上，以正丁醇-冰醋酸-水（13∶3∶4）为展开剂，展开，取出，晾干，喷以茚三酮试液，在105℃加热至斑点显色清晰。供试品色谱中，在与对照品色谱相应的位置上，显相同颜色的斑点[10]。

3. 含量测定

（1）色谱条件与系统适用性试验：以十八烷基硅烷键合硅胶为填充剂，以乙腈-异丙醇（3∶1）为流动相，用PAD检测器检测，检测波长为208 nm，理论板数应不低于3000。

（2）对照品溶液的制备：精密称取胆甾醇标准对照品适量，用甲醇定容至10 ml容量瓶中，配制成浓度为0.67 mg/ml的溶液。

（3）供试品溶液的制备：蜣螂粗粉5 g，精密称定，置锥形瓶（带瓶塞）中，放入恒温烘箱内以60℃恒温烘24 h，取出，冷却。然后精密加入100 ml石油醚，称定重量，超声提取40 min，放冷，再称定重量，用石油醚补足减失的重量，摇匀，滤过。精密量取续滤液50 ml，蒸干，加入10%氢氧化钾乙醇溶液20 ml进行皂化，水浴温度为60℃，水浴皂化2 h，放冷，转移至分液漏斗中，用少量正己烷洗涤容器，并入分液漏斗中，加入5 ml水，混匀，用正己烷萃取3次，每次20 ml，合并萃取液，回收溶剂至干，残渣加甲醇溶解，转移至10 ml的容量瓶中，加甲醇至刻度定容，摇匀，用0.45 μm微孔滤膜滤过，即得。

（4）测定法：分别精密吸取对照品溶液与供试品溶液各10 μl，注入高效液相色谱仪，测定，以外标法计算，即得。

（5）计算：本品按干燥品计算，胆甾醇（$C_{27}H_{46}O_2$）含量不得少于0.203%[10]。

【制剂研究】**1. 蜣螂粉的酶解工艺**

精密称取蜣螂粉5份，每份1.000 g，分别置100 ml具塞锥形瓶中，按料液比1∶40加入定量蒸馏水，超声提取20 min，按4种蛋白酶的水解条件进行处理。抽滤后以3000 r/min离心10 min，定容至100 ml容量瓶中，即得蜣螂酶解液。并将所得酶解液分别进行氨基氮含量的测定、样品水解度的测定，以及用噻唑蓝比色（MTT）法测定样品对肺腺癌细胞A549的抑制率。结果表明，胰蛋白酶、弹性蛋白酶和胰凝乳蛋白酶的水解度分别为26.62%、24.99%、21.76%。在较低药物浓度下，酶解蜣螂粉对肺腺癌A549无明显抑制作用，而在较高浓度下，酶解蜣螂粉对肺腺癌A549的抑制率由大到小的顺序为胰凝乳蛋白酶、弹性蛋白酶、胰蛋白酶。胃蛋白酶的水解度为7.64%，其酶解液对肺腺癌A549细胞几乎没有抑制作用。4种酶解液对肺腺癌A549的抑制率均小于酶解前的水提液。因此，在蜣螂酶解工艺4种蛋白酶中，无最佳用酶。蜣螂经酶解后会使其抗肿瘤药理活性降低，进而说明中药蜣螂在抗肿瘤方面不宜口服入药[11]。

2. 蜣螂有效部位的制备工艺

蜣螂药材粗粉，用3倍量85%乙醇浸泡48 h后，用10倍量85%乙醇以按每千克4 ml/min的速度渗漉，收集渗漉液，滤过，浓缩至1∶1，冷藏除脂，通过DA201-C型大孔吸附树脂，先后用水和70%乙醇洗脱，分别收集洗脱液。水洗液浓缩干燥，加85%乙醇洗涤2次，洗液与70%乙醇洗脱液合并，浓缩，干燥。采用十二烷基硫酸钠-聚丙烯酰胺凝胶电泳法测定有效部位中多肽的分子量，利用高效毛细管电泳法对有效部位进行指纹图谱研究，可有效控制有效部位的质量[3]。

3. 蜣螂虫的超微粉化制备工艺

采用TopSizer激光粒度分析仪测定粉体粒径为指标，筛选粉碎设备、研磨压力、进料粒度、分级轮转数等参数，优选蜣螂虫的最佳粉碎工艺。优选气流粉碎机作为粉碎设备，蜣螂虫超微粉碎工艺为研磨压力1.0 MPa、进料粒度80目、分级转速4000 r/min。蜣螂虫超微粉与细粉相比，粒径更小且粒径分布更均匀，超微粉松密度、堆密度、休止角均略微大于细粉。药材经超微粉碎后其物理特性较为稳定，主要化学成分种类未受影响并在浸出物含量等方面超微粉优于细粉，有效地保证了药材功效[12]。

【药理作用】**1. 抗前列腺增生作用**

用丙酸睾丸素制造小鼠前列腺增生模型，并用去甲肾上腺素诱发兔离体膀胱三角肌收缩，观察蜣螂的抗前列腺增生作用。从前列腺湿质量和前列腺指数等指标上观察，蜣螂对丙酸睾丸素引起的小鼠前列腺增生具有明显的抑制作用。而蜣螂三氯甲烷提取物和乙醇提取物对α受体激动剂去甲肾上腺素所诱发的膀胱三角肌收缩具有显著的抑制作用[3, 13]。

2. 抗前列腺炎

蜣螂提取物对消痔灵所致的大鼠慢性前列腺炎具有良好的治疗作用[10]。

3. 抗癌作用

蜣螂的抗癌有效成分可能是一种由16个氨基酸组成的蛋白质，其对W-256肌肉型实体瘤具有较高的抑制活性作用，对P-388淋巴性白血病细胞具有边缘活性[13]。

4. 抗顽固性溃疡

临床实践表明蜣螂具有很好的抗皮肤顽固性溃疡作用[14]。

5. 其他作用

蜣螂有效部位具有抗凝血和类纤维蛋白酶作用。同时蜣螂中的壳聚糖能增强动物体内巨噬细胞的功能，增强肝脏的抗毒作用，促进伤口愈合，抗炎等[3]。

【现代临床】 蜣螂愈疡膏贴敷治疗顽固性溃疡100例，治疗方法：活蜣螂2只（12～15 g），麻油500 g，当归50 g，紫草20 g，白芷15 g，甘草2 g，血竭、琥珀各10 g，冰片、轻粉各5 g，蜂蜡30 g制成膏剂贴敷溃疡面，结果溃疡全部愈合，表明蜣螂有良好的抗顽固性溃疡作用[14]。

【编者评述】 蜣螂作为一味传统虫类中药，资源丰富。该药具有抗前列腺增生、抗前列腺炎、抗顽固性溃疡和抗癌等作用。然而，目前国内外对蜣螂的有效部位及化学成分等方面的研究较少，不能充分阐释其临床疗效的物质基础，更缺少一种质量控制的指标性成分对其临床用药提供质量保证，使其临床应用受到了极大的限制，因此需要在蜣螂药理作用的物质基础、机制等方面进行深入研究。

参考文献

[1] 李军德．常用动物药材识别图鉴［M］．福州：福建科学技术出版社，2017：320-321.

[2] 陈建军，刘立春．两种药用蜣螂虫的人工饲养及诱捕技术［J］．南京农专学报，2001，17（4）：44-48.

[3] 陈振华，管咏梅，欧水平，等．药用蜣螂有效部位及药理研究进展［J］．中成药，2012，34（9）：1777-1780.

[4] 王敦，胡景江，刘铭汤．从臭蜣螂中提取甲壳素/壳聚糖的研究［J］．林业科学，2004，40（5）：180-185.

[5] 兰洲，王曙，董小萍，等．蜣螂中氨基酸的测定［J］．华西药学杂志，2008，23（2）：232-233.

[6] 张旭，董晓萍，邓赟，等．GC-MS 分析蜣螂油脂的化学成分［J］．华西药学杂志，2006，21（3）：247-248.

[7] 吴时敏．功能性油脂［M］．北京：中国轻工业出版社，2001：377-388.

[8] 辛超．蜣螂壳聚糖复合物化学结构与药辅适宜性研究［D］．绵阳：西南科技大学，2015：1-57.

[9] 卢娟．蜣螂化学成分及生物活性研究［D］．泸州：西南医科大学，2016：1-71.

[10] 兰洲．蜣螂抗前列腺炎有效成分及质量标准的初步研究［D］．成都：成都中医药大学，2008：1-67.

[11] 曹广超，刘春雨，刘颖，等．中药蜣螂酶解提取工艺及抗肿瘤药效研究［J］．化工时刊，2017，31（2）：33-36.

[12] 朱盼．活血消瘿片中蜈蚣、土鳖虫、蜣螂虫超微粉的制备及物性研究［D］．武汉：湖北中医药大学，2016：1-71.

[13] 赵兴梅，朱敏，杨明，等. 蜣螂抗实验性前列腺增生作用研究 [J]. 中药药理与临床，2006，22（5）：37-38.

[14] 薛守年，韩庭英. 蜣螂愈疡膏贴敷治疗顽固性溃疡 [J]. 河南中医，1998，18（1）：24.

102 鼠妇虫 | Shufuchong

4 · 558

ARMADILLIDIUM

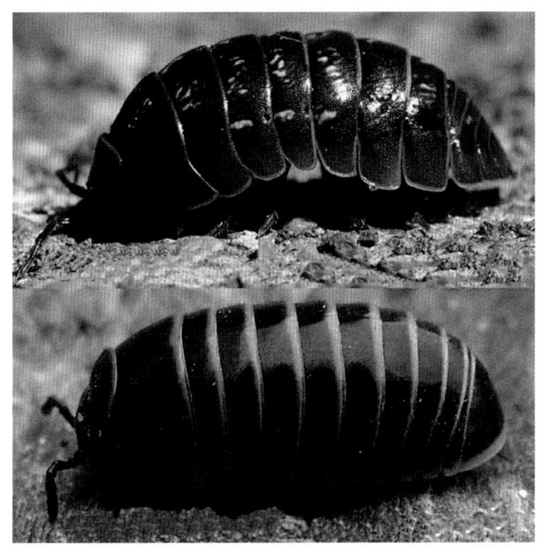

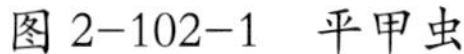

图 2-102-1　平甲虫

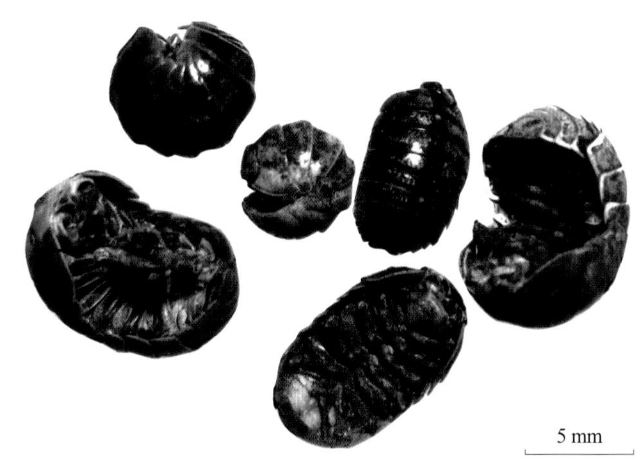

图 2-102-2　鼠妇虫

【药典沿革】 首载于2005年版一部附录Ⅲ第24页“成方制剂中本版药典未收载的药材及饮片”下，规定其来源为潮虫科动物平甲虫*Armadillidium vulgare*（Latreille）的干燥全体。2010年版一部附录Ⅲ第24页、2015年版四部第424页、2020年版四部第558页均有相同规定。

【本草考证】 始载于汉代《神农本草经》，列为下品，载：“主气癃，不得小便，女人月闭，血癥，痫痓，寒热，利水道。”宋代《证类本草》载：“味酸，温、微寒，无毒，主气癃。”明代《本草纲目》载：“鼠负……又名鼠姑，犹鼠妇也……因湿化生，故俗名湿生虫……形似衣鱼稍大，灰色。”清代《本草易读》载：“炒枯存性研用。其极小者名鼠妇，即俗云湿生虫也。”

【药材来源】 潮虫科动物平甲虫*Armadillidium vulgare*（Latreille）的干燥全体。4～9月捕捉，沸水烫死，晒干或焙干。

【性味归经】 酸、咸，凉。归肝、肾经。

【功能主治】 破瘀，通经，利水，解毒，止痛。用于癥瘕，疟母，血瘀经闭，小便不通，惊风撮口，牙痛，鹅口诸疮等。

【道地主产】 全国大部分地区均产。

【资源研究】 **1. 生物学特性**

平甲虫，长椭圆形，背部呈弓形，表面灰褐色，具光泽。触角2对，第1对触角小，第2对鞭状。胸7个环节，每节有足1对；腹部小，有5个环节。尾肢扁平，外肢与第5腹节嵌合齐平[1]。

鼠妇生活在阴暗潮湿的地方，昼伏夜出，鼠妇活动频繁的地方一般都有许多动植物的遗体。实验表明，草履虫培养液是鼠妇较为喜欢的食物[2]。

2. 饲养方法

选用适当尺寸的水槽，水槽中放入疏松的土壤，并加入约占泥土1/5左右的细黄沙，混合均匀，厚度60 ~ 80 mm为宜。用新鲜的苔藓作为遮阴的材料，平铺在水槽中的土壤表面。从自然环境中采集鼠妇，选用中等大小，活动能力较强的鼠妇，放入水槽中。注意观察一下，如果胸部腹面前端的外骨骼内部有一块发白的区域，里面有大量的卵，选用这一类鼠妇，很快就能观察到鼠妇产卵，孵出小鼠妇。每天向苔藓表面滴加草履虫培养液，滴加的量根据土壤的潮湿程度而定[2]。

【化学成分】 **1. 甾醇类**

主要为胆甾醇，还含有蚁酸，如7β–羟基胆甾醇、麦角甾醇、5–烯–3β–胆甾醇、7α–羟基胆甾醇、β–谷甾醇等[3]。

2. 脂肪酸

皂化后的脂肪酸组成为十八烷酸，二十烷酸，十六烷酸，十八碳二烯酸，十四酸，十八碳三烯酸，十八碳烯酸等不饱和脂酸[3-4]。

3. 糖类

含有软骨素A或C等黏多糖，或者还含有糖醛酸[5]。鼠妇中的还原糖与糖原成分含量随生长时期而有差别。

4. 氨基酸和多肽

从鼠妇虫中可分离出神经肽以及多种氨基酸，如丝氨酸、谷氨酸、甘氨酸、胱氨酸、缬氨酸、异亮氨酸、酪氨酸、组氨酸、精氨酸等，其中包括多种人体必需氨基酸及婴儿、早产儿必需氨基酸等。还从活体鼠妇的血细胞中分离得到具有抑菌活性的多肽[6-8]。

5. 次级代谢产物

从鼠妇虫中可分离出多种生物碱等次级代谢产物，如生物碱类化合物Porcellionine A[9]。初步证实其中部分产物具有一定的抗肿瘤活性[10]。

【鉴别研究】 **1. 性状鉴别**

扁椭圆形，多卷曲呈球形或半球形，长5 ~ 12 mm，宽3 ~ 6 mm。表面灰白色至灰色，有光泽；腹部淡黄色。头部长方形，眼1对，触角1对，各6节，多已经脱落。背隆起，腹向内曲。由许多近平行的环节构成。胸部7环节，每节有足1对。尾肢扁平，外肢与第5腹节嵌合齐平。质脆易碎。气腥臭。以完整、色灰白者为佳[1]。

2. 色谱鉴定

取本品粉末1 g，加无水乙醇20 ml，加热回流30 min，放冷，滤过，滤液蒸干，残渣加乙醇5 ml使溶解，作为供试品溶液。另取鼠妇虫对照药材1 g，同法制成对照药材溶液。照薄层色谱法试验，吸取上述两种溶液各5 μl，分别点于同一硅胶G薄层板上，以三氯甲烷-乙醇（10：1）为展开剂，展开，取出，晾干，喷以10%硫酸乙醇溶液，在105℃加热至斑点显色清晰。供试品色谱中，在与对照药材色谱相应的位置上，显相同颜色的斑点[11]。

【药理作用】**1. 镇痛和抗炎的活性**

鼠妇具有镇痛和抗炎的活性[5, 12]。在此基础上，部分学者进一步推断或认为其镇痛的活性组分是甾醇类[13]，或蛋白质类[8, 14]。

2. 其他作用

鼠妇在抗凝血、抗血栓、抗肿瘤以及抗微生物方面也有较好的药理活性[10, 15]。

【现代临床】**1. 治疗痔疮**

把鼠妇虫放至瓦上烧焦，炮制成粉，内外合治用于痔疮52例，疗效甚佳。52例中，男23例，女29例；年龄最大77岁，最小16岁；病程最长者50余年，最短3个月。经治疗，痊愈38例，占73 %；好转14例，占27%[3]。

2. 治疗寻常疣

应用鼠妇治疗寻常疣152例，以该虫液涂擦疣的表面，一般涂2～3 d后疣体出现干枯、萎缩、发硬渐渐脱落，脱落时间最短2 d，最长6 d，152例全部治愈，治愈率达100%[3]。

3. 治疗口腔炎、扁桃体炎

取活鼠妇30～40个，置瓦上焙干研磨，加冰片少许，装瓶密封。同时取药末吹患处，每日2～3次。治疗口腔炎、扁桃体炎及鹅口疮、牙龈炎等共250余例，一般在3～5 d治愈[3]。

4. 治疗中、重度癌痛

采用鼠妇制剂治疗中重度癌痛32例，其中肺癌8例，肝癌10例，食管癌3例，胃癌4例，膀胱癌2例，宫颈癌2例，直肠癌2例，脑瘤1例。排除放疗、化疗及其他镇痛药物之影响，应用鼠妇制剂内外治疗后，轻度缓解8例，中度缓解14例，完全缓解6例，无效4例，总有效率为87%[3]。

5. 治疗慢性支气管炎

鼠妇粉碎，经60%酒精处理后制成片剂治疗慢性气管炎。共治247例，近期痊愈24例，显效71例，进步107例，无效45例，总有效率81%，以肺肾虚及偏寒型疗效较好，对喘、咳、痰均有一定效果[3]。

6. 治疗手术后疼痛

有记载将鼠妇虫洗净，按1∶15或1∶20 的水煎到含量为10%，用三层纱布过滤，加适量防腐剂，每次口服5～10 ml，使患者手术后疼痛明显缓解[3]。

7. 治疗疟母并肝积证

某患者恶寒发热8个月，伴进行性消瘦、贫血、肝脾肿大，曾在某医院治疗2个月无效。乃为温疟日久，已成疟母，合并肝积证。采用鼠妇（焙干研末冲服）、柴胡、黄芩、桃仁、桔梗、天花粉、半枝莲等治疗，服35剂后，热退纳增，肝脾逐渐回增，嘱常服龟、鳖、胎盘等。6个月后，恢复体力劳动。2年后随访，肝下界已缩至肋下1 cm[3]。

8. 治疗肝癌

某患者患脑出血后出现腹胀、纳少，日益加重，在某医院作肝扫描后发现肝左叶有占位性病变，阳性，诊断为肝癌。用化积丸加味，方中有鼠妇粉（冲服）、薏苡仁、女贞子、三棱、莪术、槟榔、柴胡等，连服55剂后，腹水消退，胃纳增加，胀减痛止，自觉无不适，继用原方或单用鼠妇粉，症状一直稳定了7个月[3]。

【编者评述】 鼠妇虫为一味传统虫类中药，资源丰富。鼠妇在抗凝血、抗血栓、抗肿瘤以及抗微生物方面有较好作用。然而鼠妇虫药效学研究不足，尤其在活性成分研究方面，尚未见有从鼠妇虫体中发现具有镇痛活性化合物的文献报道。未来还需在鼠妇虫药效物质基础、机制等方面进行深入研究。

参考文献

[1] 李军德．常用动物药材识别图鉴［M］．福州：福建科学技术出版社，2017：162-163.

[2] 贲爱玲，胡小琴，潘励．对鼠妇摄取的食物和如何饲养鼠妇的探索［J］．生物学通报，2002，37（11）：54-55.

[3] 李宁．鼠妇的镇痛、抗炎作用及化学成分研究［D］．北京：中国人民解放军军事医学科学院，2008：1-88.

[4] 闫国卿．中药桑黄和鼠妇化学成分研究［D］．合肥：安徽大学，2014：1-60.

[5] 孙凤英．鼠妇醇提物的分离提取和药理活性的初步研究［D］．长春：吉林大学，2007：1-97.

[6] MARTIN G，SOROKINE O，VAN D A. Isolation and molecular characterization of a hyperglycemic neuropeptide from the sinus gland of the terrestrial isopod Armadillidium vulgate （Crustacea）［J］. European Journal of Biochemistry，1993，211（3）：601-607.

[7] HERBINIÈRE J，BRAQUART-VANIER C，GRÈVE P，et al. Armadillidin：a novel glycine-rich antibacterial peptide directed against gram-positive bacteria in the woodlouse Armadillidium vulgare （Terrestrial Isopod，Crustacean）［J］. Developmental and Comparative Immunology，2005，29（6）：489-499.

[8] 郭珅珅．鼠妇镇痛抗炎作用、物质基础及质量控制的实验研究［D］．广州：南方医科大学，2016：1-153.

[9] CHEN C，ZHU H，LI X N，et al. Armochaeglobines A and B，two new indole-Based alkaloids from the arthropod-derived fungus chaetomium globosum［J］. Organic

letters, 2015, 17（3）：644-647.

[10] CHEN C, WANG J, LIU J, et al. Armochaetoglobins A-J: cytochalasan alkaloids from chaetomium globosum TW1-1, a fungus derived from the terrestrial arthropod armadillidium vulgare [J]. Journal of natural products, 2015, 78（6）:1193-1201.

[11] 王艳红，赵京芬，牛一功．鼠妇虫质量标准研究[J]．药学研究，2014，33（2）：78-79.

[12] 孟庆繁，孙凤英，田晓乐，等．鼠妇水提物的镇痛作用[J]．吉林大学学报（医学版），2005，31（4）：501-503.

[13] 吴凌．复方鼠妇镇痛片剂的研究[D]．长春：吉林大学，2011：1-84.

[14] 苏正兴，田晓乐，赵凌志，等．鼠妇水煎物镇痛作用的实验研究[J]．时珍国医国药，2007，6：1429-1430.

[15] 田周，李博，郭立玮，等．湿法超微粉碎和水煎煮提取法对鼠妇蛋白溶栓抗凝活性的影响及机制初探[J]．中药新药与临床药理，2015，2：169-174.

103 熊胆粉 | Xiongdanfen

4 · 558

PULVIS FELLIS SELENARCTI ET URSI

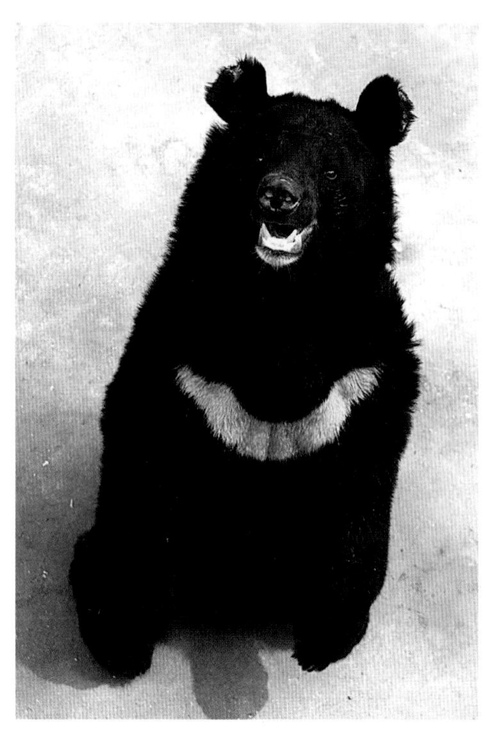

图 2-103-1　黑熊

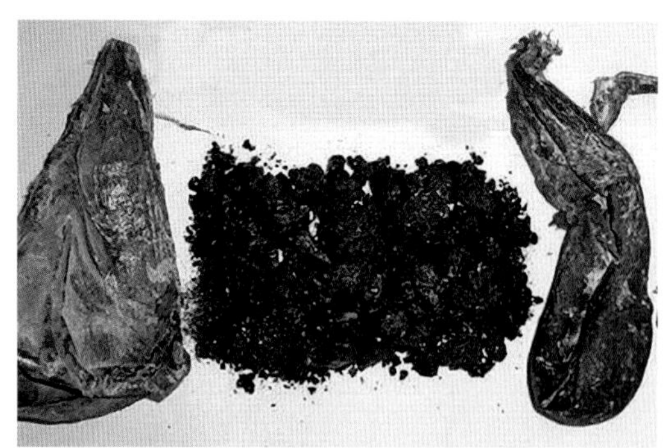

图 2-103-2　熊胆

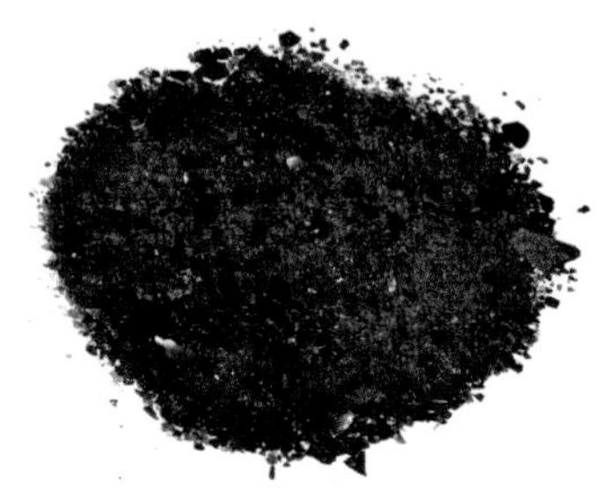

图 2-103-3　熊胆粉

【药典沿革】 以熊胆首载于1963年版一部第304页、1977年版一部第637页、1985年版附录第22页、1990年版一部附录第25页、1995年版一部附录Ⅲ第24页、2000年版一部附录Ⅲ第24页、2005年版一部附录Ⅲ第24页，规定其来源为熊科动物黑熊或棕熊的干燥胆。以熊胆粉首载于2010年版一部附录第27页“成方制剂中本版药典未收载的药材和饮片”下，规定其来源为熊科动物黑熊*Selenaretos thibetanus* Cuvier 经胆囊手术引流胆汁而得的干燥品。2015年版四部第424页、2020年版四部第558页均有相同规定。

【本草考证】 始载于宋代《本草图经》，载：“熊脂并胆出雍州山谷，今雍、洛、河东及怀、卫山中皆有之。熊形类大豕而性轻捷，好攀缘，上高木，见人则颠倒自投地而下。冬多入穴而藏蛰，始春而出。”明代《本草纲目》称：“熊如大豕而竖目，体足黑色。春夏膘肥时，皮厚筋弩，每升木引气，或坠地自快，俗呼跌膘，即庄子所谓熊经鸟申也。冬月蛰时不食，饥则舐其掌，故其美在掌，谓之熊蹯。其行山中，虽数十里，必有跧伏之所，在石岩枯木，山中人谓之熊馆。”又云：“熊、罴、魋，三种一类也。如豕色黑者，熊也；大而色黄白者，罴也；小而色黄赤者，魋也。”结合熊类生活习性可知，古代所谓“熊”为今之熊科动物黑熊 *Selenaretos thibetanus* Cuvier，“罴”为棕熊*Ursus arctos* Linnaeus，古代所用熊胆来自黑熊与棕熊，与今之药用一致。

【药材来源】 熊科动物黑熊 *Selenaretos thibetanus* Cuvier 经胆囊手术引流胆汁而得的干燥品。

【性味归经】 苦，寒。归肝、胆、心、胃经。

【功能主治】 清热解毒，平肝明目，杀虫止血。用于湿热黄疸，暑湿泻痢，热病惊痫，目赤翳障，喉痹，鼻蚀，疔疮，痔漏，疳疾，多种出血。

【道地主产】 以云南所产质量最优，商品称为“云胆”，东北产量最大，商品称为“东胆”。

【资源研究】 **1. 品种**

黑熊体型较小，吻短，成兽胸前有规则的新月形或V字形的白色斑纹；棕熊体型较大，吻长，成兽胸前无白色斑纹。黑熊分布于云南、贵州、四川、青海、西藏、新疆及东北大兴安岭小兴安岭、长白山等地，甘肃、湖北、湖南、陕西、台湾、福建等地亦产，以东北及华北居多；棕熊分布于东北地区及河北、福建、台湾、广东、广西、湖北、陕西等地，以华南居多。黑熊野外种群数量逐年下降，已被《濒危野生动植物种国际贸易公约（CITES）》列入附录I，也被我国列为国家二级重点保护野生动物。现熊胆粉主要来源于人工饲养的黑熊经胆囊手术引流的胆汁干燥品，在吉林、辽宁、黑龙江、四川、云南、北京、福建等地均有养殖。

2. 生物学特性

黑熊又称狗熊或黑瞎子，分类上归于熊属，亦称亚洲黑熊*Ursus thibetanus*，共7个亚种，包括台湾黑熊*Ursus thibetanus formosanus*、俾路支黑熊*Ursus thibetanus gedrosianus*、日本黑熊*Ursus thibetanus japonicus*、长毛黑熊*Ursus thibetanus laniger*、四川黑熊*Ursus thibetanus mupinensis*、西藏黑熊*Ursus thibetanus thibetanus*和东北黑熊*Ursus thibetanus ussuricus*。我国分布有西藏黑熊、长毛黑熊、四川黑熊、台湾黑熊和东北黑熊等5个亚种，其中东北黑熊体型最大，体重可超过200 kg。黑熊头部宽阔，眼小，视力差，吻短而尖，鼻端裸露，耳较长而明显，并被有长毛，颊后及颈部两侧的毛甚长，可达180 mm，且卷曲而蓬松，每侧形成半圆毛丛，颈下胸前有“V”字形纯白色斑，尾极短而不外露，肩部较平，臀高稍大于肩高。躯身肥胖，四肢粗壮，前后肢都具5趾，前足的腕垫宽大并与掌垫相连，后足跖垫宽大肥厚，掌垫与趾垫间、跖垫与趾垫间均有棕黑色的短毛，趾端爪较短，弯曲呈黑色，前足的爪长于后足爪。雌兽有乳头3对[1]。

黑熊是大型林栖动物，以植物性食物为主，多在白天出来觅食，4～7月中旬以各种草本植物嫩草、野菜、树的幼枝、幼芽、嫩叶为食；7～9月以猕猴桃、野樱桃等各种浆果为食；9～11月主食壳斗科植物橡实、松子、野核桃和胡桃等坚果；秋季以梨、苹果等果树的果实为食，也会到山村盗食玉米、大豆等谷物以及瓜果和蔬菜，还食小兽、鸟类、鸟蛋、动物尸体、昆虫、蜂蜜等。黑熊善爬树，会游泳，不群居，冬季有冬眠的习惯，冬眠时间取决于秋天食物和降雪情况，冬眠期呈半睡眠状态，体温下降不显著，代谢活动未完全停止[1-2]。

3. 饲养管理

（1）仔熊：1～2月龄仔熊每日需饮奶50～100 ml，若用鲜奶，则须冷水稀释煮沸后喂食，水与奶比例为2∶1；若用奶粉，则须开水稀释，水与奶粉比例为1∶15，至温度约35℃。为增加适口性，可在奶液中加入5%的白糖，随着仔熊日龄和体重的增加，每日食奶量大约增加5 ml。仔熊8月龄，体重2.5 kg以上时，可在奶液中加入20%～30%的小麦面糊，待其适应后再逐步补充维生素、矿物质和蛋白质饲料，仔熊4月龄开始逐步断奶。饲养仔熊要设育仔箱，箱内铺垫麻袋或褥草隔潮，并勤晒勤换，及时清理粪便，室温应控制在15℃以上，箱温应保持在18～25℃。为防止仔熊争食打斗，断奶后应分别隔离饲养[3-5]。

（2）成年熊：黑熊食量很大，一头100～150 kg的黑熊日粮标准为5 kg。日粮组合可分为两类，一类是以精饲料为主的混合饲料，玉米粉、麦麸、高粱粉、黄豆粉、小麦粉、骨粉、贝壳粉、生长素、食盐（分别占52%、10%、10%、15%、10%、1%、0.5%、0.5%、1%）；一种是青绿饲料，如胡萝卜、南瓜、白菜、西红柿、茄子、青绿树叶、红薯藤、西瓜等，每日投喂量约为精饲料量的一半。每日9:00和16:00投食，并提供清洁饮水2次。黑熊大多采用笼舍饲养，在设计上分为内舍和外笼，内舍共栖息和产仔，外笼为活动场所和投食场，须用钢筋制作，直径不可小于16 mm，钢筋间距应控制在7 cm以内[3-5]。

4. 病害防治

黑熊身体强壮，较少发病。如出现仔熊腹泻，可使用磺胺脒1片，酵母片9片，胃酶2片，复合维生素B 2片混入奶液投喂，磺胺脒首次使用剂量应加倍；成年熊出现黏液性肠炎可使用土霉素18片，复合维生素B 12片，酵母10片，每日2次，连服2 d；出现蛔虫症可用左旋咪唑，按4 mg/kg体重投喂1次[3-5]。

【化学成分】 主含胆汁酸类成分，这些胆汁酸类成分大多数与牛磺酸或氨基酸等结合成盐。此外还含有蛋白质、多肽、氨基酸和微量元素等。

1. 胆汁酸类

熊胆中含牛磺熊去氧胆酸、牛磺鹅去氧胆酸、熊去氧胆酸，鹅去氧胆酸、胆固醇、3α-羟基-7-氧代-5β-胆烷酸、7α-羟基-3-氧代-5β-胆烷酸、2-［（3β,5β）-3-羟基-7,24-二氧代胆甾-24-基］氨基乙磺酸、2-［（5β）-3,7,24-三氧代胆甾-24-基］氨基乙磺酸、2-［（5β,7β）-7-羟基-3,24-二氧代胆甾-24-基］氨基乙磺酸等胆汁类成分[6-8]。

2. 胆色素类

熊胆中含有胆红素、胆黄素、胆黄褐素和胆绿素，其中胆红素是胆汁的天然组成成分之一。

3. 黄酮类

含4′,7-二羟基异黄酮、4′,7-二羟基-6-甲氧基异黄酮、4′,5,7-三羟基异黄酮、4′-

甲氧基-7-羟基异黄酮等黄酮类成分[6]。

4. 氨基酸类

熊胆及熊胆粉中氨基酸类成分主要以蛋白质形式存在，包括赖氨酸、天冬氨酸、苏氨酸、牛磺酸等20种。引流熊胆汁中以谷氨酸、天冬氨酸、亮氨酸、赖氨酸含量较高，熊胆粉则以天冬氨酸、谷氨酸、丝氨酸、苏氨酸含量较高[9]。

5. 蛋白质、多肽类

熊胆中含有总蛋白、黏蛋白、纤维蛋白原、白蛋白、α-球蛋白、β-球蛋白、γ-球蛋白等蛋白质类成分。引流黑熊胆汁总蛋白含量比天然熊胆汁高15.93%，其中黏蛋白增高79.31%，纤维蛋白原增高33.50%，白蛋白增高4.34%，α-球蛋白增高30.43%，β-球蛋白增高11.11%，γ-球蛋白增高8.57%；50℃烘干胆粉总蛋白保留量为58.19%，其中黏蛋白67.31%，纤维蛋白原90.00%，白蛋白54.45%，α-球蛋白63.33%，β-球蛋白80.00%，γ-球蛋白39.47%[10]。

6. 矿物质元素

熊胆中含有多种矿物质元素，引流熊胆汁以磷、钙、镁含量最高，铁、铝、铜等含量较高，钡、锰、锶、铟、钴、硼、铬含量较低；熊胆粉中以磷、钙、镁含量最高，硼、铜较高，钡、钴、铬、锶、铍含量较低，熊胆粉由于产地不同，矿物质元素的含量也有所不同[11]。

【鉴别研究】**1. 性状鉴别**

碎块或细颗粒或粉末，黄色至深棕色，有的呈深绿色或淡红色，易潮。气清香、微腥，味极苦微回甜，有清凉感而不粘牙。

2. 电泳鉴别

（1）聚丙烯酰胺凝胶电泳：采用聚丙烯酰胺凝胶电泳（PAGE）和十二烷基硫酸钠-聚丙烯酰胺凝胶电泳（SDS-PAGE）可以鉴别熊、牛、猪、鸡、鸭、兔、鱼、鹅胆等8种动物胆汁。将胆汁研磨、离心，取上清直接进行PAGE或SDS-PAGE，染色固定后不同动物胆汁凝胶图谱均不一致，其中熊胆汁PAGE图谱仅为单条带，SDS-PAGE呈现出3条清晰的特征条带[12]。

（2）毛细管电泳：使用高效毛细管电泳法鉴别，条件为石英毛细管70 μm×60cm，电极缓冲液30 mmol/L硼酸盐溶液（pH值为8.5），电压20 kV，检测波长210 nm，熊胆、猴胆、鸡胆汁均出现特征性电泳峰图谱[13]。

3. 光谱鉴别

（1）近红外光谱：使用近红外光谱技术对熊胆粉、猪胆粉及不同比例的熊胆/猪胆混合粉末进行鉴别，经主成分分析发现熊胆及其伪品和掺伪品之间存在明显的界限，使用偏最小二乘方法建立判别分析模型和掺伪熊胆粉中熊胆粉的掺入比例的定量校正模型，判别分析模型预测的准确率可达95%，定量分析模型的预测集决定系数为0.9759，预测均方差为4.25%[14]。

（2）红外光谱：使用傅里叶变换红外光谱法（FTIR）测定熊胆粉、牛胆粉、猪胆粉和羊胆粉IR光谱，发现熊胆粉IR光谱特征为1655 cm^{-1}和1545 cm^{-1}有酰胺基（-CO-NH-）双峰，1216 cm^{-1}和1048 cm^{-1}为-SO_3H双强峰，且T1216 cm^{-1}/2930 cm^{-1}约为1.0。牛胆粉、猪胆粉和羊胆粉等动物胆类药材IR光谱不具备或同时具备以上3个特征[15]。使用FTIR法也可鉴别天然熊胆粉与人工合成熊胆粉，天然熊胆粉的FT-IR图谱上1648 cm与1554 cm^{-1} 的峰强相等；而人工合成熊胆粉的1548 cm^{-1} 峰强弱于1648 cm^{-1} ，二者峰高比约为1∶2；熊去氧胆酸（TUDCA）的1548 cm^{-1} 峰强弱于1648 cm^{-1} ，二者峰高比约为1∶1.5；天然熊胆粉在1455 cm^{-1}、1407 cm^{-1}、1377 cm^{-1}处的3个峰的峰强呈递减趋势，而人工合成熊胆粉和TUDCA，在峰形上无上述趋势；天然熊胆粉的740 cm^{-1} 为一尖峰；而人工合成熊胆粉和TUDCA 在740 cm^{-1}处为一小峰；峰强度很弱[16]。

4. 显微鉴别

取熊胆、掺伪熊胆、猪、牛、羊胆，使用乙二醇为溶媒进行装片，熊胆出现类圆形、类椭圆形或不规则形的网络结构，表面呈网状或类似菱形、方形或长方形的网格纹理；牛胆出现圆形、椭圆形或不规则状物，表面具有细小颗粒状物，偶见不规则纹理；猪胆出现圆形、椭圆形状物或不规则状物，表面具有较大颗粒状物；羊胆出现圆形或椭圆形状物，多数表面粘有异物，有的具有草样纹理[17]。

【分子生药】应用DNA条形码技术对名贵中药材熊胆粉及混伪品进行DNA条形码鉴定研究，对收集到的12份熊胆粉样品进行DNA提取、PCR扩增并双向测序，同时于GenBank中得到棕熊及混伪品COⅠ序列，运用MEGA 7.0对研究的5个物种50条序列比对分析，计算变异位点及种内和种间K2P遗传距离并构建邻接（NJ）树，发现黑熊、棕熊的种内最大K2P遗传距离远小于其混伪品间最小K2P遗传距离；NJ树结果显示黑熊、棕熊各聚为一支，均可以与混伪品明显区分开[18]。

【制剂研究】**1. 熊去氧胆酸结晶工艺**

通过溶解度实验以70℃和30℃作为结晶及重结晶的始末温度发现，熊胆粉中熊去氧胆酸最佳的结晶控温条件为控温8 h，前5 h每1 h降温2℃，后3 h每1 h降温10℃，重结晶工艺控温条件与结晶控温条件一致。应用该结晶工艺，与原工艺相比，熊胆粉提取物产率提高2.38%，转化率提高12.35%，熊去氧胆酸量提高5.83%，鹅去氧胆酸量基本保持不变，可显著提高熊胆粉中熊去氧胆酸的产率和质量[19]。

2. 熊胆眼用即型凝胶制备工艺

熊胆眼用即型凝胶制备时熊胆粉最佳提取工艺为处方量熊胆粉加注射用水100 ml，加热煮沸10 min使溶解，放冷，加乙醇使含醇量达75%，静置24 h，滤过，滤液减压回收乙醇，即得。成型工艺最终确定采用0.5%的结冷胶、0.1%的透明质酸钠作为凝胶基质。该方法制备的熊胆眼用即型凝胶滞留时间比“熊胆滴眼液”显著延长；对其进行质量标准研究结果表明，熊胆粉样品与牛磺熊去氧胆酸钠对照品有相对应的斑点，以HPLC测定制剂中牛磺熊去氧胆酸钠的含量，含量测定方法灵敏度高，精密度高，稳定性好。制剂中牛磺熊去氧胆酸的含量不小于1 mg/g[20]。

3. 熊胆注射液质量标准

采用高效液相色谱（HPLC）法，以乙腈–甲醇–0.3 mol/L NaH_2PO_4缓冲液（15∶60∶25）为流动相，检测波长为205 nm，测定熊胆注射液中有效成分熊去氧胆酸（UDCA）的含量。发现UDCA在19.24～96.20 μg的峰面积与其含量呈良好的线性关系，平均回收率为99.35%，RSD为0.31%，可以作为熊胆注射液的质量标准控制方法[21]。

【药理作用】 具有镇静、镇痛、抗惊厥、解痉、降血压、降血脂、降血糖、镇咳、祛痰、平喘、利胆、溶石、抗菌、抗炎、抗过敏、解毒、止痛、消肿、明目、去翳、抗疲劳等多种作用。

1. 清热解毒作用

（1）解热镇痛：熊胆粉能显著降低2,4–二硝基苯酚所致大鼠的体温升高，对热板及醋酸引起的疼痛有明显镇痛作用[22]。

（2）解毒：熊胆粉饲喂各组的小白鼠比对照组小白鼠醉酒数减少，耐受时间延长，说明熊胆粉可在相同情况下增加饮酒量，使醉酒率降低，且作用明显，其解酒功效可能与加速体内乙醇氧化有关[23]。

（3）抗炎：熊胆粉具有明显的抗炎作用，灌服熊胆粉对组胺皮内注射、乙酸溶液腹腔注射所致小鼠皮肤或腹腔毛细血管通透性亢进，或巴豆油所致小鼠耳肿胀有显著抑制作用[24]。

（4）抑菌：熊胆粉对金黄色葡萄球菌、枯草芽孢杆菌、蜡样芽孢杆菌、短小芽孢杆菌和肺炎球菌均有抑制作用，抑菌作用范围较广[25]。

（5）抗病毒：熊胆牛黄胶囊体外对6种病毒有抑制作用，其中对柯萨奇B族病4型和副流感病毒Ⅰ型有显著抑制作用；体内对小鼠流感性肺炎有显著抑制作用，对流感致小鼠死亡有显著的保护作用[26]。

2. 清肝明目作用

（1）保肝作用：权氏通过研究熊胆粉N–亚硝基二甲胺（DMNA）诱发大鼠肝纤维化的抑制作用，发现熊胆粉具有较好的抑制DMNA诱发大鼠肝纤维化的作用，其作用机制可能与抑制库普弗细胞（kupffer cell，KC），减少细胞因子的分泌，抑制肝星状细胞（Hepatic stellate cell，HSC）的激活和转化，减少胶原纤维的合成和分泌有关[27]。

（2）降压：熊胆治疗可轻度降低原发性高血压大鼠（SHR）的血压，明显改善肠系膜动脉血管结构和舒张功能，熊胆灌胃自发性高血压大鼠4周和8周后，治疗组的血压、肠系膜动脉血管管壁面积与管腔面积的比值及血管管壁厚度与管腔半径的比值均明显低于未治疗的SHR组，肠系膜动脉内皮依赖性血管舒张功能和非内皮依赖性血管舒张功能明显高于未治疗SHR，也明显高于SHR组[28]。

3. 利胆排石作用

熊胆粉具有体外溶石、体内防石和改善成石胆汁成分的作用，所含胆汁酸盐有利胆作用，可显著增加胆汁分泌量。熊胆粉能降低胆汁中胆固醇、黏液含量，增加总胆汁酸含量的作用，能明显改善成石胆汁，不仅能阻止胆固醇结石形成，还可促进其重新溶解[29]。熊胆粉能显著降低家兔食饵性胆固醇胆结石的发生率，降低胆汁中游离胆固醇的含量，增加总胆汁酸的含量，具有预防食饵性胆结石形成的作用[30]。

4. 止咳、化痰、平喘作用

小鼠氨雾引咳法实验结果表明，熊胆粉中的胆酸，去氧胆酸与鹅去氧胆酸钠都有明显镇咳作用，0.1 g/kg熊胆粉腹腔注射对咳嗽潜伏期和咳嗽次数均有一定延长或减少；大鼠毛细管法祛痰实验表明，胆酸及其钠盐口服有祛痰作用，去氧胆酸口服能使大鼠支气管酚红排泌量增加，证明亦有祛痰效果；离体豚鼠肺灌流实验中，胆酸钠能直接扩张支气管，作用缓慢而持久，又能对抗组胺和毛果云香碱引起的支气管痉挛；豚鼠药物喷雾致痉挛实验结果，胆酸、胆酸钠、鹅去氧胆酸钠皆有一定的平喘效果[31]。

5. 活血化瘀作用

（1）改善血液流变性：注射精制熊胆粉后，能明显延长大鼠体内血栓形成时间，抑制血栓形成；明显抑制血液流变性的异常，降低血液黏度，降低血小板黏附百分率；明显抑制脑缺血再灌注损伤。精制熊胆粉对血小板聚集也有一定的抑制作用，可抑制脑梗死时血小板的活化，这也可能是其抑制脑血栓形成的另一个机制。注射用熊胆粉可明显抑制大鼠体内外血栓的形成，降低血液黏度，改善血液流变性抑制血小板聚集，降低血小板黏附性，改善血栓性缺血脑组织病变程度，降低毛细血管通透性，且可降低损伤脑组织中丙二醛水平，保护超氧化物歧化酶活性，对脑缺血有保护和治疗作用[32]。

（2）促进微循环：使用失血性休克大鼠模型研究熊胆注射液对平均动脉血压和存活时间的影响及其对失血性休克大鼠肠系膜微循环的作用，发生使用熊胆注射液后血压回升作用显著；熊胆注射液组明显延长存活时间，在休克时大鼠肠系膜微血管血液速度均显著变慢，从放血前的线流变为粒流、泥流，红细胞聚集，甚至停流，微血管口径均显著变细，微血管活动数均显著减少；而给药后微血管血流速度加快，微血管流态改善，变为粒线流及线粒流，微血管口径舒张，微血管活动数增加[33]。此外，熊胆粉成分还有降血脂、降血糖作用。

6. 息风止痉作用

（1）镇静：熊胆粉具有显著的镇静作用。灌服3 g/kg或腹腔内注射熊胆粉150 mg/kg能明显降低小鼠自发活动；熊胆粉灌服还能显著增强阈下剂量水合氯醛所致小鼠麻醉，并能在一定程度对抗去氧麻黄碱的中枢兴奋作用[34]。

（2）抗过敏：精制熊胆粉能明显抑制大鼠被动皮肤过敏反应、肥大细胞脱颗粒释放组胺、细胞内钙摄入和肿瘤坏死因子-α、白细胞介素-6以及NF-κB p65蛋白表达，其抗Ⅰ型变态反应的重要机制之一是通过抑制NF-κB蛋白表达，从而阻止TNF-α，白细胞介素-6等炎症细胞因子的产生[35]。

7. 抗衰老作用 熊胆粉能提高ICR小白鼠血清中超氧化物歧化酶活性，减少丙二醛含量，提高机体防御自由基损害的能力，增强老龄鼠胸腺指数以提高免疫能力，通过改善肠绒毛形态，减缓肠上皮细胞异常的脱落再生以延缓胃肠的衰老[36]。

【现代临床】**1. 胆石症**

吴氏将265例胆囊炎胆石症患者随机分成黑宝熊胆胶囊治疗组和利胆排石片对照组。其中治疗组214例，对照组51例，治疗组口服黑宝熊胆胶囊，对照组口服利胆排石片，结果治疗组治愈34例，显效82例，有效79例，无效19例，总有效率达91.12%；其中，治疗胆囊结石有效率达88.34%，治疗胆囊炎有效率为96.35%，说明黑宝熊胆胶囊治疗胆囊炎、胆结石疗效显著[37]。

2. 肝炎

秦氏采用熊胆胶囊口服治疗78例急、慢性病毒性肝炎患者，并以复方益肝灵治疗23例急、慢性肝炎患者作为对照，4周后对其效果进行评价，结果熊胆胶囊治疗组总胆红素复常率为81%，而复方益肝灵治疗组则为40%，2组的降酶效果均较显著；氨基转移酶（简称转氨酶）复常率接近80%，治疗过程中均无明显的不良反应[38]。

贾氏将158例患者随机分为2组，治疗组80例，应用熊胆粉和思美泰治疗，对照组78例，给予思美泰治疗，疗程均为2周，观察治疗前后的转氨酶及胆汁酸水平，评估妊娠结局，比较2种治疗方案，结果2组患者治疗后的转氨酶、甘胆酸及胆汁酸水平均低于治疗前，且治疗组的疗效显著优于对照组[39]。

3. 心血管疾病

熊胆粉对冠心病、心绞痛等心血管疾病的治疗显著。徐氏将558例心血管疾病的患者随机分为治疗组和对照组，治疗组419例口服熊胆救心丸治疗，对照组139例用速效救心丸口服治疗，通过心电图临床观察效果，结果治疗组419例，显效138例，有效194例，总有效率为79.24%；对照组139例，显效47例，有效56例，总有效率74.10%，证明熊胆救心丸对心血管疾病疗效显著[40]。

【编者评述】熊胆作为中医药配伍已有几千年历史，因政策法规和动物保护的问题，天然熊胆转为人工引流熊胆粉，此为科学技术进步的体现，使熊胆这一珍贵中药资源可以持续利用，使集约化生产成为现实，为以熊胆粉为原料的新产品、新制剂的研发创造了有利条件。我国已在黑熊养殖上取得成功，引流熊胆技术丰富了药源，其制剂如熊胆粉、熊胆胶囊等的临床用途很广泛。对熊胆粉药效、药理作用已有较充分研究，而对黑熊的保护生物学、分子生药学方面尚有不足，应当予以加强。

参考文献

[1] 王文，马建章，余辉亮，等．小兴安岭地区黑熊的食性分析[J]．兽类学报，2008(1)：7-13.
[2] 许龙．东北黑熊的生物学特性及其资源利用[J]．特种经济动植物，2003(12)：6.
[3] 崔岩，刘晓密．黑熊的人工饲养及繁殖期行为观察[J]．林业实用技术，2006(9)：39-41.
[4] 安伟国．黑熊的人工饲养及疾病防治[J]．山东畜牧兽医，2001(2)：34.
[5] 耿忠诚，贾永泉，姚春翥．熊的饲养管理[J]．黑龙江畜牧兽医，1991(7)：37-38.
[6] 罗强，陈全成，吴瑶，等．熊胆的化学成分研究[J]．中国中药杂志，2010，35(18)：2416-2419.
[7] 简龙海，胡青，于泓，等．LC-Q-TOF-MS 结合 PCC 氧化反应快速鉴别熊胆粉中的 2 个新同分异构体[J]．中国中药杂志，2013，38(14)：2338-2342.
[8] 简龙海，毛秀红，王柯，等．熊胆粉中 3 个新胆汁酸的结构研究与确定[J]．药学学报，2013，48(8)：1297-1300.
[9] 张永强，邱春，李向高．活熊胆汁与商品熊胆的比较研究[J]．中成药，1989，11(4)：31-32.
[10] 吴继军，崔建华．天然与引流熊胆汁、胆粉中蛋白质含量比较[J]．兽医大学学报，1990(4)：377.
[11] 金大成，尹起范，阚玉和，等．原子吸收分光光度法测定熊胆及其系列产品中的 12 种微量元素[J]．延边大学学报(自然科学版)，1999(1)：26-28.
[12] 李锋，张振秋，冯夏红，等．熊胆及其他动物胆汁的电泳鉴别[J]．中国中药杂志，1996(10)：13-14.
[13] 刘萍，古今，冯建涌．熊胆与猴胆、鸡胆汁的高效毛细管电泳法鉴别[J]．中国药物应用与监测，2005(4)：17-20.
[14] 李文龙，邢丽红，薛东升，等．一种基于近红外光谱技术的熊胆粉鉴别方法[J]．光谱学与光谱分析，2011，31(3)：673-676.
[15] 袁丹，金凤，于山川，等．FT-IR 法定性鉴别熊胆粉等常见动物胆类药材[J]．中国现代中药，2010，12(1)：30-32.
[16] 李政，孟勤，尹建元，等．天然熊胆粉与人工合成熊胆粉的红外吸收特征比较[J]．中草药，2009，40(5)：713-714.
[17] 张丽华，苑广信．熊胆的显微指纹特征研究[J]．时珍国医国药，2008(7)：1679-1680.
[18] 许亚春，熊超，姜春丽，等．DNA 条形码技术在动物类药材熊胆粉及其混伪品鉴定中的应用[J]．中国中药杂志，2018，43(4)：645-650.
[19] 陈正，王伯初，祝连彩，等．熊胆粉中熊去氧胆酸结晶条件[J]．中成药，2014，36(1)：61-65.

[20] 利安华．熊胆眼用即型凝胶的研究［D］．济南：齐鲁工业大学，2014.

[21] 石丽霞，曾凡军，张振家．熊胆注射液质量标准的研究［J］．特产研究，2007（2）：8-9.

[22] 白云，苏云明，白海玉，等．熊胆胶囊解热镇痛作用研究［J］．中医药学报，2005（6）：26-27.

[23] 刘学龙，崔明勋，姜晓文，等．熊胆粉醒酒解酒作用的实验研究［J］．延边大学农学学报，1997（4）：254-255，222.

[24] 周超凡，高国建，刘颖．熊胆粉研究进展述评［J］．中国中药杂志，2015，40（7）：1252-1258.

[25] 刘鸿印，郎非．天然熊胆与熊胆粉体外抑菌试验［J］．中成药，1991（4）：43.

[26] 郭建生，胡海蓉，王小娟，等．熊胆牛黄胶囊抗病毒作用的药效学研究［J］．中医药学刊，2003（6）：906-907.

[27] 权明吉，金仁顺，朴龙，等．熊胆粉对二甲基亚硝胺诱发大鼠肝纤维化的抑制作用［J］．世界华人消化杂志，2005（20）：2487-2490.

[28] 方周菲，谢良地．熊胆对自发性高血压大鼠肠系膜动脉血管结构和舒张功能的影响［J］．中华高血压杂志，2016，24（3）：220-225.

[29] 刘嘉，万春艳．熊胆粉溶胆结石的作用研究［J］．中国林副特产，2007（4）：37-39.

[30] 苏云明，佟欣，赵法政，等．熊胆胶囊防治食饵性胆固醇类胆结石作用研究[J]．中医药学报，2005（5）：43-44.

[31] 王浴生．中药药理与应用［M］．北京：人民卫生出版社，1983.

[32] 张庆镐，徐惠波，朴惠善．注射用熊胆粉对大鼠脑血栓的影响［J］．中草药，2005（9）：84-88.

[33] 朴英实，金京春，朴日龙，等．熊胆冻干粉针剂对失血性休克大鼠肠系膜微循环的影响［J］．微循环学杂志，2001（3）：10-12.

[34] 董毅，李孟全，李荣，等．熊胆、兔胆对小鼠药理作用的研究［J］．牡丹江医学院学报，1997（2）：6-7.

[35] 延光海，李良昌，秦向征，等．精制熊胆粉对 IgE 诱导的肥大细胞脱颗粒和血管通透性的影响［J］．中药药理与临床，2011，27（6）：53-55.

[36] 宋巧梅．熊胆粉对 D- 半乳糖致衰小鼠抗衰老作用机制研究［J］．江苏中医药，2006（8）：57-58.

[37] 吴荣举，吴华慧，戴玉杰，等．黑宝熊胆胶囊治疗胆囊炎、胆结石的临床观察［J］．中国科技信息，2004（22）：94.

[38] 秦山，雷秉钧，陈亚利，等．熊胆胶囊对病毒性肝炎患者退黄作用的临床研究[J]．四川医学，2000（2）：25-27.

[39] 贾美云．熊胆粉治疗妊娠期肝内胆汁淤积症的临床疗效观察[J]．中国医药指南，2012(30)：278.

[40] 徐静．熊胆救心丸的临床应用［J］．黑龙江医药，2011，24（6）：901-902.

104 蟾 皮 | Chanpi

4 · 558

BUFONIS CORIUM

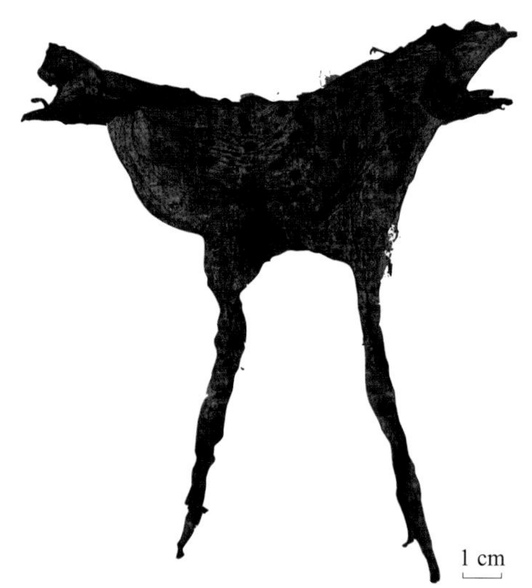

图 2-104-1 蟾皮背面

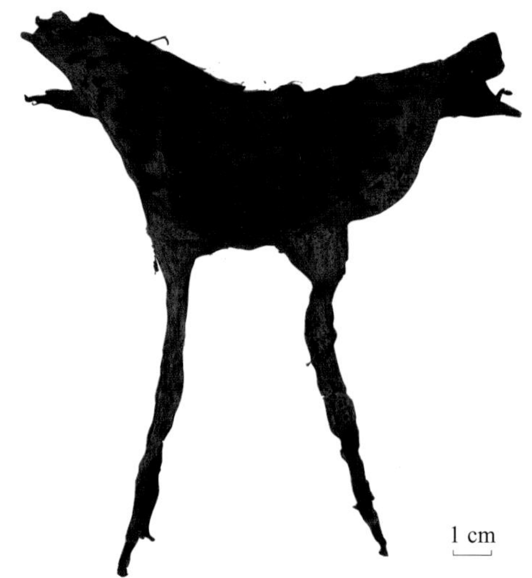

图 2-104-2 蟾皮腹面

【药典沿革】 首载于2010年版一部附录Ⅲ第27页“成方制剂中本版药典未收载的药材和饮片”下，其为蟾蜍科动物中华大蟾蜍*Bufo bufo gargarizans* Cantor 或黑眶蟾蜍*Bufo melanostictus* Schneider 的干燥皮。2015年版四部第424页、2020年版四部第558页均有相同规定。

【本草考证】 始载于唐代孙思邈《孙真人千金方》，谓：“肠头挺出，蟾蜍皮一片，瓶内烧烟熏之，并敷之。”元代曾世荣《活幼心书》记载：“蛤蟆剥皮贴之，治头上疮疖，收毒即愈。”明代《黄汝良行箧检秘方》谓：“指头红肿生毒，用活蟾一只，生剥皮，将皮外面向患处包好，明日，其毒一齐拔出。”清代赵其光《本草求原》载：“贴疮瘰，艾灸。”晋代陶弘景《名医别录》曰：“蟾蜍生江湖池泽。五月五日取东行者，阴干用”，“此是腹大、皮上多痱磊者。其皮汁甚有毒，犬啮之，口皆肿。”因五月五日属于阳日，故古人认为端午节所取的蟾蜍质量佳。唐代萧炳曰：“腹下有丹书八字，以足画地者，真蟾蜍也。”描述了蟾蜍的形态与行为特征。元代李仲南于《永类钤方》中云：“蟾目赤，腹无八字者不可用。”其认为眼睛赤红的蟾蜍毒性强，不宜作药用。清代赵学敏《本草纲目拾遗》载：“虾蟆、蟾蜍，二物各别，陶（弘景）将蟾蜍功状注虾蟆条中，遂使混然，采取无别。今药家所卖，亦以蟾蜍当虾蟆。且虾蟆背有黑点，身小，能跳接百虫，解作呷呷声，在陂泽间，举动极急；蟾蜍身大，背黑，无点，多痱磊，不能跳，不解作声，行动迟缓，在人家湿处。”其描述了蟾蜍与蛙类的区别。

【药材来源】 蟾蜍科动物中华大蟾蜍*Bufo bufo gargarizans* Cantor 或黑眶蟾蜍*Bufo melanostictus* Schneider 的干燥皮。将捕捉的蟾蜍置笼中，洗净体表污物，晒干水分，先采集蟾酥，然后剥取皮，晒干。

【性味归经】辛、苦，凉；有小毒。归肝、脾、肺经。

【功能主治】清热解毒，利水消肿，止咳平喘。用于痈疽，肿毒，瘰疬，湿疹，肿瘤，疳积腹胀，久咳久喘等。

【道地主产】全国各地均产，以山东、四川、江苏为佳。

【化学成分】**1. 水溶性化学成分**

华蟾毒精、华蟾毒精-3-丁二酰精氨酸酯、蟾蜍灵、远华蟾毒精、远华蟾毒精-3-单辛二酸酯、嚏根草苷元、去乙酰华蟾毒精、去乙酰蟾毒它灵、11β-羟基-蟾毒灵、蟾毒灵-3-丁二酰精氨酸酯、脂蟾毒配基3-丁二酰精氨酸酯、cholestane-3β,5α,6β-triol、胆甾烯醇、棕榈酸、软脂酸-3-甘油单酯、光色素、4-氨基-3-羟甲基环辛酰胺骈四氢-α-呋喃酮、蟾蜍环酰胺C、蟾蜍环酰胺D、蟾蜍噻咛、脱氢蟾蜍噻咛、环（脯氨酸-甘氨酸）二肽、环（丙氨酸-丙氨酸）二肽、去氢蟾蜍色氨氢溴酸盐、辛二酸、丁二酸、尿嘧啶、胸腺嘧啶、腺苷、4,5-dimethyl-1,3,4,5-tetrahydropyrrolo［4,3,2-de］quinolin-6-ol、5-羟色胺、*N*-methyl serotonin、蟾蜍素、1,2,3,4-tetrahydro-6-hydroxy-β-carboline、5-甲氧基色胺、甜菜碱、咖啡因、蟾毒色胺、shepherdine、色氨酸、5-羧基吲哚-3-乙酸、5-羟基色醇、2-methyl-6-hydroxy-1,2,3,4-tetrahydro-β-carboline等，并含有钙、镁、钠、锰、铁、锌、铜、磷、硅及银等矿物质元素[1-14]。

2. 脂溶性成分

胆甾醇，棕榈酸胆甾烯酯，蟾毒它灵，沙蟾毒精，嚏根草配基，嚏根草配基-3-辛二酸半酯，以及以琥珀酰、己二酰、庚二酰代替辛二酰的精氨酸酯类化合物及硫酸酯类化合物。

【鉴别研究】**1. 性状鉴别**

矩圆形、扁平或皱缩拘挛状薄片。厚约0.5 mm，头部略呈钝三角形，长卵圆形耳后腺明显呈八字状排列。四肢伸展或扭曲，质韧而不易折断。外表面粗糙而呈灰绿褐色，布大小不等焦黑色疣粒；内表面灰白色，与疣粒相对应处有相同大小的黑色浅凹点。较完整者四肢展平后，前肢趾间无蹼，后肢长而粗壮，趾间有蹼。气微腥，味咸、微麻舌。无其余组织（肌肉、骨骼、内脏等）附着。无杂质、虫蛀、霉变。以片大、身干、完整者为佳。

2. 理化鉴别

（1）甾体类反应：取蟾皮粗粉0.1 g，加氯仿5 ml，浸泡1 h，滤过。滤液，蒸干，残渣加醋酐少量溶解，滴加硫酸初显蓝紫色，渐变蓝绿色。

（2）吲哚类反应：取蟾皮粗粉0.1 g，加甲醇5 ml，浸泡1 h。滤过。取续滤液2 ml，加对二甲氨基苯甲醛固体少许，滴加硫酸数滴，即显蓝紫色。

3. 薄层鉴别

对蟾皮进行薄层鉴别，以正丁醇-醋酸-水（4∶1∶5）为展开剂，以2%对二甲醛盐酸溶液为显色剂，结果供试品溶液和对照品溶液在薄层板相应的位置上显相同的蓝紫色斑点。或分别制备蟾皮供试品、对照品及阴性对照溶液，取上述溶液各5 μl，分别点于硅胶G薄层板上，以环己烷-氯仿-丙酮（4∶3∶3）作为展开剂，以10%硫酸乙醇溶液作为显色剂，在365 nm波长下显示荧光斑点[15-19]。

4. 检查

水分不得超过15.0%。总灰分不得超过11.0% 。45%乙醇浸出物不得少于12.0%。

5. 特征图谱

照高效液相色谱法测定。

（1）色谱条件与系统适用性试验：以十八烷基硅烷键合硅胶为填充剂（柱长为25 cm，内径为4.6 cm，粒径为5 μm），以乙腈为流动相A，以水为流动相B，按表2-104-1中的规定进行梯度洗脱，流速每分钟为1 ml。检测波长为296 nm。柱温为35℃。理论板数按沙蟾毒精峰计算应不低于5000。

表 2-104-1　特征图谱测定的梯度洗脱条件

时间 /min	乙腈 A/%	水 B/%
0.01	10	90
30.00	45	55
45.00	60	40
45.01	100	0

（2）参照物溶液的制备：取沙蟾毒精对照品适量，精密称定，加甲醇制成每1 ml含沙蟾毒精100 μg溶液。

（3）供试品溶液的制备：取本品粉碎，过一号筛，取0.5 g，精密称定，置50 ml锥形瓶中，加甲醇25 ml，称定重量，水浴回流提取90 min，放冷，补充失去重量，摇匀，滤过，取续滤液，即得。

（4）测定法：分别精密吸取参照物和供试品溶液各10 μl，注入液相色谱仪，测定，即得。

（5）供试品特征：图谱中应有4个特征峰，将第一个峰设定为参照峰S峰，计算各特征峰与S的相对保留时间，其相对保留时间应在规定值的 ± 10%之内。规定值为1.00（峰S）、1.40（峰2）、1.53（峰3）、1.72（峰4）。4个共有峰中，峰S为沙蟾毒精、峰2为华蟾毒它灵、峰3为蟾毒灵、峰4为华蟾毒精。

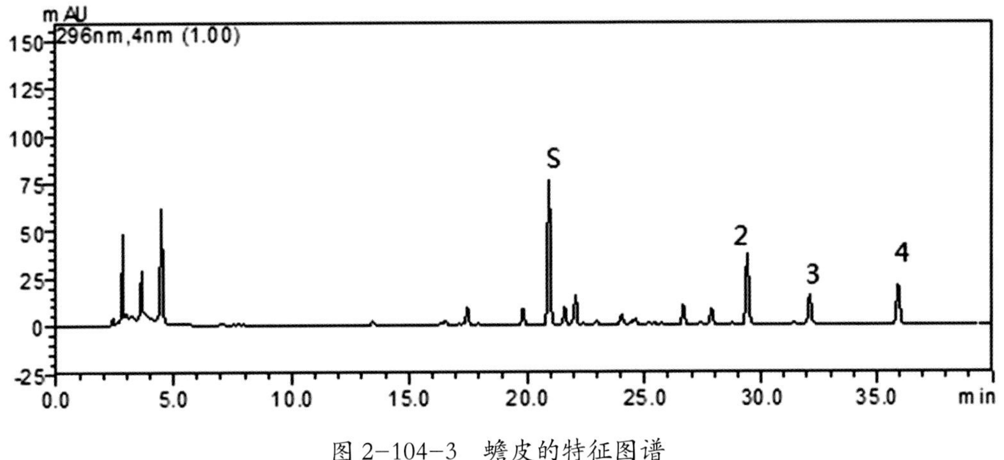

图 2-104-3　蟾皮的特征图谱

【分子生药】利用CO Ⅰ序列对中药材蟾皮及其混伪品进行DNA条形码鉴定研究，选取16个不同地区的蟾皮药材、基原动物及其混伪品总计6个种54份样本，提取总DNA，进行PCR扩增及双向测序，测序结果采用Codon CodeAligner V4.2进行拼接校对，运用MEGA 5.0进行比对分析，计算种内及种间Kimura-2-Parameter（K2P）遗传距离并构建系统发育树。结果显示蟾皮两个基原物种的种内最大K2P遗传距离均远远小于其与混伪品的种间最小K2P遗传距离。NJ树图显示，蟾皮药材的两个基原物种及其混伪品分别聚为独立支，得到了很好区分，并显示出良好的单系性。证明应用CO Ⅰ序列作为DNA条形码能够准确有效地鉴别中药材蟾皮及其混伪品[20]。

【炮制研究】春、夏二季捕捉成蟾，实施安死术后，剥取完整外皮，洗净，贴于干净板上或撑开，干燥，即为蟾皮药材。

将蟾皮在热水中烫数分钟后，在50～80℃条件下烘干，其中脂蟾毒配基含量较生品略高，说明脂蟾毒配基在水烫过程中不被破坏，而且有可能使蟾皮内蟾毒成分水解为脂蟾毒配基[21-24]。

【制剂研究】**1. 含量测定**

（1）高效液相色谱法：蟾皮的含量测定方法主要有高效液相色谱法和薄层色谱扫描法。研究表明华蟾毒精（约5%）、脂蟾毒配基（约3.4%）是2个主要的蟾蜍内酯类化合物。以Econosphere-C_{18}柱为色谱柱，以乙腈-水（50：50）为流动相，用高效液相色谱法分离测定华蟾素注射液中蟾毒灵、华蟾毒精、脂蟾毒配基等成分的含量。取蟾毒灵、华蟾毒精、脂蟾毒配基为对照品用甲醇溶解配制成适当标准品溶液，醋酸乙酯分离提取华蟾素中脂溶性成分，经二极管阵列检测，华蟾素浓缩液脂溶性提取物在与对照品几乎相同时间上有峰出现，并且其紫外吸收图谱与对照品的完全相同。

采用高效液相色谱法测定药材干蟾皮中华蟾酥毒基和脂蟾毒配基的含量，以Kromasil-C_{18}（250 mm×4.6 mm，5 μm）为色谱柱；以0.5%磷酸二氢钾溶液-乙腈（50：50），用磷酸溶液调pH至3.2为流动相。结果加样回收率为98.35%，

RSD为1.48%。

采用相同的色谱条件测定安替可胶囊中华蟾毒精和酯蟾酥配基的含量。加样回收率为96.5%，RSD为0.8%。该方法简便、稳定、重现性好、灵敏度高。

另可设色谱条件如下，色谱柱为Diamon-sil TMC$_{18}$柱（250 mm×4.6 mm，5 μm），流动相为甲醇–乙腈–水（体积比为4∶1∶5），流速为1.0 ml/min，检测波长为296 nm，柱温为40℃。经测试所得各对照品峰形良好，分离度均大于1.5，理论板数均不低于4000，拖尾因子均在0.96～1.03。

采用反相–高效液相色谱法测定干蟾皮药材中华蟾毒精的含量，色谱条件如下，采用PhenomenexGemini–C$_{18}$色谱柱（250 mm×4.6 mm，5 μm），流动相为乙腈–水（48∶52），流速为0.8 ml/min，检测波长为296 nm，柱温为35℃。按上述色谱条件测定，理论板数以华蟾毒精峰计算不低于7000，且峰形对称，能达到基线分离的要求，其重现性RSD为1.6%，加样回收率平均值为99.9%，RSD为1.4%。实验所建立的干蟾皮中华蟾毒精含量测定方法准确度高，且操作简便易行。

（2）薄层色谱扫描法：以环己烷–氯仿–丙酮（5∶5∶3）为展开剂，喷以10%硫酸乙醇溶液的显色剂，并采用双波长双光束反射法锯齿扫描法测定华蟾毒精的含量。结果红紫色斑点清晰。在对风油精中华蟾毒精的含量测定时采用薄层色谱–紫外分光光度法。在硅胶GF254板上，以苯–丙酮（7∶3）为展开剂；依照扫描学曲线，确定扫描波长为280 nm，参比波长为335 nm；扫描方式为反射式锯齿扫描（S_X=3）；由加样回收试验数据得该实验结果符合薄层扫描定量测定的要求。

（3）游离总生物碱

1）对照品溶液的制备：准确称取5–羟色胺盐酸盐对照品适量，精密称定，加水制成每1 ml含72 μg的溶液，即得。

2）标准曲线的绘制：精密吸取0.25 ml、0.5 ml、1.0 ml、2.0 ml、4.0 ml，分别置5 ml量瓶中，各加入水至刻度，摇匀。取2 ml上述对照品溶液，加15%对二甲氨基苯甲醛盐酸（由2体积15%对二甲氨基苯甲醛盐酸配制成3体积）溶液2 ml，摇匀，室温放置30 min，以相应试剂为空白，照紫外–可见分光光度法，测定555 nm波长处吸收度。以吸收度为纵坐标，浓度为横坐标，绘制标准曲线。

3）测定法：取本品粗粉约0.3 g，精密称定，置具塞锥形瓶中，加1%冰醋酸溶液25 ml，称定重量，超声处理（功率250 W，频率40 kHz）30 min，取出，放冷，再称定重量，用1%冰醋酸溶液补足减失的重量，摇匀，滤过，取续滤液2 ml，照标准曲线的绘制项下规定的方法制备供试品溶液，依法测定吸收度，从标准曲线上读出供试品溶液中 5–羟色胺的量，计算，即得。

4）计算：本品按干燥品计算，所含游离总生物碱以5–羟色胺（$C_{10}H_{12}N_2O$）盐酸盐计，不得少于0.05%。

（4）蟾蜍噻咛：照高效液相色谱法测定。

1）色谱条件与系统适用性试验：以十八烷基硅烷键合硅胶为填充剂；以乙腈–水溶液（6∶94）为流动相；检测波长为226 nm。理论板数按蟾蜍噻咛峰计算应不低于5000。

2）对照品溶液的制备：取蟾蜍噻咛对照品适量，精密称定，加流动相制成每1 ml含30 μg的溶液，即得。

3）供试品溶液的制备：取本品粗粉约1 g，精密称定，置具塞锥形瓶中，加50%甲醇50 ml，称定重量，超声处理（功率250 W，频率40 kHz）60 min，取出，放冷，再称定重量，用50%甲醇补足减失的重量，摇匀，滤过，即得。

4）测定法：分别精密吸取对照品溶液与供试品溶液各5 μl注入液相色谱仪，测定，即得。

5）计算：本品按干燥品计算，含蟾蜍噻咛不得少于0.03%。

（5）沙蟾毒精：照高效液相色谱法测定。

1）色谱条件与系统适用性试验：以十八烷基硅烷键合硅胶为填充剂，以乙腈为流动相A，以水为流动相B，按表2–104–2中的规定进行梯度洗脱。检测波长为296 nm。理论板数按沙蟾毒精峰计算应不低于5000。

表 2–104–2　沙蟾毒精含量测定的梯度洗脱条件

时间 /min	流动相 A/%	流动相 B/%
0 ～ 5	25	75
5 ～ 25	25 ～ 30	75 ～ 70
25 ～ 30	30 ～ 95	70 ～ 5

2）对照品溶液的制备：取沙蟾毒精对照品适量，精密称定，加甲醇制成每1 ml含100 μg的溶液，即得。

3）供试品溶液的制备：取本品粗粉约1.50 g，精密称定，置具塞锥形瓶中，加甲醇50 ml，称定重量，加热回流1 h，取出，放冷，再称定重量，用甲醇补足减失的重量，摇匀，滤过，即得。

4）测定法：分别精密吸取对照品溶液与供试品溶液各10 μl，注入液相色谱仪，测定，即得。

5）计算：本品按干燥品计算，含沙蟾毒精（$C_{24}H_{32}O_6$）不得少于0.01%。

2. 微球栓塞制剂

蟾皮具有显著的药理特性并有使用剂量少的特点，因而可做成某些动脉或脏器的定向制剂，使其定位缓释。如干蟾皮提取液微球栓塞制剂，此制剂科学的设计，使之选择性地栓塞病灶，在栓塞的同时，充当药库，使局部保持较高的药物浓度，以提高疗效、降低毒性。

3. 注射剂

蟾皮水溶性部位主要含有蟾蜍噻咛、*N*-苯基乙萘胺、氨基酸类化合物，制得的注射剂具有起效迅速、靶向准确等特点。

4. 固体脂质纳米粒

以脂质体作为载体，具有选择性高、靶向性强，减少药物剂量、降低毒性及副作用的特点。目前，对蟾皮脂质体剂型及质量控制方法已有研究。

5. 凝胶剂

采用冷冻干燥技术保持蟾皮药材体液性状，同时可保护蛋白质等生物活性成分，超微粉碎后粒径小于细胞粒径，能够加速有效成分的溶出，以此制备的蟾皮凝胶剂活度适中，质地均匀，涂展性好，透皮性强。

6. 缓释滴丸

蟾皮缓释滴丸具有载药量高、服用次数少、利用度高且有缓释效果的特点。

7. 口服液

蟾皮水溶性部位含有蟾蜍噻咛等主要成分，制得的口服液具有给药量大、安全有效的特点[25-28]。

【药理作用】**1. 抗肿瘤作用**

蟾毒灵能够通过下调细胞周期相关蛋白的表达，诱导人肝癌细胞Hep G2细胞阻滞于G_2/M期，同时有研究表明人白血病多药耐药K562/VCR细胞株对蟾毒灵无交叉耐药性。脂蟾毒配基对裸鼠的海拉宫颈癌移植瘤有明显的抑瘤作用。

2. 抑制肿瘤细胞增殖和转移

采用磺酰罗丹明B和噻唑蓝（MTT）比色法观察皮质类固醇结合球蛋白（CBG）对人肝癌细胞Bel-7402、宫颈癌细胞HeLa、乳腺癌细胞MCF-7、胃癌细胞BGC-a823和白血病淋巴细胞HL60增殖的影响，结果显示CBG对多种肿瘤细胞的增殖均有明显的抑制作用，以Bel-7402和海拉细胞最为敏感。Xu等人通过细胞增殖与CCK-8活性检测分析CBG对人肝癌细胞系Hep G2和SMMC-7721细胞活力的影响，继而采用猪巨细胞病毒搭载细胞外调节激酶pCMV-ERK质粒、瞬时转染和聚合酶链式反应（PCR）研究CBG抑制Hep G2和SMMC-7721细胞增殖作用的分子机制。结果显示，给予5 μmol/L CBG 24 h后，Hep G2/pCMV-ERK和SMMC-7721/pCMV-ERK细胞的存活率高于Hep G2和SMMC-7721细胞，提示细胞外信号调控的蛋白激酶（extracellular signal-regulated kinase，ERK）的过度表达拮抗了CBG的抗增殖效应；免疫印迹（Western blot）结果显示CBG减少了Hep G2和SMMC-7721细胞ERK磷酸化并下调原癌基因C-myc的表达，且ERK和C-myc在Hep G2/pCMV-ERK和SMMC-7721/pCMV-ERK细胞中的表达水平高于Hep G2和SMMC-7721细胞。因此，CBG通过抑制ERK磷酸化并下调下游转录因子C-myc进而抑制Hep G2和SMMC-7721细胞的增殖。以人结肠癌细胞HCT116为研究对象，通过亚细胞蛋白质组分测定和免疫荧光染色研究皮层蛋白的表达并观察CBG治疗细胞的位置变化，发现CBG抑制HCT116细胞皮层肌动蛋白的表达、mRNA转录、蛋白质合成；在给予CBG后的HCT116细胞中观察到皮层蛋白核易位，表明CBG干扰了皮层蛋白共定位到细胞骨架蛋白，体内结果亦显示相似结果。因此，CBG很可能通过干扰皮层蛋白调节的细胞运动抑制癌症细胞的增殖和转移。

3. 诱导肿瘤细胞凋亡

细胞凋亡是由体内外因素触发细胞内预存的死亡程序而导致的细胞自主有序的死亡过程，表现为成片细胞坏死、内质网肿胀、线粒体肿大呈空泡样、溶酶体增多等细胞结构改变。

（1）增加细胞内钙离子浓度：运用Hoechst 33342染色测定细胞凋亡，使用激光共聚焦显微镜和荧光分光光度计测定细胞内游离钙离子浓度。结果显示，给予CBG 24 h后，Hep G2和SMMC-7721，细胞从培养板脱落、收缩，形成小凋亡体，细胞内钙离子的荧光强度增加。钙离子荧光探针Fura-2AM结果亦显细胞内钙离子浓度增加，提示CBG通过增加Hep G2和SMMC-7721细胞内钙离子浓度；促进细胞凋亡。

（2）调控Bcl-2/Bax及caspase蛋白酶活性：Bcl-2基因是1种原癌基因，具有抑制凋亡的作用。Bcl-2可与促凋亡基因Bax形成二聚体，若Bax相对量高于Bcl-2，则Bax同源二聚体的数量增多，促进细胞死亡；若Bcl-2相对量高于Bax，则促进形成Bcl-2/Bax异二聚体，并使Bcl-2同源二聚体的量增多，抑制细胞死亡。凋亡过程中caspase活性的变化亦对细胞凋亡起着关键作用。caspase在细胞内以无活性的酶原存在，当凋亡过程启动后，信号被传导至caspase酶原，使其部分发生水解，形成具有活性的caspase，然后各caspase被激活，导致细胞凋亡。为探究CBG作用机制，进行CBG作用于人骨肉瘤细胞U-2OS的实验，实验设空白对照组（单纯U-2OS）、实验组（100 nmol/L CBG）、对照组（100 nmol/L，CBG联合caspase抑制剂Z-VAD-FMK）。实验组凋亡率显著高于对照组和空白对照组，Western blot结果显示，与对照组相比，各浓度促凋亡蛋白活化型caspase-3、活化型caspase-9、Bax均上调，抗凋亡蛋白Bcl-2下调，Bax/Bcl-2上调，说明CBG作用机制可能与线粒体介导的凋亡途径有关。

（3）诱导死亡受体介导的细胞凋亡：自杀相关因子（factor associated suicide，Fas）细胞表面的死亡受体，通过死亡刺激激活诱导细胞凋亡。FasL是Fas在人体内的天然配体，属于肿瘤坏死因子（tumor necrosis factor，TNF）家族的Ⅱ型跨膜蛋白，主要在激活的T细胞、NK细胞、部分肿瘤细胞表面表达。Fas与其配体FasL结合活化，传导凋亡信号进而诱导细胞凋亡。CBG对3种前列腺癌细胞（激素依赖性LNCAP细胞、激素非依赖性DU145和PC3细胞）促凋亡的信号传导机制，结果表明在DU145和PC3细胞中Fas蛋白表达高于LNCAP细胞，进一步将Fas小干扰RNA转染到3种前列腺癌细胞中，给予CBG后细胞活力增加且Fas蛋白的表达下降，说明CBG通过外源性死亡受体途径诱导细胞凋亡。

（4）GSK-3β/NF-κB途径：CBG治疗后骨肉瘤细胞系（U-2OS细胞）中X连锁凋亡抑制蛋白（X-linked inhibitor of apoptosis protein，XI-AP）、肿瘤凋亡抑制因子CIAP-1、Survivin、Bcl-2表达水平均显著降低，而Bax和活化型凋亡蛋白PARP水平增加。此外，免疫印迹显示，暴露于不同浓度的CBG后，核p65蛋白表达下降，而GSK-3β磷酸化增加。GSK-3β组成型活化形式的传导可以阻止CBG治疗后p65的下调和活化型PARP的上调。因此，结论支持GSK-3β/NF-κB途径参与CBG诱导的细胞凋亡。

（5）缺氧诱导因子-1α亚基（HIF-1α）途径：研究发现CBG诱导肿瘤细胞凋亡在人结肠癌细胞HCT116中是caspase-3非依赖型途径。进一步的Western blot、RT-PCR、瞬时转染、多通路报告基因分析及在体小鼠移植瘤模型证实，CBG诱导肿瘤细胞凋亡很可能通过HIF-1α进行调节。

（6）激活氯通道：CBG浓度依赖性的诱导鼻咽癌细胞凋亡并诱使细胞产生凋亡性容积减小，同时激活氯通道，产生无明显外向优势的氯电流。上述现象均可被氯通道阻断剂5-硝基-2-（3-苯丙胺基）苯甲酸（NPPB）抑制。因此，氯通道的激活可能在CBG诱导细胞凋亡的抗肿瘤机制中起到重要作用。

4. 抑制肿瘤血管生成

癌症的早期阶段，癌细胞的增殖失控导致营养物质和氧供应不足，细胞大量死亡。肿瘤分泌的血管生成分子刺激了原先存在的脉管系统形成新的功能性血管，肿瘤细胞一旦获得诱导血管生成的能力，肿瘤（通常为恶性肿瘤）就迅速发展。研究显示一定剂量的CBG可抑制毛细管的生成、使血管内皮细胞阻滞于G_2/M期而抑制细胞增殖，从而抑制毛细管样网络形成。

5. 增强机体免疫力

在不同类型癌症疾病的免疫微环境和肿瘤发生之间存在密切的关系。采用小鼠黑色素瘤B16细胞为模型，探究CBG增强肿瘤特异性免疫的作用机制。CBG可能具有通过上调肿瘤细胞LMP和TAP分子表达来提高肿瘤自身免疫原性的潜能。

6. 阻断细胞周期进程

细胞分裂周期调控是一个复杂的生物过程。许多癌基因、抑癌基因直接参与细胞周期调控或本身就是细胞周期调控的主要成分。细胞周期蛋白A（cyclin A）存在于细胞核内，在DNA合成的G_1晚期出现，可与相应的细胞周期素依赖性激酶CDK2、CDC2特异性结合参与细胞DNA复制，完成细胞正常分裂。cyclin A/CDK2/CDC2复合物可使细胞顺利完成并通过S_1、G_2/M期完成细胞增殖。

采用流式细胞仪观察CBG对HeLa细胞周期的影响，结果显示不同浓度CBG与HeLa细胞作用72 h后，G_2/M期的HeLa细胞由18.3%增加到35.7%，而G_0/G_1期的HeLa细胞由52.2%降至25.7%，证明CBG可使HeLa细胞周期阻滞在G_2/M期。用碘化丙啶（propidium iodide，PI）染色检测细胞周期，给予CBG后，Hep G2和SMMC-7721细胞中处于S期的比例增加，提示CBG可能改变了细胞周期的分布，诱导S期细胞周期停滞。实时定量荧光PCR及Western blot结果显示增殖细胞核抗原（PCNA）、cyclin A、CDK2表达下调，而细胞周期蛋白依赖性激酶抑制剂P21^{CIP1}的表达上调。因此，CBG诱导Hep G2和SMMC-7721细胞S期阻滞是通过下调PCNA、cyclinA、CDK2，同时上调P21^{CIP1}实现的。

7. 促进活性氧产生

肿瘤细胞内存在氧化还原失衡，表现为活性氧的水平比正常细胞高、抗氧化酶活性降低。活性氧通过脂质过氧化、DNA损伤和蛋白质破坏等过程介入肿瘤的形成，高浓度诱导细胞凋亡，低浓度促进增殖甚至癌变。研究显示，CBG激活U266细胞中的ERK、c-Jun氨基端蛋白激酶（c-Jun *N*-terminal kinase，JNK）和p38丝裂原活化蛋白激酶（p38MAPK）活性，这种情况可以被*N*-乙酰半胱氨酸（NAC）阻断，提示CBG是通过调控活性氧的产生进而激活MAPKs介导的信号通路抑制细胞增殖及诱导细胞凋亡。

8. 自噬介导的细胞死亡

自噬也称为Ⅱ型细胞死亡，是一种非半胱天冬酶依赖的细胞死亡形式。运用GFP-LC3b绿色荧光质粒转染和透射电子显微镜研究自噬对U-2OS细胞的影响。自噬体的形成、GFP-LC3荧光颗粒的蓄积、LC3-Ⅱ/LC3-Ⅰ水平的上调证明了CBG治疗的细胞中自噬现象的存在。Western blot表明CBG诱导了JNK和p38信号通路的磷酸化以及ROS的生成，JNK和p38抑制剂抑制了细胞凋亡和自噬相关蛋白的共存，同时活性氧清除剂可阻止JNK和p38信号通路的磷酸化。因此，CBG通过激活ROS/JNK/p38途径引起U-2OS肿瘤细胞凋亡和自噬性细胞死亡[29-37]。

【现代临床】**1. 治疗慢性气管炎**

取活蟾蜍将皮完整剥下，烤干研末，陈蜜制为丸或装胶囊。每次口服1 g，每日2次。10 d为1个疗程，停药5 d，续服第二个疗程。观察334例，经第一个疗程后，有效率为69.7%，2个疗程的有效率为70%。本品止咳、祛痰作用优于平喘。

2. 治疗恶性肿瘤

用蟾皮、儿茶各0.4 g，元胡0.2 g，共研细末压片。每次1.0 g，日服1次。连服2周后，每次增加0.2～0.4 g，直至3周为1个疗程。此药对各型胃癌均有不同程度的疗效，对溃疡癌变的疗效最好。对胃癌合并幽门梗阻的疗效最差。胃癌患者服后能止血、止疼、促进食欲，并有缩小瘤块、消除腹水的效果。临床可根据病情，在有利时期，配合应用中药、西药或手术综合治疗。经治疗胃癌48例，临床痊愈5例，显效10例，好转27例，效果不明显需并用手术者6例。

用活蟾蜍剥皮，连头及眼睛一起剥下，挑破表面腺体颗粒，将蟾皮表面贴敷癌肿处皮肤上，如为深部癌症，按穴位贴敷，外盖油纱布，再覆以清洁纱布固定。每日敷2次。另以鲜蟾皮晒干，黄沙炒脆，研粉制成丸，每粒0.3 g，每次3～5粒，日服3

次，饭后服用。或并用鲜蟾皮针剂，每次肌内注射2 ml（约含鲜皮2 g），每日1～2次。用上述方法治疗食管癌、肝癌、乳腺癌、白血病及淋巴瘤等267例（同时配合中药及化疗等综合治疗），近期好转99例（37.1%），恶化60例（22.5%），无变化56例（21%），死亡52例（19.4%）。

用鲜蟾皮注射液作局部瘤体注射，同时口服魔芋煎剂，疗程共3个月。试治宫颈癌2例，治后检查宫颈光滑，阴道涂片及宫颈活检均阴性，达到临床痊愈。其中1例经手术做全子宫切除，宫颈连续切片亦未见肿瘤组织。

用蟾蜍1只剥皮焙干研细末，分为10～15包。每次1包，日服3次。同时用鲜蟾皮贴敷脾区。1例霍奇金病治疗后症状显著好转，体温恢复正常，周身淋巴结缩小，肿大肝脾缩小，血象有所改善（治疗中曾同时给予可的松、土霉素及一般支持疗法）。

用新鲜蟾蜍皮一整张，煎成100 ml，每日3次分服；或将蟾蜍皮用文火焙干研粉，装胶囊（每粒约含0.25 g），每次2～3粒，每日2～4次。治疗结直肠癌患者17例，多数采用蟾蜍皮加手术切除。其中4例经剖腹探查证实为晚期结直肠癌广泛转移，治疗后，临床症状消失，经1年多随访，均已参加劳动。

治疗晚期癌的研究中以中华大蟾皮粉、当归等共为细末，精制成的消瘤胶囊。资料结果显示消瘤胶囊对晚期肿瘤具有较好的治疗作用，总有效率达87%，同时改善和缓解症状。

以自制蟾皮胶囊丸治疗100例术后AFP未转阴及短暂转阴后又上升的肝癌患者，临床显效率达7.0%，说明蟾皮胶囊丸具有一定的临床疗效。蟾皮胶囊丸能降低AFP滴度，抑制肿瘤复发的作用；长期服用能够延长部分肝癌患者的生存期。

3. 促进伤口愈合

鲜蟾皮外敷可促进糖尿病足创面愈合，抑制糖尿病患者体表感染扩散。

4. 止痛

用华蟾素治疗癌性疼痛，采用前瞻性任意选择法分为3组，即华蟾素常规剂量组（A组，79例）、华蟾素大剂量组（B组，64例）和美施康定组（C组，63例）。结果A组显效47例，有效28例，无效4例，总有效率为94.4%；B组显效43例，有效19例，无效2例，总有效率为96.9%；C组显效41例，有效15例，无效7例，总有效率为88.9%。卢文娜等人用华蟾素治疗骨转移癌疼痛32例，结果完全缓解7例（21.9%），部分缓解13例（40.6%），轻微疗效6例（18.8%），无效6例（18.8%），总有效率62.5%，止痛时间最早4 h，最晚8 d，一般2～4 d出现骨痛缓解，停药后可维持15～30 d无痛。施俊等用华蟾素注射液穴位注射治疗晚期消化道肿瘤疼痛17例，方法取双侧足三里，每侧1 ml穴位注射，隔日1次，连续10次为1个疗程，总有效率为64.7%；而对照组（穴位注射等量生理盐水）总有效率为33.3%，两组比较有显著性差异（$P<0.05$）。

5. 治疗流行性腮腺炎

根据患者病灶部位大小适当用皮。将活蟾蜍的皮完整脱下后，迅速将内皮面（带有蟾酥液面）贴敷息处，用胶布固定，每24 h换1次。正确贴敷后，1 h后疼痛减轻，24 h后局部炎症缓解。共治11例，总有效率100%，治疗期间未见不良反应。将其蟾蜍皮剥下贴于患处，每日换1次，治疗急性腮腺炎及肌内注射后感染，一般3 d痊愈，适用于局部红、肿、热、痛、硬而未化脓者。

6. 治疗皮肤病

用干蟾皮治疗带状疱疹、荨麻疹、黄褐斑、银屑病具有良好的疗效。

7. 治疗男科疾病

用干蟾皮配合其他中药治疗男科的前列腺炎、精囊炎、精索静脉曲张取得了明显的效果。

8. 治疗小儿厌食症

蟾皮为蟾蜍之皮，味辛性凉无毒。本品内服可消积杀虫，煎剂用量为4.5 ~ 9 g，丸散用量为0.6 ~ 1.2 g。由于其具消积之功，消食健胃作用较好。目前，小儿饮食多以高糖、高脂肪、高蛋白食物为主，过食“膏粱厚味”势必导致湿热中阻，脾胃功能健运失调，而致厌食。

9. 治疗白血病

用华蟾素联合化疗治疗恶性血液病发现：加用大量华蟾素组治疗前后白细胞及粒细胞的数值变化无显著性差异，而单纯化疗组则差异显著；加用华蟾素后急性白血病和恶性淋巴瘤患者的感染显著减少，并且平均使用抗生素时间缩短。提示该药有助于减轻恶性血液病化疗时对骨髓的抑制，对骨髓正常造血细胞的恢复有一定的帮助；且能预防联合化疗时感染的发生，并增加抗生素抗感染的效果。

10. 治疗乙型肝炎

将120例慢性乙型肝炎病人随机分为治疗组及对照组各60名，两组患者均用常规治疗方法，仅治疗组加用华蟾素穴位注射，每周2次，3个月为1个疗程，观察2 ~ 3个疗程。观察治疗前后患者症状、体征、肝功能、乙肝病毒病原及基因学、血中免疫球蛋白水平变化情况。结果治疗组治疗后患者症状、体征消失，肝功能正常，乙型肝炎病毒（HBV）及乙型肝炎病毒基因（HBV-DNA）阴转率明显优于对照组，血中免疫球蛋白水平正常率明显优于对照组[38-47]。

【编者评述】 蟾皮的抗癌作用在近年来获得了广泛关注，但作为药材，其新药研发程度落后，复方产品较少，应大力推进蟾皮的药理药性研究及新药研发。蟾皮药材供不应求，应大力发展蟾蜍的人工养殖，以保护野生资源，解决药材的来源问题。

参考文献

[1]程宏明，蔡振世，邱鹰昆，等．HPLC-MS/MS 法同时测定大鼠血浆中 3 种蟾皮主要活性成分[J]．厦门大学学报（自然科学版），2012，51（3）：381-385.

[2] 曾洋，张爱军，文筱．干蟾皮的研究进展［J］．中国医药科学，2011，1（15）：29-31.

[3] 张振海，王晋艳，陈彦，等．不同品种及产地蟾皮中抗肿瘤活性成分含量比较［J］．中华中医药杂志，2011，26（11）：2698-2701.

[4]王晓东，严子平，张莉，等．蟾皮提取分离方法及有效成分的研究进展[J]．武警医学院学报，2011，20（12）：1009-1011，1016.

[5] 王元清，严建业，喻林华．蟾皮的化学成分与临床应用研究进展［J］．时珍国医国药，2009，20（5）：1213-1214.

[6] 辛少鲲，司南，王宏洁，等．蟾皮中亲水性成分的化学研究［J］．中国中药杂志，2016，41（20）：3767-3772.

[7]艾颖娟，王东，代英辉，等．HPLC 法测定蟾皮中蟾毒配基类成分的含量[J]．沈阳药科大学学报，2009，26（4）：290-292，315.

[8] 王毅刚，谷淑玲．RP-HPLC 法测定干蟾皮药材中华蟾酥毒基的含量［J］．药物分析杂志，2009，29（7）：1172-1174.

[9] 曹徐涛，王东，王娜，等．蟾皮中蟾毒配基类成分的分离与鉴定［J］．沈阳药科大学学报，2009，26（10）：778-781.

[10] 高波，周严严，赵海誉，等．特征图谱法测定蟾皮药材中沙蟾毒精等 4 种活性成分的含量[J]．中国实验方剂学杂志，2017，23（23）：57-61.

[11] 徐洪锋，吴国清．干蟾皮药材中华蟾酥毒基的测定［J］．海峡药学，2013，25（2）：48-49.

[12] 陈伟．干蟾皮药材中华蟾酥毒基的含量测定［J］．中国医药导报，2013，10（17）：116-118.

[13]周谧，傅兴圣，朱琳，等．干蟾皮药材质量标准研究［J］．药学与临床研究，2017，25（3）：209-212.

[14]赵旭，汪坤，王楠斐．响应面法优化干蟾皮的提取工艺[J]．中国现代中药，2017，19（2）：256-259.

[15] 段林瑞，张笑恺，曹蔚，等．不同产地蟾皮药材的 HPLC 指纹图谱研究［J］．中药材，2012，35（2）：182-187.

[16] 金叶，吴永江，刘雪松，等．蟾皮提取液浓缩过程中吲哚类生物碱等多指标近红外快速检测研究［J］．中国药学杂志，2012，47（9）：712-717.

[17] 王宏洁，杨立新，高波，等．高效液相色谱法测定不同种蟾皮中蟾蜍噻咛的含量［J］．中国中医药信息杂志，2012，19（11）：44-45.

[18] 张国平，张晓萍，张晓嫚，等．蟾皮中蟾蜍噻咛的超声提取工艺研究［J］．时珍国医国药，2011，22（8）：1904-1905.

[19] 曹蔚，李瑛，段林瑞，等．蟾皮药材质量标准研究［J］．陕西中医，2012，33（11）：1539-1541.

[20] 樊佳佳，宋明，宋驰，等．中药材蟾皮及其混伪品的DNA条形码鉴定研究［J］．中国药学杂志，2015，50（15）：1292-1296.

[21] 霍雨佳，孙萍，李慧．正交试验法优选蟾皮中吲哚类生物碱的提取工艺［J］．山东中医药大学学报，2012，36（6）：536-538.

[22] 昝日增，胡万杨，黄玉叶，等．干蟾皮中蟾毒内酯类成分的提取工艺研究［J］．中草药，2011，42（7）：1330-1333.

[23] 严子平，彭国宇，张莉，等．多指标综合评价优选蟾皮脂溶性成分提取工艺［J］．解放军药学学报，2012，28（5）：400-403.

[24] 黄玉叶，宋霄宏．蟾皮的提取和含量测定及临床应用研究进展［J］．中华中医药学刊，2011，29（7）：1636-1638.

[25] 娄月芬，陆锦芳．干蟾皮提取液微球栓塞剂的制备与性质考察［J］．医药导报，2007（5）：535-537.

[26] 彭璇．Plackett-Burman联用正交设计优选干蟾皮总生物碱纯化工艺［J］．四川中医，2014，32（2）：74-77.

[27] 谢红梅，赵丹丹，李雅雅，等．蟾皮凝胶剂制备工艺优选及体外透皮性能考察［J］．中国实验方剂学杂志，2014，20（12）：20-24.

[28] 严子平，张磊，张莉，等．蟾皮提取物固体脂质纳米粒的制备工艺研究［J］．武警后勤学院学报（医学版），2017，26（1）：37-41.

[29] 王元清，严建业，罗堃，等．蟾皮提取物抑菌活性与稳定性研究［J］．食品与机械，2011，27（5）：120-122.

[30] 何锦晶，黄绳武．蟾皮缓释滴丸质量标准及初步稳定性研究［J］．中国现代应用药学，2016，33（5）：557-561.

[31] 罗建江，李向林．干蟾皮醇提物对A549和NCI-H460肺癌细胞活性的影响［J］．上海中医药大学学报，2016，30（4）：57-60.

[32] 陈才法，缪进，李景辉，等．蟾酥、蟾皮、蟾衣提取物对心肌细胞膜ATP酶的影响［J］．四川动物，2008（3）：393-395.

[33] 曹伟，刘聪燕，陈彦，等．蟾皮活性组分的分离与体外抗肿瘤活性考察［J］．中国实验方剂学杂志，2013，19（24）：17-20.

[34] 陈贵兵，李荣，夏绍友．蟾皮华蟾毒配基组分体外对肿瘤及正常细胞株的抑制作用［J］．天津中医药大学学报，2017，36（2）：128-131.

[35] 乔翠霞，张新峰，程旭峰，等．干蟾皮提取物对胃癌肝转移裸鼠CXCL12-CXCR4轴的影响［J］．辽宁中医杂志，2017，44（8）：1736-1738.

[36] 唐晓霞，贾燕丽，田港，等．干蟾皮中酯蟾毒配基和华蟾酥毒基的纯化及其体外抗结肠癌

活性的研究［J］. 中华中医药学刊，2015，33（9）：2243-2245.

［37］孙凌飞，申文江. 蟾皮提取液对肾癌细胞凋亡及 Fas、FasL 和 bcl-2 表达的影响［J］. 中国医药导刊，2000（5）：32-33.

［38］孙红霞. 鲜蟾皮促进糖尿病足创面愈合的效果评价［J］. 医学理论与实践，2012，25（20）：2565.

［39］张晓义，何红，崔世维，等. 鲜蟾皮外敷治疗糖尿病患者体表感染的疗效观察［J］. 护士进修杂志，2009，24（21）：1990-1991.

［40］凌士亮. 自拟复方蟾皮胶囊联合卡培他滨治疗晚期胃癌 40 例临床分析［J］. 中国煤炭工业医学杂志，2009，12（11）：1782-1783.

［41］张晓义，唐祝奇，刘春，等. 鲜蟾皮外敷促进糖尿病大鼠皮肤溃疡愈合的实验研究［J］. 交通医学，2013，27（5）：435-438.

［42］林冬梅，杨洪兴. 蟾皮治痈 36 例［J］. 中国民间疗法，2000（7）：48-49.

［43］殷常春. 蟾皮止痛膏治疗癌性疼痛 28 例［J］. 中医外治杂志，2000（6）：10-11.

［44］张渝均，郝传传，贾先红. 隔蟾皮灸治疗胃癌术后并发症 32 例临床观察［J］. 中医临床研究，2017，9（1）：27-28.

［45］杨学峰，李秋荐. 鲜蟾皮外敷合中药治疗肝癌 28 例［J］. 中国民间疗法，2002（3）：26-27.

［46］朱树宽. 干蟾皮治疗男科病验案 3 则［J］. 新中医，2004（11）：66-67.

［47］朱树宽，郭新. 干蟾皮在顽固性皮肤病中的应用［J］. 浙江中医杂志，2005（10）：457-458.

105 鳖甲胶 | Biejiajiao

4 · 558

COLLA CARAPACIS TRIONYCIS

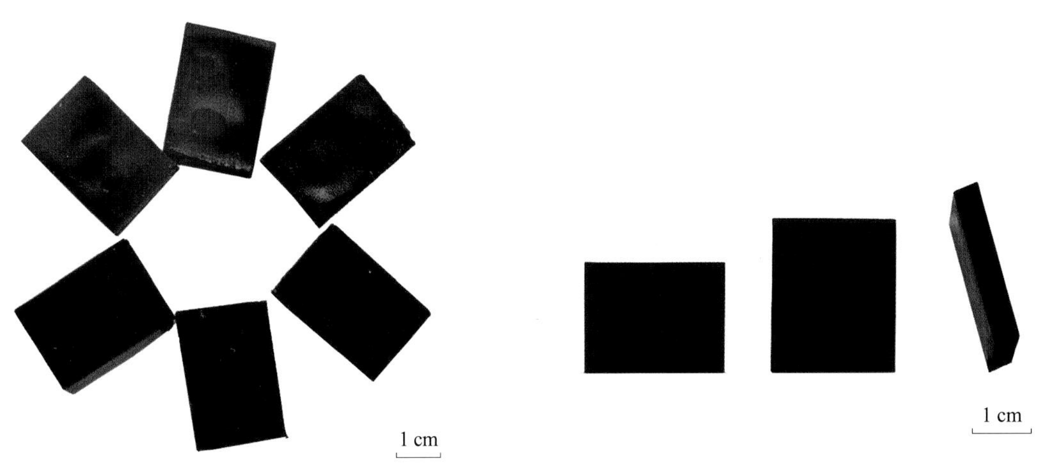

图 2-105-1 鳖甲胶

【药典沿革】 首载于2010年版一部附录Ⅲ第27页“成方制剂中本版药典未收载的药材和饮片”下，规定其为鳖甲经煎煮、浓缩制成的固体胶。2015年版四部第424页、2020年版四部第558页均有相同规定。

【本草考证】 始载于元代《卫生宝鉴》。鳖甲入药始载于汉代《神农本草经》，列为中品。明代《本草纲目》载：“鳖，甲虫也，水居陆生。穹脊连胁，与龟同类。四缘有肉裙，故曰：龟，甲里肉；鳖，肉里甲。无耳，以目为听。”结合其附图及我国鳖科现有分布状况及形态特征，可以认定古代所用鳖甲基原动物为鳖科中华鳖，与现规定一致。

【药材来源】 鳖甲经煎煮、浓缩制成的固体胶。

【性味归经】 咸，微寒。归肺、肝、肾经。

【功能主治】 滋阴退热，软坚散结。用于阴虚潮热，虚劳咯血，久疟、疟母，痔核肿痛，血虚经闭。

【化学成分】 主含氨基酸类成分，即天冬氨酸、苏氨酸、丝氨酸、谷氨酸、甘氨酸、丙氨酸、胱氨酸、缬氨酸、甲硫氨酸、异亮氨酸、亮氨酸、酪氨酸、苯丙氨酸、赖氨酸、组氨酸、精氨酸、脯氨酸，其中甘氨酸和脯氨酸最多，达18.0%和10.5%，组氨酸和酪氨酸含量最少，为0.461%和0.542%，不同动物制成的胶类制品中，阿胶必需氨基酸含量最高，鳖甲胶含量最低[1]。

【药理作用】 **1. 改善高脂血症大鼠血液流变性**

采用酒饮复合高糖高脂多因素致大鼠实验性高脂血症模型，设空白组、模型组、辛伐他汀阳性对照组及胶类给药组，SD大鼠连续36周喂养造模，造模成功后给予鳖甲胶等相应药物，鳖甲胶分为两个剂量组，即低剂量（0.31 g/kg）组、高剂量（1.88 g/kg）

组，连续给药2周。发现与正常对照组比较，模型对照组大鼠体重增长较缓慢，摄食量减少，但无明显差异，黏度（以全血切变率计）50/S、黏度30/S、黏度3/S、全血低切流阻、全血中切流阻和卡松屈服应力明显升高，甘油三酯（TG）、低密度脂蛋白胆固醇（LDL-C）明显升高；与模型对照组比较，给药2周，各给药组大鼠体重和摄食量均有所增加，各给药组血清TG、LDL-C有一定的下降趋势，鳖甲胶高剂量组黏度50/S、黏度30/S、黏度3/S、全血低切流阻、全血中切流阻和卡松屈服应力明显降低，鳖甲胶低剂量组血沉方程K值明显降低，表明鳖甲胶能一定程度减轻高脂血症症候，改善高脂血症大鼠厌食症状，且不会引起高脂血症大鼠血脂进一步升高，能一定程度上改善高脂血症大鼠血液流变学[2]。

2. 提升血红蛋白含量

将小白鼠分为对照组和实验组，实验组每只灌胃20%鳖甲胶 0.5 ml，对照组灌胃等量蒸馏水，连续给药11 d，尾静脉采血测试血红蛋白含量，发现10只实验组小鼠血红蛋白OD值为0.432 ± 0.0365，而对照组为0.384 ± 0.0323，表明鳖甲胶能显著增加血红蛋白含量[1]。

【现代临床】**1. 肝硬化**

使用柴胡、石斛、鳖甲胶、党参各10 g，当归、益母草、丹参、茯苓、商陆、郁金各15 g，生地黄20 g，生甘草8 g，大枣5枚，将以上药物（除鳖甲胶）煎煮2次，第1次煎1.5 h，第2次煎1 h，2次滤液混合后洋入鳖甲胶，浓缩至200 ml制成“消臌灵”，每日2次，每次服100 ml，30 d为1个疗程治疗肝硬化，总有效率为96.7%，具有较好的提高血浆蛋白总量，纠正蛋白倒置和降低门脉高压的作用[3]。

2. 风湿病

以羌活、独活、川芎、红花、续断、鹿角胶、鳖甲胶等10多种药物制为“风湿液”，成人每日服3次，每次10 ml，10岁左右儿童每日服2次，每次3 ml，均宜饭后服，30 d为1个疗程，对久病或重病患者，加大剂量，每次15 ml，每日3次，用于治疗60例风湿性关节炎，类风湿关节炎、肩周炎、骨质增生症、软组织损伤、腰椎间盘突出症等风湿类疾病，有效率为91.67%，按疗效高低有效率依次为：肌肉酸楚、麻木、筋脉拘挛、关节疼痛肿胀、腰膝酸楚[4]。

【编者评述】鳖甲胶临床应用较少，一般胶类多用阿胶和龟甲胶。其胶类制品的药理作用、临床应用可进一步研发。

参考文献

[1] 王龙，张晓华，吴祖道，等．六种补胶的比较研究[J]．中国中药杂志，1992(1)：48-50，65.

[2] 杨敏春，李清林．阿胶、鳖甲胶对高血脂症大鼠血脂水平及血液流变学的影响［J］．中华中医药学刊，2016，34（4）：849-854.
[3]“消臌灵”治肝硬化［J］．江苏中医，1992（2）：47.
[4] 郑彩香．风湿液临床疗效观察［J］．黑龙江中医药，1999（1）：34.

附录 1 《中国药典》2020 年版一部、四部所载药用动物保护状态

编号	动物中文名	动物拉丁学名	CWKSP(2021)*	IUCNRL(2021.1)*	CITES (2019)*	RLCV(2015)*
1	蝽科九香虫	*Aspongopus chinensis* Dallas				
2	鳖蠊科地鳖	*Eupolyphaga sinensis* Walker				
3	鳖蠊科冀地鳖	*Steleophaga plancyi*（Boleny）				
4	瘿绵蚜科五倍子蚜	*Melaphis chinensis*（Bell）Baker				
5	蚶科毛蚶	*Arca subcrenata* Lischke				
6	蚶科泥蚶	*Arca granosa* Linnaeus				
7	蚶科魁蚶	*Arca inflata* Reeve				
8	牛科牛	*Bos taurus domesticus* Gmelin				
9	游蛇科乌梢蛇	*Zaocys dhumnades*（Cantor）				VU A2bcd+3d+4d
10	牛科水牛	*Bubalus bubalis* Linnaeus				
11	水蛭科水蛭（日本医蛭）	*Hirudo nipponica* Whitman				
12	水蛭科蚂蟥（宽体金线蛭）	*Whitmania pigra* Whitman				
13	水蛭科柳叶蚂蟥（尖细金线蛭）	*Whitmania acranulata* Whitman				
14	鲍科杂色鲍	*Haliotis diversicolor* Reeve				
15	鲍科皱纹盘鲍	*Haliotis discus hannai* Ino				
16	鲍科羊鲍	*Haliotis ovina* Gmelin				
17	鲍科澳洲鲍	*Haliotis ruber*（Leach）				

续表

编号	动物中文名	动物拉丁学名	CWKSP(2021)*	IUCNRL(2021.1)*	CITES (2019)*	RLCV(2015)*
18	鲍科耳鲍	*Haliotis asinina* Linnaeus				
19	鲍科白鲍	*Haliotis laevigata*（Donovan）				
20	麦角菌科冬虫夏草菌	*Cordyceps sinensis*（Berk.）Sacc.				
21	钜蚓科参环毛蚓	*Pheretima aspergillum* (E.Perrier)				
22	钜蚓科通俗环毛蚓	*Pheretima vulgaris* Chen.				
23	钜蚓科威廉环毛蚓	*Pheretima guillelmi* (Michaelsen)				
24	钜蚓科栉盲环毛蚓	*Pheretima pectinifera* Michaelsen				
25	蜡蚧科白蜡蚧（白蜡虫）	*Ericerus pela*（Chavannes）Guerin				
26	人	*Homo* sp.				
27	钳蝎科东亚钳蝎	*Buthus martensii* Karsch				
28	牡蛎科长牡蛎	*Ostrea gigas* Thunberg				
29	牡蛎科大连湾牡蛎	*Ostrea talienwhanensis* Crosse				
30	牡蛎科近江牡蛎	*Ostrea rivularis* Gould				
31	龟科乌龟	*Chinemys reevesii* (Gray）	二级（野生）	EN A2bcd+4bcd	附录Ⅲ	EN A1cd+2bcde+3cd+4cd
32	马科驴	*Equus asinus* L.				
33	雉科家鸡	*Gallus gallus domesticus* Brisson				
34	眼镜蛇科银环蛇	*Bungarus multicinctus* Blyth		LC		EN A1bcd+2bcd+3bd（台湾 NT）
35	珍珠贝科马氏珍珠贝	*Pteria martensii*（Dunker）				
36	蚌科三角帆蚌	*Hyriopsis cumingii*（Lea）		LC		
37	蚌科褶纹冠蚌	*Cristaria plicata*（Leach）		LC		
38	蛙科中国林蛙	*Rana temporaria chensinensis* David		LC		NT

续表

编号	动物中文名	动物拉丁学名	CWKSP(2021)*	IUCNRL(2021.1)*	CITES (2019)*	RLCV(2015)*
39	海龙科刺海马	*Hippocampus histrix* Kaup	二级（野生）	VU A2cd+4cd	附录Ⅱ	
40	海龙科线纹海马	*Hippocampus kelloggi* Jordan et Snyder	二级（野生）	VU A2cd	附录Ⅱ	
41	海龙科大海马	*Hippocampus kuda* Bleeker	二级（野生）	VU A2cd+3cd+4cd	附录Ⅱ	
42	海龙科三斑海马	*Hippocampus trimaculatus* Leach	二级（野生）	VU A2bcd+4bcd	附录Ⅱ	
43	海龙科小海马	*Hippocampus japonicus* Kaup	二级（野生）	VU A2cd+4cd	附录Ⅱ	
44	海龙科刁海龙	*Solenognathus hardwickii* （Gray）		DD		
45	海龙科拟海龙	*Syngnathoides biaculeatus* （Bloch）		LC		
46	海龙科尖海龙	*Syngnathus acus* Linnaeus		LC		
47	乌贼科无针乌贼	*Sepiella maindroni* de Rochebrune		DD		
48	乌贼科金乌贼	*Sepia esculenta* Hoyle		DD		
49	螳螂科大刀螂	*Tenodera sinensis* Saussure				
50	螳螂科小刀螂	*Statilia maculata* （Thunberg）				
51	螳螂科巨斧螳螂	*Hierodula patellifera* （Serville）				
52	游蛇科锦蛇	*Elaphe carinata* （Guenther）				
53	游蛇科黑眉锦蛇	*Elaphe taeniura* Cope				EN A1d+A2bcd+3bcd+4cd（台湾 NT）
54	猪科猪	*Sus scrofa domestica* Brisson				
55	鹿科梅花鹿	*Cervus nippon* Temminck	二级（野生）	LC		CR A1acd；B1ab(i，ii，iii)+2ab(i，ii，iii)
56	鹿科马鹿	*Cervus elaphus* Linnaeus	二级（野生）	LC		CR B1ab(i，ii，iii)+2ab(i，ii，iii)
57	牛科赛加羚羊	*Saiga tatarica* Linnaeus	一级	CR A2acd	附录Ⅱ	EW
58	芫青科黄黑小斑蝥	*Mylabris cichorii* Linnaeus				

续表

编号	动物中文名	动物拉丁学名	CWKSP(2021)*	IUCNRL(2021.1)*	CITES (2019)*	RLCV(2015)*
59	芫青科南方大斑蝥	*Mylabris phalerata* Pallas				
60	帘蛤科文蛤	*Meretrix meretrix* Linnaeus				
61	帘蛤科青蛤	*Cyclina sinensis* Gmelin				
62	壁虎科蛤蚧	*Gekko gecko* Linnaeus	二级		附录Ⅱ	CR A1abcde+2cd+3cd+4bcd
63	蜈蚣科少棘巨蜈蚣	*Scolopendra subspinipes* mutilans L. Koch				
64	胡蜂科果马蜂	*Polistes olivaceous*（DeGeer）				
65	胡蜂科日本长脚胡蜂	*Polistes japonicus* Saussure				
66	胡蜂科异腹胡蜂	*Parapolybia varia* Fabricius				
67	蜜蜂科意大利蜂	*Apis mellifera* Linnaeus				
68	蜜蜂科中华蜜蜂	*Apis cerana* Fabricius				
69	蝉科黑蚱	*Cryptotympana pustulata* Fabricius				
70	蝰科五步蛇	*Agkistrodon acutus*（Guenther）				
71	蚕娥科家蚕	*Bombyx mori* Linnaeus				
72	蟾蜍科黑眶蟾蜍	*Bufo melanostictus* Schneider		LC		LC
73	蟾蜍科中华大蟾蜍	*Bufo bufo gargarizans* Cantor		LC		LC
74	鳖科鳖	*Trionyx sinensis* Wiegmann				
75	鹿科马麝	*Moschus sifanicus* Przewalski	一级	VU A2d+3d+4d	附录Ⅱ	CR A1acd；B1ab（i，ii，iii）
76	鹿科林麝	*Moschus berezovskii* Flerov	一级	EN A2cd	附录Ⅱ	CR A1acd；B1ab(i，ii，iii)
77	鹿科原麝	*Moschus moschiferus* Linnaeus	一级	VU A2d+3d+4d	附录Ⅱ	CR A1acd；B1ab(i，ii，iii)
78	牛科山羊	*Capra hircus* Linnaeus.		NE		
79	鼯鼠科复齿鼯鼠	*Trogopterus xanthipes* Milne-Edwards				

续表

编号	动物中文名	动物拉丁学名	CWKSP(2021)*	IUCNRL(2021.1)*	CITES (2019)*	RLCV(2015)*
80	雉科动物乌骨鸡	*Gallus domesticus* Brisson				
81	蟹科中华绒毛螯蟹	*Eriocheir sinensis* H. Milne-Eswards				
82	蟹科溪蟹	*Potamon*（*Potamon*）*denticulata*				
83	蟹科云南溪蟹	*Potamon*（*Potamon*）*yunanensis*				
84	石燕科中华弓石燕	*Cyrtiospirifer sinensis* (Graban)				
85	石燕科弓石燕	*Cyrtiospirifer* sp.				
86	牛科绵羊	*Ovis aries* L.				
87	刺猬科刺猬	*Erinaceus europaeus* L.				
88	刺猬科短刺猬	*Hemichianus dauricus* Sundevoll				
89	犬科狗	*Canis familiaris* L.				
90	海龟科玳瑁	*Eretmochelys imbricata*（Linnaeus）	一级	CR A2bd	附录 I	CR A2bcde
91	胡蜂科胡蜂	*Vespa manifica* Smith				
92	虻科复带虻	*Tabanus bivittatus* Matsumura				
93	锦鲤科穿山甲	*Manis pentadactyla* Linnaeus	一级	CR A3d+4d	附录 I	CR A1acd；B1ab(i，ii，iii)+2ab(i，ii，iii)；C2ai
94	海盘车科多棘海盘车	*Asterias amurensis* Lutkenl				
95	海盘车科罗氏海盘车	*Asterias rollestoni* Bell				
96	胞孔科脊突苔虫	*Costazia aculeata* Canu et Bassler				
97	文鸟科麻雀	*Passer montanus* saturatus Stejneger				
98	蝰科高原蝮	*Agkistrodon strauchii* Bedriaga				NT
99	游蛇科翠青蛇	*Opheodrys major*（Guenther）				
100	石龙子科铜石龙子	*Eumeces chinensis*（Gray）		LC		LC

续表

编号	动物中文名	动物拉丁学名	CWKSP(2021)*	IUCNRL(2021.1)*	CITES (2019)*	RLCV(2015)*
101	金龟子科朝鲜黑金龟子等同属近缘种	*Holotrichia diomphalia* Bates				
102	鸭科鹅	*Anser cygnoides domestica* Brisson				
103	金龟子科屎壳郎	*Catharsius molossus* Linnaeus				
104	潮虫科平甲虫	*Armadillidum vulgare* （Latreille）				
105	熊科黑熊	*Selenarctos thibetanus* Cuvier	二级	VU A2cd	附录 I	VU A3d；B1ab(i，ii，iii)
小计			共 16 种，其中一级 6 种、二级 10 种	共 28 种，其中极危（CR）3 种、濒危（EN）2 种、易危（VU）8 种、无危（LC）11 种、数据缺乏（DD）3 种、未予评估 NE 1 种	共 14 种，其中附录 I 3 种、附录 II 11 种	共 20 种，野外灭绝（EW）1 种、极危（CR）8 种、濒危（EN）3 种、易危（VU）2 种、近危（NT）2 种、无危（LC）4 种

说明：

1. CWKSP(2021)：国家重点保护野生动物名录（2021 版）。一级：中国特产稀有或濒于灭绝的野生动物；二级：数量较少或有濒于灭绝危险的野生动物。

2. IUCNRL(2021.1)：世界自然保护联盟濒危物种红色名录（2021.1 版）（https://www.iucnredlist.org/）

灭绝 Extinct，EX　野外灭绝 Extinct in the Wild，EW　极危 Critically Endangered，CR　濒危 Endangered，EN　易危 Vulnerable，VU

近危 Near Threatened，NT　无危 Least Concern，LC　数据缺乏 Data Deficient，DD　未予评估 Not Evaluated，NE

3. CITES（2019）：濒危野生动植物种国际贸易公约（2019 版）

附录 I（Appendix Ⅰ）：包括受到灭绝威胁的物种，这些物种通常是禁止在国际间交易，除非有特别的必要性。

附录 II（Appendix Ⅱ）：包括没有立即的灭绝危机，但需要管制交易情况以避免影响到其存续的物种。如果这类物种的族群数量降低到一定程度，则会被改置入附录 I 进行全面的贸易限制保护。

附录 III（Appendix Ⅲ）：包括所有（至少在某个）国家、地区被列为保育生物的物种，换言之就是区域性贸易管制的物种。

4. RLCV（2015）：中国脊椎动物红色名录（2015 版）

附录 2　世界自然保护联盟濒危物种红色名录极危、濒危和易危标准

A. 种群数减少。种群（以 10 年或 3 代内）以 A1 至 A4 任何一种形式减少			
	极危（CR）	濒危（EN）	易危（VU）
A1	≥ 90%	≥ 70%	≥ 50%
A2、A3 和 A4	≥ 80%	≥ 50%	≥ 30%

A1. 观察、估计、推断或者猜测，种群减少原因明显可逆，并可理解而且已经终止
A2. 观察、估计、推断或者猜测，种群减少或减少因素可能还没停止、被理解或可逆
A3. 预计、设想或者猜测在未来（最多 100 年）种群数量将减少 [(a) 不能用于 A3]
A4. 观察、估计、推断或者猜测，过去和未来（未来最多 100 年），种群减少的原因可能还没停止、被理解或可逆

(a) 直接观察 [A3 除外]
(b) 适合该分类单元的丰富度指数
(c) 占有面积（A00）、分布区（E00）和 / 或栖息地质量的衰退
(d) 实际或潜在的开发水平
(e) 引入的分类群、杂交、病原体、污染物、竞争对手或寄生虫的影响

B. 符合 B1（分布区）、B2（占有面积）其中之一或同时符合两者的地理范围			
	极危（CR）	濒危（EN）	易危（VU）
B1. 分布区（E00）	< 100 km^2	< 5000 km^2	< 20000 km^2
B2. 占有面积（A00）	< 10 km^2	< 500 km^2	< 2000 km^2
以及下列 3 者中至少 2 条：			
(a) 严重分割或者地点数量	=1	≤ 5	≤ 10

(b) 观察、推断或者设想以下任何一方面持续衰退：(i) 分布区；(ii) 占有面积；(iii) 栖息地的面积、范围和 / 或质量；(iv) 地点或亚种群的数目；(v) 成熟个体数
(c) 以下任何一方面发生极度波动：(i) 分布区；(ii) 占有面积；(iii) 地点或亚种群的数目，(iv) 成熟个体数

C. 种群小且呈衰退趋势			
	极危（CR）	濒危（EN）	易危（VU）
成熟个体数	< 250	< 2500	< 10000
以及 C1 或 C2 中至少一项			
C1. 观察、推断或预计持续下降至少（未来最多 100 年）	3 年或 1 代 25%（以较长者为准）	5 年或 2 代 20%（以较长者为准）	10 年或 3 代 10%（以较长者为准）
C2. 观察、设想或推断成熟个体数和种群结构以如下任何一种形式：			
(a) (i) 每个亚群中成熟个体的数量	≤ 50	≤ 250	≤ 1000
(ii) 一个亚群中成熟个体的百分比	90% ~ 100%	95% ~ 100%	100%
(b) 成熟个体数量的极端变化			

D. 种群数非常小或受限

	极危（CR）	濒危（EN）	易危（VU）
D1. 成熟个体数量	＜ 50	＜ 250	＜ 1000
D2. 仅适用于 VU 类别 占有面积或地点数量受限，使该分类单元未来可能受威胁，且可能会在很短时间内变成极危或灭绝			典型 AOO ＜ 20 km^2 或 位置数量≤ 5

E. 定量分析

	极危（CR）	濒危（EN）	易危（VU）
野外灭绝的概率	10 年或 3 代≥ 50% 以较长者为准 （最多 100 年）	20 年或 5 代≥ 20% 以较长者为准 （最多 100 年）	100 年≥ 10%

附录 3　动物药材鉴别常用名词术语

中药涉及植物、动物、矿物等多门学科，品种繁复、形态各异。历代医药学家及广大医药工作者在长期实践中，将识别动物药材真伪优劣的经验，总结为形象生动、易记易懂的专业术语，是值得传承的宝贵财富。现按笔画顺序总结整理并浅释于下，供参考。

二杠　指具 1 个侧枝的梅花鹿茸。

二茬茸　鹿茸一般每年锯取 2 次，第 2 次于立秋前后锯取，称“二茬茸”，质量不及“头茬茸”。

三岔　指具有 2 个侧枝的梅花鹿茸或具有 3 个侧枝的马鹿茸。

大挺　指各种鹿茸较粗长的主干。

门桩　专指具 1 个分枝的梅花鹿茸在离锯口约 1 cm 处分出的侧枝，长 9 ~ 15 cm，直径较主枝（大挺）略细。

马头、蛇尾、瓦楞身　是对海马药材的形象描述。其头略似“马头”；躯干部具 6 ~ 7 条纵棱，似“瓦楞状”；尾部四楞形、渐细向内弯曲，似“蛇尾”。

乌皮　指梅花鹿茸加工不当，出现部分表皮呈乌黑色。

乌金衣　指牛黄外表橙红色或棕黄色，个别表面挂有黑色光亮薄膜。

方胜纹　为蕲蛇识别特征。其背部红棕色，两侧纵向排列 17 ~ 25 个浅棕色或黑褐色的菱形斑纹，习称“方胜纹”。

无影纹　指羚羊角尖部光润如玉，对光透视可见中心部分有血丝或紫黑色斑纹。

环纹节　指羚羊角中下部有间隔约 2 cm 的 10 ~ 20 个隆起的波状环脊，光滑自然，直达近尖部，称“环纹节”，亦称“水波纹”。

心结香　指采自死亡麝的麝香，其形如动物干血，质量较次。

四岔　指具 3 个侧枝的梅花鹿茸，具 4 个侧枝的马鹿茸也称“四岔”。

白颈　指地龙第 14 ~ 16 环节的生殖带，呈黄白色，为生殖环带。

冬板　指在冬季屠宰所取的驴皮，供熬制阿胶用，其质量最佳。

头茬茸　鹿茸一般每年锯取 2 次，第一次在清明节后 40 ~ 50 天锯取，为“头茬茸”，质量优于“二茬茸”。

汉板　龟甲的一种，专指产于湖南洞庭湖一带的血板。传统认为其质量最佳。

边墙　指乌龟腹甲与背甲两侧由 5 块小板围绕相连形成的板状体，外形呈翼状，故又称“墙板”。

老毛杠　指三、四岔及以上的马鹿茸快骨化成鹿角者，但未脱去茸皮。

当门子　为麝香的别称。指麝香囊中颗粒状分泌物，其大小不一，颜色也不尽相同。

次胆牛黄　指由加工不当所致的次品牛黄。其外表多呈暗红棕色，质硬，断面似胶状，呈黑色或墨绿色，同心层纹不明显，无清香气。

伏板 指在夏季屠宰所取的驴皮，供熬制阿胶用，其质量最次。

血板 为龟甲的一种规格。即将活龟无痛处死，立即取其腹甲，剔除筋肉，洗净晒干者，质量佳。

汤板 为龟甲的一种规格。即将活龟置于沸水中煮死后所取的腹甲。其质量不及“血板”。

污珠 指表面被泥巴以外其他物质污染的珍珠。

银皮 指麝香囊内层灰白色很薄的皮膜，又称里衣子、黑衣子、云皮。

佛指甲 为蕲蛇识别特征。其尾部渐细，末节鳞片呈扁三角形，角质硬，习称“佛指甲”。

附壳珠 指附于壳上而生的珍珠，在其表面可见附壳的疤痕。

环脊 专指羚羊角中下部的隆起的环纹，有 10 ~ 20 个，用手握之有舒适感，习称“合手”。

拧嘴 指鹿茸大挺的顶端，初分岔时，顶端嘴头扭曲不正者，习称“拧嘴”。

齿轮纹 指羚羊角基部横切面四周呈锯齿状的凹凸。

金丝熊胆 为识别熊胆真伪的方法之一。取一小粒熊胆放入装有清水的玻璃杯中，可见熊胆在水面上迅速旋转后慢慢沉下，留下一条金色线状物，不扩散。其他动物胆无此现象，但此法不能识别掺伪品。

黄线下垂 指识别熊胆时，取少许投入清水中，有一条金色线状物慢慢沉下，不扩散者为真，此“金色线状物”即称为“黄线下垂”。

念珠斑 指蕲蛇腹部白色大鳞片，杂有多数黑色斑点，习称“念珠斑”，又称“连珠斑”。

单门、莲花、三岔 一个分枝的马鹿茸称“单门”，两个分枝的称“莲花”，三个分枝的称“三岔”。

珍珠盘 指鹿角基部形成一圈突起的疙瘩。

珍珠鳞 指蛤蚧体表灰色圆形小鳞片。

砍茸 指带头盖骨的鹿茸。

砍角 指连头盖骨一起砍下的鹿角。

挂甲 为识别牛黄的方法之一。取牛黄少许，沾水涂于指甲上，能将指甲染成黄色，持久不褪，并有清凉感透入指甲内的，习称“挂甲”或“透甲”。

挂角 指二杠再稍长，大挺超过门桩 2 寸左右，名“挂角”。

抽沟 指鹿茸大挺不饱满，抽缩成沟形者。

冒槽 为麝香识别方法之一。用特制槽针从囊孔插入麝香囊内，转动槽针，沿四周探测有无异物抵触，抽出槽针时可见香仁先平槽然后冒出高于槽面，习称“冒槽”。

骨豆 为鹿茸逐渐变硬的特征，多在鹿茸的下部有许多突起的疣状疙瘩，又称“骨钉”。

骨化圈 指鹿茸锯口的周围靠皮层处的一圈骨质化特征。

骨塞 指羚羊角椭圆形基部紧密的骨质化组织，生长自然，似桃形。

胆仁 指熊胆胆囊内所含的干燥胆汁，呈块状、颗粒状、稠膏状。其金黄色似琥珀者，谓之金胆、金珀胆或铜胆；黑色或墨绿色者，谓之铁胆或墨胆；黄绿色者，谓之菜花胆。

独挺 指未分岔的独角鹿茸，多为二年幼鹿的初生茸，故称“独挺”，又名“一棵葱”。

珠光 指珍珠或珍珠母表面平滑，呈半透明状，具浅粉红色及其特有的彩色光泽。

胶口镜面 为识别僵蚕的专门术语。指僵蚕质硬而脆，容易折断，断面平坦，外层为白色，显粉性，中间棕黑色，多光亮。

涡纹 指马宝剖面灰白色的同心层纹及线条纹。

通天眼 为羚羊角主要识别特征。指羚羊角上部无角塞部分的中心有一条扁三角形小孔，直通尖顶，俗称通天眼或冲天眼、一线通。顶尖可见血斑。

菠萝纹 指海龙体表具美丽花纹图案，颇似菠萝表面的钉状纹，故称“菠萝纹”。

捻头 指具有 4 个侧枝的马鹿茸，其茸毛粗而稀，大挺下部具棱筋及疙瘩，分枝顶端多无毛。

蛇头香 指 5 ~ 10 岁麝所产的麝香，质量最佳。

脱角 指自然脱落的鹿角。其表面灰白色，质轻无光泽，质量不及“砍角”。

蛋黄 指呈卵形、方角形、不规则球形或三角形的牛黄，直径 0.6 ~ 3.3 cm，表面金黄色或棕黄色，深浅不一，细腻而稍有光泽，质佳。

管黄 指管状、有横曲纹，或为破碎小片或有胆汁渗入的各种块状牛黄，其大小不一，表面黄褐色或棕褐色，不光滑，有的中空，质坚。质量较次。

嫩珠 指未完全成熟时采收的珍珠。

僵珠 指采自病蚌或死蚌体内的珍珠。

瘪肚海马 指雌性海马药材。

鼓肚海马 指雄性海马药材。雄性海马尾部腹面有育儿囊，有储存卵及海马仔的功能。

霜脱角 指鹿野外脱落的角，长期的日晒雨淋或霜雪侵蚀，使表面呈白色或灰白色，甚至有裂纹。质量极次，不可药用。

鳖子裙 指鳖背甲上所附的硬皮，其特征是边缘厚而软，形成肉鳍。

倒山货 指死于山中的羚羊的角，纵面有裂纹，角质枯燥无光泽，骨塞多已脱落。

棱纹、棱筋 在鹿茸逐渐变老硬的过程中，多在鹿茸的下部开始出现棱纹、棱筋等老化现象。

窜尖 指鹿茸渐老时，大挺顶端破皮窜出的瘦小角尖。

黄毛鹿茸 指梅花鹿茸。

青毛鹿茸 指马鹿茸。

黄香黑子 指优质麝香粉，散香呈黄红色，颗粒状呈黑色，故称“黄香黑子”。

同心层纹 指动物结石类药材，如牛黄、珍珠、猴枣、马宝、狗宝等，横断面可见环状同心层纹，是结石逐步形成的。

燕盏 指燕窝呈半月形凹陷成“盏”状，是燕窝中的上品。

燕球 指燕窝的边角碎条，泡发后，拣净燕毛，加工成球状，习称“燕球”。

育儿囊 指海龙、海马雄性尾前腹面的育儿囊袋。

龙头虎口 指蕲蛇头扁平三角形，鼻尖向上，口较宽大。

屋脊背 指乌梢蛇背脊高耸成屋脊状，习称屋脊背或剑脊背。

虫瘿 指五倍子蚜虫寄生于盐肤木等树叶轴或叶柄上形成的囊状虫瘿；没石子蜂寄生于没石子树幼枝上所生的虫瘿。

粘舌 指一些药材，如龙骨、龙齿等，具有吸湿性，以舌舐之，可吸舌，故称“粘舌”。

附录 4 常用名词术语英中文对照

A

acetoacetyl coenzyme A，Acetyl-CoA 乙酰基乙酰辅酶 A 硫解酶

activator of plasminogen 纤溶酶原激活物

acute gouty arthritis，AGA 急性痛风性关节炎

adenine，A 腺嘌呤

adenosine diphosphate，ADP 腺苷二磷酸

adenosine triphosphate，ATP 腺苷三磷酸

adjuvant arthritis，AA 佐剂性关节炎

adrenaline，Ad 肾上腺素

adrenocorticotropic hormone，ACTH 促肾上腺皮质激素

alanine aminotransferase，ALT 丙氨酸氨基转移酶

alkaline phosphatase，ALP 碱性磷酸酶

alpha-fetal protein，AFP 甲胎蛋白

angiotensin converting enzyme，ACE 血管紧张素转化酶

ankylosing spondylitis，AS 强直性脊柱炎

annexin，ANX 膜联蛋白

anticardiolipin antibody，ACA 抗心磷脂抗体

antisperm antibody，AsAb 抗精子抗体

arachidonic acid，AA 花生四烯酸

arbitrarily primed polymerase chain reaction，AP-PCR 随机引物 PCR

arginine vasopressin，AVP 精氨酸升压素

aspartate aminotransferase，AST 天门冬氨酸氨基转移酶

atherosclerosis，AS 动脉粥样硬化

atomic absorption spectrometry，AAS 原子吸收光谱法

atrial natriuretic polypeptide，ANP 心房利钠尿多肽

B

base pair，bp　碱基对

blood urea nitrogen，BUN　血尿素氮

bone mineral density，BMD　骨密度

bone morphogenetic protein，BMP　骨形态发生蛋白质

bone-derived growth factor，BDGF　骨源性生长因子

bovine colostrum，BC　牛初乳制剂

brain natriuretic peptide，BNP　脑钠素

butylated hydroxytoluene，BHT　二叔丁对甲酚

C

calcium citrate malate，CCM　柠檬酸 - 苹果酸钙

cantharidin　斑蝥素

capillary electrophoresis，CE　毛细管电泳

capillary zone electrophoresis，CZE　毛细管区带电泳法

cartilage-derived growth factor，CDGF　软骨源性生长因子

caspase　半胱氨酸蛋白酶

catalase，CAT　过氧化氢酶

cathelicidin　抗菌肽

cerebrolysin　脑活素

chenodeoxycholic acid，CDCA　鹅去氧胆酸

chlorotoxin　氯离子通道蝎毒素

cholic acid，CA　胆酸

chronic allograft nephropathy，CAN　慢性肾移植肾病

chronic obstructive pulmonary disease，COPD　慢性阻塞性肺疾病

c-Jun N-terminal kinase，JNK　c-Jun 氨基端蛋白激酶

CO I　细胞色素 c 氧化酶 I

cobra venom factor，CVF　蛇毒因子

complementary deoxyribonucleic acid，cDNA　互补 DNA

concanavalin A，Con A　伴刀豆球蛋白 A

connective tissue growth factor，CTGF　结缔组织生长因子

contact hypersensitivity，CHS 接触性超敏反应

corticosteroid-binding globulin，CBG 皮质类固醇结合球蛋白

corticotropin releasing factor，CRF 促肾上腺皮质激素释放因子

c-reactive protein，CRP C 反应蛋白

creatine kinase isoenzymes，CK-MB 肌酸激酶同工酶

creatine kinase，CK 肌酸激酶

cyclic adenosine monophosphate，cAMP 环磷酸腺苷

cyclin A 细胞周期蛋白

cyclin-dependent kinase，CDK 细胞周期蛋白依赖性激酶

cyclophosphamide，CTX 环磷酰胺

cytochrome b，cyt b 细胞色素 b

cytosine，C 胞嘧啶

D

DEAE-cellulose DEAE- 纤维素

death receptor，DR 死亡受体

delayed hypersensitivity，DTH 迟发型超敏反应

dendritic cell，DC 树突状细胞

deoxycholic acid，DCA 去氧胆酸

deoxyribonuclease，Dnase 脱氧核糖核酸酶

deoxyribonucleic acid，DNA 脱氧核糖核酸

diabetic nephropathy，DN 糖尿病肾病

diethylnitrosamine，DEN 二乙基亚硝胺

differential thermal analysis 差热分析

disseminated intravascular coagulation，DIC 弥散性血管内凝血

E

electroencephalography，EEG 脑电图

endothelin，ET 内皮素

enterotoxigenic Escherichia coli，ETEC 肠产毒性大肠埃希菌

enzyme linked immunosorbent assay，ELISA 酶联免疫吸附试验

erythrocyte sedimentation rate，ESR 红细胞沉降率

estradiol，E2	雌二醇
ethylene diamine tetraacetic acid，EDTA	乙二胺四乙酸
evaporative light-scattering detector，ELSD	蒸发光散射检测器
exendin	激动肽
exendin-4	毒蜥外泌素 -4
extracellular signal-regulated kinase，ERK	胞外信号调节激酶

F

factor associated suicide，Fas	自杀相关因子
fibroblast growth factor，FGF	成纤维细胞生长因子
fibroblast-like synoviocyte，FLS	成纤维样滑膜细胞
flavin mononucleotide，FMN	黄素单核苷酸
focal adhesion kinase，FAK	局部粘着斑激酶
fourier transform infrared spectrometer，FTIR	傅里叶变换红外光谱仪

G

gas chromatography-mass spectrometry，GC-MS	气相色谱 - 质谱
glial cel lmaturation factor，GMF	神经胶质细胞成熟因子
glomerular mesangial cells，GMCs	肾小球系膜细胞
GLP-1	胰高血糖素样肽 -1
glutathione peroxidase，GSH-Px	谷胱甘肽过氧化物酶
glycone plasma protein，GPP	糖基血浆蛋白
glycosylated hemoglobin，HbA1C	糖化血红蛋白
granulocyte-macrophage colony stimula- ting factor，GM-CSF	粒细胞 - 巨噬细胞集落刺激因子
guanine，G	鸟嘌呤

H

HeLa cell	海拉细胞
hematoxylin-eosin staining	苏木精 - 伊红染色
hepatic stellate cell	肝星状细胞
hepatitis B virus，HBV	乙型肝炎病毒
herpes simplex virus，HSV	单纯疱疹病毒
high density lipoprotein，HDL	高密度脂蛋白

high performance liquid chromatography，HPLC	高效液相色谱法
high-performance capillary electrophoresis，HPCE	高效毛细管电泳
high-performance capillary electrophoresis-randomly amplified polymorphic deoxyribonucleic acid，HPCE-RAPD	毛细管电泳－随机扩增 DNA 多态性
hirudin	水蛭素
human immunodeficiency virus，HIV	人类免疫缺陷病毒
human papilloma virus，HPV	人乳头瘤病毒
human umbilical vein endothelial cells，HUVEC	脐静脉内皮细胞
hyaluronic acid，HA	透明质酸
hydroxyproline，hyp	羟脯氨酸
hyodeoxycholic acid，HDCA	猪去氧胆酸
hyperimmum bovine colostrum，HBC	免疫牛初乳
hypoxia-inducible factor，HIF	缺氧诱导因子

I

immune ribonucleic acid，iRNA	免疫核糖核酸
immunoglobulin，Ig	免疫球蛋白
inductively coupled plasma mass spectrometry，ICP-MS	电感耦合等离子体质谱法
inductively coupled plasma-atomic emission spectroscopy，ICP-AES	电感耦合等离子体原子发射光谱法
insulin-like growth factor，IGF	胰岛素样生长因子
interferon，IFN	干扰素
interleukin，IL	白细胞介素
isobaric tags for relative and absolute quantitation，iTRAQ	同位素标记相对和绝对定量
isoprenaline，ISOP	异丙肾上腺素

K

kupffer cell，KC cell	库普弗细胞

L

lactate dehydrogenase，LDH	乳酸脱氢酶
laminin，LN	层粘连蛋白
leukotriene，LT	白三烯
lipopolysaccharide，LPS	脂多糖

liquid chromatography-mass spectroscopy，LC-MS	液质色谱 - 质谱法
low density lipoprotein，LDL	低密度脂蛋白
luteinizing hormone releasing hormone，LHRH	促性腺素释放素
luteinizing hormone，LH	促黄体生成素

M

macrophage，M ϕ	巨噬细胞
malondialdehyde，MDA	丙二醛
mastoparan B，MP-B	蜂毒十四肽阳离子
matrix metalloproteinase，MMP	基质金属蛋白酶
maximum tolerated dose，MTD	最大耐受量
median lethal dose，LD50	半数致死剂量
mesangial proliferative glomerulonephritis，MsPGN	系膜增生性肾小球肾炎
mesenteric lymph node lymphocytes，MLNLs	肠系膜淋巴结细胞
messenger ribonucleic acid，mRNA	信使 RNA
methyl thiazolyl tetrazolium assay，MTT	噻唑蓝比色法
minimum inhibitory concentration，MIC	最低抑制浓度
mitochondrial deoxyribonucleic acid，mtDNA	线粒体 DNA
myocardial infarction size，MIS	心肌梗死面积

N

natural killer cell，NK cell	自然杀伤细胞
neighbor-joining，NJ	邻接
nerve growth factor，NGF	神经生长因子
neuropeptide，NP	神经肽
non-small cell lung cancer，NSCLC	非小细胞肺癌
noradrenaline，NA	去甲肾上腺素
nuclear factor-κB，NF-κB	核因子 κB

O

orotic acid，OA	乳清酸

P

phenyl isothiocyanate，PITC	异硫氰酸苯酯

phenylephtine，PE	苯肾上腺素
phospholipase A2	磷脂酶 A2
plasminogen activator inhibitor，PAI	纤溶酶原激活物抑制物
platele derived growth factor，PDGF	血小板衍生生长因子
platelet activating factor，PAF	血小板活化因子
polyacrylamide gel electrophoresis，PAGE	聚丙烯酰胺凝胶电泳
polymerase chain reaction，PCR	聚合酶链反应
polymorphism information content，PIC	多态性信息含量
polyvinylpyrrolidone，PVP	聚乙烯吡咯烷酮
postprandial blood glucose，PG	餐后血糖
proliferating cell nuclear antigen，PCNA	增殖细胞核抗原
propidium iodide，PI	碘化丙啶
prostaglandin，PG	前列腺素
protein	蛋白质
protein kinase，PK	蛋白激酶
protein phosphatase 2A，PP2A	蛋白磷酸酶 2A
prothrombin time，PT	凝血酶原时间

R

random amplified polymorphic deoxyribonucleic acid，RAPD	随机扩增多态性 DNA
rapid amplification of complementary deoxyribonucleic acid ends，RACE	cDNA 末端快速扩增技术
reactive oxygen species，ROS	活性氧
real-time PCR	实时聚合酶链反应，实时 PCR
reduced nicotinamide adenine dinucleotide phosphate oxidase，Nox	NADPH 氧化酶
relative standard deviation，RSD	相对标准 [偏] 差
respiratory syncy-tial virus，RSV	呼吸道合胞病毒
restriction fragment length polymorphism，RFLP	限制性酶切片段长度多态性
reverse transcription，RT	逆转录
reverse transcription-polymerase chain reaction，RT-PCR	逆转录聚合酶链式反应
reversed-phase high performance liquid chromatogra with evaporative light-scattering detector，RP-HPLC with ELSD	反相高效液相色谱 - 蒸发光散射检测器法

ribonucleic acid，RNA	核糖核酸
RNA interface，RNAi	RNA 干扰技术

S

scanning electron microscope，SEM	扫描电镜
SDSpolyacrylamide gel electrophoresis，SDS-PAGE	SDS 聚丙烯酰胺凝胶电泳
Sephacryl	聚丙烯酰胺葡聚糖凝胶
sequence characterized amplified region，SCAR	特定序列扩增
sheep red blood cell，SRBC	绵羊红细胞
short hairpin ribonucleic acid，shRNA	短发夹 RNA
short interspersed nuclear element，SINE	短散在重复序列
sister chromatid exchange，SCE	姐妹染色单体交换
size exclusion chromatography，SEC	尺寸排阻色谱法
skeletal growth factor，SGF	骨生长因子
smooth muscle Actin，SMA	平滑肌肌动蛋白
snake venom thrombin-like enzymes，SVTLEs	蛇毒类凝血酶
sodium dodecyl sulfate polyacrylamide gel electrophoresis，SDS-PAGE	十二烷基硫酸钠－聚丙烯酰胺凝胶电泳
superoxide dismutase，SOD	超氧化物歧化酶

T

taurochenodeoxycholic acid，TCDCA	牛磺鹅去氧胆酸
tauroursodeoxycholic acid，TUDCA	牛磺熊去氧胆酸
thermoplastic polyolefin，TPO	血小板生成素
thin layer chromatography scanning，TLCS	薄层扫描法
thin layer chromatography，TLC	薄层色谱法
thrombin	凝血酶
thymine，T	胸腺嘧啶
thymosin beta 10，Tβ10	胸腺肽 β10
tissue inhibitor of metalloproteinase，TIMP	金属蛋白酶组织抑制物
total bilirubin，TBIL	总胆红素
total cholesterol，TC	总胆固醇

transfer RNA，tRNA　转运 RNA

transforming growth factor，TGF　转化生长因子

triglyceride，TG　甘油三酯

tumor necrosis factor，TNF　肿瘤坏死因子

tumor necrosis factor-related apoptosis-inducing ligand，TRAIL　肿瘤坏死因子相关凋亡诱导配体

tumor necrosis factor-α，TNF-α　肿瘤坏死因子-α

U

ultra-high performance liquid chromatography，UPLC　超高效液相色谱法

uracil　尿嘧啶

ursodesoxycholic acid，UDCA　熊去氧胆酸

V

vascular endothelial growth factor，VEGF　血管内皮生长因子

vero cell　绿猴肾细胞

viral myocarditis，VMC　病毒性心肌炎

W

Western blot，WB　蛋白质印迹法，免疫印迹法

X

x-linked inhibitor of apoptosis protein，XI-AP　x 连锁凋亡抑制蛋白

X-ray diffractometer，XRD　X 射线衍射仪

索引 1 动物药材中文名笔画索引

二画

三画

四画

五画

六画

七画

八画

九画

十画

十一画

十二画

十三画

十四画

十五画

十六画

十七画

十九画

二十一画

索引 2 动物药材拉丁名索引

A

B

C

D

E

F

G

H

I

L

M

O

P

R

S

T

V

Z

索引 3 药用动物中文名笔画索引

七画

八画

九画

十画

十一画

十二画

十三画

十四画

十五画

十六画

十九画

索引 4 药用动物拉丁学名索引

A

B

C

M

O

P

R

S

T

V

W

Z